Diagnóstico Clínico e Terapêutica das
URGÊNCIAS CIRÚRGICAS

Diagnóstico Clínico e Terapêutica das
URGÊNCIAS CIRÚRGICAS

Jovino Paes Júnior
Mestre em Gerontologia pela Pontifícia Universidade Católica de São Paulo.
Coordenador da Equipe Médica do Pronto Atendimento do Hospital Alemão Oswaldo Cruz, São Paulo.
Médico do Corpo Clínico do Hospital Alemão Oswaldo Cruz.
Ex-diretor do Pronto-Socorro Municipal de Santana, São Paulo.
Ex-chefe do Centro Cirúrgico do Hospital Municipal do Tatuapé, São Paulo.

Pedro Giavina-Bianchi
Médico Assistente Responsável pelo Ambulatório de Imunologia Clínica e
Alergia do Hospital das Clínicas, da Faculdade de Medicina da Universidade de São Paulo.
Doutor em Medicina pela Universidade de São Paulo.
Diretor de Ensino e Pesquisa Adjunto da Associação Brasileira de Alergia e Imunopatologia (ASBAI).
Presidente da Allergic Rhinits and its Impact on Asthma (ARIA), São Paulo.
Médico Plantonista do Pronto Atendimento do Hospital
Alemão Oswaldo Cruz, São Paulo.

ROCA

Copyright © 2007 da 1ª Edição pela Editora Roca Ltda.
ISBN-10: 85-7241-648-X
ISBN-13: 978-85-7241-648-1

Nenhuma parte desta publicação poderá ser reproduzida, guardada pelo sistema "retrieval" ou transmitida de qualquer modo ou por qualquer outro meio, seja este eletrônico, mecânico, de fotocópia, de gravação, ou outros, sem prévia autorização escrita da Editora.

CIP-BRASIL. CATALOGAÇÃO-NA-FONTE
SINDICATO NACIONAL DOS EDITORES DE LIVROS, RJ.

P143d

Paes Júnior, Jovino
 Diagnóstico clínico e terapêutica das urgências cirúrgicas / Jovino Paes Júnior, Pedro Giavina-Bianchi. – São Paulo : Roca, 2006

 Inclui bibliografia
 ISBN-10: 85-7241-648-X
 ISBN-13: 978-8507241-648-1

 1. Emergências cirúrgicas. 2. Medicina de emergência.
I. Giavina-Bianchi, Pedro. II. Título.

06-2720.   CDD 617.026
            CDU 616-083.98-089

2007

Todos os direitos para a língua portuguesa são reservados pela

EDITORA ROCA LTDA.
Rua Dr. Cesário Mota Jr., 73
CEP 01221-020 – São Paulo – SP
Tel.: (11) 3331-4478 – Fax: (11) 3331-8653
E-mail: vendas@editoraroca.com.br – www.editoraroca.com.br

Impresso no Brasil
Printed in Brazil

Dedicatória

AOS NOSSOS PAIS
    Jovino Paes   Pietro Giavina-Bianchi
          &   &
Maria Lúcia Pinheiro Paes   Inês Giavina-Bianchi
                que nos deram ensinamentos e exemplo de vida.

ÀS NOSSAS ESPOSAS
    Naoko Arisaka Paes   Mara H. Giavina-Bianchi
          que compartilham e estimulam nossas carreiras.

AOS NOSSOS FILHOS
    Lúcia Arisaka Paes   Lucas H. Giavina-Bianchi
                                              &
                                      Bruna H. Giavina-Bianchi
    que são a essência da nossa vida e a esperança do futuro.

Jovino Paes Júnior   Pedro Giavina-Bianchi

Agradecimentos

Ao Sr. Klaus Hermann Behrens, Presidente do Conselho Deliberativo do Hospital Alemão Oswaldo Cruz (HAOC), ao Sr. José Henrique P. Fay, Diretor Superintendente do HAOC e ao Dr. Eduardo A. S. Vellutini, Diretor Clínico do HAOC, pelo estímulo e colaboração ao nosso trabalho.

Aos co-autores deste livro, pelas valiosas sínteses das vivências médicas e saberes adquiridos ao longo de suas brilhantes carreiras.

À Editora Roca, pela oportunidade desta publicação e também a toda a equipe de produção, especialmente à Sra. Maria del Pilar Payá Piqueres.

Prefácio

A elaboração de mais esta obra sobre urgência cirúrgica pelo corpo clínico do Hospital Alemão Oswaldo Cruz (HAOC) tem grande significado, por várias razões.

Trata-se de manifestação editorial muito contributiva dos médicos de várias instituições hospitalares e universitárias mais destacadas dentre o conjunto de hospitais de São Paulo e do nosso país como um todo.

O nível de excelência dessas instituições expressa-se claramente pela experiência adquirida no tratamento dos pacientes com afecções cirúrgicas de urgência, que buscam atendimento como beneficiários de convênios médico-hospitalares ou como clientes particulares, encontrando ambiente hospitalar seguro, bem organizado e eficiente quanto ao pronto atendimento que recebem. Os profissionais que atuam na emergência e urgência contam com infra-estrutura adequada não só para oferecer os primeiros cuidados médico-hospitalares, sobretudo com centro de diagnóstico por imagem, incluindo metodologia radioisotópica, serviço de endoscopia digestiva, de vias respiratórias e de urologia, serviço de análises clínicas e de anatomia patológica, além de Unidade de Terapia Intensiva (UTI) muito bem equipada, todos de alta capacitação técnico-científica e administrativa, dirigidos por especialistas de destaque em São Paulo e com forte tradição como especialistas em nosso meio.

A organização de excelente corpo clínico, com presença efetiva 24h por dia nas próprias instalações para atendimento das urgências médicas, assim como a manutenção, através dos anos, de equipes médicas de retaguarda nas diferentes especialidades compostas de profissionais de grande experiência, têm proporcionado atendimento adequado à comunidade.

Esse conjunto de fatores e o grande número de pacientes que buscam o atendimento de urgência criam condições para que os profissionais que exercem essa atividade dediquem, de maneira contínua, parte de seu tempo de trabalho na contribuição em educação continuada e na divulgação de conhecimentos e observações técnico-científicas decorrentes da atenção médico-hospitalar, tanto na urgência como na emergência.

O presente livro, coordenado pelos editores Dr. Jovino Paes Júnior e Dr. Pedro Giavina-Bianchi, merece ser destacado pela expressão clínica e experiência manifesta no conjunto dos numerosos e bem distribuídos capítulos, cabendo, portanto, também agradecer e cumprimentar os diferentes autores e co-autores.

O afã de trazer contribuição científica elevada e proveitosa à classe médica, como se realizou nesta obra, é importante exemplo a ser seguido pelos especialistas que se dedicam a diferentes áreas de atuação da Medicina.

Aos editores e aos colaboradores deste livro, todos cumpridores do juramento hipocrático, os agradecimentos pessoais e a manifestação de entusiasmo do corpo clínico, *data venia*, por esta importante contribuição editorial.

JOAQUIM GAMA-RODRIGUES
Professor Emérito da Faculdade de Medicina da Universidade de São Paulo
Cirurgião do Hospital Alemão Oswaldo Cruz

Apresentação

No final do ano de 2001, Dr. Pedro Giavina-Bianchi e eu recebemos um convite da *Editora Roca* para a organização de um livro dedicado à complexa e primordial atividade hospitalar que é o Atendimento de Emergência. Aceitamos o convite e, contando com o apoio da Direção do Hospital Alemão Oswaldo Cruz (HAOC) e a imprescindível colaboração de toda a equipe que atua no Pronto Atendimento – PA, conseguimos cumprir a nossa tarefa. Assim, em meados de 2003 foi lançado o livro *Diagnóstico e Terapêutica das Urgências Médicas*.

Agora, atendendo a novo convite da *Editora Roca*, surge nossa segunda publicação: *Diagnóstico Clínico e Terapêutica das Urgências Cirúrgicas*.

Tanto quanto o primeiro, este livro tem como referências básicas, por um lado, a experiência adquirida em anos de vivência médica interdisciplinar na equipe do PA do HAOC e, por outro, a contínua atualização por intermédio dos cursos de reciclagem em Urgências Médicas por nós organizados.

Para a elaboração do conteúdo, convidamos eminentes especialistas e renomados professores das principais escolas de Medicina.

Acreditamos que este trabalho contribuirá para a ampliação de conhecimentos generalistas de todos os que atuam em equipes de socorristas, oferecendo subsídios para estudo, reflexões, críticas e aprimoramento do diagnóstico e da terapêutica das urgências em cirurgia.

Jovino Paes Júnior

Colaboradores

ADRIANA MARCONDES BASSI. Anestesiologista do Serviço Médico de Anestesiologia (SMA), São Paulo.

ADRIANA VAZ SAFATLE-RIBEIRO. Doutora em Cirurgia do Aparelho Digestivo pela Faculdade de Medicina da Universidade de São Paulo. Assistente do Serviço de Endoscopia Digestiva do Hospital das Clínicas da Faculdade de Medicina da Universidade de São Paulo.

ANA CRISTINA DE MORAES. Bióloga da Disciplina de Técnica Cirúrgica do Departamento de Cirurgia da Faculdade de Ciências Médicas da Universidade Estadual de Campinas-SP. Pós-graduanda do Departamento de Cirurgia da Faculdade de Ciências Médicas da Universidade Estadual de Campinas.

ANDRÉ LIMA BATISTA. Residente do Quinto Ano em Neurocirurgia do Hospital do Servidor Público Estadual Francisco Morato de Oliveira, São Paulo.

ANGELITA HABR-GAMA. Cirurgiã do Hospital Alemão Osvaldo Cruz. Professora Titular de Cirurgia da Disciplina de Coloproctologia do Departamento de Gastroenterologia da Faculdade de Medicina da Universidade de São Paulo.

ANGELO FERNANDEZ. Médico Assistente Doutor da Disciplina de Cirurgia Torácica da Faculdade de Medicina da Universidade de São Paulo. Cirurgião Torácico do Hospital Alemão Oswaldo Cruz.

ANÓI CASTRO CORDEIRO. Professor Associado do Departamento de Cirurgia da Faculdade de Medicina da Universidade de São Paulo.

ANTONIO LUIZ PASSARO. Cirurgião Plástico. Membro da Sociedade Brasileira de Cirurgia Plástica e da Sociedade Ibero-Latino-Americana de Cirurgia Plástica. Médico do Corpo Clínico do Hospital Alemão Oswaldo Cruz.

ANTONIO MARMO LUCON. Professor Associado da Disciplina de Urologia do Departamento de Cirurgia da Faculdade de Medicina da Universidade de São Paulo.

BÁRBARA HELOU BRESCIANI. Acadêmica da Faculdade de Medicina da Universidade de São Paulo.

CARLOS EDUARDO JACOB. Médico Assistente da Unidade de Videocirurgia e do Serviço de Cirurgia do Estômago e Intestino Delgado da Divisão de Clínica Cirúrgica II do Hospital das Clínicas da Faculdade de Medicina da Universidade de São Paulo. Cirurgião do Hospital Alemão Oswaldo Cruz.

CARLOS EDUARDO RONCATTO. Ortopedista do Hospital Alemão Oswaldo Cruz. Membro Efetivo da Sociedade Brasileira de Ortopedia e Traumatologia.

CARLOS ROBERTO DE MEDEIROS. Mestrando em Alergia e Imunologia Clínica pela Faculdade de Medicina da Universidade de São Paulo. Especialista em Imunologia Clínica e Alergia pelo Hospital das Clínicas da Faculdade de Medicina da Universidade de São Paulo. Médico do Hospital Vital Brazil, Instituto Butantan, São Paulo. Médico do Centro de Controle de Intoxicações (CCI) da Prefeitura do Município de São Paulo.

CLÁUDIO JOSÉ CALDAS BRESCIANI. Professor Associado da Disciplina de Cirurgia do Aparelho Digestivo do Departamento de Gastroenterologia da Faculdade de Medicina da Universidade de São Paulo.Chefe da Unidade de Videocirurgia da Divisão de Clínica Cirúrgica II do Hospital das Clínicas da Faculdade de Medicina da Universidade de São Paulo. Médico do Serviço de Cirurgia do Estômago e Intestino Delgado da Divisão de Clínica Cirúrgica II do Hospital das Clínicas da Faculdade de Medicina da Universidade de São Paulo. Cirurgião do Hospital Alemão Oswaldo Cruz.

CLÁUDIO R. DEUTSCH. Doutor em Cirurgia pela Faculdade de Medicina da Universidade de São Paulo. Assistente do Serviço de Estômago, Duodeno e Intestino Delgado do Departamento de Gastroenterologia do Hospital das Clínicas da Faculdade de Medicina da Universidade de São Paulo.

CRISTIANE MARIA TALALA ZOGHEIB. Enfermeira graduada pela Faculdade de Enfermagem da Universidade Federal de São Paulo/ Escola Paulista de Medicina. Especialista em Enfermagem do Trabalho e em Epidemiologia Hospitalar pela Universidade Federal de São Paulo/Escola Paulista de Medicina. Enfermeira do Serviço de Controle de Infecção Hospitalar.

CRISTIANE MORETTO SANTORO. Enfermeira graduada pela Escola de Enfermagem e Obstetrícia da Universidade de São Paulo. Especialização em Epidemiologia Hospitalar pela Universidade Federal de São Paulo / Escola Paulista de Medicina. Pós-graduação em Gestão de Infecção Hospitalar pela Faculdade Hoyler. Chefe do Serviço de Controle de Infecção do Hospital Alemão Oswaldo Cruz.

CRISTIANE OLIVEIRA A. NAVAS. Enfermeira graduada pela Universidade da Cidade de São Paulo. Especialização em Administração Hospitalar pela Faculdade de Saúde Pública da Universidade de São Paulo. Enfermeira do Pronto Atendimento do Hospital Alemão Oswaldo Cruz.

CRISTINA HUSSNE. Enfermeira graduada pela Faculdade de Enfermagem da Pontifícia Universidade Católica. Mestre em Gerontologia pela Pontifícia Universidade Católica de São Paulo. Gerente dos Serviços Externos do Hospital Alemão Oswaldo Cruz.

DARIO BIROLINI. Professor Titular do Departamento de Cirurgia da Faculdade de Medicina da Universidade de São Paulo.

DAVID EVERSON UIP. Professor Titular da Faculdade de Medicina do ABC. Professor Livre-docente pelo Departamento de Doenças Infecciosas e Parasitárias da Faculdade de Medicina da Universidade de São Paulo.

DERCÍLIO ALVES FONTES. Urologista pelo Hospital do Servidor Público Municipal de São Paulo. Pós-graduando *lato sensu* em Urologia no Hospital São Joaquim da Real e Benemérita Sociedade Portuguesa de Beneficência, São Paulo.

DETLEV MAURI BELLANDI. Pós-graduando da Faculdade de Medicina da Universidade de São Paulo.

DOV CHARLES GOLDENBERG. Mestre em Cirurgia Plástica pela Faculdade de Medicina da Universidade de São Paulo. Médico Assistente da Divisão de Cirurgia Plástica e Queimaduras do Hospital das Clínicas da Faculdade de Medicina da Universidade de São Paulo. Responsável pelo Grupo de Urgências em Cirurgia Plástica da Divisão de Cirurgia Plástica e Queimaduras do Hospital das Clínicas da Faculdade de Medicina da Universidade de São Paulo.

EDUARDO E. FARAH. Especialista em Administração, Riscos e Prevenção em Responsabilidade Civil na área de saúde. Sócio-diretor da Chama Azul Business Care. Bacharel em Direito pela Universidade de São Paulo. Doutor em Administração pela Escola de Administração de Empresas de São Paulo da Fundação Getúlio Vargas. Professor do MBA da Fundação Getúlio Vargas.

EDUARDO VELLUTINI. Neurocirurgião do Grupo DFVNeuro. Diretor Clínico do Hospital Alemão Oswaldo Cruz. Doutor em Medicina pela Faculdade de Medicina da Universidade de São Paulo.

ELAINE STABENOW. Doutoranda no Departamento de Cirurgia, Faculdade de Medicina da Universidade de São Paulo, Disciplina de Cirurgia de Cabeça e Pescoço.

ELIO CONSENTINO. Ortopedista do Hospital Alemão Oswaldo Cruz. Chefe de Clínica da Faculdade de Ciências Médicas da Santa Casa de São Paulo. Membro da Sociedade Brasileira de Ortopedia e Traumatologia.

ÉRICA HELOU BRESCIANI. Acadêmica da Faculdade de Ciências Médicas da Santa Casa de São Paulo.

ETTORE FERRARI FRANCIULLI. Preceptor da Disciplina de Cirurgia Geral da Faculdade de Medicina de Santo Amaro, São Paulo.

EVANDRO LUIS ASSIS FERREIRA. Médico Intensivista. Pós-graduando do Departamento de Cirurgia da Faculdade de Ciências Médicas da Universidade Estadual de Campinas-SP.

EVERSON LUÍS DE ALMEIDA ARTIFON. Médico Assistente do Serviço de Endoscopia Gastrointestinal do Hospital das Clínicas da Faculdade de Medicina da Universidade de São Paulo. Médico Endoscopista do Hospital Alemão Oswaldo Cruz.

FÁBIO LUIZ DE MENEZES MONTENEGRO. Doutor em Medicina pela Faculdade de Medicina da Universidade de São Paulo. Médico Assistente da Disciplina de Cirurgia de Cabeça e Pescoço do Hospital das Clínicas. Professor Colaborador Médico da Faculdade de Medicina da Universidade de São Paulo. Médico do Hospital Alemão Oswaldo Cruz.

FÁTIMA S. F. GEROLIN. Enfermeira graduada e Mestre pela Escola de Enfermagem da Universidade de São Paulo. Gerente de Qualidade do Hospital Alemão Oswaldo Cruz.

FAUSTO ARCHERO FERRARI. Especialista em Cirurgia Geral. Especialista em Endoscopia Digestiva Alta. Médico Assistente do Pronto Atendimento do Hospital Alemão Osvaldo Cruz.

FERNANDO A. M. HERBELLA. Mestre e Doutor em Gastroenterologia Cirúrgica pela Universidade Federal de São Paulo / Escola Paulista de Medicina. Médico Assistente e Preceptor da Residência Médica da Disciplina de Gastroenterologia Cirúrgica da Universidade Federal de São Paulo/Escola Paulista de Medicina.

FLÁVIO FERRARINI DE OLIVEIRA PIMENTEL. Radiologista do Serviço de Urgências do Instituto de Radiologia do Hospital das Clínicas da Faculdade de Medicina da Universidade de São Paulo. Radiologista da Diagnóstico por Imagem (DI) – Hospitais Alemão Oswaldo Cruz, do Coração e Santa Catarina.

FLÁVIO JOTA DE PAULA. Doutor em Nefrologia pela Faculdade de Medicina da Universidade de São Paulo. Assistente Doutor da Unidade de Transplante Renal do Hospital das Clínicas da Faculdade de Medicina da Universidade de São Paulo. Médico da Equipe de Nefrologia, Diálise e Transplante Renal do Hospital Alemão Oswaldo Cruz. Coordenador da Comissão Intra-Hospitalar de Transplante de Órgãos do Hospital Alemão Oswaldo Cruz. Editor do Registro Brasileiro de Transplantes da Associação Brasileira de Transplante de Órgãos.

FRANCISCO DE SALLES COLLET E SILVA. Médico Assistente do Serviço de Emergência Cirúrgica do Hospital das Clínicas da Faculdade de Medicina da Universidade de São Paulo. Plantonista do Hospital Alemão Oswaldo Cruz.

GERSON BAUER. Ortopedista do Hospital Alemão Oswaldo Cruz. Membro Efetivo da Sociedade Brasileira de Ortopedia e Traumatologia.

GÉSER VINÍCIUS SILVA SOARES. Radioterapeuta. Ex-residente do Serviço de Radioterapia do Hospital do Servidor Público Estadual Francisco Morato de Oliveira, São Paulo.

IGOR BRAZIOLI SLIVINSKIS. Membro Titular da Sociedade Brasileira de Cirurgia Plástica. Mestre pelo Hospital do Servidor Público Estadual Francisco Morado de Oliveira, São Paulo. Médico da Equipe de Cirurgia Plástica do Hospital Alemão Oswaldo Cruz.

IGOR PROSCURSHIM. Acadêmico da Faculdade de Medicina da Universidade de São Paulo.

IVAN CECCONELLO. Professor Livre-docente de Cirurgia do Aparelho Digestivo da Faculdade de Medicina da Universidade de São Paulo.

JACQUES MATONE. Residente da Disciplina de Gastroenterologia Cirúrgica da Universidade Federal de São Paulo/Escola Paulista de Medicina.

JEANE A. G. BRONZATTI. Enfermeira graduada pela Escola Federal de Farmácia e Odontologia de Alfenas-MG. Mestre em Enfermagem pela Escola de Enfermagem da Universidade de São Paulo. Gerente do Bloco Operatório do Hospital Alemão Oswaldo Cruz.

JOÃO BAPTISTA VILLANO. Membro Titular da Sociedade Brasileira de Cirurgia Plástica. Doutor em Cirurgia Plástica pela Faculdade de Medicina da Universidade de São Paulo. Médico da Equipe de Cirurgia Plástica do Hospital Alemão Oswaldo Cruz.

JOÃO CARLOS CAMPAGNARI. Doutor em Urologia pela Faculdade de Medicina da Universidade de São Paulo. Coordenador da Pós-graduação *lato sensu* em Urologia do Hospital São Joaquim da Real e Beneméria Sociedade Portuguesa de Beneficência, São Paulo.

JOÃO PAULO MAZOTTI. Ortopedista do Hospital Alemão Oswaldo Cruz. Membro Efetivo da Sociedade Brasileira de Ortopedia e Traumatologia.

JOAQUIM GAMA-RODRIGUES. Professor Titular da Disciplina de Cirurgia do Aparelho Digestivo e Chefe do Departamento de Gastroenterologia da Faculdade de Medicina da Universidade de São Paulo. Chefe da Divisão de Clínica Cirúrgica II do Hospital das Clínicas da Faculdade de Medicina da Universidade de São Paulo. Cirurgião do Hospital Alemão Oswaldo Cruz.

JOSÉ CARLOS DEL GRANDE. Mestre e Doutor em Gastroenterologia Cirúrgica pela Universidade Federal de São Paulo / Escola Paulista de Medicina. Professor Adjunto e Chefe do Grupo de Esôfago, Estômago e Intestino Delgado da Disciplina de Gastroenterologia Cirúrgica da Universidade Federal de São Paulo/Escola Paulista de Medicina.

JOSÉ DIRCEU PEREIRA. Doutor em Medicina pela Faculdade de Medicina da Universidade Federal de Juiz de Fora-MG. Membro Titular da Sociedade Brasileira de Hematologia e Hemoterapia. Membro Titular do Colégio Brasileiro de Hematologia. Diretor do Laboratório Biesp – Hospital Alemão Oswaldo Cruz.

JOSÉ LUIS CHAMBÔ. Assistente Doutor da Divisão de Clínica Urológica do Hospital das Clínicas da Faculdade de Medicina da Universidade de São Paulo.

JOSÉ MARCIO NEVES JORGE. Professor Associado do Hospital das Clínicas da Faculdade de Medicina da Universidade de São Paulo.

LEANDRO TAVARES LUCATO. Doutor em Radiologia pela Faculdade de Medicina da Universidade de São Paulo. Radiologista da Diagnóstico por Imagem (DI) – Hospitais Alemão Oswaldo Cruz, do Coração e Santa Catarina.

LÚCIA ARISAKA PAES. Acadêmica da Faculdade de Ciências Médicas da Universidade Estadual de Campinas-SP.

LUCIANO RICARDO GIACAGLIA. Doutor em Endocrinologia pela Faculdade de Medicina da Universidade de São Paulo. Médico Colaborador da Liga de Síndrome Metabólica do Hospital das Clínicas da Faculdade de Medicina da Universidade de São Paulo. Chefe da Equipe de Endocrinologia do Hospital Alemão Oswaldo Cruz. Fellow em Endocrinologia pelo National Institutes of Health (EUA).

LUIZ AUGUSTO ROMÃO. Especialista em Cirurgia Pediátrica pela Sociedade Brasileira de Cirurgia Pediátrica. Especialista em Cirurgia Geral pelo Colégio Brasileiro de Cirurgiões. Mestre em Técnica Cirúrgica e Cirurgia Experimental pela Universidade Federal de São Paulo / Escola Paulista de Medicina.

LUIZ CARLOS F. LEIRO. Mestre em Cirurgia Torácica. Membro Titular da Sociedade Brasileira de Cirurgia Torácica. Chefe de Serviço de Cirurgia Torácica do Hospital Heliópolis, São Paulo.

MAGALY GEMIO TEIXEIRA. Professora Livre-docente pela Faculdade de Medicina da Universidade de São Paulo. Supervisora do Serviço de Cólon e Reto do Departamento de Gastroenterologia do Hospital das Clínicas da Faculdade de Medicina da Universidade de São Paulo.

MARA HUFFENBAECHER GIAVINA-BIANCHI. Graduação e Residência em Dermatologia na Universidade de São Paulo. Especialista em Dermatologia pela Sociedade Brasileira de Dermatologia. Especialização em Crioterapia e Cirurgia Estética Dermatológica pela Universidade de São Paulo.

Marcel Autran Cesar Machado. Professor Livre-docente do Departamento de Cirurgia, Disciplina de Transplante e Cirurgia do Fígado, Faculdade de Medicina da Universidade de São Paulo.

Marcel Cerqueira Cesar Machado. Professor Titular do Departamento de Cirurgia, Disciplina de Transplante e Cirurgia do Fígado da Faculdade de Medicina da Universidade de São Paulo.

Marcos Desidério Ricci. Mestre e Doutor pela Faculdade de Medicina da Universidade de São Paulo. Médico do Pronto-socorro do Hospital das Clínicas da Faculdade de Medicina da Universidade de São Paulo e do Serviço de Oncologia do Centro de Referência da Saúde da Mulher.

Marcos Massanobu Mori. Mestrando em Gerontologia pela Pontifícia Universidade Católica de São Paulo. Coordenador de Saúde Ocupacional do Hospital Alemão Oswaldo Cruz. Médico do Pronto Atendimento do Hospital Alemão Oswaldo Cruz.

Marcos Q. Telles Gomes. Neurocirurgião do Grupo DFVNeuro. Médico Assistente do Hospital das Clínicas da Faculdade de Medicina da Universidade de São Paulo. Responsável pelo Grupo de Cirurgia da Base do Crânio do Hospital das Clínicas da Faculdade de Medicina da Universidade de São Paulo.

Marcos Roberto Tacconi. Cirurgião do Aparelho Digestivo do Hospital Alemão Oswaldo Cruz. Médico Colaborador da Disciplina de Cirurgia do Aparelho Digestivo da Faculdade de Medicina da Universidade de São Paulo.

Maria José Alves. Diretora dos Serviços de Radioterapia e Oncologia do Hospital do Servidor Público Estadual Francisco Morato de Oliveira, São Paulo. Radioterapeuta do Hospital Alemão Oswaldo Cruz. Professora Responsável pela Disciplina de Oncologia da Universidade de Santo Amaro, São Paulo. Membro da Sociedade Brasileira de Radioterapia e da Sociedade Brasileira de Cancerologia.

Mario Augusto Taricco. Professor Doutor do Departamento de Neurologia da Faculdade de Medicina da Universidade de São Paulo. Chefe do Grupo de Coluna da Disciplina de Neurocirurgia do Hospital da Clínicas da Faculdade de Medicina da Universidade de São Paulo.

Mauricio Nunes Nogueira. Anestesiologista do Serviço Médico de Anestesia (SMA). Título Superior em Anestesiologia (TSA). Título de especialista na área de atuação em dor.

Melissa Messias. Enfermeira graduada pela Faculdade de Enfermagem do Hospital Israelita Albert Einstein. Especialização em Nefrologia pela Universidade Federal de São Paulo/Escola Paulista de Medicina. Especialização em Administração Hospitalar pelo Instituto de Pesquisa Hospitalar. Enfermeira do Serviço de Educação Continuada do Hospital Alemão Oswaldo Cruz.

Miguel Lia Tedde. Médico Assistente do Serviço de Cirurgia Torácica do Hospital das Clínicas da Faculdade de Medicina da Universidade de São Paulo.

Nadia Maria Gebelein. Anestesiologista pela Santa Casa de São Paulo. Mestre em Economia – Gestão de Saúde. Instrutora PhTLS-ATLS-ACLS.

Nadim Farid Safatle. Professor Titular e Chefe da Disciplina de Cirurgia Geral da Faculdade de Medicina de Santo Amaro, São Paulo. Titular Emérito da Academia de Medicina de São Paulo.

Nilson Roberto de Melo. Professor Livre-docente do Departamento de Ginecologia da Faculdade de Medicina da Universidade de São Paulo.

Nivaldo Alonso. Livre-docente pela Faculdade de Medicina da Universidade de São Paulo. Médico Assistente da Divisão de Cirurgia Plástica e Queimaduras do Hospital das Clínicas da Faculdade de Medicina da Universidade de São Paulo. Diretor do Serviço de Cirurgia Crânio-maxilo-facial do Hospital das Clínicas da Faculdade de Medicina da Universidade de São Paulo.

Olivério Neves Sanches. Cirurgião Vascular do Corpo Clínico do Hospital Alemão Oswaldo Cruz.

Paulo Sakai. Supervisor do Serviço de Endoscopia Gastrointestinal do Hospital das Clínicas da Faculdade de Medicina da Universidade de São Paulo. Endoscopista do Hospital Alemão Oswaldo Cruz.

Pedro Paulo Pereira. Assistente Doutor da Clínica Obstétrica do Hospital das Clínicas da Faculdade de Medicina da Universidade de São Paulo. Diretor do Pronto-socorro de Obstetrícia do Hospital das Clínicas da Faculdade de Medicina da Universidade de São Paulo.

Raphael A. Tobias. Cirurgião Vascular do Corpo Clínico do Hospital Alemão Oswaldo Cruz.

Reinaldo Garcia. Ortopedista do Hospital Alemão Oswaldo Cruz. Membro Efetivo da Sociedade Brasileira de Ortopedia e Traumatologia.

Renato Estevam Hueb Simão. Especialista em Cirurgia Geral pelo Conselho Regional de Medicina. Especialista em Cirurgia Videolaparoscópica pelo Colégio Brasileiro de Cirurgiões. Médico do Pronto Atendimento do Hospital Alemão Oswaldo Cruz.

Renato Giuseppe Giovanni Terzi. Professor Titular do Departamento de Cirurgia da Faculdade de Ciências Médicas da Universidade Estadual de Campinas-SP.

Renato Sérgio Poggetti. Professor Livre-docente do Departamento de Cirurgia da Faculdade de Medicina da Universidade de São Paulo.

Renato Tuneyasu Yamada. Doutor em Urologia pela Faculdade de Medicina da Universidade de São Paulo. Urologista do Hospital Alemão Oswaldo Cruz.

Reynaldo Fares Chaddad. Cirurgião Vascular do Corpo Clínico do Hospital Alemão Oswaldo Cruz.

Ricardo Miguel Calado. Membro Titular da Sociedade Brasileira de Urologia. Médico do Hospital Alemão Oswaldo Cruz.

Roberto Attilio Lima Santin. Ortopedista do Hospital Alemão Oswaldo Cruz. Doutor pela Faculdade de Ciências Médicas da Santa Casa de São Paulo. Membro da Sociedade Brasileira de Ortopedia e Traumatologia.

Rodrigo A. Silva. Médico Assistente do Departamento de Cirurgia Torácica do Hospital do Câncer A.C. Camargo de São Paulo – Fundação Antonio Prudente. Pós-graduando da Faculdade de Medicina da Universidade de São Paulo. Plantonista do Pronto Atendimento e Cirurgião Torácico do Hospital Alemão Oswaldo Cruz.

Rodrigo Oliva Perez. Cirurgião do Hospital Alemão Oswaldo Cruz. Médico Assistente do Hospital das Clínicas de São Paulo. Pós-graduando da Disciplina de Cirurgia do Aparelho Digestivo do Departamento de Gastroenterologia da Faculdade de Medicina da Universidade de São Paulo.

Rodrigo Tubino Veloso. Advogado militante na área empresarial e de responsabilidade civil médica e hospitalar. Sócio do escritório Tubino Veloso e Vitale Advogados. Coordenador da Comissão de Direitos e Prerrogativas da Ordem dos Advogados do Brasil, seção de São Paulo. Diretor Jurídico do Instituto de Educação Sri Sathya Sai Baba do Brasil. Formado pela Faculdade de Direito do Largo de São Francisco da Universidade de São Paulo. Pós-graduado em Administração pela Fundação Getúlio Vargas, São Paulo. Pós-graduado em Direito Processual Civil pela Escola Paulista de Magistratura.

Rogério Bordalo. Cirurgião do Aparelho Digestivo.

Rogério Kuga. Médico Assistente do Serviço de Endoscopia Gastrointestinal do Hospital das Clínicas da Faculdade de Medicina da Universidade de São Paulo. Endoscopista do Hospital Alemão Oswaldo Cruz.

Rogério Zeigler. Médico Especialista pelo Departamento de Doenças Infecciosas e Parasitárias da Faculdade de Medicina da Universidade de São Paulo.

Rosana Pellícia Pires. Enfermeira graduada pela Escola de Enfermagem da Universidade de São Paulo. Licenciatura em Enfermagem pela Faculdade de Educação da Universidade de São Paulo. Especialização em Administração Hospitalar pelo Instituto de Pesquisa Hospitalar. Especialização em Estomaterapia pela Escola de Enfermagem da Universidade de São Paulo. Membro da Diretoria da Sociedade Brasileira de Estomaterapia. Mestranda em Administração de Serviços em Enfermagem pela Universidade de São Paulo. Chefe do Serviço de Educação Continuada do Hospital Alemão Oswaldo Cruz.

Ruy Rodrigues Galves Jr. Doutor em Radiologia pela Faculdade de Medicina da Universidade de São Paulo. Radiologista da Diagnóstico por Imagem (DI) – Hospitais Alemão Oswaldo Cruz, do Coração e Santa Catarina.

Samir Rasslan. Professor Titular da Disciplina de Cirurgia de Emergência do Departamento de Cirurgia da Faculdade de Ciências Médicas da Santa Casa de São Paulo.

Sansom Henrique Bromberg. Coordenador do Programa de Pós-graduação do Hospital do Servidor Público Estadual Francisco Morato de Oliveira, São Paulo. Cirurgião.

Serli Kiyomi Nakao Ueda. Radiologista da Diagnóstico por Imagem (DI) – Hospitais Alemão Oswaldo Cruz, do Coração e Santa Catarina.

Shinichi Ishioka. Diretor do Serviço de Endoscopia Gastrointestinal do Hospital das Clínicas da Faculdade de Medicina da Universidade de São Paulo. Endoscopista do Hospital Alemão Oswaldo Cruz.

Tânia Mara Varejão Strabelli. Doutora pelo Departamento de Doenças Infecciosas e Parasitárias da Faculdade de Medicina da Universidade de São Paulo.

Tercio De Campos. Chefe de Equipe do Serviço de Emergência e Pós-graduando do Departamento de Cirurgia da Faculdade de Ciências Médicas da Santa Casa de São Paulo.

Tim de Lima Mauro. Cirurgião Vascular do Corpo Clínico do Hospital Alemão Oswaldo Cruz.

Ulysses Ribeiro Júnior. Professor Livre-docente do Departamento de Gastroenterologia, Cirurgia do Aparelho Digestivo da Faculdade de Medicina de São Paulo.

Vidal Haddad Jr. Doutor em Dermatologia pela Universidade Federal de São Paulo / Escola Paulista de Medicina. Médico do Departamento de Dermatologia da Faculdade de Medicina da Universidade Estadual Paulista, Botucatu-SP. Médico Colaborador do Hospital Vital Brazil, Instituto Butantan, São Paulo. Professor do Curso de Biologia Marinha da Universidade Estdual Paulista, *campus* de São Vicente-SP.

Walquiria Noriller. Enfermeira graduada pelo Departamento de Enfermagem da Universidade Federal de São Paulo / Escola Paulista de Medicina. Especialização em Gerontologia e Geriatria e Nefrologia pelo Departamento de Enfermagem da Universidade Federal de São Paulo/Escola Paulista de Medicina. Enfermeira do Pronto Atendimento do Hospital Alemão Oswaldo Cruz.

Walther Yoshiraru Ishikawa. Radiologista do Serviço de Urgências do Instituto de Radiologia do Hospital das Clínicas da Faculdade de Medicina da Universidade de São Paulo. Radiologista da Diagnóstico por Imagem (DI) – Hospitais Alemão Oswaldo Cruz, do Coração e Santa Catarina.

William Adalberto Silva. Biólogo da Disciplina de Técnica Cirúrgica do Departamento de Cirurgia da Faculdade de Ciências Médicas da Universidade Estadual de Campinas-SP.

Wilson Leite Pedreira Jr. Doutor em Pneumologia pela Faculdade de Medicina da Universidade de São Paulo, Professor Colaborador da Disciplina de Pneumologia da Faculdade de Medicina da Universidade de São Paulo.

Índice

1. **Propedêutica no Atendimento de Urgências Cirúrgicas** 1
   Jovino Paes Júnior, Lúcia Arisaka Paes e Luciano Ricardo Giacaglia

2. **Avaliação Pré-cirúrgica** 5
   Pedro Giavina-Bianchi

3. **Controle Perioperatório do Paciente Diabético** 7
   Luciano Ricardo Giacaglia

4. **Choque Hemorrágico no Paciente Cirúrgico** 11
   Evandro Luis Assis Ferreira, Renato Giuseppe Giovanni Terzi, Ana Cristina de Moraes e William Adalberto Silva

5. **Procedimentos Cirúrgicos de Urgência** 19

   Avaliação e Conduta das Vias Aéreas 20
   Nadia Maria Gebelein

   Traqueostomia/Cricostomia 27
   Anói Castro Cordeiro e Elaine Stabenow

   Drenagem Torácica 35
   Luiz Carlos F. Leiro

   Acessos Venosos de Urgência 39
   Tim de Lima Mauro, Olivério Neves Sanches e Reynaldo Fares Chaddad

   Cateterismo Vesical 40
   Rosana Pellícia Pires, Melissa Messias, Cristiane Moretto Santoro e Cristiane Maria Talala Zogheib

   Sondagem Gástrica 45
   Rosana Pellícia Pires e Melissa Messias

6. **Exames Endoscópicos em Urgência** 49

   Endoscopia 49
   Rogério Kuga, Everson Luís de Almeida Artifon, Paulo Sakai e Shinichi Ishioka

   Broncoscopia em Emergências Cirúrgicas 55
   Wilson Leite Pedreira Jr. e Miguel Lia Tedde

7. **Ferimentos da Pele** 61
   Antonio Luiz Passaro

8. **Queimaduras** 63
   João Baptista Villano, Igor Brazioli Slivinskis e Sansom Henrique Bromberg

9. Mordidas de Animais 67
   Mara Huffenbaecher Giavina-Bianchi e Pedro Giavina-Bianchi

10. Afecções Dermatológicas em Pronto-socorro 69
    Mara Huffenbaecher Giavina-Bianchi

11. Acidentes Causados por Animais Aquáticos 71
    Vidal Haddad Jr. e Carlos Roberto de Medeiros

12. Acidentes de Trabalho 77
    Marcos Massanobu Mori

13. Politraumatismo 83

    Atendimento Pré-hospitalar ao Politraumatizado 84
    Nadia Maria Gebelein

    Atendimento Inicial ao Politraumatizado 95
    Renato Sérgio Poggetti e Dario Birolini

    Trauma Abdominal 101
    Francisco de Salles Collet e Silva

    Trauma Torácico 109
    Angelo Fernandez e Rodrigo A. Silva

    Traumatismo Cranioencefálico 115
    Eduardo Vellutini, Marcos Q. Telles Gomes e André Lima Batista

    Urgências em Cirurgia Craniomaxilofacial: Traumatismo de Face 120
    Nivaldo Alonso e Dov Charles Goldenberg

14. Disfagia Aguda 139
    Cláudio José Caldas Bresciani, Bárbara Helou Bresciani, Érica Helou Bresciani, Rodrigo Oliva Perez, Carlos Eduardo Jacob, Joaquim Gama-Rodrigues e Angelita Habr-Gama

15. Hemorragia Digestiva Alta 143
    Joaquim Gama-Rodrigues, Carlos Eduardo Jacob, Cláudio José Caldas Bresciani, Rodrigo Oliva Perez, Érica Helou Bresciani, Bárbara Helou Bresciani e Angelita Habr-Gama

16. Hemorragia Digestiva Baixa 156
    José Marcio Neves Jorge e Detlev Mauri Bellandi

17. Abdome Agudo 165

    Vias Biliares e Pâncreas

    Colecistite Aguda 167
    Marcel Cerqueira Cesar Machado e Marcel Autran Cesar Machado

    Colecistite Crônica Calculosa 170
    Marcel Autran Cesar Machado e Marcel Cerqueira Cesar Machado

Pancreatite Aguda 176
Tercio De Campos e Samir Rasslan

INTESTINO

Apendicite Aguda 183
Ulysses Ribeiro Júnior, Adriana Vaz Safatle-Ribeiro, Rogério Bordalo e Nadim Farid Safatle

Doença Diverticular do Colón 189
*Angelita Habr-Gama, Rodrigo Oliva Perez, Igor Proscurshim, Cláudio José Caldas Bresciani,
Carlos Eduardo Jacob e Joaquim Gama-Rodrigues*

Abdome Agudo Obstrutivo 196
*Ulysses Ribeiro Júnior, Rogério Bordalo, Adriana Vaz Safatle-Ribeiro, Nadim Farid Safatle e
Cláudio R. Deustch*

Hérnias 201
Renato Estevam Hueb Simão

Abdome Agudo Perfurativo 203
Ivan Cecconello e Marcos Roberto Tacconi

Abdome Agudo Vascular – Isquemia Intestinal 205
Francisco de Salles Collet e Silva

Investigação Laboratorial em Abdome Agudo 210
José Dirceu Pereira

18. URGÊNCIAS EM UROLOGIA 213

Litíase Ureteral 213
José Luis Chambô e Antonio Marmo Lucon

Uretrorragia 216
Renato Tuneyasu Yamada

Torção Testicular 218
João Carlos Campagnari e Dercílio Alves Fontes

Priapismo 220
Ricardo Miguel Calado

19. TROMBOSE VENOSA PROFUNDA 223
Raphael A. Tobias, Reynaldo Fares Chaddad e Olivério Neves Sanches

20. INFECÇÕES DOS ESPAÇOS CERVICAIS 227
Fábio Luiz de Menezes Montenegro

21. URGÊNCIAS ORTOPÉDICAS 233

Entorses e Contusões 234
Gerson Bauer e Roberto Attilio Lima Santin

Fraturas 240
Reinaldo Garcia e Roberto Attilio Lima Santin

Fraturas Expostas 244
João Paulo Mazotti e Roberto Attilio Lima Santin

Luxações Traumáticas 247
Roberto Attilio Lima Santin

Técnicas de Imobilização em Traumato-ortopedia 249
Carlos Eduardo Roncatto e Roberto Attilio Lima Santin

Osteomielite Aguda 254
Elio Consentino e Roberto Attilio Lima Santin

Fraturas da Coluna Vertebral 258
Mario Augusto Taricco

22. URGÊNCIAS CIRÚRGICAS EM GINECOLOGIA 261
Nilson Roberto de Melo e Marcos Desidério Ricci

23. URGÊNCIAS EM OBSTETRÍCIA 265

Prenhez Ectópica 265
Pedro Paulo Pereira

Abortamento 268
Pedro Paulo Pereira

Placenta Prévia 269
Pedro Paulo Pereira

Descolamento Prematuro da Placenta 270
Pedro Paulo Pereira

Pré-eclâmpsia e Eclâmpsia 271
Pedro Paulo Pereira

24. AFECÇÕES ANORRETAIS 273
José Marcio Neves Jorge e Detlev Mauri Bellandi

25. URGÊNCIAS CIRÚRGICAS EM DOENÇAS INFLAMATÓRIAS INTESTINAIS 285
Magaly Gemio Teixeira

26. URGÊNCIAS CIRÚRGICAS EM PEDIATRIA 289
Luiz Augusto Romão e Fausto Archero Ferrari

27. URGÊNCIAS CIRÚRGICAS EM GERIATRIA 299
Nadim Farid Safatle, Ulysses Ribeiro Júnior e Ettore Ferrari Franciulli

28. EMERGÊNCIAS EM RADIOTERAPIA 307
Maria José Alves e Géser Vinícius Silva Soares

29. ANESTESIA E SEDAÇÃO PARA PROCEDIMENTOS DIAGNÓSTICOS E TERAPÊUTICOS EM PRONTO ATENDIMENTO 311
   Mauricio Nunes Nogueira e Adriana Marcondes Bassi

30. DIAGNÓSTICO POR IMAGEM EM URGÊNCIAS CIRÚRGICAS... 315
   *Ruy Rodrigues Galves Jr., Serli Kiyomi Nakao Ueda, Flávio Ferrarini de Oliveira Pimentel,
   Walther Yoshiraru Ishikawa e Leandro Tavares Lucato*

31. COMPLICAÇÕES PÓS-OPERATÓRIAS AGUDAS 335
   Fernando A. M. Herbella, Jacques Matone e José Carlos Del Grande

32. ANTIBIOTICOTERAPIA EM URGÊNCIAS CIRÚRGICAS... 349
   David Everson Uip, Tânia Mara Varejão Strabelli e Rogério Zeigler

33. MANUTENÇÃO DE DOADORES DE ÓRGÃOS NO PRONTO ATENDIMENTO 353
   Flávio Jota de Paula

34. ASSISTÊNCIA DE ENFERMAGEM EM URGÊNCIAS CIRÚRGICAS... 367
   Cristiane Oliveira A. Navas, Cristina Hussne, Fátima S. F. Gerolin, Jeane A. G. Bronzatti e Walquiria Noriller

35. PREVENIR PROBLEMAS DE RESPONSABILIDADE CIVIL EM URGÊNCIAS E EMERGÊNCIAS CIRÚRGICAS 371
   Eduardo E. Farah e Rodrigo Tubino Veloso

ÍNDICE REMISSIVO 377

Capítulo 1

Propedêutica no Atendimento de Urgências Cirúrgicas

Jovino Paes Júnior ♦ Lúcia Arisaka Paes ♦ Luciano Ricardo Giacaglia

Rotina do Exame Físico	3
Estado Geral	3
Exames Setoriais	3

O atendimento de urgências ou emergências cirúrgicas quase sempre constitui um grande desafio, pela sua complexa imprevisibilidade e variedade, exigindo do médico socorrista amplos conhecimentos, atualização contínua e muita experiência, qualidades adquiridas somente após anos de vivência profissional. Esses fatores geralmente fazem do serviço de emergência um ponto de referência para todo o hospital, em especial no que se refere ao atendimento de intercorrências agudas.

A figura do médico socorrista oferece uma visão mais ampla dos aspectos envolvidos no atendimento de urgência, evitando múltiplos especialistas na equipe de emergência.

O primeiro atendimento deve ser sempre realizado segundo os princípios básicos da manutenção da vida, da estabilização do quadro agudo e do estabelecimento de uma hipótese diagnóstica, para posteriormente direcionar o paciente aos cuidados de um especialista.

Cabe aos profissionais socorristas atuar com humildade e lucidez para tomar decisões vitais, às vezes críticas, mesmo pressionados pela situação grave do enfermo e pela premência do tempo. A capacidade de atuar em equipe, de forma harmoniosa e respeitosa, é atributo do verdadeiro profissional do serviço de emergência, que mantém o espírito de liderança não pelo perfil autoritário ou por pressão hierárquica, mas por sua competência e eficiência, motivando a confiança e a colaboração de toda a equipe envolvida no atendimento. Essa equipe multiprofissional deve ser treinada permanentemente em simulações de emergência desenvolvidas no próprio hospital, para se familiarizar com os recursos disponíveis, ou por meio de cursos de especialização oferecidos por diversas instituições e sociedades médicas ligadas ao aprimoramento de profissionais socorristas. A atuação em equipe deve estar perfeitamente coordenada de modo a agilizar o atendimento do paciente. Para isso, é importante estabelecer uma hierarquia predefinida de funções e, assim, otimizar e sincronizar as diferentes etapas do tratamento de urgência.

Toda emergência exige presteza no atendimento, seja para tirar o paciente de uma situação que o coloca em risco imediato de morte, seja para garantir suporte vital mínimo, incluindo as manobras básicas de reanimação cardiorrespiratória e de suporte ventilatório e hemodinâmico, seja para estabilizar um quadro agudo, compensando distúrbios hidroeletrolíticos potencialmente letais, ou apenas para encaminhar o paciente para tratamento complementar especializado. Nesse momento, segundo Birolini, "ter a capacidade de ouvir, de examinar, de suspeitar, de definir estratégias diagnósticas, de planejar táticas terapêuticas de forma rápida e eficaz é uma tarefa ímpar que exige experiência e que, quando levada a sério, constitui-se em um dos mais empolgantes exercícios de maturidade e, por que não, de humildade profissional"[1].

Nessas circunstâncias, é preciso inicialmente colher informações objetivas sobre o paciente e, quando possível, sobre os antecedentes de sua enfermidade, direcionando-as à apresentação clínica inicial. É o que se denomina anamnese ou história clínica.

Na anamnese podem surgir as primeiras dificuldades, pois nem sempre o doente estará em condições de prestar as informações solicitadas. Nesses casos, isso deverá ser feito por seu acompanhante, se houver, ou pelas equipes de resgate que efetuaram a abordagem inicial e que podem ter presenciado eventos pregressos.

Às vezes, a agitação inicial do paciente ou de seus acompanhantes pode dificultar a obtenção de informações objetivas, mas isso não deve servir de obstáculo ou pretexto para o atraso no atendimento médico. O ambiente hospitalar constitui, por si só, um local envolvido por intenso estresse, experimentado tanto pela equipe de socorristas, em constante estado de alerta e apreensão, como pelo paciente e seus acompanhantes. Em geral, a situação de urgência cirúrgica é um acontecimento inesperado na vida pessoal, trazendo grande desconforto nos aspectos físico e psíquico, em razão da modificação abrupta e não planejada do cotidiano do indivíduo. O paciente tende a adotar uma posição de desconfiança e defesa diante de circunstâncias que fogem ao seu controle, em meio a uma equipe profissional que não lhe é familiar e em ambiente desconhecido, sobretudo quando existe a possibilidade de internação ou intervenção cirúrgica imediata. É natural que, nessas circunstâncias, o paciente ou seus familiares apresentem atitudes consideradas agressivas e inoportunas, que nada mais representam senão uma forma quase instintiva de defesa contra seus medos, suas angústias e sua revolta pelo estado agudo e a perda momentânea de independência.

Concomitantemente, cabe ao médico a sensibilidade e o equilíbrio emocional necessários para compreender o estado de apreensão em que se encontram o paciente, seus familiares e os acompanhantes para evitar situações de desavença ou discussões decorrentes de uma frase mal empregada, de um gesto intempestivo ou de uma mímica facial ou corporal mal interpretada. Muitas vezes, uma simples palavra de conforto é suficiente para garantir a tranquilidade que a instância exige. O próprio paciente não deve ser considerado um ser inanimado ou um objeto físico. Ele merece explicações, palavras de otimismo, de informação contínua sobre os procedimentos que serão realizados mesmo que, aparentemente, não demonstre consciência de sua situação. Também é preciso respeitar, dentro do possível, sua mínima privacidade e intimidade. O atendimento de urgência transcorrerá de forma mais eficiente sempre que o paciente encontrar confiança e respeito na equipe que o atende.

A anamnese dirigida e seguida de um cuidadoso exame físico certamente contribui para maior acerto diagnóstico e, conseqüentemente, para o melhor tratamento a ser indicado. Em situação de emergência, as dificuldades inerentes à realização desses procedimentos decorrem de dois limites sempre presentes nesses casos:

- *Necessidade de rapidez:* na coleta, anotação e interpretação de informações.
- *Exigüidade de tempo:* para realizar todas essas ações.

Em alguns casos nos quais existe risco de morte iminente, como suspeita de ruptura de aneurisma de aorta, tamponamento cardíaco, lesão de grandes vasos por armas de fogo ou pneumotórax hipertensivo, desaconselha-se enfaticamente a própria anamnese, pois o tempo perdido, embora breve, poderá ser suficiente para causar um desfecho fatal. Nessas circunstâncias, a abordagem ficará centrada em priorizar o principal sistema orgânico em falência, antes de uma abordagem etiológica mais apurada. Para tomar essa decisão, o socorrista deverá usar de bom senso, considerando caso a caso e priorizando os dados de maior relevância. Além de parâmetros vitais objetivos, a experiência profissional dotará o socorrista do chamado "olho clínico", quando o cérebro realiza uma integração imediata dos sinais clínicos, como ansiedade, palidez, sudorese, cianose e taquipnéia, para estabelecer o grau de urgência do quadro.

Portanto, numa situação de urgência, algumas prioridades devem ser observadas, seguindo-se o algoritmo básico que inclui a medida de parâmetros vitais básicos, como pressão arterial, pulso, freqüência respiratória, temperatura, oximetria capilar e glicemia capilar. Essas medidas visam definir a prioridade no suporte vital pela caracterização do estado mental, presença de respiração espontânea, permeabilidade das vias aéreas, presença de pulso e batimentos cardíacos, identificação de distúrbios hidroeletrolíticos e ácido-básicos e sinais de sangramento expressivo, exteriorizado ou não, capaz de induzir rapidamente ao choque. Num serviço onde são corriqueiras as manobras de reanimação cardiorrespiratória, é função da equipe de profissionais socorristas atentar para as condições de aparelhagem disponíveis, incluindo material de intubação, desfibriladores, fonte de oxigênio, aspiradores a vácuo, respiradores artificiais, além de medicamentos básicos existentes em um "carrinho de parada".

Garantido o suporte vital apropriado, procede-se ao próximo passo, quando serão criadas as condições suficientes para dar seguimento ao roteiro de anamnese. Nesse instante, atua-se na atenuação de estados dolorosos, na realização de suturas e tamponamentos de sangramentos superficiais, na utilização de medicamentos antieméticos, na hidratação complementar e até mesmo na imobilização de ossos fraturados.

Uma vez que as condições o permitam e o paciente tenha estabilizado as funções orgânicas básicas, deverá o socorrista seguir um roteiro propedêutico adaptado às peculiaridades do paciente em questão, possibilitando atendimento rápido, objetivo e preciso.

A primeira etapa da anamnese dirigida inclui a identificação do paciente. O conhecimento do nome do paciente é condição importante para garantir a identidade daquele que é assistido e serve como primeira abordagem verbal, avaliando o estado de orientação e percepção do paciente. O reconhecimento de sua individualidade pode ser fator decisivo para a cooperação do paciente nos procedimentos realizados pela equipe de atendimento.

A idade do paciente apontará o raciocínio clínico para afecções cirúrgicas mais freqüentes em determinadas faixas etárias, além de constituir importante fator de correlação com a reserva funcional do organismo. No caso de idosos, sabidamente existe menor capacidade de adaptação a situações de estresse agudo, em decorrência de prejuízos funcionais dos sistemas cardiovascular, respiratório, renal, nervoso e endócrino, entre outros.

A determinação do sexo pode orientar quanto à pesquisa de afecções específicas, exigindo do profissional a perspicácia no exame físico; por exemplo, executar ao menos um toque ginecológico na suspeição de enfermidade abdominal baixa em pacientes do sexo feminino.

Ainda na questão da identificação, qualquer forma de preconceito por parte dos profissionais, seja de ordem racial, religiosa, econômico-social ou sexual, entre outras, deve ser evitada, especialmente em locais de atendimento de urgência, onde a prioridade imediata sempre será a preservação da vida e do bem-estar do paciente em estado grave. Todos merecem respeito e um atendimento de qualidade, igualitário e indistinto, da mesma forma que o próprio médico exigiria caso ele ou um de seus familiares se encontrasse em situação semelhante.

Passados os momentos iniciais de estabilização em pacientes em estado grave ou na primeira abordagem de casos menos graves, devemos questionar quanto à queixa principal e sua duração, ou seja, os motivos da consulta. Se houver dor envolvida na queixa principal, é fundamental sua caracterização, pois isso contribuirá com o processo de raciocínio clínico, norteando o diagnóstico. Para a caracterização da dor, utilizam-se diversos parâmetros, como a intensidade, que pode ser avaliada por meio de escalas; por exemplo, de 1 a 10, em que 1 é dor leve e tolerada e 10 a dor mais intensa já sentida pelo paciente. Uma abordagem alternativa seria perguntar ao paciente o quanto a dor afeta suas atividades cotidianas. Outros parâmetros utilizados são forma de início, se insidioso ou agudo; freqüência, se esporádica ou freqüente; localização, detectando-se os locais de dor e suas irradiações (se presentes); ritmo, se recorrente ou intermitente; e qualidade, se espontânea ou evocada. Ainda no campo da caracterização, é útil a detecção dos fatores de melhora e piora, assim como manifestações concomitantes, freqüentemente autonômicas (vômitos, taquicardia, palidez, hipertensão arterial, mal-estar etc.). A evolução da dor é outro aspecto a ser abordado, avaliando-se ao longo do tempo se a dor apresentou alterações na intensidade (aumento ou diminuição) ou no seu padrão. Mudanças no padrão da dor devem ser sempre investigadas. Por fim, é necessário reavaliar a terapêutica adotada e a resposta do paciente às novas condutas.

O interrogatório clínico incluirá a história referente à moléstia atual e deverá conter dados de antecedentes pessoais relevantes e que, de alguma forma, possam modificar a atuação profissional, como a presença de doenças crônicas (diabetes, hipertensão, doenças respiratórias e doenças mentais), precedentes cirúrgicos e anestésicos, medicações de uso atual, referência a alergias específicas e intolerância a medicamentos e alimentos, imunizações, utilização de drogas ilícitas ou outros vícios, além de antecedentes ginecológicos e obstétricos.

O próximo passo incluirá um exame físico geral que, em pacientes em estado grave, inconscientes ou vítimas de traumatismo importante, incluirá revisão das diferentes estruturas do corpo, incluindo as regiões cefálica e cervical, o tórax, o abdome, os membros e a genitália. O exame físico não pode desprezar uma visão minuciosa de áreas geralmente omitidas, como a região do dorso, das nádegas e o períneo, que exigem modificação da posição do paciente. Entretanto, devem-se evitar movimentos bruscos sempre que existir suspeita de traumatismo de coluna vertebral, quando as medidas de fixação devem ser primordiais para prevenir lesões medulares definitivas e até mesmo fatais.

Ocasionalmente, o socorrista pode se deparar com apresentações clínicas atípicas; por exemplo, síndromes isquêmicas do miocárdio simulando doença dispéptica, com apresentação de dor epigástrica, ou aneurisma dissecante de aorta simulando doenças da coluna, com apresentação de dorsalgia. Uma observação mais cautelosa, com estada mais prolongada no serviço de emergência ou internação para avaliação imediata do especialista da equipe de retaguarda, pode ajudar na elucidação e condução desses casos atípicos.

ROTINA DO EXAME FÍSICO

Nas urgências, recomenda-se que, durante o exame físico geral, o paciente esteja em decúbito, a seguir sentado e, quando necessário, em pé, observando sua marcha.

Estado Geral

- Observar o semblante do paciente.
- Estado nutricional.
- Turgor da pele.
- Sensibilidade.
- Nível de consciência.
- Ocorrência de convulsões.
- A fala.
- Hálito (cetônico, alcoólico etc.).
- Freqüência respiratória.
- Padrão respiratório.
- Palidez de mucosas.
- Presença de icterícia.
- Presença de cianose.
- Presença de edemas.
- Decúbito preferido.

Exames Setoriais

Examinar todo o corpo, procurando identificar possíveis ferimentos, traumas, alterações na circulação, alterações inflamatórias com sinais flogísticos, sinais de alergia, manchas, pápulas, petéquias, deformidades e tumorações.

Cabeça

- Reflexos pupilares.
- Rigidez de nuca.
- Alterações no crânio, na face, no couro cabeludo.
- Palpação de seios da face.
- Exame da boca.
- Exame da orofaringe.
- Exame do ouvido (otoscopia).
- Exame do nariz.

Pescoço

- Palpação de gânglios.
- Pulso carotídeo.
- Tireóide.

Membros Superiores e Inferiores

- Palpação.
- Avaliação da força muscular.
- Sinais de trauma.
- Sinais de fraturas.
- Pesquisa de edemas.
- Perfusão dos dedos.
- Verificação das articulações.
- Palpação de pulsos braquiais, radiais e ulnares nos membros superiores e pulsos periféricos femorais, poplíteos, tibial posterior e pedioso nos membros inferiores.

Tórax

- Pulmões – expansibilidade torácica.
- Palpação de frêmitos, *ictus* e sensibilidade.
- Percussão.
- Ausculta cardiopulmonar.

Abdome

- Percussão.
- Palpação.
- Descompressão brusca.
- Verificação de sinais de ascite.
- Ausculta.

Região Lombar

- Palpação.
- Sinal de Giordano.
- Sinais de deformidade.

Genitais

- Verificação de sangramentos.
- Verificação de secreções.
- No homem: palpação dos testículos.
- Na mulher: toque vaginal e especular (quando necessário).

Região Anal

- Verificação de sangramentos.
- Verificação de secreções.
- Verificação de mamilos hemorroidários.
- Toque anorretal (quando necessário).

A inspeção, a palpação, a percussão, a ausculta e o toque deverão ser analisados e integrados com os dados obtidos na anamnese. A riqueza dessas informações ajuda a análise, para que seja possível instituir uma intervenção imediata ou a solicitação de exames complementares para melhor elucidar o diagnóstico.

Muitas vezes, em situações de emergência, todo esse processo é feito em minutos pela equipe de socorristas, que deve se dividir nas tarefas, juntando todas as informações colhidas e discutindo a conduta com os demais colegas do plantão. É justamente essa troca de experiências que refina os conhecimentos, amplia os horizontes de raciocínio e aprimora as habilidades técnicas do profissional socorrista.

Ressalte-se a importância de anotar em prontuário todas as informações colhidas, bem como os procedimentos efetuados, auxiliando, assim, as equipes especializadas que darão continuidade ao atendimento. Esse cuidado beneficiará o paciente e protegerá os profissionais da instituição de eventuais ações de natureza ética, civil e criminal. O registro pormenorizado também é útil para futuros levantamentos de dados e para elaborar protocolos de atendimento que atendam às especificidades de cada serviço de urgência, agilizando o processo de atendimento e otimizando os recursos disponíveis em cada instituição. Além disso, na medida do possível, o socorrista deverá contatar o médico que acompanha o paciente para mais informações e troca de idéias que auxiliarão na condução do caso.

Os capítulos subseqüentes trazem detalhes do exame físico específico para as principais enfermidades de urgência em cirurgia, bem como a rotina dos exames complementares a serem solicitados para o devido esclarecimento diagnóstico e o tratamento indicado.

REFERÊNCIA BIBLIOGRÁFICA

1. VELASCO, I. T. *Propedêutica na Emergência*. São Paulo: Atheneu, 2003.

BIBLIOGRAFIA

BENSEÑOR, I. M. *Semiologia Clínica*. São Paulo: Sarvier, 2002.
FELIPPE JR., J. *Pronto-socorro*. São Paulo: Guanabara-Koogan, 1990.
NOVAES, I. N.; MELLO, J. B.; NAHAS, P. *Residente de Cirurgia*. São Paulo: Roca, 1992.
PAES JÚNIOR, J.; GIAVINA BIANCHI, P. *Diagnóstico e Terapêutica das Urgências Médicas*. São Paulo: Roca, 2003.
PORTO, C. S. *Semiologia Médica*. Rio de Janeiro: Guanabara-Koogan, 2001.
RAMOS JÚNIOR, J. *Semiotécnica da Observação Clínica: síndromes clínico-propedêuticas*. 3. ed. revista e ampliada. São Paulo: Sarvier, 1973.

Capítulo 2

Avaliação Pré-cirúrgica

Pedro Giavina-Bianchi

Com a melhora das técnicas cirúrgicas e de anestesia, houve diminuição do risco cirúrgico e das complicações pós-operatórias. Por outro lado, a população tem se tornado cada vez mais idosa, apresentando múltiplas co-morbidades. Nesse contexto, o médico da emergência necessita identificar os pacientes que apresentam maior risco cirúrgico, para tentar minimizá-lo.

A parte mais importante dessa avaliação é a anamnese clínica, com a realização da história clínica e do exame físico do paciente da maneira mais detalhada possível. A solicitação de exames diagnósticos deve se restringir a testes que possam adicionar informações significativas a respeito de possíveis complicações perioperatórias e que permitam mudar o tratamento e a evolução do paciente. Caso contrário, essa solicitação pode retardar desnecessariamente o procedimento cirúrgico e até piorar o prognóstico do caso em questão.

Cada pronto-atendimento deve possuir um questionário para avaliação pré-anestésica, o qual pode ser desenvolvido ou adaptado de algum já existente. As questões devem fornecer informações sobre aspectos gerais da saúde, existência de co-morbidades, nível de tolerância ao exercício físico e fatores de risco para a anestesia (problemas prévios com as vias aéreas, hipertermia maligna, porfiria aguda, alergias etc.). Esse questionário pode ser aplicado pelo médico da emergência, pelo anestesista ou por uma enfermeira treinada e também será uma triagem para identificar quais pacientes necessitam de avaliações mais prolongadas e detalhadas.

Uma sugestão de estratificação do risco cirúrgico foi feita pelas sociedades americanas (American College of Cardiology e American Heart Association), que classificaram os fatores de risco inerentes ao paciente (Tabela 2.1) e os associados ao tipo de intervenção cirúrgica (Tabela 2.2).

Outras doenças não citadas na Tabela 2.1 também estão associadas a maior risco de complicações perioperatórias, como a doença vascular periférica e as doenças pulmonares crônicas. Além de analisar os fatores de risco associados ao paciente e ao ato cirúrgico em si, tem-se ressaltado a importância da análise da capacidade funcional do paciente, que avalia o nível de tolerância a exercícios. Baseando-se nesses três fatores e considerando-se a urgência da cirurgia e as possíveis conseqüências de seu adiamento, as sociedades mencionadas propuseram um algoritmo (Tabela 2.3).

Quando se indica investigação diagnóstica mais detalhada, diversos exames subsidiários podem ser solicitados para complementar a anamnese clínica.

Dependendo do quadro, serão realizados exames laboratoriais que tragam informações sobre o funcionamento dos diversos sistemas orgânicos:

- *Hemograma*: indica anemia, associada a maior taxa de complicações cardiológicas perioperatórias. É importante em pesquisa de possíveis infecções bacterianas concomitantes e de distúrbios plaquetários que possam comprometer a coagulação.

TABELA 2.1 – Fatores de risco inerentes ao paciente

ALTO RISCO	RISCO INTERMEDIÁRIO	BAIXO RISCO
• Angina instável ou IAM nos últimos 30 dias	• Angina estável	• Idade avançada
• Angioplastia ou colocação de *stent* nas últimas quatro semanas	• ICC compensada	• Eletrocardiograma anormal
• ICC descompensada	• IAM prévio há mais de 30 dias	• História de AVC
• Arritmias (bloqueio AV de segundo e terceiro graus, TSV com alta freqüência cardíaca, TV)	• Creatinina > 2mg/dL	• HA subtratada
• Disfunção valvar grave (estenose aórtica ou mitral)	• *Diabetes mellitus*	
• Hipertensão pulmonar		
• *Shunt* intracardíaco da direita para a esquerda com cianose		

AV = atrioventricular; AVC = acidente vascular cerebral; HA = hipertensão arterial; IAM = infarto agudo do miocárdio; ICC = insuficiência cardíaca congestiva; TSV = taquicardia supraventricular; TV = taquicardia ventricular.

TABELA 2.2 – Fatores de risco associados ao tipo de intervenção cirúrgica

ALTO RISCO	RISCO INTERMEDIÁRIO	BAIXO RISCO
• Grandes cirurgias de emergência	• Cirurgia de cabeça e pescoço	• Intervenções endoscópicas
• Cirurgias de aorta e outros vasos de grande calibre	• Cirurgia intraperitoneal ou intratorácica	• Procedimentos superficiais
• Cirurgia vascular periférica	• Cirurgia ortopédica	• Cirurgias oftálmicas
• Procedimentos cirúrgicos prolongados, com distúrbios hidroeletrolíticos ou perda sangüínea	• Cirurgia de próstata	• Cirurgias de mama

TABELA 2.3 – Algoritmo para indicação de cirurgia em situações de risco

		RISCO ASSOCIADO AO PACIENTE		
		Baixo	Intermediário	Alto
RISCO ASSOCIADO À CIRURGIA	Baixo	Cirurgia imediata	Cirurgia imediata	Cirurgia imediata*
	Intermediário	Cirurgia imediata	Cirurgia imediata*	Investigação diagnóstica
	Alto	Cirurgia imediata*	Investigação diagnóstica	Investigação diagnóstica + tratamento

* Cirurgia se a capacidade funcional for aceitável.

- *Glicemia*: pacientes com diagnóstico ou suspeita de diabetes.
- *Uréia, creatinina, sódio, potássio, gasometria venosa, urina I*: pacientes com diagnóstico ou suspeita de nefropatia, distúrbios hidroeletrolíticos e distúrbios do equilíbrio ácido-básico. O sumário de urina também auxilia no diagnóstico de infecção do trato urinário.
- *Aspartato aminotransferase (AST) e alanina aminotransferase (ALT)*: podem indicar lesão hepática.
- *Coagulograma*: permite estimar a existência, ou não, de alterações na função hepática. Deve ser solicitado quando há suspeita de coagulopatias.
- *Saturação, gasometria arterial*: auxiliam nas investigações de insuficiências respiratórias.
- *Outros*: exames como eletrocardiograma (ECG), radiografia de tórax, ecocardiograma, teste ergométrico, cintilografia do miocárdio, tomografia computadorizada para imagem de perfusão do miocárdio e cateterismo cardíaco são úteis para avaliação da função cardíaca.

Trabalhos têm demonstrado que exames solicitados indiscriminadamente em larga escala (ECG, radiografia de tórax e exames laboratoriais), de rotina, sem fundamento no caso clínico em questão, não estão associados à melhor evolução dos pacientes. Os testes pré-operatórios devem ser solicitados com base no risco cirúrgico e nas características dos pacientes, limitando-se às circunstâncias em que seus resultados influenciarão o tratamento e o prognóstico do paciente.

BIBLIOGRAFIA

ACC/AHA Guideline Update for Perioperative Cardiovascular Evaluation for Noncardiac Surgery. *Circulation*, v. 105, n. 10, p. 1257-1267.

HILDITCH, W. G.; ASBURY, A. J.; JACK, E.; MCGRANE, S. Validation of a pre-anaesthetic screening questionnaire. *Anaesthesia*, v. 58, n. 9, p. 874-877.

REINECKE, H.; BREITHARD, G.; VAN AKEN, H. Cardiological aspects in preoperative anaesthesiological evaluation: old heroes, new shadows. *Eur. J. Anaesthesiol.*, v. 20, n. 8, p. 595-599, 2003.

Capítulo 3

Controle Perioperatório do Paciente Diabético

Luciano Ricardo Giacaglia

***Diabetes Mellitus* Tipo 2**	8
***Diabetes Mellitus* Tipo 1**	8

Diabetes mellitus é uma doença crônica, de alta prevalência, que acomete aproximadamente 10% da população brasileira. Destes, estima-se que 50% desconheçam seu diagnóstico, seja pela natureza insidiosa da doença, com poucos sintomas, ou por nunca terem realizado qualquer teste laboratorial. Portanto, durante interrogatório pré-operatório eletivo ou em cirurgias de emergência, não se pode desconsiderar a possibilidade de *diabetes mellitus*, mesmo com a negativa do paciente ou de seus familiares com respeito ao diagnóstico da doença.

É importante diferenciar os pacientes sabidamente diabéticos entre os tipos 1 e 2 e classificá-los de acordo com:

- Duração aproximada da doença.
- Forma de tratamento: dieta exclusiva, medicação oral ou insulina.
- Complicações crônicas e limitações orgânicas.
- Histórico cirúrgico pregresso, incluindo eventuais complicações anteriores, contribuindo para o risco cirúrgico global.

Na abordagem pré-operatória, avaliam-se:

- Indicação cirúrgica: eletiva ou de urgência.
- Tipo de anestesia: local, regional ou geral.
- Tempo previsto de jejum oral.
- Índice de massa corporal e circunferência abdominal do paciente, diretamente implicados na resistência à ação da insulina.
- Faixa etária.
- Intensidade do estresse físico e mental.
- Uso de medicações que interferem na glicemia, como corticosteróides e β-bloqueadores.
- Gestação.
- Hepatopatia ou nefropatia.
- Estado glicêmico no momento da abordagem.

O *diabetes mellitus* deve ser ressaltado no contexto cirúrgico, uma vez que estudos demonstram que 50% dos diabéticos são submetidos a algum procedimento cirúrgico ao longo de suas vidas em razão de complicações crônicas renais, cardiovasculares, neuropáticas e oftalmológicas, sem contar as afecções cirúrgicas normais à população não diabética. Além da abordagem do risco cirúrgico decorrente das complicações crônicas, a hiperglicemia *per se* é considerada um fator de prognóstico perioperatório. Controle glicêmico intensivo tem-se mostrado determinante na redução de morbidade e mortalidade relacionadas a pacientes em estado crítico, incluindo aqueles submetidos à intervenção cirúrgica. Portanto, a aceitação de hiperglicemias moderadas, próximas a 200mg/dL, em nome do receio de hipoglicemia, é uma conduta ultrapassada e inaceitável. Cabe à equipe especializada, envolvida nos cuidados ao paciente diabético, estabelecer um intervalo glicêmico de segurança para o procedimento proposto, que por sua vez depende do porte da cirurgia, do tipo de anestesia e das condições clínicas do paciente.

Para estratificar a condição prévia do controle glicêmico em avaliações pré-operatórias eletivas, são úteis as medidas glicêmicas pré e pós-prandiais de 2h, além dos níveis de hemoglobina glicada, que refletem o estado glicêmico médio das últimas 8 a 10 semanas. Consideram-se como bom controle glicemias pré-prandiais inferiores a 110mg/dL, glicemias pós-prandiais de 2h inferiores a 140mg/dL e hemoglobina glicada inferior a 7%. Consideram-se como controle insatisfatório glicemias pré-prandiais superiores a 150mg/dL, glicemias pós-prandiais de 2h superiores a 180mg/dL e hemoglobina glicada superior a 8%. Em situações de controle inadequado procura-se, na medida do possível, prorrogar a cirurgia, até que se obtenha controle glicêmico satisfatório.

O controle glicêmico é fundamental porque a hiperglicemia pode interferir na distribuição dos fluidos corporais, no equilíbrio eletrolítico e ácido-básico, no equilíbrio energético-nutricional, nas funções cardiovascular e renal, na resposta imunocitológica e na cicatrização tecidual. O objetivo do controle perioperatório do paciente diabético, ou de indivíduos com descompensação glicêmica transitória, é manter as condições metabólicas o mais próximas do normal.

A avaliação física de pacientes diabéticos deve incluir um exame cardiovascular, determinando a presença de doença hipertensiva e de neuropatia autonômica, que podem reforçar quadros de hipotensão e arritmias potencialmente fatais. A avaliação complementar mínima deve abranger um eletrocardiograma de repouso e, na vigência de fatores de risco, incluir outros exames como cintilografia de esforço ou cineangiocoronariografia. Vale lembrar que a incidência de isquemia miocárdica silenciosa é bastante elevada na população diabética.

A função renal pode ser avaliada pelo cálculo de depuração de creatinina, fornecendo uma idéia da capacidade do organismo de manipular fluidos infundidos, bem como antecipar desequilíbrios eletrolíticos e ácido-básicos, em especial a hipercalemia e a acidose. É preciso ter cuidado com a administração de antibióticos, antiinflamatórios e contrastes radiológicos que possam agravar a nefropatia diabética.

A intubação orotraqueal pode ser particularmente dificultada pela rigidez tecidual na via aérea superior, secundária à glicosilação e ao enrijecimento do tecido conectivo. Convém que a intubação seja rápida e eficaz, para evitar refluxo do conteúdo gástrico, sobretudo quando existe certo grau de gastroparesia. Além disso, jejum de pelo menos 12h antes da cirurgia deve ser enfatizado para evitar o risco de aspiração pulmonar na indução anestésica. Em contrapartida, a alimentação oral deve ser restabelecida tão logo o paciente tolere. Soluções de glicose intravenosa são insuficientes para um balanço nutricional adequado. A suplementação nutricional deve ser equilibrada, evitando o jejum prolongado e o receio de ofertar glicose, deteriorando o estado de catabolismo protéico e cetose.

Em cirurgias eletivas, recomenda-se marcar o procedimento para o período da manhã. Interna-se o paciente no mesmo dia quando se trata de pequena cirurgia, com anestesia local, ou procedimentos de médio porte em diabéticos tipo 2 bem controlados com dieta e/ou medicamentos orais. Para quem utiliza insulina ou para grandes cirurgias, com anestesia geral, recomenda-se internação na véspera. Com relação a pacientes com controle glicêmico inadequado, cuja cirurgia não possa ser postergada, recomenda-se internação 2 a 3 dias antes, para ajuste da terapêutica.

Qualquer procedimento cirúrgico deve ser considerado um evento estressante, com intensidade proporcional à extensão do trauma tecidual, em que participam hormônios contra-reguladores como adrenalina e cortisol. Tais hormônios, promotores de catabolismo protéico e cetogênese, inibem a liberação e a atividade da insulina, aumentando os níveis de glicemia circulante, mesmo em indivíduos não diabéticos. Caso esses efeitos não sejam corretamente monitorados em diabéticos tipos 1 e 2, corre-se o risco de evolução para estados de cetoacidose ou coma hiperosmolar[1]. Essas complicações, quando presentes, devem ser prontamente corrigidas antes de qualquer abordagem cirúrgica.

A realização freqüente de testes de glicemia capilar, com glicosímetros portáteis e bem calibrados, é a chave para a estabilização glicêmica do paciente. Novos aparelhos são ainda capazes de identificar os níveis de cetonemia, úteis em *diabetes* tipo 1. Medicações anestésicas e sedativas podem interferir na capacidade de identificar hipo e hiperglicemia, as quais se agravam nos quadros de supressão da resposta adrenérgica em pacientes com neuropatia autonômica.

Após o procedimento cirúrgico, deve-se garantir aporte calórico adequado, oral, enteral ou parenteral, pois a resposta catabólica induzida pela cirurgia pode durar até uma semana.

DIABETES MELLITUS TIPO 2

Nas cirurgias eletivas, de pequeno porte, em pacientes bem controlados com dieta e/ou medicamentos orais, não costuma ser preciso utilizar insulina no controle perioperatório. Além disso, quando o jejum for breve (até 3h), não é necessário suplementar com soluções glicosadas, desde que o paciente introduza precocemente a dieta oral.

Nas cirurgias de médio porte em pacientes estáveis, com baixo risco cirúrgico e que não utilizem insulina, é possível seguir protocolos conservadores, com aplicações subcutâneas de insulinas ultra-rápidas, conforme escala de glicemia capilar. As insulinas ultra-rápidas, com pico de ação ao redor de 2h, facilitam o ajuste rápido em comparação às insulinas rápidas, com pico após 4h. Nesses casos, adicionam-se soluções glicosadas a 5% no ritmo de 100mL/h (5g/h), para garantir aporte energético, inibir o processo catabólico-cetogênico e evitar hipoglicemia.

Em geral, os medicamentos orais são suspensos antes de cirurgias eletivas, dependendo de sua meia-vida plasmática; por exemplo, as sulfonilurréias, incluindo clorpropamida (48 a 72h), glibenclamida, glipizida, gliclazida e glimepirida (24h); a metformina (24h ou 48h quando existir risco potencial de acidose láctica); a acarbose e as meglitinidas (12h) e as glitazonas (24h). O controle glicêmico deve começar na manhã da cirurgia, junto com o início da infusão de glicose e ser realizado a cada 1h (ou, estando a glicemia estável, a cada 2h), suplementando de acordo com a glicemia capilar (Quadro 3.1).

QUADRO 3.1 – Infusão de insulina por via subcutânea, segundo a glicemia capilar

- < 80mg/dL: infundir 10mL de glicose a 50% e repetir a glicemia em 30min
- 80 – 120mg/dL: manter esquema
- 121 – 150mg/dL: aplicar 0 – 1 unidade
- 151 – 180mg/dL: aplicar 1 – 2 unidades
- 181 – 210mg/dL: aplicar 2 – 3 unidades
- 211 – 240mg/dL: aplicar 3 – 4 unidades
- > 240mg/dL: iniciar esquema intravenoso contínuo

Nesse esquema, descontroles glicêmicos persistentes exigem a mudança do protocolo para o esquema de insulina intravenosa contínua (ver adiante). Muitos autores são contrários a essa abordagem, preferindo a infusão intravenosa contínua nessas circunstâncias. O argumento é que pode ocorrer hiperglicemia transitória, identificada após 1 ou 2h e corrigida tardiamente, em decorrência da absorção subcutânea variável, sobretudo durante alterações hemodinâmicas nas cirurgias.

Nas cirurgias de baixa a média complexidade, toleram-se glicemias até 150mg/dL, patamar suficiente para garantir proteção adequada contra infecções e boa cicatrização tecidual. Nas cirurgias de maior porte, em que os níveis glicêmicos são determinantes de prognóstico, especialmente envolvendo o sistema cardiovascular, o nível ideal deve estar entre 80 e 120mg/dL.

Após procedimentos cirúrgicos de pequena a média complexidade, retoma-se o esquema habitual de alimentação oral e metade da dose dos medicamentos orais, podendo-se suplementar com insulina subcutânea de acordo com glicemias a cada 3 ou 4h. No dia seguinte, havendo confirmação de ingesta alimentar satisfatória e glicemias estáveis, inicia-se a dose plena dos medicamentos orais previamente utilizados. Nas situações de descontrole glicêmico ou pausa alimentar prolongada, é possível estender o esquema de reposição insulínica subcutânea conforme teste capilar até que se consiga um ajuste adequado.

No reinício das medicações orais, é necessário ter cuidado para não introduzir a metformina a pacientes que desenvolveram insuficiência hepática, renal ou cardíaca, ao longo da estada hospitalar, bem como as glitazonas naqueles com insuficiência cardíaca congestiva ou aumento da permeabilidade capilar pulmonar.

DIABETES MELLITUS TIPO 1

No diabético tipo 1, bem controlado, submetido a cirurgia de pequeno porte e sem anestesia geral, é possível utilizar o esquema de insulina subcutânea, igual ao tipo 2. Para pacientes em uso diário de duas aplicações de insulina lenta, associando insulina rápida pré-refeição, orienta-se a aplicação das doses habituais até a noite anterior à cirurgia e, na manhã do dia cirúrgico, aplica-se por via subcutânea apenas metade da dose usual de insulina lenta, omitindo a insulina rápida. Aqueles com esquema de apenas uma dose noturna de insulina ultralenta ou lenta devem aplicá-la normalmente na véspera da cirurgia, assim como os portadores de bomba de infusão subcutânea contínua, que devem manter o ritmo de infusão basal de insulina. Esse esquema garante a reposição de insulina basal mínima, suplementada com insulina rápida ou ultra-rápida conforme controle da glicemia perioperatória. Paralelamente, inicia-se pelo menos 1h antes da cirurgia a infusão de solução glicosada a 5% no ritmo de 100mL/h, com 10 a 20mEq/L de potássio, exceto em caso de nefropatia ou hipercalemia de base.

Nas cirurgias de médio a grande porte, em *diabetes mellitus* tipos 1 e 2, sugere-se a instituição de insulinoterapia intravenosa contínua, suspendendo-se qualquer aplicação subcutânea de insulina, inclusive a bomba de infusão contínua subcutânea, na manhã da cirurgia. Naqueles em uso de insulina ultralenta noturna, pode-se substituí-la na noite anterior por insulina lenta ou iniciar o esquema intravenoso contínuo na noite anterior à cirurgia. Cada serviço hospitalar deve determinar seu próprio protocolo de controle glicêmico, uma vez que o paciente cirúrgico será avaliado e conduzido por diferentes equipes durante sua estada hospitalar, incluindo equipes da enfermaria, do centro cirúrgico, da recuperação anestésica e da unidade de terapêutica intensiva (UTI). Portanto, todos devem estar sincronizados e plenamente treinados para evitar mudanças radicais de conduta e não ocasionar oscilações glicêmicas durante as trocas de dependências no hospital.

Até o presente momento, não existem consensos sobre o melhor esquema de insulinoterapia intravenosa perioperatória. O esquema aqui citado é apenas uma proposta terapêutica, cabendo a cada grupo envolvido estabelecer seu próprio modelo, que melhor se adapte à realidade do serviço, por meio de experiência documentada.

No início da manhã, inicia-se o esquema de infusão contínua de insulina. Um protocolo desenvolvido por Alberti utiliza solução glicosada a 5% com volume de 500mL, contendo 5 unidades de insulina regular e 5mEq de cloreto de potássio, com ritmo de infusão regulado por bomba automática de infusão, variando de 100 a 150mL/h ou de acordo com as necessidades hídricas e metabólicas. Esse esquema garante proporções equilibradas entre glicose e insulina (5g = 1 unidade). Embora seja um esquema fácil e prático, torna-se inconveniente quando se deseja mudar a relação glicose/insulina, pela presença tanto de hipo como de hiperglicemia, fazendo-se necessário, a cada momento, desprezar a bolsa em uso e ligar uma nova bolsa com diferente proporção de glicose ou insulina. Esse protocolo pode ser útil em pacientes que permanecerão em jejum por tempo prolongado, não apresentando fatores de oscilação como estresse, infecção, corticoterapia, entre outros.

A opção mais utilizada é infundir de forma paralela duas soluções distintas: uma contendo 500mL de solução glicosada a 5% com 5mEq de potássio; a outra, uma solução fisiológica com insulina em altas concentrações. A insulina regular humana pode ser preparada diluindo-se 100 unidades a 100mL de solução fisiológica (1U/mL), para uma solução mais concentrada, ou diluindo 25 unidades em 250mL de solução fisiológica (0,1U/mL). Dessa maneira, é possível regular o ritmo de infusão de cada solução de forma independente, de acordo com o controle glicêmico.

A insulinoterapia perioperatória, além de controlar a glicemia, tem demonstrado importante papel na redução de morbidade e mortalidade em pacientes em estado crítico, mesmo em indivíduos não diabéticos, associada à infusão de glicose. Os mecanismos propostos para essa ação seriam: redução de ácidos graxos livres circulantes, por inibição da lipólise; inibição de fatores inflamatórios, como citoquinas e das proteínas de fase aguda; e estímulo da síntese de óxido nítrico endotelial, melhorando a perfusão tecidual.

Em diabéticos do tipo 1 inicia-se geralmente com 1U/h de insulina, enquanto nos diabéticos tipo 2, ou com estresse intenso e resistência insulínica elevada, inicia-se com ritmo de 3 a 4U/h de insulina. O ritmo de infusão de insulina deverá ser corrigido conforme as medições horárias de glicemia, buscando intervalos seguros, entre 80 e 150mg/dL, ou 80 a 120mg/dL para pacientes em estado crítico e cirurgias cardiovasculares, como proposto na Tabela 3.1.

TABELA 3.1 – Infusão de insulina por via intravenosa (IV), segundo a glicemia capilar

GLICEMIA CAPILAR (MG/DL)	INFUSÃO DE INSULINA (U/H)
< 80	Suspender, administrar 10mL de glicose a 50% e glicemia em 15min
80 – 120	Manter ritmo
121 – 150	Manter ritmo (ou aumentar 0,5)
151 – 180	Aumentar 1 unidade
181 – 210	Aumentar 2 unidades
211 – 240	Aumentar 3 unidades
241 – 270	Aumentar 4 unidades
271 – 300	Aumentar 6 unidades
> 300	Bolus IV 4U, aumentar 8 e glicemia em 30min

Esse esquema requer extrema atenção, visto que interrupções inadvertidas de quaisquer das soluções podem trazer sérias conseqüências. Um problema enfrentado com a infusão intravenosa é o fato de parte da insulina regular apresentar adsorção na superfície de seringas, equipos e bolsa de soro, interferindo no cálculo correto da quantidade infundida. Isso pode ser contornado desprezando-se 10 a 20% da solução preparada, permitindo que o fluxo inicial promova adsorção e saturação de insulina na parede do sistema, antes de iniciar a infusão no paciente. Outra opção é utilizar bolsas de pequeno volume, com elevadas concentrações de insulina.

Nota-se que valores elevados de glicemia (> 300mg/dL) requerem medidas mais urgentes, com suplementação de *bolus* intravenoso para saturar os receptores e suplantar a resistência insulínica. Nessa eventualidade, deve-se afastar também a possibilidade de infusão excessiva de glicose, do mesmo modo que, em hipoglicemias persistentes, é preciso considerar o aumento no ritmo de infusão de glicose. Valores glicêmicos elevados também podem sugerir cetoacidose, que deve ser prontamente diagnosticada e corrigida[1].

Na eventualidade de restrição de volume em pacientes instáveis, é possível utilizar soluções glicosadas a 10% com o dobro de insulina, ou ainda soluções glicosadas a 50%, requerendo obrigatoriamente acesso venoso central.

Em pacientes estabilizados que iniciarão alimentação oral, pode-se fazer a transição do esquema intravenoso para o tratamento de base, tanto com medicações orais quanto com insulina. Recomenda-se suspender a infusão intravenosa somente após 2 a 3h da aplicação exclusiva da insulina lenta ou ultralenta, para garantir oferta mínima de insulina, em razão do lapso de tempo decorrente da absorção subcutânea. Naqueles que farão uso associado de insulina ultra-rápida, é possível aplicar a dose imediatamente antes da refeição ou, no caso da insulina regular, 30min antes. Em qualquer situação recomendam-se testes glicêmicos pré e pós-prandiais e suplementação subcutânea com insulina rápida ou ultra-rápida.

REFERÊNCIA BIBLIOGRÁFICA

1. GIACAGLIA, L. R. Descompensações glicêmicas agudas. In: PAES JR., J.; BIANCHI, P.G. *Diagnóstico e Terapêutica das Urgências Médicas*. São Paulo: Roca, p. 150, 2003.

BIBLIOGRAFIA

LEVETAN C.; MAGEE; M. F. Hospital management of diabetes. *Endocrinol. Metab. Clin. North Am.*, v. 29, p. 747, 2000.
MARKS, J. B. Perioperative management of diabetes. *Am. Fam. Physician*, v. 67, p. 93, 2003.
SCHIFF, R.; WELSH, G. Perioperative evaluation and management of the patient with endocrine dysfunction. *Med. Clin. North Am.*, v. 87, p. 175, 2003.
VAN DEN BERGER, G. et al. Intensive insulin therapy in critically ill patients. *New England J. Med.*, v. 345, p. 1359, 2001.

Capítulo 4

Choque Hemorrágico no Paciente Cirúrgico

Evandro Luis Assis Ferreira ♦ Renato Giuseppe Giovanni Terzi ♦ Ana Cristina de Moraes
♦ William Adalberto Silva

Introdução	11
Atendimento Inicial – Fase Pré-hospitalar	12
Reposição Volêmica: Colóides *Versus* Cristalóides	13
Considerações Finais	15

INTRODUÇÃO

O choque hemorrágico é a principal causa de choque hipovolêmico secundário a uma perda rápida de sangue, geralmente provocada por trauma ou sangramentos gastrointestinais.

O trauma é uma entidade prevalente na prática da medicina contemporânea. Os acidentes de trânsito e a violência urbana têm sido apontados como os principais responsáveis pelo aumento recente e significativo da incidência de mortes por trauma[1,2], sendo a principal causa de morte em pacientes jovens, com idade inferior a 45 anos[3].

O diagnóstico precoce do choque hemorrágico, a identificação de sua causa e seu respectivo tratamento são importantes para a redução de morbidade e mortalidade nessa situação, pois a instituição precoce de medidas terapêuticas que obtenham a estabilidade hemodinâmica do paciente melhora o seu prognóstico.

O American College of Surgeons (ACS)[4], fundamentado na perda hemorrágica estimada, classifica os pacientes com quadro hemorrágico em quatro graus, de acordo com a perda sangüínea (Tabela 4.1). Essa classificação é importante, pois serve de base para a conduta a ser instituída no paciente.

O estabelecimento de um acesso venoso, a expansão rápida da volemia e o controle da hemorragia são os princípios básicos do tratamento do choque hemorrágico.

A reposição volêmica consiste em uma modalidade terapêutica essencial e prioritária na conduta de pacientes traumatizados. A restauração e a manutenção de um fluxo sangüíneo que propicie transporte de oxigênio adequado para os tecidos, de forma a satisfazer as necessidades metabólicas regionais e globais, estão diretamente relacionadas à melhor sobrevida do paciente.

Embora cerca de 50% dos óbitos ocorram no local do acidente, sem qualquer possibilidade de resgate, cerca de 20% das mortes acontecem nas duas primeiras horas após o trauma (Fig. 4.1)[5].

Nessa população, a causa do óbito é o comprometimento do sistema cardiorrespiratório, levando à hipoperfusão e à hipóxia tecidual[6]. Sabe-se também que, quanto mais rapidamente o paciente for resgatado e restabelecido o equilíbrio hemodinâmico e respiratório, menor será o risco de óbito, que não se limita somente à fase inicial, mas também à tardia, quando o paciente é transferido para a unidade de terapia intensiva (UTI). Admite-se hoje que os óbitos tardios de pacientes traumatizados que permanecem em choque hemorrágico prolongado se devem à lesão celular induzida por um estado protraído de má perfusão, que envolve a liberação de radicais livres, ativação de leucócitos,

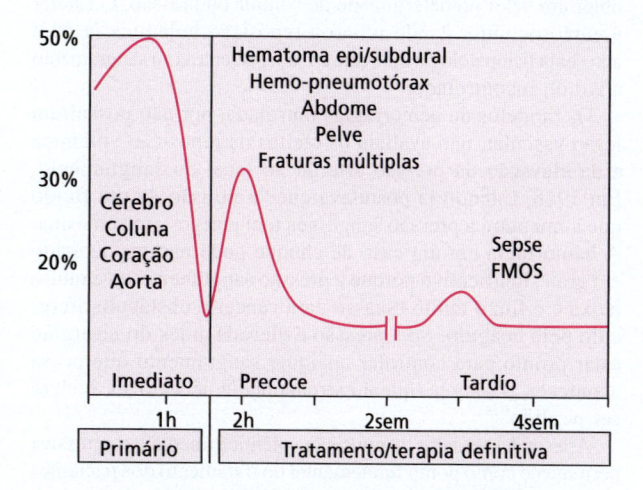

Figura 4.1 – Óbitos precoces ocorrem por sangramento intracraniano, sangramento maciço em tórax, abdome e pelve. Aqui, a eficiência do atendimento inicial no pré-hospitalar pode reduzir significativamente a mortalidade (Adaptado de Trunkey[5]). FMOS = falência múltipla de órgãos e sistemas.

TABELA 4.1 – Perda sangüínea estimada para um paciente de 70kg (ACS[4])

	GRAU I	GRAU II	GRAU III	GRAU IV
Perda sangüínea (mL)	Até 750	750 – 1.500	1.500 – 2.000	> 2.000
Perda sangüínea (%)	Até 15	15 – 30	30 – 40	> 40
Pulso	100	100	120	140
Pressão arterial	Normal	Normal	Diminuída	Diminuída
Freqüência respiratória	14 – 20	20 – 30	30 – 40	> 40
Débito urinário (mL/h)	30	20 – 30	5 – 15	< 5
Estado mental	Pouco ansioso	Ansioso	Confuso	Letárgico

translocação bacteriana e todo o complexo recentemente descrito por Bone[7,8] como síndrome de resposta inflamatória sistêmica (SIRS, *systemic inflammatory reaction syndrome*). Apesar de todo o suporte avançado de vida da moderna UTI, a falência de múltiplos órgãos e sistemas (FMOS) e as infecções secundárias que acompanham a SIRS são fatores determinantes do óbito tardio da grande maioria desses pacientes.

A recomposição do volume extracelular com soluções cristalóides, conforme originalmente enunciado por Shires[9,10] em modelos experimentais, posteriormente aplicada à medicina militar na guerra do Vietnã[11] e, a seguir, estendida à população civil, foi incorporada como recomendação do American College of Surgeons que, em seu curso de suporte avançado de vida em trauma (ATLS, *Advanced Trauma Life Support*,)[12], recomenda que a reposição volêmica no choque hemorrágico deve ser feita com a pronta administração de 2.000mL de Ringer lactato (RL) para o traumatizado adulto e um volume de 20mL por quilo de peso para a criança. Essa recomendação é geral e independe do mecanismo do trauma, da localização da lesão ou do controle prévio da hemorragia.

O conceito de restauração da pressão arterial normal no tratamento do choque hemorrágico se baseia, primariamente, em modelos experimentais clássicos como os realizados por Wiggers[13], Shires[9,10], Dillon[14] e outros[15-17], que demonstraram que o quadro de choque era reversível quando se infundiam soluções cristalóides em quantidade duas a três vezes maior que o volume de sangue perdido.

Entretanto, esses experimentos utilizaram modelos de hemorragia controlada, em que o choque é produzido pela retirada de sangue por meio de um cateter intravascular, até se obter um valor predeterminado de volume ou pressão. O cateter é então ocluído, dando início à reposição volêmica, a qual apresenta fisiopatologia diferente em um paciente com sangramento ativo ou incontrolado.

Os modelos de hemorragia controlada, por não possuírem lesão vascular, não avaliam os efeitos da reposição volêmica e da elevação da pressão arterial no local do sangramento. Em 1918, Cannon já postulava que "a infusão de um fluido que aumentará a pressão sangüínea tem perigos em si mesma. A hemorragia em um caso de choque pode não ter ocorrido em grau significativo porque a pressão sangüínea esteve muito baixa e o fluxo muito escasso para vencer o obstáculo oferecido pelo coágulo. Se a pressão é elevada antes do cirurgião estar pronto para controlar qualquer sangramento que possa acontecer, o sangue, que é extremamente necessário, poderá ser perdido"[18].

Apesar desses fatos, a reposição volêmica imediata e agressiva permanece como ponto fundamental do tratamento dos pacientes em choque hemorrágico, pois se acredita que aqueles que sobreviveram a esse tipo de reposição se beneficiaram da terapêutica e os que morreram durante ou logo após o tratamento apresentavam "choque irreversível".

O líquido ideal para reposição em paciente em choque hemorrágico seria aquele que pudesse proporcionar expansão rápida e duradoura do volume plasmático, melhora no transporte e consumo de oxigênio, correção de distúrbios ácido-básicos, sem acarretar piora ou complicações em outros setores que eventualmente já estejam comprometidos, tais como pulmões, coração, sistema nervoso central e rins.

Além da reposição volêmica, deve-se assegurar ventilação e oxigenação adequadas, o que pode ser obtido com oxigênio suplementar e ventilação mecânica, se necessário. Assim, de forma objetiva, o tratamento do choque hemorrágico deve constituir-se de (1) expansão da volemia, (2) controle da hemorragia, (3) oxigenoterapia e (4) restauração da oferta de oxigênio aos tecidos.

ATENDIMENTO INICIAL – FASE PRÉ-HOSPITALAR

O tratamento do paciente em choque hemorrágico quase sempre se inicia no local do acidente, tendo como objetivo prevenir danos adicionais que possam ocorrer, providenciar o transporte do paciente tão rapidamente quanto possível e iniciar o tratamento apropriado.

A instituição de um atendimento pré-hospitalar adequado ao doente traumatizado favoreceu o aumento do número de doentes que chegam aos serviços de emergência e que outrora morriam no local do acidente.

O uso de suporte básico ou avançado de vida e, em particular, a infusão de fluidos no ambiente pré-hospitalar para pacientes vítimas de trauma são controversos e pouco é conhecido sobre os eventuais benefícios na evolução do doente[19-26]. O resgate do paciente traumatizado hipotenso está cercado de incertezas quanto à causa da hipotensão. Se ela for obviamente hemorrágica (sangramento evidente, ferimentos contusos ou perfurantes de tronco), ainda permanece a incerteza se essa hemorragia é controlada ou não. A dúvida seguinte é a de se proceder ou não à reposição volêmica e, nesse caso, com qual tipo de solução, de volume e velocidade de infusão.

Alguns autores defendem a denominada política *load and go*, segundo a qual preconizam que a quantidade de fluidos infundidos durante a remoção de pacientes traumatizados para uma Unidade de Emergência é insignificante quando comparada com a quantidade de sangue perdida em caso de hemorragia grave classe IV[27-29], devendo o paciente ser rapidamente transportado (*scoop and run*). Outros autores consideram curto o tempo de remoção do paciente para o hospital e que o procedimento de acesso venoso poderia retardar o início do tratamento definitivo[30-32]. Um outro argumento aponta para lesões que necessitam de cirurgia e que se deterioram rapidamente, cujo retardo na intervenção aumentaria a mortalidade, conforme relatado sobre tamponamento cardíaco e rupturas aórticas[33].

Contudo, outros autores acreditam que a infusão de fluidos no local do acidente (*stay and play*) e durante o transporte de pacientes vítimas de trauma produz, além de melhora dos parâmetros hemodinâmicos, melhor sobrevida[34-40]. Como não existem consensos com recomendações fundamentadas em publicações com base em evidências, ainda há controvérsias quanto à justificativa de se proceder à canulação venosa e à infusão de fluidos em pacientes traumatizados no ambiente pré-hospitalar.

O uso de fluidos na fase pré-hospitalar, visando à estabilização hemodinâmica com resultante redução na intensidade e na duração do estado de choque poderia limitar a resposta inflamatória sistêmica e, conseqüentemente, melhorar a sobrevida do paciente. Wiencek et al. demonstraram que pacientes vítimas de trauma, com um quadro de hipotensão sustentada inferior a 70mmHg por um período maior que 30min, têm mortalidade em torno de 60%[41]. Obviamente, um paciente em estado de choque terá risco ainda maior, visto que o choque prolongado pode cursar com SIRS e, eventualmente, com falência múltipla de órgãos e sistemas[7,8,42].

Em 1981, Cowley descreveu e definiu o termo *golden hour*[43] com base em dados coletados nos Centros de Trauma nos Estados Unidos. Ele relatou que os doentes que receberam cuidado definitivo (controle da hemorragia na sala operatória) em até 1h após o trauma apresentavam maior taxa de sobrevida quando comparados com aqueles tratados tardiamente. Da mesma forma, Shoemaker et al. observaram que o índice de sucesso da reanimação em traumatizados graves com choque hemorrágico é maior quando a reanimação se concentra nos 10min iniciais (*platinum hour*)[44].

O tipo de reanimação volêmica que deve ser instituída na presença de uma hemorragia em que o sangramento não é controlado é controversa. Nesses casos, a administração agressiva de fluidos pode perpetuar a hemorragia e estar associada a um aumento do sangramento. Nessas condições, o controle cirúrgico da hemorragia é prioritário[45].

Diversos autores preconizam que a administração agressiva de fluidos em situações de hemorragia não controlada é acompanhada de aumento de sangramento por aumento da pressão arterial e venosa, diluição dos fatores de coagulação e diminuição da viscosidade sanguínea[46-53]. Modelos experimentais de hemorragia não controlada em porcos[46,49,53], carneiros[51] e ratos[48,52] têm demonstrado aumento da hemorragia, quando o objetivo da reanimação volêmica é atingir pressão sistólica normal. A maioria desses estudos também documentou diminuição da sobrevida desses animais.

Capone et al., ao avaliar o efeito do uso de fluidos na fase pré-hospitalar em modelo experimental de hemorragia não controlada em ratos, observaram que os animais não tratados no período correspondente à "fase pré-hospitalar" apresentaram taxa de mortalidade maior do que nos grupos tratados com fluidos[54]. Porém, a taxa de mortalidade foi maior naqueles que receberam infusão de volume objetivando atingir pressão arterial normal, quando comparada com o grupo cuja reposição volêmica objetivava pressão sistólica menor. Dessa forma, esse estudo conclui que a reanimação com pressão inferior à normal resulta em melhor sobrevida em ratos com hemorragia não controlada submetidos à infusão de volume. Essas observações foram confirmadas por outros trabalhos com reanimação maciça, sugerindo melhores resultados com restrição de volume. Como resultado dessas publicações, popularizou-se o conceito de "reanimação hipotensiva" (*hypotensive ressuscitation*) no tratamento do choque hemorrágico[55].

Embora seja compreensível que também no ser humano a infusão maciça em caso de hemorragia não controlada possa agravar o quadro, não há nenhum estudo clínico empregando volumes comparáveis aos utilizados nos trabalhos experimentais citados. Um estudo clínico que compara a reanimação volêmica, de acordo com as recomendações do ATLS, antes e após o estancamento cirúrgico da hemorragia, foi realizado por Bickell et al.[40] Nesse estudo, foram avaliados pacientes traumatizados com lesões em tronco atendidos nos setores de emergência, dos quais um grupo recebeu infusão precoce de fluidos na fase pré-hospitalar, enquanto o outro só recebeu infusão de fluidos após intervenção cirúrgica para o controle da hemorragia. Conquanto não tivessem sido observadas diferenças significativas entre os grupos, essa investigação gerou alguns questionamentos de ordem metodológica[56-58].

No atendimento do paciente em choque hemorrágico, é de grande importância o conceito de que a lesão causadora da hemorragia é tão importante quanto o choque em si. Apesar de, intuitivamente, parecer óbvia a reposição volêmica objetivando normalizar a pressão arterial, existem evidências[59-66] de que a pressão arterial, isoladamente, não é um significativo parâmetro prognóstico. Esses estudos demonstraram que o uso do excesso de base (BE, *base excess*) e os níveis de lactato são superiores à pressão arterial como indicadores de gravidade e prognóstico ou como guias de reposição volêmica adequada no choque.

Em 1991, Gala et al. observaram atenuação da resposta endócrina à hemorragia, mesmo quando a reposição volêmica era realizada em quantidade insuficiente para restaurar a pressão arterial normal[67]. Os valores de hormônio adrenocorticotrópico (ACTH, *adrenocorticotropic hormone*) e vasopressina retornavam aos valores basais, embora de forma mais lenta que nos grupos tratados com volumes maiores. Com esses resultados, os autores concluíram que a pressão arterial é inadequada para avaliar a reposição volêmica e que volumes relativamente menores poderiam ser efetivos em restaurar a perfusão tecidual e preservar as funções orgânicas.

Da mesma forma, Lilly et al. avaliaram a resposta à infusão de volume por meio das mudanças nas concentrações de catecolaminas e vasopressina com a infusão de cloreto de sódio a 0,9% em diferentes velocidades de reposição. Eles concluíram que os benefícios da infusão de fluidos em pequenos volumes não podem ser avaliados por parâmetros clínicos e as vítimas de choque hemorrágico poderiam se beneficiar da infusão de fluidos em volumes pequenos, mesmo na ausência de alterações mensuráveis da pressão arterial[68].

O atendimento pré-hospitalar do paciente traumatizado deve enfatizar medidas salvadoras de vida, tais como obtenção e manutenção de uma via aérea pérvia, oxigenoterapia, hemostasia por compressão de um foco hemorrágico visível, reposição volêmica adequada e cuidado com a imobilização do paciente como um todo[69,70]. Nessa fase, é importante possibilitar a pronta e efetiva remoção do paciente do local do trauma para um hospital. A assistência definitiva em choque hemorrágico se baseia no controle efetivo da hemorragia, que não deve ser efetuado no local do trauma, durante o transporte e nem na sala de emergência, mas sim no centro cirúrgico, fator decisivo na sobrevida desses pacientes[24,71,72].

REPOSIÇÃO VOLÊMICA: COLÓIDES *VERSUS* CRISTALÓIDES

Há mais de quatro décadas, investigadores em todo o mundo vêm tentando buscar o tipo de solução mais apropriada e mais vantajosa para se restabelecer, prontamente, a estabilidade hemodinâmica do paciente em choque hemorrágico[73,74]. Além dos cristalóides, entre os quais os mais utilizados a solução fisiológica (cloreto de sódio a 0,9%) e o Ringer lactato, existem disponíveis no mercado soluções colóides não protéicas, como as gelatinas, os dextranos e o hidroxietilamido (HES, *hydroxiethyl starch*), soluções colóides protéicas (albumina, plasma fresco congelado) e soluções hipertônicas (SH).

Apesar de as soluções cristalóides serem consideradas como primeira escolha para a reposição volêmica inicial no choque hemorrágico, o debate sobre colóides e cristalóides ainda não está resolvido.

Shires et al., ao usar radioisótopos para estudar a distribuição de volume nos diferentes espaços orgânicos durante o choque, demonstraram ocorrer redução significativa do volume intersticial na presença de hipovolemia[10,75]. Isso favoreceria a utilização de soluções cristalóides em volumes maiores que a perda sanguínea.

Entretanto, Shoemaker[76] e Moore[77], também utilizando radioisótopos, observaram existir uma importante expansão do volume intersticial na presença de hipovolemia após trauma. Eles sugeriram que o problema primário no choque e trauma seria a hipovolemia e que os problemas secundários, envolvendo a expansão ou contração do interstício, dependeriam do estado geral prévio do paciente.

Uma das razões para essa prolongada controvérsia é o fato de as soluções colóides expandirem a volemia mais rapidamente e com volume menor que as soluções cristalóides[78-80], o que seria muito vantajoso nos casos de hemorragias graves e no atendimento pré-hospitalar.

As soluções cristalóides isotônicas, como o soro fisiológico, o Ringer simples e o Ringer lactato, têm sido universalmente aceitas como a primeira escolha para uma expansão volêmica rápida. Essas soluções têm como principal característica a distribuição uniforme pelo compartimento extracelular.

Como o compartimento intersticial representa três quartos do compartimento extracelular, a maior parte da solução cristalóide irá para o interstício, permanecendo no intravascular apenas um quarto do volume infundido.

Seu maior efeito hemodinâmico é atingido ao final da infusão, porém é de curta duração. Essa característica da solução faz com que seja freqüente a necessidade de infusão de grandes volumes, podendo causar edema, o qual tem sido responsabilizado pela piora da função pulmonar[81], diminuição da oferta regional de oxigênio, retardo na cicatrização e prejuízo na circulação esplâncnica[82]. Outra desvantagem das soluções de cloreto de sódio seria a possibilidade de acarretar acidose hiperclorêmica. Apesar dessas desvantagens, as soluções cristalóides apresentam baixo custo e são expansores plasmáticos eficientes, o que reforça sua posição como primeira opção.

As soluções salinas hipertônicas exercem grande pressão osmótica, produzindo redistribuição de água do compartimento intersticial para o vascular, acarretando, conseqüentemente, expansão volêmica. Além disso, produzem efeitos de modo rápido e diminuem o volume de fluido necessário após o período de reposição volêmica inicial.

Estudo pioneiro realizado por Velasco et al. demonstrou que a solução de cloreto de sódio a 7,5% injetada em modelo experimental de choque hemorrágico controlado, em volume equivalente a 10% do volume de sangue retirado, recuperava imediatamente a pressão arterial, o débito cardíaco, o fluxo mesentérico e as alterações metabólicas, permitindo a sobrevida de todos os animais[83]. Fellipe et al., ao avaliar os efeitos do uso da solução de cloreto de sódio a 7,5% em pacientes com choque refratário internados em UTI, também observaram melhora hemodinâmica[84].

Esses estudos pioneiros estimularam inúmeras publicações e outros estudos que utilizaram soluções de cloreto de sódio a 7,5% no tratamento de diversas condições[85], além de estudos experimentais que confirmaram os benefícios hemodinâmicos com o uso de soluções hipertônicas de cloreto de sódio a 7,5% no tratamento de animais com hemorragia classe IV[86-89].

As principais desvantagens das soluções hipertônicas são os riscos de hipernatremia e hiperosmolaridade. Apesar de vários estudos terem demonstrado redução da mortalidade com o uso de soluções hipertônicas, esses resultados não são consistentes para que seu uso se torne uma recomendação[90].

As soluções colóides possuem em comum macromoléculas que, por serem impermeáveis ao endotélio capilar, permanecem no espaço intravascular, onde exercem seu efeito expansor plasmático. A expansão volêmica produzida por essas soluções é rápida, mais duradoura e com o uso de menores volumes quando comparadas com as soluções salinas isotônicas. Entretanto, vários efeitos colaterais têm sido descritos com o emprego de soluções colóides, incluindo reações anafiláticas, coagulopatias, insuficiência renal e alterações imunológicas.

A albumina é uma proteína sintetizada no fígado e presente em grande concentração no plasma humano; dois terços da albumina corporal se encontram no compartimento extravascular e um terço no compartimento intravascular. Possui peso molecular de 68.000 dáltons, sendo a principal responsável pela manutenção da pressão oncótica intravascular.

As soluções de albumina para uso terapêutico são obtidas do fracionamento industrial do plasma humano, o qual pode ser coletado por aférese ou ser proveniente de uma doação de sangue total. A principal razão para o uso de albumina é o seu efeito expansor plasmático eficiente, com manutenção da pressão coloidosmótica normal. Outrora utilizada para o tratamento de hipoalbuminemia que acompanha quase todas as afecções graves, estudos prospectivos com reposição sistemática de albumina em casos de hipoalbuminemia demonstraram que o uso de albumina em pacientes graves não reduz a mortalidade nem o tempo de internação. Estudo de Horstick et al. mostrou melhora na microcirculação periférica e na hemodinâmica com a infusão de albumina em animais submetidos a choque hemorrágico[91].

Em uma metanálise, na qual foram avaliados dados coletados do Cochrane Database System sobre o uso de albumina humana em pacientes críticos, concluiu-se que não havia nenhuma evidência de que essa utilização reduziria a morbidade e a mortalidade de pacientes graves, podendo até mesmo aumentar a mortalidade. Esses dados sugerem que as normas de utilização da albumina devem ser revistas[92].

O plasma fresco congelado corresponde à porção líquida de uma unidade de sangue humano que foi centrifugada, separada e congelada a aproximadamente –18°C 6h após a coleta, preservando, dessa forma, a eficiência dos fatores de coagulação. Composto de 90% de água, 7% de proteínas e 3% de gordura, ele contém os componentes lábeis e estáveis do sistema de coagulação, tais como os fatores V e VIII. O doente traumatizado apresenta indicação precisa quando ocorre deficiência de fatores da coagulação, assim como trombocitopenia[93,94], pois pode sangrar após terapia transfusional, não por causa do volume de líquidos que recebeu, mas por não ter recebido suficiente quantidade de sangue e fatores de coagulação[95,96].

As soluções colóides não protéicas mais utilizadas no tratamento do paciente grave são as gelatinas, as dextranas e, mais recentemente, o hidroxietilamido.

As gelatinas (Haemaccel®) são soluções de macromoléculas de proteínas derivadas do colágeno bovino. Embora ainda seja de uso comum em nosso meio, têm sido cada vez menos utilizadas, em razão dos efeitos hemodinâmicos menores quando comparadas com as dextranas e o HES.

Colóide não protéico muito utilizado no mundo, o dextrano é um polissacarídeo produzido pela ação da bactéria *Leuconostoc mesenteroides* sobre a sucrose. Possui grande capacidade de expansão de volume, estando disponíveis dois tipos de preparo: com peso molecular de 40.000 dáltons (Dextran 40) ou de 70.000 dáltons (Dextran 70). Seu efeito antitrombótico, que se dá pela redução da viscosidade sangüínea e da adesividade plaquetária, pode melhorar a oxigenação tecidual pela atuação na microcirculação. Porém, seu uso abusivo pode ocasionar alterações da coagulação semelhantes às da doença de von Willebrand, recomendando-se não ultrapassar o volume de 1.500mL/dia.

Existem estudos demonstrando a eficácia do uso de dextrano no tratamento de quadros hemorrágicos[97,98]. A infusão de dextrano promove o aumento rápido da pressão arterial, conforme demonstrado em vários estudos[99-103]. Porém, outros autores[104-109] referem que a infusão de dextrano em modelos experimentais de hemorragia não controlada não apresenta benefícios, sendo muitas vezes prejudicial.

O HES é um colóide não protéico semelhante ao glicogênio, constituído de cadeias ramificadas de moléculas de glicose, onde ocorre substituição (reação de hidroxietilação) de parte das moléculas de glicose por um grupo hidroxietílico, necessária para melhor estabilidade e maior retenção da substância no espaço intravascular (Figs. 4.2 e 4.3).

O HES possui peso molecular que varia entre 130.000 (Voluven®) e 450.000 (Plasmasteril®), sendo hidrolisado pela amilase.

Seus efeitos no organismo permanecem por cerca de 12h, estando diretamente relacionados ao peso molecular e ao grau de substituição molar (número de moléculas de glicose que sofrem hidroxietilação). Quanto maior o peso molecular e o

Figura 4.2 – Hidroxietilamido. A hidroxietilação do glicogênio é obtida pela adição do radical hidroxietil (–CH_2–CH_2–OH), principalmente nos sítios C2 e C6 das moléculas de glicose.

Figura 4.3 – Hidroxietilamido. A hidrólise do glicogênio é dificultada pela hidroxietilação, mantendo a macromolécula mais estável na circulação.

grau de substituição molar, maior será o seu efeito como expansor de volume e menor será sua eliminação pelos rins[110]. Seus efeitos sobre o sistema de coagulação, com alterações sobre o fator VIII, fibrinogênio e plaquetas, são relatados com o uso de HES com alto peso molecular e maior grau de hidroxietilação[111], não sendo observados com o HES 130/0,4 (Voluven®)[112-115].

Até o presente momento, nenhum estudo, experimental ou clínico, conseguiu comprovar a superioridade de uma solução sobre a outra, embora haja muitas razões teóricas, como o efeito da osmolaridade, a compartimentalização dos fluidos nos diferentes espaços e o equilíbrio hidroeletrolítico, entre outros, que possam sugerir o favorecimento desta ou daquela solução.

Na realidade, os trabalhos clínicos, quando desenvolvidos no resgate, sofrem muitas limitações, pois é difícil padronizar todas as variáveis que interferem na evolução das vítimas de acidentes. Não são passíveis de controle e catalogação as diferenças individuais quanto ao tipo de trauma, tempo de choque e de exposição ao frio, idade dos pacientes, doenças pregressas, tempo e curso da instabilidade hemodinâmica, assim como a repercussão metabólica global expressa pela acidose láctica e pelo efeito da hipóxia sobre órgãos e tecidos. Ainda que os trabalhos experimentais em laboratório possam medir e controlar essas variáveis, os protocolos empregados também sofrem limitações quando comparados com as condições clínicas de pacientes em choque hemorrágico.

Apesar dessas limitações, a utilização de um modelo de choque hemorrágico tem o seu valor, no sentido de simular a maioria das hemorragias graves observada em clínica, isto é, sangramentos que induzem a um determinado estado de hipofluxo e durante um período suficientemente longo para produzir alterações hemodinâmicas e metabólicas que levam, eventualmente, à morte do animal.

Dados ainda não publicados do nosso laboratório no Núcleo de Medicina e Cirurgia Experimental (NMCE) da Unicamp[116] revelam que o HES é o melhor fluido de reposição volêmica em modelo experimental de choque hemorrágico fatal, quando comparado com a solução hipertônica e a solução de Ringer lactato. Observe-se que, no período de reanimação imediata entre o tempo 30 e 60, a resposta hemodinâmica, como o débito cardíaco (DC) e a resposta metabólica expressa pela diferença de bases (BE) e pelo lactato é mais eficaz com o colóide sintético (Figs. 4.4 a 4.6) do que com as outras soluções.

CONSIDERAÇÕES FINAIS

A reposição volêmica imediata na fase pré-hospitalar contradiz vários trabalhos experimentais[46,49,54] e um estudo clínico[19] que vieram generalizar uma conduta restritiva de fluidos nessa fase. Tal conceito (reanimação hipotensiva) tem sido recentemente questionado por outros autores[117-119].

A clássica controvérsia entre cristalóides e colóides na reposição volêmica em choque hemorrágico pode não ter sido resolvida pelos diferentes modelos experimentais de choque hemorrágico, que se basearam exclusivamente em parâmetros hemodinâmicos (pressão e volume). Esses modelos podem ter expressado somente hipotensão arterial e não necessariamente o estado de choque. Nos estudos clínicos, a impossibilidade de diferenciar a hipotensão do choque deve ter sido o motivo pelo qual foi impossível, também no ser humano, dirimir a controvérsia entre colóides e cristalóides.

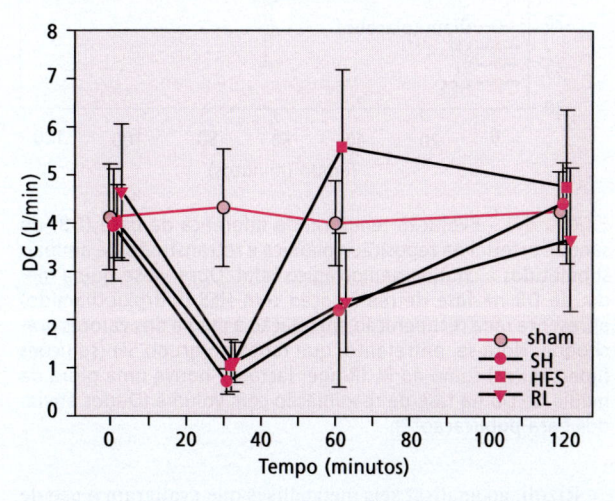

Figura 4.4 – Evolução temporal do débito cardíaco (DC) na reposição volêmica e retransfusão de animais submetidos a choque hemorrágico fatal. Observa-se o melhor desempenho do hidroxietilamido (HES) na fase de reanimação com volume. Após a retransfusão, não há diferença estatisticamente significante entre os sobreviventes. Nota-se, entretanto, que o grupo RL (Ringer lactato), na fase de resgate, teve somente seis sobreviventes e o grupo SH (soluções hipertônicas), nove. No grupo HES, todos os animais sobreviveram (Dados enviados para publicação[116]). Sham = placebo.

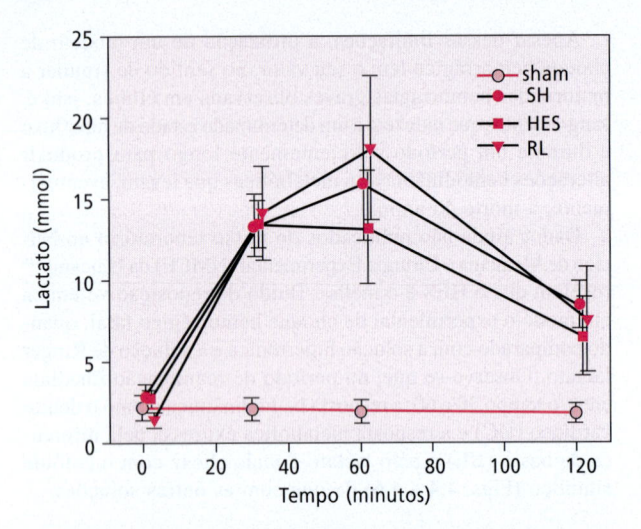

Figura 4.5 – Evolução temporal do lactato no sangue arterial na reposição volêmica e retransfusão de animais submetidos a choque hemorrágico fatal. Observa-se que a média do lactato na fase de reanimação com HES (hidroxietilamido) apresenta uma queda em relação à média dos valores pré-choque. Nota-se, entretanto, que tanto no grupo SH (soluções hipertônicas) como no RL (Ringer lactato) houve aumento das médias de lactato na reanimação com volume (Dados enviados para publicação[116]). Sham = placebo.

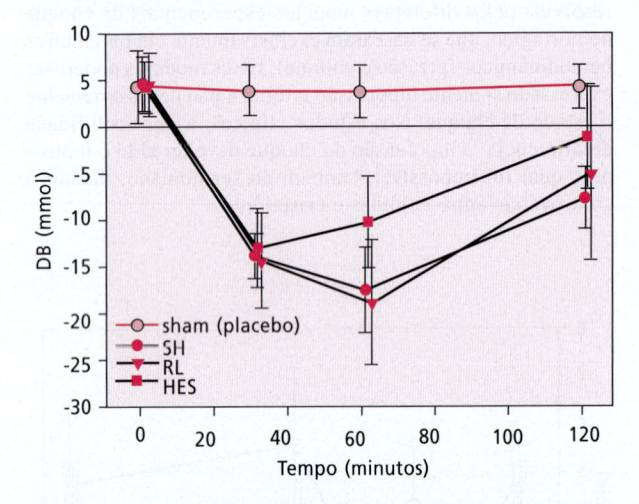

Figura 4.6 – Evolução temporal da diferença de base (DB) do sangue arterial na reposição volêmica e retransfusão de animais submetidos a choque hemorrágico fatal. Observa-se que a média de DB na fase de reanimação com HES (hidroxietilamido) apresenta uma recuperação em relação à média dos valores pré-choque. Nota-se, entretanto, que tanto no grupo SH (soluções hipertônicas) como no RL (Ringer lactato), houve uma piora da média de DB na fase de reanimação com volume (Dados enviados para publicação[116]).

Rizoli, ao analisar seis metanálises que avaliaram o uso de cristalóides e colóides na reanimação volêmica, concluiu que elas apresentavam muitas limitações, devendo ser avaliadas com cuidado em razão do risco de conclusões incorretas. Nessa revisão, permanece em aberto a controvérsia entre colóides e cristalóides. O emprego mais universal dos cristalóides deve-se, provavelmente, ao seu menor custo quando comparado com outras soluções[120].

Recentemente, o National Institute for Clinical Excellence (NICE)[121] emitiu uma recomendação quanto ao uso de fluidos na fase pré-hospitalar em pacientes traumatizados: àqueles com choque hemorrágico grave, administrar solução cristalóide em dose inicial de 250mL, devendo ser continuada até que o pulso radial seja palpável; essa reposição volêmica precoce não deve retardar o transporte do paciente para os setores de emergência. A recomendação se baseia na premissa de que tentativas de reposição volêmica podem inverter os efeitos da hipovolemia, com melhora da pressão arterial e do débito cardíaco, objetivando manter a perfusão de órgãos vitais e, assim, reduzir o risco de morte.

Com ou sem manifestações clínicas de choque, o paciente traumatizado poderia receber uma infusão precoce de fluidos, administrada no resgate e no transporte para a sala de emergência, onde a reposição volêmica deveria ser completada com solução de Ringer lactato, de acordo com o preconizado pelo ATLS. Caso a hipotensão persistisse, apesar da reposição volêmica, seria imprescindível o encaminhamento imediato do paciente para o centro cirúrgico.

Embora a reposição volêmica em ambiente pré-hospitalar não seja obrigatória em caso de simples hipotensão arterial, essa terapêutica, no resgate de eventual paciente em choque hemorrágico quase fatal, poderia ser essencial para a sua reanimação volêmica e sobrevida.

REFERÊNCIAS BIBLIOGRÁFICAS

1. BAKER, C. C.; OPPENHEIMER, L.; STEPHENS, B.; LEWIS, F. R.; TRUNKEY, D. D. Epidemiology of trauma deaths. *Am. J. Surg.*, v. 140, p. 144-50, 1980.
2. CALES, R. H.; TRUNKEY, D. D. Preventable trauma deaths. A review of trauma care systems development. *JAMA*, v. 254, p. 1059-1063, 1985.
3. JACOBS, B. B.; JACOBS, L. M. Epidemiology of trauma. In: FELICIANO, D. V.; MOORE, E. E.; MATOX, K. L. *Trauma*. 3. ed. Connecticut: Appleton & Lange, 1996.
4. AMERICAN COLLEGE OF SURGEONS. *Advanced Trauma Life Support Manual*. Chicago, 1993.
5. TRUNKEY, D. D. Is ALS necessary for pre-hospital trauma care? *J. Trauma*, v. 24, p. 86-87, 1983.
6. CLARIDGE, J. A.; SCHULMAN, A. M., YOUNG, J. S. Improved resuscitation minimizes respiratory dysfunction and blunts interleukin-6 and nuclear factor-kB activation after traumatic hemorrhage. *Crit. Care Med.*, v. 30, p. 1815-1819, 2002.
7. BONE, R. C. A personal experience with SIRS and MODS. *Crit. Care Med.*, v. 24, p. 1417-1418, 1996.
8. BONE, R. C. Toward an epidemiology and natural history of SIRS (systemic inflammatory response syndrome) [see comments]. *JAMA*, v. 268, p. 3452-3455, 1992.
9. CARRICO, C. J.; CANIZARO, P. C.; SHIRES, G. T. Fluid resuscitation following injury: rationale for the use of balanced salt solutions. *Crit. Care Med.*, v. 4, p. 46-54, 1976.
10. SHIRES, G. T.; COLN, D.; CARRICO, C. J.; LIGHTFOOT, S. Fluid therapy in hemorrhagic shock. *Arch. Surg.*, v. 88, p. 688-693, 1964.
11. MARTIN, M. A.; CAPT, M. C.; SIMMONS, R. L.; HEISTERKAMP, C. A. Respiratory insufficiency in combat casuaties. *Annals of Surgery*, v. 170, p. 30-38, 1969.
12. ADVANCED TRAUMA LIFE SUPPORT (ATLS) AMERICAN COLLEGE OF SURGEONS (ACS), 1998.
13. WIGGERS, C. J. *Physiology of Shock*. New York: Commonwealth Publications, 1950.
14. DILLON, J.; LYNCH, L. J.; MYERS, R.; BUTCHER JR., H. R.; MOYER, C. A. Bioassay of treatment of hemorrhagic shock. *Arch. Surg.*, v. 93, p. 537-555, 1963.
15. BAUE, A. E.; TRAGUS, E. T.; WOLFSON JR., S. K.; CARY, A. L.; PARKINS, W. M. Hemodynamic and metabolic effects of Ringer's lactate solution in haemorrhagic shock. *Ann. Surg.*, v. 166, p. 29-38, 1967.
16. TRAVERSO, L. W.; LEE, W. P.; LANGFORD, M. J.; DEGUZMAN, L. R. Fluid resuscitation after an otherwise fatal hemorrhage: I – crystalloid solutions. *J. Trauma*, v. 26, p. 168-175, 1986.
17. TRAVERSO, L. W.; HOLLENBACH, S. J.; BOLIN, R. B.; LANGFORD, M. J.; DEGUZMAN, L. R. Fluid resuscitation after an otherwise fatal hemorrhage: I – colloid solutions. *J. Trauma*, v. 26, p. 176-182, 1986.
18. CANNON, W. B.; FRASER, J.; COWELL, E. M. The preventive treatment of wound shock. *JAMA*, v. 70, p. 618-621, 1918.
19. BICKELL, W. H.; WALL, M. J.; PEPE, P. E. et al. Immediate versus delayed fluid resuscitation for hypotensive patients with penetrating torso injuries. *N. Engl. J. Med.*, v. 331, p. 1105-1109, 1994.
20. BORDER, J. R.; LEWIS, F. R.; APRAHAMIAN, C.; HALLER, J. A.; JACOBS, L. M.; LUTERMAN, A. Panel: trauma care – stabilize or scoop and run. *J. Trauma*, v. 23, p. 708-711, 1983.
21. CUMMINS, R. O.; EISENBERG, M. S. Pre-hospital cardiopulmonary resuscitation. Is it effective? *JAMA*, v. 254, p. 2408-2412, 1985.
22. JACOBS, L. M.; SINCLAIR, A.; BEISER, A. et al. Prehospital advanced life support: Benefits in trauma. *J. Trauma*, v. 24, p. 8-13, 1984.
23. MATTOX, K. L.; MANINGAS, P. A.; MOORE, E. E.; MATEER, J. R.; MARX, J. A.; APRAHAMIAN, C.; BURCH, J. M.; PEPE, P. E. Prehospital hypertonic saline/dextran infusion for post-traumatic hypotension. *Ann. Surg.*, v. 213, p. 482-491, 1991.

24. SHUSTER, M.; SHANNON, H. S. Differential prehospital benefit from paramedic care. *Ann. Emerg. Med.*, v. 23, p. 1014-1021, 1994.
25. TRUNKEY, D. D. Is ALS necessary for pre-hospital trauma care? *J. Trauma*, v. 24, p. 86-87, 1984.
26. VASSAR, M. J.; PERRY, C. A.; GANNAWAY, W. L.; HOLCROFT, J. W. 7.5% sodium chloride/dextran for resuscitation of trauma patientes undergoing helicopter transport. *Arch. Surg.*, v. 126, p. 1065-1072, 1991.
27. ABOU-KHALIL, B.; SCALEA, T. M.; TROOSKIN, S. Z.; HENRY, S. M.; HITCHOCK, R. Hemodynamic responses to shock in Young trauma patients: need for invasive monitoring. *Critical Care Medicine*, v. 22, p. 636-639, 1994.
28. AGARWAL, N.; MURPHY, J. G.; GAYTEN, C. G.; STAHL, W. M. Blood transfusion increases the risk of infection after trauma. *Archives of Surgery*, v. 128, p. 171-177, 1993.
29. ALI, J.; ADAM, R.; BUTLER, A. K.; CHANG, H.; HOWARD, M.; GONSALVES, D.; PITT-MILLER, P.; STEDMAN, M.; WINN, J.; WILLIANS, J. I. Trauma outcome improves following the advanced trauma life support program in a developing country. *Journal of Trauma*, v. 34, p. 890-898, 1993.
30. DALTON, A. M. Prehospital intravenous fluid replacement in trauma: an outmoded concept. *Journal of the Royal Society of Medicine*, v. 88, p. 213-216, 1995.
31. KAWESHI, S. M.; SISE, M. J.; VIRGILIO, R. W. The effect of prehospital fluids in trauma patients. *Journal of Trauma*, v. 30, p. 1215-1219, 1990.
32. PONS, P. T.; MOORE, E. E. R.; CUSICK, J. M.; BURNKO, M.; ANTUNA, B.; OWENS, L. Prehospital venous access in an urban paramedic system – a prospective on-scene analysis. *Journal of Trauma*, v. 28, p. 1460-1463, 1988.
33. CRAWFORD, E. S. Ruptured abdominal aortic aneurysm: an editorial. *Journal of Vascular Surgery*, v. 42, p. 730-732, 1997.
34. ALI, J.; ADAM, R.; STEDMAN, M.; HOWARD, M.; WILLIANS, J. I. Advanced trauma life support program increases emergency room application of trauma resuscitative procedures in a developing country. *Journal of Trauma*, v. 36, p. 391-394, 1994.
35. ANDERSON, I. D.; WOODFORD, M.; DE DOMBAL, T.; IRVING, M. A retrospective study of 1000 deaths from injury in England and Wales. *British Medical Journal*, v. 296, p. 1305-1308, 1988.
36. APRAHAMIAN, C.; THOMPSON, B. M.; FINGER, W. A.; DARIN, J. C. Experimental cervical spine injury model: Evaluation of airway management and splinting techniques. *Annals of Emergency Medicine*, v. 13, p. 584-587, 1984.
37. AUGUSTINE, J. A.; SEIDL, D. R.; MCCABE, J. B. Ventilation performance using a self inflating anaesthetic bag: effect of operator characteristics. *American Journal of Emergency Medicine*, v. 5: 267-270, 1987.
38. BACKER, C. C.; THOMAS, A. N.; TRUNKEY, D. D. The role of emergency room thoracotomy in trauma. *Journal of Trauma*, v. 20, p. 848-855, 1980.
39. BENNET, J. R.; BODENHAM, A. R.; BERRIDGE, J. C. Advanced trauma life support. A time for reappraisal. *Anaesthesia*, v. 147: 798-800, 1992.
40. BICKELL, W. H. Are victims of injury sometimes victimized by attempts at fluid resuscitation. *Annals of Emergency Medicine*, v. 22, p. 225-226, 1993.
41. WIENCEK, R. G.; WILSON, R. F.; DEAEO, P. Outcome of trauma patients who present to the operating room with hypotension. *American Surgeon*, v. 55, p. 338-342, 1989.
42. REGEL, G.; STALP, M.; LEHMANN, U.; SEEKAMP, A. Prehospital care, importance of early intervention on outcome. *Acta Anaesthesiologica Scandinavica*, v. 41, p. 71-76, 1997.
43. MCNICHOLL, B. P. The Golden hour and prehospital trauma care. *Injury*, v. 25, p. 251-254, 1994.
44. SHOEMAKER, W. C.; PEITZMAN, A. B.; BELLAMY, R.; BELLOMO, R.; BRUTTIG, S. P.; CAPONE, A.; DUBICK, M.; KRAMER, G. C.; MCKENZIE, J. E.; PEPE, P. E.; SAFAR, P.; SCHLICHTIG, R.; SEVERINGHAUS, J. W.; TISHERMAN, S. A.; WIKLUND, L. Resuscitation from severe hemorrhage. *Critical Care Medicine*, v. 24, p. 12-23, 1996.
45. MATSUOKA, T.; WISNER, D. H. Resuscitation of uncontrolled liver hemorrhage: effects on bleeding, oxygen delivery, and oxygen consumption. *J. Trauma*, v. 41, p. 439-445, 1996.
46. BICKELL, W. H.; BRUTTING, S. P.; MILLNAMOW, M. A. et al. The detrimental effects of intravenous crystalloid after aortotomy in swine. *Surgery*, v. 110, p. 529-536, 1991.
47. BURRIS, D.; RHEE, P.; KAUFMANN, C. et al. Controlled resuscitation for uncontrolled hemorrhagic shock. *J. Trauma*, v. 46, p. 216-233, 1999.
48. CAPONE, A.; SAFAR, P.; TISHERMAN, S. et al. Treatment of uncontrolled haemorrhagic shock: improved outcome with fluid restriction (abstract). *J. Trauma*, v. 35, p. 984, 1993.
49. KOWALENKO, T.; STERN, S.; DRONEN, S. et al. Improved outcome with hypotensive resuscitation of uncontrolled hemorrhagic shock in a swine model. *Journal of Trauma*, v. 33, p. 349-353, 1992.
50. RIDDEZ, L.; JOHNSON, L.; HALN, R. G. Central and regional hemodynamics during fluid therapy after uncontrolled intra-abdominal bleeding. *J. Trauma*, v. 44, p. 1-7, 1998.
51. SAKLES, J. C.; SENA, M. J.; KNIGHT, D. A.; DAVIS, J. M. Effect of immediate fluid resuscitation on the rate, volume and duration of pulmonary vascular hemorrhage in a sheep model of penetrating thoracic trauma. *Ann. Emerg. Med.*, v. 29, p. 392-399, 1997.
52. SMAIL, N.; WANG, P.; CIOFFI, W. G.; BLAND, K. I.; CHAUDRY, I. H. Resuscitation after uncontrolled venous hemorrhage: does increased resuscitation volume improve regional perfusion? *J. Trauma*, v. 44, p. 701-708, 1998.
53. STERN, A.; DRONEN, S. C.; BIRRER, P.; WANG, X. Effect of blood pressure on haemorrhagic volume in a near-fatal haemorrhage model incorporating a vascular injury. *Ann. Emerg. Med.*, v. 22, p. 155-163, 1993.
54. CAPONE, A. C.; SAFAR, P.; STEZOSKI, W. et al. Improved outcome with fluid restriction in treatment of uncontrolled hemorrhagic shock. *J. Am. Coll. Surg.*, v. 180, p. 49-56, 1995.
55. DRIES, D. J. Hypotensive resuscitation. *Shock*, v. 6, p. 311-316, 1996.
56. CARLI, P. A.; DE LA COUSSAYE, J. E.; RIOU, B. Carta ao Editor sobre o artigo: Immediate versus delayed fluid resuscitation in patients with trauma. *N. Engl. J. Med.*, v. 332, n. 1, p. 682, 1995.
57. LESSARD, M. R.; BROCHU, J. G.; BRISSON, J. Carta ao Editor sobre o artigo Immediate versus delayed fluid resuscitation in patients with trauma. *N. Engl. J. Med.*, v. 332, n. 1, p. 682, 1995.
58. SIEGEL, J. H. Carta ao Editor sobre o artigo Immediate versus delayed fluid resuscitation in patients with trauma. *N. Engl. J. Med.*, v. 332, n. 10, p. 681, 1995.
59. SHOEMAKER, W. C.; APPEL, P. L.; BLAND, R.; HOPKINS, J. A.; CHANG, P. Clinical trial of an algorithm for outcome prediction in acute circulatory failure. *Crit. Care Med.*, v. 10, p. 390-397, 1982.
60. MCNAMARA, J. J.; SUEHIRO, G. T.; SUEHIRO, A. Resuscitation from hemorrhagic shock. *J. Trauma*, v. 23, p. 552-558, 1983.
61. DAVIS, J. W.; SHACKFORD, S. R.; MACKERSIE, R. C.; HOYDT, D. B. Base deficit as a guide to volume resuscitation. *J. Trauma*, v. 28, p. 1464-1467, 1988.
62. MATTOX, K. L.; BICKELL, W.; PEPE, P. E. Prospective MAST study in 911 patients. *J. Trauma*, v. 29, p. 1104-1111, 1989.
63. SIEGEL, J. H.; RIVKIND, A. I.; DALAL, S.; GOODARZI, S. Early physiologic predictors of injury severity and death in blunt multiple trauma. *Arch. Surg.*, v. 125, p. 498-508, 1990.
64. DUNHAM, C. M.; SIEGEL, J. H.; WEIRETER, L.; FABIAN, M.; GUADALUPI, P.; LINBERG, S. E.; VARY, T. C. Oxygen debt and metabolic acidemia as quantitative predictors of mortality and the severity of the ischemic insult in hemorrhagic shock. *Crit. Care Med.*, v. 19, p. 231-243, 1991.
65. RUTHEFORD, E. J.; MORRIS, J. A.; REED, G. W.; HALL, K. S. Base deficit stratifies mortality and determines therapy. *J. Trauma*, v. 33, p. 417-423, 1992.
66. DAVIS, J. W. The relationship of base deficit to lactate in porcine hemorrhagic shock and resuscitation. *J. Trauma*, v. 36, p. 168-172, 1994.
67. GALA, G. J.; LILLY, M. P.; THOMAS, S. E.; GANN, D. S. Interaction of sodium and volume in fluid resuscitation after hemorrhage. *J. Trauma*, v. 31, p. 545-556, 1991.
68. LILLY, M. P.; GALA, G. J.; CARLSON, D. E.; SUTHERLAND, B. E.; GANN, D. S. Saline resuscitation after fixed-volume hemorrhage: role of resuscitation volume and rate of infusion. *Ann. Surg.*, v. 216, p. 161-171, 1992.
69. CAYTEN, C. G.; MURPHY, J. G.; STAHL, W. M. Basic life support versus advanced life support for injured patients with ass injury severity score of 10 or more. *J. Trauma*, v. 35, p. 460-467, 1993.
70. DULL, S. M.; GRAVES, J. R.; LARSEN, M. P. et al. Expected death and unwanted resuscitation in the prehospital setting. *Ann. Emerg. Med.*, v. 23, p. 997-1002, 1994.
71. Prehospital Trauma Life Support and Committee on Trauma. American College of Surgeons. In: Prehospital Trauma Life Support Student Manual. Ohio: Mosby-Year Book, 1994.
72. SHACKFORD, S. R. The evolution of modern trauma care. *Surg. Clin. North Am.*, v. 75, p. 147-156, 1995.
73. DRONEN, S. C.; STERN, S.; BALDURSSON, J.; IRVIN, C.; SYVERUD, S. Improved outcome with early blood administration in a near–fatal model of porcine hemorrhagic shock. *Am. J. Emerg. Med.*, v. 10, p. 533-537, 1992.
74. LUCAS, C. E.; LEDGERWOOD, A. M. The fluid problem in the critically ill. *Surg. Clin. North Am.*, v. 63, p. 439-454, 1983.
75. SHIRES, G. T.; WILLIANS, J.; BROWN, F. Acute changes in extracellular fluids associated with major surgical procedures. *Ann. Surg.*, v. 154, p. 803-810, 1961.
76. SHOEMAKER, W. C.; BRYAN-BROWN, C. W.; QUIGLEY, L.; STAHR, L.; ELWYN, DH. Body fluids shifts in depletion and poststress states and their correction with adequate nutrition. *Surg. Gynecol. Obst.*, v. 136, p. 371-374, 1973.
77. MOORE, F. D.; OLESEN, K. H.; MCMURRAY, J. P. *Body Cell Mass and its Supporting Environment*. Philadelphia: W. B. Saunders, 1963.
78. DAVIDSON, I.; GELIN, L. E.; HAGLIND, E. Plasma volume, intravascular protein content, hemodynamic and oxygen transport changes in dogs: comparison of the relative effectiveness of various plasma expanders. *Crit. Care Med.*, v. 8, p. 73-80, 1980.
79. SHOEMAKER, W. C.; SCHLUCHTER, M.; HOPKINS, J. A.; APPEL, P. L.; SCHWARTZ, M. S.; CHANG, P. C. Fluid therapy in emergency resuscitation: clinical evaluation of colloid and crystalloid regimens. *Crit. Care Med.*, v. 9, p. 367-368, 1981.
80. SHOEMAKER, W. C.; SCHLUCHTER, M.; HOPKINS, J. A.; APPEL, P. L.; SCHWARTZ, M. S.; CHANG, P. C. Comparison of the relative effectiveness of colloids and crystalloids in emergency resuscitation. *Am. J. Surg.*, v. 142, p. 73-84, 1981.
81. RACHOW, E. C.; JALK, J. L. et al. Fluid resuscitation in circulatory shock. *Crit. Care Med.*, v. 11, p. 839, 1983.
82. DURHAM, M.; SIEGEL, J.; WEIRTER, L. Oxygen debt and metabolic acidemia as a quantitative predictors of mortality and severity of the ischemic insult in haemorrhagic shock. *Crit. Care Med.*, v. 19, p. 231-243, 1991.
83. VELASCO, I. T.; PONTIERI, V.; ROCHA E SILVA, M. et al. Hyperosmotic NaCl and severe hemorrhagic shock. *Am. J. Physiol.*, v. 239, p. 664, 1980.
84. DE FELLIPE, J. JR.; TIMONER, J.; VELASCO, I. T.; LOPES, O.U.; ROCHA-E-SILVA, M. Jr. et al. Treatment of refractory hypovolaemic shock by 7.5% sodium chloride injections. *Lancet*, v. 2, p. 1256, 1980.
85. POLI DE FIGUIREDO, L. F.; KRAMMER, G. C. Safety concerns and contraindications of hyperosmolar small-volume resuscitation. In: KREIMEIER, U.; CHRIST, F.; MESSMER, K. *Small-volume hyperosmolar volume resuscitation*. Heidelberg: Springer-Verlag, 2000.

86. KRAMER, G. C. ; PERRON, P. R. ; LINDSEY, D. C. et al. Small-volume resuscitation with hypertonic saline dextran solution. *Surgery*, v. 100, p. 239, 1986.
87. POLI DE FIGUIREDO, L. F.; PERES, C. A.; ATTALAH, A. N. et al. Hemodynamic improvement in haemorrhagic shock by aortic baloon occlusion and hypertonic saline solutions. *Cardiovasc. Surg.*, v. 3, p. 679, 1985.
88. NAKAYAMA, S.; SIBLEY, L.; GUNTHER, R. et al. Small volume resuscitation with hypertonic saline resuscitation during haemorrhagic shock. *Circ. Shock*, v. 13, p. 149, 1984.
89. SMITH, G. J.; KRAMMER., G. C.; PERRON, P et al. A comparison of several hypertonic solutions for ressuscitation of bled sheep. *J. Surg. Res.*, v. 39, p. 517, 1985.
90. ANGLE, N.; HOYTE, D. B. et al. Hypertonic saline resuscitation reduces neutrophil margination. *J. Trauma*, v. 45, p. 7, 1998.
91. HORSTICK, G.; LAUTERBACH, M.; KEMPF, T.; BHAKDI, S.; HEIMANN, A.; HORSTICK, M. et al. Early albumin infusion improves global and local hemodynamics and reduces inflammatory response in hemorrhagic shock. *Crit. Care Med.*, v. 30, n. 4, p. 851-855, 2002.
92. ALDERSON, P.; BUNN, F.; LEFEBVRE, C.; LI, W. P.; LI, L.; ROBERTS, I.; SCHIERHOUT, G. Human albumin solution for resuscitation and volume expansion in critically ill patients. *Cochrane Database Syst Rev.* 2002; (1): CD001208.
93. GRAVLEE, G. P. Optimal use of blood components. *Int. Anesthesiol. Clin.*, v. 28, p. 216-221, 1990.
94. GREEBURG, A. G. To transfuse or not transfuse – That is the question! *Crit. Care Med.*, v. 18, p. 1045-1050, 1990.
95. COLLINS, J. A. Recent developments in the area of massive transfusion. *World J. Surg.*, v. 11, p. 75-81, 1987.
96. YESTON, N. S.; DOBKIN, E. D.; KAMBE, J. C. Transfusion therapy. *Probl. Anesth.*, v. 8, p. 417-477, 1990.
97. DUBICK, M. A.; WADE, C. E. A review of the efficacy and safety of 7.5%NaCl/6% dextran in experimental animals and in humans. *J. Trauma*, v. 36, p. 323-330, 1994.
98. WADE, C. E.; GRADY, J. J.; KRAMER, G. C.; YOUNES, R. N.; FABIAN, T.; HOLCROFT, J. W. Meta-analysis of the efficacy of HSD in patients with hypotension due to traumatic injury. *Surgery*, v. 122, v. 609-616, 1997.
99. KRAMER, G.; PERRON, P.; LINDSEY, D.; HO, H.; GUNTHER, R.; BOYLE, W. Small volume ressuscitation with hypertonic saline dextran solution. *Surgery*, v. 100, n. 239-246, 1986.
100. WADE, C.; HANNON, J.; BOSSONE, C.; HUNT, M. Superiority of hypertonic saline/dextran over hypertonic saline during the first 30min of ressuscitation following hemorrhagic hypotension in conscious swine. *Ressuscitation*, v. 20, n. 49-56, 1990.
101. VASSAR, J. J.; PERRY, C. A.; GANNAWAY, W. L.; HOLCROFT, J. W. 7.5% sodium chloride/dextran for resuscitation of trauma patients undergoing helicopter transport. *Arch. Surg.*, v. 126, p. 1065-1072, 1991.
102. VASSAR, J. J.; PERRY, C. A.; HOLCROFT, J. W. Pre hospital resuscitation of hypotensive trauma with 7.5% NaCl versus 7.5% NaCl with added dextran: a controlled trial. *J. Trauma*, v. 34, p. 622-633, 1993.
103. VASSAR, M.; FISHER, R. P.; O'BRIEN, P. et al. A multicenter trial for resuscitation of injured patients with 7.5% NaCl: the effect of added dextran. *Arch. Surg.*, v. 128, p. 1003-1013, 1993.
104. YOUNES, R. N.; AUN, F.; ACCIOLY, C. Q.; CASALE, L. P. L.; SZAJNBOK, I.; BIROLINI, D. Hypertonic solutions in the treatment of hypovolemic shock: a prospective, randomized study in patients admitted to the emergency room. *Surgery*, v. 111, p. 70 72, 1992.
105. GROSS, D.; LANDAU, E.; ASSALIA, A.; KRAUSZ, M. Is hypertonic saline resuscitation safe in uncontrolled hemorrhagic shock? *J. Trauma*, v. 28, p. 751-756, 1988.
106. KRAUSZ, M. M.; KLEMM, O.; AMISTISLOVSKY, T.; HOROWITZ, M. The effect of heast load and dehydration on hypertonic saline solution treatment of uncontrolled hemorrhagic shock. *J. Trauma*, v. 38, p. 747-752, 1995.
107. STERN, S. A.; WANG, X.; MERTZ, M. et al. Under-ressuscitation of near-lethal uncontrolled hemorrhage: effects in mortality and end-organ function at 72 hours. *Shock*, v. 15, p. 16-23, 2001.
108. STERN, S. A.; KOWALENKO, T.; YOUNGER, J.; WANG, X.; DRONEN, S. C. Comparison of the effects of bolus vs. slow infusion of 7.5% NaCl/6% dextran-70 in a model of near-lethal uncontrolled hemorrhage. *Shock*, v. 14, p. 616-622, 2000.
109. STERN, S. A.; JWAYYED, S.; DRONEN, S. C.; WANG, X. Resuscitation of severe uncontrolled hemorrhage: 7.5% sodium chloride/6% dextran 70 vs 0.9% sodium chloride. *Acad. Emerg. Med.*, v. 7, p. 847-856, 2000.
110. TREIB, J.; BARON, J-F.; GRAUER, M. T.; STRAUSS, R. G. An international view of hydroxiethyl starches. *Intensive Care Medicine*, v. 25, p. 258-268, 1999.
111. TREIB, J.; HAASS, A.; PINDUR, G.; GRAUER, M. T.; WENZEL, E.; SCHIMIRIGK, K. All medium starches are not the same: influence of the degree of hydroxyethyl substitution of hydroxyethyl satrch on plasma volume, hemorrheologic conditions and coagulation. *Transfusion*, v. 36, p. 450-455, 1996.
112. FRANZ, A.; BRAUNLICH, P.; GAMSJAGER, T.; FELFERNIG, M.; GUSTORFF, B.; KOZEK-LANGENECKER, S. A. The effects of hydroxyethyl straches of varying molecular weights on platelet function. *Anesth. Analog.*, v. 92, p. 1402-1407, 2001.
113. GRAUER, M. T.; BAUS, D.; WOESSNER, R.; BEPPERLING, F.; KAHLES, T.; GEORGI, S. et al. Effects on general safety and coagulation after long-term, high-dose volume therapy with 6% hydroxyethyl starch 130/0,4 in patients with acute ischemic stroke. Results of a randomized, placebo-controlled, double-blins study. *Crit. Care*, v. 5, p. 115, 2001.
114. HAISCH, G.; BOLDT, J.; KREBS, C.; KUMLE, B.; SUTTNER, S.; SCHULZ, A. The influence of intravascular volume therapy with a new hydroxyethyl starch preparation (6% HES 130/0,4) on coagulation in patients undergoing major abdominal surgery. *Anesth. Anag.*, v. 92, p. 563-564, 2001.
115. HAISCH, G.; BOLDT, J.; KREBS, C.; SUTTNER, S.; LEHMANN, A.; ISGRO, F. Influence of a new hydroxyethylstarch preapration (HES 130/0,4) on coagulation in cardiac surgical patients. *Journal of Cardiothoracic and Vascular Anesthesia*, v. 3, p. 316-321, 2001.
116. TERZI, R. G. G.; FERREIRA, E. L. A.; SILVA, W. A.; MORAES, A. C. Reposição volêmica precoce em um modelo fatal de choque hemorrágico. *RBTI*. Enviado para publicação.
117. BRUSCAGIN, V.; POLI DE FIGUEIREDO, L. F.; RASSLAN, S.; VARICODA, E.; ROCHA E SILVA, M. Fluid resuscitation improves hemodynamics without incread bleeding in a model of uncontrolled hemorrhage induced by an iliac tear in dogs. *Journal of Truumu*, v. 52, p. 1147-1152, 2002.
118. SOUCY, D. M.; RUDÉ, M.; HSIA, W. C.; HAGEDORN, F. N.; ILLNER, H.; SHIRES, G. T. The effects of varying fluid volume and rate of resuscitation during uncontrolled hemorrhage. *Journal of Trauma*, v. 46, p. 209-215, 1999.
119. VARICODA, E. Y.; POLI DE FIGUEIREDO, L. F.; CRUZ JR., R. J.; SILVA, L. E.; ROCHA E SILVA, M. Blood loss after fluid resuscitation with isotonic or hypertonic saline for the initial treatment of uncontrolled hemorrhage induced by spleen rupture. *Trauma*, v. 55, p. 112-117, 2003.
120. RIZOLI, S. B. Crystalloids and colloids in trauma resuscitation: a brief overview of the current debate. *J. Trauma*, v. 54, p. 82-88, 2003.
121. NATIONAL INSTITUTE FOR CLINICAL EXCELLENCE. Pre-hospital initiation of fluid replacement therapy in trauma. Acessado em 30/08/2004 em http://www.nice.org.uk.

Capítulo 5
Procedimentos Cirúrgicos de Urgência

Avaliação e Conduta das Vias Aéreas	20
Introdução	20
Anatomia da Via Aérea	20
Via Aérea Superior	20
Via Aérea Inferior	20
Avaliação e Conduta	20
Limpeza Manual das Vias Aéreas	20
Manobras Manuais	21
Recursos Mecânicos Básicos	21
Recursos Mecânicos Avançados	22
Técnica Alternativa	24
Recurso de Retaguarda	25
Traqueostomia e Cricotireoidostomia	27
Introdução	27
Indicações	28
Traqueostomia	28
Cricotireoidostomia	29
Técnica Cirúrgica	30
Traqueostomia Convencional	30
Traqueostomia por Punção	31
Cricotireoidostomia Incisional	32
Cricotireoidostomia por Punção	32
Cuidados Pós-operatórios e Complicações	32
Complicações Imediatas	32
Complicações Pós-operatórias Precoces	33
Complicações Pós-operatórias Tardias	34
Drenagem Torácica	35
Introdução	35
Fisiologia da Cavidade Pleural	35
Indicações à Drenagem Fechada	35
Contra-indicações à Drenagem Fechada	36
Tubos de Drenagem Fechada	36
Inserção do Tubo de Drenagem Torácica	36
Conexão de Drenagem	37
Acompanhamento Pós-drenagem	37
Remoção dos Tubos de Drenagem	37
Sistemas de Drenagem	38
Complicações da Drenagem Torácica	38
Acessos Venosos de Urgência	39
Introdução	39
Acessos Venosos	39
Punções Venosas Periféricas	39
Dissecção de Veias	39
Cateterização Central de Veias Profundas por Punção Percutânea	40
Considerações Finais	40
Cateterismo Vesical	40
Introdução	40
Anatomia e Fisiologia do Sistema Urinário	40
Cateterismo Vesical	41
Procedimento de Cateterismo Vesical de Alívio	41
Procedimento de Cateterismo Vesical de Demora	42
Recomendações Gerais Sobre o Cateterismo Vesical	44
Considerações Finais	44
Sondagem Gástrica	45
Introdução	45
Anatomia e Fisiologia do Sistema Digestório	45
Sondagem Gástrica	46
Indicações	46
Procedimento de Sondagem Gástrica	46
Recomendações Gerais Sobre Sondagem Gástrica	46
Considerações Finais	47

Avaliação e Conduta das Vias Aéreas

Nadia Maria Gebelein

INTRODUÇÃO

No atendimento inicial ao paciente em situação de emergência, avaliação e conduta em relação às vias aéreas desempenham papel inicial e primordial para se proporcionar condições de boa evolução do paciente, uma vez que interferem diretamente na oxigenação e, por sua vez, o oxigênio é o combustível para o metabolismo humano, para a vida.

Como o próprio nome diz: vias aéreas são locais por onde passa o ar, inalado ou exalado, e, portanto, não se devem apresentar obstruídas. Para saber se essas vias estão ou não obstruídas, é preciso conhecer sua anatomia, incluindo forma, trajeto e composição e a fisiologia respiratória.

Na fisiologia respiratória, têm-se as funções do sistema respiratório, que são basicamente três:

- Fornecimento de oxigênio para as hemácias.
- Uso do oxigênio pelas hemácias para produzir energia.
- Remoção do dióxido de carbono produzido como resultado do metabolismo.

Para o cumprimento dessas três funções, o sistema respiratório precisa que se proceda à ventilação, ou seja:

- Que o ar ambiente entre, o que se dá por meio do mecanismo ativo da inspiração, realizado principalmente pela contração do diafragma e de outros músculos acessórios.
- Que o volume de ar entrante seja adequado: esse volume é chamado de volume corrente e depende de algumas variáveis, mas basicamente do tamanho do paciente.
- Que o volume de ar chegue até os alvéolos, onde, durante a pausa respiratória, o oxigênio atravessará a membrana alvéolo-capilar.

Em troca, sairá o dióxido de carbono, o qual, por sua vez, fará o caminho inverso do realizado pelo oxigênio, por meio de um mecanismo passivo chamado de expiração, que se dá pelo relaxamento da musculatura, principalmente do diafragma.

Esse processo precisa se repetir o suficiente para proporcionar o volume adequado de ar. O que chamamos de volume minuto nada mais é do que o volume corrente multiplicado pela freqüência respiratória (ou seja, o número de ventilações por minuto).

ANATOMIA DA VIA AÉREA

Estruturalmente, o sistema respiratório é dividido em vias aéreas superiores e inferiores.

Via Aérea Superior

É composta das cavidades nasal e oral seguidas pela faringe, que se estende do final do palato mole até o início do esôfago, uma vez que é conduto comum dos sistemas respiratório e digestório. A faringe é dividida em nasofaringe, orofaringe e hipofaringe. A via aérea superior termina na entrada da laringe, onde, além de se iniciar a via aérea inferior, passa a ser a via exclusiva para a passagem de ar e também local em que estão localizadas as cordas vocais.

Com a função de porta na entrada da laringe e imediatamente acima desta, encontra-se uma estrutura cartilaginosa em formato de folha chamada de epiglote, que, diante da passagem de ar, mantém-se aberta, porém fechada à passagem de líquidos ou sólidos, desviando os alimentos para o esôfago.

Via Aérea Inferior

É composta de traquéia, brônquios-fonte direito e esquerdo, brônquios, bronquíolos e pulmões. Há também os alvéolos, estruturas terminais das vias respiratórias, em formato sacular, envoltos por capilares.

AVALIAÇÃO E CONDUTA

O objetivo da avaliação e conduta iniciais é manter uma via aérea pérvia, seja qual for o método utilizado. Obviamente, inicia-se pelos métodos básicos e observa-se a resposta clínica do paciente somando-se a outros fatores prováveis de diagnóstico, a fim de se progredir até métodos mais avançados para obtenção de uma via aérea definitiva.

O profissional de uma sala de emergência deve ser e estar extremamente treinado, conforme o seu grau de formação, a manter uma via aérea pérvia e o paciente oxigenado. O destaque a essa informação é dado em virtude da necessidade de prática constante dos métodos, a fim de que o profissional não perca a habilidade.

Limpeza Manual das Vias Aéreas

O primeiro passo é a inspeção visual da via aérea superior, iniciando-se pela orofaringe, procurando detectar próteses, corpos estranhos sólidos como restos alimentares e pedaços de dentes, ou líquidos, como sangue, saliva e produtos químicos, os quais devem ser removidos, inclusive as próteses dentárias.

É importante lembrar que, se o paciente for vítima de trauma, é imprescindível que uma das duas manobras indicadas para a estabilização de cabeça e coluna cervical seja aplicada concomitantemente.

Para a remoção dos corpos estranhos na sala de emergência, deve-se utilizar aspirador a vácuo (mais comum) ou elétrico, lembrando que ambos devem ter sido checados e deixados prontos para uso. Por vezes, a aspiração de corpos estranhos sólidos é difícil, em virtude do calibre do material. Para tal, deve-se procurar utilizar as sondas rígidas que, além de calibre maior, não são ocluídas pela mordedura do paciente. Caso a aspiração não seja possível, pode-se utilizar a remoção digital com gaze; porém, se o paciente estiver ocluindo a boca, há risco de acidente, sendo então necessário o uso do laringoscópio com a pinça de Magill.

Durante a aspiração das vias aéreas superiores, o profissional deve ter em mente que, além dos corpos estranhos, o ar da região também está sendo aspirado, o que pode levar o paciente à hipoxemia. Portanto, o tempo de aspiração dependerá da situação clínica do paciente, mas não deverá exceder 15 a 30s; em pacientes inconscientes e apnéicos, não mais que 5s, devendo-se intercalar ventilações. Em todas as situações, o paciente deverá ser pré-oxigenado com oxigênio a 100% por, pelo menos, 30s.

Ainda durante a aspiração, o procedimento pode provocar irritação traqueal ou até mesmo reflexo vagal, causando bradicardia; portanto, suavidade e monitoração do tempo são importantes durante a manobra.

Manobras Manuais

Para a manutenção da permeabilidade da via aérea, existem três manobras manuais descritas a seguir; as três podem ser aplicadas em pacientes clínicos e apenas duas em vítimas de trauma.

É importante lembrar que a primeira causa de obstrução da via aérea em pacientes inconscientes é a queda da língua pelo relaxamento da musculatura (Fig. 5.1). Essas manobras visam, por meio da protrusão da mandíbula, tracionar a língua, cuja base está fixa nesse osso, e retirá-la da passagem do ar. Em pacientes conscientes, não ocorre esse relaxamento, podendo ser necessárias manobras manuais, principalmente no caso de trauma, pois há necessidade de imobilização da coluna cervical.

- *Hiperextensão da cabeça*: única manobra que *não* pode ser utilizada em pacientes vítimas de trauma, apenas naqueles com comprometimento da via aérea de origem clínico-cirúrgica. Nessa manobra, como o nome diz, procede-se à extensão da cabeça para trás, de forma que o mento aponte para cima. Ao se fazer a manobra, também chamada de posição do cheirador, há tendência de a boca se abrir e, no momento em que o mento se eleva, leva consigo a língua, retirando-a da passagem do ar.
- *Tração da mandíbula (trauma jaw-thrust)*: manobra mais utilizada em pacientes vítimas de trauma. O profissional médico ou não médico posiciona-se com as palmas das mãos apoiadas nas laterais da cabeça do paciente, por trás dele, aproximadamente na altura das orelhas, dedos estendidos, posicionando os polegares, um de cada lado sobre o osso zigomático, os dedos indicadores e médios sobre o ângulo da mandíbula de cada lado, empurrando-os para cima e para frente (Fig. 5.2).
- *Elevação do mento (trauma chin-lift)*: indicada também a pacientes vítimas de trauma. O profissional, posicionado atrás da cabeça ou ao lado do paciente, apreenderá o queixo e os incisivos inferiores com os seus dedos polegar e indicador, desde que o paciente não esteja mordendo. Se estiver, existe uma variação do posicionamento dos dedos, que deverão ficar apenas no queixo, tornando sua elevação, mais difícil, porém possível. Com essa elevação, o profissional puxa para cima o queixo, traz a língua e desobstrui as vias aéreas. A outra mão deverá ser mantida sobre a fronte do paciente, de forma a impedir a movimentação da cabeça lateralmente (Fig. 5.3).

Em crianças de até 7 anos de idade, a manobra a ser utilizada dependerá muito da anatomia do paciente. Para que haja adequada imobilização cervical e permeabilidade da via aérea, é necessária a colocação de um coxim no dorso do paciente, a fim de corrigir a desproporção entre a região occipital, que ficará apoiada sobre a maca ou a prancha longa e o dorso da criança, conforme a Figura 5.4.

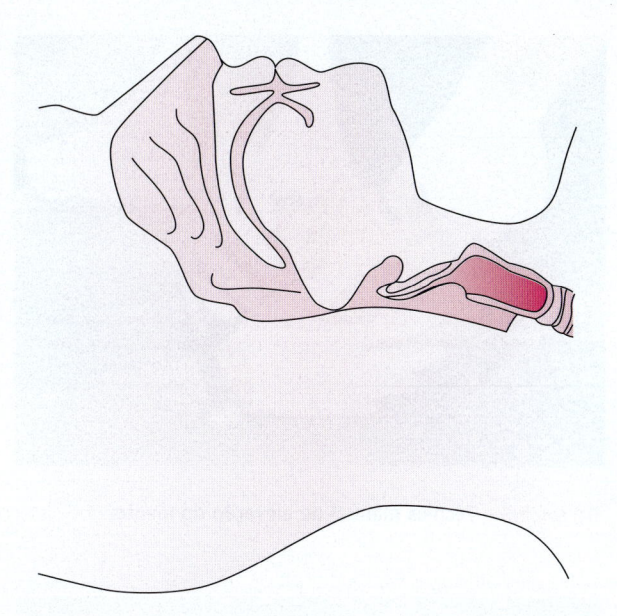

Figura 5.1 – Queda da língua na hipofaringe em paciente inconsciente, ocluindo a via aérea.

Recursos Mecânicos Básicos

Ainda para garantir a permeabilidade da via aérea, associada ou não às manobras manuais, existem as cânulas oro e nasofaríngeas.

- *Cânula orofaríngea:* conhecida também como cânula de Guedel, trata-se de um recurso básico que pode ser utilizado por profissionais médicos e não médicos, desde que estejam treinados e a profissão o permita. É feita de material plástico, atóxico, autoclavável e geralmente transparente, permitindo a visualização interna. De formato anatômico compatível com a curvatura da língua, possui um orifício interno que garante a passagem do ar, sendo produzida em vários tamanhos (Fig. 5.5). Como o nome diz, é posicionada na orofaringe e indicada à manutenção da permeabilidade da via aérea, mantendo a língua posicionada e o ar passando pelo interior da cânula, servindo também para evitar que pacientes mordam a cânula endotraqueal quando esta for inserida

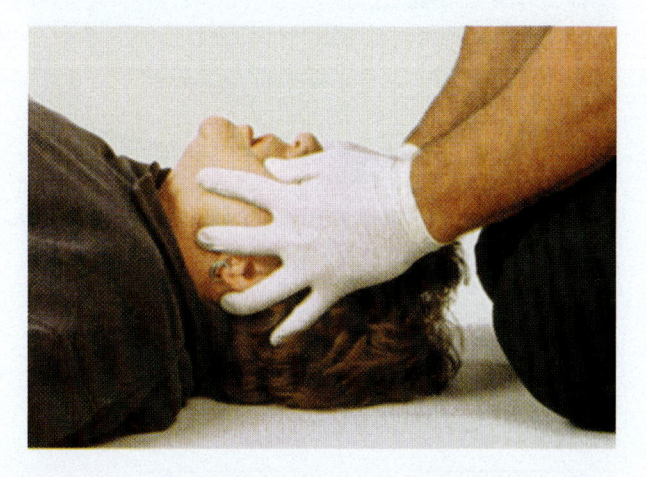

Figura 5.2 – Técnica manual de tração da mandíbula.

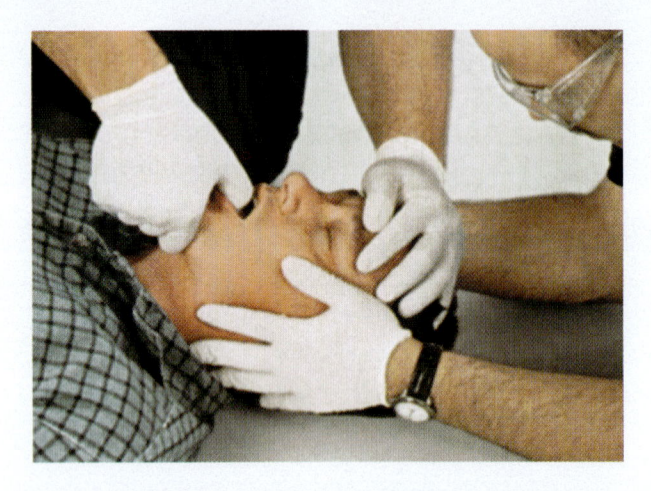

Figura 5.3 – Técnica manual de elevação do mento.

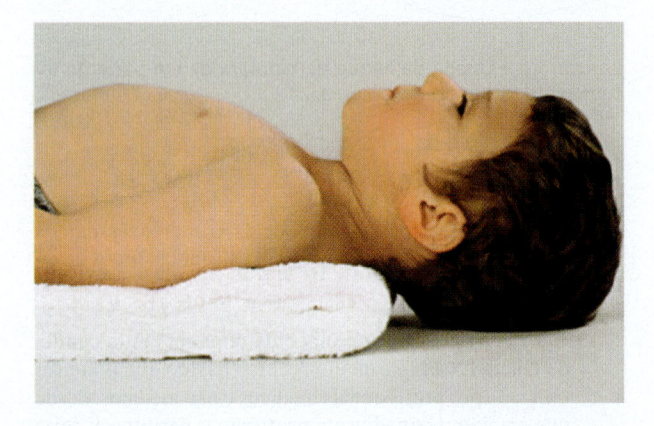

Figura 5.4 – Coxim corrigindo a posição anatômica e mantendo pérvia a via aérea da criança.

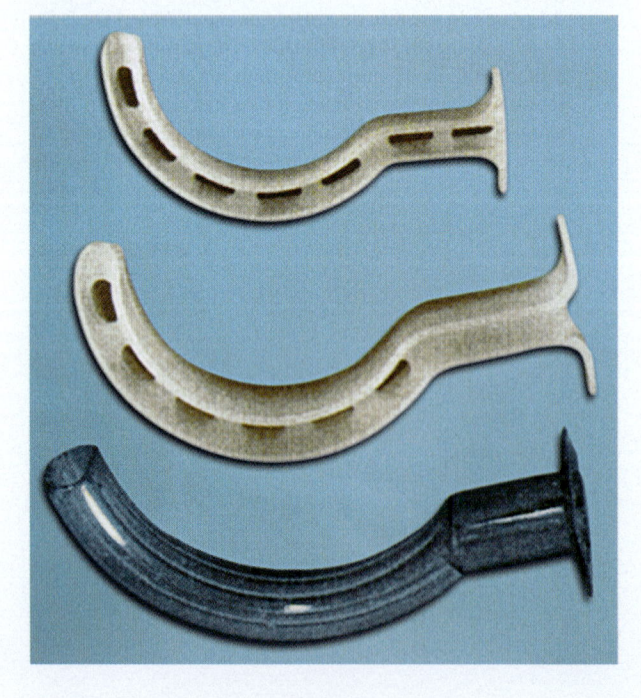

Figura 5.5 – Cânulas orofaríngeas.

pela via oral. É contra-indicada a pacientes conscientes e/ou que apresentem o reflexo do engasgo preservado. Vômito ou laringoespasmo constituem possíveis complicações. Para utilizar esse recurso, deve-se escolher o tamanho adequado ao paciente, medindo-se a distância da comissura labial até o lóbulo da orelha do paciente. Outro cuidado é a forma de inserção em maiores de 8 anos de idade. A cânula é inserida com a ponta distal voltada para o palato duro e somente após tocá-lo, momento em que o profissional sente uma pequena resistência, deverá efetuar um giro de 180°, terminando a introdução na posição anatômica. Em bebês e crianças, em virtude de o palato ser friável, há risco de lesão de mucosa e conseqüente sangramento. Portanto, a cânula deverá ser introduzida já na forma anatômica,s ou seja, com a ponta distal voltada caudalmente (para baixo), com o auxílio de um abaixador de língua para evitar que esta seja empurrada para trás.

- *Cânula nasofaríngea:* recurso dificilmente utilizado em nosso meio, mas bastante útil, assim como a cânula orofaríngea. Apresenta a vantagem de estimular menos a região, ocasionando as complicações, ou seja, vômito e laringoespasmo, com menor freqüência. É feita de material emborrachado bastante flexível (Fig. 5.6) e indicada à manutenção de via aérea superior pérvia. Não deve ser usada em pacientes que apresentem trauma de face com comprometimento da região nasal. Nas complicações, pode acrescer ainda sangramento nasal. A escolha do tamanho, tanto em adultos quanto em crianças, se faz comparando-se o diâmetro da cânula com o diâmetro interno da narina escolhida, de preferência a que apresentar maior abertura. Pode-se também escolher a cânula pelo comprimento, medindo-se, para tal, a distância entre a borda nasal externa e o lóbulo da orelha. A introdução deve ser feita pela narina escolhida, com a ponta da cânula lubrificada com gel apropriado, no sentido ântero-posterior, deslizando pelo assoalho da cavidade nasal, jamais direcionando-se a ponta em sentido superior (cefalicamente). Caso haja resistência, deve-se fazer uma leve rotação da cânula entre os dedos que a estão introduzindo, o que costuma facilitar o procedimento, desviando das estruturas anatômicas do caminho. Se mesmo assim houver resistência, deve-se interromper o procedimento e utilizar a outra narina.

Recursos Mecânicos Avançados

Até o momento, os procedimentos descritos a seguir são de prática única e exclusivamente médica.

Intubação Endotraqueal

A intubação endotraqueal, também definida como via aérea definitiva, é indicada a pacientes incapazes de proteger sua via aérea, com problemas de oxigenação e/ou ventilação. Uma vez estabelecida a intubação endotraqueal, ela isolará a via aérea, protegendo-a da aspiração de vômitos, corpos estranhos e secreções, tais como sangue. Além disso, permitirá a ventilação com 100% de oxigênio, liberando pelo menos um socorrista de auxiliar a manter a vedação da máscara facial para proceder à ventilação, evitará a insuflação gástrica que acaba ocorrendo com a ventilação por máscara, assim como permitirá uma via alternativa de administração de medicamentos essenciais em situações de emergência, como adrenalina, atropina e outros. A intubação endotraqueal é contra-indicada a profissionais não habilitados e na ausência das indicações descritas anteriormente.

As complicações desse procedimento incluem: hipoxemia, trauma local com hemorragia, perda de dente, intubação esofágica e intubação seletiva (geralmente para o brônquio-fonte direito), vômito seguido de aspiração e conversão de uma fratura cervical sem complicação neurológica em fratura com complicação.

A intubação endotraqueal pode ser feita via oro, naso ou transtraqueal; esta última, que inclui a cricotireoidostomia, será descrita no capítulo a seguir; neste, serão descritas as duas primeiras.

Uma sala ou serviço de emergência deverá ter todo o equipamento de abordagem da via aérea disponível e checado.

- *Equipamento básico*: cânulas orofaríngeas de vários tamanhos, aspirador de secreções com cânulas apropriadas, bolsa-valva-máscara com reservatório, máscara facial com reservatório, de preferência sem reinalação.
- *Equipamento avançado:* cabo de laringoscópio adulto e infantil com lâminas do número 0 a 4, tanto retas, quanto curvas, pilhas reservas, fio-guia, tubos endotraqueais de vários tamanhos, seringas de 20mL, cadarço para fixação dos tubos, gel lubrificante hidrossolúvel, com ou sem anestésico, estetoscópio, pinça de Magill e, se possível, capnógrafo ou capnômetro.

Intubação Orotraqueal

As indicações foram descritas anteriormente, mas são necessárias algumas considerações: é a via mais utilizada, até mesmo pelo treinamento médico. Para sua efetivação, pode ser preciso a assistência farmacológica, em virtude da condição clínica do paciente que impede sua realização, seja por agitação, seja por não-abertura da boca (trismo).

Se o paciente for vítima de trauma, deverá ter coluna cervical e cabeça alinhadas em posição neutra e imobilizadas por um assistente. Se o paciente estiver com o colar cervical, este poderá ser mantido ou, caso haja dificuldade para a realização do procedimento, ele poderá ser retirado; mas, obrigatoriamente, a estabilização manual da coluna cervical deverá ser mantida.

Antes da intubação, o paciente precisa ser pré-oxigenado, evitando maior risco de ocorrência do reflexo vagal, provocando bradicardia perigosa. Assim como o procedimento de aspiração, o de intubação não deve exceder 30s sem que o paciente seja ventilado.

O médico posicionar-se-á cefalicamente ao paciente e iniciará o procedimento, com o equipamento checado e o assistente mantendo a imobilização da cabeça e da coluna de pacientes vítimas de trauma. Segurando o cabo do laringoscópio com a mão esquerda, posicionará a lâmina no canto interno direito da boca do paciente e, em seguida, com um movimento único centralizando a lâmina na boca do paciente e lateralizando o corpo da língua para a esquerda, visualizará a epiglote e aprofundará a ponta da lâmina curva, de modo que esta se posicione na valécula. Com um movimento de tração, levantará a mandíbula para cima e para frente, jamais fazendo movimento de báscula, pois dessa forma aumentará o risco de apoio da lâmina sobre os dentes superiores, com conseqüente risco de quebra. Ao fazer o movimento de tração, observará a glote e as cordas vocais de acordo com a anatomia do paciente, podendo ter visão completa ou não ter visão alguma. Nesse momento, poderá solicitar a uma terceira pessoa que faça pressão sobre a cartilagem cricotireóidea para baixo, de forma que torne possível a visualização parcial da glote, e só então deverá introduzir o tubo, com ou sem guia, conforme preferência do profissional. Caso não visualize o local correto, o médico não deverá tentar a introdução às cegas, pois tal ação só prejudicará o procedimento, provocando reação do paciente, trauma local com sangramento e edema e dificultando a finalização do processo. Uma vez inserido o tubo, deve ser mantido na posição com a mão direita, retirando-se o laringoscópio e o fio-guia, caso tenham sido utilizados. A seguir, insufla-se o *cuff* com cerca de 8 a 10mL de ar, conecta-se a bolsa-valva, de preferência com reservatório e, ao pressioná-la, o médico observa se há elevação do tórax, ao mesmo tempo em que ausculta, em primeiro lugar, o epigástrio. Caso a ausculta seja negativa, prossegue para o hemitórax esquerdo e, a seguir, hemitórax direito, dessa forma confirmando que, além de o tubo estar na traquéia, não é seletivo. Como recursos adicionais para confirmação da intubação, o médico pode observar embaçamento do tubo, usar um detector colorimétrico de dióxido de carbono (CO_2), capnógrafo e oxímetro de pulso, procedendo-se, a seguir, à fixação do tubo.

Se o paciente for apenas clínico-cirúrgico, ou seja, for descartada a hipótese de trauma associado, poderá haver hiperextensão da cabeça para facilitar a intubação ou, então, colocação de coxins sob cabeça e ombros do paciente, principalmente nos obesos.

Para assistência farmacológica à intubação recomenda-se pré-medicação. Além da oxigenação, podem-se administrar lidocaína a pacientes adultos em dose de 1,5mg/kg e, às crianças, atropina na dose de 0,01 a 0,02mg/kg, para prevenção do reflexo vagal com a laringoscopia. Para indução da sedação: midazolam 0,1 a 0,15mg/kg para adultos e crianças, associado à fentanila na dose de 2 a 3µg/kg, todos por via intravenosa. Se ainda for necessário um relaxante muscular, deve-se utilizar succinilcolina na dose de 1mg/kg. Estudos ainda estão sendo realizados com o rocurônio, embora seu uso ainda não seja consagrado na prática clínica na emergência.

Intubação Nasotraqueal

As indicações à intubação via nasotraqueal são as mesmas citadas no início da descrição de procedimento avançado, dependendo única e exclusivamente da prática médica e de três condições a mais que devem ser verificadas para que o procedimento seja realizado:

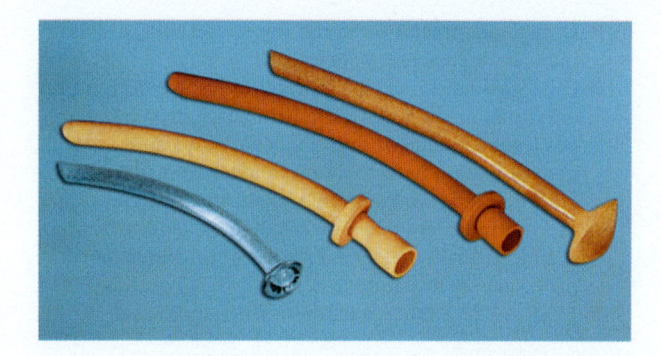

Figura 5.6 – Cânulas nasofaríngeas.

- O paciente precisa estar respirando, ou seja, é contraindicada a pacientes apnéicos.
- Deve ser descartada a hipótese de fratura de base do crânio, o que pode ser feito pela busca de sinais clínicos (hematoma periorbitário, conhecido como sinal de guaxinim e/ou hematoma mastóideo, conhecido como sinal de Battle e/ou otorragia ou otorréia e/ou rinorragia ou rinorréia), em razão do risco de a cânula percorrer o trajeto inadequado para o cérebro, pela abertura provocada pela fratura.
- Deve ser descartada a hipótese de fratura nasal.

Antes de proceder à intubação, o médico deverá examinar o paciente para verificar as condições descritas e também escolher a narina em que fará o procedimento, bem como o tamanho do tubo endotraqueal, de acordo com o orifício interno dessa narina. A seguir, o tubo é checado e lubrificado com gel hidrossolúvel. Em pacientes vítimas de trauma, a cabeça deverá ser mantida imobilizada manualmente pelo auxiliar; o médico realizará a pré-oxigenação por pelo menos 30s, com a mão esquerda tracionando leve e superiormente a ponta do nariz e, a direita, introduzindo a cânula de forma suave e deslizando em direção ânteroposterior, e nunca superiormente. Ao vencer a região das coanas, deverá interromper o procedimento até que o paciente assuma novamente sua respiração regular, pois esse procedimento é doloroso e incômodo. Em seguida, promovendo com a mão esquerda uma leve pressão para baixo sobre a cartilagem cricóide, mantendo-a centralizada, deverá fazer um movimento único, firme e rápido durante a inspiração do paciente, ou seja, deve observar a elevação torácica até que o tubo tenha sido quase todo introduzido pela narina, restando apenas a extremidade que contém a conexão com o ambu. Com o tubo firme na posição, insuflará imediatamente o *cuff* com 8 a 10mL de ar e verificará o posicionamento do tubo, conforme já descrito. Uma vez certificado de que o tubo está posicionado de maneira correta, fixa-o. Se o tubo não estiver posicionado de modo adequado, ele deve ser retirado de imediato, procedendo-se à oxigenação do paciente. Somente depois disso deve-se tentar novamente.

Tanto na intubação orotraqueal quanto na nasotraqueal que não tenham sido bem-sucedidas, o tubo deve ser sempre retirado para ser feita uma nova tentativa. Entre uma tentativa e outra de intubação, o paciente deve ser sempre pré-oxigenado, com ou sem ventilação com bolsa-valva-máscara, dependendo da situação clínica, isto é, se ele está ou não respirando. Se estiver, somente a máscara com reservatório sem reinalação poderá ser utilizada para a pré-oxigenação. O número de tentativas de intubação dependerá da situação encontrada e da sua evolução, isto é, se houve tentativa orotraqueal, depois se associou assistência farmacológica, se é possível manter a oxigenação e a permeabilidade da via aérea e se há o recurso de um fibroscópio no pronto-socorro. Em média, ocorrem três tentativas. Se realmente não houver sucesso, passa-se para a via aérea cirúrgica.

A seguir, será descrito um procedimento de intubação mais utilizado em atendimento pré-hospitalar, mas que pode ser útil em nível hospitalar, em situações nas quais o paciente não possa ser mantido em decúbito dorsal, por exemplo, obeso mórbido quase em fadiga respiratória e cujo peso da caixa torácica, quando deitado, impede a ventilação pelo próprio paciente e, muitas vezes, até mesmo pela bolsa-valva-máscara, em virtude do volume restrito em relação ao necessário. Trata-se da intubação com o paciente em posição sentada, também conhecida como face a face.

Intubação Orotraqueal Face a Face

As indicações desse método de intubação permanecem as mesmas da intubação orotraqueal convencional, acrescido o fato de ser utilizado em ambiente pré-hospitalar, quando o médico não consegue se postar em posição superior à cabeça do paciente.

Os procedimentos iniciais também permanecem os mesmos, ou seja, a checagem e escolha do material e a pré-oxigenação do paciente. Nos pacientes vítimas de trauma, a imobilização da cabeça e da coluna cervical deve ser mantida.

O médico posicionar-se-á diante da face do paciente, devidamente paramentado e segurando o laringoscópio com a *mão direita*. Ao contrário do tradicional, e com uma lâmina reta longa, de preferência a número quatro, ele a introduzirá no centro da boca do paciente, tracionando a mandíbula para baixo e puxando para si, afastando a língua de forma a conseguir visualizar a epiglote e tracioná-la com o conjunto, quando estiver utilizando lâmina reta e visualizando a glote do paciente. Com a mão esquerda introduzirá a cânula traqueal (Fig. 5.7), deslizando-a pela lâmina até o ponto que considerar adequado, mantendo-a firme e retirando o laringoscópio, isuflando o *cuff* com 8 a 10mL de ar, checando, a seguir, se o paciente está intubado, pelos mesmos métodos descritos anteriormente. Caso o médico queira segurar o laringoscópio com a mão esquerda, poderá fazê-lo; porém, dessa forma, o seu campo visual ficará limitado, dificultando o procedimento. O mesmo ocorrerá se quiser utilizar a lâmina curva. Vale lembrar que, ao invés de tracionar a epiglote, deverá posicionar a ponta da lâmina na valécula.

Esse método de intubação geralmente é utilizado em pacientes que se encontram presos às ferragens de um veículo e que necessitam de uma via aérea definitiva, como na Figura 5.8.

TÉCNICA ALTERNATIVA

Na hipótese de falha na obtenção de uma via aérea definitiva pelas técnicas descritas e ditas convencionais, além de cricotireoidostomia por punção e cricotereoidostomia cirúrgica, descritas adiante, existe a técnica de *intubação retrógrada*.

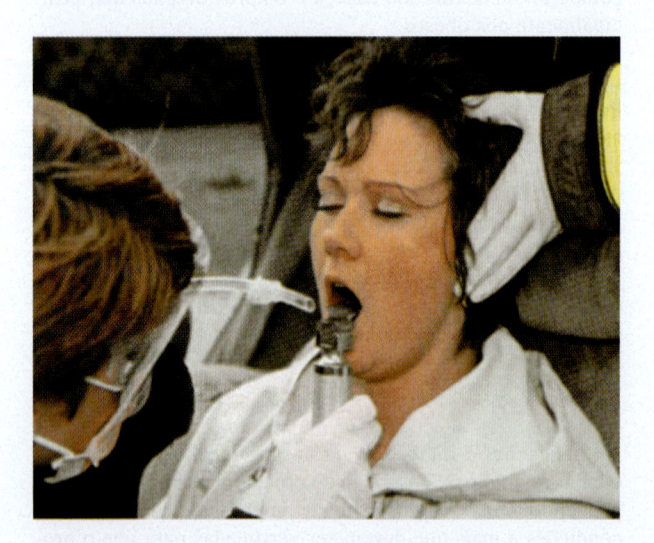

Figura 5.7 – Intubação orotraqueal face a face.

Procedimentos Cirúrgicos de Urgência ■ 25

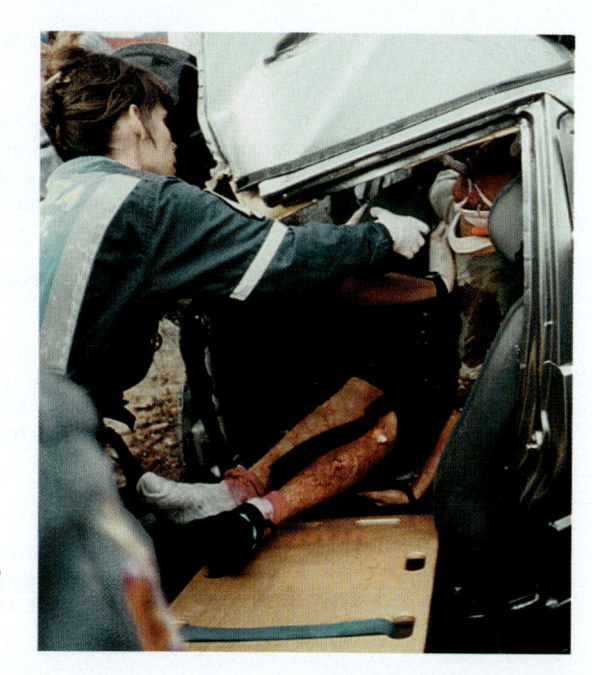

Figura 5.8 – Paciente em coma, intubado dentre as ferragens: foto mostra o momento em que se iniciará a retirada do paciente do veículo.

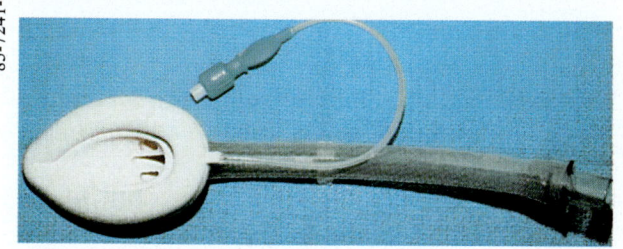

Figura 5.9 – Máscara laríngea.

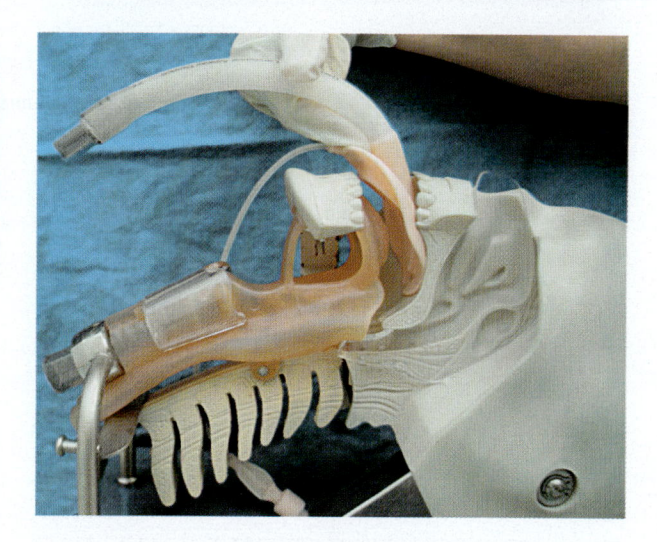

Figura 5.10 – Introdução da máscara laríngea (Foto gentilmente cedida pela Dra. Valéria Melhado).

Esta, às vezes, pode ser até melhor que a intubação cirúrgica, levando-se em conta que é menos agressiva e o tempo para sua realização é praticamente o mesmo. O médico precisa estar familiarizado com a técnica e deve haver material disponível. Este compreende, além do descrito para a técnica convencional, um fio-guia fino, flexível, mas resistente e longo o bastante para que possa percorrer toda a via aérea superior e ultrapassá-la de forma a "ser vestido pela cânula endotraqueal".

O médico, através de um cateter intravenoso calibroso, que pode ser um Jelco® número 14, conectado a uma seringa de 10mL, após assepsia do local, punciona a membrana cricotireóidea em ângulo de 45°. Ao notar saída de ar, mantém firme o conjunto seringa e mandril, introduzindo o cateter plástico na via aérea. O fio-guia apropriado é introduzido através do cateter até a orofaringe que, ao ser visualizado, deve ser tracionado com uma pinça de Kelly até fora da boca, na quantidade suficiente para que a cânula endotraqueal possa "vestir" esse guia. A pinça de Kelly é retirada e posicionada na outra extremidade do fio-guia que está no pescoço. Introduz-se a cânula, que é empurrada através do guia até que se a sinta tocar na parede anterior da laringe (local onde se puncionou com o cateter), retirando-se, então, o fio-guia por completo e terminando a introdução da cânula. Em seguida, deve-se checar o posicionamento da cânula por meio dos métodos já descritos. Esse procedimento não é recomendado a pacientes apnéicos, em virtude do tempo dispendido.

RECURSO DE RETAGUARDA

Outro recurso de apoio para que se consiga ventilação de forma adequada é a *máscara laríngea* (Fig. 5.9). Contudo, não se trata de uma via aérea definitiva, pois não há proteção completa da via aérea em caso de vômitos ou secreções.

As complicações do uso desse recurso são aspiração e laringoespasmo. Como vantagens, a máscara laríngea pode ser inserida às cegas, usada em crianças e adultos, em virtude da variada numeração e sua aplicação é relativamente fácil, desde que se conheça o equipamento e sua forma de introdução (Fig. 5.10). Na Figura 5.11, vê-se um fluxograma de abordagem da via aérea.

BIBLIOGRAFIA

PHTLS – *Basic and Advanced Prehospital Trauma Life Support*, Prehospital Trauma Life Support Committee of The National Association of Emergency Medical Technicians in Cooperation with The Committee on Trauma of The American College of Surgeons. Elsevier-Mosby, 5. ed., 2003.

Avaliação da Via Aérea Superior (A)

Abertura das vias aéreas*
Paciente consciente: pede-se que abra a boca e faz-se uma inspeção
Paciente inconsciente vítima de trauma: manobra de tração da mandíbula ou elevação do mento.
Descartado trauma: hiperextensão da cabeça e/ou coxins

Retirada de corpos estranhos e/ou aspiração

Considerar o uso de cânulas:
– Orofaríngea
– Nasofaríngea

Paciente respira?
Sim e adequadamente: oxigenação com máscara com reservatório
Não ou inadequadamente: ventilação com bolsa-valva-máscara

Paciente precisa de uma via aérea definitiva?

Sim

Pré-oxigená-lo e escolher o método:
– Orotraqueal
– Nasotraqueal

Com sucesso?

Sim

Manter ventilação assistida
Manter oximetria e capnografia

Não

Via aérea difícil, é possível manter a ventilação?

Sim
Intubação retrógrada
Fibroscópio

Não
Máscara laríngea
Cricotireoidostomia

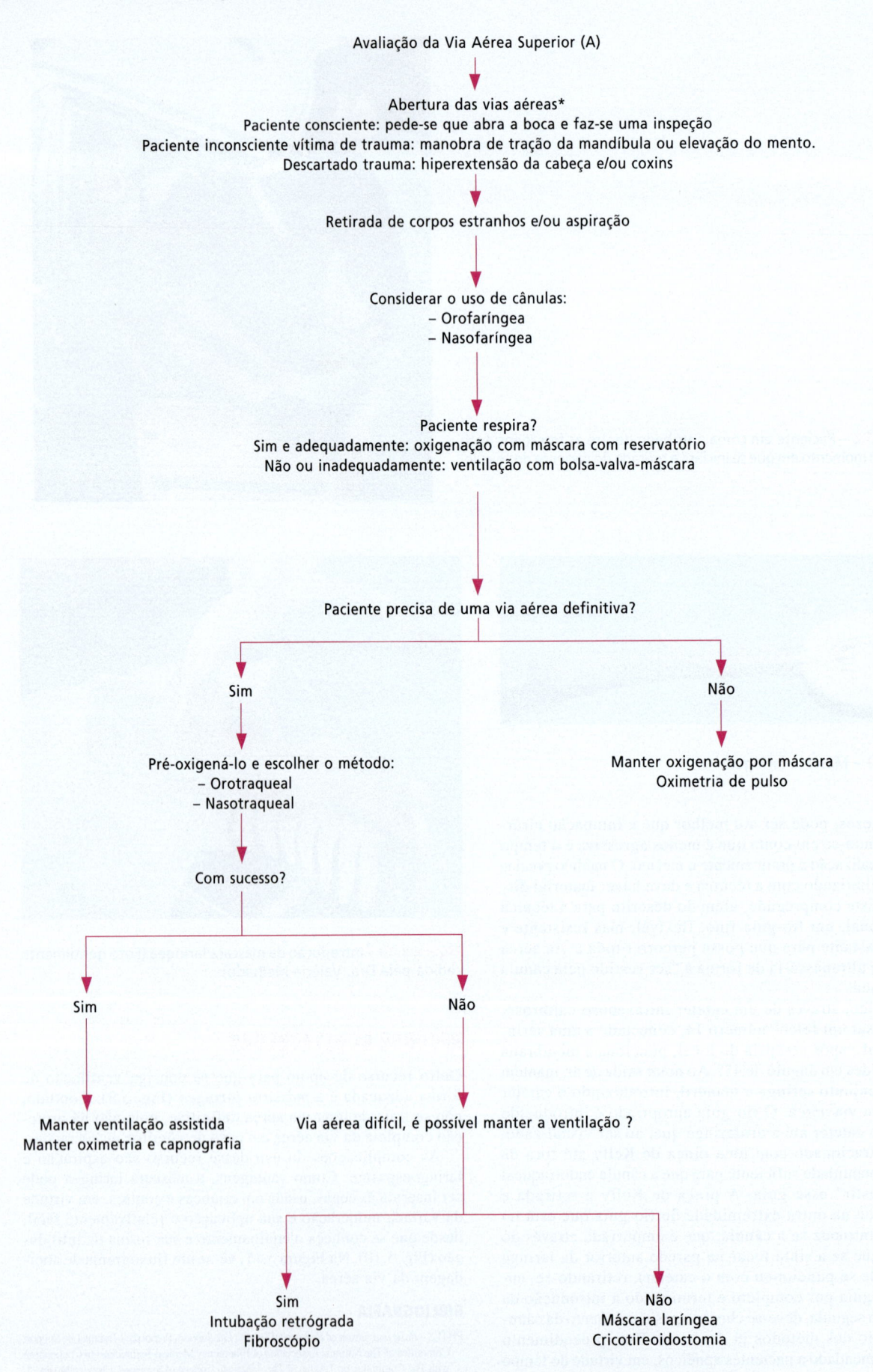

Não

Manter oxigenação por máscara
Oximetria de pulso

Figura 5.11 – Fluxograma de abordagem da via aérea. *Crianças: lembrar de utilizar coxim sob o dorso.

Traqueostomia e Cricotireoidostomia

Anói Castro Cordeiro ♦ Elaine Stabenow

INTRODUÇÃO

O intuito do presente capítulo é rever indicações, técnicas, cuidados e complicações referentes à traqueostomia e cricotireoidostomia, dois dos mais úteis procedimentos cirúrgicos de urgência empregados nas vias aéreas superiores.

Vias aéreas superiores (VAS) é a designação coletiva dos trechos iniciais do caminho do ar inalado aos pulmões e exalado para o ambiente exterior. Abrange uma seqüência de formações tubulares revestidas de mucosa que, iniciando-se nas *narinas, vestíbulos* e *fossas nasais*, se abrem por meio das *coanas* na parte superior da faringe, a *rinofaringe*. Aí, os dutos tomam caminho único e desembocam na *orofaringe*, local onde as VAS podem receber, acessoriamente, o ar que for inalado pela *boca*. No entanto, a passagem da matéria ingerida através da cavidade oral no sentido das vias estritamente aéreas é impedida, de norma, pela função valvular do órgão que se segue: a *laringe*. A luz da laringe é mantida sempre armada pela estrutura complexa de músculos, membranas e um delicado esqueleto de cartilagens, das quais a epiglótica, a tireóidea, as corniculadas e aritenóideas, assim como a cricóide, são as mais importantes. No espaço criado, há uma fenda, a *glote*, circunscrita pelas *pregas vocais*. A fim de evitar o ingresso de corpo estranho nas porções seguintes das VAS, durante a deglutição normal, o cerramento da fenda glótica se associa à elevação do corpo da laringe de encontro à epiglote e base da língua.

A cartilagem tireóidea é unida pela *membrana cricotireóidea* à cricóide. A traquéia começa na borda inferior desta e termina na *carina* traqueal que, para os cirurgiões, assinala o limite mais baixo das VAS. A partir daí, bifurcam-se os brônquios-fonte. As paredes traqueais são preservadas de colapso por 16 a 20 anéis cartilagíneos, incompletos em sua porção posterior, sucessivamente empilhados e fixados uns aos outros por meio de membranas elásticas: os ligamentos anulares. A face de trás, privada de cartilagem, é ocupada por uma faixa muscular longitudinal, o músculo traqueal (Fig. 5.12).

As relações topográficas da traquéia são valiosas para a cirurgia da região. Na frente, a glândula tireóide adapta seu istmo à face anterior dos anéis traqueais – segundo, terceiro e quarto, comumente. Caudais ao istmo se situam as veias tireóideas inferiores, vários linfonodos, às vezes a artéria ima e, em plano mais superficial, os músculos pré-tireóideos. Relacionados às faces laterais da traquéia encontram-se os lobos da tireóide, paratireóides, linfonodos, parte do timo e, não muito longe, o feixe vasculonervoso cervical profundo. Por trás da traquéia estende-se o esôfago e, em cada sulco traqueoesofágico, o nervo laríngeo recorrente.

O tronco braquiocefálico e a veia inominada podem ser encontrados na região cervical à frente da traquéia, embora, de hábito, a cruzem obliquamente já em situação retroesternal. Na fúrcula do esterno, com freqüência, o arco venoso que se forma entre o trecho final das duas veias jugulares anteriores passa transversal à linha mediana dos músculos pré-tireóideos: a linha branca. São relações que podem se tornar muito importantes na abertura da traqueostomia.

À frente do conjunto mencionado fica a camada adiposa que contém o músculo platisma e, mais superficialmente, o tegumento cutâneo.

Mais detalhes sobre a anatomia dessa região devem ser procurados em obras especializadas antes de se iniciar a prática de operações cervicais sobre as VAS[1].

As VAS constituem, portanto, um conduto facilmente exposto ao trauma direto, às doenças neoplásicas e infecciosas que comprometem face ou pescoço e que, se restringirem o fluxo de ar, podem pôr a vida em perigo. Hipóxia, anóxia e morte ocorrem em tempo muito curto. A intervenção terapêutica deve ser rápida.

De fato, desde os tempos mais remotos, o homem tem respondido à urgência em restabelecer a passagem do ar nas VAS por meio de variados métodos[2]. Um forte tapa nas costas, o abraço súbito e violento (manobra de Heimlich), a desobstrução mecânica, a ventilação boca a boca, bem como a passagem de tubo pela cavidade oral ou da fossa nasal são táticas enquadráveis no tipo mais direto, incruento, da terapêutica; seriam recursos primários, por prescindirem da cirurgia. Já a abertura da própria parede das VAS pertence a outra classe – a da terapêutica cruenta – que envolve incisões feitas com o especial objetivo de facilitar a respiração, garantir a assistência ventilatória prolongada e facultar a desinfecção das vias aéreas inferiores.

Como essa abertura traqueal se assemelha a uma boca ou estoma, ela recebe o nome de *traqueostomia*, expressão que tende a ser usada como sinônimo de *traqueotomia*, palavra cuja raiz – "tomia" – vem do grego τομε, que, na verdade,

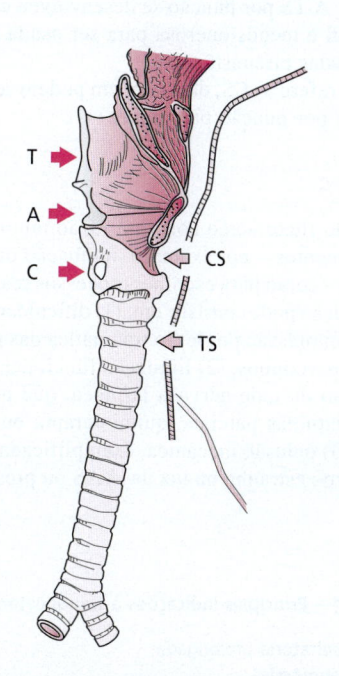

Figura 5.12 – Esquema das vias aéreas superiores (VAS) abaixo da epiglote. A metade direita da cartilagem tireóide (T) foi retirada para expor a prega vocal esquerda. Estão assinaladas a aritenóide (A) e a cricóide (C) e indicados os níveis onde são feitas a cricotireoidostomia (CS) e a traqueostomia (TS).

significa divisão ou corte e não orifício. De modo semelhante, se for executada apenas a simples secção através da membrana cricotireóidea, o nome do ato será *cricotireoidotomia* e, se resultar na formação de uma "boca", *cricotireodostomia*. Pode-se ainda lembrar que o nome *cricotomia* simplesmente indicaria com mais propriedade a incisão através da própria cartilagem cricóide, uma operação, aliás, que não se usa para tratar de obstrução de VAS.

Tanto a traqueostomia (TS) como a cricotireoidostomia (CS) são procedimentos que visam comunicar, de modo artificial, a luz da traquéia com o exterior do corpo.

Quanto à classificação das TS, dois tipos são considerados, conforme se baseiem na permanência visada ou nas circunstâncias em que é feita a operação. De acordo com a duração de uso planejada, a TS pode ser definitiva ou temporária. A definitiva é em geral término-cutânea, ou seja, resulta do corte completo da traquéia, cuja secção superior, em conjunto com a laringe, torna-se inoperante e o topo da parte inferior passa a se abrir diretamente no exterior do pescoço. É um procedimento muito usado como parte do tratamento das neoplasias laríngeas avançadas, e só por exceção em doenças benignas, quando se exige a exclusão total da invasão crônica das VAS por parte do conteúdo orofaríngeo. Na TS temporária, evita-se a secção completa da traquéia; o cirurgião recorta um orifício em sua parede anterior ou apenas a perfura e, assim, põe em comunicação o interior traqueal com o ambiente externo, embora mantendo a continuidade traqueolaríngea. Há, então, dois subtipos: (1) a TS incisional ou convencional, (2) a TS por punção. E, conforme as circunstâncias nas quais a TS for executada, há também duas classes: (1) a TS eletiva ou programada, quando a operação se processa em momento escolhido, com objetivo bem definido e paciente preparado; (2) a TS de urgência, empregada em situações especiais, na emergência de grave perigo de vida, quando o pronto atendimento se impõe perante a gravidade da obstrução respiratória.

A TS incisional tem técnica bem metodizada e há longo tempo eficaz. A TS por punção se desenvolveu como alternativa mais fácil e menos onerosa para ser usada eletivamente em determinadas circunstâncias.

No que se refere às CS, elas também podem ser incisionais ou realizadas por punção percutânea.

INDICAÇÕES

A restrição do fluxo aéreo constitui razão tanto para indicar recursos incruentos – por exemplo, intubação orotraqueal ou nasotraqueal – como para escolher processos realmente cirúrgicos. A restrição pode consistir em: (1) dificuldade anatômica, tal como a compressão por lesão traumática das próprias VAS ou dos tecidos vizinhos; (2) limitação funcional, como a causada por lesão da rede nervosa laríngea, que pode aparecer após laringectomias parciais, quimioterapia ou radioterapia da região e (3) oclusão mecânica, exemplificada por rolha de secreção, corpo estranho na luz das VAS ou pressão tumoral.

QUADRO 5.1 – Principais indicações à traqueostomia

- Falência respiratória prolongada
- Obstrução anatômica
- Insuficiência funcional crônica da laringe
- Excesso de secreção traqueobrônquica
- Suporte ventilatório mecânico intermitente
- Traumatismo regional

A identificação de sua causa ajuda a determinar se a obstrução vai ser tratada de maneira definitiva ou provisória, eletiva ou de urgência, e orienta na escolha entre intubação naso ou orotraqueal, TS e CS. As duas últimas são o objeto das seções que se seguem.

Traqueostomia

TS definitiva é decorrência obrigatória da laringectomia total. Pode, porém, ser indicada eletivamente a casos de grave alteração funcional laríngea com invasão crônica dos brônquios por secreções e matéria alimentar, o que ocorre depois de radio e quimioterapia ou em certas neuropatias graves.

A TS temporária incisional é bem metodizada, confiável, mais confortável e segura nas eventualidades relacionadas no Quadro 5.1.

A TS por punção se desenvolveu na contingência do grande aumento dos casos de intubação orotraqueal prolongada, em razão do aprimoramento técnico da ventilação de suporte empregada em doentes crônicos graves; muitas dessas cânulas orotraqueais têm de ser substituídas por TS, após certo tempo. Tendo em vista essa demanda, a técnica da TS por punção percutânea foi aperfeiçoada, preferivelmente assistida por endoscopia. Tem certas vantagens sobre a TS incisional: envolve menor manipulação do paciente, reduz o risco de instabilidade clínica, oferece melhor resultado estético e menor custo[3]. A punção, no entanto, não é segura em situações de urgência; em trauma agudo é contra-indicada de modo absoluto, por causa da necessária hiperextensão do pescoço do paciente. Além disso, utilizam-se guias pesados, dilatadores afiados e múltiplas dilatações que tornam o procedimento demorado e perigoso[3,4]. São contra-indicações relativas a instabilidade hemodinâmica, insuficiência respiratória grave, presença de grande bócio, coagulopatia, cirurgia cervical recente, obesidade mórbida e dificuldades próprias dos pacientes pediátricos[3].

Falência Respiratória Prolongada

A assistência ventilatória é exigida em casos de falência: (1) secundária à doença pulmonar grave; (2) que sucede no período tardio após trauma ou cirurgia; (3) originária de doença neurológica e (4) associada à falência de múltiplos órgãos.

Essa assistência constitui a mais comum das indicações de TS temporária[3,5] e envolve a intubação orotraqueal crônica, sem que haja consenso quanto ao momento ideal de trocá-la por outro método que a suporte por mais tempo, ou seja, a TS. Como complicações laríngeas podem aparecer desde o primeiro dia da intubação orotraqueal, em direta relação com sua delonga, especialistas em terapia intensiva sugerem que, se o prognóstico do doente for favorável e a dispensa da cânula orotraqueal estiver prevista para curto prazo, a intubação poderia ser mantida por 7 a 10 dias, sob monitoração endoscópica freqüente. Será, porém, substituída pela TS ao primeiro sinal de lesão laríngea relacionada à intubação ou tão logo o estado do doente prenuncie um período muito longo de assistência ventilatória obrigatória, o que, em geral, é previsível após o terceiro dia de intubação.

No entanto, nessa substituição da intubação orotraqueal prolongada, deve-se ter cautela especial quando se tratar de portadores de falência respiratória grave. Neles, a mínima interrupção da ventilação positiva pode deflagrar importante queda na oxigenação sangüínea, principalmente se já tiverem instabilidade hemodinâmica, coagulopatia, sepse ou síndrome da resposta inflamatória sistêmica. Nesse contexto, qualquer bacteremia induzida pelo procedimento da TS pode ter conseqüência muito grave ou fatídica. Surge então um motivo ponderável para adiar a substituição da intubação orotraqueal pela TS.

Uma vez instalada, porém, a TS é muito mais confortável. Exige menos sedação e analgesia, favorece a limpeza de secreções e diminui o espaço morto nas VAS. Permite ainda suporte ventilatório intermitente e proporciona recuperação mais rápida do traqueostomizado. A ocasião e a técnica mais adequadas para efetuá-la devem ser escolhidas após atento estudo de cada caso.

Insuficiência Funcional Crônica da Laringe

A falência do mecanismo valvular laríngeo é freqüente durante a radio e quimioterapia de tumores laríngeos, assim como após laringectomias parciais e no período de recuperação de doenças neurológicas. Desse modo, o doente passa a aspirar o material deglutido. A TS oferece a possibilidade de respirar livremente e, ao mesmo tempo, graças ao balonete, protege as VAS do fluxo de saliva, muco e detritos que descem pela orofaringe.

Obstrução Anatômica

A TS é também indicada antes ou durante procedimentos cirúrgicos de cabeça e pescoço que impliquem em risco de edema com obstrução mecânica de VAS, tal como é o caso das extensas ressecções de cavidade oral ou orofaringe, das laringectomias parciais e da extirpação de grandes tumores tireóideos que envolvam demorada manipulação dos nervos recorrentes[6]. Nessa ocasião, o período pós-operatório corre melhor e é mais tolerado em indivíduos no estado consciente. O próprio volume de alguns tumores, bem como certos processos infecciosos, constitui, eventualmente, causa de obstrução.

Excesso de Secreção Traqueobrônquica

A TS pode ser útil nos casos de ineficiência da tosse ou produção excessiva de secreção, que então pode ser retirada a intervalos, com um aspirador a vácuo, durante longo prazo.

Suporte Ventilatório Mecânico Intermitente

A TS permite suporte ventilatório mecânico com pressão positiva intermitente, a longo prazo e no âmbito domiciliar, em casos de acidente vascular cerebral, doenças neurológicas e semelhantes. Em alguns portadores de apnéia do sono, a TS pode ser feita para garantir o fluxo aéreo como *bypass*, ou seja, um curso alternativo ao das vias mais superiores.

Traumatismo Regional

A TS é indicada para acesso de urgência a fraturas laríngeas e a crianças politraumatizadas – grupo ao qual a CS é contra-indicada. Embora a CS seja preferível nos casos obstrutivos secundários ao trauma, a TS de urgência é indicada quando houver fratura laríngea.

Cricotireoidostomia

A CS aplica-se, em especial, aos politraumatizados que necessitem de suporte ventilatório e nos quais não seja possível realizar intubação orotraqueal. Pode ser usada de forma eletiva, por período limitado, para aspirar secreção pulmonar retida no período pós-operatório[7]. Entretanto, não há indicação para substituir a CS pela intubação orotraqueal crônica, pois não diminuirá o risco de estenose laríngea inerente a esta última técnica[8].

Embora a intubação orotraqueal ainda seja o procedimento de escolha para obter pronto acesso às VAS, há casos em que ela pode ser malsucedida e requerer abordagem mais agressiva. A CS torna-se preferível à TS por consumir menos tempo e ter menor risco de sangramento. As eventualidades adiante exemplificam a utilidade do método (Quadro 5.2).

Rebaixamento do Nível de Consciência

Acontece em traumatismo cranioencefálico, abuso de álcool e entorpecentes, choque hemorrágico e outras situações. Imobilizada e protegida a coluna cervical, são processadas as manobras de elevação do mento, tração anterior da mandíbula, limpeza de detritos e secreções com aspirador, acompanhadas do aporte de oxigênio. Se não houver melhora do nível de consciência, o índice de Glasgow se mantiver inferior ou igual a 8[4] e for impossível restabelecer, de modo definitivo, o fluxo das VAS pela intubação oro ou nasotraqueal, estará indicada a cricotireoidostomia.

Traumatismo Maxilofacial

CS é usada não só nas fraturas maxilofaciais com deslocamento da naso e orofaringe, como também na hemorragia e hipersecreção que impossibilitem o restabelecimento da função das VAS através da boca ou fossas nasais.

Traumatismo Cervical

O traumatismo cervical pode causar lesão vascular e hematoma, desvio e obstrução das VAS, bem como fraturas de laringe e traquéia; as conseqüências viriam a ser obstrução, sangramento e aspiração. A hipóxia resultante é percebível por agitação e cianose, enquanto o trauma de VAS se revela por estridor, rouquidão, enfisema subcutâneo e predomínio da atividade muscular acessória na respiração. Logo que seja obtida adequada estabilização da coluna cervical, deve-se tentar, com cautela, a intubação orotraqueal. Se houver suspeita de trauma traqueal fechado, pode-se tentar, de imediato, o endoscópio flexível[4]. No entanto, o acesso cirúrgico de urgência é necessário em boa parte desses pacientes. Em tese, é indicada a TS seguida de reparo da laringe, mas tal abordagem por vezes é difícil, em vista do sangramento profuso. A CS, embora não seja a medida ideal, pode salvar a vida do paciente.

Obstrução Aguda da Via Aérea

Durante a realização da TS convencional, em casos limítrofes de obstrução de VAS, como acontece em certos tumores de orofaringe que se estendem no máximo até a supraglote, ou no edema de glote, pode se instalar súbita oclusão, logo após sedar o paciente ou infiltrar-lhe o anestésico local. É então indicada a CS de urgência, com o fim de garantir a ventilação do doente.

QUADRO 5.2 – Indicações à cricotireoidostomia

- Rebaixamento do nível de consciência
- Traumatismo maxilofacial
- Traumatismo cervical
- Obstrução aguda da via aérea
- Aspiração da secreção traqueobrônquica

Aspiração da Secreção Traqueobrônquica

Em casos de retenção de secreções, principalmente após ato cirúrgico muito demorado, pode-se fazer a CS por punção, para auxiliar a limpeza traqueobrônquica[9]. Medida semelhante pode ser indicada às bronquiectasias.

TÉCNICA CIRÚRGICA

Em qualquer dos quatro procedimentos típicos adiante discutidos, o doente precisa estar tão tranqüilo quanto possível. De outro lado, a experiência prévia do operador é insubstituível; ele precisa de toda a calma, sem perda da firmeza e rapidez das decisões, tanto em circunstâncias eletivas como de urgência. Os motivos da indicação devem ser claros a ele e, os equipamentos adequados, disponíveis – mesa ou cama firme, iluminação do ambiente ou foco frontal, luvas, aventais, gorro, máscaras, óculos de proteção, instrumentos, aspiradores a vácuo, fonte de oxigênio, recursos anestésicos e de assepsia. As cânulas de traqueostomia (Fig. 5.13) devem ser apropriadas e ter seus balonetes testados.

Os pilares da técnica são o domínio da anatomia regional e o treinamento prévio.

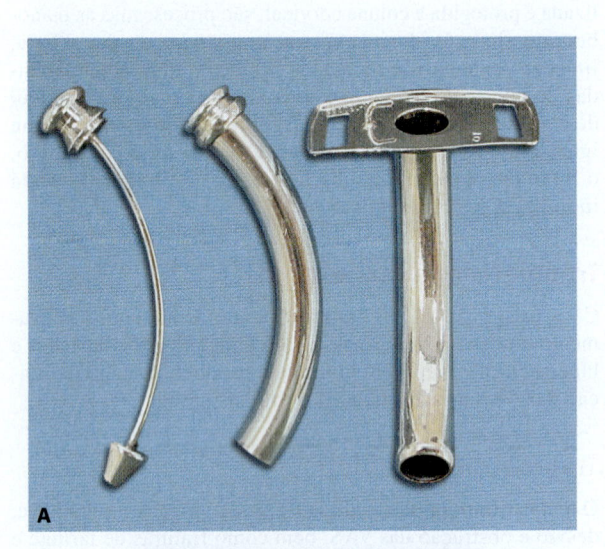

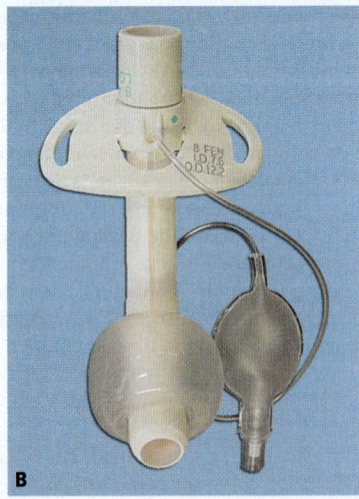

Figura 5.13 – Cânulas para traqueostomia e cricotireoidostomia: (*A*) Cânula metálica número 6. (*B*) Cânula plástica número 8, com balonete insuflado.

Traqueostomia Convencional
Preliminares

Em situação eletiva, a TS incisional, a céu aberto, é efetuada em sala do centro cirúrgico, sob anestesia geral. Após indução anestésica, procede-se opcionalmente à fibroscopia, com o fim de identificar possíveis obstruções e proceder à limpeza do conteúdo traqueobrônquico. A segurança, aliás, aumenta bastante quando a traquéia é observada através do fibroscópio, durante todo o procedimento, desde a sua abertura até a própria passagem da cânula traqueostômica; em particular nos casos em que esta é introduzida para substituir uma intubação orotraqueal antiga. A fibroscopia, no entanto, não é possível em algumas das neoplasias de orofaringe ou laringe – em certos casos nem mesmo a anestesia geral é viável. De qualquer modo, prevê-se, como tempo preliminar à incisão, uma sedação criteriosa, assepsia e anestesia local com lidocaína a 2%, sem vasoconstritor.

A TS do doente grave, em intubação orotraqueal prolongada, pode ser efetuada no leito da unidade de terapia intensiva (UTI) ou onde ele estiver internado, pois o transporte para o centro cirúrgico é capaz de provocar instabilidade clínica. Mesmo o curto período de uma acidental interrupção do fluxo venoso das drogas vasoativas é capaz de deflagrar parada cardíaca. Por outro lado, ao chegar à sala cirúrgica, nem sempre se encontram ventiladores mecânicos aptos para manter a necessária pressão positiva expiratória, tal como os da UTI, e que às vezes são indispensáveis.

No caso mais comum da TS eletiva, o paciente é operado em posição supina com o tórax mais alto, coxim sob os ombros e pescoço estendido – salvo quando houver suspeita de lesão da coluna cervical. São palpados os pontos de reparo mais importantes: osso hióide, cartilagem tireóide com sua típica incisura, cricóide e a membrana cricotireóidea que fica estendida entre essa cartilagem e a margem inferior da tireóide. Por fim, a traquéia e a glândula tireóide completam essa verificação básica para escolher o lugar do acesso e prevenir complicações. Desvios da traquéia, em relação à linha mediana do pescoço, são importantes. Por vezes, bócio, hematoma no espaço visceral do pescoço ou enfisema alteram a topografia. Ao pesquisar o local da traquéia, um motivo de erro a ser evitado de qualquer modo é a rotação inadvertida da cabeça para um dos lados, com o deslocamento da traquéia da linha mediana e avanço dos músculos e vasos.

Acesso

Com o paciente em posição, a anti-sepsia feita e o campo cirúrgico delimitado com lençóis estéreis, incisa-se a pele – em geral uma cervicotomia transversa anterior de 20 a 30mm de extensão – 10mm caudalmente à cricóide. Aprofundada até o plano pré-platismal, a dissecção eleva as margens superior e inferior da ferida, tal como no caso de uma tireoidectomia. A opção preferida de alguns é a secção cutânea retilínea, longitudinal e mediana, iniciada 5mm abaixo da cartilagem cricóide, estendida por 30mm e aprofundada através da linha média cervical (linha branca). A opção por um desses acessos firma-se na familiaridade que o cirurgião possua com a técnica. Vale, contudo, ressaltar que a cervicotomia transversa oferece melhor resultado estético, ao passo que a longitudinal pode ser mais rápida e ter menor risco de sangramento. Algumas vezes torna-se necessário seccionar o istmo tireóideo, se ele for volumoso ou difícil de ser afastado cranialmente. A rotina de certos serviços inclui a secção sistemática do istmo, na tentativa de prevenir laceração e sangramento do tecido tireóideo quando se tiver de repor uma cânula inadvertidamente removida no período pós-operatório precoce.

Incisão Traqueal

Terminado o acesso à traquéia, após breve revisão da hemostasia, pode ser instilada lidocaína a 2% na luz traqueal para diminuir o reflexo de tosse. A traquéia é desnudada e aberta a bisturi e tesoura. Não há, porém, consenso sobre qual é a melhor dentre as várias formas de incisar a parede traqueal[3,10]. Por exemplo:

- Secção vertical mediana anterior do segundo, terceiro e quarto anéis traqueais, sem retirar cartilagem, é a técnica mais usada na prática pediátrica[3].
- Incisão em "T" com o ramo horizontal traçado entre o primeiro e o segundo anel ou entre o segundo e o terceiro, enquanto o ramo vertical se estende pela linha mediana dos dois anéis inferiores.
- Incisão em "H" horizontal ou vertical.
- Confecção de retalho de traquéia em forma de "janela dobrável", sem ressecar cartilagem.
- Incisão em janela, mas com ressecção da parte central dos anéis traqueais, técnica que alguns supõem levar a certo índice de estenose[3,10] (Fig. 5.14).

Qualquer que seja a preferência, é útil o balizamento das bordas da incisão traqueal com dois pontos-guias, de fio inabsorvível, deixados bem longos para indicar a direção que a cânula deve tomar em sua eventual reintrodução. Se o doente estiver intubado pelo anestesista, deve-se tomar cuidado para não ferir o balonete da cânula orotraqueal, em especial nos portadores de baixa reserva pulmonar. O uso de eletrocautério é desaconselhado durante ou após a abertura da traquéia, pois há registros de incêndio assim provocado em VAS sob alta concentração de oxigênio.

Instalação da Cânula

Após a abertura da traquéia, traciona-se aos poucos e cranialmente o tubo orotraqueal da anestesia, através do qual secreção e detritos são sugados. Só então a cânula traqueostômica previamente lubrificada, com seu balonete vazio – se o tiver – e munida do mandril, é introduzida com suaves movimentos de rotação. Posicionada, retira-se o mandril, insufla-se o balão próprio do aparelho traqueostômico com mínimo volume necessário para evitar a passagem de ar ou muco entre a cânula e a traquéia. É recomendável, por segurança, só completar a manobra da extubação oral depois de estar assegurada a conexão entre a cânula traqueostômica e o aparelho de ventilação. Podem ser dados pontos de fio inabsorvível (Mononylon® 4-0) nas extremidades do corte da pele, para diminuir sua extensão, porém sem apertá-lo em torno da cânula traqueostômica. Os cadarços, por fim, são atados em volta do pescoço, com um laço que permita a fácil retirada da cânula em caso de necessidade. O procedimento é complementado por minuciosa ausculta do tórax.

Traqueostomia por Punção

Preliminares

A traqueostomia por punção deve ser realizada por um grupo familiarizado com o procedimento da TS convencional e, portanto, apto a resolver problemas relacionados à hemorragia ou obstrução de VAS. No mínimo, devem estar presentes um médico para o processo cirúrgico, outro para o manuseio do fibroscópio e um para cuidar da ventilação e condições gerais do doente.

A posição do paciente é similar à adotada para a TS convencional, com ênfase na elevação do dorso, 30 a 40°, para reduzir a pressão venosa cervical. A anestesia geral decorre sob alta concentração de oxigênio e bloqueio neuromuscular. A laringotraqueobroncoscopia é feita com o auxílio de conexões que permitam manter a ventilação mecânica concomitante ao avanço do aparelho. Deve-se atentar para o aumento da pressão expiratória gerado pela presença do fibroscópio na luz traqueal. É fundamental adequá-la aos níveis da pressão positiva expiratória final oferecida pelo aparelho de ventilação. A endoscopia peroral prevê o diagnóstico de lesões eventuais e permite a contínua vigilância endoscópica do procedimento. Após anti-sepsia cutânea e palpação dos pontos de reparo anatômico, recomenda-se a infiltração do local com lidocaína a 2% e vasoconstritor, para diminuir o risco de sangramento. Há no comércio pacotes com todo o material necessário para TS por punção.

Acesso

Incisão vertical, a bisturi, da pele e subcutâneo, na linha mediana, iniciada 10mm abaixo da cartilagem cricóide, com 10 a 15mm de extensão. Exposição da membrana entre o primeiro anel traqueal e o segundo ou entre este e o terceiro. Na linha média dessa membrana, introduz-se, sob aspiração contínua, uma agulha envolta por cateter (calibre 14). A franca entrada de ar na seringa indica que o interior da traquéia foi atingido. A escolha do local adequado e a inserção da agulha na luz traqueal são monitoradas pela visão endoscópica que se presta, ainda, para diagnosticar sangramento e diminuir bastante o risco de perfuração acidental da parede posterior da traquéia[3]. A agulha é retirada. Através do cateter que ela deixa, é passado um fio-guia metálico flexível com extremidade em "J", colocado caudalmente pelo interior da traquéia. O cateter é removido e sobre o fio-guia são introduzidos sucessivamente dilatadores de diâmetros progressivos até atingir um que seja levemente superior ao da cânula de traqueostomia desejada. Em vez disso, pode-se lançar mão do dilatador em peça única, cônica. Durante a dilatação, pode haver fratura de anéis traqueais, o que de regra não traz maior complicação, porém o operador deve certificar-se de que não se desprenderam fragmentos na luz da traquéia.

Instalação

Obtido o orifício na cartilagem, a cânula é introduzida, já lubrificada e com o balão totalmente desinsuflado. Se ainda houver muita resistência, a dilatação é repetida – há casos em que uma pinça hemostática ajudará. Retira-se o fio-guia após inserção da cânula, cuja posição é confirmada por endoscopia, o balonete é insuflado e a cânula, fixada. Verificam-se, então, a expansibilidade de ambos os pulmões e as demais condições da laringe. Ao retirar o fibroscópio, convém investigar se resta sangramento endoluminal apreciável, cranialmente ao balão. O endoscópio pode ser ainda introduzido pela própria cânula traqueostômica para confirmar sua posição, aspirar secreções e avaliar se há sangramento caudalmente ao balão.

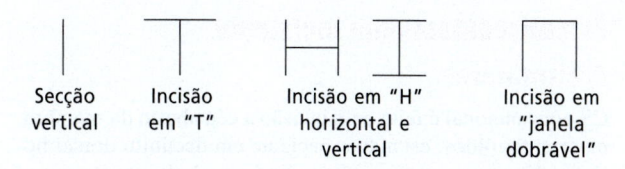

Figura 5.14 – Alguns dos tipos mais comuns de incisão traqueal.

Cricotireoidostomia Incisional
Preliminares

CS convencional é feita com incisão a céu aberto da membrana cricotireóidea, estando o paciente em decúbito dorsal horizontal e pescoço em posição neutra, com alinhamento manual da coluna cervical[4,9] – em vítimas de trauma. Nos casos de intervenção eletiva, pode ser efetuada à beira do leito, com o pescoço estendido, utilizando-se apresentações comerciais que contêm o equipamento necessário[7]. A incisura laríngea, a cricóide e a fúrcula esternal são palpadas. Feita a anti-sepsia, estabiliza-se a laringe entre os dedos indicador e polegar de uma das mãos e infiltra-se anestésico local (lidocaína a 2%) no estrato cutâneo sobre o local da membrana cricotireóidea. Pequeno volume de anestésico pode ser instilado na própria luz da traquéia, através dessa membrana, para diminuir o reflexo de tosse.

Acesso

Pratica-se então uma incisão transversa na pele, feita com bisturi por cerca de 20mm, aprofundada até a membrana cricotireóidea, com o cuidado de não seccionar ou lesar a cartilagem cricóide. Em geral, não há sangramento, pois as veias de maior calibre se dispõem mais lateralmente. Uma pinça hemostática curva é inserida para dilatar a abertura e, depois, um aspirador de secreções rígido.

Instalação

A seguir, deve-se inserir, em direção caudal, um pequeno tubo endotraqueal ou uma cânula de traqueostomia com diâmetro de 5 a 7mm[4]. Após inflar o balão com mínimo volume necessário para não haver escape de ar, pode-se iniciar a ventilação do doente. O maior cuidado tem de ser tomado em crianças para não danificar a cartilagem cricóide, que é a única estrutura anelar completa que suporta a traquéia alta. Assim, sempre que possível, deve-se evitar CS cirúrgica em crianças menores de 12 anos e preferir a traqueostomia ou CS por punção. A CS incisional é um procedimento temporário a ser substituído tão logo haja condições clínicas. Permite apenas o uso de cânulas de pequeno calibre, que favorecem a estenose subglótica, uma das complicações mais difíceis de ser corrigidas[11].

Cricotireoidostomia por Punção
Acesso

Com o doente deitado na mesma posição da CS incisional, são feitas anti-sepsia e infiltração de anestésico local na frente da membrana cricotireóidea. Coloca-se então, através da membrana cricotireóidea, uma agulha grossa (calibre 12 a 14 para adultos, 16 a 18 para crianças)[9] revestida de cateter plástico e conectada a uma seringa. A agulha é direcionada caudalmente, para formar um ângulo de 45° com a pele da região cervical.

Instalação

A seringa deve ser mantida sob constante aspiração durante a lenta introdução da agulha. A aspiração de ar é o sinal de que se atingiu a luz traqueal e já é permitido recuar agulha e seringa enquanto se introduz o cateter plástico, até atingir um nível abaixo da obstrução. Pequena incisão transversal através da pele, feita com lâmina de bisturi número 11, pode ser feita para facilitar a introdução do cateter plástico. Com um cateter de oxigênio a 15L/min, um conector em "Y" e adequada fixação do conjunto de cateteres, realiza-se a ventilação intermitente – um segundo de insuflação e quatro de expiração espontânea – seguida de inspeção e ausculta do tórax. Pode-se oxigenar satisfatoriamente, por 30 a 45min, o doente que não tiver grande alteração traumática da parede torácica; acima desse período haverá retenção de dióxido de carbono, pois a expiração não é adequada. Esse fato contra-indica a CS por punção em traumatismo cranioencefálico, uma vez que a retenção de dióxido de carbono agrava o edema cerebral.

A CS por punção deve ser substituída por traqueostomia em 30 ou 45min, tão logo as condições do paciente permitirem.

CUIDADOS PÓS-OPERATÓRIOS E COMPLICAÇÕES

O melhor modo de prevenir complicações é associar boa técnica cirúrgica a bons *cuidados pós-operatórios*. Destes, o primeiro item é atar as fitas do pescoço para, sem estrangulá-lo, impedir o deslocamento da cânula em eventuais mudanças de decúbito ou manobras fisioterápicas. Por outro lado, as conexões com o respirador mecânico devem ser leves, flexíveis e constantemente monitoradas, a fim de prevenir angulação dos tubos, tração lesiva à mucosa traqueal ou outras causas de obstrução.

É imprescindível higiene local, renovação freqüente dos pensos e troca da cânula a cada semana ou mais amiúde, se preciso. A umidificação do ar e a limpeza endotraqueal por aspiração cooperam com a fisioterapia respiratória, para que o paciente expulse a secreção e não se produzam rolhas traqueobrônquicas. A manutenção da cânula metálica (Fig. 5.13), que possui segmentos encaixáveis e facilitam muito a limpeza interna, é mais fácil para os cuidados em casa.

Na ocasião do fechamento do traqueostoma, é indispensável comprovar as boas condições da função laringotraqueal. Quando houver balonete, esvaziá-lo, investigar e tratar previamente a possível aspiração de saliva. Em condições satisfatórias, recomenda-se substituir a cânula por outras de calibre menor, sucessivamente, até a retirada completa; enquanto o estoma ainda estiver aberto, a simples pressão digital permite tossir e falar. A seguir, o traqueostoma é mantido fechado por alguns dias. Caso se perceba equívoco na escolha da ocasião para o cerramento, é fácil repor a cânula. Às vezes, uma pequena fita adesiva ajuda a manter o orifício cutâneo ocluído, porém a vedação hermética, apenas da pele, favorece enfisema subcutâneo local, sobretudo quando o fechamento for precoce ou houver obstáculo à passagem do ar pela laringe.

Complicações em TS podem ocorrer em 1 a 40% dos casos e predominam no primeiro trimestre[5,12]. Doentes pediátricos, bem como portadores de trauma craniano, obesos, queimados ou seriamente debilitados, mostram-se mais suscetíveis. As complicações são duas a cinco vezes mais comuns em urgências do que em TS eletivas[5]. São comentadas adiante em três grupos: (1) *imediatas*, que ocorrem durante ou no final do procedimento; (2) *precoces*, em horas ou dias após a operação; (3) *tardias*, após esse período[2,13] (Quadro 5.3).

Complicações Imediatas
Obstrução das Vias Aéreas

Durante a execução da TS, pode ocorrer hipóxia em portadores de insuficiência respiratória grave ou excessivamente sedados e até como consequência do edema em razão da infiltração anestésica local. É bom avaliar, de início, o grau dessa insuficiência, em especial nos grandes tumores de cabeça e pescoço ou em processos inflamatórios graves das VAS. Só então começar o ato, solicitando a colaboração do paciente para se tranqüilizar e assumir a posição semi-sentada, com leve extensão do pescoço. Em caso de grande dificuldade respiratória, pode-se usar corticóide parenteral. Se a obstrução for completa, escolhe-se começar pela CS por punção e ventilar o doente com oxigênio sob pressão até haver condições mais adequadas para a TS.

Hemorragia e Hematoma

Perda sangüínea, em virtude de involuntária lesão de veias jugulares anteriores, tireóideas médias e do istmo, durante a TS convencional, é a mais comum das complicações imediatas; ocorre em 3 a 4%, principalmente em TS de urgência[5]. Nas operações eletivas, é boa técnica não abrir a traquéia enquanto houver sangramento no campo; apenas em caso de urgência extrema a obtenção de via aérea pérvia terá prioridade máxima, o exsudato hemorrágico fortuito será simplesmente tamponado ou aspirado e a hemostasia definitiva, adiada. Sempre que a hemorragia for prognosticável, aconselha-se o acesso por cervicotomia longitudinal mediana, que reduz o risco de ferir vasos. No caso da TS por punção, um sangramento imprevisto, mas não muito intenso, é, em geral, controlável pela própria pressão da cânula traqueostômica. Na CS, esse risco é minimizado se for mantido bom acesso na linha média.

Invasão de Secreções na Traquéia e nos Brônquios

Secreções podem fluir pela árvore traqueobrônquica durante a TS e causar complicações pulmonares graves. Por isso, logo que a traquéia esteja aberta, antes de introduzir a cânula de TS ou CS, aspiram-se secreções, sangue, coágulos e resíduos por acaso presentes no local.

Falso Trajeto e Lesão da Parede Posterior da Traquéia

Em situações de urgência, em pessoas com pescoço curto ou mobilidade cervical restrita, a cânula de TS pode inadvertidamente ser inserida por fora da traquéia. Mais comum é o trajeto anterior à traquéia; aumenta, então, o risco de pneumotórax. Outros caminhos falsos são os laterais – suscetíveis de lesar também vasos e nervos – e os trajetos que avançam pelo plano posterior à traquéia. Esse plano pode ser atingido não só por via lateral como pela transfixação direta da traquéia com perfuração de sua parede posterior e, assim, vir a lesar o esôfago. Este último modo é mais ligado com a CS. Quando associada à TS percutânea, a fístula traqueoesofágica pode decorrer da introdução dos dilatadores, de modo agudo. O risco será reduzido, mas não completamente evitado, pela monitoração endoscópica contínua, bem como pela familiaridade do operador com os procedimentos de punção. O reparo cirúrgico definitivo é obrigatório no momento em que for feito o diagnóstico. É bom lembrar que, em certos casos, uma incisão transversal, muito ampla e desviada para um dos lados da traquéia, expõe mais diretamente o esôfago. Modo geral, falsos trajetos podem ser suspeitados na eventual dificuldade de ventilar através da cânula e quando se registrar enfisema subcutâneo. Conduta cirúrgica profilática muito útil é o reparo das bordas do orifício traqueal com pontos a serem tracionados enquanto a cânula é introduzida com cuidado e sob visão direta.

QUADRO 5.3 – Complicações da traqueostomia e cricotireoidostomia

- *Complicações imediatas*
  - Obstrução das vias aéreas
  - Hemorragia ou hematoma
  - Invasão de secreções na traquéia e nos brônquios
  - Falso trajeto e lesão da parede posterior da traquéia
  - Paralisia de pregas vocais
  - Reflexo vagal
- *Complicações precoces*
  - Hemorragia
  - Oclusão e deslocamento da cânula
  - Enfisema subcutâneo, pneumomediastino e pnemotórax
  - Aumento da pressão intracraniana
  - Infecção
- *Complicações tardias*
  - Fístula hemorrágica
  - Estenose, granuloma, traqueomalacia
  - Fístula traqueoesofágica
  - Fístula traqueocutânea
  - Pneumonia

Paralisia de Pregas Vocais

Percebida após a TS, pode estar relacionada ao falso trajeto lateral com lesão do ramo recorrente do nervo laríngeo inferior.

Reflexo Vagal

Durante a dissecção para acesso à traquéia, a manipulação de ramos do nervo vago pode estimular o reflexo depressor da freqüência cardíaca e da pressão arterial, correndo o risco de provocar parada cardiorrespiratória.

Complicações Pós-operatórias Precoces
Hemorragia

É a mais comum das complicações também no pós-operatório precoce. De hábito, decorre da lesão de pequenos vasos próximos à pele que sangram com o aumento da pressão arterial ou intratorácica, por ocasião de tosse ou vômito. Se não cessar espontaneamente, deve ser pesquisada coagulopatia. A simples compressão local e o uso de gaze embebida em adrenalina podem ser recursos terapêuticos iniciais úteis. Poucos doentes necessitam da revisão cirúrgica da hemostasia.

Oclusão ou Deslocamento da Cânula

Oclusão da cânula pode seguir-se à má posição ou tamponamento de sua abertura interna por abaulamento da parede traqueal posterior, por coágulos ou secreção. A oclusão incide em torno de 2,5%[5]. O deslocamento ocorre principalmente durante o transporte e as trocas de decúbito; se inadvertido, pode se tornar complicação fatal. São fatores predisponentes: edema cervical pós-operatório, cânula de tamanho inadequado e obesidade. Sua incidência é estimada em até 7%[5]. O tratamento inclui aspiração a intervalos, umidificação do ar e manutenção da estabilidade das conexões do respirador mecânico. Deve-se reajustar o cadarço de fixação da cânula para permitir a passagem de um dedo entre ele e o pescoço do paciente. Em casos de alto risco de ser deslocada, a própria cânula é fixada à pele com pontos cirúrgicos. A tranqüilidade, no momento de recolocar ou trocar a cânula, depende tanto da facilidade em desatar o cadarço como da presença dos pontos que foram postos nas bordas da traquéia no momento de sua abertura.

Enfisema Subcutâneo, Pneumomediastino e Pneumotórax

O enfisema subcutâneo é sinal importante de má posição ou obstrução da cânula. Pode também ser causado por dissecção cirúrgica extensa demais, pressão de ventilação mecânica elevada ou fechamento precoce da incisão. Pneumomediastino e pneumotórax foram descritos em 10% na população pediátrica; ocorrem em até 4% nos adultos e associam-se às grandes dissecções laterais e caudais do plano pré-traqueal[5]. O diagnóstico se faz, em princípio, por exame clínico, palpação e ausculta do tórax. Na ausência de sinais e sintomas sugestivos, pode-se dispensar a radiografia pós-operatória, dado o baixo risco e a pouca repercussão do pneumotórax no adulto.

Aumento da Pressão Intracraniana

A interrupção, mesmo que muito breve, da ventilação no momento de introduzir a cânula aumenta a hipertensão intracraniana preexistente, pois eleva a pressão parcial de dióxido de carbono ou deprime transitoriamente a saturação de oxigênio. O aumento da pressão é ainda maior durante a TS percutânea, por causa da compressão que se faz no pescoço.

Infecção

CS e TS são consideradas operações contaminadas, mas é raro surgir infecção importante na vigência de boa higiene local. Não é recomendada antibioticoterapia profilática[5,14]. Sinais de infecção peritraqueostoma ou leve celulite são comuns e tratáveis com anti-sépticos tópicos e aspiração de secreções. Registram-se abscessos em feridas muito manipuladas e em descolamento extenso de retalho; impõem-se então drenagem e antibioticoterapia sistêmica. Traqueíte – que pode decorrer de lesão mecânica, ressecamento da mucosa traqueal, má posição da cânula ou aspiração inadequada – agrava o risco de estenose subglótica. Osteomielite clavicular e esternal são complicações muito raras, em geral associadas a radioterapia prévia, esvaziamento cervical, diabetes e desnutrição. Dor à movimentação do ombro e fístulas na região são os sinais clínicos. Mediastinite é complicação grave, embora muito rara, e denuncia-se por febre alta, adinamia, dor torácica e alargamento mediastinal aos raios X; trata-se com antibioticoterapia, debridamento cirúrgico e drenagem. Bacteremia pelo *Staphylococcus epidermidis* ou outros germes pode ocorrer após TS. Pneumonia ou abscesso pulmonar por infecção broncoalveolar são raros e podem se relacionar à presença de *Staphylococcus aureus* e *Pseudomonas* sp. na secreção[5].

Complicações Pós-operatórias Tardias

Complicações tardias incidem sobre 8 a 30%[2,12,15]. Podem piorar a qualidade de vida do paciente, mas raramente o põem em perigo.

Fístula Hemorrágica

Escarificação da granulação peritraqueostômica ou ferida causada pela cânula da TS podem gerar perda tardia de sangue. Quando for, no entanto, arterial e surgir de 1 a 3 semanas após a abertura da TS, levanta a suspeita de erosão arterial iminente, ou seja, o temido sangramento sentinela, que precede de 3 dias a 1 semana a hemorragia maciça da *fístula tráqueo-inominada*. A erosão da artéria inominada é referida em cerca de 0,6%[3]. Tem como fatores predisponentes: (1) TS efetuada abaixo do quarto anel traqueal; (2) excessiva pressão do balão e (3) movimentação da ponta da cânula ou topografia anômala da artéria inominada, muito cranial, tal como ocorre em alguns brevilíneos[16]. Requer urgente intervenção cirúrgica, porém menos de 15% dos casos são salvos. A oclusão manual, direta, pode servir para controlar a hemorragia até que sejam realizadas transfusão, anestesia geral e exploração em sala cirúrgica. Havendo suspeita de necrose traqueal, é imperativo proceder à broncoscopia e preparar o paciente para a exploração vascular do mediastino. O reparo cirúrgico da lesão da artéria inominada inclui a interposição de tecido viável para isolá-la da traquéia – em geral um retalho muscular pediculado. No que se refere à prevenção, repetem-se as recomendações: usar cânula com balão de baixa pressão em TS a ser mantida por longo prazo, redobrar os cuidados profiláticos quanto a infecção local e posicionamento da cânula e conexões.

Estenose, Granuloma e Traqueomalacia

Essas complicações da TS, por vezes ligadas ao atrito e à compressão, podem importar em alterações anatomofuncionais das VAS. O estreitamento pode surgir no nível do traqueostoma, do balonete ou em ambos, como resultado de fibrose, granuloma ou colapso das paredes enfraquecidas da traquéia. Estenose traqueal, subglótica, é a principal complicação tardia[15], incidindo em torno de 2%[5] dos casos, na maioria de intubação orotraqueal crônica. Sua real incidência é subestimada, pois a maior parte das TS de longa duração é efetuada em internados nas UTI e 60% deles não sobrevivem[5]. Algumas alterações da intubação orotraqueal, erroneamente atribuídas à TS, podem ser causadas por cuidado pós-operatório inadequado, tração excessiva sobre o traqueostoma, limpeza e umidificação insuficientes. Quando muito insuflado, o balão de alta pressão, ou mesmo o de baixa pressão, é relacionável à estenose traqueal. No exame clínico, é necessário que o diâmetro da passagem aérea se reduza mais do que 75% para que surja estridor em repouso[2]. Graus moderados de estenose podem levar à tosse, dificuldade de expectoração, dispnéia aos esforços e, por vezes, a um quadro que se confunde com asma refratária. Para o diagnóstico dessas complicações tardias da TS convencional temporária podem ser úteis: tomografia computadorizada das VAS, fibrobroncoscopia, laringotraqueoscopia e provas de função pulmonar para avaliar o grau funcional do impedimento[2,12,15]. O tratamento da estenose pode ser feito por dilatações e ressecção endoscópica; contudo, lesões com mais de 4cm de extensão exigem ressecção cirúrgica e anastomose traqueal términoterminal[2]. Como medida de suporte, após identificar a obstrução associada, pode ser utilizado um tubo em "T" de Montgomery. Nos granulomas, pode-se lançar mão da ressecção a *laser*. Mais uma vez, a boa técnica operatória é fator profilático da maior valia. Destacam-se ainda: uso da cânula de tamanho adequado colocada sem tração, preferência por balões de alto volume e baixa pressão, conexões leves, cuidados locais como a criteriosa limpeza do local e da cânula.

Fístula Traqueoesofágica

Nos procedimentos cirúrgicos abertos, a fístula traqueoesofágica é tardia e associa-se à erosão da parede traqueal posterior. Cânula com balão insuflado em demasia e a concomitante presença de sonda nasogástrica predispõem a essa complicação. A fístula traqueoesofágica é rara (0,01%), porém apresenta alta morbimortalidade (mortalidade de 70 a 80%)[17]. Os primeiros sinais são dilatação gástrica, tosse durante deglutição de alimentos e saliva, aumento do volume da secreção traqueal, às vezes com restos alimentares. O diagnóstico pode ser feito pela ingestão de azul de metileno e verificação com endoscopia e broncoscopia. O tratamento consiste em cuidadoso reparo cirúrgico.

Fístula Traqueocutânea

É a persistência da comunicação entre traquéia e superfície cutânea, após a retirada da cânula. Ocorre em traqueostomizados por longo período e está associada à epitelização do estoma. Infecção, granuloma ou estenose de via aérea acima do pertuito podem ter papel etiológico. Na ausência dessas condições associadas, deve-se programar o fechamento cirúrgico com retalhos locais.

Pneumonia

A inalação direta do ar ambiente pela TS ou CS faz perder o aquecimento e toda a proteção física e imunitária oferecida pelos segmentos iniciais das VAS, resultando em maior incidência de infecções pulmonares.

REFERÊNCIAS BIBLIOGRÁFICAS

1. HOLLINSHEAD, W. *Anatomy for surgeons – Head and neck*. 2. ed. New York: Harper & Row, 1968, 619p.
2. WOOD, D.E., MATHISEN, D. J. Late complications of tracheotomy. *Chest Med.*, v. 12, p. 597-609, Sep., 1991.
3. GOLDSTRAW, P.; MORGAN, C. Surgical techniques: tracheostomy. In: PEARSON, F. G.; COOPER, J. D.; DESLAURIERS, J. et al. *Thoracic Surgery*. 2. ed. New York: Churchill Livingstone, 2002. Cap. 19, p. 375-383.
4. JAMEEL, A.; APRAHAMIAN, C. Airway and ventilatory management. In: JAMEEL, A.; APRAHAMIAN, C.; RICHARD, M. et al. *Advanced Trauma Life Support for Doctors, Instructor Course Manual*. 6. ed. Chicago: American College of Surgeons, 1997. Cap. 2, p. 63-95.
5. GOLDENBERG, D.; ARI, E.; GOLZ, A. et al. Tracheotomy complications: a retrospective study of 1130 cases. *Otolaryngol Head Neck Surg.*, v. 123, p. 495-500, 2000.
6. CUMMINGS, C. W.; ESCLAMADO, R. M. Management of the impaired airway in adults. In: CUMMINGS, C. W.; FREDRICKSON, J. M.; HARKER, L. A., et al. *Otolaryngology – Head and Neck Surgery*. 3. ed. St Louis: Mosby, 1998. Cap. 108, p. 2037-2053.
7. MATTHEWS, H. R.; HOPKINSON, R. B. Treatment of sputum retention by minitracheotomy. *Br. J. Surg.*, v. 71, p. 147-150, Feb., 1984.
8. BURKEY, B.; ESCLAMADO, R. The role of cricothyroidotomy in airway management. *Clin. Chest Med.*, v. 12, v. 561-571, Sep., 1991.
9. BURACK, J.; DRESNER, L. Pathophysiology and initial management of trauma. In: PEARSON, F. G.; COOPER, J. D.; DESLAURIERS, J. et al. *Thoracic Surgery*. 2. ed. New York: Churchill Livingstone, 2002. p. 65, p. 1791-1793.
10. LULENSKI, G. C.; BATSAKIS, J. G. Tracheal incision as a contributing factor to tracheal stenosis. An experimental study. *Ann. Otol. Rhinol. Laryngol.*, v. 84, n. 781-786, Nov./Dec., 1975.
11. GRILLO, H. C.; DONAHUE, D. M. Postintubation tracheal stenosis. Treatment and results. *J. Thorac. Cardiovasc. Surg.*, v. 109, p. 486-492; discussion p. 492-483, Mar., 1995.
12. VIAU, F.; LEDEDENTE, A.; LE TINIER, Y. Complications de la trachéotomie. *Rev. Pneumol. Clin.*, v. 44, p. 24-32, 1988.
13. HOJAIJ, F.; STABENOW, E.; NISHIO, S. et al. Complicações da traqueostomia: técnica convencional. *Rev. Bras. Cir. Cab. Pesc.*, v. 32, p. 43-45, jul./ago./set., 2003.
14. WANG, R.; PERNMAN, P.; PARNES, S. Near fatal complications of tracheotomy infections and their prevention. *Head and Neck*, v. 11, p. 528-533, 1989.
15. STABENOW, E.; CERNEA, C.; SAMPAIO, M. et al. Avaliação morfológica e funcional da traquéia de pacientes submetidos a traqueostomia temporária convencional. *Rev. Bras. Cir. Cab. Pesc.*, v. 28, p. 13-22, jul./ago./set., 2002.
16. RODRIGUES JR., A.; BEVILACQUA, R.; FAUZA, D. et al. Prevenção de fístulas tráqueo-inominadas decorrentes de traqueostomias: relações anatômicas entre a traquéia e o tronco braquio-cefálico. *Rev. Hosp. Clin. Fac. Med. S. Paulo*, v. 43, p. 714-719, 1988.
17. THOMAS, A. Management of tracheosesophageal fistula caused by cuffed tracheal tubes. *Am. J. Surg.*, v. 124, p. 181-187, 1972.

Drenagem Torácica

Luiz Carlos F. Leiro

INTRODUÇÃO

A drenagem torácica foi proposta pela primeira vez por Playfair (1875) e por Hewett (1876), quando reportaram o tratamento do empiema pleural. Em 1891, Bülau introduziu o método da sifonagem, isto é, com drenagem fechada para o empiema pleural.

Durante todo o século XIX, a drenagem torácica com sistema fechado foi praticamente usada para tratamento do empiema pleural agudo, já que anteriormente o tratamento ocorria com melhores resultados no empiema crônico e na drenagem, na maioria das vezes, aberta. Naquela época não se conhecia adequadamente a fisiologia da cavidade pleural, porém se sabia que nos processos crônicos ela estava fixa.

Somente no início do século XX é que foi introduzida como rotina a drenagem torácica no pós-operatório da cirurgia torácica e nas afecções pleurais agudas[1].

FISIOLOGIA DA CAVIDADE PLEURAL

A cavidade pleural, em virtude das forças opostas do pulmão e da parede torácica, tem uma pressão negativa que oscila entre –8 e –2cm de água, respectivamente, na inspiração e na expiração.

O acúmulo anormal de ar, sangue ou outros líquidos na cavidade pleural ocasiona perda da pressão negativa, provocando o colabamento do pulmão, causando hipoxemia e hipoventilação alveolar.

Em razão da densidade menor, o ar ocupa a porção superior do tórax na cavidade pleural; já o líquido, por ser mais denso, ocupa as partes inferiores e posteriores do tórax.

A presença anormal dessas coleções indica drenagem fechada, cujas funções são evacuação das coleções (ar, líquidos), promoção da reexpansão pulmonar e restauração da pressão negativa na cavidade pleural[1,2].

INDICAÇÕES À DRENAGEM FECHADA

- Coleções aéreas:
  - Pneumotórax:
    - Espontâneo.
    - Aberto.
    - De tensão.
    - Traumático.
    - Iatrogênico
- Coleções líquidas:
  - Hemotórax.
  - Quilotórax.
  - Empiema pleural agudo.
  - Pós-operatório de cirurgia torácica/cardíaca.

Neste capítulo, abordaremos as lesões agudas que necessitam de drenagem torácica, dando ênfase, porém, à indicação e à técnica cirúrgica que, apesar de ser simples, não é isenta de complicações, sendo estas às vezes mais complexas que o próprio evento desencadeante[3,4].

CONTRA-INDICAÇÕES À DRENAGEM FECHADA

- Distúrbios de coagulação e uso de anticoagulantes.
- Aderências pleurais.
- Múltiplas lojas.
- Bolhas enfisematosas.
- Atelectasias totais por obstrução do brônquio principal.
- Derrame pleural de origem hepática, cardíaca ou por outros transudatos.
- Hérnia diafragmática.

Essas contra-indicações são relativas e todas poderão ser evitadas ou tratadas adequadamente sem maiores intervenções clínicas ou cirúrgicas. Os distúrbios de coagulação ou o uso de anticoagulantes serão tratados com a retirada da anticoagulação ou com fatores de coagulação, nos casos em que exista falta de determinados fatores.

A atelectasia por obstrução brônquica leva a desvio do mediastino e elevação da cúpula frênica ipsilateral, dificultando a localização exata da drenagem, o mesmo acontecendo com pacientes que apresentam hérnia diafragmática. Nos dois exemplos, a drenagem, se indicada, deverá ser feita seguindo-se exatamente a técnica preconizada adiante. Um dos principais diagnósticos diferenciais do pneumotórax é a bolha enfisematosa gigante. Esta não deverá ser drenada inadvertidamente, pois resultará em fístulas aéreas de alto débito e com possibilidades de sangramento importante, pois, não raras vezes, as bolhas são extremamente vascularizadas.

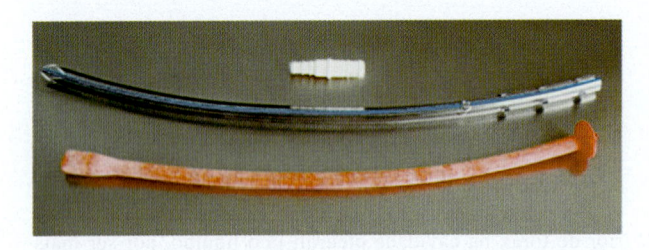

Figura 5.14 – Drenos de Silastic® e Pezzer e, em primeiro plano, o conector.

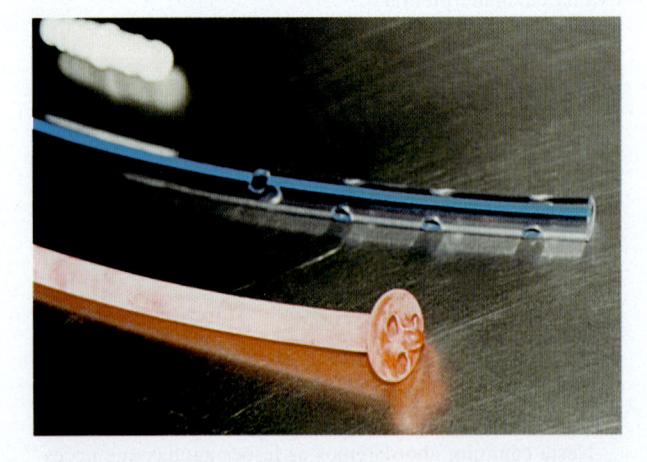

Figura 5.15 – Extremidades multiperfuradas do dreno tubular e a "cabeça" do dreno de Pezzer.

Os pacientes com aderências pleurais firmes ou seqüelares deverão ser abordados com cautela, pois as aderências poderão impedir a penetração e o bom posicionamento do dreno na cavidade pleural. Já os pacientes que apresentam lojas septadas talvez não se beneficiem de uma drenagem às escuras, pois drenaremos somente poucas lojas que tenham comunicação entre si. Nos casos de lojas múltiplas, a abordagem por vídeo ou a céu aberto unificará e drenará adequadamente toda a cavidade pleural.

Aqueles pacientes que apresentam derrames pleurais de origem hepática ou cardíaca, geralmente transudatos, deverão ser puncionados e não drenados[5,6].

TUBOS DE DRENAGEM FECHADA

Existem muitos tipos de drenos para a drenagem torácica. Eles podem ser confeccionados com borracha ou plásticos transparentes. Atualmente, os drenos de borracha do tipo Pezzer apresentam indicações pontuais, pois as suas características não permitem o uso rotineiro, uma vez que não são siliconizados, o que pode predispor ao acúmulo de fibrina e, conseqüentemente, à obstrução.

Os drenos de plástico do tipo Silastic® são os mais usados e têm calibres que variam entre 28 e 36F para pacientes adultos e de 16 a 24F para pacientes pediátricos. Os drenos torácicos de pequeno calibre também podem ser usados em adultos, principalmente naqueles que apresentem coleções aéreas ou líquidas de baixa viscosidade.

Esses drenos deverão ser confeccionados com material plástico transparente termomoldável e causar mínima irritação pleural e na ferida operatória. São acompanhados de um conector que, em hipótese alguma, deverá ter calibre menor que o diâmetro interno do dreno, com extensão não maior que a distância entre a ferida operatória e o nível do chão. O frasco coletor deverá ter volume proporcional ao paciente, usando-se o frasco de 1L para os pacientes pediátricos e o de 2L para os adultos (Figs. 5.14 a 5.16).

Com todas essas características, o sistema de drenagem deverá ser seguro, eficaz, simples e de baixo custo[7-9].

INSERÇÃO DO TUBO DE DRENAGEM TORÁCICA

Após exame minucioso do paciente e estudo criterioso dos exames radiológicos que constatarão a necessidade da drenagem, o paciente é posicionado de modo que o lado acometido fique para cima. Faz-se assepsia rigorosa do local de entrada do dreno e aplica-se anestesia local generosamente, complementada com sedação leve. Após esses cuidados, o paciente é submetido a toracocentese para se avaliar o tipo de coleção que deverá ser drenada.

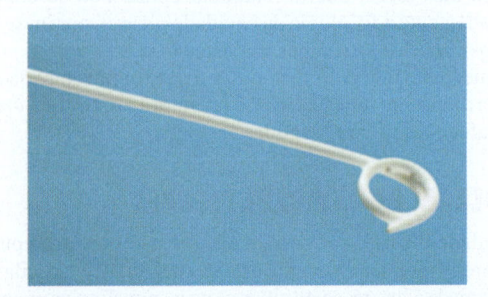

Figura 5.16 – Dreno de Wayne ou *pig-tail*, mais delicado e com a mesma eficácia que os outros em pneumotórax. Geralmente não precisa de selo d'água, pois é acompanhado da válvula de Heimlich.

É preciso salientar que nem toda coleção deverá ser drenada, pois, às vezes, a lesão é preexistente ao trauma, devendo ser investigada e tratada.

Os locais de drenagem preconizados são:

- **Região anterior do hemitórax acometido no nível do segundo espaço intercostal**: essa localização foi muito usada no passado, quando o paciente tinha uma coleção aérea pura, isto é, o ar, por causa da sua densidade, tende a ficar na região mais alta, ou seja, ântero-superior. Essa posição tem o inconveniente de se traspassar uma camada muito forte de músculo, o peitoral maior, o menor e os intercostais, e ainda deixar uma cicatriz visível na parede anterior do tórax.
- **Região lateral do tórax:** drenagem efetuada no espaço entre o peitoral maior e o músculo grande dorsal, ultrapassando somente os músculos intercostais. Essa posição é mais fácil de ser traspassada; porém, na maioria das vezes, o dreno fica muito alto em relação à coleção líquida, prejudicando a drenagem. Nesses casos, localiza-se a coleção por toracocentese e procura-se drenar a loja no seu maior declive, facilitando o escoamento mais rápido da coleção. Outra referência anatômica é uma linha reta que passa pelo processo xifóide até a linha medioaxilar.

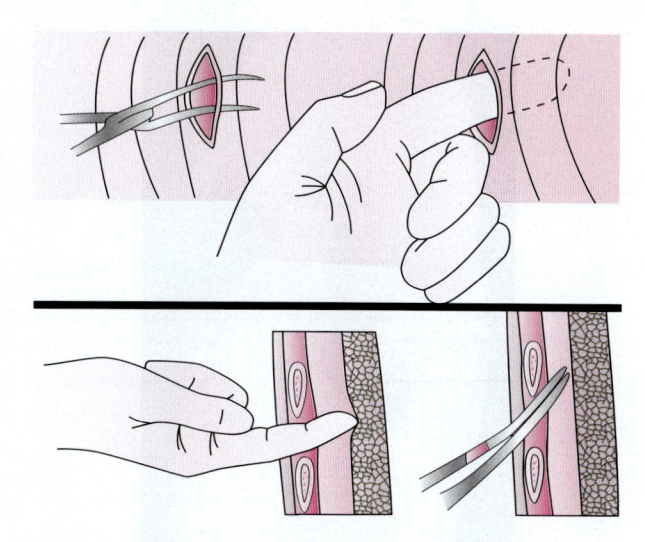

Figura 5.17 – Incisão, exploração digital e direcionamento do dreno para trás e superiormente.

Com anestesia generosa da pele, planos musculares e pleura, deve-se efetuar a localização da loja por toracocentese e, em seguida, proceder à abertura do local escolhido em tamanho proporcional ao calibre do dreno, para que não haja escape peridreno. Seguida à abertura da pele, é efetuada a dissecção romba do espaço intercostal, sempre na borda superior da costela inferior, para evitar danos no feixe vasculonervoso até se chegar à cavidade; nesse ponto faz-se a exploração digital da cavidade, certificando-se de que realmente se está na cavidade e de que não há aderências que impeçam a progressão do dreno[5,10,11].

O posicionamento do dreno deverá ser efetuado no sentido póstero-superior, pois, sendo o dreno multiperfurado, haverá drenagem da coleção líquida inferiormente e da coleção aérea, superiormente.

Depois do posicionamento do cateter, este é fixado com ponto único em "U", dando-se um nó entre o dreno e a pele. Em seguida, o dreno é circulado com o mesmo fio, dando-se os nós finais para fixação. Esse método permite que, após a retirada do dreno, o mesmo fio seja aproveitado para fazer a síntese da pele, a fim de que não haja entrada de ar na cavidade[10,12] (Fig. 5.17).

CONEXÃO DE DRENAGEM

A conexão entre o tubo de drenagem e a extensão do frasco coletor deverá ser de plástico transparente e jamais de calibre inferior ao do dreno, pois, se isso acontecer, dificultará a drenagem, principalmente de sangue.

Depois da instalação completa do sistema, deve-se interpretá-lo pelos princípios físicos e dinâmicos dos gases e fluidos que determinam uma drenagem pleural adequada. Esses princípios são regidos pela equação de Poiseuille:

$$V = \pi P r^4 / 8 v l$$

Em que: V = fluxo; l = comprimento do tubo; v = viscosidade; r = raio interno do tubo; P = pressão exercida.

Dessa equação, conclui-se que:

$$P = V 8 v l / \pi P r^4$$

ou seja, a pressão é diretamente proporcional ao volume drenado, ao comprimento do dreno/extensão e à viscosidade do líquido, sendo inversamente proporcional ao calibre interno do tubo[3,13].

ACOMPANHAMENTO PÓS-DRENAGEM

Após a drenagem fechada, deverá ser efetuado exame radiológico em que será observado se o dreno está bem locado e se houve expansão pulmonar. Se, após exame radiológico, verificar que o dreno está mal locado, ele poderá ser reposicionado mas, se estiver drenando adequadamente, isto é, funcionalmente competente, alguns autores advogam que não seja manuseado (Fig. 5.18).

O sistema de drenagem não deverá apresentar falhas de funcionamento; para isso, não deverá ter extensão longa, que predispõe a "barrigas", as quais acumulam líquidos e coágulos, aumentando a resistência do sistema. Esse raciocínio pode ser aplicado ao clampeamento do dreno, principalmente quando apresentar fuga aérea significativa. Esse clampeamento aumentará muito a resistência do sistema e ocasionará situações catastróficas, como enfisema subcutâneo, colabamento pulmonar e pneumotórax hipertensivo.

A oscilação do dreno é importante do ponto de vista funcional, pois um dreno não oscilante poderá estar obstruído ou significar a expansão total do pulmão. Quando a oscilação é intensa, mostra que a pressão negativa está aumentada, indicando que não houve expansão adequada do pulmão ou que há atelectasia[14-19].

A perda aérea deverá ser investigada para se diferenciar fístulas ou falhas no sistema; cada segmento do sistema deverá ser investigado individualmente para possíveis falhas.

REMOÇÃO DOS TUBOS DE DRENAGEM

O tubo de drenagem deverá ser retirado quando estiver sem função, ou seja, sem débitos aéreo e líquido e com pouca oscilação, confirmando que o pulmão está expandido.

A quantidade de drenagem é ponto discutível, pois autores divergem acerca da quantidade de líquido diária que impediria ou indicaria a retirada do dreno; porém, a maioria concorda que o débito de 100mL por dia é um volume de líquido indicador de retirada.

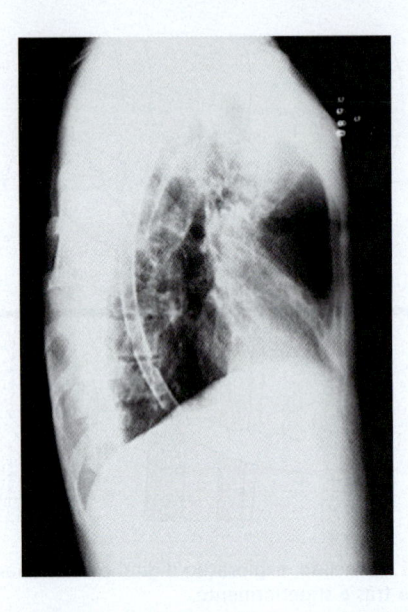

Figura 5.18 – Radiograma em perfil mostrando o bom posicionamento do dreno na cavidade pleural.

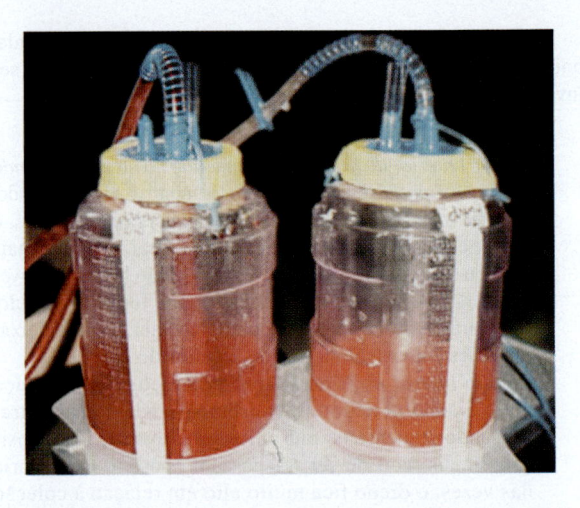

Figura 5.20 – Frasco de drenagem de 2L em paciente com drenagem posterior e anterior.

Como existem diferenças no tamanho da cavidade torácica, existe a regra de tirar o dreno quando ele estiver drenando 1 a 2mL/kg/dia. Nos casos de drenagem aérea, retira-se o dreno quando ficar 24h sem débito aéreo.

A retirada do dreno deverá ser feita com manobra de Valsalva, para que se evite a entrada de ar na cavidade[20,21].

SISTEMAS DE DRENAGEM

Atualmente, no mercado existem dois sistemas de drenagem torácica: os que fazem a drenagem passiva e os que fazem a drenagem ativa.

O sistema de drenagem passiva é o mais comum e impede que o ar ou o líquido retorne na inspiração e mantém o seu débito na expiração. O exemplo mais simples desse dreno é aquele que usa a válvula de Heimlich. Essa válvula impede o refluxo do ar para a cavidade, sendo usada em situações de emergência, pneumotórax não complicado e em pós-operatório de cirurgia pneumorredutora (Fig. 5.19).

Outro modo de se restabelecer a pressão negativa é com o sistema de frascos com selo d'água. Esse sistema de drenagem poderá ser feito com um ou dois frascos. No sistema de um frasco, o sistema coleta e faz barreira de pressão; no de dois frascos, um é coletor e o outro faz o selo d'água (Fig. 5.20).

O sistema de drenagem ativa mais utilizado é o de três frascos, em que um sistema de aspiração contínua[7,9,12,17-19,22,23] se conecta ao terceiro frasco (Fig. 5.21).

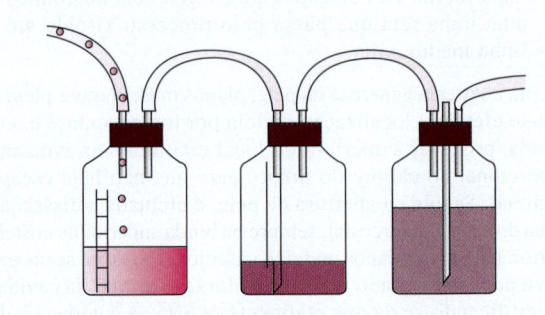

Figura 5.21 – Sistema de aspiração contínua.

COMPLICAÇÕES DA DRENAGEM TORÁCICA

- Drenagem inadvertida da cavidade abdominal e de vísceras torácicas.
- Deslocamento do tubo de drenagem.
- Hemorragias.
- Enfisema subcutâneo.
- Empiema.
- Edema de reexpansão.
- Neuralgia intercostal.
- Hérnia pulmonar.

As complicações da drenagem variam de 10 a 20%, porém podem se aproximar de zero quando o procedimento é bem indicado, bem planejado e efetuado com todo o rigor técnico e por profissional experiente.

REFERÊNCIAS BIBLIOGRÁFICAS

1. DESLAURIERS, J.; GRÉGOIRE, J. Surgical techniques in the pleura. In: *Thoracic Surgery*. Churchill Livingstone. Elsevier. p. 1281-1300, 2002.
2. FISHMAN, N. H. Thoracic drainage. *A Manual of Procedures*. Chicago: Year Book Medical Publisher, 1983.
3. MILLER, K. S.; SAHN, S. A. Chest tubes. Indications, techniques, management and complications. *Chest*, v. 91, p. 258, 1987.
4. MUNNELL, E. R. Thoracic drainage. *Ann. Thorac. Surg.*, v. 63, p. 1497, 1997.
5. IBERTI, T. J.; STERN, P. M. Chest tube thoracostomy. *Crit. Care Clin.*, v. 8, p. 879, 1992.
6. RUNYON, B. A.; GREENBLATT, M.; MING, R. H. C. Hepatic hydrothorax is a relative contraindication to chest tube insertion. *Am J Gastroenterol*, v. 81, n. 7, p. 566-567, 1986.
7. COURAUD, L. L. et al. Principles and techniques of chest drainage and suction. In: DELARUE, N. C. et al. *Thoracic Surgery: Surgical Management of Pleural Diseases*. Mosby Elsevier. 1990.

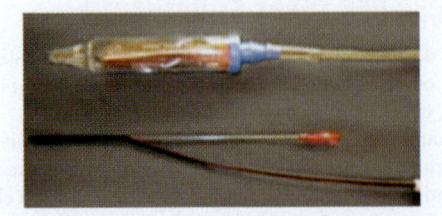

Figura 5.19 – Válvula de Heimlich.

8. HOOD, R. H.; DOOLING, J. A. et al. Drainage of the pleural space. Drainage tube composition in relation to complications. *Ann. Thorac. Surg.*, v. 2, p. 94, 1966.
9. KAM, A. C.; O'BRIEN, M.; KAM, P. C. A. Pleural drainage systems. *Anesthesia*, v. 48, p. 154, 1993.
10. HARRIS, D. R.; GRAHAN, T. R. Management of intercostal drains. *Br. J. Hosp. Med.*, v. 45, p. 383, 1991.
11. HIEBERT, C. A. Comments and controversies: closed drainage and suctions systems. In: PEARSON, G.; DESLAURIES, J.; GINSBERG, R. J. et al. *Thoracic Surgery*. 2. ed. New York: Churchill Livingstone. 2002.
12. TOMLINSON, M. A.; TREASURE, T. Insertion of a chest drain: how to do it. *Br. J. Hosp. Med.*, v. 58, p. 248, 1997.
13. BARCHELDER, T. L.; MORRIS, K. A. Clinical factors in determining adequate pleural drainage in both the operated and non-operated chest. *Am. Surg.*, v. 28, p. 296, 1962.
14. MAURER, J. R. et al. Thoracostomy tube in an interlobar fissure: Radiologic recognition of a potential problem. *Am. J. Roentgenol.*, v. 139, p. 1155, 1982.
15. WEBB, W. R.; LABERGE, J. Major fissure tube placement. *AJR*, v. 140, n. 5, p. 1039, 1983.
16. SEMRAD, N. A new technique for closed thoracostomy insertion of chest tube. *Surg. Gynecol. Obstet.*, v. 166, p. 171, 1988.
17. GORDON, P. A. et al. Positioning of chest tubes: Effects on pressure and drainage. *Am. J. Crit. Care*, 6, n. 33, 1997.
18. MUNNEL, E. R.; THOMAS, E. K. Current concepts in thoracic drainage systems. *Ann. Thorac. Surg.*, v. 19, p. 261, 1975.
19. ALLEN, M. S.; PAIROLERO, P.C. Postoperative care and complications in the thoracic surgery patient in Glenn's thoracic and cardiovascular surgery. Stanford, LT: Appleton and Lange, 1996.
20. SHARMA, T. N. et al. Intercostal tube thoracostomy in pneumothorax – factors infuencing re-expansion of lung. *Indian J. Chest. Dis. Allied. Sci.*, v. 30, p. 32, 1988.
21. MARIANI, P. J.; SHARMA, S. Iatrogenic tension pneumothorax complicating out patient Heimilch valve chest drainage. *J. Emerg. Med.*, v. 12, p. 477, 1994.
22. HEIMLICH, H. J. Valve drainage of the pleural cavity. *Chest*, v. 53, p. 282, 1968.
23. SWEET, R. H. *Thoracic Surgery*. Philadelphia: W. B. Saunders, 1954.

Acessos Venosos de Urgência

Tim de Lima Mauro ♦ Olivério Neves Sanches ♦ Reynaldo Fares Chaddad

INTRODUÇÃO

O acesso venoso é um procedimento imprescindível na prática diária, principalmente em situações de urgência, seja ela clínica ou cirúrgica, com o intuito de infundir medicações intravenosas específicas e/ou a reposição volêmica rápida.

Entretanto, dependendo das condições em que o paciente se encontre, nem sempre o cateterismo venoso, central ou periférico, é de fácil execução. Como exemplos, pacientes hipovolêmicos ou hemodinamicamente chocados apresentam colabamento por vasoconstrição da rede venosa periférica, sendo às vezes muito difícil a punção de um vaso.

Nesse sentido, não serão abordados neste capítulo acessos ou cateteres venosos de indicação eletiva, e sim técnicas de acesso venoso em situações de emergência.

É nessas condições que há maior necessidade de um acesso intravenoso rápido e calibroso, desafiando o médico a optar rapidamente pelo melhor procedimento.

ACESSOS VENOSOS

Punções Venosas Periféricas

Hipotensão grave em paciente politraumatizado, na maioria das vezes, refere-se à perda volêmica aguda em decorrência de hemorragia. A necessidade de rápida reposição de volume é fundamental para o restabelecimento pressor e funcional de órgãos nobres, até a correção da lesão provocada pelo trauma.

Sempre que possível, o meio mais rápido de se obter acesso venoso é a punção de veias superficiais com cateteres plásticos do tipo Jelco®, números 14, 16 e 18.

Segundo a lei de Poiseuille, o fluxo é proporcional a quatro vezes o raio do cateter e inversamente proporcional ao seu comprimento, ou seja, para infusão rápida de grande volume dá-se preferência a cateteres periféricos curtos e calibrosos.

Preferencialmente, deve-se optar pela punção de veias dos membros superiores, braços e antebraços, fora da região de dobras. Em casos de fraturas dos membros superiores, lesões torácicas graves e queimaduras extensas, pode-se optar por veias jugulares externas e veias safenas.

Dissecção de Veias

Em hipotensão grave, choque hipovolêmico e obesidade significativa, a punção de veia periférica pode se tornar uma tarefa de extrema dificuldade. Também é possível conseguir apenas um acesso de pequeno calibre, sem condições de infusão de grande volume de líquidos.

Nesses casos, há necessidade de dissecção de veias, com possibilidade de introdução de cateter em situação central.

A literatura em geral, como manuais de urgência e livros-texto, menciona a dissecção das veias braquial (sulco entre o bíceps e o tríceps), cefálica (sulco deltopeitoral a cerca de 4cm da prega axilar) e safena magna (no nível do maléolo medial) como primeiras opções. Entretanto, são procedimentos às vezes demorados, trabalhosos e nem sempre eficazes, com dificuldade até de se cateterizar a veia que se encontra vasoconstrita e, portanto, com diâmetro menor.

Tendo em vista essas dificuldades, temos realizado, com bastante êxito e agilidade, um acesso venoso por dissecção da veia safena interna no nível da prega inguinal (em torno de 2cm medialmente à artéria femoral) com incisão longitudinal. A veia safena interna, nesse nível, é de fácil dissecção, raramente apresenta processos inflamatórios agudos ou cicatriciais devidos a tromboflebites e possui cateterismo mais fácil, rápido e eficaz.

Dessa forma, a veia safena interna é cateterizada logo abaixo de sua croça, com cateter de grosso calibre que rapidamente alcança a veia cava inferior através da veia femoral.

Nesse sentido, torna-se um procedimento rápido, com possibilidade de instalação de acesso venoso central e infusão de grande quantidade de volume, o que pode ser a diferença entre a vida e a morte do paciente.

Esse procedimento é utilizado com freqüência, com bons resultados e sem nenhuma intercorrência ou acidente, em aneurismas rotos de aorta abdominal. Cuidados quanto à indicação desse método também devem ser respeitados e lembrados, principalmente em traumas graves de abdome com probabilidade de lesões vasculares intra-abdominais (trauma abdominal fechado e ferimentos por arma de fogo), que podem diminuir a eficiência da utilização de veias das extremidades inferiores. Preconiza-se a permanência desse acesso por no máximo 24h, para evitar complicações como trombose e infecção.

No momento em que se observam melhora e estabilidade das condições hemodinâmicas do paciente, o que permite outro acesso, fora da urgência, o procedimento é substituído, por exemplo, pela punção venosa central ou, mesmo, pela dissecção de veia do braço, com cateteres específicos para esse fim.

Cateterização Central de Veias Profundas por Punção Percutânea

A primeira descrição desse método foi durante a guerra da Coréia em 1952, por meio da punção da veia subclávia com instalação de cateter venoso central.

Em condições ideais, o paciente deverá estar em decúbito dorsal, em posição de Trendelenburg, para o ingurgitamento da veia a ser puncionada. Entretanto, nem sempre esses cuidados são possíveis durante situações de emergência extrema, nas quais o procedimento é feito em segundos, por mãos habilidosas e experientes, nas posições mais variadas.

Prefere-se, em caso de punção inicial de veia subclávia, o lado direito, para se evitar lesão do ducto torácico, salvo quando houver trauma do hemitórax direito com suspeita de lesão vascular. Após o procedimento, deve-se realizar radiografia de tórax como controle. Pode-se ainda optar pela punção da veia jugular interna.

Para acesso rápido, punciona-se na borda anterior do músculo esternocleidomastóideo, aproximadamente 2 a 3cm da inserção do músculo no esterno, tendo como referência o cruzamento da veia jugular externa. Apalpando-se a artéria carótida, a agulha deverá ser colocada lateralmente a ela em ângulo de 30°.

Em crianças menores de 6 anos, antes de se proceder ao acesso venoso central, deve-se tentar a punção intra-óssea, o que depende também da experiência do médico que a assiste.

Hoje, a punção venosa central tornou-se mais segura com cateteres mais flexíveis, fios-guia e agulhas de punção mais finas, o que torna o procedimento menos traumático e mais preciso.

Todos esses procedimentos são realizados sob rigorosa assepsia da área a ser puncionada ou dissecada e sob anestesia local.

CONSIDERAÇÕES FINAIS

Neste capítulo, não se teve como objetivo a descrição minuciosa da técnica cirúrgica dos procedimentos, mas sim a apresentação, com a experiência adquirida, de possibilidades e variações de acessos venosos na urgência, permitindo melhor escolha do procedimento a ser realizado.

BIBLIOGRAFIA

ALEXANDER, H. R. *Vascular Access in the Cancer Patient Devices, Prevention and Management of Complications*. Philadelphia: Lippincott. p. 37-66, 1994.
GROEGER, J. S.; LUCAS, A. B.; COIT, D. Venous access. *PPO Updates*, v. 5, p. 1-14, 1991.
STANISLAV, G. V.; FITZGIBBONS JR., R. J.; BAILEY JR., R. T.; JONHSON, S. Reliability of implantable central venous access devices in patients. *WTL Cancer Arch. Surg.*, v. 122, p. 1280-1283, 1991.
YAKOUN, M.; JOYEUX, H.; SOLASSOL, C. Catheterization of the internal jugular vein. *World J. Surg.*, v. 6, p. 369-371, 1982.
THOMPSON, W. R.; ALEXANDER, H. R.; MARTIN, A. J.; FLETCHER, J. R. Percutaneous subclavian catheterization for prolonged systemic chemotherapy. *J. Surg. Oncol.*, v. 29, p. 184-186, 1985.
SCHWARTZ, S. I.; SHIRES, G. T.; SPENCER, F. C. *Princípios de Cirurgia*. Rio de Janeiro: Guanabara-Koogan, 1995.

Cateterismo Vesical

Rosana Pellícia Pires ♦ Melissa Messias ♦ Cristiane Moretto Santoro
♦ Cristiane Maria Talala Zogheib

INTRODUÇÃO

A função excretora do sistema urinário é necessária para a manutenção da vida, embora a falência da função renal geralmente não cause morte rápida, como acontece com os sistemas cardiovascular e respiratório. Além disso, há a possibilidade de se substituir determinadas funções dos rins por meios artificiais e outras modalidades de tratamento[1,2].

O sistema urinário é formado pelos rins, ureteres, bexiga e uretra, sendo ele uma das quatro vias excretoras do corpo. As outras são o intestino grosso, a pele e os pulmões[3].

As principais funções do rim são a regulação da composição hidroeletrolítica dos líquidos corporais e a remoção de produtos finais do metabolismo do sangue. A urina, resultado desses processos, é conduzida dos rins para a bexiga, através do ureteres, na qual é armazenada temporariamente. Durante a micção, a bexiga se contrai e a urina é excretada através da uretra[2,3].

ANATOMIA E FISIOLOGIA DO SISTEMA URINÁRIO

O rim é um órgão par, que lembra a forma de um feijão, de coloração marrom-avermelhada, situado no espaço retroperitoneal, um de cada lado da coluna vertebral[2,4].

O rim do indivíduo adulto mede de 11 a 13cm de comprimento, 5 a 7,5cm de largura e 2,5 a 3cm de espessura, pesando entre 125 e 170g, no homem e de 115 a 155g, na mulher. Sua borda externa (lateral) é convexa e a interna, na zona medial, é côncava, apresentando uma depressão central, denominada hilo renal, local onde se encontram a artéria e a veia renal, vasos linfáticos, plexos nervosos e o ureter[4].

A urina é formada no interior das unidades funcionais dos rins, conhecidas como néfrons. Cada rim possui entre um e três milhões de néfrons. A estrutura básica do néfron está integrada pelo glomérulo renal e por um sistema de túbulos que desembocam em outros chamados coletores. A urina formada no interior desses néfrons passa para os dutos coletores, os túbulos, que se unem para formar a pelve de cada rim. Cada pelve origina um ureter. O ureter é um tubo longo, com aproximadamente 30cm, com a parede composta principalmente de músculo liso. Ele conecta cada rim à bexiga e funciona como um conduto para a urina[2].

A bexiga ou vesícula urinária é um órgão oco, com paredes musculares, situada na cavidade pélvica, cuja forma varia de acordo com o seu estado de maior ou menor repleção, ou seja, segundo esteja mais ou menos cheia de urina. A bexiga atua como um reservatório temporário para a urina. Nas suas partes posterior e inferior, em ambos os lados, encontram-se os orifícios de entrada dos ureteres. A contração das paredes musculares é responsável pelo esvaziamento da bexiga durante a micção[2].

O orifício uretral, que conecta a bexiga com a uretra e o exterior, está na parte inferior e ocupa o vértice de uma zona chamada de trígono vesical.

A uretra é um canal que conduz a urina da bexiga para o meio externo. Ela termina em um orifício denominado meato urinário, por meio do qual a urina é eliminada para o meio exterior. A uretra feminina é um canal curto, de mais ou menos 3cm, com a finalidade exclusiva de conduzir a urina para o exterior; a uretra masculina é um canal longo e sinuoso, de aproximadamente 20cm e funciona como via comum para a micção e a ejaculação[4].

A localização do controle miccional encontra-se na região sacral. O sistema nervoso simpático estimula o enchimento da bexiga, aumentando o tônus simpático, relaxando a cúpula da bexiga e fechando o esfíncter interno, como também inibe a contração vesical pela diminuição do tônus parassimpático[5].

O sistema nervoso parassimpático estimula o esvaziamento vesical, aumentando o tônus parassimpático e alimentando o tônus simpático, ocorrendo a contração da bexiga e o relaxamento dos esfíncteres[5,6].

A bexiga tem capacidade de armazenamento de até 1L. A partir do enchimento de 250 a 300mL, sente-se a necessidade de urinar[6].

CATETERISMO VESICAL

O cateterismo vesical consiste na introdução de um cateter estéril através da uretra até a bexiga, com técnica asséptica, para esvaziamento vesical ou monitoração do fluxo urinário (apesar das referências sobre técnica limpa, em ambientes hospitalares, a técnica *absolutamente* asséptica ainda é indicada)[7,8].

O cateterismo pode ser classificado em alívio e demora. No cateterismo vesical de alívio, o objetivo é o esvaziamento vesical momentâneo, o cateter utilizado é desprovido de *cuff* e constituído de polivinil. Já no cateterismo vesical de demora, o objetivo é o esvaziamento vesical permanente, o cateter utilizado possui *cuff* e pode ser constituído de silicone, látex ou látex revestido de silicone. Suas respectivas indicações encontram-se listadas no Quadro 5.4.

A escolha entre cateterismo de demora ou alívio deve obedecer a critérios rigorosos de seleção dos pacientes, considerando a história clínica miccional de cada indivíduo.

As principais emergências que podem requerer cateterismo vesical são: choque, queimaduras, traumatismos e parada cardiorrespiratória[9-12].

Procedimento de Cateterismo Vesical de Alívio

Materiais

Colocar em uma bandeja:

- 1 par de luvas estéreis.
- 1 cateter vesical plástico com calibre adequado ao paciente.
- 1 seringa de 20mL (sexo masculino).
- 1 agulha 40 × 12.
- 1 lubrificante estéril (gel anestésico).
- 1 pacote para cateterismo vesical estéril (cuba-rim, cúpula, pinça de Péan e gaze).
- 1 pacote de gaze estéril.
- 1 frasco de polivinilpirrolidona-iodo (PVP-I) tópico a 10%. Em pacientes alérgicos a iodo, utilizar clorexidina aquosa a 0,2%.
- 2 pares de luvas de procedimento.
- 1 lâmina estéril (Cortaplast®).
- Algodão umedecido com álcool a 70%.
- 1 saco para lixo.

Providenciar

- 1 comadre.
- 1 jarro com água morna.
- Luvas de banho.
- Toalha de banho.
- Sabonete neutro.

Procedimento

1. Higienizar as mãos.
2. Reunir o material.
3. Levar o material ao quarto do paciente.
4. Explicar o procedimento ao paciente e familiares.
5. Higienizar as mãos.
6. Calçar luvas de procedimento.
7. Higienizar a região perineal com água e sabão.
8. Desprezar as luvas.
9. Higienizar as mãos.
10. Abrir um pacote de gaze estéril.
11. Fazer a desinfecção da ponta do frasco de PVP-I tópico com algodão umedecido com álcool a 70%.
12. Abrir o frasco de PVP-I com Cortaplast®.
13. Umedecer três gazes estéreis com PVP-I tópico.
14. Calçar luvas de procedimento.

Seguir os passos seguintes, conforme o sexo do paciente.

QUADRO 5.4 – Principais indicações a cateterismo vesical de demora e de alívio

CATETERISMO VESICAL DE DEMORA	CATETERISMO VESICAL DE ALÍVIO
• Intra e pós-operatório imediato • Preparo para cirurgias abdominais e ginecológicas • Medição rigorosa do débito urinário • Instilação de medicamento na bexiga • Manutenção do pertuito uretral nas obstruções urinárias anatômicas ou funcionais prolongadas • Promoção de irrigação vesical • Proteção de lesões perineais e perianais, vulvares, entre outras, do contato direto com a urina • Auxiliar no diagnóstico de traumas do trato urinário	• Retenção urinária (neurológica, pós-anestésica) • Verificação de volume residual de urina • Coleta de urina para exames

Sexo Feminino

1. Flexionar e afastar os membros inferiores.
2. Afastar os pequenos e grandes lábios e colocar três gazes estéreis umedecidas com PVP-I tópico em contato com o meato urinário.
3. Desprezar as luvas.
4. Higienizar as mãos.
5. Abrir o pacote de cateterismo vesical, colocando a ponta do campo em diagonal sob as nádegas da paciente.
6. Abrir a embalagem do cateter vesical e colocá-lo sobre o campo estéril.
7. Fazer a desinfecção do lacre do lubrificante estéril com algodão umedecido com álcool a 70%.
8. Abrir a agulha 40 × 12 e perfurar o lacre do lubrificante estéril.
9. Colocar lubrificante na cúpula.
10. Abrir o pacote de luvas estéreis, mantendo a embalagem interna.
11. Higienizar as mãos.
12. Calçar as luvas estéreis.
13. Separar os pequenos e grandes lábios com os dedos indicador e polegar da mão não-dominante, mantendo-os afastados durante todo o procedimento.
14. Retirar, com auxílio da pinça de Péan, as gazes umedecidas com PVP-I tópico.
15. Lubrificar o cateter vesical.
16. Introduzir no meato urinário o cateter vesical por aproximadamente 10cm, utilizando a mão dominante.
17. Observar o retorno de urina.
18. Retirar e desprezar o cateter ao término da drenagem.
19. Recolher o material.
20. Desprezar as luvas.
21. Higienizar as mãos.
22. Encaminhar o material para o expurgo.
23. Higienizar as mãos.

Sexo Masculino

1. Afastar os membros inferiores.
2. Expor a glande e colocar gaze umedecida com PVP-I tópico em contato com o meato urinário.
3. Desprezar as luvas.
4. Higienizar as mãos.
5. Abrir o pacote de cateterismo, colocando-o entre as pernas do paciente.
6. Abrir a embalagem do cateter vesical e colocá-lo sobre o campo estéril.
7. Abrir a seringa de 20mL sobre o campo estéril.
8. Fazer a desinfecção do lacre do lubrificante com algodão umedecido com álcool a 70%.
9. Abrir a agulha 40 × 12 e perfurar o lacre do lubrificante estéril.
10. Colocar lubrificante na cúpula.
11. Abrir o pacote de luvas estéreis, mantendo a embalagem interna.
12. Higienizar as mãos.
13. Calçar as luvas estéreis.
14. Aspirar aproximadamente 5mL do lubrificante estéril da cúpula com auxílio da seringa de 20mL.
15. Segurar o pênis com a mão não-dominante, perpendicularmente ao abdome.
16. Retirar a gaze que está em contato com o meato urinário, utilizando a pinça de Péan.
17. Injetar o lubrificante no meato urinário.
18. Introduzir no meato urinário o cateter vesical, utilizando a mão dominante.
19. Observar o retorno de urina.
20. Retirar e desprezar o cateter ao término da drenagem.
21. Recolher o material.
22. Desprezar as luvas.
23. Higienizar as mãos.
24. Encaminhar o material para o expurgo.
25. Higienizar as mãos.

Procedimento de Cateterismo Vesical de Demora

Tipos de Cateteres

Os cateteres de demora ou longa permanência podem ter duas ou três vias, providos de *cuff* nas extremidades, que garantem a manutenção de sua localização, podendo ser confeccionados em látex, látex revestido de silicone ou silicone.

Materiais

Colocar em uma bandeja:

- 1 par de luvas estéreis.
- 1 cateter vesical plástico com calibre adequado ao paciente.
- 1 seringa de 20mL (sexo masculino – 2).
- 2 agulhas 40 × 12.
- Ampolas de água destilada (volume adequado à capacidade do *cuff*).
- 1 lubrificante estéril (gel anestésico).
- 1 pacote para cateterismo vesical estéril (cuba-rim, cúpula, pinça de Péan e gaze).
- 1 pacote de gaze estéril.
- 1 frasco de PVP-I tópico a 10%. Em pacientes alérgicos a iodo, utilizar clorexidina aquosa a 0,2%.
- 2 pares de luvas de procedimento.
- 1 coletor de urina sistema fechado.
- 1 fita adesiva microporosa.
- 1 tesoura.
- 1 lâmina estéril (Cortaplast®).
- Algodão umedecido com álcool a 70%.
- 1 saco para lixo.

Providenciar

- 1 comadre.
- 1 jarro com água morna.
- Luvas de banho.
- Toalha de banho.
- Sabonete neutro.

Procedimento

1. Higienizar as mãos.
2. Reunir o material.
3. Levar o material ao quarto do paciente.
4. Explicar o procedimento ao paciente e familiares.
5. Higienizar as mãos.
6. Calçar luvas de procedimento.

7. Higienizar a região perineal com água e sabão (ver técnica de higiene íntima, a seguir).
8. Desprezar as luvas.
9. Higienizar as mãos.
10. Abrir um pacote de gaze estéril.
11. Fazer a desinfecção da ponta do frasco de PVP-I tópico com algodão umedecido com álcool a 70%.
12. Abrir o frasco de PVP-I com Cortaplast®.
13. Umedecer três gazes estéreis com PVP-I tópico.
14. Calçar luvas de procedimento.

Sexo Feminino

1. Flexionar e afastar os membros inferiores.
2. Afastar os pequenos e grandes lábios e colocar três gazes estéreis umedecidas com PVP-I tópico em contato com o meato urinário.
3. Desprezar as luvas.
4. Higienizar as mãos.
5. Abrir o pacote de cateterismo vesical, colocando a ponta do campo em diagonal sob as nádegas da paciente.
6. Colocar o cateter vesical sobre o campo estéril mantendo a embalagem interna.
7. Abrir a seringa, a agulha e o coletor de urina sistema fechado sobre o campo estéril.
8. Fazer a desinfecção do lacre do lubrificante com algodão umedecido com álcool a 70%.
9. Abrir a agulha 40 × 12 e perfurar o lacre do lubrificante estéril.
10. Colocar lubrificante na cúpula.
11. Fazer desinfecção das ampolas de água destilada e abri-las.
12. Abrir o pacote de luvas estéreis, mantendo a embalagem interna.
13. Higienizar as mãos.
14. Calçar as luvas estéreis.
15. Abrir a embalagem interna do cateter (porção distal).
16. Testar o *cuff*, inflando e desinflando.
17. Retirar a tampa de proteção da extremidade do coletor de urina sistema fechado e conectá-lo ao cateter vesical.
18. Conectar a seringa na agulha e aspirar o volume de água necessário para inflar o *cuff*.
19. Retirar a embalagem interna do cateter vesical.
20. Separar os pequenos e grandes lábios com os dedos indicador e polegar da mão não-dominante, mantendo-os afastados durante todo o procedimento.
21. Retirar, com auxílio da pinça de Péan, as gazes umedecidas com PVP-I tópico.
22. Lubrificar o cateter vesical.
23. Introduzir no meato urinário o cateter vesical por aproximadamente 10cm, utilizando a mão dominante.
24. Observar o retorno de urina.
25. Inflar o *cuff* do cateter vesical com água destilada (conforme volume indicado no cateter vesical).
26. Tracionar o cateter até perceber a resistência do balão.
27. Recolher o material.
28. Desprezar as luvas.
29. Higienizar as mãos.
30. Fixar o cateter sem tracioná-lo.
31. Encaminhar o material para o expurgo.

Sexo Masculino

1. Afastar os membros inferiores.
2. Expor a glande e colocar gaze umedecida com PVP-I tópico em contato com o meato urinário.
3. Desprezar as luvas.
4. Higienizar as mãos.
5. Abrir o pacote de cateterismo vesical, colocando-o entre as pernas do paciente.
6. Colocar o cateter vesical sobre o campo estéril, mantendo a embalagem interna.
7. Abrir as seringas, a agulha e o coletor de urina sistema fechado sobre o campo estéril.
8. Fazer a desinfecção do lacre do lubrificante com algodão umedecido com álcool a 70%.
9. Abrir a agulha 40 × 12 e perfurar o lacre do lubrificante estéril.
10. Colocar lubrificante na cúpula.
11. Fazer desinfecção das ampolas de água destilada e abri-las.
12. Abrir o pacote de luvas estéreis, mantendo a embalagem interna.
13. Higienizar as mãos.
14. Calçar as luvas estéreis.
15. Abrir a embalagem interna do cateter (porção distal).
16. Testar o *cuff* inflando e desinflando.
17. Retirar a tampa de proteção da extremidade do coletor de urina sistema fechado e conectá-lo ao cateter vesical.
18. Conectar a seringa na agulha e aspirar o volume de água necessário para inflar o *cuff*.
19. Aspirar aproximadamente 5mL de lubrificante estéril com o auxílio de uma seringa de 20mL.
20. Retirar a embalagem interna do cateter vesical.
21. Segurar o pênis com a mão não-dominante, perpendicularmente ao abdome.
22. Retirar a gaze que está em contato com o meato urinário, utilizando a pinça de Péan.
23. Injetar o lubrificante no meato urinário.
24. Introduzir no meato urinário o cateter vesical até a sua bifurcação, utilizando a mão dominante.
25. Observar o retorno de urina.
26. Inflar o *cuff* do cateter vesical com água destilada (conforme volume indicado no cateter vesical).
27. Tracionar o cateter até perceber a resistência do balão.
28. Recolher o material.
29. Desprezar as luvas.
30. Higienizar as mãos.
31. Fixar o cateter sem tracioná-lo.
32. Encaminhar o material para o expurgo[13].

Observações:

- Manter a privacidade do paciente durante todo o procedimento.
- Durante a passagem do cateter vesical, manter o pênis perpendicular ao abdome, para facilitar a passagem do cateter pela uretra bulbar.
- Considerar a mão não-dominante como a contaminada e a outra, com a luva estéril, para a realização do cateterismo propriamente dito.
- Quando o paciente referir alergia ao iodo, fazer a anti-sepsia com clorexidina aquosa a 0,2%.

- Em paciente do sexo masculino, manter o prepúcio em posição anatômica após o cateterismo vesical, evitando edema de glande.
- Utilizar um lubrificante estéril para cada cateterismo vesical[7].

RECOMENDAÇÕES GERAIS SOBRE O CATETERISMO VESICAL

No ambiente hospitalar, o trato urinário representa o principal local de infecção por topografia. De acordo com os dados obtidos pelo National Nosocomial Infection Surveillance System (NNISS), em estudo multicêntrico realizado nos Estados Unidos, as infecções de trato urinário foram responsáveis por aproximadamente 35% de todas as infecções hospitalares, com taxas de infecção urinária de 2 a 3 por 100 admissões[8,14].

Em pacientes hospitalizados, cerca de 80% das infecções do trato urinário estão relacionadas ao uso de cateteres vesicais e, 5 a 10% delas, a outras formas de manipulação do trato urinário para procedimentos diagnósticos e terapêuticos[14].

Uma vez instalado o sistema de drenagem utilizando técnica asséptica e sistema de drenagem fechado, alguns cuidados são recomendados para prevenir a ocorrência de infecção do trato urinário com uso do cateter vesical (ITUCV).

Seguem-se as recomendações fundamentadas na literatura e sugestões que, seguramente, apresentam cuidados adicionais à prevenção das ITUCV:

- *Higienização das mãos:* as mãos devem ser higienizadas com água e sabão neutro ou álcool-gel durante a realização da técnica de instalação do cateter vesical; antes e após calçar luvas de procedimentos para a manipulação do sistema de drenagem e sempre que necessário[7].
- *Fixação do cateter:* o cateter deve ser fixado adequadamente para evitar tração e mobilização freqüente. *Mulher:* fixar na raiz da coxa (face interna); *homem:* fixar na raiz da coxa (face anterior) em pacientes que deambulam e na região hipogástrica, em pacientes acamados.
- *Bolsa coletora:* a bolsa deve ser conectada ao cateter antes de sua introdução no meato urinário; conservar o coletor sempre em nível inferior à bexiga, para evitar fluxo retrógrado e contaminação; desprezar a urina em recipientes limpos e individualizados, evitando o contato do tubo de drenagem com objetos e superfícies como cálices, cama e chão; esvaziar a bolsa coletora quando esta atingir dois terços da sua capacidade, a fim de facilitar o manuseio e diminuir o risco de refluxo; quando houver risco de refluxo pela manipulação ou movimentação do paciente, deve-se clampear o tubo coletor e desclampeá-lo assim que possível; nunca desconectar o sistema de drenagem, pois a desconexão do coletor com o cateter implica sempre na possibilidade de contaminação do sistema e, portanto, na obrigatoriedade da troca[7,15,16].
- *Troca do cateter vesical:* a troca do cateter vesical é indicada nas seguintes situações: mal funcionamento ou vazamento; contaminação do sistema por desconexão do cateter *versus* coletor fechado; presença de grumos ou sedimentos urinários (entupimento)[16].
- *Lavagem vesical:* a lavagem vesical deve ser evitada; a única exceção ocorre nos casos de obstrução por coágulos ou grumos, estando indicado cateter de três vias[7].
- *Higiene da região perineal:* a higiene íntima durante a terapia com cateterismo vesical deverá ser com água e sabonete neutro, durante o banho diário e quando necessário (diarréia, sangramentos etc.). Vários estudos revelaram aumento da bacteriúria em razão da manipulação da uretra, permitindo a entrada de germes[14,17].
- *Coleta de amostras de urina:* devem ser obtidas pela punção no dispositivo destinado a essa finalidade, após desinfecção com álcool a 70%, utilizando-se seringa e agulha estéreis[17].

CONSIDERAÇÕES FINAIS

A utilização dos cateteres vesicais nem sempre é evitável, principalmente em situações de urgência/emergência, porém o uso racional desse dispositivo representa uma estratégia preventiva consistente para controle das infecções do trato urinário com uso do cateter vesical.

A avaliação constante da necessidade de manutenção do cateter é uma medida que disciplina a equipe de saúde no sentido de reduzir o tempo de cateterização. Um terço dos dias de cateterismo é desnecessário e, com a remoção do cateter, podem ser prevenidas cerca de 40% das ITUCV que ocorrem nos dias em que a cateterização excede o indicado.

REFERÊNCIAS BIBLIOGRÁFICAS

1. ARONE, E. M.; PHILIPPI, M. L. S. Enfermagem médica. In: ARONE, E. M.; PHILIPPI, M. L. S. *Enfermagem Médico-cirúrgica Aplicada ao Sistema Renal e Urinário.* São Paulo: Senac, 1994. Cap. 1, p. 9-38.
2. SMELTZER, S. C.; BARE, B. G. Avaliação da função urinária e renal. *Tratado de Enfermagem Médico-cirúrgica.* 7. ed. Rio de Janeiro: Guanabara-Koogan, 1994. Cap. 41, p. 963-976.
3. JACOB, S. W.; FRANCONE, C. A.; LOSSOW, W. J. Sistema urinário. *Anatomia e Fisiologia Humana.* Rio de Janeiro: Interamericana, 1980. Cap. 14, p. 469-486.
4. SOUZA, G. M. S.; MOURA, L. A. R.; RIELLA, M. C. Anatomia renal. In: RIELLA, M. C. *Princípios de Nefrologia e Distúrbios Hidroeletrolíticos.* 3. ed. Rio de Janeiro: Guanabara-Koogan, 1996. Cap.1, p. 1-16.
5. GLASHAN, R. Q.; LELIS, M. A. S. Terapia comportamental: uma abordagem para o enfermeiro no tratamento da incontinência urinária. *Nursing,* (São Paulo), v. 32, p. 18-24, jan. 2001.
6. KAWAMOTO, E. E. Sistema urinário. *Anatomia e Fisiologia Humana.* São Paulo: EPU, 1988. Cap. 14, p. 121-128.
7. CENTER FOR DISEASE CONTROL AND PREVENTION (CDC). Guideline for prevention of catheter – associated urinary tract infections, 1981.
8. HOKAMA, C. S. M.; VATTIMO, M. F. F. Cateterismo vesical. In: LACERDA, R. A. *Controle de Infecção em Centro Cirúrgico.* São Paulo: Atheneu, 2003. Cap. 26, p. 425-437.
9. RODRÍGUEZ, J. M. O paciente politraumatizado. *Emergências.* Rio de Janeiro: McGraw-Hill, 1998. Cap. 3, p. 35-64.
10. RODRÍGUEZ, J. M. O paciente queimado. *Emergências.* Rio de Janeiro: McGraw-Hill, 1998. Cap. 8, p. 195-209.
11. GOMES, A. M. Trauma. *Emergência: Planejamento e Organização da Unidade. Assistência de Enfermagem.* São Paulo: EPU, 1994. Cap. 6, p. 73-78.
12. GOMES, A. M. Atendimento à criança. In: GOMES, A. M. *Emergência: Planejamento e Organização da Unidade. Assistência de Enfermagem.* São Paulo: EPU, 1994. Cap. 8, p. 85-95.
13. *Manual de Procedimentos de Enfermagem.* 4. ed. São Paulo: Hospital Alemão Oswaldo Cruz, 2005.
14. GARIBALDI, R. A. Hospital acquired urinary tract infections. In: WENZEL, R. P. *Prevention and Control of Nosocomial Infections.* 2. ed. Baltimore: Williams & Wilkins, 1993. p. 607.
15. RODRIGUES, E. A. C. Infecções do Trato Urinário. In: RODRIGUES, E. A. C. *Infecções Hospitalares Prevenção e Controle.* São Paulo: Sarvier, 1997. Cap. 1, p. 135-148.
16. GAGLIARDI, E. M. D. B.; FERNANDES, A. T.; CAVALCANTE, N. J. F. Infecção do trato urinário. In: FERNANDES, A. T. *Infecção Hospitalar e suas Interfaces na Área da Saúde.* São Paulo: Atheneu, 2000. Cap. 18, p. 459-478.
17. WARD T. T.; JONES, S. R. Genitourinary tract infections. In: REESE, R. E.; BETTS, R. F. A *Pratical Approach to Infectious Diseases.* 3. ed. Boston: Little, Brown and Company, 1991. p. 380-381.
18. LOHR, J. A. Urinary tract infection. In: DONOWITZ, L. G. *Hospital Acquired Infection in the Pediatric Patient.* Baltimore: Williams & Wilkins, 1996. p. 43.

Sondagem Gástrica

Rosana Pellícia Pires ♦ Melissa Messias

INTRODUÇÃO

O corpo humano é uma maravilhosa máquina. Assim, para o seu funcionamento, ele precisa de uma fonte contínua de energia proveniente da ingestão e digestão do alimento. Para que a vida seja possível, é necessário o funcionamento das inúmeras células presentes no organismo, carecendo-se, para isso, de alimentação adequada.

A função do sistema digestório é de vital importância, uma vez que fornece suprimento contínuo de água, nutrientes e eletrólitos ao organismo, que funcionam como combustíveis essenciais à manutenção da vida.

Para tal função básica, esse sistema está estruturalmente adaptado para mastigar, ingerir e movimentar o bolo alimentar ao longo do tubo digestório, secretar as enzimas digestivas e as substâncias determinantes das alterações químicas nos alimentos, que vão compor o bolo alimentar. O sistema digestório absorve e transporta a água, os eletrólitos, as substâncias ou os produtos resultantes da digestão, como também promove a eliminação dos resíduos ou das substâncias não aproveitadas pelo organismo.

A instalação de um processo patológico em qualquer segmento desse sistema pode gerar alterações na sua estrutura e/ou função e, em conseqüência, determinar problemas relacionados à ingestão, digestão e absorção de água, nutrientes e eletrólitos ou, ainda, à eliminação das substâncias não aproveitadas[1].

Depois dos traumatismos, a causa de maior número de consultas decorre de afecções que acometem o sistema gastrointestinal, de dispepsia até perfurações, de mal-estar subjetivo a risco de morte[2].

ANATOMIA E FISIOLOGIA DO SISTEMA DIGESTÓRIO

As duas divisões classicamente aceitas do sistema digestório são tubo digestório ou trato gastrointestinal (comumente referendado como canal alimentar) e os órgãos acessórios[3].

O sistema digestório é composto de um longo tubo muscular que começa na boca e termina no ânus, fazendo dele parte também a faringe, o esôfago, o estômago, o intestino delgado (dividido em duodeno, jejuno e íleo), o intestino grosso (dividido em ceco, cólon ascendente, transverso, descendente e sigmóide) e o reto.

O processo digestório inicia-se na boca, onde se dá a ingestão dos alimentos, bem como a trituração mecânica (mastigação), insalivação (por meio das glândulas salivares), transformação dos alimentos em bolo alimentar pastoso e desdobramento parcial de alguns componentes alimentares.

É através da faringe que o bolo alimentar se desloca da boca para o esôfago, sendo este um tubo longo, reto e elástico que conduz o alimento da faringe para o estômago, por meio de movimentos peristálticos[2,4].

A entrada no estômago encontra-se regulada pela cárdia, o primeiro esfíncter, que se dilata acompanhando a onda peristáltica originada da passagem do bolo alimentar da boca para o esôfago. O estômago é um órgão oco, em forma de saco, no qual se secreta o suco gástrico. O bolo alimentar mistura-se com o suco gástrico e, após sofrer a ação dos elementos químicos, por contrações peristálticas, passa pelo piloro (segundo esfíncter) em direção à primeira porção do intestino delgado (duodeno)[2,4,5].

No duodeno, os alimentos são tratados pelas enzimas hepáticas (bile) e pancreáticas (amilase e insulina); a sua ação tem como conseqüência a degradação do bolo alimentar em nutrientes essenciais. Dessa forma e ao longo do intestino, a maioria das substâncias necessárias para o organismo passa a ser absorvida pelas vilosidades intestinais distribuídas em toda a extensão do trato intestinal[2].

Após chegar ao jejuno (maior porção do intestino delgado) e ao íleo, o bolo alimentar passa ao ceco, que é o ponto onde se diferenciam o intestino delgado e o grosso. O bolo alimentar passa pelas distintas porções do intestino grosso (cólon ascendente, transverso e descendente), no qual essa massa de substâncias não aproveitáveis pelo organismo perde, de maneira gradativa, o seu conteúdo de água. O intestino grosso não possui função digestiva, mas tem importante papel na absorção de água da massa fecal (o que determina a consistência do bolo fecal). O intestino grosso possui musculatura específica, formando alças que propulsionam o bolo fecal até a sua eliminação[2,4,5].

A parte final desse percurso digestivo se encontra no sigmóide e reto. Esse último é considerado, anatomicamente, a extremidade inferior do intestino grosso, abrindo-se para o exterior por meio do canal anal, sendo a evacuação controlada pelo esfíncter anal.

Os órgãos acessórios, que compreendem dentes, glândulas salivares (parótida, submandibular, sublingual, bucal, labial, lingual), fígado, vesícula biliar e pâncreas[3], são importantes e devem ser adicionados tanto à digestão química como à mecânica.

O comprimento das partes constituintes do trato gastrointestinal se encontra na Tabela 5.1[1,3,6,7].

TABELA 5.1 – Comprimento aproximado das partes constituintes do trato gastrointestinal

PORÇÃO	COMPRIMENTO (cm)
Faringe	13
Esôfago	25
Estômago	25,4
Intestino delgado	600 – 700
• Duodeno	25
• Jejuno	500
• Íleo	1,5
Intestino grosso	150
• Ceco	8
• Cólon ascendente	35
• Cólon transverso	35
• Cólon descendente	40
• Sigmóide	17
Reto	15

SONDAGEM GÁSTRICA

O termo sondagem gástrica se refere à introdução de uma sonda através da narina ou da boca até o estômago, sendo denominada, respectivamente, sondagem nasogástrica ou orogástrica.

Indicações

A sondagem gástrica é indicada às seguintes situações[1-3,8,9]:

- Drenagem do conteúdo gástrico.
- Verificação do aspecto do conteúdo gástrico.
- Remoção de substâncias tóxicas por processo de lavagem gástrica.
- Lavagem gástrica nos casos de hemorragia digestiva alta *in situ*.
- Administração de medicamentos.
- Prevenção de broncoaspiração do conteúdo gástrico.
- Prevenção da distensão abdominal.

As principais emergências que podem requerer sondagem gástrica são parada cardiorrespiratória, hemorragia digestiva alta, obstrução intestinal, obstrução da via biliar, sangramento esofágico por hipertensão porta, colecistite, intoxicação química, traumas abdominais, íleo paralítico, peritonite e pancreatite.

Procedimento de Sondagem Gástrica[10]

Materiais

Colocar em uma bandeja:
- 1 sonda gástrica.
- 1 lubrificante (gel anestésico).
- 1 seringa de 20mL.
- 1 fita adesiva microporosa.
- 1 estetoscópio.
- 1 coletor sistema aberto (caso a finalidade do procedimento seja a drenagem).
- Gaze não estéril.
- 1 par de luvas de procedimento.
- 1 tesoura.
- Algodão umedecido com álcool a 70%.
- Esparadrapo.

Providenciar:

- 1 toalha de rosto.
- 1 copo com água mineral.

Procedimento

Ao realizar o procedimento, recomenda-se a seqüência:

1. Higienizar as mãos.
2. Reunir o material.
3. Levar o material até o paciente.
4. Explicar o procedimento ao paciente e familiares.
5. Dispor o material sobre uma mesa auxiliar (mesa-de-cabeceira), posicionando-a o mais próximo do paciente.
6. Abrir o saco para lixo.
7. Colocar o paciente em decúbito dorsal, com a cabeceira elevada.
8. Colocar a toalha sobre o tórax do paciente.
9. Higienizar as mãos.
10. Calçar as luvas de procedimento.
11. Medir a sonda da ponta do nariz até o lóbulo da orelha, descer até a altura do apêndice xifóide e marcar essa distância com esparadrapo.
12. Limpar as narinas do paciente ou pedir que ele o faça.
13. Colocar lubrificante na narina em que a sonda será introduzida.
14. Solicitar ao paciente que faça uma inspiração profunda, com o objetivo de lubrificar a face interna da naso e orofaringe.
15. Colocar lubrificante na gaze e lubrificar a ponta distal da sonda.
16. Fletir a cabeça para frente.
17. Introduzir a sonda através da narina acompanhando o septo nasal e a superfície do palato duro, até o ponto demarcado. Poderá haver resistência após a introdução de aproximadamente 15cm da sonda. Nesse momento, deve-se solicitar ao paciente movimentos de deglutição e, se possível, oferecer-lhe água.
18. Testar a localização da sonda, por aspiração do conteúdo gástrico e/ou ausculta de ruídos na região epigástrica, ao injetar ar, utilizando uma seringa de 20mL.
19. Fixar a sonda com fita adesiva.
20. Conectar a sonda no coletor e mantê-lo abaixo do nível do estômago para facilitar a drenagem.
21. Fazer uma prega (*meso*) com fita adesiva na sonda nasogástrica e aderi-la à vestimenta do paciente.
22. Recolher o material.
23. Desprezar as luvas.
24. Higienizar as mãos.
25. Anotar no prontuário o procedimento realizado, o número da sonda, o volume e o aspecto da secreção drenada e as intercorrências.

RECOMENDAÇÕES GERAIS SOBRE SONDAGEM GÁSTRICA

As sondas utilizadas para drenagem são constituídas de polivinil e a escolha do calibre dependerá da sua finalidade.

Caso haja resistência durante a passagem, deve-se interromper o procedimento, retirar a sonda e recomeçar após avaliação do paciente.

Se ele apresentar tosse, dispnéia, agitação e cianose, a sonda deve ser retirada, o paciente avaliado e somente após essa avaliação o procedimento deve ser reiniciado, devido à possibilidade de desvio da sonda para as vias aéreas.

Recomenda-se fletir a cabeça do paciente para frente, para liberar a passagem naso-orofaríngea, principalmente em pacientes inconscientes, a fim de facilitar a introdução da sonda até o estômago.

A introdução da sonda na narina deve ser de forma delicada, para evitar traumatismo e conseqüente sangramento da mucosa nasal.

Antes de dar início ao procedimento, pergunte ao paciente/familiar se existe desvio de septo nasal (na sondagem nasogástrica), devendo-se evitar a narina comprometida.

Deve-se utilizar *somente* ar, e *nunca* água, para o teste de posicionamento da sonda gástrica, o que permite a asculta de ruídos em região epigástrica. O ar é injetado com o auxílio de uma seringa de 20mL.

A fixação da sonda deve ser de modo a não atrapalhar o campo visual do paciente, não traumatizar a narina, podendo causar ulcerações e não tracionar a asa nasal. Recomenda-se desengordurar a região frontal com algodão umedecido com álcool a 70%.

O paciente beneficiado com a sonda gástrica deve ser mantido em decúbito elevado – semi-Fowler ou Fowler, exceto em casos de contra-indicação clínica, para evitar o risco de aspiração do conteúdo gástrico e possível pneumonia aspirativa.

Havendo trauma de face, a sonda deve ser introduzida por via oral, a fim de evitar sua introdução acidental no interior do crânio.

CONSIDERAÇÕES FINAIS

A rápida identificação dos pacientes que necessitam de sondagem gástrica e a instalação correta desta contribuem para melhor atendimento, prognóstico e, conseqüentemente, recuperação dos pacientes atendidos em emergência.

REFERÊNCIAS BIBLIOGRÁFICAS

1. EPSTEIN,Q.; PERKIM, P. B.; COOKSION, D. Abdome. In.: EPSTEIN, Q.; PERKIM, P. B.; COOKSION, D. *Exame Clínico*. Porto Alegre: Artmed, 1998. Cap. 19, p. 551-583.
2. RODRÍGUEZ, J. M. Emergências digestivas. *Emergências*. Rio de Janeiro: McGraw-Hill, 2000. Cap. 7, p.165-193.
3. SORDELETT, S. S. Gastrointestinal system. In: BROADWELL, D. C.; JACKSON, B. S. *Principles of Ostomy Care*. 5. ed. USA: Mosby, 1982. Cap. 5, p. 23-43.
4. PIRES, R. P.; MORITAKA, L. T.; PISETA, V.; ONOFRE, A. *Colostomizado e Ileostomizado – Guia de Orientação de Enfermagem*. São Paulo: Hospital Alemão Oswaldo Cruz. 2. ed. 1999. 31p.
5. KAWAMOTO, E. E. Afecções do Aparelho Digestivo. In: KAWAMOTO, E. E. *Emergência em Clínica Cirúrgica*. São Paulo: EPU, 1986. Cap. 3, p. 23-56.
6. *SISTEMA Digestivo. O Corpo Humano*. Paulo N. Rocha Jr. Corporation, 2000. Disponível em: http://www.corpohumano.hpg.ig.com.br/ab news health/noticias.html. Acesso: 18.jun.2005.
7. *O CORPO Humano*. Globo Multimídia. São Paulo: Editora Globo, 1997. CD-ROM.
8. GOMES, A. M. Choque. In: KAWAMOTO, E. E. *Emergência: Planejamento e Organização da Unidade: Assistência de Enfermagem*. São Paulo: EPU, 1994. Cap. 5, p. 65-71.
9. WONG, A.; MAGALHÃES JUNIOR, A. S. Condutas de Emergência em Toxicologia. In: PAES JUNIOR, J.; GIAVINA-BIANCHI, P. *Diagnóstico e Terapêutica das Urgências Médicas*. São Paulo: Roca, 2003. Cap. 37, p. 343-359.
10. MANUAL DE PROCEDIMENTOS DE ENFERMAGEM. São Paulo: Hospital Alemão Oswaldo Cruz. 4. ed. 2005.

Capítulo 6

Exames Endoscópicos em Urgência

Endoscopia	49
Hemorragia Digestiva Alta	49
Corpos Estranhos	51
Ingestão de Substâncias Corrosivas	53
Colangiopancreatografia Retrógrada Endoscópica em Urgências	53
Broncoscopia em Emergências Cirúrgicas	55
Emergências no Pronto Atendimento	55

Remoção de Corpos Estranhos	55
Hemoptise	56
Dilatação de Estenose	56
Colocação de Próteses	56
Broncoscopia em Trauma	56
Lesões por Inalação	58
Broncoscopia em Cirurgia	59
Auxílio à Intubação	59
Intubação Seletiva	59
Bloqueadores Brônquicos	59
Sondas Endotraqueais de Dupla Luz	59

Endoscopia

Rogério Kuga ♦ Everson Luís de Almeida Artifon ♦ Paulo Sakai ♦ Shinichi Ishioka

Com o desenvolvimento e aperfeiçoamento da fibroendoscopia no início da década de 1970, a esofagogastroduodenoscopia (EGD) passou a ser importante recurso propedêutico no diagnóstico e tratamento de afecções nas situações de urgência. Acompanhando a era das intervenções minimamente invasivas, a endoscopia em caráter de urgência permite hemostasia de lesões hemorrágicas, remoção de corpos estranhos (CE), avaliação endoscópica na ingestão de substâncias corrosivas e drenagem da via biliar na vigência de pancreatite e/ou colangite aguda por meio da colangiopancreatografia retrógrada endoscópica, diminuindo assim o número de intervenções cirúrgicas convencionais.

HEMORRAGIA DIGESTIVA ALTA

A hemorragia digestiva alta (HDA) é causa freqüente de internação hospitalar, envolvendo equipe multidisciplinar, com elevados recursos diagnósticos e terapêuticos. Por definição, HDA é aquela que se origina do sistema digestório alto até a flexura duodenojejunal (ângulo de Treitz). Por sua vez, ela é subdividida nas formas não varicosa e varicosa.

Nesse contexto, a endoscopia digestiva alta é o exame de escolha nos pacientes com HDA, pois, além de fazer o diagnóstico da lesão hemorrágica, permite a sua terapêutica, podendo antecipar a possibilidade de recidiva hemorrágica.

A avaliação clínica inicial do paciente com hemorragia digestiva alta não varicosa ou varicosa é semelhante, diferindo na abordagem endoscópica.

A princípio, coletam-se dados de história clínica, como o tempo de queixa e os sinais e sintomas principais que conduzem à suspeita de hemorragia digestiva, como melena, enterorragia, hematêmese, assim como os sinais clínicos de hipotensão arterial. A avaliação das afecções de base (hepatopatia, cardiopatias, distúrbios de coagulação) e o uso concomitante de medicações, como antiinflamatórios não hormonais e anticoagulantes orais, também são importantes.

Em seguida, o exame físico deve ser detalhado, avaliando-se o estado geral do paciente, palidez cutaneomucosa, cianose, perfusão periférica e medição da pressão arterial e da freqüência cardíaca. O exame proctológico não deve ser dispensado, pois, por meio do toque retal, pode-se confirmar a presença de melena ou sangue, assim como descartar afecções orificiais. Outro aspecto importante é descartar os "falso-positivos", ou seja, hemorragias provenientes da cavidade oral, epistaxe e vias aéreas, bem como os pacientes com fezes escuras por uso de sais de ferro.

Algumas características individuais dos pacientes elevam a morbi-mortalidade, tais como idade superior a 60 anos, instabilidade hemodinâmica, hipotensão postural, afecções de base associadas, uso de anticoagulantes e antiinflamatórios, hematêmese volumosa, enterorragia volumosa, melena persistente, ressangramento em pacientes já tratados endoscopicamente, necessidade de transfusão sangüínea e aspirado nasogástrico com sangue vivo[1-3].

Além dos exames laboratoriais habituais (hemoglobina, hematócrito, plaquetas e coagulograma), que são de grande importância para o acompanhamento evolutivo desses enfermos, não deve ser descartada a tipagem sangüínea para eventual transfusão de hemoderivados.

Antes de se cogitar a realização da endoscopia digestiva, devemos, em primeiro lugar, efetuar as medidas para a estabilização hemodinâmica. Precisa-se de um acesso venoso calibroso para reposição do volume por infusão de soluções cristalóides, de início, e de hemoderivados, caso haja necessidade.

Há controvérsias sobre o momento adequado para a realização da endoscopia digestiva alta, principalmente naqueles pacientes que respondem de maneira satisfatória à reposição volêmica e não possuem evidências de hemorragia ativa.

A estratificação dos pacientes em "baixo" e "alto" risco tem sido utilizada para a definição do momento da endoscopia. São considerados de "alto risco" aqueles que possuem fatores que aumentam a morbi-mortalidade, conforme descritos anteriormente. Recomenda-se que, nos pacientes de "alto risco", a endoscopia digestiva alta seja realizada em até 8h e, nos de "baixo risco", em até 24h. A precocidade da endoscopia está relacionada ao menor índice de transfusão sangüínea, à diminuição do tempo de internação e dos custos hospitalares e ao maior índice de detecção do foco de hemorragia[4,5].

Pacientes hemodinamicamente instáveis, apesar da expansão de volume, manutenção da taquicardia, choque e sinais de hemorragia ativa, devem ser submetidos a exame endoscópico imediato, abolindo-se o período habitual de jejum oral de 6 a 8h. Porém, os hemodinamicamente estáveis, sem evidências de hemorragia ativa e controlados com a terapia clínica, podem ser submetidos à endoscopia mais tardiamente, em até 24h.

A sondagem nasogástrica não é recomendada para fins de diagnóstico da HDA. Entretanto, pode ser empregada no preparo para a endoscopia digestiva alta, uma vez que a lavagem gástrica pode melhorar a visão durante o exame endoscópico, sendo fator de pior prognóstico quando apresenta sangue vivo, apesar de não alterar o curso da hemorragia[6].

Com o intuito de se prevenir aspirações do conteúdo gástrico para a via aérea, recomenda-se previamente à endoscopia digestiva alta a intubação endotraqueal em pacientes inconscientes, com hematêmese volumosa, confusão mental, encefalopatia ou insuficiência respiratória[7].

Em geral, a HDA não varicosa é desencadeada por úlcera péptica gastroduodenal (25 a 35%), lesão aguda da mucosa gastroduodenal (5 a 20%), esofagites (7 a 12%), síndrome de Mallory-Weiss (5 a 15%), neoplasia (5%), úlcera de boca anastomótica (3%), lesão de Dieulafoy (0,5 a 4%), ectasia vascular antral (0,5%), telangiectasias (0,5%), fístulas aortoentéricas (0,3%), entre outras causas.

Quando se menciona a afecção não varicosa como causa de hemorragia digestiva alta e a sua terapêutica endoscópica, esta se refere às úlceras pépticas gastroduodenais hemorrágicas. De acordo com o achado endoscópico, emprega-se a classificação de Forrest modificada[8], descrita a seguir (Figs. 6.1 e 6.2):

- Forrest Ia (FIa): hemorragia ativa em jato.
- Forrest Ib (FIb): hemorragia ativa em gotejamento ou babação.
- Forrest IIa (FIIa): vaso visível não hemorrágico.
- Forrest IIb (FIIb): coágulo aderido.
- Forrest IIc (FIIc): pigmentações planas pretas, marrons ou avermelhadas ou mancha plana grande e escura sobre o leito ulceroso.
- Forrest III (FIII): base limpa.

Atualmente existem vários métodos endoscópicos para o tratamento de úlceras gastroduodenais hemorrágicas, os quais podem ser divididos em métodos de injeção (solução de adrenalina, álcool absoluto, adesivo de fibrina, cianoacrilato), térmicos (eletrocoagulação, bisturi com plasma de argônio, *Heater Probe*), mecânicos (hemoclipe), *laser* (*Nd:YAG*, argônio), assim como a combinação dos métodos. A hemostasia endoscópica reduz o índice de ressangramento, a necessidade de cirurgia e diminui a taxa de mortalidade, não existindo, porém, superioridade comprovada entre os diversos métodos[9,10]. A escolha da terapêutica adotada dependerá da disponibilidade dos métodos e da experiência do endoscopista.

Após hemostasia endoscópica inicial, recomenda-se que o tratamento endoscópico seja repetido apenas por mais uma ocasião no ressangramento, ou seja, se não for alcançada a hemostasia definitiva após duas abordagens endoscópicas, considera-se falha de tratamento e sugere-se a radiologia intervencionista ou o tratamento cirúrgico como opção terapêutica, a depender da disponibilidade.

Em relação à terapêutica endoscópica da HDA varicosa, será enfocado o tratamento da fase aguda (Fig. 6.3). As varizes de esôfago hemorrágicas poderão ser tratadas com escleroterapia ou ligadura elástica, já que ambos os métodos são eficazes no controle da hemorragia. Entretanto, a ligadura elástica tem menor índice de complicações locais e sistêmicas[11-14] (Fig. 6.4). Em casos de varizes gástricas hemorrágicas, utiliza-se escleroterapia ou ligadura elástica somente naquelas que se apre-

Figura 6.1 – Úlcera gástrica hemorrágica de antro (Forrest IIa – coto vascular).

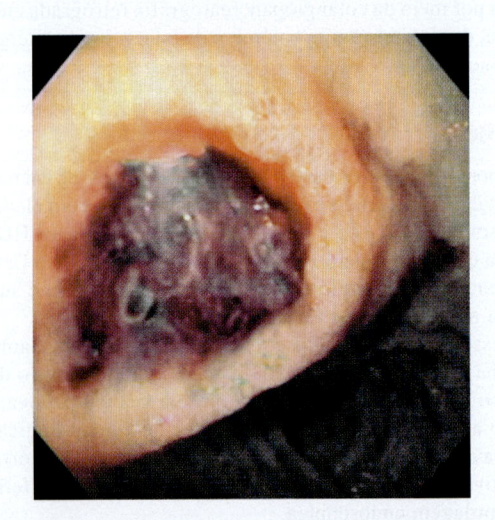

Figura 6.2 – Úlcera duodenal hemorrágica (Forrest IIb – coágulo aderido).

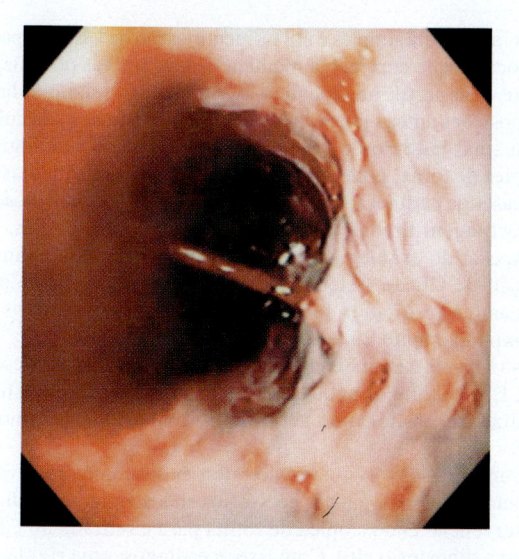

Figura 6.3 – Variz de esôfago com hemorragia ativa.

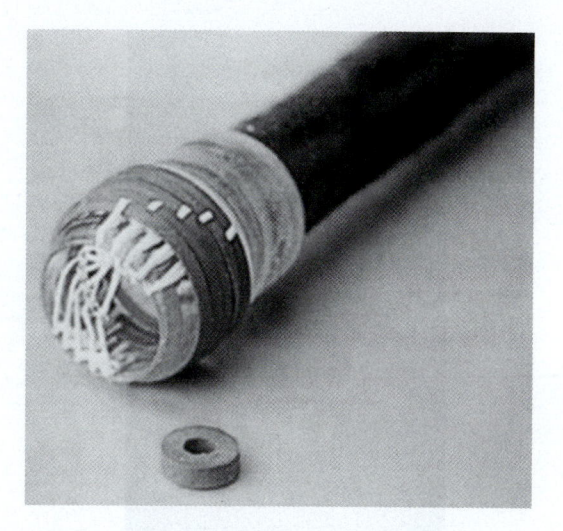

Figura 6.4 – Dispositivo para ligadura elástica das varizes esofágicas.

sentam como prolongamento das varizes esofágicas para a pequena ou grande curvatura gástrica. Quando as varizes gástricas se apresentam em forma "pseudotumoral", a obliteração com cianoacrilato é o método de escolha[15] (Fig. 6.5). No entanto, não raramente, há falha terapêutica endoscópica no controle da hemorragia ativa das varizes esofagogástricas. Nessas ocasiões, recomenda-se a utilização do balão de Sengstaken-Blakemore, salientando que o tamponamento com balão é um método hemostático temporário e a terapêutica definitiva deve ser realizada posteriormente à estabilização clínica do paciente.

Depois do procedimento endoscópico, considera-se que os pacientes de alto risco clínico e de alto risco endoscópico (HDA: qualquer hemorragia varicosa e não varicosa Forrest Ia, Ib, IIa e IIb) devam permanecer hospitalizados para controle da evolução clínica de monitoração da recidiva hemorrágica[16].

CORPOS ESTRANHOS

Corpos estranhos (CE) do sistema digestório alto, principalmente do esôfago, são ocorrências freqüentes, principalmente para os que atuam no atendimento de urgência. Nos Estados Unidos, um estudo revelou que acidentes com CE no sistema digestório alto foram responsáveis por 1.500 mortes por ano, porém a maioria dos CE (80 a 90%) não necessita de tratamento, por sua resolução espontânea. Em torno de 10 a 20% dos CE ingeridos requer alguma forma de tratamento, em geral por via endoscópica, ao passo que o tratamento cirúrgico é indicado a menos de 1% dos casos.

Alguns estudos afirmam que os acidentes com CE no sistema digestório alto predominam em crianças, com incidência de 60 a 80%[17-19]. O esôfago é o órgão mais acometido (80 a 90%), tanto em crianças quanto em adultos, seguido da hipofaringe e do estômago. No esôfago normal, o CE geralmente se localiza em um dos três pontos clássicos de constrição: cricofaríngeo, arco broncoaórtico e diafragmático. Nas crianças, há predomínio de impacção no cricofaríngeo e nos adultos, na constrição diafragmática. Havendo queixa de CE em região cervical, além do esôfago, também devem ser avaliadas a faringe e a laringe, com atenção especial às amígdalas e valéculas, locais de freqüente impacção de espinhas de peixe.

Em geral, os acidentes na faixa etária infantil ocorrem quando estas estão brincando com o CE e pelo hábito de levarem quase tudo à boca, facilitadas pela fase oral ou pela falta de cuidados dos adultos. Em crianças, o tipo de CE mais comum é a moeda, cuja incidência, do Serviço de Endoscopia Gastrointestinal do Hospital das Clínicas da Faculdade de Medicina da Universidade de São Paulo, foi de 87% (Fig. 6.6). A maioria dos acidentes é presenciada pelos adultos, que imediatamente levam as vítimas ao pronto-socorro. Os sintomas clínicos se manifestam por rejeição à dieta, irritabilidade, sialorréia e vômitos ou regurgitação. Na vigência de complicações por perfuração ou abscesso, a febre é o sinal mais freqüente.

Em adultos, os acidentes acontecem mais com idosos por muitos deles não apresentarem dentes naturais, deglutindo grandes fragmentos de alimentos, ou em decorrência do uso de próteses dentárias que reduzem a sensibilidade no palato. Alguns grupos peculiares de pacientes estão mais sujeitos a impacção de CE, como naqueles portadores de estenoses ou subestenoses esofágicas benignas (cáusticas, pépticas e pós-cirúrgicas) ou malignas. Estados de embriaguez ou crise convulsiva propiciam ingestão involuntária de CE e, às vezes, da própria prótese dentária. Pacientes presidiários e psiquiátricos também se acidentam ou deglutem, voluntariamente ou não, os mais variados tipos de CE, como escovas de dente, talheres, canetas, vidros, pequenos

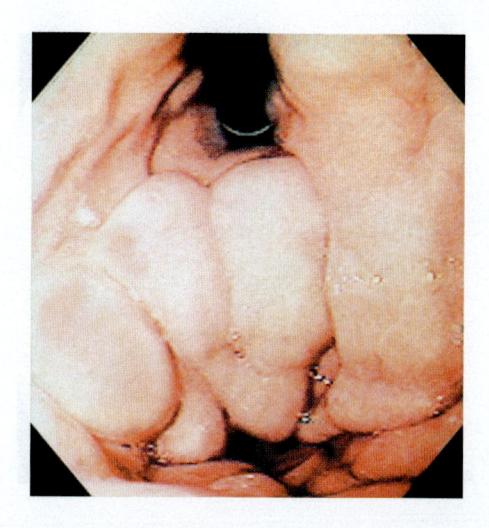

Figura 6.5 – Variz de fundo gástrico do tipo "pseudotumoral".

52 ■ *Exames Endoscópicos em Urgência*

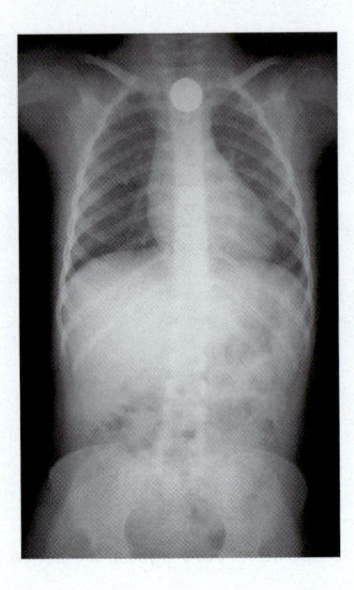

Figura 6.6 – Radiografia de corpo estranho (moeda) impactado no cricofaríngeo.

A radiografia simples é útil na identificação de CE radiopacos. Na localização cervical, a incidência deve ser nas posições de frente e de perfil; nos localizados no esôfago médio e distal, nas posições ântero-posterior e de perfil. A retificação da coluna é um sinal indireto de CE na região cervical. Na radiografia simples de tórax, pode ser constatado enfisema de mediastino nos casos de perfuração esofágica. O osso hióide e as calcificações da cartilagem tireóide podem ser confundidos com CE.

Apesar do exame radiológico ser prática comum na investigação de CE do sistema digestório alto, esse exame pode apresentar resultados falso-negativos e falso-positivos em aproximadamente 20 a 30% dos casos.

No entanto, o exame endoscópico, além de confirmar a presença do CE no esôfago, pode determinar as suas características, localização, assim como permitir sua remoção no mesmo ato (Fig. 6.7).

Com o desenvolvimento dos fibroendoscópios flexíveis e o avanço na tecnologia dos acessórios endoscópicos, é indicada a intervenção endoscópica de rotina para a retirada do CE no sistema digestório alto. Com isso, a esofagoscopia rígida vem sendo substituída progressivamente.

Nos pacientes da faixa etária infantil e naqueles portadores de grandes ou numerosos CE, indica-se o exame endoscópico sob anestesia geral. No entanto, na maioria dos casos a sedação consciente intravenosa é suficiente para o sucesso do procedimento, com baixo risco de complicação[20].

O tratamento endoscópico do CE no sistema digestório alto possui alta eficácia e baixa mortalidade, entretanto está na dependência dos equipamentos e acessórios disponíveis, assim como na capacidade técnica e experiência do endoscopista.

Entre as complicações decorrentes do tratamento endoscópico dos CE no sistema digestório alto estão a laceração esofágica, pneumonia aspirativa e depressão respiratória, durante a retirada do CE. Porém, a complicação mais temida, em virtude da sua gravidade, é a perfuração esofágica, todavia com baixos índices. Tal complicação está relacionada ao tempo de permanência do CE no esôfago (mais de 24h) e característica macroscópica do CE (extremidades cortantes e pontiagudas)[21].

A perfuração esofágica, pelo CE ou pelas manobras durante a remoção endoscópica, é intercorrência importante que pode evoluir de forma grave, devendo-se instaurar condutas imediatas. Nessa situação, o tratamento cirúrgico é indicado pela maioria dos cirurgiões. Todavia, o tratamento conservador também vem sendo empregado de forma progressiva em diversos centros. Essa conduta é indicada às situações em que o paciente não

sacos plásticos contendo drogas etc. Mais recentemente, pacientes submetidos a gastroplastias redutoras têm sido submetidos à remoção de CE alimentares, pela mastigação inadequada dos alimentos. Na casuística do Pronto Atendimento do Hospital Alemão Oswaldo Cruz, o CE de esôfago mais freqüente em adultos é o fragmento de carne (65%), seguido pelo fragmento de osso (15%). Na faringe, bem como em crianças, é a espinha de peixe. Os sintomas clínicos nos adultos são semelhantes aos das crianças, porém mais bem definidos, como disfagia, odinofagia e sialorréia.

No estômago e duodeno, a presença de CE é geralmente assintomática, a não ser que ocasione obstrução, perfuração ou ulceração local.

Para o diagnóstico, a história clínica é de grande importância. No entanto, nas crianças sem condições de relatar o episódio, deve-se recorrer aos pais e acompanhantes. Ao exame físico, observa-se dificuldade na deglutição, em atitude de defesa cervical e diminuição dos movimentos do pescoço, além da sialorréia. Pode haver enfisema de subcutâneo na região cervical, nos casos de perfuração esofágica.

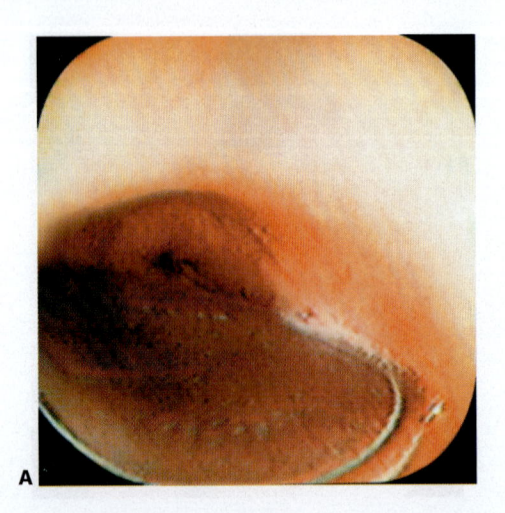

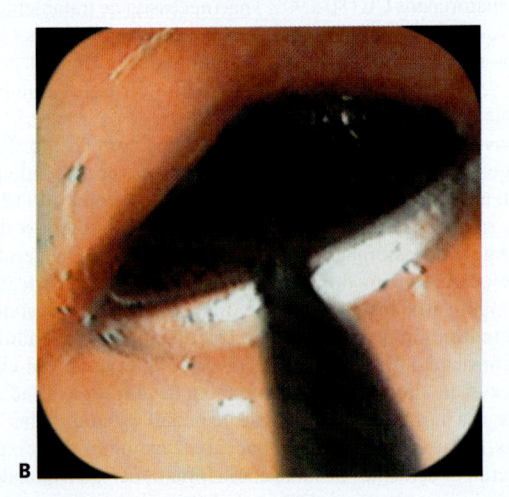

Figura 6.7 – Imagens endoscópicas: (*A*) Corpo estranho (moeda) no esôfago. (*B*) Remoção endoscópica do corpo estranho.

apresenta sinais de septicemia e, principalmente, se a perfuração for pequena e apresentar boa drenagem para a luz esofágica, sem comunicação direta com a cavidade pleural. O tratamento conservador costuma ter boa evolução nos casos de perfuração do esôfago cervical, pela não-comunicação com a cavidade torácica, e nas perfurações em pacientes portadores de estenose cáustica, pois a fibrose local causada pela queimadura contribui para o bloqueio da contaminação. O tratamento conservador consiste em jejum por 24 a 48h, introdução de sonda nasogástrica ou enteral sob visão endoscópica, antibioticoterapia de amplo espectro, exames laboratoriais seriados para monitoração de sinais de infecção e hidratação venosa. Havendo evolução satisfatória, pode-se iniciar a dieta por sonda nasogástrica ou enteral. Se o paciente apresentar piora clínica nas primeiras 24 a 48h, indica-se tratamento cirúrgico.

INGESTÃO DE SUBSTÂNCIAS CORROSIVAS

Apesar do progresso em todos os setores da vida moderna, a ingestão acidental ou voluntária de substâncias corrosivas continua a ser realidade, constituindo motivo freqüente de lesões graves do esôfago, estômago e duodeno.

As substâncias corrosivas são divididas em agentes alcalinos e ácidos. Os agentes alcalinos mais relacionados à lesão química do tubo digestório são o hidróxido de sódio (soda cáustica), carbonato de sódio (soda de comércio), hidróxido de potássio (potassa cáustica) e amônia líquida (amoníaco do comércio). Em relação aos ácidos, destacam-se o clorídrico (ácido muriático), o sulfúrico, o oxálico, iodo e cianetos.

A fase aguda da ingestão até o desaparecimento dos sintomas inflamatórios, em geral até 10 dias, caracteriza-se por lesões em cavidade oral (edema, ulcerações, exsudato purulento, salivação abundante e halitose), que ocasionam dor e dificultam a deglutição. A alteração do mecanismo de deglutição pode facilitar a aspiração de secreções e desencadear broncopneumonias, bem como edema na região supraglótica, manifestando-se por disfonia e respiração ruidosa.

A queimadura esofágica propriamente dita manifesta-se por dor retroesternal de forte intensidade, decorrente do espasmo e disfagia causada pelo edema inflamatório, desencadeado nas primeiras 24h e persistente até o quarto dia. Pode ocorrer dor epigástrica quando houver acometimento da mucosa gástrica.

Em virtude da queimadura e da ocorrência de vômitos, os pacientes, de modo geral, estão desidratados e febris. A persistência da febre é um alerta de possíveis complicações respiratórias ou de mediastinite. Nessa circunstância, o paciente pode estar hipotenso, taquicárdico, taquipnéico e em choque séptico. Essas manifestações advêm de necrose, trombose vascular e infiltração hemorrágica e bacteriana nas camadas subjacentes.

O exame endoscópico é o método propedêutico indicado na fase aguda das lesões esofagogastroduodenais, por fornecer suas características e permitir a definição de grupos de risco para estenose, necrose ou mesmo evidenciar perfurações agudas[22,23]. A endoscopia de urgência é indicada nas primeiras 48h, com o intuito de diagnosticar a profundidade e o grau de acometimento das lesões no sistema digestório alto, obter dados prognósticos e direcionar a conduta terapêutica[24]. Na grande maioria dos casos, a ação corrosiva dos agentes já se processou de maneira definitiva na ocasião do atendimento médico. Portanto, as condutas para remoção mecânica por meio de lavagens poderão ter efeito relativo. Não se recomenda a indução do vômito, pelo risco de desencadear ruptura das paredes dos órgãos. A depender da gravidade do caso, a endoscopia também permite a passagem de sondas sob visão direta, de início para descompressão gástrica e, a seguir, para a alimentação precoce.

A administração de analgésicos é recomendada a casos com reações dolorosas, assim como a antibioticoterapia aos casos de maior gravidade.

A corticoterapia é indicada com o intuito de diminuir a reação inflamatória, sobretudo naqueles pacientes que apresentam queimaduras importantes de laringe e traquéia, para evitar insuficiência respiratória aguda.

Entre as complicações imediatas decorrentes da ingestão de corrosivos, as mais observadas relacionam-se à faringe e ao esôfago. Em decorrência da necrose da parede esofágica, podem surgir processos de periesofagite, mediastinite e complicações pleurais. Necrose e perfuração da parede gástrica ou duodenal podem conduzir à formação de abscesso na retrocavidade dos epíplons e não raramente se relacionam à necrose do cólon transverso e ascendente.

A prevenção é a melhor terapia, porém, quando definida a ingestão do agente corrosivo, o maior objetivo passa a ser a minimização das cicatrizes do sistema digestório alto evitando a estenose, que compromete a alimentação, com posterior desnutrição.

COLANGIOPANCREATOGRAFIA RETRÓGRADA ENDOSCÓPICA EM URGÊNCIAS

Indicada a pacientes portadores de colangite aguda de diferentes etiologias, que necessitam de drenagem da via biliar e a indivíduos em vigência de pancreatite aguda biliar associada à colangite.

A estase biliar provocada pela obstrução da via biliar intra ou extra-hepática na presença de bactérias causa sua proliferação na bile, provocando colangite.

Clinicamente, apresenta-se com dor no quadrante superior direito, calafrios, febre e icterícia. Na maioria das vezes manifesta-se de forma passageira, benigna, mas pode evoluir para um quadro grave de sepse.

O conhecimento da sua patogenia, assim como o diagnóstico precoce, é fundamental para a correta abordagem terapêutica. O suporte clínico associado à antibioticoterapia e drenagem da via biliar são as bases do tratamento.

A causa mais freqüente de obstrução biliar é a coledocolitíase, etiologia da colangite em cerca de 85% dos casos (Fig. 6.8).

Outras causas são estenoses benignas da via biliar, parasitoses (em nosso meio, a ascaridíase), obstruções por neoplasias, doenças congênitas da via biliar e colangite esclerosante.

O procedimento terapêutico mais importante nas colangites agudas graves é a drenagem. Seu objetivo maior é a diminuição da pressão biliar, para que cesse o refluxo biliovenoso, responsável pela bacteremia. Tal drenagem pode ser por endoscopia transcutânea ou cirúrgica.

A drenagem endoscópica é a de primeira escolha, em virtude de suas menores morbidade e mortalidade em comparação com a transcutânea ou cirúrgica[25,26].

Pode ser realizada por introdução de endoprótese, por sonda nasobiliar ou esfincterotomia endoscópica (Fig. 6.9). Nos casos graves, apenas se faz a descompressão com sonda nasobiliar ou endoprótese, evitando-se a injeção de contraste na via biliar. Distúrbios da coagulação são freqüentes nos casos graves, muitas vezes não permitindo a esfincterotomia. A introdução da endoprótese tem a vantagem de ser mais confortável para o paciente, permitir a drenagem da bile para o intestino e ser de custo mais baixo. A drenagem nasobiliar é mais desconfortável, tem custo mais elevado e quase sempre pode ser retirada pelo paciente pouco cooperativo. No entanto, apresenta a vantagem de permitir o controle da efetividade da drenagem e a possibilidade de, a qualquer momento, se obter o estudo radiológico da via biliar. Nesses pacientes, os resultados da drenagem muitas vezes

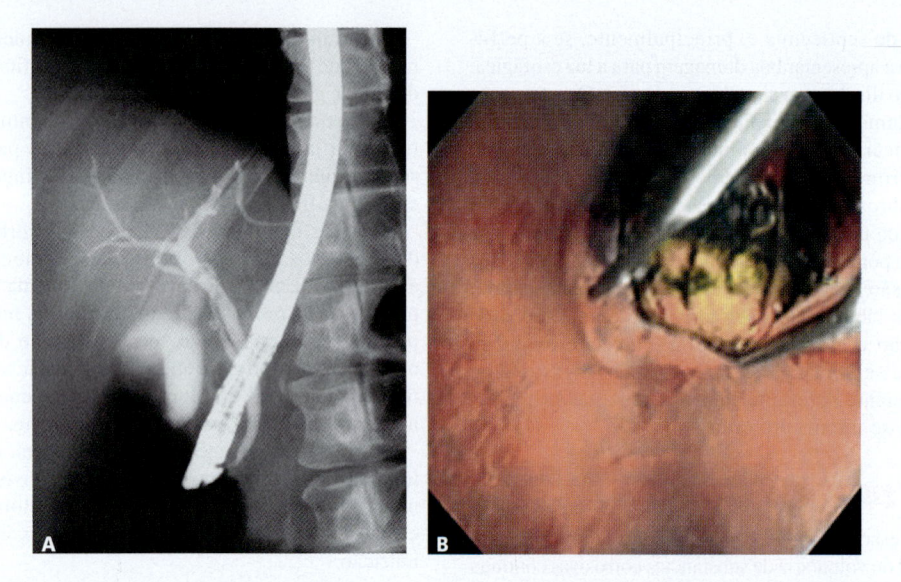

Figura 6.8 – (A) Radiografia da colangiopancreatografia retrógrada endoscópica com coledocolitíase. (B) Remoção endoscópica do cálculo de colédoco.

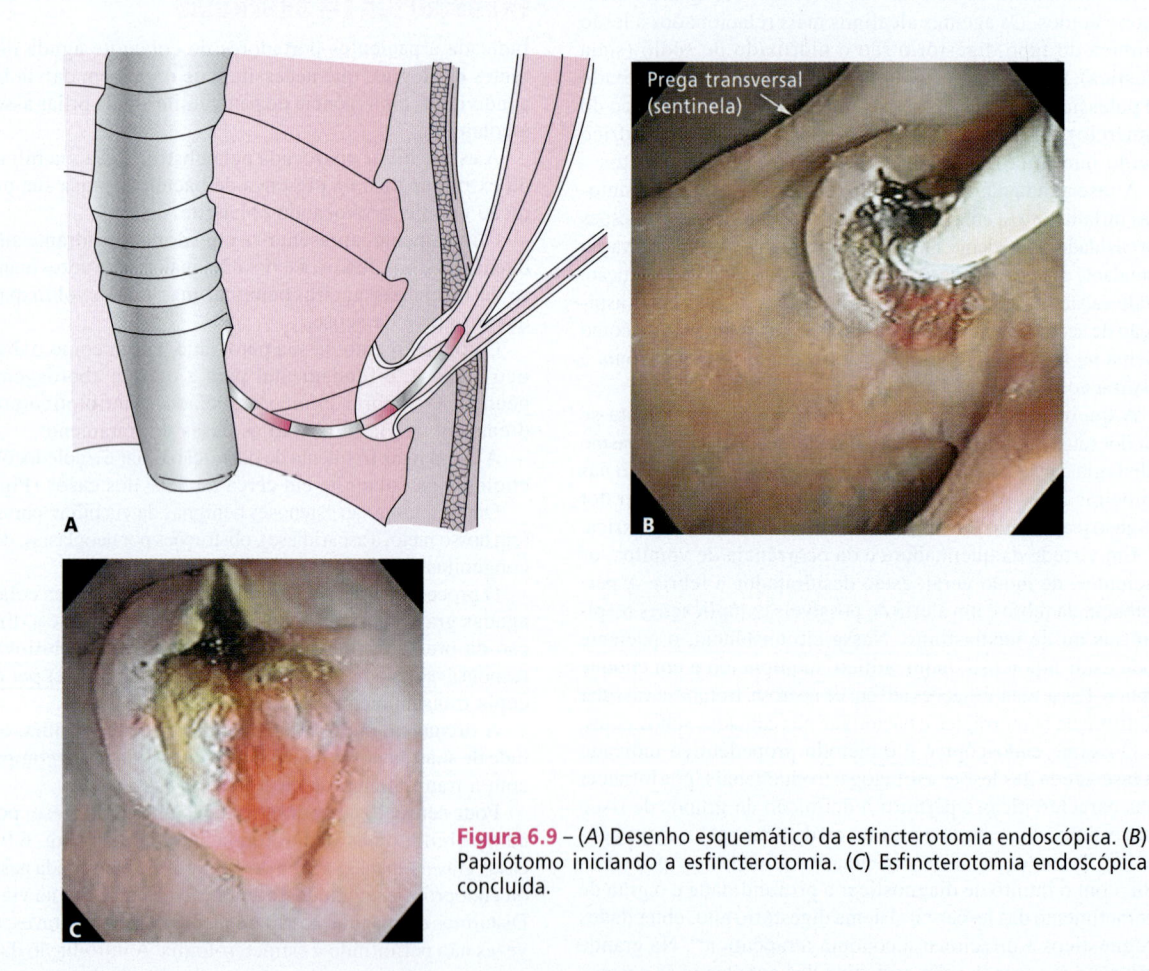

Figura 6.9 – (A) Desenho esquemático da esfincterotomia endoscópica. (B) Papilótomo iniciando a esfincterotomia. (C) Esfincterotomia endoscópica concluída.

são acompanhados de melhora dramática. Resolvida a fase aguda e com a melhora do estado clínico, complementa-se a terapêutica com esfincterotomia, retirada de cálculos ou indicação de procedimento cirúrgico eletivo.

Na impossibilidade de drenagem endoscópica, a segunda escolha ficaria para a drenagem transcutânea, reservando-se a cirurgia para o caso de impossibilidade de serem usados os dois primeiros métodos.

Nos pacientes portadores de pancreatite aguda, há freqüente preocupação de que a deterioração clínica possa ser causada por um cálculo impactado na papila, causando doença pancreática grave e, possivelmente, sepse biliar.

A esfincterotomia endoscópica seria indicada àqueles pacientes com quadro clínico de pancreatite aguda, cujos dados preditivos apontassem para a origem biliar, os fatores de gravidade indicassem uma doença grave e/ou àqueles em que haja concomitância de colangite aguda. Nesses casos, a esfincterotomia endoscópica deve ser realizada em 48 a 72h da hospitalização do paciente[27].

REFERÊNCIAS BIBLIOGRÁFICAS

1. AMERICAN SOCIETY FOR GASTROINTESTINAL ENDOSCOPY. The role of endoscopy in the management of non-variceal acute upper gastrointestinal bleeding. *Gastrointest. Endosc.*, v. 38, p. 760-764, 1992.
2. AMERICAN SOCIETY FOR GASTROINTESTINAL ENDOSCOPY. An annotated algorithmic apporach to upper gastrointestinal bleeding. *Gastrointest. Endosc.*, v. 53, p. 853-858, 2001.
3. BRANICKI, F. J. Bleeding peptic ulcer: A prospective evaluation of risk factors for rebleeding and mortality. *World J. Surg.*, v. 14, p. 262-270, 1990.
4. LIN, H.J. et al. Early or delayed endoscopy for patients with peptic ulcer bleeding. A prospective randomized study. *J. Clin. Gastroenterol.*, v. 22, p. 267-271, 1996.
5. SPIEGEL, B. M. et al. Endoscopy for acute nonvariceal upper gastrointestinal tract hemorrhage: is sooner better? A systematic review. *Arch. Intern. Med.*, v. 161, p. 1393-1404, 2001.
6. CUELLAR, R.E. et al. Gastrointestinal tract hemorrhage: the value of a nasogastric aspirate. *Arch. Intern. Med.*, v. 150, p. 1381-1384, 1990.
7. WAYE, J. D. Intubation and sedation in patients who have emergency upper GI endoscopy for GI bleeding. *Gastrointest. Endosc.*, v. 51, p. 768-771, 2000.
8. MONDARDINI, A. et al. Non-variceal upper gastrointestinal bleeding and Forrest's classification: diagnostic agreement between endoscopists from the same area. *Endoscopy*, v. 30, p. 508-512, 1998.
9. COOK, D. J. et al. Endoscopic therapy for acute nonvariceal upper gastrointestinal hemorrhage: a meta-analysis. *Gastroenterology*, v. 102, p. 139-148, 1992.
10. LAU, J. Y. W. et al. Endoscopic retreatment compared with surgery in patients with recurrent bleeding after initial endoscopic control of bleeding ulcers. *N. Engl. J. Med.*, v. 340, p. 751-756, 1999.
11. LAINE, L.; COOK, D. Endoscopic ligation compared with sclerotherapy for treatment of esophageal variceal bleeding. A meta-analysis. *Ann. Intern. Med.*, v. 15, p. 280-287, 1995.
12. AMERICAN SOCIETY FOR GASTROINTESTINAL ENDOSCOPY. The role of endoscopic therapy in the management of variceal hemorrhage. *Gastrointest. Endosc.*, v. 48, p. 697-698, 1998.
13. GROSS, M. et al. Meta-analysis: efficacy of therapeutic regimens in ongoing variceal bleeding. *Endoscopy*, v. 33, p. 737-746, 2001.
14. SAKAI, P. *Escleroterapia endoscópica das varizes sangrantes do esôfago em pacientes esquistossomóticos*. São Paulo, 1985. Tese (Doutorado) – Universidade de São Paulo.
15. MALUF-FILHO, F. et al. Endoscopic sclerosis versus cyanoacrylate endoscopic injection for the first episode of variceal bleeding: A prospective, controlled and randomized study in Child-Pugh class C patients. *Endoscopy*, v. 33, p. 421-427, 2001.
16. LEE, J. G. et al. Endoscopic-based triage significantly reduces hospitalization rates and costs of treating upper GI bleeding: randomized controlled trial. *Gastrointest. Endosc.*, v. 50, p. 755-761, 1999.
17. BLAIR, S. R.; GRAEBER, G. M.; CRUZZAVALA, J. L. et al. Current management of esophageal impactions. *Chest*, v. 104, p. 1205-1208, 1993.
18. WEEB, A. W. Management of foreign bodies of the upper gastrointestinal tract: update. *Gastrointest. Endosc.*, v. 41, p. 39-49, 1995.
19. CHAVES, D. M. *Remoção de corpo estranho do trato digestivo alto com endoscópio flexível*. São Paulo, 2001. Tese (Doutorado) – Universidade de São Paulo.
20. BERGGREEN, P.J.; HARRISON, E.; SANOWSKI, R.A. et al. Techniques and complications of esophageal foreign body extraction in children and adults. *Gastrointest. Endosc.*, v. 39, p. 626-630, 1993.
21. SINGH, B.; KANTU, M.; HAR-EL, G. et al. Complications associated with 327 foreign bodies of the pharynx, larynx and esophagus. *Ann. Otol. Rhinol. Laryngol.*, v. 106, p. 301-304, 1997.
22. MOURA, E. G. H.; MALUF-FILHO, F.; BARACAT, R. et al. Esofagite por ingestão de agentes corrosivos. In: SAKAI, P.; ISHIOKA, S.; MALUF-FILHO, F. *Tratado de Endoscopia Digestiva Diagnóstica e Terapêutica*. São Paulo: Atheneu, 1999. Vol. 1. – Esôfago, cap. 11, p. 81-90.
23. MOURA, E. G. H. Gastrite e duodenite por ingestão de agentes corrosivos. In: SAKAI, P.; ISHIOKA, S.; MALUF-FILHO, F. *Tratado de Endoscopia Digestiva Diagnóstica e Terapêutica*. São Paulo: Atheneu, 2001. Vol. 2. – Estômago, cap. 30, p. 273-282.
24. ZARGAR, S. A.; KOCHHAR, R.; NAGI, B. et al. The role of fiberoptic endoscopy in the management of corrosive ingestion and modified endoscopy classification burns. *Gastrointest. Endosc.*, v. 37, 165-169, 1991.
25. LAI, E. C. S. ; MOK, F. P. T. ; TAN, E. S. Y. et al. Endoscopic biliary drainage for severe acute cholangitis. *N. Engl. J. Med.*, v. 326, p. 582-586, 1992.
26. LEUNG, J. W. C.; VENEZUELA, R. R. Cholangio sepsis: Endoscopic drainage and antibiotic therapy. *Endoscopy*, v. 23, p. 220-223, 1991.
27. CARR-LOOKE, D. L. Acute gallstone pancreatitis and endoscopic therapy. *Endoscopy*, v. 22, p. 180-183, 1990.

Broncoscopia em Emergências Cirúrgicas

Wilson Leite Pedreira Jr. ♦ Miguel Lia Tedde

A broncoscopia teve suas aplicações originais, como metodologia de procedimentos invasivos, realizadas, em geral, em sala cirúrgica, com instrumental rígido (retirada de corpos estranhos [CE], permeabilização de vias aéreas etc.). Tubos flexíveis com tecnologia por fibra de vidro acarretaram grande desenvolvimento para a broncoscopia diagnóstica, principalmente ambulatorial. Atualmente, porém, observa-se um aumento das aplicações terapêuticas da broncoscopia, muitas delas utilizando broncoscópio flexível e realizadas em ambiente cirúrgico.

Obviamente, há algumas nuanças desse tema. Entre as broncoscopias em ambientes cirúrgicos, serão abordadas neste capítulo aquelas que ocorrem em situações de emergência, e não os procedimentos eletivos e programados.

Pode-se, de maneira didática, dividir a broncoscopia nas emergências cirúrgicas em: aquelas que têm como abordagem o procedimento broncoscópico (emergências em pronto atendimento cirúrgico) e aquelas que necessitam de avaliação e conduta de urgência, durante o ato cirúrgico (broncoscopia na cirurgia).

EMERGÊNCIAS NO PRONTO ATENDIMENTO

Existe, na verdade, uma série de procedimentos de broncoscopia em atendimento de urgência, mas que não é totalmente caracterizada como procedimentos de emergência cirúrgica. Dessa maneira, serão brevemente citadas algumas de suas características, atendendo-se, posteriormente, aos procedimentos associados diretamente aos cirúrgicos. Podem-se citar, no grupo dos procedimentos broncoscópicos de emergência, os descritos a seguir.

Remoção de Corpos Estranhos

Aspiração de CE de via aérea é uma afecção com altos índices de morbidade e apresenta também uma incidência considerável de mortalidade. Em criança, constitui uma das causas importantes de morte acidental. Os objetos aspirados com maior freqüência são alimentos (cerca de 75%), sementes como milho, feijão, pipoca e sementes de frutas, bem como outros materiais orgânicos, como osso (por exemplo, osso de frango), dente e fragmentos de plantas, em 7% dos casos. Materiais não orgânicos, como metais e plásticos, são aspirados em aproximadamente 13% dos casos e pedaços de brinquedos, em 1%. A gravidade dos sintomas varia de acordo com a faixa etária, já que pequenas obstruções de vias aéreas proximais em crianças menores podem representar perda considerável da secção transversa; com o grau de obstrução produzido pelo CE, portanto, obviamente, com o tamanho do CE; com a localização: CE na laringe ou na traquéia tende a produzir insuficiência respiratória grave que, em crianças pequenas, pode ser causa de óbito. Os CE impactados na laringe, especialmente em crianças, em geral cursam com asfixia, cianose e risco de morte iminente. Isso se deve à obstrução ao fluxo aéreo produzida pelo objeto aspirado, pelo laringoespasmo e por um quadro inflamatório (com edema), em uma via aérea proximal. No entanto, em 2 a 12% das vezes, os CE podem permanecer impactados na laringe e os sintomas ser atribuídos a outras causas, como asma, laringite, pólipos vocais, mesmo havendo quadros súbitos de cianose, estridor, rouquidão ou chiado, caso a história clínica não seja adequadamente valorizada.

Quanto ao tratamento, existe uma discussão que confronta as técnicas broncoscópicas, flexível e rígida (Fig. 6.10), tentando estabelecer qual método é superior. A nosso ver, essa discussão é pouco produtiva e não se aplica. Uma vez diagnosticado o CE nas vias aéreas, a retirada broncoscópica é a terapêutica inicial de eleição. O broncoscopista que se dispõe a realizar o procedimento deve ser habilitado nas duas técnicas, devendo ter à disposição os dois tipos de instrumental.

As metodologias rígida e flexível apresentam vantagens e desvantagens, indicações e contra-indicações, e mais do que isso: muitas vezes são complementares, devendo ser empregadas conjuntamente.

Hemoptise

O sangramento pode ser proveniente de quatro fontes vasculares no sistema respiratório, que são artérias brônquicas, artérias pulmonares, veias pulmonares e capilares pulmonares. Além disso, comunicações adquiridas entre a árvore traqueobrônquica e as estruturas vasculares da caixa torácica, resultantes de trauma, radioterapia, neoplasias etc., podem levar à hemoptise. A broncoscopia pode ser usada para diagnóstico, muitas vezes determinando a área pulmonar a ser abordada cirurgicamente. A utilização da broncoscopia terapêutica em hemoptise tem duas funções, que são a interrupção do sangramento e, principalmente nos casos de hemoptise maciça, a proteção do pulmão contralateral, impedindo que ele seja inundado pelo lado sangrante. Quanto mais grave a hemoptise, maior segurança existe em se utilizar a broncoscopia rígida (associada ou não à flexível), que permite acesso direto às vias aéreas.

A broncoscopia pode ser um meio de instilação de substâncias vasoativas (soluções de adrenalina ou soro fisiológico gelado, cauterização, alcoolização ou outra técnica que vise à hemostasia). No sentido de se proteger o pulmão não sangrante, a broncoscopia pode orientar a colocação de balões para oclusão brônquica ou para intubação seletiva.

Dilatação de Estenose

Estenose brônquica adquirida está associada a intubação prolongada, anastomoses traqueobrônquicas, tuberculose, paracoccidioidomicose, sarcoidose, lesões químicas ou térmicas das vias aéreas etc. O quadro clínico muitas vezes tem evolução rápida, com insuficiência respiratória aguda, necessitando de intervenção urgente. Estenose traqueobrônquica congênita pode ser encontrada na população pediátrica. O tratamento das estenoses pode ser feito pela broncoscopia, principalmente em quadro agudo de obstrução, com sondas metálicas, dilatação com balão inflável, *laser*, eletrocautério e com o próprio broncoscópio rígido.

Colocação de Próteses

As próteses traqueobrônquicas são indicadas para manutenção de trajeto de calibre e de estrutura das vias aéreas proximais. Dessa maneira, são indicadas a casos de estenoses cicatriciais, compressão extrínseca ou perda da sustentaçao dos anéis traqueais (malacia), a lesões tumorais que não responderam a outros métodos de desobstrução, a fístulas, entre outros. Existem diversos tipos de próteses. Quanto ao material, podem ser de silicone, metálicas ou mistas (recobertas) ou outros, como polietileno. Quanto ao comportamento dinâmico, podem ser fixas e autoexpansíveis, bem como tubulares, em "Y" etc. Ainda não existe um modelo ideal de prótese traqueobrônquica. Em geral, é colocada com broncoscópios rígidos, mas pode ser orientada por broncoscopia flexível.

Broncoscopia em Trauma

Na maior parte das vezes, o papel do broncoscopista, nos casos de trauma, é complementar à semiologia no sentido de confirmar as lesões suspeitadas, ao avaliar os efeitos do trauma nas regiões cervical e torácica. Entretanto, diferentemente de outras situações em que é chamado para auxiliar no diagnóstico, o broncoscopista terá de atuar de urgência e, em geral, sem as condições técnicas ideais. Além disso, é preciso ter em mente que, nos dias atuais, o tratamento do trauma é fortemente sistematizado pelo protocolo Suporte Avançado de Vida em Trauma – SAVT (do inglês, *Advanced Trauma Life Support* – ATLS). Dessa forma, é fundamental que conheça as linhas gerais das quatro etapas do SAVT, no sentido de atuar de forma integrada com a equipe de trauma, a fim de obter o maior rendimento diagnóstico possível. O protocolo sistematiza o atendimento em quatro fases distintas, que incluem exame primário, reanimação das funções vitais, exame secundário para avaliação completa do paciente e tratamento definitivo. Durante a fase de exame primário, a equipe de trauma deve identificar as lesões que podem pôr em risco a vida do paciente. Tanto na fase de exame primário, quanto na reanimação do SAVT,

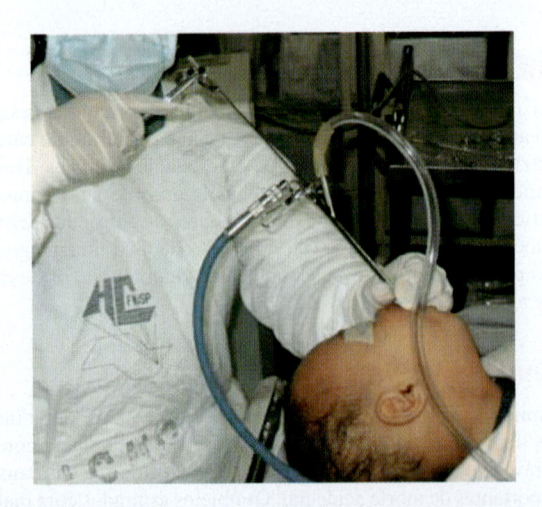

Figura 6.10 – Exemplo de broncoscopia rígida, com instrumentalização.

a prioridade é o ABC (derivado dos termos em inglês *airways, breathing, circulation*). A equipe deve obter via aérea segura, manter a respiração e a circulação antes de ter sua atenção dirigida para lesões de outros órgãos. Nessa fase, pela possibilidade de haver lesão da coluna cervical, o paciente deverá permanecer com o pescoço imobilizado por um colar cervical. O primeiro momento em que o broncoscopista pode colaborar no atendimento do trauma é durante a intubação, quando existe a necessidade de se obter uma via aérea permeável, podendo ocorrer uma das quatro possibilidades: (1) intubação orotraqueal no paciente com pescoço imobilizado; (2) lesões ou trauma cervicofaciais; (3) intubação nasotraqueal às cegas e (4) acesso cirúrgico à traquéia por cricotireoidostomia.

Nesse cenário, a intubação usando fibroscopia pode ser a única alternativa à cricotireoidostomia. Além disso, nos casos em que já existe lesão da traquéia, a intubação sem o auxílio da fibroscopia pode aumentar o trauma existente. Ao proceder à intubação, o broncoscopista tem a oportunidade de visualizar possíveis lesões, além de assegurar que a sonda ficou em posição adequada na traquéia. É na fase do exame secundário, com o paciente estabilizado, que a equipe de trauma tem condições de fazer um exame detalhado e completo, em que todas as lesões são avaliadas. Essa é a fase mais provável em que o broncoscopista será chamado, quando há suspeita de lesão cervicotorácica, seja ela um ferimento aberto ou fechado. O reconhecimento do trauma das vias aéreas pode ser caracterizado por sons causados pela passagem do ar através de estreitamentos provocados pelas lesões. O paciente quase sempre se encontra ansioso, dispnéico, com os músculos acessórios da respiração evidentes, assumindo posições características que o ajudam a respirar e apresentando secreção abundante misturada com sangue; o trauma facial ou cervical, se existente, pode não ser tão evidente. Nos pacientes com rotura ou grave obstrução alta da árvore traqueobrônquica, o diafragma passa a fazer movimentos enérgicos, criando uma respiração paradoxal, em que a caixa torácica se movimenta de maneira oposta ao normal. A contração forçada do diafragma cria uma pressão negativa intratorácica tão alta a ponto de "sugar" a parede torácica, reduzindo o diâmetro ântero-posterior durante a inspiração e aumentando-o durante a expiração. Conseqüentemente, o conteúdo abdominal também se move para a frente durante a inspiração, criando um modelo paradoxal de respiração (*rocking boat*).

Do ponto de vista do broncoscopista, os ferimentos faciais ou cervicotorácicos abertos são menos problemáticos para ser avaliados, uma vez que a própria lesão, ou o trajeto de um projétil, por exemplo, já sugere o tipo de lesão a ser encontrada. Nos traumas fechados, a situação é diferente. Desde 1901, com os trabalhos de René LeFort, que publicou extensos estudos sobre traumas faciais, já se conhece que nem sempre existe relação entre as lesões de partes moles, com a presença ou não de fraturas nas estruturas ósseas. Nesses casos, alguns dados podem ter grande valia no sentido de melhorar os achados endoscópicos, e o conhecimento do mecanismo de trauma permite inferir a possibilidade de lesões específicas, sejam elas faciais, laríngeas ou traqueobrônquicas. A possibilidade de fratura na base do crânio, lesão de coluna cervical, impossibilidade de abrir a boca ou movimentar a mandíbula, edema importante da face, lesões da base da língua e/ou das cavidades aéreas da face muitas vezes impossibilitam ou dificultam a intubação orotraqueal ou nasotraqueal convencional, forçando, então, a necessidade da ajuda do fibroscópio para uma intubação mais segura.

As lesões fechadas da laringe ocorrem quando esta é comprimida contra a coluna, fraturando as cartilagens e provocando contusão ou laceração da mucosa. Os tecidos submucosos da laringe são distensíveis, em particular na região supraglótica, permitindo acúmulo rápido de líquido e sangue. O revestimento mucoso de laringe e faringe é facilmente rompido por forças traumáticas, que podem causar enfisema subcutâneo e/ou contaminação dos tecidos profundos do pescoço. Essas condições propiciam o desenvolvimento de celulite, formação de abscessos, fístulas e mediastinite. As fraturas de laringe tendem a ser mais graves nas cartilagens calcificadas e menos elásticas em pacientes idosos. O trauma pode também provocar hematoma subpericondrial, com necrose isquêmica da cartilagem seguida de pericondrite e condrite. Essas lesões cicatrizam-se por tecido de granulação e, eventualmente, fibrose. Em razão da infecção secundária, podem ocorrer deformidades e alterações permanentes das funções laríngeas. A função relativamente normal pode ser restabelecida se houver cicatrização primária por reparo da mucosa lesada e redução com estabiliza-ção das cartilagens fraturadas em tempo inicial.

Os sintomas que indicam possível lesão laríngea são obstrução progressiva da via aérea com dispnéia e estridor, disfonia ou afonia, tosse, hemoptise, dor cervical, disfagia e odinofagia. Sinais clínicos podem incluir deformidades do pescoço, com inchaço e alterações de contorno, enfisema subcutâneo, crepitação cervical e instabilidade da laringe. Um reparo anatômico importante a ser palpado é a cricóide, que é uma cartilagem circular (360º) e serve de suporte para as vias aéreas na subglote. Crepitação na cricóide é indicativo de fratura da cartilagem e requer tratamento cirúrgico. A lesão nem sempre é evidente ao exame endoscópico, podendo-se apresentar também com rouquidão discreta na fase inicial. Com a evolução do edema subglótico, rouquidão e obstrução da via aérea são acentuadas. Dificuldade respiratória e enfisema subcutâneo são, quase sempre, patognomônicos de rotura de laringe ou traquéia. Havendo separação laringotraqueal, que muitas vezes é acompanhada de avulsão do nervo laríngeo recorrente, é importante que o broncoscopista procure descrever se a motilidade das pregas vocais está intacta. Embora o tratamento cirúrgico das avulsões do nervo apresente resultados precários, o cirurgião tem a chance de tentar o reparo primário do nervo. Lesões de laringe com trauma cervical aberto são mais facilmente diagnosticadas, ao passo que, nesses casos, as obstruções de via aérea podem ser aliviadas por intubação através da própria laceração. Lesões abertas também necessitam de exploração cirúrgica. Em lesões fechadas, a exploração cirúrgica da ferida é controversa. Em geral, lesões fechadas maiores são tratadas e corrigidas por cirurgia, enquanto lesões menores podem ser tratadas clinicamente. Cabe ao broncoscopista descrever com precisão os achados, pois a indicação de exploração cirúrgica pode depender de seu relato. Motilidade das pregas vocais, edema ou hematoma moderados, lacerações de mucosa sem envolvimento da comissura anterior e ausência de obstrução da via aérea são achados que favorecem lesões passíveis de tratamento clínico. O deslocamento da epiglote posterior e superiormente, dificultando a visualização da porção anterior das pregas vocais, é sugestivo de fratura do osso hióide e fratura horizontal da cartilagem tireóide. Lesão da mucosa das pregas vocais com edema que pode levar à obstrução da via aérea e laceração da comissura anterior com diminuição do diâmetro ântero-posterior da laringe também são achados da fratura da cartilagem tireóide. Obstrução de via aérea, cartilagem desnuda na luz da laringe ou colapso da cricóide são indicativos de lesões que requerem tratamento cirúrgico precoce e agressivo. É essencial considerar a possibilidade de lesões laringotraqueais em pacientes com história de trauma cervical, especialmente aqueles que necessitam de intubação em razão de obstrução de via aérea alta.

Nas ocorrências em que houve instalação tardia da obstrução de vias aéreas altas, deve-se suspeitar também de lesão da laringe. Em relação aos traumas fechados de tórax, são três os mecanismos aventados para explicar as lesões possíveis: compressão, desaceleração e aumento da pressão na via aérea por compressão torácica com a glote fechada. Como os pontos mais fixos da via aérea são a cartilagem cricóide e a carina, isso contribui para que a maior parte das lesões ocorra logo abaixo da cricóide, na traquéia cervical e/ou próximo à carina dentro do tórax. Em trauma fechado, a fibroscopia é indicada se existirem dispnéia, hemoptise, enfisema subcutâneo, pneumomediastino, atelectasias persistentes, grandes fístulas aéreas e/ou pneumotórax refratário. O broncoscopista deve avaliar com muito cuidado as traquéias cervical e torácica, bem como os brônquios principais, até 2,5cm distais à carina, por serem as áreas mais lesadas. Quando o paciente está intubado, a cânula de intubação dificulta o exame completo da laringe e da traquéia proximal. Havendo suspeita de fístula esofagotraqueal, é possível a injeção de corante, em geral azul de metileno, no esôfago, enquanto se realiza a fibroscopia para se tentar demonstrar o trajeto fistuloso.

Lesões por Inalação

São definidas como lesões da via aérea a partir da laringe, em decorrência de inalação de fumaça, principalmente em pacientes expostos à explosão ou a incêndio. A fumaça é uma mistura heterogênea de ar quente, gases tóxicos e partículas, que, ao ser inalada, pode produzir efeitos físicos (térmicos) e químicos (tóxicos), dependendo dos gases liberados. As lesões por inalação da árvore traqueobrônquica podem ser agudas, subagudas ou crônicas.

As alterações mais comuns causadas pela inalação do ar quente ocorrem em nível supraglótico, uma vez que as vias aéreas altas ajudam a resfriar o ar inalado e o ar seco, mesmo em temperatura elevada, tem baixa capacidade de transportar calor. À medida que a umidade do ar (vapor) aumenta, a capacidade de transportar calor se intensifica, possibilitando lesões às vias aéreas proximais. As lesões de vias aéreas distais costumam decorrer da liberação de gases tóxicos. É importante lembrar que lesões por inalação podem surgir em pacientes expostos à fonte de calor, mesmo que não apresentem queimadura cutânea.

A lesão aguda da mucosa provoca a liberação de mediadores com resposta inflamatória que pode amplificar a resposta sistêmica à queimadura. As complicações respiratórias são proporcionais à quantidade e à concentração de fumaça dos gases químicos inalados. Na fase aguda, a obstrução de via aérea alta por edema da mucosa e falência respiratória decorrente de edema pulmonar e/ou hemorragia são as principais características que podem acontecer.

A fase subaguda surge após um intervalo aparentemente livre de sintomas, entre o terceiro e o quinto dia, quando se instala um processo inflamatório endotélio-epitelial alveolar, que se assemelha à síndrome de angústia respiratória do adulto. Nessa fase, também pode se associar infecção bacteriana, que agrava ainda mais o comprometimento pulmonar. O estágio subagudo pode durar de horas a dias, manifestando-se por necrose da mucosa traqueobrônquica, traqueobronquite hemorrágica, edema/hemorragia pulmonar persistente e/ou infecção secundária.

O estágio crônico pode aparecer semanas a meses mais tarde e resultar no desenvolvimento de escaras ou estenoses da árvore traqueobrônquica, bronquiectasias, formação de tecido de granulação, infecções recorrentes, bronquiolite obliterante e insuficiência respiratória progressiva. As estenoses de vias aéreas, que têm taxa de incidência descrita de até 23%, podem ser oligossintomáticas, o que dificulta ainda mais o seu diagnóstico. Também tem sido descrito hiper-responsividade brônquica, em geral associada à exposição a gases tóxicos, como dióxido de enxofre, óxido de nitrogênio e produtos de combustão de cloreto de polivinil. A perda da integridade do epitélio e a inflamação local na fase aguda da lesão podem expor receptores e alterar a modulação do tônus brônquico, aumentando sua responsividade. Os casos de bronquiectasias e bronquiolite obliterante parecem se relacionar à exposição a gases tóxicos capazes de atingir vias aéreas distais. A lesão produzida e a alteração do transporte mucociliar predisporiam à infecção bacteriana crônica, possivelmente associada à gênese da dilatação brônquica e dessas afecções.

Por suas implicações, o diagnóstico da lesão por inalação deve ser feito precocemente. O tempo de permanência no local do incêndio e sinais, como queimaduras faciais, disfonia, rouquidão, presença de fuligem no escarro ou na orofaringe e roncos ou sibilos na ausculta pulmonar, fazem com que aumentem as suspeitas das lesões por inalação. Nos acidentes com chamas em ambientes fechados, deve-se ter em mente a possível perda de consciência pela queda acentuada da fração de oxigênio no local. Essa condição pode provocar broncoaspiração de conteúdo gástrico, que também pode produzir agressão pulmonar. O radiograma de tórax não é de grande auxílio no diagnóstico precoce porque pode não mostrar alterações, mesmo alguns dias após a lesão. As alterações funcionais pulmonares, com diminuição do fluxo expiratório e da capacidade vital forçada, ocorrem precocemente e podem indicar lesão por inalação, mas é a broncofibroscopia que permanece como método de eleição para o diagnóstico de lesão por inalação. Os achados endoscópicos mostraram especificidade de 94% e sensibilidade de 79% para a confirmação da lesão.

Os achados mais usados como critérios para o diagnóstico endoscópico de lesão por inalação são hiperemia, edema, presença de secreção, fuligem ou partículas queimadas, além de ulceração e necrose da mucosa da via aérea a partir da laringe em situações clínicas compatíveis. No estágio agudo, a fibroscopia ajuda não só a avaliar a extensão da lesão na mucosa da via aérea alta, como também pode ajudar na permeabilidade traqueobrônquica, removendo mucosa lesada e necrótica. Se a laringe estiver gravemente edemaciada, pode ser difícil visualizar as pregas vocais e o procedimento endoscópico pode exacerbar o problema, por agravar o edema da mucosa. Além disso, é essencial uma avaliação cuidadosa das estruturas da laringe para assegurar que não será necessária traqueostomia de emergência. O edema da parede posterior da faringe e laringe constitui indicação para intubação traqueal, pela possibilidade de obstrução das vias aéreas.

Quando a mucosa está queimada, podem-se visualizar áreas de mucosa elevada com sugestão de formação de crostas, deposição difusa de fuligem na árvore traqueobrônquica, bem como se achar ulcerações. A irrigação e a aspiração com quantidades mínimas de solução fisiológica ajudam a remover o material necrótico, permitindo melhor visualização da mucosa. Entretanto, é pouco provável que o lavado broncoalveolar beneficie o paciente durante o estágio agudo. A fibroscopia também é útil na obtenção de material para cultura e na remoção de secreção purulenta espessa. Nos pacientes queimados que tiveram perda de consciência, o broncoscopista deve excluir a presença de corpos estranhos aspirados para dentro da árvore traqueobrônquica.

Estenoses cicatriciais significativas são ocorrências comuns nos estágios subagudos e crônicos. Vários exames broncoscópicos podem ser necessários para avaliar e tratar essas complicações traqueobrônquicas. A dilatação broncoscópica, a colocação de próteses e a terapia com *Nd:YAG laser* parecem melhorar o desconforto respiratório e prolongar a vida desses pacientes. Embora a dilatação com balão, através do broncoscópio flexível, tenha sido empregada no manejo das estenoses traqueobrônquicas, é importante ressaltar que a broncoscopia rígida é mais versátil para manusear e tratar as lesões estenóticas das vias aéreas, particularmente quando se avalia a possibilidade de colocação das próteses.

Exames broncoscópicos de repetição devem ser evitados, a menos que eles contribuam para o diagnóstico, o manuseio ou o tratamento desses pacientes. A repetição da broncoscopia tem o potencial de irritar a já lesada mucosa traqueobrônquica, mas é pouco provável que a broncoscopia realizada com cuidado promova estenoses das vias aéreas ou outras complicações pulmonares. Também é importante lembrar que a fibroscopia normal, quando realizada 12h após o acidente, praticamente afasta o diagnóstico de lesão por inalação. Estudos recentes mostram que a lesão por inalação tem relevante impacto negativo na evolução do paciente queimado.

BRONCOSCOPIA EM CIRURGIA

Auxílio à Intubação

Em centros cirúrgicos, UTI e emergências, muitas vezes a intubação oro ou nasotraqueal só pode ser realizada sob orientação broncoscópica. As principais indicações para que a intubação seja orientada por broncoscopia são:

- Vias aéreas difíceis: estas devem ser identificadas, de preferência, com antecedência, devendo ser feita avaliação fibroscópica prévia. Características cervicais, micrognatia, dificuldade de abertura da boca e excesso de peso são indicadores de dificuldades.
- Tumores cervicais, de laringe e de orofaringe.
- Rigidez de coluna cervical.
- Distorção de vias aéreas.

É fundamental que esses quadros sejam previstos e que o chamado ao broncoscopista não seja depois de ocorrida a dificuldade de intubação e após inúmeras tentativas (que, em geral, provocam trauma, edema e sangramento, muitas vezes com evolução catastrófica).

A broncoscopia ainda tem um importante papel no auxílio e na orientação da traqueostomia percutânea.

Intubação Seletiva

A prática da cirurgia pulmonar, em várias situações clínicas diferentes, pode ser necessária à ventilação seletiva. São exemplos de algumas dessas situações a necessidade de isolar um pulmão para prevenir a disseminação intrabrônquica de infecção, secreções ou sangue, ou para controlar a ventilação com pressão positiva, como em pacientes com fístula broncopleural, ou uma grande bolha unilateral, e ainda para facilitar a exposição cirúrgica em ressecções pulmonares convencionais ou videoassistidas. Diferentes técnicas podem ser empregadas para esse fim, como o uso de sondas traqueais de dupla luz, sondas traqueais simples posicionadas em um dos brônquios principais ou sondas simples com bloqueador brônquico. Independentemente do método utilizado, o posicionamento preciso da sonda ou do bloqueador é extremamente importante para assegurar uma ventilação adequada, sendo, para tal, de grande auxílio a utilização do fibroscópio.

Intubação Seletiva com Sondas Endotraqueais Simples

As sondas endotraqueais simples podem ser usadas para isolar um pulmão, especialmente em situações de emergência, como a hemoptise maciça. Havendo sangramento à direita, pode-se tentar intubar o brônquio principal esquerdo com a rotação da cabeça do paciente para o lado direito e o bisel da sonda endotraqueal rodado 180°. Nem sempre essa intubação é conseguida às cegas. Nesse tipo de situação, o broncoscópio é de fundamental importância, uma vez que, passado por dentro da sonda e avançado para o brônquio esquerdo, serve de guia para a sonda de intubação.

Bloqueadores Brônquicos

Quando há a necessidade de isolar, de maneira adequada, um dos pulmões, os bloqueadores brônquicos representam alternativa às sondas endotraqueais de dupla luz, embora eles estejam associados a algumas limitações. Crianças entre 30 e 45kg devem fazer uso dos bloqueadores, porque o menor tamanho das sondas de dupla luz é 28F, o que as torna incompatíveis para utilização em crianças. Bloqueadores são empregados em conjunto com uma sonda endotraqueal simples. O mais comum é o cateter vascular (Fogarty) colocado através ou ao lado do tubo endotraqueal, no brônquio principal desejado, sob controle do endoscópio rígido ou flexível. Para adultos, usa-se cateter 8F com balão de 14 ou 22F (diâmetro quando desinsuflado). O balão 14F tem capacidade de 10mL para líquidos e 20mL para ar. O balão 22F tem capacidade de 43mL para líquidos e 50mL para ar. Cateteres menores são para crianças de menor idade, dependendo do tamanho destas. Recentemente, foi introduzida no mercado uma cânula traqueal de luz simples que incorpora um bloqueador brônquico com *cuff* de baixa pressão, que pode ser colocado através de um pequeno canal existente na parede anterior. Após intubação endotraqueal, o bloqueador brônquico pode ser avançado no brônquio principal direito ou esquerdo, às cegas ou com o auxílio da fibroscopia. O balão do bloqueador é inflado e o pulmão distal ao bloqueador, isolado. Relatos mostram que a sonda Univent pode ser facilmente colocada para isolar um pulmão para cirurgia eletiva, trauma ou sangramento maciço. Segundo Gayes, as vantagens da sonda Univent ou das sondas de luz simples, em conjunto com o cateter para bloquear o brônquio, são: (1) maior facilidade de colocação, em comparação com sondas de dupla luz; (2) grande luz para ventilação, sem aumento do diâmetro externo; (3) uso prolongado seguro sem ser preciso troca da sonda, se necessária ventilação pós-operatória; e, principalmente, (4) maior facilidade para se realizar a broncoscopia.

Sondas Endotraqueais de Dupla Luz

A sonda endotraqueal de dupla luz consiste em duas sondas (endotraqueal e endobrônquica) de tamanhos desiguais conectadas lado a lado com um balonete de baixa pressão proximal endotraqueal e um balonete de baixa pressão distal endobrônquico. Esse desenho permite a ventilação de ambos os pulmões ou de cada pulmão, isoladamente. O uso da sonda de dupla luz se tornou o método preferido para separar os pulmões, por permitir que o anestesista aspire ou ventile o pulmão que estiver sendo operado quantas vezes forem necessárias. Essas sondas estão disponíveis em tamanhos de 28 a 41F (diâmetro interno de 4,5 e 6,5mm, respectivamente) e como sondas para o brônquio principal direito ou esquerdo. Normalmente, sondas de 39 a 41F são usadas para homens e de 35 a 39F para mulheres. A sonda de dupla luz para brônquio esquerdo tem a porção mais longa colocada dentro do brônquio principal esquerdo e o ramo mais curto posicionado na traquéia. O inverso é verdadeiro para a sonda de dupla luz para brônquio direito. Caracteristicamente, o uso da sonda de dupla luz para brônquio direito pode resultar em ventilação inadequada do lobo superior direito, devido à dificuldade para se alinhar o orifício de ventilação da sonda em relação ao brônquio lobar superior. Por essa razão, muitos anestesistas preferem usar, de rotina, apenas sondas de dupla luz para brônquio esquerdo, tanto para cirurgias do pulmão direito como para as do esquerdo. O posicionamento correto da sonda de dupla luz é extremamente importante. Quando adequado, é possível ventilar ou não, de maneira seletiva, um pulmão inteiro. Colocada incorretamente, a habilidade de ventilar seletivamente fica prejudicada, encontra-se dificuldade para ventilar os pulmões, em especial os lobos superiores. Em cirurgia videoassistida, a capacidade de proporcionar ventilação unilateral é muito importante para permitir espaço adequado e visualização das estruturas que estão sendo operadas. Antes da broncofibroscopia, a posição da sonda era confirmada pela ausculta após sua inserção às cegas. Embora a confirmação da posição da sonda pela ausculta ainda seja usada, a confirmação do posicionamento adequado com o fibroscópio está se tornando técnica padrão na maioria dos centros. O posicionamento das sondas de dupla luz é difícil por várias razões. A principal delas é a anatomia da traquéia, na qual há pouco espaço para erro na colocação da sonda. Além disso, pode haver variações anatômicas prévias não diagnosticadas ou outras afecções das vias aéreas.

A sonda de dupla luz é inicialmente posicionada na traquéia com laringoscopia direta ou com fibrolaringoscopia. Para confirmar sua posição ou reposicioná-la, o broncofibroscópio é introduzido pela luz traqueal, após intubação. Normalmente, usa-se um fibroscópio pediátrico com diâmetro externo inferior a 4,5mm, que pode ser passado através de uma sonda muito pequena, de 35F. Quando se está posicionando a sonda para brônquio esquerdo, o broncoscópio primeiro passa pela luz traqueal. O broncoscopista deve ver o balonete endobrônquico azul logo abaixo da carina. Com o balonete inflado, ele pode passar o broncoscópio pela luz brônquica, devendo ver a carina brônquica secundária esquerda e mínimo estreitamento dos óstios dos brônquios lobares. Como o ramo brônquico não tem um "olho de Murphy", o orifício deve ser centrado na luz e não impactado na parede brônquica. A posição correta do balonete endobrônquico é de grande importância em virtude da pequena margem de segurança envolvida. Se ele for introduzido muito distalmente à luz brônquica no brônquio principal esquerdo, pode ocorrer obstrução do lobo superior esquerdo e o orifício do ramo traqueal pode ser também locado no brônquio esquerdo. Se o balonete não for introduzido suficentemente no ramo brônquico, ele pode herniar para fora do brônquio principal esquerdo e obstruir a traquéia ou o brônquio principal direito. O fibroscópio deve, então, ser usado para rever a posição da sonda, logo após o paciente ser posicionado, de maneira definitiva, na mesa cirúrgica e/ou a qualquer tempo durante o procedimento. A confirmação intra-operatória da posição correta pode ser crucial para diagnosticar obstrução de vias aéreas, hipóxia ou qualquer outra dificuldade na ventilação. Diferentemente do método de ausculta, a broncoscopia é fácil, rápida, conveniente e, sem dúvida, o tratamento definitivo.

A fibroscopia é útil não apenas para confirmar a posição final da sonda, mas também para ajudar a posicionar e guiar a sonda de dupla luz para sua melhor posição. O procedimento deve ser o mesmo para as sondas de dupla luz para brônquio direito. Uma manobra adicional é posicionar a abertura destinada ao brônquio do lobo superior direito de tal forma que este seja visível no centro dessa abertura. A intubação tendo o fibroscópio como guia tem a vantagem de visualizar a via aérea antes de posicionar a sonda e conduzi-la de forma atraumática com maior grau de acurácia, principalmente em pacientes que possam apresentar anomalias das vias aéreas.

BIBLIOGRAFIA

BRYCE DP. The surgical management of laryngotracheal injury. *J. Laryngol. Otol.*, v. 86, p. 547, 1972.

CAMPOS, J. R. M.; JATENE, F. B.; TEDDE, M. L. Broncoscopia na sala cirúrgica e no trauma. In: PEDREIRA JR., W. L. (ed.). *Broncoscopia Diagnóstica e Terapêutica*, São Paulo: Atheneu, 2005.

CHIBA, E. K.; JACOMELLI, M. Broncoscopia rígida na retirada de corpos estranhos de vias aéreas. In: PEDREIRA JR., W. L. (ed.). *Broncoscopia Diagnóstica e Terapêutica*. São Paulo: Atheneu, 2005.

COLÉGIO AMERICANO DE CIRURGIÕES – COMITÊ DE TRAUMA. *Suporte Avançado de Vida no Trauma*, 3ª impressão, 1995.

CORREA, E. P.; JACOMELLI, M.; FIGUEIREDO, V. R. A utilização de broncoscopia flexível na retirada de corpos estranhos de vias aéreas. In: PEDREIRA JR., W. L. (ed.). *Broncoscopia Diagnóstica e Terapêutica*. São Paulo: Atheneu, 2005.

EDELL, E.; SHAPSAY, A. Laser bronchoscopy. In: PRAKUSH, U. (ed.). *Bronchoscopy*. New York: Raven Press, 1994.

GAISSERT, H. A.; LOEFGREN, R. H.; GRILLO, H. C. Upper airway compromise after inhalation injury: complex strictures of larynx and trachea and their management. *Ann. Surg.*, v. 218, n. 5, p. 672-678, 1993.

GAYES, J. M. The Univent tube is the best technique for providing one-lung ventilation. *J. Cardiothor. Vascul. Anesth.*, v. 7, p. 103-107, 1993.

GOTTA, A. W. Management of the traumatized Airway. *Annual Refresher Course Lectures of the American Society of Anesthesiologists*, Dallas, October 8-13, 1999.

HAPONIK, E. F.; SUMMER, W. R. Respiratory complications in burned patients: Pathogenesis and spectrum of inhalation injury. *J. Crit. Care*, v. 2, p. 49, 1987.

HATSON, P.; BUTERA, R.; CLEMESSY, J. L. et al. Early complications and value of inicial clinical and paraclinical observations in victims of smoke inhalation without burns. *Chest*, v. 111, n. 3, p. 671-675, 1997.

JOHNSON, C.; HUNTER, J.; HO, E.; BRUFF, C. Fiberoptic intubation facilitated by a rigid laryngoscope. *Anesth. Analg.*, v. 72, p. 713, 1991.

JONES, D. K.; DAVIS, R. J. Massive haemoptysis. *BMJ*, v. 300, p. 889-890, 1990.

LLOYD, E. L. Fiberoptic laryngoscopy for difficult intubation. *Anaesthesia*, v. 35, p. 719, 1980.

NOSEWORTHY, T. W.; ANDERSON, B. J. *Massive Hemoptysis*. CMAJ, v. 135, p. 1097-1099, 1986.

OVASSAPIAN, A. Fiberoptic endoscopy and the difficult airway. 2. ed. Philadelphia: Lippincott-Raven, 1996.

PATEL, S. R.; STOLLER, J. K. The role of bronchoscopy in hemoptysis. In: WANG, K.; MEHTA, A. C. (eds.). *Flexible Bronchoscopy*. Cambridge: Blackwell Science, 1995. p. 298-321.

PEDREIRA JR., W. L. (ed.). *Broncoscopia Diagnóstica e Terapêutica*. São Paulo: Atheneu, 2005.

PEDREIRA JR., W. L. Bougie dilatation of benign laryngotracheal stenosis. *J. Bronchology*, v. 7, p. 67-71, 2000.

PRAKASH, U. B. S. (ed.). *Bronchoscopy*. New York: Raven Press, 1994.

REED, A. P.; HAN, D. G. Preparation of the patient for awake fiberoptic intubation. *Anesth. Clin. North Am.*, v. 9, p. 69-81, 1991.

SAITO, S.; DOHI, S.; TAJIMA, K. Failure of double-lumen endobronquial intubation. *J. Cardioth. Vascul. Anesth.*, v. 4, p. 229-231, 1990.

SMITH, G. B.; HIRSCH, N. P.; EHRENWERTH, J. Placement of double-lumen endobronchial tubes. Correlation between clinical impressions and bronchoscopic findings. *Br. J. Anaesth.*, v. 58, p. 1317-1320, 1986.

THOMPSON, A. B.; TESCHLER, H.; RENNARD, S. I. Pathogenesis, evaluation, and therapy for massive hemoptysis. *Clin. Chest. Med.*, v. 13, p. 69-82, 1992.

Capítulo 7

Ferimentos da Pele

Antonio Luiz Passaro

Introdução	61
Primeiro Atendimento	61
Anestesia Local	61
Cuidados Locais	61
Intervalo para Sutura Primária	62
Mordedura de Animais	62
Cuidados Gerais	62
Profilaxia do Tétano	62
Curativos	62

INTRODUÇÃO

Os ferimentos de partes moles constituem solução de continuidade do revestimento cutâneo, com envolvimento variável dos tecidos adjacentes. São ocasionados pela ação de forças, cuja intensidade depende da energia cinética, produto da massa e velocidade do corpo que os produziu, e que não são absorvidas ou dissipadas pela pele. Os ferimentos podem ser:

- *Abrasivos:* bordos imprecisos, perda de pele. Exemplo: raspagem da pele no asfalto.
- *Incisos:* bordos nítidos e regulares, sem perda de pele. Exemplo: corte com bisturi.
- *Cortantes:* bordos relativamente nítidos, perda de pouca pele. Exemplo: ferimento por faca.
- *Perfurantes:* lesão profunda, em geral puntiforme. Exemplo: ferimento por prego.
- *Lacerantes:* profundo, bordos nítidos e irregulares, desorganização, perda de tecido. Exemplo: ferimento por vidro.

Se além do ferimento houver edema, equimose ou hematomas, acrescenta-se a palavra *contuso*, denominando-se-o ferimento corto-contuso.

PRIMEIRO ATENDIMENTO

Seguindo os princípios básicos do atendimento em serviços de urgência, é sempre interessante lembrar que algumas condições emergenciais podem estar relacionadas, de maneira direta, a ferimentos de partes moles. As medidas iniciais incluem breve anamnese, levando em consideração seus antecedentes mórbidos e alérgicos.

Quando os ferimentos atingem áreas da face e do pescoço, deve-se ter atenção especial em permeabilizar as vias aéreas e promover ventilação adequada.

A manutenção das condições circulatórias (acesso venoso, reposição volêmica e controle de hemorragias) se faz prioritária. É conveniente salientar que os curativos compressivos, apesar de reduzirem o sangramento, com freqüência concorrem para necrose tecidual e até extremidades, no caso de membros superiores e inferiores. A hemostasia deve ser rigorosa, evitando-se ligaduras em massa realizadas às cegas, dada a possibilidade de lesar estruturas íntegras, vizinhas ao vaso sangrante.

É raro choque hipovolêmico por perda sangüínea de ferimentos de partes moles, mas pode ocorrer, como, por exemplo, em lesões do couro cabeludo.

Afastadas as situações que poderiam colocar em risco a vida do paciente, inicia-se o tratamento da ferida propriamente dito que, além de procedimentos locais, também inclui cuidados gerais.

O paciente com qualquer tipo de traumatismo que sente a perda de sua integridade física, acompanhada de sintomatologia dolorosa, seguramente estará com seu estado emocional comprometido. Portanto, é primordial a atenção para com sua analgesia e sedação, na tentativa de estabilizá-lo antes de se iniciar os procedimentos locais.

É de boa conduta preocupar-se em anestesiar as áreas lesadas antes de qualquer manipulação.

ANESTESIA LOCAL

Os anestésicos locais mais empregados são a lidocaína e a bupivacaína (maior tempo de efeito anestésico), que poderão ser diluídas em água destilada e, quando não houver contra-indicação clínica, utilizadas nas versões associadas à adrenalina (que melhora a hemostasia local e prolonga o tempo de ação do anestésico). Em doses tóxicas, esses anestésicos agem no sistema nervoso central (SNC), causando convulsões e até depressão do SNC. No sistema cardiovascular, pode haver hipotensão arterial com progressiva queda do débito cardíaco. Contribuem para a toxicidade os casos de injeção intravascular inadvertida ou administração em zonas altamente irrigadas (como as vias aerodigestivas). Reações alér-gicas são extremamente raras.

Doses máximas dos anestésicos locais em paciente adulto de 60kg:

- Lidocaína: 10mg/kg de peso.
- Bupivacaína: 2,5mg/kg de peso.

CUIDADOS LOCAIS

A limpeza da área é de grande valor e pode ser realizada desde a remoção de coágulos, fragmentos de corpos estranhos até a lavagem vigorosa com sabões degermantes em uma área já previamente anestesiada (importante); não tenha medo de efetuar a limpeza.

É comum que a primeira observação do "urgentista" sugira perda de substância, quando, na maioria dos casos, nada mais é do que retração dos tecidos lesados, os quais poderão ser reconstruídos normalmente. A remoção de tecidos desvitalizados e corpos estranhos, a manutenção da hidratação dos tecidos e o manuseio delicado destes, assim como hemostasia cuidadosa, são cuidados fundamentais para boa evolução e resultado da reparação proposta.

A escolha adequada do material de sutura (tipo e medida dos fios cirúrgicos) e a imobilização da ferida contribuem para melhor resultado da cicatrização.

Dependendo da profundidade da lesão, a reparação pode ser realizada em um ou mais planos ou, quando necessário, com enxertos ou retalhos. Espaço vazio pode ser ocupado por secreções que serão um meio de cultura para bactérias, além de provocar depressões inestéticas.

INTERVALO PARA SUTURA PRIMÁRIA

Com base na estimativa clínica de contaminação microbiana e subseqüente risco de infecção, a maioria dos ferimentos de partes moles pode ser considerada contaminada.

Os microorganismos multiplicam-se tão rapidamente que, em 6h, a ferida pode ser considerada infectada. Superou-se o conceito de que ferimentos com mais 8h não devem ser suturados (diante dos recursos atuais de cuidado e limpeza local com produtos eficientes e antibioticoterapia bem indicada).

MORDEDURA DE ANIMAIS

Na mordedura de cão, assim como comentado no tópico anterior, com a gama de sabões e produtos anti-sépticos disponíveis atualmente e terapia com antibióticos competentes e bem programada, é tido como superado o conceito de que ferimentos por mordida de cão não se suturam ou não se submetem a outro tipo de reparação.

Cães e gatos domiciliares devem ser observados por 10 dias após a mordida. Não sendo possível essa observação, indica-se a sorovacinação. Se a mordedura constituir um comportamento não usual do animal doméstico, a sorovacinação é indicada, independentemente dos 10 dias de observação.

Deve-se fazer a vacinação quando houver mordedura ou lambida de cavalo e boi, visto que a incubação da raiva nesses animais não é conhecida.

CUIDADOS GERAIS

Não se preconiza antibioticoterapia para lesões em que a limpeza foi satisfatória e a sutura realizada precocemente. No entanto, se o paciente apresentar fatores de risco (diabetes, desnutrição, corticoterapia, uso de imunossupressores etc.) e a sutura for realizada mais tardiamente, ou houver exposição cartilaginosa ou óssea, recomendam-se antibióticos em dosagem e tempo adequados.

PROFILAXIA DO TÉTANO

A profilaxia (imunização ativa) do tétano é realizada em três doses na infância, aos dois, quatro e seis meses. Posteriormente, o indivíduo deve receber um reforço com cinco anos e, a partir daí, de dez em dez anos. Deve-se aplicar reforço em pacientes que receberam o último há mais de dez anos e com ferimentos suspeitáveis, principalmente em idosos, que pode ser a vacina Duplo Adulto (tétano + difteria) ou Anatoxitetânica, uma ampola por via intramuscular.

Em pacientes sem história vacinal ou em indivíduos que sabidamente não usaram a vacina há mais de dez anos, procede-se à imunização passiva (tetanogama).

CURATIVOS

A função correta de um bom curativo é a de manter limpa a área tratada e permitir que, com facilidade, a área operada possa ser visualizada, de forma que o acompanhamento de sua evolução seja satisfatório. Em lesões em que haja previsão de sangramento, contaminação ou drenagem de secreções, não deverá ser utilizado o processo de microporagem ou vedação. Pelo contrário, o curativo deverá propiciar a absorção destas.

BIBLIOGRAFIA

CASTRO FERREIRA, M. (ed.). *CBC – Clínica Brasileira de Cirurgia*. V. 3, ano I, 1995.
KAZANJIAN, V. H.; CONVERSE, J. M. (ed.). *The Surgical Treatment of Facial Injuries*. 3. ed. Baltimore: Williams & Wilkins, 1959.
SCHULTZ, R. C. *Facial Injuries*. 3. ed. Chicago: Year Book, 1988.

Capítulo 9
Mordidas de Animais

Mara Huffenbaecher Giavina-Bianchi ♦ Pedro Giavina-Bianchi

De acordo com o United States Public Health Service, ocorre por ano, nos Estados Unidos, mais de um milhão de mordidas de animais, com necessidade de atendimento médico. Entre elas, 80 a 90% devem-se a mordidas de cachorro, totalizando quase 1% de todas as visitas ao pronto-socorro naquele país. Embora a maioria das mordidas não tenha gravidade, pelo menos 10% requerem sutura e acompanhamento médico e 1 a 2%, hospitalização.

A localização mais freqüente é nas extremidades, sendo crianças as mais atingidas pelas mordidas, especialmente as de face. A faixa etária abaixo de 6 anos corresponde a 25% de todas as mordidas de mamíferos, enquanto 34% dos pacientes têm entre 6 e 17 anos. Quanto aos cães, os animais têm usualmente de 6 a 12 meses de idade e são fêmeas.

As mordidas por gatos são mais comuns nas mulheres. Mordidas de macacos e outros símios estão se tornando mais freqüentes, ocorrendo mais em homens e, em geral, nas mãos.

A avaliação e o tratamento das lesões devem incluir história detalhada do incidente, tipo de animal e local da mordida. Aquelas situadas nas mãos e as mordidas tipo punturas infeccionam com mais freqüência. As lesões mais graves de todas são as das mãos, com maior taxa de complicações como celulite, osteomielite, tenossinovite e contraturas flexurais.

Em geral, as infecções são compostas de flora polimicrobiana, refletindo a microbiologia aeróbica e anaeróbica da cavidade oral do mordedor, assim como da pele da vítima e do ambiente. O papel dos anaeróbios vem crescendo nos últimos tempos, estes sendo isolados em mais de dois terços das mordidas de animais e humanas, especialmente quando há formação de abscessos. Em mordidas humanas, o *Streptococcus pyogenes* é encontrado com freqüência; em mordidas de animais, a *Pasteurella multocida*; em ambas, a *Eikenella corrodens*; em lesões causadas por cães, a *Capnocytophaga canimorsus*, a *Capnocytophaga cynodegmi*, a *Neisseria weaveri*, a *Weeksella zoohelcum*, a *Neisseria canis* e o *Staphylococcus intermedius*.

Em mordidas humanas, a bactéria anaeróbia da espécie *Bacteroides* foi a mais isolada, mas não da subespécie *fragilis*. O *S. aureus* foi a bactéria aeróbica isolada com mais freqüência e, a seguir, o *Streptococcus* beta-hemolítico do grupo A. Os estudos para identificação dos microorganismos das feridas infectadas observaram mais agentes da flora normal da cavidade oral do que daqueles isolados comumente na pele.

Nas mordidas por animais, a bactéria aeróbica *Pasteurella multocida* foi encontrada em 60% das feridas, sendo identificada em todos os pacientes que cursaram com bacteremia. A *Pasteurella septica* foi achada em 13% das feridas, principalmente nas causadas por gatos, estando associada a maior taxa de complicações do sistema nervoso central (SNC). A *Pasteurella canis* foi isolada em 18% das feridas e em todos os casos por mordidas de cachorro. As bactérias anaeróbicas têm papel importante nas infecções das lesões, sendo encontradas em 75% das mordidas de cães e gatos, principalmente quando há formação de abscessos.

Se houver infecção da ferida, esta se desenvolve rapidamente após a mordida. Os sinais são aparecimento de dor, edema, eritema e secreção clara ou purulenta, aumento de linfonodos e dificuldade de movimentação da extremidade, dependendo do caso. Em situações graves, pode haver leucocitose. Deve-se fazer a pesquisa para a identificação dos microorganismos pelo exame direto com coloração de Gram e cultura para aeróbios e anaeróbios. Eventualmente, se houver contaminação com terra ou vegetação, deve-se fazer cultura também para fungos e micobactérias.

O tratamento inclui:

- Avaliação médica geral (história, exame físico, antecedentes, alergias etc.).
- Exame da ferida e das estruturas relacionadas (odor, profundidade, tipo, localização, sinais inflamatórios, dificuldades de movimentação, alterações de perfusão etc.).
- Lavagem com solução salina.
- Realização dos exames microbiológicos.
- Raios X, se houver suspeita de penetração óssea.
- Analgesia do paciente e anestesia da lesão para melhor manipulação desta.
- Lavagem com sabão ou amônio quaternário, vigorosamente, passo este fundamental para reduzir a incidência de infecções.
- Debridamento, se necessário.
- Drenagem, se necessário.
- Aproximação das bordas da lesão, com ou sem sutura. Esta é ainda uma questão controversa. Quando a lesão é uma puntura, sabe-se que as margens devem ser excisadas e mantidas abertas após a irrigação. Todos os demais tipos de lesões devem ter as margens excisadas e a sutura pode ser feita, deixando-se ou não um dreno. A ferimentos na face, com menos de 6h, a sutura frouxa é claramente indicada. Mordidas associadas a edema preexistente, a traumas ou localizadas em extremidades (mãos ou pés) devem ter as bordas aproximadas, devendo a sutura ser tardia.
- Profilaxia com administração de antibióticos para casos de lesões profundas, tipo puntura, faciais e sobre tendões e ossos. Boas opções terapêuticas são a combinação amoxicilina/ácido clavulânico e as novas quinolonas (moxifloxacina e gatifloxacina), estas últimas tendo uso restrito em pediatria. A duração do tratamento e a opção por antibióticos devem seguir os resultados das culturas, o local da mordida e a resposta ao tratamento. Usualmente, 7 a 14 dias de antibióticos são suficientes para infecções limitadas ao tecido mole e no mínimo 3 semanas para aquelas que acometem articulações ou ossos.

TABELA 9.1 – Profilaxia do tétano

VACINAÇÃO PRÉVIA	FERIMENTO LIMPO	FERIMENTO CONTAMINADO (ESMAGAMENTOS, QUEIMADURAS, ABRASÕES GRAVES, PROJÉTEIS, *MORDIDAS*)
Incompleta ou ausente	Vacinação	Vacinação + gamaglobulina
Última dose há menos de 5 anos	Sem necessidade	Sem necessidade
Última dose entre 5 e 10 anos	Sem necessidade	Vacinação
Última dose há mais de 10 anos	Vacinação	Vacinação + gamaglobulina

TABELA 9.2 – Indicações à imunização contra raiva

ANIMAL	SITUAÇÃO	INDICAÇÃO
Cachorro, gato e *ferret* (furão)	Animal saudável e disponível para observação por 10 dias	Imunização só se o animal desenvolver quadro clínico de raiva
	Animal com raiva suspeitável ou confirmada e animal não disponível	Imunização imediata
Raposa, *skunk* (cangambá), guaxinim e outros carnívoros; morcegos	Animal considerado raivoso, a menos que provado o contrário por testes laboratoriais	Imunização imediata

TABELA 9.3 – Profilaxia da raiva

VACINAÇÃO PRÉVIA	TRATAMENTO	DETALHES
Não	Limpeza da ferida	Lavar com água e sabão. Irrigar a ferida com iodopovidona (viricida)
	Gamaglobulina específica contra raiva (soro)	Administrar 20UI/kg de peso, se possível ao redor da ferida
	Vacinação contra raiva	Feita no deltóide, em cinco doses (dias 0, 3, 7, 14 e 28)
Sim (veterinários, cuidadores de animais, técnicos de laboratório, viajantes ou moradores em áreas de risco)	Limpeza da ferida	Lavar com água e sabão. Irrigar a ferida com iodopovidona (viricida)
	Gamaglobulina específica contra raiva (soro)	Não deve ser administrada
	Vacinação contra raiva	Feita no deltóide, em duas doses (dias 0 e 3)

- Vacinação e soro antitetânico para os pacientes que não estiverem em dia com a imunização (Tabela 15.1).
- Imunização contra raiva, se indicado (Tabelas 15.2 e 15.3).

As complicações ocorrem com mais freqüência nas mãos, em razão da presença de bainhas e tendões avascularizados, sendo o local propenso à disseminação de infecções.

BIBLIOGRAFIA

BROOK, I. Microbiology and management of human and animal bite wound infections. *Prim. Care*, v. 30, n. 1, p. 25-39, 2003.
FITZPATRICK, T. B. et al. *Dermatology in General Medicine*. 4. ed. McGraw-Hill, 1993.
Human Rabies Prevention. United States, 1999. MMWR 1999; 48: RR-1.
PAES JÚNIOR, J.; GIAVINA-BIANCHI, P. *Diagnóstico e Terapêutica das Urgências Médicas*. São Paulo: Roca, 2003.

Capítulo 10

Afecções Dermatológicas em Pronto-socorro

Mara Huffenbaecher Giavina-Bianchi

Larva *Migrans* Cutânea (Bicho Geográfico)	69
Tunguíase (Bicho-de-pé)	69
Miíase	69

LARVA *MIGRANS* CUTÂNEA (BICHO GEOGRÁFICO)

É uma lesão pruriginosa de pele causada por infestação de parasitas nematódeos de diversos tipos, para os quais o homem é hospedeiro final atípico. Os agentes etiológicos mais comuns são *Ancylostoma caninum* e *Ancylostoma braziliense*, presentes nas fezes de cachorros e gatos infectados com os vermes adultos. Os ovos desses parasitas são depositados no solo e se transformam em larvas infectantes (filariformes), que penetram na pele humana. Crianças, fazendeiros, jardineiros e banhistas de praia são os mais suscetíveis à infecção.

As larvas dos diferentes parasitas nematódeos produzem reação similar, iniciando poucas horas após a exposição, caracterizando-se pelo aparecimento de dermatite pruriginosa não específica, em geral nos pés ou nádegas. Posteriormente, a larva pode começar a migrar ou permanecer estacionária durante dias ou semanas. A migração se manifesta pela formação de lesões tuneiformes, lineares, elevadas, com 2 a 3mm de diâmetro, contendo secreção serosa. A larva está situada 1 a 2cm à frente do túnel. As partes mais antigas da lesão se tornam secas e crostosas. O prurido pode ser intenso e a coçadura pode provocar infecção secundária. Em geral, os parasitas ficam limitados a pequenas áreas e raramente se movem para muito longe. Como a larva não completa o seu ciclo no homem, ela morre em semanas ou meses, tornando a doença autolimitada.

Em geral, estudos laboratoriais não revelam nada significativo, eventualmente podendo se observar eosinofilia (10 a 30%).

Complicações graves são raras, incluindo invasão de faringe, olhos, pulmões (síndrome de Löeffler) e tecido muscular.

O diagnóstico se baseia nas características da lesão e história de exposição a ambientes com alto risco de infestação. O principal diagnóstico diferencial é com a larva *currens*, causada pelo *Strongyloides stercoralis*, cujas lesões aumentam 10cm por dia, em média.

Embora seja autolimitada, o tratamento adequado costuma resolver a infecção mais precocemente, em uma semana. As terapêuticas mais utilizadas são:

- Creme de tiabendazol a 15%, aplicado de 2 a 3 vezes/dia, por 5 a 10 dias.
- Tiabendazol: 25 a 50mg/kg divididos em duas tomadas por dia, por 2 a 5 dias (dose máxima de 3g/dia). Em casos mais graves, o tratamento pode ser prorrogado até 10 dias.
- Albendazol na dose de 400mg, em dose única ou por 3 a 5 dias.
- Ivermectina: 6mg a cada 30kg (máximo de 18mg), em dose única.
- Congelamento das lesões com gelo seco ou nitrogênio líquido, especialmente no ponto avançado do túnel, onde se espera que a larva esteja.

TUNGUÍASE (BICHO-DE-PÉ)

Essa doença é produzida pela *Tunga penetrans*, que é uma pulga que vive em locais secos e arenosos, muito encontrada em currais e chiqueiros. A fêmea entra na pele do animal hospedeiro, com freqüência os suínos e os homens.

Há o aparecimento de discreto prurido e dor no local, onde se observa a lesão típica: pápula amarelada (batata) com um ponto negro central (que é o segmento posterior da pulga). A localização mais freqüente são os pés: ao redor das unhas, pregas interdigitais, calcanhares e plantas.

O tratamento consiste na remoção dos parasitas com agulha estéril e, eventualmente, antibióticos tópicos e sistêmicos, se houver infecção secundária. Infestações maciças podem ser tratadas com tiabendazol por via oral, 25 a 50mg/kg, divididos em duas tomadas por dia, por 2 a 5 dias (dose máxima de 3g/dia).

Profilaxia deve ser o uso de calçados adequados e desinfecção das fontes com inseticidas.

MIÍASE

Pode ser dividida em dois tipos:

- *Miíase primária ou furunculóide (berne)*: as larvas invadem o tecido sadio e se desenvolvem, sendo parasitas obrigatórios. É causada por *Dermatobia hominis* e, excepcionalmente, por *Callitroga americana*, que são espécies de moscas e mosquitos da ordem Diptera. Muito encontrada em nosso meio, caracteriza-se pela formação de nódulo, cuja parte central apresenta um orifício por onde sai uma secreção serosa, quando a lesão é espremida. Tem menos sinais inflamatórios que o furúnculo e não responde à antibioticoterapia. Quando atinge a maturidade, a larva pode se mover ativamente no interior do nódulo e sair espontaneamente. O tratamento consiste em abrir uma pequena incisão para puxar a larva com pinça ou ocluir o orifício da lesão com esparadrapo, por algumas horas. Nesse último procedimento, a larva, que precisa respirar, surge no orifício e pode ser eliminada por expressão.
- *Miíase secundária*: a mosca coloca os ovos em ulcerações de pele e/ou mucosas e as larvas se desenvolvem

nos restos necróticos. As espécies mais freqüentes são *Callitroga macellaria* (mosca varejeira) e outras do gênero *Lucilia* e da família Sarcophagidae. Não há dificuldade diagnóstica, uma vez que se vêem as larvas em movimento no tecido. O tratamento utilizado é a aplicação de éter ou cloreto de etila sobre as larvas, que posteriormente são removidas com uma pinça. Quando há acometimento de cavidades, como a nasal ou o conduto auditivo, borrifar solução anestésica antes da retirada dos parasitas.

BIBLIOGRAFIA

BRENNER, M. A.; PATEL, M. B. Cutaneous larva migrans. The creeping eruption. *Cutis*, v. 72, p. 111-115.

FITZPATRICK, T. B. et al. *Dermatology in General Medicine*. 4 ed. McGraw-Hill 1993.

SAMPAIO, S. A. P.; CASTRO, R. M.; RIVITTI, E. A. *Dermatologia Básica*. 3. ed. Artes Médicas, 1989.

SIMON, M. W.; SIMON, N. P. Cutaneous larva migrans. *Pediatric Emergency Care*, v. 19, n. 5, p. 350-352, 2003.

VELHO, P. E. N. F. et al. Larva migrans: A case report and review. *Rev. Inst. Med. Trop. S. Paulo*, v. 45, n. 3, p. 167-171, 2003.

Capítulo 11

Acidentes Causados por Animais Aquáticos

Vidal Haddad Jr. ♦ Carlos Roberto de Medeiros

Introdução	71
Aspectos Clínicos e Terapêuticos dos Principais Acidentes Causados por Animais Aquáticos no Brasil	72
Esponjas Marinhas (Poríferos)	72
Vermes Marinhos (Poliquetas)	72
Moluscos	72
Ouriços, Estrelas e Pepinos-do-mar (Equinodermos)	72
Siris, Caranguejos e Tamburutacas (Crustáceos)	73
Peixes Brasileiros (Marinhos e Fluviais)	73

INTRODUÇÃO

Os acidentes provocados por animais aquáticos, fluviais e marinhos podem causar morbidez importante em seres humanos, quer por mecanismos traumáticos pela ação de dentes, espículas, ferrões, raios de nadadeiras e outras estruturas ósseas pontiagudas ou serrilhadas, quer pela ação de toxinas de venenos e peçonhas que podem estar presentes em vários desses animais, desde esponjas até peixes ósseos.

Embora não se conheça a real dimensão epidemiológica dos acidentes por animais aquáticos no Brasil, acredita-se que sejam freqüentes, dada a extensão da rede fluvial e da margem costeira do país. Em 236 ocorrências por animais marinhos observadas por Haddad no litoral norte do estado de São Paulo, cerca de 50% dos acidentes foram causados por ouriços-do-mar, 25% por cnidários (cubomedusas e caravelas) e 25% por peixes venenosos (bagres, arraias e peixes-escorpião). Já em uma série de 200 acidentes observada por esse mesmo autor, em rios e lagos do Brasil, cerca de 40% foram causados por mandis e bagres, menos de 5% por arraias e o restante por peixes traumatizantes, como piranhas e traíras.

Apesar de, na maioria desses acidentes, o tratamento ser eminentemente clínico e só às vezes necessitar de intervenção cirúrgica, não é incomum que o cirurgião, sobretudo aquele que se dedica ao atendimento de emergências médicas, se depare com pacientes com esse tipo de agravo, o que justifica a importância do conhecimento do tema por esse profissional.

A Tabela 11.1 apresenta uma tentativa de padronização das condutas em acidentes por animais aquáticos no Brasil.

TABELA 11.1 – Algoritmo para identificação e tratamento de acidentes por animais aquáticos brasileiros*

FERIMENTOS PUNTIFORMES			ERUPÇÃO CUTÂNEA		FERIMENTOS LACERADOS	
FERRÃO***	ESPÍCULAS NO LOCAL**	ESPÍCULAS RARAMENTE PRESENTES***	PLACAS URTICARIFORMES, EDEMA, ERITEMA, VESÍCULAS, NECROSE***	ECZEMA**	BORDAS CIANÓTICAS (1) OU PÁLIDAS (2) FRAGMENTOS DE FERRÃO***	LACERAÇÕES SIMPLES**
Bagres marinhos e fluviais (1)	Ouriços-do-mar (1)	Peixes-escorpião (mangagá), peixes-sapo (niquim) (1)	Águas-vivas, caravelas, corais, anêmonas (2)	Esponjas, vermes marinhos, pepinos-do-mar (2)	Arraias marinhas e fluviais (1), bagres marinhos e fluviais (2) (ocasionalmente ferimentos puntiformes) (1)	Cações, barracudas, moréias, piranhas, candirus e outros peixes (3)

1. Imersão em água quente (testar com a mão) por 30 a 90min (cerca de 50°C)
   Infiltração anestésica local
   Retirar espículas ou fragmentos de ferrão ou epitélio grandular
   Raios X: se houver persistência de sintomas em fases tardias
   Fazer profilaxia do tétano
2. Lavar o local ou fazer compressas com água do mar gelada
   Aplicar vinagre (lavar o local e fazer compressas ou aplicar uma pasta de vinagre e farinha de trigo)
   Raspar o local com a borda romba de uma faca
   Analgesia (dipirona, 1 amp. por via intramuscular)
3. Lavagem intensiva e exploração cirúrgica
   Antibioticoterapia
   Prevenção do tétano
   Em todos os casos (especialmente ferimentos lacerados), avaliar antibioticoterapia: cefalexina 2mg/dia, por 10 dias; amoxilina e clavulanato de potássio 1,5mg/dia, por 10 dias

* Fonte: Haddad (2003)
** Dor moderada
*** Dor intensa

ASPECTOS CLÍNICOS E TERAPÊUTICOS DOS PRINCIPAIS ACIDENTES CAUSADOS POR ANIMAIS AQUÁTICOS NO BRASIL

Esponjas Marinhas (Poríferos)

As esponjas são animais imóveis, de estrutura corporal semelhante a um tubo pelo qual passa a água do mar, de onde extraem seu alimento. Animais dos gêneros *Tedania* e *Neofibularia* são os mais comumente associados a acidentes. As espículas de carbonato de cálcio e um limo tóxico presentes na superfície desses animais provocam quadro irritativo de padrão eczematoso nos locais de contato com a pele da vítima. São descritos em colhedores de esponjas para fins cosméticos e em estudantes de ciências do mar, que coletam os animais sem os devidos cuidados. O tratamento se faz com anti-histamínicos e corticosteróides tópicos.

Águas-vivas e Caravelas (Cnidários)

Os cnidários são animais de aspecto gelatinoso, podendo apresentar-se em formas fixas ou móveis e que possuem tentáculos portadores de cnidócitos, células de defesa contendo nematocistos, organelas que disparam por osmose ou por pressão, injetando veneno profundamente na pele da vítima. As principais classes de cnidários ligadas a acidentes em seres humanos são: *Anthozoa* (anêmonas e corais), *Hidrozoa* (caravelas e hidróides), *Scyphozoa* (medusas ou águas-vivas verdadeiras) e *Cubozoa* (cubomedusas). São representados por várias espécies ao longo do litoral do Brasil, havendo, no entanto, poucas espécies de importância médica. As caravelas (Fig. 11.1, *A*), que pertencem à espécie *Physalia physalis*, são muito comuns, especialmente nas regiões Norte e Nordeste e podem provocar acidentes graves. Algumas pequenas hidromedusas podem ser encontradas com relativa freqüência nas regiões Sudeste e Sul, causando acidentes menores, mas dolorosos, como a *Olindias sambaquiensis*.

As cubomedusas (Fig. 11.1, *B*) estão associadas a acidentes fatais em vários países e duas espécies são comuns no Brasil: a *Tamoyaa haplonema* e a *Chiropsalmus quadrumanus*.

A gravidade dos acidentes varia com a quantidade de nematocistos disparados e com a área corporal atingida. O quadro clínico é típico, com aparecimento de placas lineares edematosas e eritematosas, com intensa dor local, imediatamente após o contato com os animais, podendo haver náuseas, vômitos, dispnéia, arritmias cardíacas, edema agudo de pulmão e óbito, embora as espécies brasileiras raramente provoquem fenômenos sistêmicos.

As medidas de primeiros socorros para acidentes por águas-vivas devem incluir a utilização de compressas de água marinha gelada e vinagre no local, por períodos de 10 a 20min, para alívio da dor. A água gelada anestesia o ponto do contato e o vinagre estabiliza os nematocistos, impedindo descargas adicionais de células íntegras sobre a pele, o que aumentaria o envenenamento. Existe discordância quanto à aplicação de vinagre em casos de acidente por caravelas. No Brasil, a maioria em casos de acidente é controlada pelas medidas de primeiros socorros, podendo ainda ser feita analgesia adicional (uma ampola de dipirona por via intramuscular). Dor local persistente e incontrolável e sintomatologia sistêmica, como dispnéia, tosse, coriza, taquicardia ou arritmias, são indicativos de quadros mais graves e necessitam de atendimento hospitalar de urgência. Arritmias cardíacas devem ser tratadas com verapamil intravenoso.

Vermes Marinhos (Poliquetas)

Os poliquetas são vermes de aspecto semelhante ao dos vermes terrestres e podem ser encontrados com facilidade em nosso litoral. Várias espécies podem ser coletadas e identificadas, a maioria com mecanismos de defesa vulnerantes ou venenosos (mandíbulas de quitina e cerdas urticantes). Os acidentes por poliquetas são raros e possivelmente só ocorrem em determinadas populações, como os pescadores de mexilhões, uma vez que os vermes costumam ser encontrados entre colônias desses moluscos. O quadro clínico e o tratamento são semelhantes aos relatados em acidentes por esponjas.

Moluscos

Ao contrário de moluscos encontrados nos oceanos Índico e Pacífico, como o polvo de anéis azuis e algumas espécies do gênero *Conus*, não são observados acidentes por moluscos venenosos no Brasil. Apesar de existirem várias espécies de *Conus* em nossas águas, os relatos de acidentes são anedóticos e não há nada comprovado em bases científicas.

Cortes por ostras, cracas e outros moluscos são ferimentos incisos, de fácil correção por sutura simples, mas é preciso limpeza intensiva do ferimento, pois são carreados para a pele diversos corpos estranhos e bactérias, que com freqüência dificultam a cicatrização.

Ouriços, Estrelas e Pepinos-do-mar (Equinodermos)

Os ouriços-do-mar fazem parte da paisagem das praias e rochedos do litoral brasileiro. Os ouriços-do-mar pretos (*Echinometra locunter*) (Fig. 11.2) existem ao longo de toda a costa e provocam acidentes traumáticos em grande número, sendo responsáveis por cerca de 50% dos acidentes atendidos em pronto-socorros de cidades litorâneas. O ouriço-do-mar verde (*Lythechinus variegatus*) é mais raro, mas também pode provocar

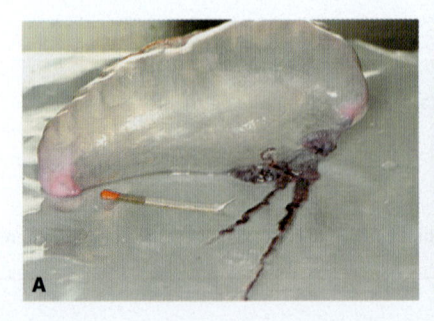

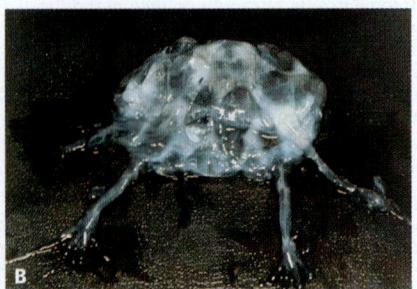

Figura 11.1 – Caravela (*A*) e cubomedusa (*B*). Foto: Vidal Haddad Jr.

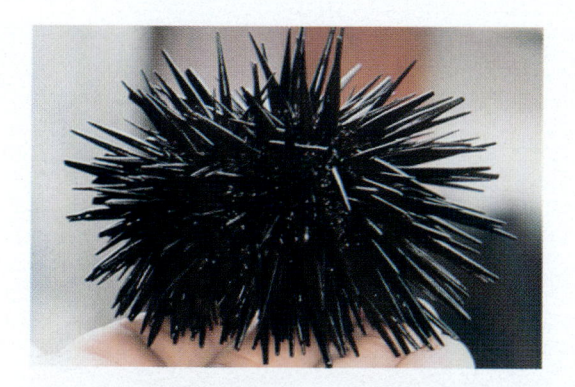

Figura 11.2 – *Echinometra locunter*, o ouriço-do-mar preto. Essa espécie está associada à maioria dos acidentes em seres humanos no Brasil.

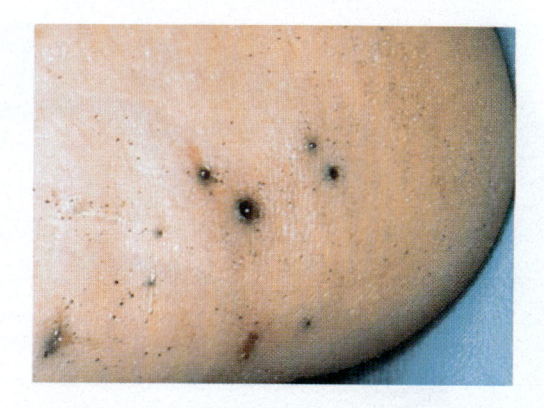

Figura 11.3 – Acidente típico na região plantar, com penetração de espículas na pele.

acidentes. Ambas as espécies apresentam veneno em suas pedicelárias, que ficam ao lado das espículas, mas os maiores problemas ocorrem pela dificuldade de extração das espículas. Um terceiro gênero (*Diadema*) tem espículas com veneno e pode causar envenenamentos graves, mas só existe em águas profundas e apenas mergulhadores estão expostos a acidentes. Os acidentes por ouriços-do-mar são passíveis de intervenção cirúrgica, pois o animal é circular e recoberto de espículas duras de carbonato de cálcio que penetram profundamente na pele, manifestando-se por pontos enegrecidos geralmente nas regiões plantares (Figs. 11.3 e 11.4). Os fragmentos de espículas podem medir mais de um centímetro e existem casos de até 300 espículas na pele das vítimas. Cerca de 40% dos pacientes que não retiram completamente os espinhos apresentam febre, dor local, nódulos dolorosos e outras complicações.

As espículas de ouriços-do-mar são retiradas com agulhas de grosso calibre, tentando-se prendê-las entre duas agulhas para se exercer um movimento de tração. Elas são quebradiças e movimentos precipitados causam fratura da espícula, o que dificulta muito a sua retirada. Cerca de 90% delas são eliminados pela inflamação gerada na pele, mas as remanescentes causam granulomas de corpo estranho dolorosos, que necessitam posterior retirada cirúrgica.

A observação de acidentes por pepinos-do-mar é rara, pois depende de ingestão. Não existem estrelas-do-mar venenosas no Brasil.

Siris, Caranguejos e Tamburutacas (Crustáceos)

Não existem crustáceos venenosos no Brasil. Podem ocorrer quadros de intoxicação ou reações alérgicas por ingestão da carne destes, mas a maioria dos acidentes é traumática, como no caso dos caranguejos, siris e da tamburutaca ou siribóia (*Lysiosquilla* sp.), que pode provocar graves lacerações em mãos de pescadores desavisados.

Os crustáceos causam ferimentos lacerados por pressão das pinças e os cuidados são os mesmos daqueles em acidentes provocados por moluscos.

Peixes Brasileiros (Marinhos e Fluviais)

Praticamente todas as famílias e gêneros de peixes venenosos têm representantes nos mares e rios brasileiros. Nos acidentes por peixes venenosos, observa-se dor de intensidade variável e necrose ocasional, em função das propriedades necróticas e neurotóxicas dos venenos. Por apresentarem várias estruturas de

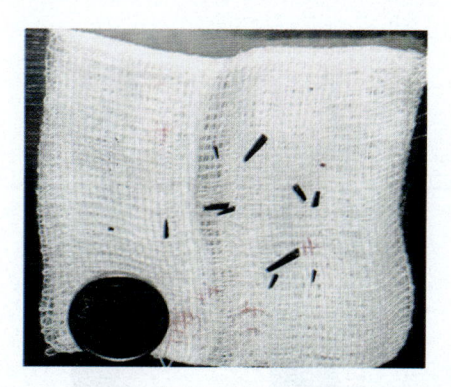

Figura 11.4 – Fragmentos de espículas de ouriço-do-mar retiradas de uma vítima.

defesa, como espículas, ferrões ósseos e serrilhados, raios de nadadeiras pontiagudos, dentes afiados etc., os peixes são os animais que mais estão associados a lesões graves, com perda tecidual, sangramento importante e infecções bacterianas ou fúngicas secundárias. Casos clínicos típicos mostram um paciente acidentado de forma aguda, com dores causadas pela peçonha e um ferimento puntiforme ou lacerado no ponto da entrada do ferrão ou de outra estrutura de inoculação, com sangramento que pode ser significativo. Passada a fase aguda, que dura cerca de 24h, a dor desaparece e não existe mais ação das toxinas, mas se inicia outra fase: a das complicações. Estas podem advir de um fragmento ósseo que permanece no ferimento ou das infecções, que são comuns, em especial as bacterianas.

Os bagres (família Ariidae) (Fig. 11.5), as arraias (Fig. 11.6) (vários gêneros), os peixes-escorpião (*Scorpaena*) (Fig. 11.7) e os niquins ou peixes-sapo (Batrachoididae) são peixes que causam mais acidentes no Brasil, ocorrendo também acidentes por moréias (Muraenidae), cações (*Squalus*) e outros.

As redes de pescadores trazem espécies venenosas com freqüência, o que predispõe a acidentes. Alguns desses peixes podem ser jogados em águas rasas ou nas areias de praias por pescadores amadores, como os bagres de pequeno tamanho, causando acidentes em banhistas (Figs. 11.8 e 11.9). Recentemente, algumas espécies exóticas de peixes, importadas por aquaristas, têm sido associadas a acidentes: os peixes-leão (*Pterois volitans*), pertencentes à família Scorpaenidae, provocam acidentes semelhantes aos observados em envenenamento por peixes-escorpião.

74 ■ Acidentes Causados por Animais Aquáticos

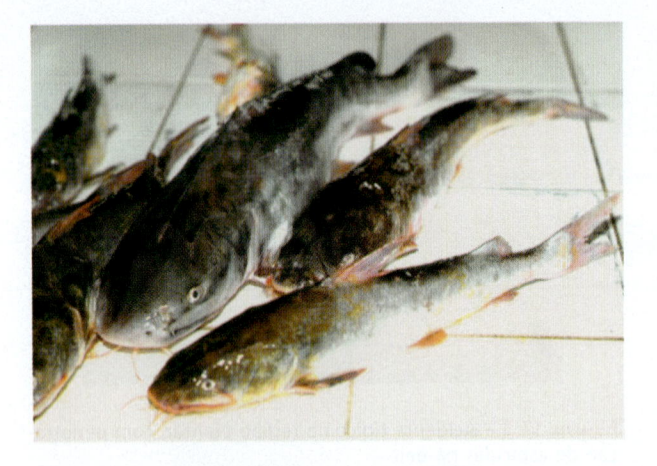

Figura 11.5 – Bagres marinhos.

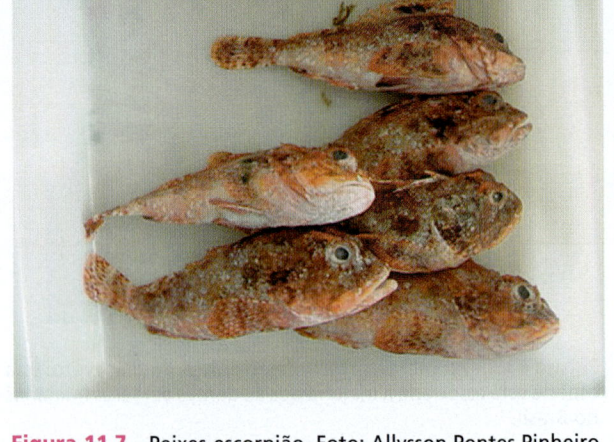

Figura 11.7 – Peixes-escorpião. Foto: Allysson Pontes Pinheiro.

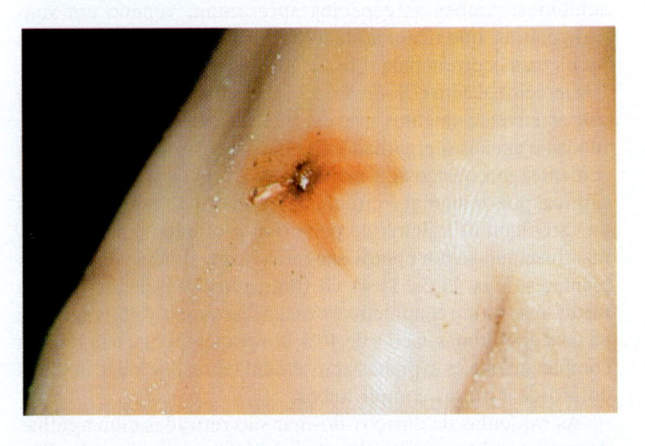

Figura 11.8 – Ferrão de bagre marinho no pé de um banhista que pisou no peixe ao caminhar pela praia.

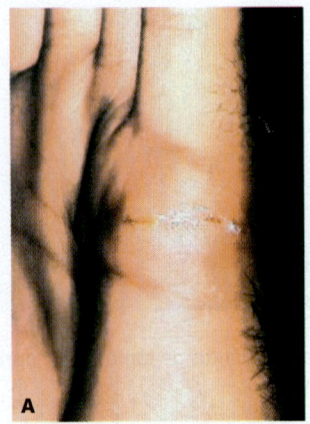

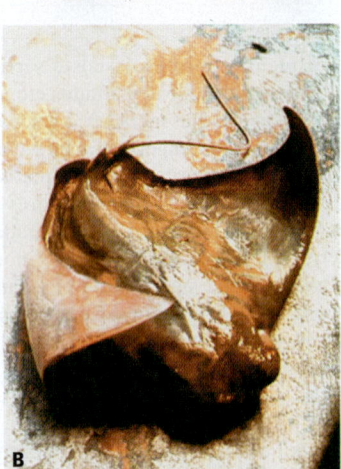

Figura 11.6 – Arraia marinha e lesão em um pescador. Foto: Vidal Haddad Jr.

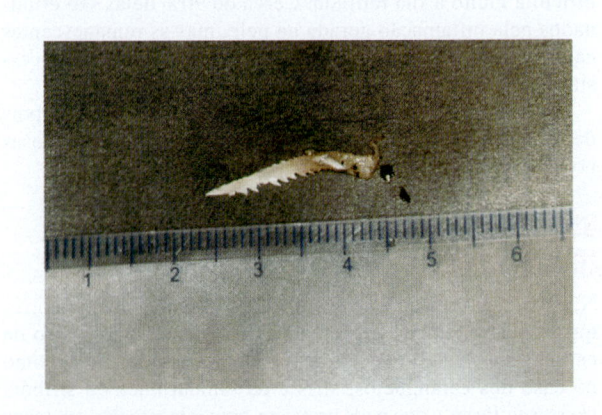

Figura 11.9 – Ferrão extraído do paciente da Figura 1.8. Notar o serrilhamento.

Os bagres são os maiores responsáveis pelos acidentes envolvendo veneno, especialmente a família Pimelodidae, os mandijubas e os mandis-chorões. Outros peixes de couro podem apresentar ferrões, como pintados, jaús e armaus, mas não há comprovação de que estes possuam substâncias tóxicas.

Os acidentes por arraias fluviais são registrados nas bacias dos rios Paraná, Paraguai, Araguaia e Amazonas. Apesar de o mecanismo de envenenamento ser semelhante, a dor, e principalmente a necrose local, são muito mais importantes do que as observadas nos acidentes provocados por arraias marinhas. Os acidentes por arraias fluviais merecem maior atenção dos profissionais da saúde, uma vez que são incapacitantes e mantêm a vítima afastada do trabalho por semanas, ou mesmo meses, além de trazer seqüelas no ponto da ferroada.

Diversas formas de acidentes traumáticos podem ser causadas por peixes de água doce, como os provocados pelas pi-

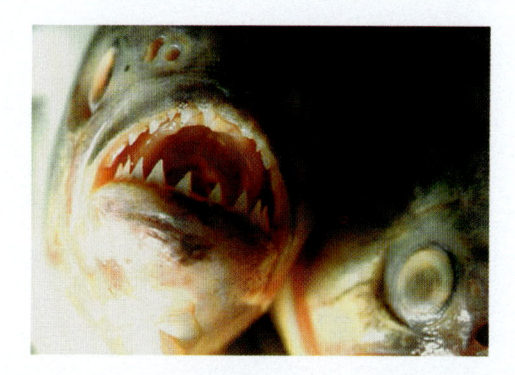

Figura 11.10 – Piranhas. Detalhes dos dentes. Foto: Vidal Haddad Jr.

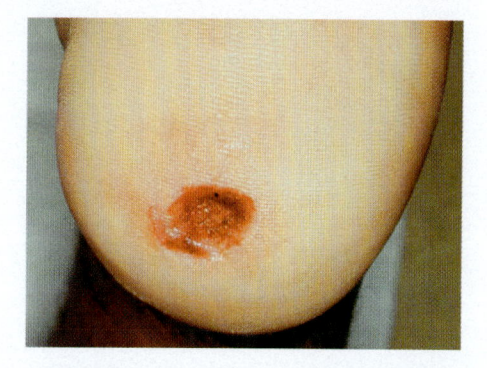

Figura 11.11 – Mordida por piranha em um banhista. Foto: Vidal Haddad Jr.

ranhas (*Serrassalmidae*), cujos dentes cortantes acarretam lesões com sangramento e lacerações importantes (Figs. 11.10 e 11.11). Existem ainda peixes que provocam acidentes curiosos, como os peixes-elétricos, que, quando tocados, podem aplicar correntes elétricas de até 300 volts e o candiru, um pequeno bagre hematófago e parasita natural de guelras de grandes peixes, que pode, raramente, penetrar na uretra e no ânus de seres humanos, sendo de difícil extração. Acidentes traumáticos por répteis aquáticos, como sucuris e jacarés, não são incomuns nos rios brasileiros.

Os acidentes por peixes marinhos e fluviais têm gravidade variável. A dor provocada por um acidente por arraia ou peixe-escorpião é lancinante, enquanto os acidentes por bagres e mandis são menos dolorosos. Fenômenos sistêmicos, como arritmias cardíacas, congestão pulmonar, náuseas e vômitos podem ser observados em acidentes por peixes-escorpião e arraias. Os ferimentos podem ser puntiformes ou lacerados. Os ferimentos puntiformes não apresentam complicações adicionais em termos de sangramento ou perda de tecidos, mas, por outro lado, costumam evoluir com infecções secundárias. As lacerações devem ser intensivamente lavadas, para retirada de corpos estranhos, como fragmentos de ferrões e do epitélio dos peixes, areia etc., a fim de se evitar a formação de granulomas de corpo estranho. Nos acidentes com grandes lacerações, existe risco maior de infecção secundária, tornando obrigatório o uso de cefalexina, 2,0g/dia, por dez dias. Podem ser necessárias medidas auxiliares, como exploração radiológica e vacinação antitetânica.

Os venenos de peixes são termolábeis e a aplicação de água quente, mas tolerável, por 30 a 90min no membro atingido melhora muito a dor em praticamente todos os casos. Se houver comprometimento sistêmico importante, como choque, arritmias cardíacas ou falência respiratória, se faz necessário tratamento de suporte em centros de tratamento intensivo.

BIBLIOGRAFIA

CARDOSO, J. L. C.; FRANÇA, F. O. S.; WEN, F. H.; MALAQUE, C. M. S.; HADDAD JR., V. *Animais Venenosos no Brasil: biologia, clínica e terapêutica dos acidentes*. São Paulo: Sarvier, 2004.

HADDAD JR., V. Animais aquáticos de importância médica. *Revista da Sociedade Brasileira de Medicina Tropical*, v. 36, n. 5, p. 591-597, 2003.

HADDAD JR., V. *Atlas de Animais Aquáticos Perigosos do Brasil: guia médico de identificação e tratamento*. São Paulo: Roca, 2000.

HADDAD JR., V. et al. Cutaneous sporothricosis associated with a puncture in the dorsal fin of a fish (Tilapia sp): report of a case. *Medical Micology*, v. 40, p. 425-427, 2002.

HADDAD JR., V.; GARRONE NETO, D.; PAULA NETO, J. B.; MARQUES, F. P. L.; BARBARO, K. C. Freshwater stingrays: study of epidemiologic, clinic and therapeutic aspects based in 84 envenomings in humans and some enzimatic activities of the venom. *Toxicon*, v. 43, p. 287-294, 2004.

HADDAD JR., V.; LASTÓRIA, J. Envenenamento causado por um peixe-escorpião (Scorpaena plumieri Bloch, 1789) em um pescador: descrição sobre o tema e relato de um caso. *Diagnóstico e Terapêutica*, v. 9, n. 1, p. 16-18, 2004.

HADDAD JR., V.; MARTINS, I. A.; MAKYAMA, H. M. Injuries caused by scorpionfishes (Scorpaena plumieri Bloch, 1789 and Scorpaena brasiliensis Cuvier, 1829) in the Southwestern Atlantic Ocean (Brazilian coast): epidemiologic, clinic and therapeutic aspects of 23 stings in humans. *Toxicon*, v. 42, p. 79-83, 2003.

HADDAD JR., V.; NOVAES, S. P. M. S.; MIOT, H. A.; ZUCCON, A. Accidents caused by sea urchins – the efficacy of precocious removal of the spines in the prevention of complications. *An. Bras. Dermatol.*, v. 77, n. 2, p. 123-128, 2002.

HADDAD JR., V.; PARDAL, P. P. O.; CARDOSO, J. L. C.; MARTINS, I. A. The venomous toadfish Thalassophryne nattereri (niquim or miquim): report of 43 injuries provoked in fishermen of Salinópolis (Pará State) and Aracaju (Sergipe State). *Revista do Instituto de Medicina Tropical de São Paulo*, v. 45, n. 4, p. 221-223, 2003.

HADDAD JR., V.; SAZIMA, I. Piranhas attacks in Southeast of Brazil: epidemiology, natural history and clinical treatment with description of a bite outbreak. *Wilderness and Environmental Medicine*, v. 14, n. 4, p. 249-254, 2003.

HADDAD JR., V.; SILVA, G.; RODRIGUES, T. C.; SOUZA, V. Injuries with high percentage of systemic findings caused by the cubomedusa Chiropsamus quadrumanus (Cnidaria) in Southeast region of Brazil: report of ten cases. *Revista da Sociedade Brasileira de Medicina Tropical*, v. 36, n. 1, p. 84-85, 2003.

HADDAD JR., V.; SILVEIRA, F. L.; CARDOSO, J. L. C.; MORANDINI, A. C. A report of 49 cases of cnidarian envenoming from southeastern Brazilian coastal waters. *Toxicon*, v. 40, n. 10, p. 1445-1450, 2002.

MARQUES, A. C.; HADDAD JR., V.; MIGOTTO, A. E. Envenomation by a benthic Hydrozoa (Cnidaria): the case of Nemalecium lighti (Haleciidae). *Toxicon*, v. 40, n. 2, p. 213-215, 2002.

Capítulo 12
Acidentes de Trabalho

Marcos Massanobu Mori

Risco de Transmissão de HIV	78
Materiais Biológicos com Risco de Transmissão	78
Risco de Transmissão do Vírus da Hepatite B	79
Risco de Transmissão do Vírus da Hepatite C	79
Prevenção da Exposição a Materiais Biológicos	79
Quimioprofilaxia para HIV	79
Drogas Recomendadas	79
Profilaxia Pós-exposição a Pacientes HIV-positivos	80
Medicamentos e Doses	80
Quimioprofilaxia para Hepatite B	80
Profilaxia Pós-exposição Ocupacional a Material Biológico	80
Medidas Pós-exposição ao Vírus da Hepatite C	81
Considerações Finais	81

Pode-se conceituar acidente de trabalho como um dano que ocorre pelo exercício do trabalho ou da atividade a serviço da empresa, provocando lesão corporal ou perturbação funcional, que cause morte, perda ou redução, permanente ou temporária, da capacidade para o trabalho.

Para fins legais, caracterizam-se como acidentes de trabalho:

- Doença profissional, assim entendida aquela produzida ou desencadeada, pelo exercício do trabalho, por uma atividade específica constante de uma relação oficial. As lesões provenientes de contaminação e as acidentais do trabalhador no exercício de suas atividades são equiparadas.
- Doença do trabalho, adquirida ou desencadeada pelo exercício continuado ou intermitente da atividade laborativa capaz de provocar lesão por ação mediata.
- Acidente de trajeto, aquele sofrido pelo funcionário fora de local e horário de trabalho, no percurso do trabalho para a residência, ou vice-versa, ou ainda na execução de ordem e prestação de serviço à empresa.

Em princípio, quem caracteriza o Acidente de Trabalho, a Moléstia Profissional ou a Doença do Trabalho é a empresa, por meio do Serviço Especializado em Engenharia de Segurança e em Medicina do Trabalho (SESMT), pelos profissionais das áreas de Segurança e Medicina do Trabalho, os quais estabelecem o nexo de causa e efeito ou de condição e conseqüência entre o acidente e a lesão ou morte, o trabalho e a doença.

As doenças profissionais e os acidentes de trabalho são problemas importantes de saúde pública em todo o mundo. Dados da Organização Internacional do Trabalho (OIT) estimam ocorrência anual de 160 milhões de doenças profissionais e de 250 milhões de acidentes de trabalho, com cerca de 330 mil óbitos. Esses dados excluem as doenças transmissíveis.

No Brasil, as estimativas são falhas, pois os bancos de dados provêm da Comunicação de Acidentes de Trabalho (CAT), a qual, de acordo com o Ministério do Trabalho, se concentra mais nos acidentes que causam trauma. Os estudos existentes no país referem-se a programas específicos realizados em hospitais-escola e serviços de saúde de forma individualizada, por meio de protocolos elaborados pelas próprias unidades. Por outro lado, em relação aos profissionais da saúde, já há monitoração pela Secretaria de Estado da Saúde, que exige uma Ficha de Notificação de Acidentes Biológicos.

O grande problema existente no Brasil é a dificuldade do dimensionamento real do problema e de seu custo social. O INSS e o Ministério do Trabalho são as principais fontes de dados estatísticos sobre acidentes de trabalho, nos quais constam apenas dados oficiais de acidentes notificados e registrados de trabalhadores com carteira assinada. A maioria das ocorrências de acidentes é feita pelas empresas por meio de CAT, sem a inclusão da grande parcela da população trabalhadora que não tem registro, trabalhando em setor informal.

Há diversos fatores que prejudicam estatísticas mais fidedignas:

- Restrição progressiva das leis sobre a conceituação de acidentes e doenças do trabalho.
- Falta de medidas profiláticas eficazes, nos casos de exposição aos vírus da hepatite C e HIV.
- Evolução lenta e silenciosa das doenças, o que dificulta a percepção do nexo causal entre o trabalho e a enfermidade.
- Muitas empresas não têm um departamento de saúde ocupacional para orientar ou notificar corretamente.
- A notificação é um procedimento demorado, burocrático, restringindo-se à concessão de benefícios.
- Omissão do trabalhador em relatar o ocorrido, com medo de possíveis prejuízos na sua carreira profissional.
- Despreparo dos profissionais de saúde e ignorância dos trabalhadores sobre os riscos aos quais estão expostos.
- Dificuldade em reconhecer o trabalho como agente causal dos agravos à saúde.
- Existência de poucas organizações de trabalhadores envolvidas com essa questão.

Inicialmente, os profissionais da área da saúde não eram considerados uma categoria de alto risco para acidentes de trabalho. A preocupação com riscos pela exposição a agentes biológicos surgiu na década de 1940, quando foram constatados agravos à saúde dos profissionais que trabalhavam em laboratórios. Para profissionais que atuam na área clínica, somente após a epidemia da Aids, nos anos 1980, é que houve melhor estabelecimento de normas para a questão de segurança nos locais de trabalho. Tanto os profissionais da saúde capacitados para trabalhar na área, como os trabalhadores integrantes de áreas ligadas diretamente às atividades e ações de saúde estão expostos ao risco de contaminação ocupacional.

Os dados sobre a força de trabalho na área de saúde no Brasil provêm de censos demográficos nacionais de registros administrativos do Ministério do Trabalho, como Relação Anual de Informações Sociais (RAIS), Cadastro Geral de Empregados e Desempregados (CAGED) e Conselhos Federais de Medicina, Enfermagem e Odontologia.

Os contatos com sangue, exposições cutâneas e mucosas variam de acordo com as categorias profissionais, pelas atividades e pelos setores de atuação dentro do serviço de saúde. Os profissionais de saúde da área cirúrgica, dentistas, paramédicos e os que trabalham nos setores de emergência são descritos como de alto risco de exposição.

Conforme estatísticas observadas, a equipe de enfermagem é uma das categorias profissionais mais expostas, por ter contato direto com pacientes e também pelo tipo e freqüência de procedimentos realizados.

Entre os médicos, o risco de exposição dos cirurgiões é bem maior do que o daqueles que atuam na parte clínica.

Em todo o mundo, mais de 70% dos casos comprovados e 43% dos prováveis contaminados por HIV em acidentes de trabalho eram de profissionais da área de enfermagem e laboratório.

Na literatura, desde o início da epidemia da Aids, foram publicados mais de 300 relatos, cerca de 100 comprovados e outros 200 casos prováveis de profissionais de saúde contaminados pelo HIV em acidente de trabalho. Consideram-se casos comprovados aqueles em que o profissional apresenta um teste HIV negativo no momento do acidente e sofre uma soroconversão durante o acompanhamento em 6 meses.

De todos os casos comprovados de infecção ocupacional pelo HIV, 89% eram após exposições percutâneas e 8% após exposição mucocutânea. Em outros, a forma de exposição não foi relatada. Apesar de o HIV ser detectado em diversos fluidos corporais, sua transmissão ocupacional para profissionais de saúde só foi documentada abrangendo exposição com sangue e material biológico visivelmente contaminado por sangue e materiais concentrados de vírus em laboratório de pesquisa. Mais de 90% dos casos comprovados de transmissão ocorreram após exposições envolvendo sangue infectado pelo HIV.

É possível que o baixo risco de contaminação após exposição ocupacional não seja resultado do acaso, mas um processo ativo de resposta imune celular protetora a baixos inóculos de vírus HIV. Não se sabe se isto é uma resposta protetora do hospedeiro, mas a observação consiste na hipótese de que o sistema imune celular possa ter um papel importante na defesa do hospedeiro, resposta capaz de abortar a infecção transcutânea ou mucosa do HIV. Outros autores questionam que o volume em exposição percutânea com agulha envolve menos de 10 microlitros de sangue, sendo possível que o inóculo não contenha nenhuma partícula infectante de HIV, o que explica a pequena taxa de soroconversão entre os expostos ao HIV.

O fator mais importante responsável pela contaminação ocupacional pelo HIV é a quantidade (o inóculo) presente no material biológico. A quantidade de vírus no sangue varia de acordo com o estágio da infecção, sendo menor em pacientes assintomáticos, maior nos casos agudos e extremamente elevado nos estágios avançados da doença.

A maioria das ocorrências de soroconversão pelo HIV foi de exposições que envolveram grande quantidade de material biológico inoculado com agulhas de grosso calibre, provocando lesões profundas, com sangramento espontâneo e lesões provocadas por dispositivos visivelmente contaminados com sangue e que foram utilizados previamente na veia ou artéria de pacientes contaminados.

As medidas profiláticas devem ser usadas antes e depois da exposição, para prevenir riscos de contaminação por agentes infecciosos importantes, como HIV e vírus das hepatites B e C.

Os acidentes de trabalho com sangue e outros fluidos potencialmente contaminados necessitam ser tratados como casos de emergência médica, uma vez que as intervenções para profilaxia de infecção pelo HIV e de hepatite B precisam ser aplicadas logo após o acidente, para maior eficácia.

Deve-se ressaltar que as profilaxias pós-exposição não são totalmente eficazes e seguras. Portanto, a prevenção numa exposição a sangue ou materiais biológicos é a forma mais eficaz de evitar a transmissão do HIV e dos vírus das hepatites B e C; as medidas preventivas e o uso de equipamentos de proteção individuais são essenciais.

RISCO DE TRANSMISSÃO DE HIV

Sabendo que os de maior risco são profissionais e trabalhadores do setor da saúde, estão descritos os tipos de exposição ocupacional responsáveis pela transmissão do HIV e vírus das hepatites B e C:

- Exposições percutâneas: lesões provocadas por instrumentos perfurantes e cortantes, como agulhas, bisturi, materiais pontiagudos e vidros.
- Exposição de mucosas: secreção na face de olhos, nariz, boca ou da genitália.
- Exposições cutâneas (pele não íntegra): pele com lesão ou feridas abertas.
- Mordeduras humanas com sangue: risco para o agressor e o agredido.

O risco de contaminação é de 0,3% em acidentes percutâneos e 0,09% após exposição de mucosas. Estima-se que o risco após exposição de pele não íntegra seja inferior ao da exposição de mucosas.

Materiais Biológicos com Risco de Transmissão

- Sangue, outros materiais com sangue, sêmen e secreção vaginal.
- Fluidos e secreções corporais, líquidos de serosas (peritoneal, pleural, pericárdico, líquido amniótico, liquor e líquido articular).
- Contato sem barreira de proteção com material concentrado de vírus requer seguimento (laboratório de pesquisa, com vírus em grande quantidade).

Os casos de contaminação podem ser caracterizados como comprovados e prováveis:

- Casos comprovados de contaminação por acidente de trabalho são os que têm evidência de soroconversão após exposição ao vírus e, no momento do acidente, com sorologia negativa, tornando-se positiva durante o acompanhamento.
- Casos prováveis, quando não se pode estabelecer uma relação entre exposição e infecção, pois a sorologia não foi feita no momento do acidente; o profissional tem a infecção, mas não se sabe quando houve a soroconversão.

Em pessoas contaminadas por acidentes percutâneos com grandes quantidades de sangue do paciente-fonte (por agulhas certamente contaminadas inseridas diretamente no sangue arterial ou venoso) ou com lesões profundas, o uso profilático de AZT (Zidovudina) reduziu em 81% o risco de soroconversão.

RISCO DE TRANSMISSÃO DO VÍRUS DA HEPATITE B

Risco de contaminação está associado ao grau de exposição no ambiente de trabalho e também à presença ou não do HBeAg (antígeno e da hepatite B) no paciente-fonte.

Em exposição percutânea a sangue infectado pelo vírus da hepatite B (HBV) e presença de HBeAg (alta replicação viral, maior quantidade de vírus circulante), o risco de hepatite clínica varia de 22 a 31% e o da evidência sorológica, de 37 a 62%. Quando o paciente-fonte apresenta somente o antígeno de superfície da hepatite B (HBeAg negativo), o risco de hepatite clínica varia de 1 a 6% e de soroconversão, de 23 a 37%.

Como o HBV pode sobreviver em superfícies até 7 dias em temperatura ambiente, o risco de transmissão, além da perfuração por agulhas, pode ser de contato direto ou indireto com sangue ou materiais biológicos em área de pele não íntegra, queimaduras e mucosas, bem como com superfícies contaminadas.

O sangue é o material biológico que tem maiores títulos de HBV, sendo o principal responsável pela transmissão do vírus. O HBV também é encontrado em leite materno, líquido biliar, liquor, fezes, secreções nasofaríngeas, suor, saliva e líquido articular, porém esses materiais biológicos são de baixa transmissibilidade, pois a concentração de partículas infectantes é 100 a 1.000 vezes menor que no sangue.

RISCO DE TRANSMISSÃO DO VÍRUS DA HEPATITE C

O sangue é a forma mais eficiente de transmissão do vírus da hepatite C (HCV).

Após exposição percutânea com sangue infectado, a taxa de soroconversão é de 1,8% (variando de 0 a 7%).

O risco de transmissão por exposição a outro material biológico não é quantificado, sendo rara a transmissão por exposição de mucosas.

PREVENÇÃO DA EXPOSIÇÃO A MATERIAIS BIOLÓGICOS

Prevenção de exposição a sangue, materiais biológicos e precauções básicas ou padrão são normas para se evitar a contaminação, independentemente do diagnóstico de uma doença ser infecciosa ou não.

Recomendações sobre materiais perfurocortantes: as agulhas não devem ser reencapadas, entortadas ou retiradas da seringa com as mãos. Desprezar materiais estéreis ou contaminados como agulhas, lâmina de bisturi, vidros e outros em caixas coletoras específicas para descarte de materiais perfurocortantes, conforme normas sobre resíduos de serviço de saúde, Resolução RDC nº 33, de 25/2/03.

Nas precauções básicas devem constar:

- Política de revisão de procedimentos pelos profissionais de saúde e ações de educação continuada.
- Métodos alternativos e de tecnologia em dispositivos e materiais médico-hospitalares, como substituir vidros por plásticos, procedimentos sem a utilização de agulha, agulhas com mecanismos de segurança e substituição de bisturis por eletrocautérios e projeto de novos materiais cortantes em procedimentos que envolvam riscos de contaminação.
- Uso de equipamentos de proteção individual (EPI): luvas, máscaras, gorros e óculos de proteção, aventais, calçados fechados e botas.

Nos casos de exposição percutânea ou cutânea a material biológico, recomenda-se lavar bem o local com água corrente ou soro fisiológico e aplicar polivinilpirrolidona-iodo (PVP-I).

QUIMIOPROFILAXIA PARA HIV

A utilização de drogas anti-retrovirais é uma forma de tentar reduzir o risco de transmissão após acidente ocupacional com paciente infectado. Depende-se da gravidade e do risco para iniciar a profilaxia medicamentosa.

Os medicamentos para profilaxia são os mesmos utilizados para o tratamento do paciente com Aids, duas ou três drogas, dependendo dos fatores de risco.

Quando indicada, a profilaxia pós-exposição deve ser iniciada o mais rápido possível, nas primeiras horas após o acidente, sendo de 72h o prazo máximo para seu início.

- A duração da quimioprofilaxia é de 28 dias, independentemente do esquema utilizado.
- O seguimento sorológico é de 6 meses.
- Usar preservativos por 6 meses.
- Não engravidar ou amamentar por 6 meses.
- Não doar sangue por 6 meses.

Drogas Recomendadas

- ITRN (inibidores da transcriptase reversa a análogos a nucleosídeos): zidovudina (AZT ou ZDV), lamivudina (3TC).
- IP (inibidores da protease): nelfinavir (NFV), indinavir (IDV).

Os esquemas preferenciais estabelecidos pelo Ministério da Saúde são:

- *Dois produtos*: AZT + 3TC, preferencialmente em um mesmo comprimido.
- *Três produtos*: AZT + 3TC + NFV ou AZT + 3TC + IDV.

O esquema básico AZT + 3TC é indicado à maioria das exposições.

A profilaxia pós-exposição (PEP) requer avaliação do risco de exposição. Os critérios de gravidade para avaliação dependem dos fatores de risco:

- Maior volume de sangue veiculado; lesões profundas provocadas por material perfurocortante, sangue visível no instrumento, acidentes com agulhas usadas em veias ou artérias e agulhas de grosso calibre com luz.
- Maior quantidade de vírus no sangue, que ocorre em pacientes com infecção aguda pela doença ou em estágios avançados desta, quando apresentam viremias elevadas.

Pelas informações, podem-se distinguir três níveis de risco:

- *Risco muito elevado*: presença de ambas as situações (os dois itens citados). Nesse caso, recomenda-se profilaxia pós-exposição, em virtude de o risco de infecção ser alto e a profilaxia adequada diminuir as chances de infecção.

- *Risco aumentado*: presença de uma das situações. Nesse caso, a infecção é possível e a medicação reduz a probabilidade de infecção.
- *Com pouco risco*: não se recomenda profilaxia com antiretrovirais.

Quimioprofilaxia básica = AZT + 3TV: indicada à exposição com risco conhecido de transmissão do HIV.

Quimioprofilaxia expandida = AZT + 3TC + IP (nelfinavir ou indinavir): indicada à exposição com risco elevado de transmissão pelo HIV.

No atendimento imediato pós-exposição, a falta de um especialista não é razão suficiente para não iniciar a quimioprofilaxia e, nesses casos, deve ser usado o esquema habitual AZT + 3TC + IP até o acidentado ser reavaliado.

Na dúvida sobre o tipo de acidente, é melhor começar a profilaxia e depois reavaliar, a fim de manter ou mudar o tratamento.

A profilaxia deve ter certas normas, pois o risco de toxicidade não deve ultrapassar os benefícios. No caso da pele cuja integridade está comprometida, o risco é maior em contato prolongado ou área extensa.

O início da profilaxia em gestantes deve levar em conta os riscos e os benefícios; entretanto, gravidez não é motivo isolado para deixar de se oferecer melhor profilaxia, devendo-se evitar alguns remédios com efavirenz (EFV).

Profilaxia Pós-exposição a Pacientes HIV-positivos

Exposição Percutânea

- Contato com sangue:
  1. Risco muito elevado (lesão grande + grande quantidade de sangue): dar AZT + 3TC + IP.
  2. Risco aumentado (lesão grande ou grande quantidade de sangue): dar AZT + 3TC + IP.
  3. Sem risco aumentado (lesão pequena com pouca quantidade de sangue): sugerir AZT + 3TC + IP.
- Contato com líquido orgânico contendo sangue visível ou líquido e tecido potencialmente infectado: dar AZT + 3TC.
- Contato com outros líquidos orgânicos: dar AZT + 3TC.

Exposição de Mucosa

- A sangue: dar AZT + 3TC + IP.
- A líquido orgânico contendo sangue visível, outro líquido ou tecido potencialmente infectado: dar AZT + 3TC.
- A outro líquido orgânico: dar AZT + 3TC.

Exposição de Pele Não Íntegra

- A sangue: dar AZT + 3TC + IP
- A líquido orgânico contendo sangue visível, outro líquido ou tecido potencialmente infectado: dar AZT + 3TC.
- A outro líquido: não administrar nada.

Medicamentos e Doses

- Retrovir®: zidovudina (AZT) – (comp. 100mg) 3 comp. 2 vezes/dia.
- Epivir®: lamivudina (3TC) – (comp. 150mg) 1 comp. 2 vezes/dia.
- Biovir®: AZT + 3TC – (comp. 300mg de AZT + 150mg de 3TC) 1 comp. 2 vezes/dia.
- Crixivan®: indinavir (IDV) – (comp. 400mg) 2 comp. 3 vezes/dia.
- Viracept®: nelfinavir (NFV) – (comp. 250mg) 3 comp. 3 vezes/dia.
- Norvir®: ritonavir (RTV) – (comp. 100mg) 6 comp. 2 vezes/dia.

QUIMIOPROFILAXIA PARA HEPATITE B

Deve-se considerar que a vacina pré-exposição é a principal medida de prevenção de hepatite B ocupacional em profissionais e trabalhadores da saúde. A vacina é indicada a todos aqueles que entram em contato com material biológico, bem como aos que trabalham direta ou indiretamente na assistência a pacientes.

A vacina contra hepatite B é eficaz e segura, atinge efetividade de 90 a 95% e deve ser composta de uma série de três doses.

São considerados imunes os que têm sorologia anti-HBs, com título acima de 10mUI/mL.

Para pessoas, a vacinação e a imunidade são analisadas pela sorologia:

- Se anti-HBs negativo (não-imune vacinado ou não, com esquema completo ou incompleto), dar esquema de vacinação completo.
- Se anti-HBs < 10 mUI/mL (não-imune com história de vacinação prévia), realizar dose de reforço.
- Se anti-HBs positivo > 10mUI/mL, está imune.

Os que apresentarem anti-HBs negativo deverão ser submetidos a esquema de vacinação completo, que deve ser aplicado da seguinte forma:

- Primeira dose.
- Segunda dose um mês após a primeira.
- Terceira dose 5 meses após a segunda.
- Coletar teste sorológico anti-HBs um mês após a terceira dose, para confirmar a resposta vacinal (presença de anticorpos protetores) e se:
  - Anti-HBs < 10mUI/mL, dar dose de reforço e coletar sorologia após um mês.
  - Anti-AgHBs > 10mUI/mL, está imune.

Se ocorrer exposição a materiais biológicos com risco conhecido ou provável de infecção pelo HBV, administrar imunoglobulina hiperimune anti-hepatite B (IGHAHB) por via intramuscular (IM), que fornece imunidade provisória por 3 a 6 meses. A dose recomendada é de 0,06mL/kg de peso corporal. Se a dose a ser utilizada ultrapassar 5mL, aplicar em duas áreas corporais diferentes.

A profilaxia pós-exposição tem maior eficácia quando a imunoglobulina é aplicada nas primeiras 24h até, no máximo, 7 dias.

Profilaxia Pós-exposição Ocupacional a Material Biológico

Paciente AgHBs-positivo:

- Profissional não vacinado ou não-imune: aplicar IGHAHB e vacinar.
- Profissional com vacina incompleta ou título anti-HBs < 10mUI/mL: aplicar IGHAHB e completar vacinação.
- Profissional vacinado com anti-HBs > 10mUI/mL: nenhuma medida específica.

Paciente AgHBs-negativo ou desconhecido ou não testado:

- Profissional não vacinado ou não-imune: iniciar vacinação.

- Profissional com vacinação incompleta ou título <10mUI/mL: completar vacinação.
- Profissional vacinado, com título >10 mUI/ml: nenhuma medida.
- Profissionais vacinados sem resposta vacinal: IGHAHB + 1 dose da vacina contra hepatite B ou IGHAHB 2 vezes.

MEDIDAS PÓS-EXPOSIÇÃO AO VÍRUS DA HEPATITE C

Não existe medida específica para reduzir o risco de transmissão após exposição ocupacional e os estudos não comprovam eficácia da profilaxia com imunoglobulinas. Os dados disponíveis sugerem que o interferon só atua de forma eficaz quando a infecção pelo HCV está estabelecida, parecendo indicar que não atuaria como profilaxia pós-exposição.

Como não há vacina, a única medida eficaz para evitar infecção ocupacional é a prevenção do acidente.

Como não há medida profilática pós-exposição, sugere-se, nas exposições de alto risco com fonte positiva, pesquisa de HCVRNA nas primeiras 6 semanas pós-exposição, para diagnóstico precoce de soroconversão.

A Legislação Trabalhista Brasileira na Consolidação das Leis Trabalhistas e suas Normas Regulamentadoras, assim como o artigo 213 do Regime Jurídico Único (RJU) da União, preceitua que as unidades hospitalares devem ter medicamentos para profilaxia pós-exposição e vacina contra hepatite B adquiridos sob suas expensos.

CONSIDERAÇÕES FINAIS

Cuidados a serem tomados por profissional em contato com material biológico suspeito de contaminação: (1) orientar sobre vacinas e medicações que devem ser usadas; (2) conduta imediata com coleta de sorologia, tanto da pessoa exposta como do paciente-fonte; (3) verificar tipo de ferimento, se a agulha é de grosso calibre e se há muito sangue do paciente-fonte; (4) iniciar quimioprofilaxia quando houver grande suspeita de contaminação; (5) orientar sobre o tempo de seguimento sorológico; (6) notificar o acidente; (7) é importante citar que a falta de um especialista não justifica não começar a profilaxia imediatamente. Saliente-se que a melhor forma de evitar contágio é a prevenção de acidentes e o uso correto de EPI. Nenhuma medicação garante eficácia total ou prevenção de doenças.

BIBLIOGRAFIA

CAMPOS, A. A. M. *CIPA – Comissão Interna de Prevenção de Acidentes: Uma Nova Abordagem*. São Paulo: Senac, 1999.

MENDES, R. *Patologia do Trabalho*. Rio de Janeiro: Atheneu, 1995.

MINISTÉRIO DA SAÚDE. Doenças Relacionadas ao Trabalho, Manual de Procedimentos para os Serviços de Saúde Série A. *Normas e Manuais Técnicos*, n. 114, Brasília, 2001.

MINISTÉRIO DA SAÚDE. Hepatites virais. O Brasil está atento. Programa Nacional de Hepatites Virais. *Normas e Manuais Técnicos. Brasília*. 2003.

MINISTÉRIO DA SAÚDE. Manual de Exposição Ocupacional, recomendação para atendimento e acompanhamento de exposição ocupacional a material biológico: HIV e hepatites B e C. *Normas do Programa Nacional DST/AIDS*. 2004.

SÃO PAULO. Secretaria da Saúde. *SIVAT – Sistema de Vigilância de Acidentes do Trabalho*. Coordenação de Epidemiologia e Informação, 2002.

Segurança e Medicina do Trabalho. 49. ed. Lei nº 6514, 22 dez. 1977. São Paulo: Atlas, 2001.

Capítulo 13

Politraumatismo

Atendimento Pré-hospitalar ao Politraumatizado	**84**
Introdução	84
Atendimento no Local	85
Cinemática do Trauma	85
Segurança da Cena	87
Avaliação Clínica do Paciente	88
Exame Secundário	93
Cabeça	93
Pescoço	94
Tórax	94
Abdome	94
Pelve	94
Dorso	94
Extremidades	94
Imobilização de Fraturas em Membros	94
Transferência para o Recurso Hospitalar	94
Triagem	95
Atendimento Inicial ao Traumatizado	**95**
Introdução	95
Fase Pré-hospitalar	96
Assistência Hospitalar	96
Normatização	96
Manutenção de Vias Aéreas com Controle da Coluna Cervical	97
Respiração e Ventilação	97
Circulação e Controle de Hemorragias	97
Avaliação Neurológica Sumária	98
Exposição e Análise das Condições Ambientais	99
Avaliação Secundária	99
Iatrogenias	99
Tratamento Definitivo	100
Considerações Finais	100
Trauma Abdominal	**101**
Introdução	101
Mecanismos de Trauma	101
Trauma Fechado	101
Trauma Penetrante	102
Avaliação	102
História	102
Exame Físico	103
Colocação de Sondas	104
Exame de Sangue e Urina	104
Estudos Radiológicos	104
Estudos Diagnósticos Especiais	105
Tratamento	106
Trauma Abdominal	106
Problemas Específicos	107
Trauma Fechado	107
Trauma Pélvico	108
Trauma Torácico	**109**
Introdução	109
Atendimento Pré-hospitalar	110
Lesões com Prioridade de Atendimento	111
Obstrução da Via Aérea	111
Pneumotórax Hipertensivo	111
Pneumotórax Aberto	111
Hemotórax Maciço	111
Tórax Instável	111
Tamponamento Cardíaco	112
Lesões Torácicas Potencialmente Fatais	112
Contusão Pulmonar	112
Contusão Miocárdica	112
Rotura Traumática da Aorta	112
Rotura Traumática do Diafragma	112
Lesão Traqueobrônquica	112
Trauma do Esôfago	113
Outras Manifestações Secundárias ao Trauma Torácico	113
Enfisema de Subcutâneo	113
Asfixia Traumática	113
Pneumotórax Simples	113
Hemotórax	113
Lesões de Estruturas da Parede Torácica	113
Quilotórax Traumático	114
Situações Especiais	114
Toracotomia na Sala de Emergência (Reanimação)	114
Toracoscopia	114
Hemotórax Subagudo	114
Coagulopatias Associadas ao Hemotórax	114
Considerações Finais	114
Traumatismo Cranioencefálico	**115**
Introdução	115
Classificação e Fisiopatologia	115
Lesões Primárias	115
Lesões Secundárias	117
Pressão Intracraniana e Pressão de Perfusão Cerebral	118
Avaliação Clínica	118
Traumatismo Cranioencefálico Leve (Escala de Coma de Glasgow 14 ou 15)	118

Traumatismo Cranioencefálico Moderado (Escala de Coma de Glasgow 9 a 13)	119
Traumatismo Cranioencefálico Grave (Escala de Coma de Glasgow 3 a 8)	119
Tratamento	119
Evolução e Complicações após Traumatismo Cranioencefálico	120
Urgências em Cirurgia Craniomaxilofacial: Traumatismo de Face	120

Introdução	120
Atendimento Inicial	121
Avaliação Especializada	122
Exame Físico	122
Avaliação Radiológica	122
Tratamento das Fraturas de Face	123
Princípios Gerais	123
Fraturas Complexas	135

Atendimento Pré-hospitalar ao Politraumatizado

Nadia Maria Gebelein

INTRODUÇÃO

O trauma conhecido como doença cresce a cada ano; no Brasil, dados mais recentes, de 2002, obtidos do Datasus, mostram que as causas de mortalidade na população em geral distribuem-se da seguinte forma: 31,52%, doenças do aparelho cardio-circulatório; 17,86%, outras; 15,31%, doenças neoplásicas e 14,91%, causas externas. Nesse último grupo se encontra o trauma, ou seja, quarta causa de morte no país na população geral. Entretanto, ao se observar a faixa etária de 1 a 49 anos, o trauma corresponde à primeira causa de morte, com taxa de 44,16%, podendo chegar a 66% na faixa que compreende dos 10 aos 19 anos[1]. Portanto, o trauma, além de provocar perda imediata para a família, acarreta perda ao país, pois a população economicamente ativa está morrendo ou, se não, gerando gastos com internações e tratamentos das seqüelas. Por tal motivo e magnitude, deve-se tratá-lo com especial atenção. O momento inicial é a prevenção, por meio de informações, educação e legislação; o seguinte, o atendimento no local de sua ocorrência.

Até recentemente, e isso em medicina pode significar vários anos, ao se abordar o atendimento ao paciente politraumatizado, iniciava-se com a chegada ao pronto-socorro e pouco importava a forma ou a história desenrolada até então. Hoje, é indispensável a preocupação com essa história pregressa que não foi presenciada pela equipe multidisciplinar da sala de emergência e que, uma vez conhecida, poderá abreviar e auxiliar, em muito, o atendimento ao bem maior no momento, que é o paciente.

Uma vez profissional de atendimento pré-hospitalar, suas funções devem ser desempenhadas próximo da perfeição, pois, na maioria das vezes, não há segunda chance; o tempo não pára. As reações devem ser praticamente viscerais, pois não há tempo para pensar. É importante lembrar que na emergência de rua não foi o paciente que escolheu seu socorrista, e sim o socorrista que escolheu tratá-lo.

O chamado "período de ouro", originariamente denominado *golden hour*, conforme descrição do médico R. Adams Cowley, fundador de um dos maiores centros de trauma nos Estados Unidos, o Instituto dos Serviços Médicos de Emergência, constitui o período no qual pacientes vítimas de trauma recebem tratamento adequado o mais rápido possível e, como conseqüência, terão chances maiores de sobrevida e em melhores condições. Uma das justificativas para essa maior sobrevida é a preservação da habilidade do corpo em produzir energia para manter as funções orgânicas vitais. Dentro dessa mesma idéia, instituem-se os "dez minutos de platina", tempo no qual o profissional de atendimento pré-hospitalar tem para reconhecer e tratar as lesões do paciente, mantendo-lhe a oxigenação e a perfusão adequada e iniciando o transporte para o recurso hospitalar referenciado.

Para compreensão do funcionamento de um serviço médico de emergência, é válido o conhecimento do símbolo internacional dos serviços médicos de emergência pré-hospitalar, conhecido como Cruz de Santo André ou Estrela Azul da Vida (Fig. 13.1), criado em 1977 pelo paramédico Leo R. Schwartz[2].

As pontas da estrela representam as funções da Emergência Médica no atendimento pré-hospitalar. A serpente e o bastão fazem referência ao caduceu de Esculápio, símbolo da Medicina.

O significado de cada ponta da estrela é o seguinte:

- Detectar a emergência.
- Reportar a emergência.

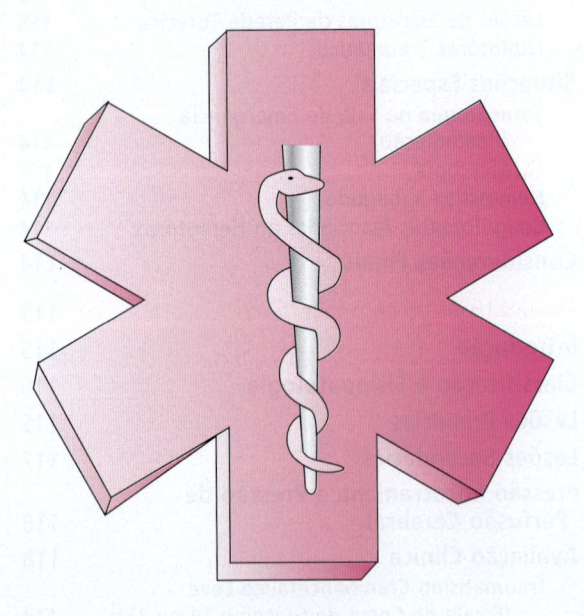

Figura 13.1 – Estrela Azul da Vida[1].

- Enviar equipe e equipamentos mais adequados.
- Cuidados no local da emergência.
- Cuidados em trânsito.
- Transferência para o tratamento definitivo (recurso hospitalar mais adequado).

Uma vez ocorrido o trauma, é necessário que seja *detectado por alguém*, seja pela própria vítima e/ou quem presenciou o fato, ou ainda por quem se deparou com ela. Verificada a existência da emergência, é necessário *reportá-la* por meio do acionamento do serviço médico de emergência, que se faz habitualmente por telefonema a uma Central de Emergência; em São Paulo, é o número 193, assim como na maioria das cidades brasileiras nas quais exista Corpo de Bombeiros. Este, além do atendimento pré-hospitalar, por meio de cuidados básicos e, em algumas cidades como São Paulo, cuidados avançados por médicos e enfermeiras, realiza ações de resgate que incluem, além do atendimento pré-hospitalar, retirada da vítima do local em que ela se encontra e de onde não poderia sair sem o auxílio de equipamentos específicos (por exemplo, colisões automobilísticas, quedas em poços, desmoronamentos etc.). Quando a ocorrência envolve atropelamento sem que a vítima fique retida embaixo do veículo, ela poderá ser atendida por outros serviços de emergência médica, como os municipais, que atualmente são acionados, em diversas cidades, pelo telefone 192, embora estes estejam empenhados em um grande número de ocorrências clínicas. Portanto, é necessária a descrição da ocorrência para que, no acionamento, o atendente possa *enviar equipes e equipamentos* mais adequados para o local. Com o advento da tecnologia, nesse caso a telefonia celular, facilitou-se o acionamento, porém é freqüente uma pessoa telefonar e solicitar um atendimento, e quando indagada se a vítima está presa nas ferragens, inconsciente ou falando, a resposta é: "não sei, já saí do local, estava passando e liguei". A triagem fica prejudicada, bem como o envio de todos os recursos necessários já no primeiro momento, sendo preciso que a primeira viatura a chegar solicite apoio ou não. Esse apoio pode não ser somente de equipamentos de bombeiros, porém incluir companhia de energia elétrica ou outros, por exemplo no caso de haver colisão com um poste de iluminação, ocasionando queda da fiação (Fig. 13.2). Fornecendo algumas informações, o solicitante do socorro poderia, inclusive, prosseguir com o atendimento inicial, após orientações básicas.

ATENDIMENTO NO LOCAL

Uma vez a caminho do local, a equipe de atendimento, tanto de suporte básico como de suporte avançado, repassa as informações fornecidas pela central de despacho de viaturas, que incluem localização da ocorrência (endereço completo, se possível com referência), natureza da ocorrência (colisão automobilística, atropelamento, queda de bicicleta, agressão, entre outras), número de vítimas envolvidas e recursos enviados. Dessa forma, a equipe já se prepara tecnicamente para o atendimento, objetivando minimizar o tempo gasto no local.

No momento imediato à chegada no local, a equipe se preocupará com o que a National Association of Emergency Medical Technicians, fundada em 1975, costuma dizer: os "3S" – *Safety* (segurança), *Scene* (cena) e *Situation* (situação da[s] vítima[s])[3]. Para facilitar a compreensão, imagina-se a colisão de um automóvel de passeio com um poste de iluminação; essa descrição refere-se à cena, ou seja, se o que foi passado pela central de despacho de viatura corresponde ao que é visto no local. No item segurança, a preocupação se dará, no caso descrito, com a possível queda dos fios ou até mesmo do poste sobre o carro e sobre a equipe, além do risco de explosão ou fogo pelo vazamento de combustível, se houver. Em relação à situação da vítima ou vítimas, se está(ão) dentro ou fora do veículo e em que posição. Com esse exemplo, é possível verificar que o atendimento pré-hospitalar compreende várias ações e informações antes mesmo de se chegar ao paciente. Ainda com referência ao caso descrito, se a vítima estiver fora do veículo, ela foi arremessada, saiu do veículo por conta própria ou foi retirada por pessoas que passavam? Será que essa informação tem relevância? Claro, pois, dependendo da situação, ela poderá ou não ter lesões mais graves; na hipótese de ter sido arremessada, significa que estava sem os dispositivos de contenção (cinto de segurança) ou eles se romperam com a energia do impacto (fato que poderá ser comprovado olhando-se dentro do veículo) e, ao ser arremessada e colidir com o solo, houve um segundo trauma, ampliando a gravidade do caso. Conforme estatísticas americanas, vítimas ejetadas do veículo apresentam mortalidade de 75%[4].

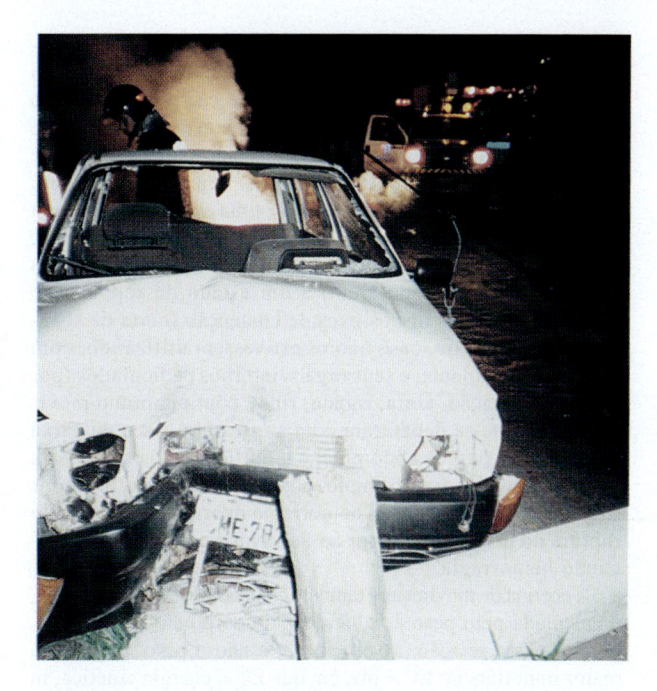

Figura 13.2 – Acidente automobilístico: automóvel *versus* poste com queda de fiação elétrica e conseqüente incêndio no local.

Cinemática do Trauma

Compreende o estudo de como o trauma provoca lesões no organismo. Seu objetivo é proporcionar conhecimento para que o socorrista possa, por meio da *observação* dos achados na *cena*, saber onde procurar e como avaliar e tratar as lesões, assim como as suspeitas de lesões, para que nada passe despercebido e sem o tratamento adequado.

O trauma está ligado diretamente à energia, isto é, à troca de energia entre os corpos e, para melhor compreensão, deve-se ter em mente duas leis da física. Primeira, lei de Newton: "um corpo em repouso permanecerá em repouso e um corpo em movimento permanecerá em movimento até que uma força contrária os faça modificar seu estado". Segunda, lei da "conservação de energia": a energia não pode ser criada ou destruída e, sim, transformada. Ao unir essas duas leis, compreende-se como o trauma pode causar lesões no organismo e qual a importância de como elas ocorreram, ou seja, a cinemática do trauma. No exemplo citado anteriormente, o veículo colidiu com o poste, isto é, o veículo que possuía uma velocidade determinada – suponhamos 60km/h – ao encontrar o poste passou a ter a velocidade 0km/h. Portanto, o poste mudou o estado de movimento do carro para repouso e o carro, por sua vez, tentou modificar o estado do poste de repouso para movimento. Deslocando-o do seu ponto, houve uma troca de energia entre os corpos, veículo e poste, em que ambos sofreram deformidades, uma vez que a energia de movimento passou a ser energia mecânica e térmica e, obviamente, o(s) ocupante(s) do veículo, que também estava(m) em movimento, passou(aram) a um estado de repouso ao colidir(em) com os dispositivos de contenção (cinto de segurança e *air bag*) ou, caso não os estivessem utilizando, com o painel e/ou volante, e seus órgãos internos pediculados (por exemplo, coração, aorta, fígado, rins), continuaram o movimento até que se depararam com a estrutura óssea da caixa torácica ou a parede abdominal e modificaram o estado para o de repouso. Por esse exemplo, podemos raciocinar, presumir e entender a ocorrência de hemorragia interna, pois, havendo ruptura do pedículo, romper-se-ão vasos sangüíneos, ocasionando hemorragia.

A energia de movimento, também chamada de energia cinética, é calculada pelo peso e velocidade do corpo em movimento, porém, nessa relação, a velocidade, e não o peso, é que tem maior importância: EC = mv, em que EC = energia cinética, m = massa (peso), v = velocidade. Uma criança e um adulto dentro do mesmo veículo absorverão praticamente a mesma quantidade de energia, pois a velocidade terá importância maior e sofrerão, como conseqüência dessa absorção de energia pelo corpo, as deformidades. Pode-se ter uma noção da velocidade implicada no trauma por meios diretos, como o velocímetro ou o computador de bordo do veículo ter se travado na velocidade em que se encontrava no momento do impacto, ou indiretos, como marcas de pneus no solo e deformidade do veículo. Em outros tipos de trauma, por exemplo, quedas de altura, a velocidade dependerá diretamente da altura. Obviamente, quanto mais alta a queda, maior a velocidade desenvolvida antes de colidir com a superfície de impacto. Outro fator muito importante a ser considerado é a superfície de impacto, que pode proporcionar maior ou menor absorção de energia. Assim, o *air bag* e uma superfície mole, como a areia, são menos resistentes e absorvem mais a energia, levando a lesões menos graves, ao contrário do concreto. A superfície com a qual o corpo colidiu deve ser observada pelo socorrista; por exemplo, o pára-brisa encontra-se com um sinal conhecido como "olho de touro" (vidro estilhaçado em forma de raios partindo de um ponto central, o local do impacto maior, como se fosse o olhar de um touro enraivecido) e projetado levemente para fora isso indica ter havido colisão dele com o crânio, levando a suspeita de traumatismo craniano e cervical. Por outro lado, a observação de um pára-brisa íntegro e painel do veículo deformado pela colisão com os membros inferiores sugere que a vítima tenha escorregado para baixo e não para cima, pois então ela atingiria o pára-brisa. Nessa segunda situação, há possibilidade de lesão de joelhos, fêmur e bacia. O pára-brisa pode estar estilhaçado em forma de "olho de touro", porém projetado para o interior do veículo, o que significa que algum corpo colidiu por fora, (uma pedra arremessada ou até uma pessoa, em caso de atropelamento). Nessa situação, o tamanho do veículo e da pessoa será importante, pois, para atingir o pára-brisa, geralmente se trata de adulto, uma vez que a criança, pelo menor tamanho, tende a ir para baixo do veículo e, enquanto um adulto é atingido pelo veículo na altura dos membros inferiores, a criança é atingida no tronco.

Além das colisões automobilísticas, quedas (maiores responsáveis pelas internações hospitalares, 42,64%) e atropelamentos, existem outros mecanismos de trauma: as agressões, muito freqüentes em nosso país, responsáveis por 5,32% das internações hospitalares originadas de causas externas[1] e cada vez mais atingindo faixas etárias mais jovens. Nos casos de agressões, em relação à cinemática do trauma deve-se atentar para: (1) o instrumento de agressão, coletando-se informações no local, por intermédio da observação do instrumento ou de pessoas que presenciaram a cena: se o instrumento é de baixa (arma branca, pedaços de madeira), média ou alta energia (armas de fogo), já que as armas de fogo podem ser divididas em projétil único ou diversos projéteis; (2) o sexo do agressor, no caso das armas brancas, pois a forma de entrada no corpo difere. Sendo o agressor uma mulher, a projeção da arma branca será de cima para baixo; sendo um homem, de baixo para cima, pelo modo de empunhadura da arma; (3) o comprimento da arma, pela extensão da lesão.

Em pacientes queimados, o cuidado é quanto ao agente causador da queimadura, ou seja, energia térmica (fogo direto ou ar quente); energia química (substâncias cáusticas ou corrosivas), nesse caso preocupando-se em identificar a substância, levando junto, se possível, o recipiente com as informações sobre o produto; energia elétrica (voltagem e tipo de corrente, alternada ou contínua). Nesse caso, deve-se atentar para a informação sobre a vítima ter ficado "grudada" à fonte, por quanto tempo e, ao se desligar a fonte, ter havido queda de altura. Caso a vítima não tenha ficado aderida à fonte, perguntar se foi arremessada e de que altura e/ou distância. Se o mecanismo de trauma da queimadura for explosão, deve-se lembrar que há três momentos na explosão agindo sobre o organismo: (1) o primário refere-se ao deslocamento maciço de ar que, ao entrar em contato com o corpo, afeta diretamente os órgãos ditos gasosos (ocos) ou que contenham ar (pulmões e trato gastrointestinal). A onda de pressão provoca a ruptura desses órgãos, ocasionando pneumotórax, perfuração ou embolismo, podendo levar à morte sem que haja identificação de qualquer lesão externa; ainda, se o ar estiver quente, provocará queimadura; (2) o momento secundário refere-se aos estilhaços que podem atingir o corpo, perfurando-o e ocasionando lesões externas e (3) o momento terciário compreende a queda, que pode ter sido no próprio local em que se encontrava a vítima ou, o que é mais comum, ela pode ter sido arremessada para trás, colidindo com uma superfície.

Resumindo, de forma a ter uma espécie de algoritmo para o socorrista avaliar a cena de seu paciente, ou seja, aplicar a cinemática do trauma:

- Em colisões automobilísticas, motociclísticas e ciclísticas:
  - Tipo, número e posição de veículos envolvidos (passeio, utilitário, transporte de carga, motocicleta): perguntar se houve alteração da cena.
  - Local(ais) da(s) colisão(ões) (lateral, frontal, traseira, capotamento, rotação, angular): avaliar deformidades no veículo.
  - Velocidade dos veículos (observar via, rua, avenida, rodovia), marcas de frenagem ou não, velocímetros, computador de bordo, intensidade das deformidades do veículo.
  - Avaliar as deformidades do veículo (pára-brisa, painel, volante, bancos, coluna, teto).
  - Número, posição em que estava(m) e em que se encontra(m) o(s) ocupante(s); caso esteja(m) fora do veículo, perguntar se foi(foram) ejetado(s), saiu (saíram) sozinho(s) ou foi(foram) retirado(s).
  - Uso de dispositivos de segurança (cintos de segurança, *air bag* desinsuflado e em que posição, cadeirinha de criança, capacete, roupa protetora); no caso de capacete fora da cabeça do paciente, perguntar se ele o retirou, se foi arremessado ou se o retiraram.

- Atropelamentos:
  - Tipo e velocidade do veículo (usar os mesmos recursos descritos anteriormente).
  - Posição do veículo e do paciente.
  - Deformidades no veículo (capô, teto, pára-brisa, pára-choque).
  - Tamanho do paciente.
- Quedas:
  - Altura da queda e do paciente, lembrando que quedas superiores a três vezes a altura do paciente significam alta energia envolvida e maior gravidade das lesões.
  - Tipo da superfície de impacto: mole ou rígida. Exemplos: areia, arbusto, toldo de lona, água.
  - Quantas quedas; lembrando que a queda pode ter sido amortecida por uma árvore, seguindo-se nova queda ao solo.
  - Parte do corpo que primeiro entrou em contato com a superfície de impacto, ou seja, queda em pé, queda a cavaleiro, queda de cabeça, pois, conforme a parte que tocou primeiro o solo, maior será a absorção da energia no local. No caso de queda em pé, o paciente pode apresentar desde fratura em calcâneo, tornozelo, fêmur, bacia até fratura na coluna lombar e torácica e, na de cabeça, o paciente apresentará, a princípio, traumatismo de crânio e coluna cervical.
  - Posição do paciente ao ser encontrado (situação).
  - Uso de equipamentos de contenção/proteção: tipo e posição dos equipamentos; essa pesquisa e pergunta aplicam-se no caso de esportes, por exemplo, *skatismo*, alpinismo, arborismo e outros.
- Agressões:
  - Tipo de arma: arma branca, arma de fogo, bastão. Procurar precisar o máximo possível, por exemplo, faca de cozinha de cerca de 15cm, arma de fogo calibre 12 etc.
  - Arma branca; perguntar o sexo e o tamanho do agressor.
  - Arma de fogo; perguntar a distância entre a vítima e a arma.
- Queimaduras:
  - Origem: térmica, química, radioativa, elétrica.
  - Química: qual o agente, se foi retirado, como? Quantidade?
  - Radioativa: tipo, quanto, mecanismo.
  - Elétrica: tipo de corrente, voltagem, tempo de contato, local de primeiro contato; lembrar de perguntar se houve queda associada.
- Explosões:
  - Qual a distância entre a vítima e o foco da explosão?
  - Identificar momentos: primário, secundário e terciário.

Em todos os casos, duas perguntas devem ser feitas: a que horas ocorreu o trauma e se a cena e/ou o(s) paciente(s) foi(foram) movimentado(s) (avaliação da situação do paciente).

O conhecimento e o uso da cinemática do trauma, obviamente associados ao exame clínico, permitirão identificar se o paciente necessita ou não de transporte imediato e para qual destino hospitalar, atitude essa que poderá significar a diferença entre vida e morte para o paciente, pois o socorrista perderá a vítima caso não suspeite, não reconheça e nem trate uma situação de ameaça de vida.

Segurança da Cena

Constitui prioridade inicial na avaliação da cena. No momento em que a equipe estiver se aproximando, ela deverá realizar uma avaliação geral do local, a distância, dos riscos potenciais e controlá-los, ação que cabe ao corpo de bombeiros e às equipes de apoio (companhia de energia elétrica, trânsito, outros). Caso a cena ainda não esteja segura, a equipe de atendimento pré-hospitalar não deverá ter acesso à vítima até que se consiga segurança da cena.

Ao se aproximar do paciente, continua-se essa avaliação, em nenhum momento se descuidando da segurança da equipe e do paciente.

Cada cena tem suas particularidades. Algumas tornam-se mais claras e os riscos, controláveis. Em outras, estes continuam a existir de forma latente e por isso a retirada da vítima deve ser o mais rápido possível, o que se chama de retirada rápida, ou seja, com técnicas mais simples, sem a aplicação de muitos equipamentos para imobilização, apenas mantendo-se a imobilização básica (crânio alinhado com o tronco) e retirando a vítima do local. Em algumas situações, raras, mesmo que a vítima ainda não tenha sido retirada torna-se necessário abandonar o local, para evitar novas vítimas de trauma.

A segurança da cena deve ser efetuada por quem esteja habilitado a fazê-la. Dentro dos mecanismos descritos, os cuidados gerais de avaliação da segurança incluem:

- *Colisões automobilísticas, motociclísticas*: sinalizar o local com cones e luminosos; estacionar viatura ou veículo angulado e iluminado na pista, antes do local. Caso haja uma curva, estacionar antes desta no sentido de tráfego da via. Cuidado com fios, postes, placas, letreiros que possam cair sobre o local de atendimento, bem como com princípio de incêndio; desligar a bateria e manter extintor e linha de água para apagá-lo imediatamente. Em caso de transporte de cargas, identificar risco de explosão, contaminação respiratória ou cutânea e afastá-lo.
- *Atropelamentos e quedas de bicicletas*: riscos de novos atropelamentos. Portanto, sinalizar o local do mesmo modo como já descrito e verificar se o veículo que atropelou não tem risco de se mover sobre as pessoas. Em quedas de bicicleta em via pública, procede-se ao mesmo cuidado de sinalização.
- *Quedas*: identificar se do local de onde a pessoa caiu não há risco de queda de outros materiais, por exemplo, pedaços de telhas; se a superfície sobre a qual o paciente caiu está instável e pode se quebrar, se mover, como no caso de buracos no solo; se o acesso ao local possibilita meios para saída rápida, caso esta seja necessária.
- *Agressões*: se o agressor ainda estiver no local, se foi contido, se a arma foi apreendida ou travada, no caso das armas de fogo[5]; localização do atendimento, por exemplo, favelas, delegacias, instituições de menores em rebelião.
- *Queimaduras*: se o agente está controlado, seja fogo, eletricidade, radiação ou substância química.
- *Explosões*: cuidado com riscos de novas explosões, desmoronamentos, gases e substâncias tóxicas, fios elétricos.

Em todas as situações citadas, ainda podem ser encontrados animais domésticos (cães, gatos, papagaios são os mais comuns) ou não (serpentes, aranhas, ratos), que exponham a risco a equipe de atendimento, seja por medo, defesa ou ataque. A equipe deve estar atenta ao ambiente; por exemplo, caminhões transportando cargas de frutas como bananas e melancias podem ter cobras no meio; em parques e praças públicas encontram-se animais soltos; em beira de rodovias também se encontram cobras e aranhas.

Ainda em relação à preocupação com segurança, é dever do socorrista estabelecer as precauções universais, isto é, uso de máscaras faciais, óculos, luvas e aventais, todos de preferência reforçados, pois é freqüente encontrar nos locais de atendimento pedaços de vidro, gravetos, metais. Para que não haja contaminação com as secreções corporais, como sangue, há necessidade de se utilizar roupa específica (macacão e botas) para esse tipo de atendimento, pois muitas vezes o socorrista se encontra no mesmo local que a vítima.

Ao realizar o atendimento pré-hospitalar à vítima e houver necessidade de manuseio de material perfurocortante, o socorrista terá a obrigação de manuseá-lo com extremo cuidado, acondicionando-o em recipiente apropriado e não o deixando no local da cena, para evitar que outras pessoas se acidentem.

No atendimento pré-hospitalar ao politraumatizado, a avaliação do paciente começa antes da sua abordagem direta. Como descrito, a caminho do local da ocorrência, as informações fornecidas pela central de despacho de viaturas desencadeiam no socorrista uma série de pensamentos e preocupações envolvendo cinemática do trauma, segurança, necessidade de recursos adicionais e intervenções necessárias. Ao chegar ao local, antes da abordagem do paciente, a avaliação da cena e da segurança deve ser rápida e objetiva e só então se iniciará a avaliação clínica do paciente.

Avaliação Clínica do Paciente

A avaliação clínica do paciente politraumatizado no ambiente pré-hospitalar divide-se em duas: a primeira, chamada de avaliação inicial e a segunda, de exame secundário. Procede-se a essa divisão pois a primeira, a avaliação inicial, objetiva o exame rápido, bem como o transporte rápido ao recurso hospitalar mais adequado. Nessa avaliação, é preciso identificar situações que ameacem a vida e que, uma vez constatadas, devem ser tratadas de maneira prioritária. Caso não se verifique risco iminente à vida, procede-se à busca do risco de perda de membros, por exemplo, lesões vasculares e/ou neurológicas e, em último lugar, outras lesões que não ameacem a vida e nem a perda de membro(s).

Ao aproximar-se do paciente, o socorrista já tem em mente uma série de informações que estão compondo o raciocínio para concluir a gravidade ou não do caso, informações essas pertinentes ao mecanismo de trauma e cena encontrada. Ao visualizar o paciente, observa-se globalmente a sua situação e posição: grande deformidade anatômica ou não, nível de consciência, respiração e circulação, pois, de forma geral, o comprometimento dessas três funções vitais (consciência, respiração e circulação) levará mais rapidamente à morte por inadequada oxigenação e perfusão tecidual.

O primeiro socorrista a se aproximar do paciente, devidamente seguro e paramentado, deverá estabilizar, de imediato, a cabeça e a coluna cervical e, ao mesmo tempo, se cientificar de que o paciente está consciente. Em caso afirmativo, identificar-se-á a ele, procurando acalmá-lo, estabelecerá relação socorrista-paciente, transmitindo-lhe segurança e conforto. Nesse momento, percebe-se o grau de consciência do paciente e, obviamente, se ele estiver falando, conclui-se que respira e seu coração pulsa. Também é preciso saber se a qualidade e a efetividade dessa respiração e dessa presença de circulação estão ou não comprometidas nesse paciente que está falando. Observa-se a expansibilidade torácica, pergunta-se-lhe o que aconteceu, mais uma vez checando a consciência e obtendo informações adicionais, como se há mais vítimas ou não. Um segundo socorrista palpa o pulso radial, observando amplitude (forte ou fraco), freqüência (rápido ou lento) e ritmo (regular ou irregular) e, ao tocar o paciente, percebe a temperatura e se a pele está úmida ou não, ao mesmo tempo em que seu olhar busca sinais de hemorragia externa. Verificado o pulso radial – se presente e normal, a situação é mais estável do que se estiver ausente, o socorrista deverá avaliar a perfusão tecidual no leito ungueal, comprimindo-o e observando o seu enchimento, que deverá levar 2 segundos. Se estiver maior, há comprometimento da perfusão tecidual, indicando instabilidade circulatória. Deve-se lembrar que, nesse mesmo momento de avaliação do estado circulatório, o socorrista deverá observar temperatura ambiente e se o local onde o paciente se encontra está molhado, pois isso comprometerá o resultado da avaliação. Ainda na seqüência, o socorrista que está estabilizando a cabeça e a coluna cervical determina o total na escala de coma de Glasgow que esse paciente recebe e o segundo socorrista, após o término da avaliação de pulso e perfusão, procede à aplicação do colar cervical de tamanho apropriado para manter ainda mais a estabilidade cervical e expõe o paciente adequada, em busca de outras lesões. Em geral, essa análise inicial não leva mais do que 30s e o socorrista conclui se o paciente é ou não crítico, isto é, se corre ou não risco de morrer.

Uma vez verificado que o estado do paciente é crítico, o socorrista, caso seja de nível básico, deverá acionar, de imediato, suporte avançado e raciocinar sobre qual seria o destino adequado para esse paciente, bem como concluir se há ou não necessidade/possibilidade de transporte aéreo, que também deverá ser logo acionado. Na seqüência, procede ao fornecimento de oxigênio suplementar e à aplicação da prancha longa com o imobilizador lateral de cabeça para transporte.

A avaliação primária poderá estar comprometida, isto é, difícil de ser realizada em algumas e raras situações. Quando o paciente não está acessível, por exemplo, tombamento de caminhão sobre muro, em que o paciente fica preso a uma grande quantidade de ferragem e não é possível a completa e seqüencial análise primária, o socorrista deverá lançar mão de recursos indiretos até que seja possível o acesso ao paciente. Os recursos indiretos são a voz, caso o paciente esteja consciente. Observe a forma da fala (ofegante ou não), lógica ou não pois, dessa forma, poderá saber se o paciente apresenta confusão mental, dificuldade respiratória, queixas, como dor, falta de sensibilidade em determinada parte do corpo, compressão de parte do corpo. Se o paciente estiver inconsciente, anotar o horário e ficar atento ao momento em que ele poderá recomeçar a falar, bem como observar os itens anteriormente descritos. Outra busca que o socorrista deverá fazer é o sangue que possa estar escorrendo pelas ferragens, lembrando que este pode, inclusive, estar misturado a óleo, cargas e outros.

Resumindo, a análise primária compõe-se de cinco passos:

A – Abertura das vias aéreas com estabilização da coluna cervical.
B – Busca da respiração.
C – Circulação.
D – Déficit neurológico.
E – Exposição.

A – Abertura das Vias Aéreas com Estabilização da Coluna Cervical

Independentemente da posição em que o paciente se encontre, o socorrista, ao chegar próximo à vítima, colocará as palmas das mãos uma de cada lado da cabeça do paciente, na altura das orelhas, de forma a impedir que ele mova a cabeça para um lado ou outro para olhar quem se aproxima ou o que acontece ao redor. Nesse momento, observa-se o paciente fala com ou sem dificuldade; a dificuldade sinaliza obstrução à passagem de ar. Pede-se para que o paciente abra a boca e olha-se em seu interior, identificando corpos estranhos (CE), como restos alimentares, próteses dentárias, pedaços de vidro, escombros, entre outros, que deverão ser removidos por varredura manual ou aspiração com aspirador portátil. Se o paciente estiver inconsciente, o socorrista aplica uma das duas manobras manuais de liberação das vias aéreas, tração da mandíbula ou elevação do mento (ver capítulo sobre vias aéreas), a que melhor se aplicar no momento, seja pela posição do paciente ou pela habilidade do socorrista de forma geral utiliza-se a tração da mandíbula. Com essas manobras tração da mandíbula ou elevação do mento, traz-se junto a língua, que é a primeira causa de obstrução das vias aéreas em paciente inconsciente em decúbito dorsal.

No ambiente pré-hospitalar, em pacientes vítimas de trauma, deve-se suspeitar sempre de lesão cervical e manter-se a estabilização da coluna cervical até que se prove o contrário, o que geralmente só será feito no ambiente hospitalar. Essa estabilização, como dito inicialmente, é mantida por meio das mãos do socorrista, enquanto ele procede à avaliação e à abertura das vias aéreas.

Ainda em relação à abertura das vias aéreas, podem ser necessários recursos mecânicos: cânulas orofaríngeas, cânulas nasofaríngeas ou coxins sob o dorso, para atendimento às crianças (ver Fig. 5.4 no Cap. 5).

Após a abertura das vias aéreas com estabilização da coluna cervical, procede-se ao passo seguinte: a busca da respiração.

B – Busca da Respiração

A busca da respiração do paciente se dá por meio de três sentidos: ver, ouvir e sentir, isto é, *ver* a expansibilidade torácica, se o tórax se eleva e se abaixa simetricamente, *ouvir* os sons respiratórios e se há ruídos anormais ou não, como chiados, gorgolejos, indicando obstrução ou dificuldade na passagem de ar, e *sentir* a saída do ar expirado pela boca e nariz do paciente.

Se o paciente estiver deitado em outro decúbito que não o dorsal, a avaliação da respiração poderá ser feita, mas se ela estiver ausente ou de difícil avaliação/realização, o socorrista deverá proceder imediatamente ao alinhamento e ao giro em bloco de todo o corpo do paciente, colocando-o em decúbito dorsal. Dessa forma, a respiração poderá se processar melhor, assim como a sua avaliação, devendo-se lembrar de manter a via aérea pérvia, pois nessa posição ocorrerá a queda da base da língua em pacientes com comprometimento da consciência. Em pacientes sentados, não há queda da língua, mas é necessária a estabilização da coluna cervical, devendo-se fazer a busca da respiração nesse momento.

Em todas as situações descritas ao buscar a respiração, por meio do ver, ouvir e sentir, se notar que o paciente está em apnéia, ou seja, com respiração ausente, imediatamente promova duas ventilações com os dispositivos específicos, sendo o mais comum a boca-valva-máscara com reservatório; há também o dispositivo boca-máscara (Fig. 13.3) ou máscara-válvula de demanda, todos com enriquecimento de oxigênio através de fonte suplementar.

Se o paciente estiver respirando, o socorrista deverá avaliar a qualidade da respiração, profundidade e freqüência, lembrando que a freqüência ventilatória normal para pacientes adultos é de 12 a 20 movimentos respiratórios por minuto (mrm). Caso a respiração esteja inadequada, em profundidade, simetria ou freqüência, o socorrista deverá expor o tórax, observar, palpar e, no caso do suporte avançado, auscultar e percutir o tórax, em busca de eventual anormalidade que possa identificar uma lesão que ameace a vida desse paciente e necessite de tratamento imediato. Para o suporte básico, se a ventilação estiver inadequada, deverá ser mantida com os equipamentos manuais de ventilação, geralmente boca-valva-máscara, até que o suporte avançado assuma o caso, no local ou, se não houver tal possibilidade, deverá ser efetuado o transporte imediato e a equipe médica da sala de emergência tratará definitivamente o caso. A todos os pacientes que estejam respirando e não necessitem de auxílio ventilatório, o suporte básico deverá ministrar oxigênio por máscara facial, para manter a fração inspirada de oxigênio acima de 85%. Se houver condições, instalar oximetria de pulso e observar a saturação de oxigênio, que deverá estar maior ou igual a 95%. A esse paciente que respira, pode-se aplicar, nesse momento, o colar cervical, pois, obviamente, se ele respira, seu coração pulsa. O suporte avançado também deverá manter o oxigênio suplementar mesmo para pacientes estáveis; o médico deverá associar o resultado da avaliação do primeiro passo, ou seja, a capacidade de o paciente manter as vias aéreas pérvias, ao resultado da avaliação do segundo passo, ou seja, em quais condições se encontra a respiração. Se ausente ou inadequada para manter a oxigenação tecidual, decida estabelecer uma via aérea definitiva, orotraqueal, nasotraqueal ou cricotireoidostomia por punção ou cirúrgica (ver capítulos sobre intubação e cricotireoidostomia). Existem outros recursos para permear a via aérea e até protegê-la, os quais, no Brasil, não são muito utilizados em ambiente pré-hospitalar, porque no nosso meio o suporte avançado geralmente é feito por médicos; quando isso não ocorre, a legislação não permite que procedimentos invasivos sejam realizados por outros profissionais que não o médico. Apesar de os profissionais se depararem com intubações ditas difíceis, os quatro métodos mencionados são suficientes para o controle da via aérea, sendo raríssimo o uso da via aérea por punção ou cirúrgica.

Os métodos alternativos seriam: máscara laríngea, cânula de dupla luz – tipo Combitube®, intubação retrógrada e intubação digital.

Além desse procedimento invasivo, como resultado da ausculta e percussão torácica pode ser necessária a descompressão torácica, por agulha ou por dreno torácico. Isso ocorrerá se houver pneumotórax hipertensivo, o qual é reconhecido por agitação e confusão mental, podendo o paciente estar inconsciente por dificuldade respiratória, traduzida por esforço respiratório, inicialmente com o aumento da freqüência ventilatória e, depois, com queda, cianose de grau variado, diminuição da expansibilidade torácica do lado comprometido, com estase jugular, dependendo da condição circulatória do

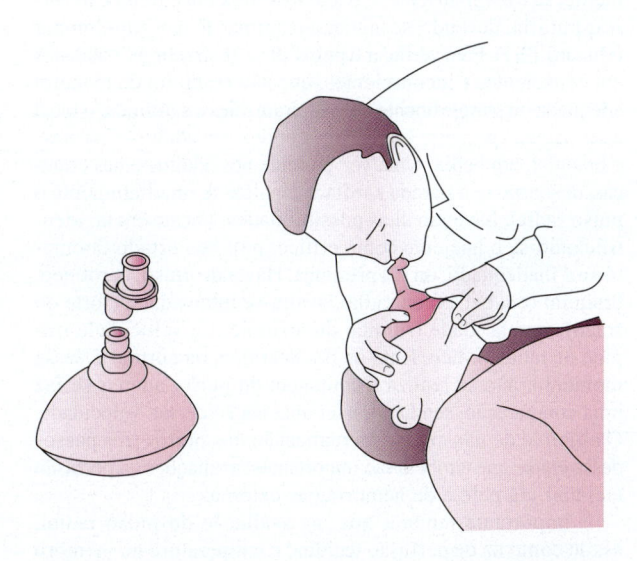

Figura 13.3 – Ventilação respiratória – Boca-valva-máscara.

paciente. Na ausculta pulmonar, os sons respiratórios estarão abolidos no lado comprometido e na percussão, som hipertimpânico.

Além da situação de pneumotórax hipertensivo, um outro quadro que pode possibilitar um procedimento invasivo em nível de atendimento pré-hospitalar na estabilização do quadro respiratório é o hemotórax hipertensivo, ou seja, grande acúmulo de sangue no espaço pleural provocando a compressão do parênquima pulmonar, do coração e seus grandes vasos, impedindo a circulação. Esse quadro é identificado, em tal momento, por agitação, confusão mental ou até inconsciência, bem como grande dificuldade respiratória associada a palidez cutânea intensa, sudorese e ausência de expansibilidade torácica do lado comprometido. O paciente pode sentir dor e apresentar múltiplas fraturas de costelas. À percussão, escuta-se som maciço e, à ausculta pulmonar, os sons respiratórios estão abolidos. Diante desse quadro, a punção de alívio não resolverá, sendo necessária drenagem torácica.

Esse procedimento de drenagem torácica não é muito comum em ambiente pré-hospitalar mas, quando necessário, deve ser indicado precocemente e realizado com destreza e rapidez, assim como o transporte imediato para o recurso hospitalar, uma vez que a volemia desse paciente estará comprometida. Pode-se indicar drenagem torácica em algumas situações, como transporte prolongado pela distância ou transporte aéreo, e até mesmo ao paciente que ainda não se encontra em hemotórax hipertensivo; o mesmo se aplica ao pneumotórax, que compromete mais da metade do hemitórax.

C – Circulação

Nesse passo, o socorrista avaliará a condição cardiocirculatória do paciente, a fim de saber se está ocorrendo perfusão tecidual adequada, para que as hemácias, carregando o oxigênio fornecido pela respiração, estejam chegando aos tecidos e estes, por sua vez, liberando o gás carbônico a ser eliminado, assim como os resíduos do metabolismo.

A análise primária avaliará presença e qualidade do pulso, da perfusão, das condições da pele e existência ou não de hemorragia externa, não sendo preciso, nesse momento, a aferição da pressão arterial, pois, como se sabe, sua alteração só ocorre em estágios mais avançados de choque (classes III e IV)[6] e antes surgirão alterações do pulso e perfusão tecidual.

A avaliação do pulso objetiva verificar sua presença e obviamente, se estiver ausente, o paciente estará em parada cardiorrespiratória, devendo-se iniciar a reanimação cardiopulmonar (Quadro 13.1). Para verificar o pulso, deve-se dividir os pacientes em conscientes e inconscientes, que não respiram de maneira adequada ou simplesmente não respiram. Nesses últimos, o local a ser palpado primeiro é a região carotídea, em adultos e crianças e braquial, em bebês. Uma vez presente nos adultos e nas crianças, descarta-se a parada cardíaca e palpa-se imediatamente o pulso radial, havendo duas possibilidades: (1) ausência, identificando-se o paciente como crítico, pois seu estado circulatório é inadequado, ou (2) presença. Havendo pulso, carotídeo, braquial (em bebês) ou radial, avalia-se intensidade (forte ou fraco), regularidade (rítmico ou arrítmico) e velocidade (rápido ou taquicárdico, lento ou bradicárdico, ou normal). Nesse momento, não se realiza a contagem do pulso, apenas se faz uma comparação, sendo possível uma noção de sua velocidade. O objetivo de não contar é a realização dos outros três passos dessa etapa, que também são importantes: avaliações da perfusão tecidual, da pele e de hemorragias externas.

É importante lembrar que, na avaliação do pulso radial, assim como na de perfusão tecidual e temperatura no membro que está sendo examinado, deve-se verificar se não há deformidade que indique lesão local, a qual possa determinar ausência do pulso, mas que não corresponda ao estado circulatório geral, mas sim local, ou seja, comprometimento do membro e não da vida.

A avaliação da perfusão tecidual é feita como dito anteriormente, por compressão do leito ungueal, que se tornará branco e, ao soltá-lo, retornará, ou não, à coloração avermelhada inicial. Ocorrendo perfusão tecidual normal, a coloração avermelhada deve retornar em até 2 segundos. Caso demore mais tempo ou não retorne, conclui-se que a perfusão está ruim, sinal inicial indicativo de quadro de choque hipovolêmico. É importante lembrar que se deverá levar em conta o ambiente em que o paciente se encontra, cuja temperatura interferirá no resultado da avaliação, isto é, um ambiente com temperatura abaixo de 20°C compromete a perfusão tecidual, principalmente em crianças e idosos.

Ao mesmo tempo em que segura o membro do paciente para avaliação do pulso e da perfusão, o socorrista já deverá observar a temperatura e a coloração da pele, classificando-a em normal, fria ou quente, rosada ou pálida, e também se há sudorese ou não. Pacientes com perfusão tecidual adequada apresentam pele rosada, obviamente respeitando a coloração original da pele, assim como umidade compatível com o ambiente, ou seja, se o paciente estiver exposto ao sol e houver umidade na pele, será em decorrência do suor, por controle de temperatura e que será quente; mas, se ele estiver com a perfusão tecidual comprometida, mesmo em exposição à luz solar, apresentará palidez cutânea e sudorese fria.

A busca de hemorragias externas se faz por observação rápida e geral do corpo, lembrando que pacientes usando muitas roupas, pelo frio ambiental ou por proteção, no caso dos motociclistas e esportistas, estas devem ser cortadas para que se possa ter certeza de ausência de hemorragia externa. Outra preocupação que o socorrista deve ter é com o local em que o paciente se encontra; por exemplo, se for um banco de areia, ocorrerá rápida absorção do sangue, o que poderá atrasar a identificação de hemorragia.

Uma vez identificada a hemorragia externa, esta deve ser rapidamente controlada, pois uma grande hemorragia pode levar, em pouco tempo, o paciente a óbito. A hemorragia pode ter três origens: (1) capilar; (2) venosa ou (3) arterial. A hemorragia capilar está presente em escoriações, geralmente causada por abrasão e quase sempre contida espontaneamente, já que, muitas vezes quando o socorrista chega, ela não existe mais. A hemorragia venosa ocorre em ferimentos corto-contusos que atingem camadas mais profundas dos tecidos; em geral é de fácil controle e não provoca instabilidade, a menos que a veia seja de grosso calibre ou sangre por um tempo maior, por inviabilidade de contenção, por dificuldade de acesso da equipe ao paciente, ou de acesso da equipe à veia sangrante. Em geral, há hemorragia em grandes traumatismos ou traumas mais profundos, mesmo que puntiformes; é de difícil contenção e quase sempre é a responsável pelo quadro de choque.

Para se controlar uma hemorragia externa, há cinco métodos que podem ser usados isolados ou complementarmente:

- *Compressão direta*: utiliza-se uma compressa de gaze estéril ou a própria mão com pressão sobre o ponto sangrante. A pressão deve ser mantida por, pelo menos, três minutos sem alívio, para que os mecanismos de coagulação possam agir. Ao se aliviar a pressão, não se deve retirar a compressa de gaze, pois esta removerá o coágulo recém-formado. Se houver necessidade de nova compressão por se perceber que a compressa está encharcada, deve-se colocar outra compressa sobre a primeira.

QUADRO 13.1 – Parada cardiorrespiratória de origem traumática – considerações para o atendimento pré-hospitalar

Ao verificar, na análise primária, que o paciente se encontra em parada cardiorrespiratória, o socorrista deve somar as informações já coletadas, sendo as mais importantes: cinemática do trauma e tempo aproximado entre o ocorrido e a chegada da primeira unidade de socorro. Porém, enquanto raciocina sobre esses fatos, ele dá início ao suporte básico à vida, ou seja, desobstruir as vias aéreas com estabilização da coluna cervical e, observando ausência de respiração, proceder a duas ventilações; se, ao verificar o pulso, perceber sua ausência, iniciar as quinze compressões torácicas. O suporte básico só não será instituído caso o paciente se encontre calcinado (carbonização completa do corpo), houver perda de órgão vital (decapitação ou perda de grande parte da região cerebral, extrusão cardíaca, secção completa de tronco, esmagamento de tronco ou crânio) ou, quando for possível determinar com precisão o tempo de parada cardiorrespiratória, como em soterramentos. Ainda não se investe em pacientes em parada cardiorrespiratória de origem traumática, em acidentes com múltiplas vítimas, nos quais existam outros pacientes a ser atendidos com prioridade, por apresentarem maior chance de sobrevida.

As estatísticas de sobrevida de pacientes em parada cardiorrespiratória de origem traumática, em países desenvolvidos, como os Estados Unidos, são extremamente desanimadoras. Menos de 4% sobrevivem e, destes, a maioria com seqüelas incapacitantes. Apesar disso, o socorrista deve efetuar o atendimento da maneira mais adequada possível.

A causa da parada cardiorrespiratória em trauma pode ser dividida basicamente em três grandes grupos:

1) Obstrução da via aérea, superior ou inferior, provocando parada respiratória ou cardíaca, ou seja, um corpo estranho (CE) na via aérea superior obstrui a passagem do ar, não chegando oxigênio aos pulmões, ao sangue, às células, levando à parada respiratória seguida de parada cardíaca; pneumotórax ou hemotórax maciço causam compressão do pulmão e do coração, desencadeando a parada cardíaca. Em ambas as situações, dependendo do tempo e do mecanismo, elas podem ser tratadas, havendo reversão do quadro. Por isso, o início da reanimação deve ser instituído.

2) Perda de grande quantidade de sangue, externa ou internamente. Nesse caso, o socorrista básico inicia a reanimação; o médico avaliará a viabilidade do quadro, mantendo o suporte básico. Para avaliar a viabilidade, novamente levará em conta o tempo entre o chamado e a chegada da primeira viatura, o tempo para o início do suporte básico e o tempo entre o suporte básico e o avançado. Em alguns serviços de atendimento pré-hospitalar (APH), estipula-se que pacientes que apresentem atividade elétrica inferior a 40 complexos por minuto no traçado eletrocardiográfico não devem ser reanimados, assim como os esforços devem ser suspensos se, após 15min de tentativa, não houver êxito. O serviço de APH deverá ter protocolos locais para uniformizar e proteger ao máximo a equipe médica. Um fator muito importante é que, se houver dúvida, o médico deve iniciar a reanimação, também avançada e decidir sobre o transporte para a unidade hospitalar de emergência mais próxima, pois haverá grande chance da necessidade de transfusão sangüínea e sala cirúrgica para contenção da hemorragia, recursos esses não disponíveis no ambiente pré-hospitalar.

3) Parada cardiorrespiratória de origem clínica associada ao trauma: uma das situações é a parada cardiorrespiratória ter ocorrido antes do trauma, por exemplo, o paciente que dirigia seu carro sofre um infarto, perde a consciência e colide o veículo. Outra é pelo trauma, o paciente ficar exposto a uma situação que provocou parada cardiorrespiratória clínica; por exemplo, o paciente, ao fazer caminhada na mata, cai e, como conseqüência, sofre fratura fechada de tíbia, impossibilitando-o de deambular e, por ter ficado exposto a uma temperatura muito baixa durante a madrugada, apresenta hipotermia até ser encontrado. Nessas situações especiais, o socorrista deverá avaliar cada caso quanto à decisão de reanimação e do seu tempo.

- *Elevação do membro*: se a hemorragia apresentar difícil contenção somente com a compressão direta, deve-se associar a elevação do membro, utilizando a força da gravidade para dificultar que o sangue chegue com força até o ponto sangrante e permitir a formação do coágulo. Deve-se dar atenção a isso, uma vez que, se houver suspeita de fratura do membro, poderá haver complicação. A elevação deve ser feita apoiando-se todo o membro ou, então, por inclinação da prancha longa em posição de Trendelenburg, mas o paciente deve estar totalmente imobilizado na prancha, para que não haja risco de lesão em sua coluna.
- *Pontos de pressão*: apesar da compressão direta e da elevação do membro, a qual nem sempre é possível, a hemorragia pode persistir e, como terceiro recurso ou recurso alternativo, faz-se pressão digital sobre os locais onde as artérias se situam mais superficialmente, locais esses chamados de pontos de pressão. Ao pressionar esses pontos, diminuirá o fluxo sangüíneo no local da hemorragia, facilitando a formação do coágulo. De forma geral, os locais mais superficiais para o membro superior são axila – artéria axilar; prega do cotovelo – artéria braquial e punho – artéria ulnar ou artéria radial. Para os membros inferiores, virilha – artéria femoral; cavo do joelho – artéria poplítea; tornozelo – artéria tibial e face dorsal do pé – artéria pediosa.
- *Pinçamento*: esse método é descrito apenas para as equipes de suporte avançado e se faz por meio de pinças cirúrgicas, geralmente a pinça de Kelly curva, com a qual o médico pinça e clampeia diretamente a boca do vaso sangrante, quando o é possível visualizar. Muitas vezes, no ambiente pré-hospitalar, é difícil a visualização, optando-se por um dos recursos anteriormente descritos.
- *Torniquetes*: o uso desse recurso é muito raro e ele só deve ser empregado caso todas as outras alternativas tenham falhado. Pode ser feito, nas equipes de suporte avançado, com a faixa de Esmarch (faixa elástica utilizada em cirurgias ortopédicas), disponível nas viaturas ou, na ausência desta, com uma faixa de pano, geralmente utilizando a bandagem triangular ou até mesmo com o cinto do paciente, promovendo um garroteamento da coxa ou do braço, dependendo do local da hemorragia. Para se torcer o garrote e intensificar a pressão, se necessário, usa-se um bastão preso à extremidade do cinto ou da faixa de pano. O torniquete, uma vez instalado, deverá ser mantido até a chegada à sala de emergência. As situações extremas que possam justificar o uso de torniquete incluem grandes amputações ou pacientes que se encontram a grandes distâncias de um recurso hospitalar ou em locais de difícil acesso e cujo transporte impeça a compressão direta sobre o local da hemorragia (por exemplo, serras, matas, locais de esportes radicais).

A compressão direta consegue controlar a maioria das hemorragias externas, fator muito importante para o prognóstico do paciente.

Se na avaliação da circulação o socorrista não tiver visualizado hemorragia externa, mas concluído, por avaliação do pulso, da perfusão e da coloração e temperatura da pele, que o paciente está instável e em estado crítico, deverá suspeitar de hemorragia interna, expor o abdome do paciente e observar distensão, bem como palpá-lo, a fim de verificar se há dor ou tensão aumentada; o mesmo fará com a pelve, em busca de dor ou instabilidade. Estes são outros dois grandes lugares responsáveis por quadro de choque por hemorragia interna e cuja contenção não poderá ser feita no ambiente pré-hospitalar. Havendo hemorragia de origem pélvica, esta poderá ser diminuída por meio de uma boa imobilização, mas se deve lembrar que, durante o transporte, com a movimentação da viatura, ela continuará, por isso a brevidade no reconhecimento e no transporte é de suma importância.

Reposição Volêmica. O acesso venoso, ou melhor, a reposição volêmica no atendimento pré-hospitalar é sempre tema de discussão e divergência e a principal alegação de quem afirma não ser útil é que, se o paciente apresentar hemorragia interna não controlável, a infusão venosa só aumentaria a perda sangüínea e como, em geral, o transporte ao hospital é rápido, não há necessidade de repor a volemia. Por outro lado, os defensores da reposição volêmica consideram que, se o paciente estiver em choque, ou seja, houver má perfusão tecidual, ele acabará sendo ainda mais prejudicado pelas conseqüências da falta de sangue e oxigênio, principalmente no cérebro, e que, com a reposição volêmica, a perfusão ainda seria mantida e também haveria hemodiluição sangüínea, ocasionando menor perda de componentes sangüíneos. De qualquer forma, não se pretende afirmar ou estabelecer qual a conduta mais correta. O que se precisa ter em mente é que deve ser feito o que for mais benéfico ao paciente e a resposta para isso é, principalmente, o quadro clínico monitorado de maneira constante.

Algumas considerações precisam ser feitas. Em primeiro lugar, o suporte básico não faz reposição volêmica e, nesse caso, deve-se considerar se o acionamento do suporte avançado para o local, para instalação de reposição volêmica, será mais benéfico do que o transporte para o hospital mais adequado. Para isso, dois fatores são levados em conta: o tempo para a chegada da equipe e o tempo para percorrer a distância até o hospital. Como maior benefício, em geral o paciente é transportado ao hospital pelo suporte básico, se o fator for isoladamente a reposição volêmica. Outro fator a ser considerado é o acesso venoso ter sido necessário no momento de controle da via aérea, por ter sido preciso a sedação do paciente para se instalar uma via aérea definitiva. Nesse caso, o médico avaliará a condição do paciente e decidirá o quanto repor de volume. Como dito anteriormente, o quadro clínico será decisório, ou seja, inicia-se a reposição volêmica mais agressiva com um Jelco® número 14 instalado geralmente na prega antecubital, solução de Ringer lactato, observando-se a freqüência cardíaca, desaparecimento ou não da sudorese, melhora do nível de consciência e o local da hemorragia, se está ou não controlada. Caso a resposta do paciente seja negativa, reduz-se a reposição volêmica mas, mesmo assim, como na maioria dos casos o atendimento e o transporte são muito rápidos, não há tempo suficiente para infundir mais do que 2.000mL, o que, segundo os padrões de atendimento em nível de pronto-socorro, seria a quantidade inicial para se avaliar a resposta do paciente ao choque e que, obviamente, já está sendo adiantado pela equipe de atendimento pré-hospitalar (APH). O ideal é que se consiga manter o soro aquecido, mas, pela peculiaridade do tipo de atendimento, nem sempre isso é possível, embora as equipes procurem aquecer os frascos de soro em aparelho de microondas disponível nos quartéis, transportando-os em maletas térmicas. Se houver ocorrências seguidas sem retorno para a base, não será possível a manutenção do soro aquecido.

Uma situação que escapa à discussão anterior é quando a vítima se encontra presa em ferragens, escombros ou outro local, cujo tempo de retirada será prolongado e o período de ouro dessa vítima, totalmente comprometido. Nesses casos, é obrigatório o acesso venoso, até mesmo por garantia. Se houver necessidade de medicação, a via venosa já estará garantida, principalmente porque o tempo para sua retirada não é exato.

Uma outra observação importante é que não se perde tempo, na cena do atendimento, para obter acesso venoso com o objetivo de reposição volêmica: ou ele é instalado no transcorrer da avaliação primária, momento no qual os socorristas estão realizando as ações básicas e prioritárias para identificação de lesões e gravidade do caso, bem como as imobilizações básicas para o transporte, ou então a caminho do hospital, sendo, para tal, muito importante a prática técnica dos profissionais. Caso o acesso não seja possível por punção percutânea, a decisão de dissecção e introdução do Jelco® sob visão direta só será tomada se o tempo para o procedimento for muito menor que o tempo para chegada ao hospital adequado e se houver necessidade desse acesso venoso; isso até que a punção intra-óssea, em adultos, tenha comprovação de maior benefício que malefício, pois passaria a ser a segunda opção para acesso venoso, no lugar da dissecção venosa.

D – Déficit Neurológico

A avaliação neurológica inicial é muito rápida e seu objetivo é obter um parâmetro inicial do nível de consciência do paciente e, de forma indireta, da oxigenação cerebral. Para tal, o socorrista deverá aplicar rapidamente a escala de coma de Glasgow (ver Cap. 13, item Traumatismo Cranioencefálico). O resultado da escala deve ser memorizado de forma a saber cada pontuação das três avaliações e o seu total, isto é, quanto foi o total para abertura ocular, melhor resposta verbal e melhor resposta motora, lembrando que o total terá uma variação entre 3 (pior) e 15 (melhor), uma vez que escalas com total inferior a 8 indicam comprometimento grave; entre 9 e 12, mediano e 13 a 15, mínimo. Em geral, um resultado igual a 8 ou menor na escala de coma de Glasgow é sinal indicativo da necessidade de se instalar uma via aérea definitiva, considerando a deficiência do paciente em manter a sua pérvia, bem como a regularidade da sua respiração, mantendo, dessa forma, a oxigenação cerebral. A intenção de se guardar cada pontuação é que um mesmo total na escala pode significar respostas diferentes, ficando mais fácil saber se o paciente melhorou ou piorou.

Além da avaliação do nível de consciência, nesse momento também se avaliam as pupilas em relação a forma, tamanho, igualdade e reação à luz, lembrando que as pupilas contraídas são chamadas de mióticas; as dilatadas, de midriáticas; as iguais, de isocóricas; as desiguais, de anisocóricas e, quanto à reatividade à luz, de fotorreagentes ou não fotorreagentes. Existem pacientes, principalmente os idosos, que já fizeram cirurgias oftalmológicas e terão o formato da pupila alterado, informação essa que só possível pelo próprio paciente ou familiar.

É muito importante que o socorrista anote os horários de avaliação antes ou após algum tratamento que possa interferir no padrão da consciência e da reação pupilar; por exemplo, usando-se um sedativo, obviamente haverá rebaixamento do nível de consciência e, em geral, as pupilas se tornarão mióticas e lentas como reação à luminosidade.

Nesse momento, o socorrista também deverá investigar se houve uso de álcool ou drogas, ou se o paciente possui algum nível prévio de deficiência mental ou distúrbio clínico, como diabetes. Porém, mesmo que encontre alguma resposta positiva, continuará tratando o paciente como se o rebaixamento de nível de consciência fosse decorrente de hipóxia, devendo ser mantido, portanto, o fornecimento de oxigênio suplementar.

E – Exposição

A remoção das roupas do paciente é importante para a realização de um exame físico mais adequado, mas é relevante lembrar que esse paciente se encontra em ambiente pré-hospitalar, onde nem sempre a temperatura, a chuva ou o sol são controláveis. Além disso, a exposição pública de uma pessoa é extremamente desagradável; assim, o socorrista deverá ter bom senso para que, se houver indicação à remoção da roupa, o faça focando o exame, cobrindo as partes que não mais estão sendo examinadas. Dessa forma, o paciente não perderá calor e nem ficará exposto. O socorrista também deverá reconhecer a necessidade de exposição no local do atendimento ou a possibilidade de esta ser feita dentro da unidade móvel de atendimento pré-hospitalar.

Como já referido, as roupas podem esconder uma hemorragia externa ou até uma deformidade que, se não for tratada, poderá causar riscos à vida ou ao membro do paciente.

Em vítimas de trauma, a roupa é removida com tesouras apropriadas, assim como os calçados, não se devendo movê-las para tirar a roupa da forma habitual.

Nessa ocasião se completa a avaliação primária que, em média, leva de 15 a 30s; embora tenha sido descrita detalhadamente e passo a passo, deve-se praticá-la tanto isoladamente quanto em equipe, para torná-la cada vez mais rápida e precisa. Em alguns momentos da descrição, foi possível visualizar o trabalho em equipe, o que, no ambiente pré-hospitalar, é fundamental.

Ao final da análise primária, o socorrista terá a resposta se o estado do paciente é ou não crítico e, dessa forma, decidir realizar, ou não, extricação rápida (Quadro 13.2) e transportá-lo imediatamente ou fazer avaliação secundária. Se o paciente estiver em estado crítico, deve-se imobilizá-lo na prancha longa com os imobilizadores laterais de cabeça e dirigir-se para a unidade móvel, procedendo à reavaliação da análise primária e dos tratamentos instituídos para verificar se houve ou não melhora, complementar com a avaliação quantitativa dos sinais vitais e prosseguir para o hospital de destino. Se o paciente não estiver em estado crítico e apresentar lesões de membro, estas deverão ser tratadas com imobilização adequada; em seguida, o paciente deverá ser imobilizado na prancha longa e colocado no interior da unidade móvel, para continuidade do exame secundário.

A avaliação completa dos sinais vitais e a obtenção do completo passado médico do paciente podem ser feitas nesse intervalo, entre o final da análise primária e o início da secundária. A contagem da freqüência cardíaca pode então ser feita, com oxímetro de pulso ou monitor cardíaco; se negativa, poder-se-á contar a pulsação em 15s e multiplicar o valor por 4 para se obter o total em um minuto. A freqüência ventilatória necessita ser feita em, pelo menos, 30s, multiplicando o seu valor por 2. Na aferição da pressão arterial, deve-se usar o manguito adequado ao tamanho do paciente e lembrar que, às vezes, no ambiente pré-hospitalar, em virtude dos ruídos externos, fica difícil essa avaliação, havendo necessidade de avaliação por palpação.

O passado médico inclui perguntas que podem ser memorizadas da seguinte forma:

A – Alergias.
M – Medicações em uso.
P – Passado cirúrgico ou afecções crônicas.
L – Líquidos ou últimas refeições.
E – Eventos prévios ao trauma.

EXAME SECUNDÁRIO

Basicamente, o exame secundário é composto de avaliação da cabeça aos pés, a fim de facilitar a seqüência e para que não haja "esquecimento" de nenhuma parte. Porém, o socorrista pode, após ter completado a análise primária, ser "guiado pelo paciente", isto é, pacientes conscientes queixam-se de dor, a qual pode conduzir a um local de lesão que necessita de imobilização. Caso o paciente não se queixe, ou mesmo quando se queixa e o local já foi observado, o socorrista deverá retomar o exame da cabeça aos pés.

Esse exame secundário não precisa necessariamente ser realizado por completo no local, podendo ser feito a caminho do hospital, pois dificilmente modificará o destino desse paciente, uma vez que as principais regiões já foram examinadas.

Cabeça

Observar pequenos sangramentos, abaulamentos (hematomas, como, por exemplo, na região do mastóide, que sinaliza trauma grave de crânio com provável lesão da base, assim como o infra-orbitário – sinal de guaxinim), depressões, objetos encravados, ao mesmo tempo em que, palpando, poderá sentir molhado, crepitações, assimetrias, orifícios com saída de conteúdo craniano. Verificar os orifícios naturais para ver se há saída de sangue ou liquor, bem como sinal indicativo de trauma em base de crânio, como epistaxe (sangramento nasal), otorragia (sangramento pelo ouvido), otorréia (perda de liquor pelo ouvido), rinorréia (perda de liquor pelo nariz). Palpar também os ossos da face, em busca de deformidades e crepitações.

QUADRO 13.2 – Extricação rápida

Trata-se de uma manobra utilizada para a retirada da vítima do veículo e que permite a estabilização manual da coluna vertebral, quando não estão disponíveis equipamentos específicos, como o KED (*kendric extrication device*). Com essa manobra, move-se rapidamente o paciente da posição sentada para a prancha longa. Indicada a três situações: 1) risco para a equipe de salvamento e para o paciente; 2) risco de morte do paciente identificado na análise primária; 3) quando o paciente estiver obstruindo o acesso a um segundo ferido, em condições mais graves.

A manobra deve ser realizada por três ou mais socorristas, coordenadamente. O primeiro posiciona-se atrás do paciente, mantendo-lhe a cabeça alinhada em posição neutra, enquanto coordena o atendimento. O segundo, com as mãos espalmadas uma à frente e a outra dorsalmente, apóia a parte superior do tronco. O terceiro cuida da movimentação do quadril e dos membros inferiores. A prancha longa deve ficar apoiada no banco ou no local onde paciente estiver sentado, fazendo um ângulo aproximado de 90°. O paciente sofrerá pequenas rotações, em geral de 45°, sob o comando do socorrista coordenador. Pode ser necessária a troca de comando para um socorrista que esteja fora do veículo, que assumirá o apoio da cabeça, para que o outro possa efetuar as rotações mais livremente. Estando o paciente alinhado com a prancha, ele deve ser reclinado sobre ela, sempre com movimentos coordenados. O socorrista auxiliar ficará apoiando a cabeça do paciente até que o primeiro saia do veículo e reassuma essa estabilização. Em seguida, o auxiliar ajuda o segundo socorrista, responsável pelo tronco, a levar o paciente para cima da prancha, enquanto o terceiro impulsiona o quadril e membros inferiores. Dessa forma, o paciente é mobilizado com a coluna estável, podendo sair rapidamente do local.

Pescoço

Observar deformidades anatômicas, principalmente da traquéia e das veias jugulares, assim como presença de enfisema subcutâneo, crepitação da laringe associada à rouquidão. A palpação da coluna cervical não é obrigatória, principalmente se o paciente já estiver com o colar cervical e imobilizador lateral da cabeça. Não se deverá perder tempo em retirar e recolocar o equipamento, uma vez que, em nível pré-hospitalar, o paciente já está tratado; deve-se, sim, reavaliar se a imobilização permanece adequada em posição neutra.

Tórax

Observar novamente expansibilidade, simetria, respiração paradoxal, hematomas, depressões, ferimentos penetrantes que possam ter passado despercebidos na análise primária. Palpar crepitações, deformidades, enfisema subcutâneo e, em maior extensão, a região, avaliando o osso esterno, as clavículas, auscultar novamente o tórax e verificar se o padrão está mantido; auscultar as bulhas cardíacas.

Abdome

Observar abrasões, hematomas, abaulamentos, ferimentos penetrantes, marcas de pneu e de cinto. A seguir, iniciar uma palpação superficial próxima à cicatriz umbilical, principalmente em vítimas de acidentes automobilísticos, em virtude do uso incorreto do cinto de segurança, que acabará provocando uma lesão de alça intestinal; em crianças, poderá ocorrer, inclusive, fratura de coluna, conhecida como fratura de Chance. Aprofunda-se a palpação, avaliando-se tensão e dor. Uma vez constatadas, não há necessidade de continuar palpando, pois já há indicativo de trauma abdominal. No atendimento pré-hospitalar não se ausculta o abdome.

Pelve

A pelve também é um local que, se estiver lesionado, poderá causar instabilidade circulatória do paciente, colocando-o em estado crítico. A perda sangüínea da pelve pode chegar a mais de 1.000mL e, dependendo do tamanho do paciente, é significativa. Devem-se observar deformidades, abrasões, queixa de dor, sem palpação. Após palpar, perceber se há crepitação, instabilidade ou dor. Palpar inicialmente as cristas ilíacas, de cima para baixo, depois lateralmente e, por último, a sínfise púbica. Podem existir casos em que, mesmo ao exame, não se encontra lesão, mas o paciente apresenta trauma de bacia posterior. Na dúvida, ou seja, se somente o mecanismo de trauma levar à suspeita de trauma de bacia, deve-se imobilizar.

Dorso

Nessa região, nem sempre é possível o exame completo no ambiente pré-hospitalar. Em geral, a inspeção é feita ao girar o paciente em bloco para colocá-lo na prancha longa, mas, às vezes, o local onde ele se encontra não permite o giro e a aplicação da prancha longa se faz com a manobra chamada a cavaleiro, na qual três socorristas se posicionam em pé, de forma que seus troncos fiquem acima do paciente e a prancha longa. As mãos dos socorristas posicionam-se, respectivamente, nos ombros, no quadril e nos membros inferiores, enquanto um quarto socorrista está posicionado cefalicamente ao paciente segurando sua cabeça, mantendo a imobilização cervical e coordenando a equipe. A equipe deverá levantar o paciente em bloco, deslocando-o lateralmente para cima da prancha e o abaixando sobre ela.

Extremidades

São examinadas observando-se a anatomia, isto é, se há deformidades, edemas, posição incorreta, movimentos espontâneos, ferimentos. À palpação, observam-se dor, crepitação, pulsos periféricos e sensibilidade, bem como motricidade com comandos verbais, e faz-se comparação com o membro contralateral.

Nesse momento, refaz-se a escala de coma de Glasgow, uma vez que se está avaliando o comprometimento neurológico do membro.

IMOBILIZAÇÃO DE FRATURAS EM MEMBROS

A imobilização de membros em atendimento pré-hospitalar é freqüente, pois não se imobilizam apenas as fraturas identificadas, mas também fraturas presumidas, contusões e luxações. Costuma-se dizer que, na dúvida, a imobilização é para evitar lesão secundária, uma vez que, por vezes, a avaliação nesse ambiente é limitada e se baseia única e exclusivamente na clínica e no mecanismo de trauma.

O momento e a forma de imobilização dependem basicamente da localização do paciente e do resultado da análise primária, isto é, se o resultado da análise primária classificar o estado do paciente como crítico, a imobilização de membros não será prioridade; o paciente será colocado na prancha longa, fixado e encaminhado ao hospital, procedendo-se, durante o trajeto, à imobilização básica, desde que a situação o permita. Se o estado do paciente não for classificado como crítico, observam-se local e posição do paciente e do membro; por exemplo, se o paciente estiver sentado no veículo, para que seja retirado, além do uso do KED (*kendric extrication device*) – colete imobilizador, que garantirá a imobilização da coluna vertebral como um todo, imobiliza-se o membro de forma que o indivíduo possa ser retirado sem grande movimentação. Muitas vezes, principalmente nos membros inferiores, a posição imobilizada não é a anatômica, podendo ser necessário que se refaça a imobilização após a retirada do local.

Como cuidados gerais, o socorrista, ao imobilizar um membro comprometido, deverá escolher um dispositivo, geralmente a tala aramada moldável, cujo tamanho abranja a articulação imediatamente acima e abaixo do ponto fraturado e se o caso comprometer uma articulação, o tamanho deverá abranger os ossos imediatamente acima e imediatamente abaixo. Antes e após proceder à imobilização, se avaliarão a qualidade do pulso distal e a sensibilidade do membro, para garantir que a imobilização não tenha piorado o quadro clínico. Fraturas expostas não devem ser alinhadas, assim como luxações não devem ser reduzidas. Em fraturas de ossos longos que estejam desalinhados, a tentativa de realinhamento pode ser feita uma única vez, com uma discreta tração; caso não se consiga o alinhamento, deve-se imobilizar na posição encontrada.

TRANSFERÊNCIA PARA O RECURSO HOSPITALAR

Após o atendimento inicial e a estabilização do paciente para o transporte, este será levado para o hospital mais adequado, que não é necessariamente o mais próximo, o que dependerá basicamente do quadro clínico, do tipo de suporte ministrado (básico ou avançado), do meio de transporte (terrestre ou aéreo) e da distância do hospital. Para maior compreensão: se o paciente apresentar traumatismo craniano, ele necessitará de hospital com neurocirurgião e tomografia; o paciente com lesão vascular de membro necessitará de cirurgião vascular; o paciente queimado, de hospitais de referência para queimaduras etc. Outro fator importante é que haja comunicação entre o serviço de atendimento pré-hospitalar e o hospital de destino, pois a situação de um plantão de sala de emergência de um hospital é dinâmica, quer dizer, os recursos podem existir, mas podem estar ocupados e, se possível, o paciente deve ser desviado para outro hospital.

Ao final do atendimento pré-hospitalar, o socorrista deverá elaborar um prontuário com todas as informações obtidas, desde a cena até os resultados de análises primária e secundária, intervenções feitas pela equipe e resposta do paciente a essas intervenções, com anotações de horários.

TRIAGEM

A triagem aqui mencionada refere-se a acidentes com múltiplas vítimas e a capacidade de atendimento inicial menor do que o número de vítimas (catástrofe). Um exemplo cotidiano é o acidente com lotações, quando cerca de vinte passageiros têm que ser atendidos por apenas uma unidade de resgate que conta com três socorristas, até a chegada de mais auxílio.

O propósito da triagem é salvar o maior número de vítimas e, para isso, mobiliza os recursos para atender as vítimas que têm maior chance de sobrevivência. Os protocolos variam entre os serviços e as regiões, sendo o START (*simple triage and rapid treatment*) um dos mais utilizados, inclusive no Sistema de Resgate do Estado de São Paulo, que considera capacidade de deambular, consciência, respiração e perfusão, atribuindo cores associadas à prioridade aos quadros encontrados: vermelho, atendimento imediato; amarelo, mediano e, verde, pode ser levado por outro recurso que não necessariamente o resgate. Vítimas que recebem a cor preta são as que praticamente não têm chance de sobreviver e que, após o atendimento das cores vermelha e amarela, serão reavaliadas e, se ainda estiverem vivas, atendidas; os óbitos recebem a cor branca.

REFERÊNCIAS BIBLIOGRÁFICAS

1. www.datasus.gov.br. Acesso: 24.05.2005.
2. *Revista da ABRAMET*, nº 25, maio – agosto/1998.
3. PHTLS – *Basic and Advanced Prehospital Trauma Life Support*. Prehospital Trauma Life Support Committee of The National Association of Emergency Medical Technicians in Cooperation with The Committee on Trauma of The American College of Surgeons. 5. ed. Mosby, 2003.
4. National Highway Traffic Safety Administration, US Department of Health and Human Services, Health Resources and Services Administration, Maternal and Child Health Bureau: Emergency medical services agenda for the future, Washington, DC, 1999, The Administration.
5. Streetsense – Communication, safety, and control, Kate Boyd Dernocoeur, B.S., EMT-P, Laing Research Services, 3. ed.
6. Committee on Trauma, Advanced Trauma Life Support® for Doctors, Students Course Material, 8. ed. Chicago, 2002, American College of Surgeons.

Atendimento Inicial ao Traumatizado

Renato Sérgio Poggetti ♦ Dario Birolini

INTRODUÇÃO

O atendimento ao trauma reveste-se de características que o transformam em desafio, tanto em termos assistenciais, como logísticos. De fato, sua ocorrência é imprevisível, bem como a chegada da vítima ao pronto-socorro. As lesões resultantes não obedecem a padrões definidos, existindo, com freqüência, repercussões sistêmicas complexas que exigem recursos diagnósticos e terapêuticos sofisticados. Não raramente, o doente exige tratamento cirúrgico imediato, sendo comuns as internações pós-operatórias prolongadas em unidades de terapia intensiva (UTI). As complicações costumam ser graves.

Cumpre ressaltar que, entre nós, o trauma representa uma das grandes causas de mortalidade, competindo com as neoplasias, e que, nas faixas etárias mais jovens, ocupa, de longe, o primeiro lugar. Ele reflete uma complexa e profunda problemática social e cultural que, ao que tudo indica, não terá solução a curto prazo. Apesar disso, em nosso país, o atendimento integral e coordenado ao traumatizado começou a adquirir forma apenas nos últimos vinte anos, havendo muito caminho a ser percorrido até que se alcance uma posição confortável.

Ainda que existam eventuais discordâncias quanto às proporções numéricas apresentadas nas próximas linhas, é óbvio que as mortes por trauma podem ocorrer em três momentos. O primeiro pico de mortalidade, responsável, de acordo com alguns autores, por aproximadamente 50% dos óbitos, ocorre segundos a minutos após o trauma. As principais causas são lesões neurológicas e cardiovasculares. Um número restrito desses doentes pode ser salvo quando existem recursos de atendimento e de transporte prontamente disponíveis. Aliás, é interessante assinalar que a implantação de serviços de atendimento pré-hospitalar (APH) de alto nível técnico fez com que muitas vítimas, que antes morriam no local ou durante o transporte, chegassem com vida aos hospitais. Em conseqüência, ocorreram, nos últimos anos, profundas modificações no perfil das vítimas atendidas nos hospitais.

O segundo pico de mortalidade, já nos serviços de emergência, se dá minutos até horas depois do trauma, respondendo por cerca de 30% dos óbitos. As principais causas de óbito nesse período compreendem lesões neurológicas e grandes perdas volêmicas decorrentes de rotura de vísceras parenquimatosas ou fraturas pélvicas complexas. O pronto reconhecimento das lesões e o início imediato de medidas destinadas a corrigir a hipovolemia modificam radicalmente a evolução do doente e resultam em significativa redução da morbi-mortalidade. Por seu significado, na literatura de língua inglesa, esse período é conhecido como *golden hour*, pois é o momento no qual a instituição de medidas de avaliação e reanimação adequadas resulta não apenas em aumento da sobrevida, mas em grande impacto na redução de complicações e seqüelas, como insuficiências orgânicas, infecções e lesões cerebrais.

Muitas das denominadas "mortes evitáveis" decorrem exatamente de um atendimento inicial insatisfatório na etapa hospitalar, razão pela qual os princípios básicos que presidem essa etapa da assistência ao traumatizado devem ser conhecidos por todos os profissionais que lidam com trauma.

Discutir-se-ão nas próximas linhas, ainda que de forma sintética, os principais aspectos do atendimento inicial ao traumatizado, comentando o espírito que deve presidir o atendimento pré-hospitalar e as principais medidas a serem tomadas na etapa hospitalar.

FASE PRÉ-HOSPITALAR

Os objetivos maiores do atendimento pré-hospitalar podem ser resumidos em três itens: (1) atender o traumatizado de forma rápida; (2) prestar-lhe os cuidados essenciais para mantê-lo vivo e (3) transportá-lo rapidamente, e de forma segura, até o hospital, único local no qual ele poderá receber atendimento definitivo. Hoje se entende que, como norma, medidas que resultem em demora na remoção da vítima do local da ocorrência ao hospital devem ser evitadas, a não ser que se tornem essenciais para mantê-la viva. Desobstrução de vias aéreas, descompressão de pneumotórax hipertensivo, controle do sangramento externo e imobilização são exemplos de iniciativas que devem ser tomadas de imediato. É óbvio que o profissional que assume a responsabilidade de executar tais procedimentos deve estar preparado e ter autorização para realizá-los.

Em condições ideais, o APH deve ser de fácil acesso e dotado de recursos humanos e materiais à altura da complexa tarefa que dele se espera. Deve existir um sistema de regulação e de controle médico, 24h por dia, supervisionado por médico com experiência no atendimento pré-hospitalar, que tenha condições de interpretar de maneira adequada as informações que lhe são transmitidas e de estabelecer o encaminhamento mais apropriado da vítima. De fato, uma das tarefas mais importantes de um sistema de APH é a triagem eficiente e correta, com o intuito de aprimorar o encaminhamento e não sobrecarregar o sistema, ainda que seja preferível pecar por excesso e encaminhar um doente menos crítico a um hospital de retaguarda, a deixar de prestar assistência adequada a um doente realmente grave.

Outro aspecto importante a ser ressaltado é a conveniência de haver recursos de comunicação que permitam transmitir informações do local da ocorrência ou do veículo de transporte para o hospital de destino, de modo a agilizar os preparativos operacionais para um atendimento hospitalar pronto e efetivo. Nos dias de hoje delineia-se, como uma etapa de grande impacto, a possibilidade de usar os recursos de telemedicina, capazes de permitir a transmissão, em tempo real, não apenas de mensagens verbais, mas também de imagens.

O leitor interessado poderá obter informações pormenorizadas freqüentando o curso denominado PHTLS – *Prehospital Trauma Life Support*, programa idealizado pela Associação Nacional de Técnicos em Emergências Médicas dos Estados Unidos e pelo Comitê de Trauma do Colégio Americano de Cirurgiões, já oferecido no Brasil.

ASSISTÊNCIA HOSPITALAR

Logicamente, a qualidade do atendimento inicial prestado à vítima influencia, de forma significativa, os resultados finais. Por sua vez, a qualidade do atendimento depende da organização da rede assistencial e da disponibilidade de recursos materiais e humanos qualificados para esse fim. É peça fundamental do sistema a disponibilidade, 24h por dia, de hospitais devidamente equipados e capazes de prestar de forma eficiente um atendimento integrado às vítimas. Para que possa ser considerado um "centro de trauma", o hospital deve possuir área adequadamente dimensionada para o atendimento, disponibilidade ininterrupta de centro cirúrgico e de unidades de apoio (como banco de sangue, laboratório, diagnóstico por imagem), leitos de terapia intensiva em número suficiente, recursos materiais suficientes e recursos humanos qualificados, treinados nessa modalidade de assistência, que se reveste de desafios próprios. Nos casos mais simples, um cirurgião geral devidamente treinado pode assumir a condução do tratamento.

No entanto, no atendimento a vítimas de trauma multissistêmico ou quando o volume de atendimento for elevado, é preferível que um cirurgião com formação específica em trauma atenda e coordene o tratamento do(s) doente(s). É importante que especialistas de diferentes áreas estejam disponíveis, incluindo neurocirurgiões, ortopedistas, cirurgiões plásticos, cirurgiões vasculares, anestesistas, radiologistas, endoscopistas e outros. O "centro de trauma" deve ter um diretor de trauma, cirurgião geral com treinamento específico para atendimento de traumatizado grave.

Normatização

Para que a abordagem diagnóstica e terapêutica seja conduzida de forma adequada, é importante que o médico responsável pelo atendimento inicial possua informações a respeito dos seguintes itens: (1) mecanismo de lesão e circunstâncias nas quais ocorreu; (2) tempo transcorrido entre a ocorrência e o primeiro atendimento; (3) avaliação inicial da vítima no local; (4) medidas tomadas no local e resposta do doente; (5) condições de transporte e (6) antecedentes da vítima, abrangendo existência de alergias e de outras doenças, horário da última refeição, uso de medicamentos e drogas, incluindo álcool. Tais informações permitem planejar, ainda que de forma genérica, as principais etapas do atendimento inicial, os recursos humanos e os materiais necessários.

Não raramente, o traumatismo físico acarreta lesões viscerais extremamente graves, capazes de desencadear profundas alterações em funções vitais, como a respiração e a circulação sangüínea. Quando não corrigidos de imediato, tais distúrbios podem levar à morte em poucos minutos. Por essas razões, o atendimento inicial deve ser feito rapidamente e em obediência a uma seqüência padronizada de medidas diagnósticas (todas obrigatórias) e terapêuticas (eventualmente necessárias, de acordo com os achados). Tendo em vista a imprevisibilidade do comportamento da vítima, é obrigatório que sempre se adote tal sistemática assistencial. Na etapa inicial, os procedimentos diagnósticos baseiam-se em medidas exclusivamente clínicas e os terapêuticos eventualmente necessários costumam ser de fácil execução, não exigindo conhecimentos avançados ou recursos técnicos sofisticados.

É fundamental ressaltar que o atendimento deve ser iniciado sem perda de tempo, visando à correção imediata das lesões que implicam risco de morte. Quando o atendimento inicial é prestado por uma equipe de profissionais, é essencial que exista um líder que assuma a responsabilidade de coordenar a participação de cada um dos integrantes do grupo. Nessas condições, nada impede que os procedimentos de reanimação sejam realizados simultaneamente, desde que sob supervisão do líder do grupo.

Apresentar-se-ão, a seguir, as principais etapas do atendimento inicial. A sistemática proposta obedece aos princípios adotados no programa de Suporte Avançado de Vida em Trauma – SAVT, programa lançado originalmente nos Estados Unidos, na década de 1980, por iniciativa do Colégio Americano de Cirurgiões e denominado *Advanced Trauma Life Support – ATLS®* e introduzido, no Brasil, na década seguinte.

Considerando os riscos implícitos às diferentes lesões e a suas repercussões funcionais, o programa SAVT estabelece que, de imediato, o atendimento obedeça às seguintes prioridades: (1) garantia de que as vias aéreas estejam desobstruídas e, se necessário, que se adotem medidas para desobstruí-las; (2) avaliação da respiração, oferta de oxigênio e restabelecimento da ventilação, se estiver comprometida; (3) verificação do estado de perfusão aos tecidos e adoção de medidas para restabelecê-la, se necessário; (4) análise sumária do estado neurológico e adoção de medidas para restabelecê-lo ou para conservá-lo e (5) avaliação integral do doente para excluir lesões que tenham passado despercebidas.

Entende-se facilmente a adoção das três etapas iniciais dessa sistemática, pois déficits de oxigenação do sangue e de retenção de gás carbônico podem ser letais em poucos minutos. A hipóxia tecidual secundária a alterações circulatórias, embora possa ser tolerada durante algum tempo, se prolongada, provoca lesões celulares definitivas, não raramente irreversíveis. Cabe assinalar que as repercussões sistêmicas da agressão podem ser modificadas por fatores como idade, tipo constitucional, gravidez, uso de medicamentos e outros.

Antes de analisar as etapas da reanimação, cumpre ressaltar que todos os profissionais que prestam atendimento inicial devem se proteger contra possíveis doenças contagiosas sempre que haja contato com sangue ou com secreções orgânicas da vítima.

Outro aspecto importante refere-se à obrigatoriedade de reavaliar o doente de forma contínua e global, durante todo o atendimento, pois não é incomum que novas manifestações clínicas das lesões se exteriorizem no decorrer do processo assistencial.

Finalmente, quando a disponibilidade de recursos humanos ou materiais é limitada, é importante que o médico responsável pelo atendimento inicial identifique possíveis candidatos à transferência para instituições mais qualificadas e inicie, tão logo seja possível, contatos com o objetivo de viabilizar a remoção de forma segura.

Manutenção de Vias Aéreas com Controle da Coluna Cervical

Nessa etapa (em inglês, *airway maintenance with cervical spine control*), a atenção deve estar voltada para a verificação da permeabilidade das vias aéreas superiores (VAS). Quando são constatadas dificuldades no fluxo de ar pelas VAS, medidas devem ser tomadas de imediato para superá-las. As manobras de permeabilização costumam ser simples e vão desde a remoção de corpos estranhos (CE) até a elevação ou a anteriorização do mento com o intuito de deslocar a língua para frente, desobstruindo a faringe. Se a vítima estiver inconsciente, a desobstrução pode ser mantida, a seguir, pelo uso de cânulas de Guedel. Quando indicado, e sem titubear, devem ser adotados procedimentos de acesso às vias aéreas por intubação oro ou nasotraqueal ou, mesmo, por punção de membrana cricotireóidea e cricotireoidostomia. É fundamental que se inicie a oxigenação de imediato, com máscara e AMBU. A punção de membrana cricotireóidea, com agulha de calibre nº 12 ou 14 revestida de cânula plástica, e a ventilação com jatos intermitentes de oxigênio sob pressão (fluxo de 15L/min) permitem oxigenação razoável durante alguns minutos (não mais de 40), mas resultam rapidamente em hipoventilação e hipercarbia. A cricotireoidostomia é indicada quando existem lesões extensas de face ou impossibilidade de proceder à intubação oro ou nasotraqueal. Quando a intubação for impossibilitada ou dificultada pela agitação da vítima, pode-se lançar mão da denominada "intubação em seqüência rápida", que se inicia pela pré-oxigenação com máscara e AMBU, continua com a compressão da cricóide para evitar possível aspiração, a sedação com benzodiazepínico (midazolam 2 a 5mg, IV) ou hipnótico (etomidato 0,3mg/kg ou 30mg, IV) e a paralisação com curare de ação curta, como a succinilcolina (1 a 2mg/kg de peso, por via IV), e termina com a introdução de uma cânula dotada de *cuff*. Deve-se enfatizar, entretanto, que o médico deverá estar apto a realizar a cricotireoidostomia cirúrgica. A intubação nasotraqueal é indicada a casos suspeitos de fratura cervical e desde que o doente esteja respirando. Ao optar pelo acesso direto às vias aéreas, deve ser sempre considerada a possível existência de uma fratura cervical instável, ainda que sem comprometimento neurológico perceptível. Por essas razões, são totalmente proscritas a hiperextensão ou a hiperflexão da cabeça e do pescoço, que podem precipitar a lesão medular. São indícios de possível fratura de coluna todos os ferimentos penetrantes acima das clavículas, evidências subjetivas (dor) ou objetivas (escoriações, hematomas, desalinhamentos) acometendo a face posterior do pescoço e, de modo geral, traumas de crânio e de face. Em princípio, todo traumatizado inconsciente deverá ter sua coluna cervical imobilizada e radiografada, tão logo seja possível, por meio de uma radiografia de perfil da coluna cervical, incluindo as sete vértebras cervicais e a transição cervicotorácica. É fundamental lembrar que uma radiografia aparentemente normal não exclui a possibilidade de fratura instável de coluna cervical.

Respiração e Ventilação

Essa etapa (em inglês, *breathing and ventilation*) começa pela avaliação clínica da freqüência e da amplitude dos movimentos respiratórios. A oferta de oxigênio, em fluxo de 10L/min ou mais, é sempre recomendada, com o intuito de minimizar as conseqüências de possíveis períodos de hipoxemia. As lesões traumáticas que afetam com maior freqüência a função respiratória são as que acometem a estrutura da caixa torácica (fraturas múltiplas de costelas, tórax flácido, grandes lesões diafragmáticas) e os pulmões (contusão pulmonar) ou as que resultam em hemotórax maciço ou em pneumotórax, particularmente quando este é hipertensivo ou aberto. Não raramente, várias dessas lesões ocorrem simultaneamente. O diagnóstico inicial dessas lesões (particularmente do pneumotórax hipertensivo) é feito em bases exclusivamente clínicas. O tratamento inicial tem por objetivo restabelecer, na medida do possível e no menor tempo possível, a troca gasosa no nível dos alvéolos. Em pneumotórax hipertensivo, indica-se, como medida inicial, a punção descompressiva com cateter calibroso, no segundo espaço intercostal, na linha hemiclavicular. Essa punção pode aliviar de imediato, ainda que temporariamente, a hipertensão pleural, corrigindo o desvio do mediastino que freqüentemente contribui para a hipotensão arterial. A drenagem pleural para remover sangue ou ar da cavidade pleural deve ser feita, de preferência, pela inserção, no quarto ou quinto espaço intercostal, entre a linha axilar média e a anterior, de dreno(s) calibroso(s) orientado(s) para a parede posterior e medial do hemitórax drenado. No caso de pneumotórax aberto, a lesão da parede torácica deverá ser ocluída com um curativo feito de forma a permitir que o ar que porventura esteja escapando do pulmão não se acumule na cavidade pleural e, ao mesmo tempo, impedir que o ar exterior passe para o interior da cavidade pleural e dificulte a expansão pulmonar. Quando a dificuldade respiratória se deve a graves lesões da parede torácica, podem ser indicadas intubação das vias aéreas e ventilação mecânica.

Circulação e Controle de Hemorragias

Do inglês *circulation with hemorrhage control*, é a etapa que se reveste, em alguns casos, das maiores dificuldades. Ela consiste na identificação e no controle de hemorragias externas, no reconhecimento da existência de possíveis focos internos de hemorragia não controlada, na avaliação clínica do grau de hipovolemia, na obtenção de um acesso venoso e na reposição volêmica. O reconhecimento e a abordagem terapêutica inicial de possíveis focos de hemorragia externa não costumam se revestir de grandes dificuldades. O grande desafio é a detecção de focos internos, a identificação de sua origem e a avaliação de seu significado clínico. De fato, pouco adiantam grandes investimentos na reposição volêmica se o doente apresenta sangramentos ativos não controlados. Hemorragias internas, tanto no tórax como no abdome ou em focos de fratura, podem ser responsáveis pelo acúmulo de vários litros de sangue e pelo seqüestro de volume considerável de líquido extracelular (edema traumático). O diagnóstico da presença e da gravidade da hipovolemia é feito por avaliação clínica (estado de consciência, cor da pele e das mucosas, freqüência e amplitude do pulso, níveis de pressão arterial e volume de diurese). A volemia normal de um adulto é da ordem de 7% de peso corporal, ou seja, aproximadamente 5L para uma pessoa de 70kg. Perdas de até 15% da volemia (cerca de 750mL) costumam ter pequenas repercussões clínicas. Perdas de até 30% (aproximadamente 1.500mL) resultam em taquicardia (> 100/min) e redução da pressão do pulso. Perdas da ordem de 40% da volemia (2.000mL) ou mais acarretam taquicardia mais acentuada (> 120/min) e hipotensão arterial. Quando superam 40% da volemia (mais de 2.000mL), as perdas resultam em situação crítica, com rebaixamento do nível de consciência, elevação evidente da freqüência cardíaca (> 140/min), vasoconstrição periférica, hipotensão acentuada e anúria. Quando existem claras evidências de perdas volêmicas significativas, a primeira medida a ser tomada é a obtenção de, pelo menos, dois acessos venosos através do cateterismo de veias periféricas por cateteres curtos e calibrosos. Ao se puncionar as veias, é importante que se coletem amostras para tipagem e, eventualmente, para dosagem de tóxicos e avaliação de possível gravidez ou de outros problemas de saúde. De imediato, deve-se iniciar a infusão de soluções salinas isotônicas. Em crianças, podem-se considerar punções e infusões intra-ósseas na face anterior da tíbia. Etapa seguinte é a sondagem vesical, após ter-se excluído lesões de uretra pelo exame dos genitais e, no homem, pelo toque retal. O diagnóstico de sangramento na cavidade pleural pode ser feito, sem grandes dificuldades, por exame clínico e radiografia simples do tórax. Sangramento pericárdico ou peritoneal pode se revestir de grandes dificuldades, razão pela qual é comum que se usem métodos diagnósticos complementares. A tomografia computadorizada, em doentes estáveis e em etapa posterior, pode ser de grande utilidade na detecção de possíveis focos de hemorragia. Em doentes instáveis, usa-se com freqüência o ultra-som (FAST, *focused assessment sonography in trauma*) ou a irrigação peritoneal diagnóstica. A monitoração eletrocardiográfica pode demonstrar alterações sugestivas de contusão miocárdica ou de tamponamento cardíaco ou, ainda, permitir a identificação de arritmias cardíacas e de doenças prévias. Ao se verificarem perdas volêmicas, a reposição deve ser iniciada com soluções salinas isotônicas (Ringer lactato ou soro fisiológico) aquecidas a 37 a 40°C e continuadas com sangue (raramente) e hemocomponentes (habitualmente, concentrados de glóbulos vermelhos). De modo geral, perdas de até 30% podem ser corrigidas apenas com soluções salinas. Cabe lembrar que apenas um quarto a um terço do volume de soluções salinas isotônicas infundidas permanece em circulação e atua como expansor plasmático. O uso de sangue e de hemocomponentes torna-se necessário em perdas superiores a 30% da volemia. Não se deve esquecer, no entanto, que a iniciativa mais importante do tratamento do choque no traumatizado é promover o controle precoce de eventuais hemorragias ativas. Quando existem claras evidências de que as perdas sangüíneas continuam ou não há resposta às medidas iniciais de reposição ou a resposta é apenas temporária, é fundamental identificar a fonte e proceder ao controle imediato do sangramento, com manobras cirúrgicas de caráter definitivo ou temporário (*damage control*). Nessas situações, a insistência em normalizar as condições hemodinâmicas por meio da reposição de líquidos ou de sangue resulta em perda de tempo e em agravamento do prognóstico da vítima. Nesses casos, uma vez normalizadas as vias aéreas e a respiração, o atendimento na sala de emergência pode se resumir à retirada de amostra de sangue para tipagem e ao encaminhamento imediato do doente à sala de operação, para dar andamento às medidas de reanimação, incluindo o controle cirúrgico da fonte de sangramento. Sempre que o doente se apresenta estável e que se opta por mantê-lo em observação na sala de admissão do pronto-socorro, é fundamental que ele seja acompanhado ininterruptamente e que sejam adotadas medidas para garantir tanto seu controle clínico seriado como a monitoração contínua da freqüência cardíaca e respiratória, da pressão arterial e do débito urinário. Durante essa fase de observação, o doente poderá ser submetido a eventuais procedimentos diagnósticos complementares, como tomografia computadorizada e angiografia. A título de informação, cabe lembrar que o choque do traumatizado pode obedecer a outras etiologias que não a hipovolemia. É o caso do choque que acompanha os ferimentos penetrantes e, mais raramente, as contusões que acometem o coração. Lesões neurológicas muito graves podem ser acompanhadas de hipotensão. Quando se suspeita de lesão cardíaca e de hemopericárdio, as evidências diagnósticas clínicas podem ser confirmadas, em tese, pela punção pericárdica que permitiria, também, iniciar a descompressão. Atualmente, entretanto, prefere-se lançar mão, sempre que possível, do ultra-som (FAST) e, quando necessário, descompressão, do procedimento conhecido como "janela pericárdica".

Avaliação Neurológica Sumária

O objetivo dessa etapa (em inglês, *disability: neurological status*) é a rápida avaliação neurológica, com o propósito de estabelecer o nível de consciência e o tamanho e reatividade das pupilas. As lesões neurológicas podem ser focais (hematomas) ou difusas. O estado de consciência costuma ser avaliado qualitativa ou quantitativamente, por meio da resposta do paciente a diferentes estímulos. A forma mais usual de proceder à avaliação clínica é a medida dos parâmetros da escala de coma de Glasgow (respostas ocular, verbal e motora espontânea ou a estímulos verbais ou dolorosos) (Tabela 13.1). O escore resultante permite avaliar eventual comprometimento neurológico, assim como sua gravidade e evolução ao longo do tempo. Entretanto, embora a análise dos mecanismos de trauma e o exame clínico possam orientar o diagnóstico, atualmente a forma mais segura de definir a natureza e a extensão da lesão é a tomografia computadorizada. Um parâmetro da maior importância na avaliação do doente com traumatismo cranioencefálico (TCE) é a medida da pressão intracraniana (PIC), resultado final do somatório de cinco componentes: (1) volume do parênquima cerebral; (2) volume de liquor; (3) volume de sangue arterial; (4) volume de sangue venoso e (5) possível lesão expansiva intracraniana. A pressão de perfusão cerebral é o resultado da diferença entre a pressão arterial média e a PIC. Quando a pressão arterial média diminui ou a PIC aumenta, podem ocorrer redução do fluxo sangüíneo cerebral e comprometimento rapidamente progressivo da atividade cerebral. É importante ressaltar, também, que alterações do nível de consciência podem decorrer tanto do trauma craniano em si como do comprometimento da perfusão e oxigenação cerebral por hipotensão sistêmica, hipoxemia, hipoglicemia e intoxicações exógenas.

A avaliação do tamanho e da reatividade das pupilas permite a detecção de lesões de determinados nervos (nervo óptico;

III nervo craniano, por exemplo), podendo orientar quanto à localização de possíveis massas expansivas intracranianas.

Não caberia, aqui, discutir o tratamento definitivo das lesões neurológicas. É importante, entretanto, lembrar que a maioria dos doentes portadores de TCE não exige tratamento cirúrgico, mas, sim, medidas de suporte sistêmico, visando à manutenção da oxigenação e da perfusão cerebral. Todo doente em coma (com escore da escala de Glasgow igual ou inferior a 8) deve ser intubado precocemente e oxigenado. É conveniente que a pressão parcial de gás carbônico (pCO_2) seja mantida em níveis de 30mmHg. A reposição volêmica deve ser feita de forma criteriosa, evitando tanto a hipovolemia como a sobrecarga de volume.

Exposição e Análise das Condições Ambientais

Na maioria das vezes, o trauma obedece a mecanismos múltiplos e ocorre de forma não controlada e em circunstâncias imprevisíveis. Não raro, ocorrem simultaneamente diferentes mecanismos de trauma. Por essas razões, a natureza e a extensão das lesões traumáticas são difíceis de ser avaliadas mesmo em doentes conscientes e lúcidos. Quando a vítima está sob efeitos de álcool ou drogas ilícitas ou quando tem rebaixamento do nível de consciência, a única forma adequada de avaliar a extensão e a natureza das lesões resultantes é um exame clínico minucioso. Por essas razões, é imprescindível que se investiguem as condições ambientais nas quais ocorreu o acidente e que se proceda a um exame clínico pormenorizado da vítima, após a remoção de suas roupas, com o objetivo de facilitar o exame completo (incluindo o dorso e o períneo). Nessa etapa, assim como durante todo o processo de avaliação e atendimento do traumatizado, é importante que a equipe assistencial tome precauções cabíveis para evitar a hipotermia. De fato, a hipotermia, particularmente quando associada à politransfusão, é um dos fatores capazes de provocar ou agravar a coagulopatia, circunstância que compromete, de maneira significativa, as possibilidades de sobrevivência da vítima.

AVALIAÇÃO SECUNDÁRIA

Começa quando a avaliação inicial anteriormente descrita estiver concluída e as medidas terapêuticas indicadas já tiverem sido tomadas (drenagem de tórax, por exemplo) ou estiverem em andamento (infusão de soro, por exemplo). O doente é submetido à avaliação minuciosa de cada segmento corporal, incluindo todos os orifícios naturais (narinas, ouvidos, boca, meato uretral, reto e vagina). O exame pormenorizado inicia-se na cabeça (incluindo a repetição da avaliação do escore da escala de coma de Glasgow) e na face, continua em pescoço e coluna cervical, prossegue no tórax e no abdome (incluindo o dorso), passa pelo períneo, incluindo o exame da ampola retal e dos genitais, e termina nas extremidades, incluindo a avaliação dos pulsos periféricos. Durante toda essa etapa, e desde que uma possível lesão tenha sido totalmente descartada, a imobilização cervical deve ser mantida. São realizados nessa fase alguns procedimentos diagnósticos, como lavagem peritoneal diagnóstica, ultra-sonografia de abdome, pelve e pericárdio do doente traumatizado (FAST), exames de imagem (radiografias convencionais do pescoço, do tórax e da pelve e, eventualmente, tomografias de crânio, tórax ou abdome) e exames laboratoriais adicionais. Para a realização do exame, o doente deve ser removido para outro ambiente, ainda que no mesmo hospital, porém é fundamental que suas condições estejam estáveis.

TABELA 13.1 – Escala de coma de Glasgow (GCS)

ÁREA DE AVALIAÇÃO	ESCORE
Abertura ocular (O)	
Espontânea	4
A estímulo verbal	3
A estímulo doloroso	2
Ausente	1
Melhor resposta motora (M)	
Obedece a ordens simples	6
Localiza a dor	5
Flexão normal (retirada)	4
Flexão anormal (decorticação)	3
Extensão (descerebração)	2
Sem resposta (flacidez)	1
Resposta verbal (V)	
Orientada	5
Confusa	4
Palavras inapropriadas	3
Sons incompreensíveis	2
Sem resposta	1

Escore GCS = (O + M + V); melhor escore possível =15; pior escore possível = 3.

Além disso, é essencial que, durante o transporte e o exame, ele seja acompanhado por um profissional qualificado e equipado com os instrumentos necessários para atendê-lo, caso ocorra alguma intercorrência. A partir desse momento, desde que o doente se encontre estável e tenha sido avaliado completamente, pode-se iniciar o planejamento do tratamento definitivo. Mesmo assim, continuam sendo necessárias reavaliações clínicas freqüentes, até que seja iniciado o tratamento definitivo. É importante assinalar que toda a documentação referente ao atendimento, desde as anotações médicas até os exames, seja cuidadosamente arquivada.

IATROGENIAS

Ainda que os procedimentos necessários para a reanimação inicial do traumatizado, e que foram anteriormente mencionados, sejam de baixa complexidade, não é incomum que eles sejam realizados de forma mais ou menos incorreta. Tais fatos devem-se, em parte, à limitada familiaridade dos médicos que atendem as vítimas com alguns dos procedimentos usados na reanimação. Exemplo é a cricotireoidostomia. Outras vezes devem-se às circunstâncias dramáticas inerentes ao atendimento inicial, ainda que este esteja sendo prestado em ambiente hospitalar. O fato é que algumas das falhas cometidas podem comprometer a eficiência do procedimento, bem como a correção do distúrbio que o motivou.

Na etapa inicial, de desobstrução das vias aéreas, pode ocorrer que a retirada de CE alojados na boca e na faringe seja inadequada ou incompleta, resultando na aspiração, para as vias aéreas, de CE das mais diversas naturezas (restos alimentares, coágulos, próteses dentárias etc.). O resultado é o aparecimento de atelectasias e de infecções pulmonares. O acesso invasivo às vias aéreas, pela boca ou pelo nariz, pode resultar em intubação esofagiana ou seletiva (habitualmente do brônquio-fonte direito). O uso de drogas hipnóticas ou miorrelaxantes, para facilitar a intubação, pode precipitar a hipoventilação e a anóxia.

A drenagem de tórax costuma ser uma das maiores fontes de iatrogenias. O dreno pode ser inserido tangencialmente à cavidade torácica, entre os planos musculares, quando não no próprio abdome. Por esse motivo, sua introdução pode resultar em lesões viscerais (fígado, baço, estômago, colo). Quando ocorre lesão diafragmática e as vísceras abdominais herniam para o tórax, a introdução do dreno pode perfurá-las acidentalmente. Além disso, a inserção forçada do dreno pode ferir o pulmão. Uma regra simples, mas eficiente para evitar tais catástrofes, é obedecer aos princípios anteriormente mencionados quanto ao local de drenagem e explorar, com o dedo, o trajeto através do qual o dreno vai ser introduzido, executando todo o procedimento com delicadeza e evitando manobras bruscas e forçadas. O funcionamento do dreno pode ser prejudicado por extensões inadequadas, por pinçamentos intencionais ou inadvertidos e por inversão dos tubos dentro do frasco.

O acesso venoso, quando feito por via percutânea e visando ao acesso de veias centrais (jugulares, subclávias), pode provocar pneumotórax (por punção do pulmão), hemotórax (por transfixação das veias ou das artérias subclávias) ou hidrotórax (por inserção do cateter e infusão do soro usado para expansão da volemia na pleura). Tais complicações são mais comuns nos casos mais graves, quando os doentes estão profundamente hipovolêmicos e se apresentam agitados, e não raramente precipitam uma hipóxia fatal. Se feito por dissecção cirúrgica, o acesso venoso pode resultar em lesões acidentais de nervos e de artérias. Cateteres longos e finos não se prestam a infusões rápidas de grandes volumes. Por isso, insiste-se na conveniência de acessos periféricos, por cateteres curtos e calibrosos.

Não é raro a reposição volêmica instituída ser insuficiente para fazer frente às perdas sangüíneas (às vezes ocultas ou de difícil avaliação) e o doente permanecer longas horas em condições de hipofluxo e vasoconstrição, evoluindo para insuficiências orgânicas. Já foi assinalada a importância de não demorar em tomar a decisão de levar o doente à sala cirúrgica, caso haja evidências de sangramento significativo e persistente. O uso de expansores de plasma pode desencadear coagulopatia e agravar a hemorragia. Drogas vasoativas precipitam insuficiências orgânicas. O garroteamento para interromper hemorragias de vasos de extremidades é contra-indicado. A sondagem vesical, quando feita sem os devidos cuidados, pode resultar em lesões graves da uretra.

A imobilização cervical com colares inadequados ou colocados de forma incorreta é totalmente ineficaz e não previne lesões de medula. É pouco usual que nos serviços de emergência se adote a realização rotineira de radiografias de coluna cervical nas condições anteriormente assinaladas. Aliás, como já referido, as radiografias convencionais de coluna devem ser analisadas com cautela pois, ainda que aparentemente normais, não afastam em definitivo a possibilidade de lesões instáveis de coluna. Na dúvida, a imobilização deve ser mantida até que se chegue a uma conclusão segura e definitiva. Exames incompletos ou insatisfatórios resultam em diagnósticos tardios ou equivocados e em lesões graves que poderiam ter sido evitadas.

Existem, ainda, outras iatrogenias não classificáveis entre as mencionadas. Assim, nos procedimentos invasivos executados na sala de emergência, é comum que os princípios de anti-sepsia convencionais, habitualmente recomendados, não sejam observados e que surjam, como conseqüência, infecções respiratórias e urinárias, empiemas pleurais, flebites sépticas, celulites e infecções sistêmicas. A sondagem nasogástrica, ou a colocação de cânula nasofaríngea em portadores de fraturas de base de crânio pode resultar na introdução inadvertida do dispositivo na caixa craniana, através da placa cribriforme.

TRATAMENTO DEFINITIVO

O intuito aqui não é discutir a forma de conduzir o tratamento definitivo do traumatizado. É óbvio que o tratamento cirúrgico costuma ser etapa obrigatória para muitos traumatizados, pois representa o único meio de corrigir as lesões. Pode ser indicado, em caráter de urgência, a traumatismos penetrantes, amputações traumáticas, fraturas com déficit de perfusão, traumatismos abdominais fechados com instabilidade hemodinâmica, fraturas expostas e ferimentos descolantes. Em algumas circunstâncias, o tratamento cirúrgico pode ser postergado intencionalmente, como em fraturas de face e de ossos longos (que podem ser imobilizadas por fixações provisórias). Não raramente, o adiamento da indicação cirúrgica se deve às dificuldades de estabelecer um diagnóstico definitivo, como em rotura de pâncreas, de duodeno e de intestino delgado. Atualmente adota-se, cada vez mais, o tratamento não operatório, em particular em lesões de vísceras parenquimatosas decorrentes de traumatismos contusos. Há quem proponha a adoção de tratamento não operatório mesmo em ferimentos abdominais penetrantes, desde que não haja indicações óbvias de lesões viscerais ou vasculares importantes. A concomitância de lesões cranioencefálicas e torácicas ou abdominais pode resultar em decisões difíceis quanto ao cronograma e à tática a serem adotados. Em síntese, o tratamento do doente traumatizado deve ser de responsabilidade de um profissional competente e que tenha vivência com o tema, pois o desafio pode ser extremamente complexo e as decisões, críticas.

CONSIDERAÇÕES FINAIS

Por sua crescente prevalência, multiplicidade etiológica, complexidade das lesões que causa, pelos desafios terapêuticos que impõe, pelos imensos custos diretos e indiretos que determina, o trauma constitui-se em problema médico e social da maior importância. O que se fez, até o presente, para promover a prevenção, aprimorar o atendimento e minimizar suas conseqüências, apesar de muito, é insuficiente. Encaminhar a solução desse problema é uma responsabilidade tanto dos órgãos governamentais como, e principalmente, da sociedade. Cabe à classe médica, por sua posição de liderança, catalisar as mudanças necessárias, lutando pela adoção de medidas de prevenção, esclarecendo o grande público, defendendo a criação de mecanismos de formação e qualificação de profissionais, propondo melhoras nos serviços de atendimento e de reabilitação.

BIBLIOGRAFIA

BIROLINI, D.; POGGETTI, R. S. (eds.). *Suporte Avançado de Vida em Trauma – Manual do Curso para Alunos*. Tradução para o português da sexta edição norte-americana. São Paulo: IBEP, 1999. 444p. (*Advanced Trauma Life Support – Program for Physicians*. 6. ed. Chicago, American College of Surgeons, 1997).

BIROLINI, D. Iatrogenia no atendimento hospitalar. In: FREIRE, E. Trauma – A doença dos séculos. Rio de Janeiro: Atheneu, 2001. p. 2365-2373.

FIGUEIREDO, A. M. Iatrogenias nos procedimentos de reanimação. In: FREIRE, E. Trauma – A Doença dos Séculos. Rio de Janeiro: Atheneu, 2001. p 2353-2364.

FREIRE, E. *Trauma. A Doença dos Séculos*. São Paulo: Atheneu, 2001.

POGGETTI, S. R.; NOVO, F. C. F. et al. *Atendimento Pré-Hospitalar ao Traumatizado – Básico e Avançado*. Rio de Janeiro: Elsevier, 2004. 451p. Tradução para o português da quinta edição norte americana (*PHTLS – Basic and Advanced Prehospital Trauma Life Support*. 5. ed. Mosby, 2003).

POGGETTI, R. S.; UTIYAMA, E. M.; BIROLINI, D. O atendimento inicial ao politraumatizado em nível hospitalar. In: PRADO, F. C.; RAMOS, J.; VALLE, J. R. *Atualização Terapêutica. Manual prático de diagnóstico e tratamento*. 19. ed. São Paulo: Artes Médicas, 1999. p. 1322-1330.

ZAMBONI, V.; POGGETTI, R. S. O atendimento inicial do doente traumatizado. In: CINTRA DO PRADO, F.; RAMOS, J.; RIBEIRO DO VALLE, J. Atualização Terapêutica. 22. ed. Artes Médicas, 2005. p. 1875.

Trauma Abdominal

Francisco de Salles Collet e Silva

INTRODUÇÃO

Apesar do avanço tecnológico, o traumatismo abdominal ainda é causa de morte evitável. A avaliação adequada e sistematizada do abdome durante o atendimento inicial do paciente traumatizado diminui, de forma acentuada, o número de mortes e complicações decorrentes dessas lesões.

Nem sempre é fácil reconhecer lesões de vísceras intra-abdominais. Muitas vezes as lesões de vísceras ocas e/ou o sangramento decorrente de rotura de vísceras sólidas apresentam sinais de irritação peritoneal precoce. Não raro, o trauma abdominal está associado ao uso de substâncias que deprimem o sistema nervoso central, como álcool, drogas, e/ou ao trauma cerebral e/ou de medula e lesões adjacentes, como de costelas, coluna e pelve, as quais dificultarão o exame desses pacientes (Fig. 13.4).

Pacientes com ferimentos penetrantes abdominais requerem cuidados médicos rapidamente. Algumas condutas sistematizadas nesse tipo de paciente, como laparotomia exploradora para ferimentos por arma de fogo com trajeto intraperitoneal, laparotomia seletiva e observação hospitalar para ferimentos penetrantes, diminuem a mortalidade e a morbidade. Em trauma fechado, isso não é verdade, podendo, com freqüência, uma avaliação inicial ser negativa ou inconclusiva. Alguns sinais clínicos abdominais podem demorar horas ou dias para se manifestarem.

O trauma fechado pode causar lesões viscerais, como contusões pequenas, hematomas, lacerações e perfurações. Hematomas podem comprimir a luz da víscera causando obstruções. Lesões que seccionam parcialmente parede da alça intestinal podem acarretar perfurações tardias com contaminação da cavidade abdominal. Lacerações e hematomas podem ocorrer no mesentério, comprometendo a irrigação da víscera e determinado uma área de isquemia, cuja evolução poderá desencadear necrose e perfuração horas após o traumatismo.

O limite superior do abdome é o músculo diafragma e, o inferior, o músculo puborretal (diafragma pélvico); assim, a parte do abdome está dentro da região inferior do tórax.

A parede anterior do abdome, externamente, é definida como a área compreendida entre a linha dos mamilos, os ligamentos inguinais, a sínfise púbica e as linhas axilares anteriores direita e esquerda. Observa-se que a proteção das vísceras abdominais é feita por uma cinta de músculos e aponeuroses e que somente a parte superior, onde se localizam o fígado e o baço, apresenta um arcabouço ósseo de proteção (costelas).

A parede lateral, ou flanco, está compreendida entre as linhas axilares anterior e posterior, o sexto espaço intercostal e a crista ilíaca.

A parede posterior está compreendida entre as linhas axilares posteriores direita e esquerda, abaixo do ângulo das escápulas e da região sacroilíaca. Nessa área, a musculatura paravertebral apresenta uma proteção maior da região.

O abdome pode ser dividido internamente em três regiões: cavidade peritoneal, cavidade pélvica e espaço retroperitoneal.

A cavidade peritoneal pode ser dividida em superior, ou toracoabdominal, e inferior. A cavidade peritoneal superior está localizada abaixo do diafragma e acima do colo transverso. Essa região está localizada na parte inferior do tórax, abaixo do quarto espaço intercostal durante a inspiração, sendo parcialmente protegida pelas costelas inferiores. Os traumatismos abaixo do quarto espaço intercostal, penetrantes ou contusos (fratura de costelas), requerem investigação abdominal, pois podem cursar com lesões abdominais.

As regiões abdominais inferiores contêm o intestino delgado e o colo.

A cavidade pélvica está contida na pelve e protegida por um arcabouço ósseo. Dentro dessa cavidade encontram-se o reto, a bexiga, os vasos ilíacos e, nas mulheres, o útero e os ovários. As fraturas de ossos pélvicos são sugestivas de lesões desses órgãos.

No espaço retroperitoneal encontram-se a aorta, parte do duodeno, pâncreas, rins e ureteres, bem como a parede posterior dos colos ascendente e descendente. Essa região abdominal é caracterizada pela dificuldade de se reconhecer lesões traumáticas e por apresentar poucos sintomas iniciais, sendo a lavagem peritoneal negativa.

MECANISMOS DE TRAUMA

Trauma Fechado

A contusão abdominal é um mecanismo freqüente de trauma em prontos-socorros, principalmente em virtude de acidentes automobilísticos. É um mecanismo em que a parede abdominal pode estar íntegra, mas pode haver lesões intra-abdominais não visualizadas de imediato, devendo-se presumi-las. Em geral, essas lesões causam sangramento, que não é visualizado externamente (sangramento oculto) e não causa, de imediato, sinais de irritação peritoneal, podendo, portanto, passar despercebidas se o médico não suspeitar desse tipo de lesão e retardar o seu diagnóstico (Fig. 13.5). Os sinais de irritação peritoneal podem ser precoces se houver rotura de vísceras ocas com extravasamento de conteúdo, causando peritonite. Por outro lado, esses traumas podem provocar rotura parcial da parede da alça intestinal e/ou rotura do mesentério, originando isquemia na alça. A rotura, bem como os sinais de peritonite,

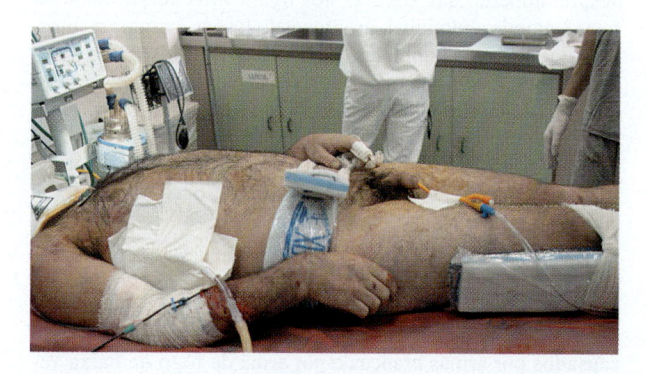

Figura 13.4 – Observar a gravidade do trauma: vítima de atropelamento e queda de viaduto, apresentando trauma de crânio, contusão torácica, hemopneumotórax direito, trauma abdominal fechado, fratura de bacia e fratura de perna direita.

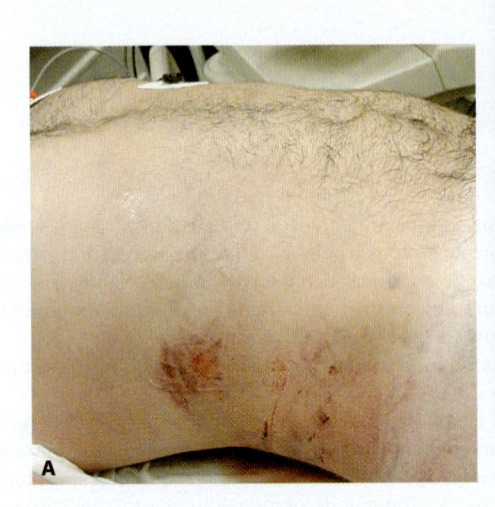

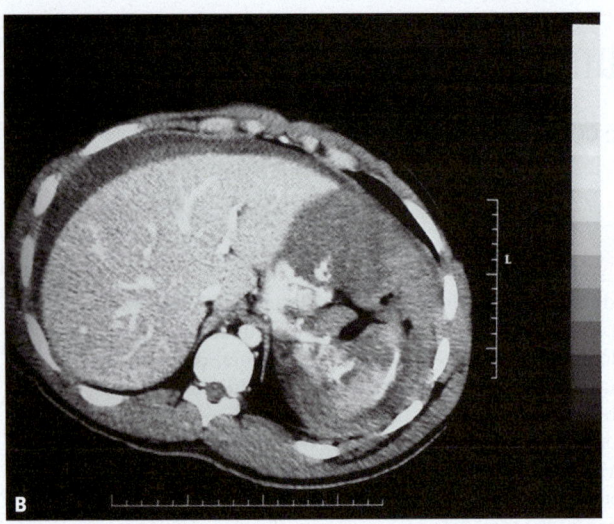

Figura 13.5 – (A) Vítima de atropelamento, com choque hemorrágico, sem sinais de sangramento externo. (B) Tomografia mostra rotura de baço com grande quantidade de sangue na cavidade peritoneal.

serão tardios. Assim, o médico, ao atender pacientes traumatizados, deve estar atento às características desse tipo de trauma, a fim de evitar o diagnóstico tardio dessas lesões.

Entre os mecanismos de trauma, a contusão abdominal é quase sempre observada em acidentes automobilísticos. A compressão da cavidade abdominal provoca compressão das vísceras em seu interior, deformando a estrutura e ocasionando rotura. Ocorre sangramento quando isso acontece em vísceras parenquimatosas (fígado, baço). O volume desse sangramento varia de acordo com a intensidade do trauma. Por outro lado, quando atinge vísceras ocas, pode haver rotura do intestino para dentro da cavidade peritoneal e resultar, além de sangramento, extravasamento de conteúdo, causando peritonite. Nem sempre essa rotura é precoce, podendo ocorrer, de início, lesão parcial da parede da víscera e, horas após o trauma, extravasamento do conteúdo para a cavidade peritoneal; então, pode haver, depois de algumas horas, sinais de irritação peritoneal. A contusão abdominal pode causar somente rotura de mesentério, bem como isquemia em uma alça intestinal, que irá necrosar algumas horas após, ocorrendo então rotura com o extravasamento de conteúdo para a cavidade abdominal e peritonite tardia. Em geral, o trauma fechado está também associado a mecanismos de aceleração e desaceleração. Esse tipo de mecanismo de trauma causa o desprendimento das vísceras dos ligamentos que as mantêm fixas à parede abdominal, promovendo lesões e sangramentos.

As contusões abdominais podem provocar lesões na parede abdominal com rotura e exposição de conteúdo para o meio externo, de fácil diagnóstico. Contudo, em geral, constituem acidentes graves.

As vísceras abdominais mais traumatizadas nesse tipo de lesão são fígado, em 35 a 45% dos casos; baço, 40 a 55% e hematomas de retroperitônio em 15%.

Trauma Penetrante

Os ferimentos penetrantes mais freqüentes nas cidades são causados por armas brancas e por arma de fogo de baixa velocidade, que danificam os tecidos pela laceração e pelo corte. Os ferimentos por arma de fogo de alta velocidade transferem mais energia cinética para as vísceras abdominais, provocando o efeito de cavitação temporária e fragmentação.

Os ferimentos penetrantes por armas brancas freqüentemente atingem fígado (40%), intestino delgado (30%), diafragma (20%) e colo (15%). Em geral, os ferimentos causados por arma de fogo, dependendo do seu trajeto, provocam lesões em intestino delgado (50%), cólon (30%), fígado (30%) e estruturas vasculares (aorta e cava) (25%).

AVALIAÇÃO

Em pacientes acidentados que apresentam hipotensão arterial, o médico deve pensar precocemente na possibilidade de uma lesão intra-abdominal causar sangramento. Por outro lado, pacientes hemodinamicamente normais, sem sinais de peritonite, mas com história de trauma abdominal, devem permanecer em observação prolongada (observar sangramentos e/ou rotura de vísceras tardios) e/ou realizar exames para determinar presença ou não de lesões intra-abdominais. Nos ferimentos penetrantes, o trajeto deve ser estudado e, na dúvida entre penetração e lesões intra-abdominais, esses pacientes também devem ser observados (Fig. 13.6).

Os pontos importantes na avaliação do paciente com trauma abdominal são história do trauma, exame físico do paciente e do abdome (inspeção, ausculta, percussão, palpação e exame perineal), colocação de sondas (nasogástrica e urinária), exames laboratoriais (sangue e urina), estudos de imagem (radiografias), ultra-sonografia e tomografia de abdome e lavagem peritoneal diagnóstica.

História

As informações das pessoas que resgataram a vítima são muito importantes para avaliação desses pacientes, como tipo de veículo, de colisão (frontal, contra um objeto fixo, lateral, capotagem, colisão traseira etc.), utilização de dispositivos de segurança (cinto, *air bag*) (Fig. 13.7), posição do paciente no veículo, posição encontrada do paciente (no veículo, preso em ferragens, arremetido do veículo etc.), situação dos outros passageiros (morte no local, outras vítimas etc.), bem como tempo entre o acidente e o resgate, tempo para retirar a vítima da cena (preso em ferragens), condições ambientais (hipotermia, fogo, fumaça, exposição a substâncias tóxicas) etc. A informação sobre cuidados aplicados à vítima e os parâmetros hemodinâmicos são muito importantes, bem como os cuidados e o tempo de transporte até o pronto-socorro.

Os detalhes sobre uma agressão por arma branca ou arma de fogo também são importantes para avaliação do paciente com ferimentos abdominais: o tipo de arma (faca, punhal, foice, revólver, pistola, armas automáticas), distância, número de ferimentos etc. Alguns elementos da cena da agressão também são importantes, como quantidade de sangue perdida no local. Os cuidados e as medidas empregadas pelas pessoas que resgataram a vítima também são relevantes, assim como o tempo entre a agressão e o atendimento no pronto-socorro.

Exame Físico

O paciente deve ser avaliado por inteiro. Deve-se lembrar que o abdome apresenta paredes anterior, posterior, lateral, inferior (períneo) e superior (diafragma), devendo esses lados ser examinados. Muitas vezes, os ferimentos abdominais podem estar associados a ferimentos em outro segmento do corpo (suspeita de lesão de coluna), sendo importante a imobilização. Mesmo assim, não se deve deixar de examinar a parede posterior do abdome, empregando manobras de mobilização em monobloco do paciente e examinar de modo completo o seu dorso. Todos os achados devem ser anotados e reavaliados periodicamente, visto que alguns sinais de lesões de vísceras intra-abdominais podem não estar presentes no exame clínico inicial, manifestando-se no decorrer das horas pós-trauma.

Inspeção

O paciente deverá estar despido, para que as lesões possam ser observadas. Devem-se visualizar parede anterior, posterior, períneo e transição toracoabdominal, procurando identificar todos os sinais de trauma abdominal (hematomas, abrasivos, lacerações, eviscerações, ferimentos de penetração de arma de fogo e/ou branca, empalamentos etc.). Em pacientes do sexo feminino, é importante observar se há gravidez.

Ausculta

As lesões intra-abdominais causam sangramento e/ou contaminação da cavidade com suco entérico, resultando em íleo com eventual diminuição dos ruídos hidroaéreos. Diminuição ou ausência de ruídos hidroaéreos pode ser desencadeada por lesões em outros segmentos corporais, ou seja, ausência de ruídos hidroaéreos não é sinal, por si só, de lesão intra-abdominal.

Percussão

A percussão da parede abdominal habitualmente não é dolorosa, somente quando ocorre peritonite, um dos sinais de irritação peritoneal.

Palpação

O aumento da tensão involuntária da parede abdominal (abdome em tábua) é sinal de peritonite. Dor à descompressão brusca também é sinal característico de irritação peritoneal causada pelo extravasamento do suco entérico para a cavidade peritoneal. Em pacientes do sexo feminino, a palpação abdominal, se a paciente estiver grávida, localizará o fundo do útero e estimará a idade gestacional.

Avaliação dos Ferimentos Penetrantes

Na observação dos ferimentos por arma de fogo, é importante tentar determinar o trajeto do projétil pelo abdome. Esses ferimentos

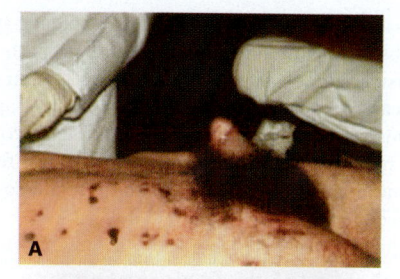

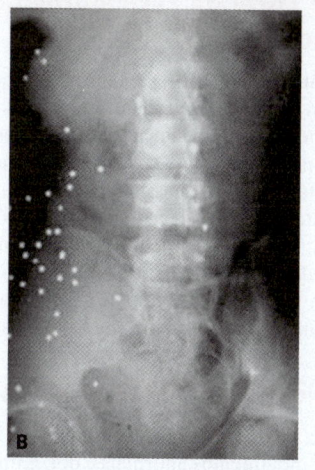

Figura 13.6 – (*A* e *B*) – Vítima de ferimento por arma de fogo, cartucheira, penetrante em cavidade abdominal e região inguinal direita, com lesão da artéria femoral direita.

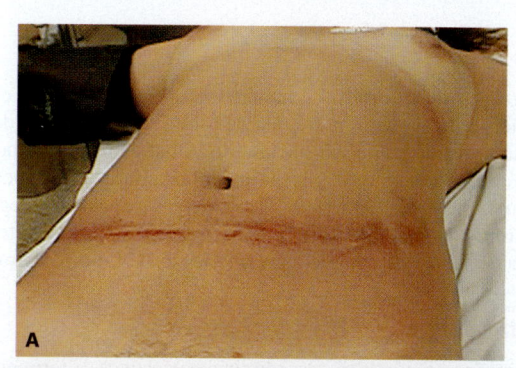

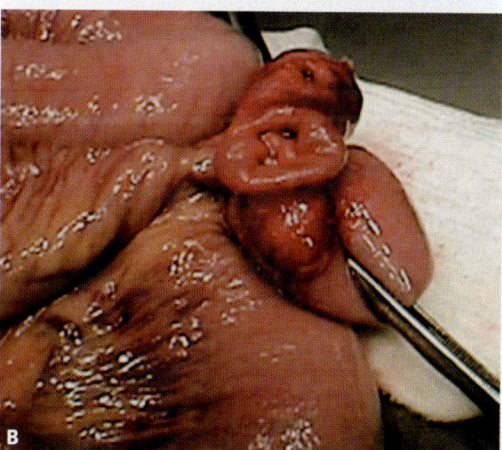

Figura 13.7 – Vítima de colisão de auto *versus* carreta estava com cinto de segurança. Observar a marca na parede abdominal (*A*) e a lesão intra-abdominal, rotura de intestino delgado (*B*).

podem ser tangenciais e não penetrar na cavidade peritoneal. Deve-se observar com cuidado ferimentos na parte baixa do tórax (transição toracoabdominal), pois eles podem causar lesões torácicas, como pneumotórax. Muitas vezes, o trajeto desses projéteis pode ser observado por estudo radiográfico, colocando-se uma marca radiopaca (moeda) nos locais dos ferimentos. Com radiografias de frente e de perfil consegue-se estimar o trajeto desses ferimentos.

Exploração Local de Ferimentos por Arma Branca

Alguns pacientes podem apresentar ferimentos abdominais penetrantes em cavidade peritoneal, sem sinais de hipotensão e/ou de peritonites. Aproximadamente 25 a 33% dos ferimentos em parede anterior não penetram na cavidade peritoneal. A exploração desses ferimentos é importante arma diagnóstica. Sob condições estéreis e anestesia local, os ferimentos podem ser ampliados e visualizados, a fim de verificar se ocorreu ou não penetração na cavidade peritoneal. Em caso de dúvidas, pacientes obesos, pouco colaborativos e com grande sangramento do tecido subcutâneo devem ser internados e observados.

Palpação dos Ossos Pélvicos e das Costelas

A palpação da região pélvica, à procura de instabilidades, deformidades, movimentos anormais e dor, é importante e está associada a lesões intra-abdominais e pélvicas.

À palpação da parte inferior do tórax, podem-se detectar sinais de fratura de costelas, lembrando que estas estão em contato com o baço e o fígado; assim, fraturas dessa costela podem estar associadas a lesões nessas vísceras.

Avaliação do Períneo

Sangue no meato uretral e hematoma na bolsa escrotal e na região perineal sugerem trauma de uretra. O toque retal deve ser sempre realizado em paciente traumatizado. A perda de tônus do esfíncter sugere lesão medular; alteração da localização da próstata, lesão de uretra e espículas ósseas nessa região sugerem fratura de ossos pélvicos. Em ferimentos penetrantes, a presença de sangue confirma lesão de tubo intestinal.

Avaliação Vaginal

Lacerações e espículas ósseas são sinais sugestivos de ferimentos penetrantes ou de lesões causadas por fragmentos de ossos pélvicos.

Avaliação da Região Glútea

Ferimentos da região glútea podem penetrar na cavidade peritoneal, os quais estão associados a 50% de penetração da cavidade peritoneal. Muitos desses ferimentos podem atingir o reto, abaixo da reflexão peritoneal. Nesse tipo de ferimento, os sinais de irritação peritoneal não aparecem e o paciente, se não diagnosticado, evolui com um abscesso pélvico de difícil tratamento e elevada mortalidade. Nesse tipo de ferimento, sangue ao toque retal é indicativo de tratamento cirúrgico.

Colocação de Sondas

A colocação de sondas uretral e gástrica faz parte do atendimento inicial do paciente traumatizado. A observação do seu conteúdo pode ajudar quando houver suspeita clínica de lesões intra-abdominais.

Sonda Gástrica

A passagem da sonda gástrica deve ser cuidadosa, evitando-se, em pacientes com trauma de face e suspeita de lesão da placa crivosa, a cavidade nasal.

Essa sonda serve para descomprimir o estômago, aliviando a dilatação aguda, aspirando o conteúdo gástrico e diminuindo a possibilidade de aspiração. É também um passo inicial antes de se realizar uma lavagem peritoneal diagnóstica. Em pacientes sem trauma de face que deglutem sangue, a presença de sangue no suco gástrico recuperado pela sonda é sugestiva de lesões do esôfago e/ou estômago.

Sonda Vesical

A sondagem vesical é uma medida importante no controle da diurese e, por conseqüência, da monitoração da reposição volêmica em paciente traumatizado. Não deve ser realizada quando há indício de lesão de uretra. Urina com sangue é sugestiva de lesões do trato urinário, como rotura de bexiga e ferimentos nos rins.

Exame de Sangue e Urina

Exames de sangue podem ajudar no diagnóstico e no acompanhamento desses pacientes, com dosagem de gonadotrofinas em mulheres para diagnóstico de gravidez. A elevação da amilase pode ser sugestiva de lesão pancreática. Dosagens de álcool e drogas no sangue são úteis para avaliação desses pacientes, mas somente podem ser realizadas, em nosso país, mediante autorização destes. A hematúria, no exame de urina, pode ser sugestiva de lesão do trato urinário. A urina também pode ser utilizada para o teste de gravidez.

Estudos Radiológicos

Radiografias

De pacientes traumatizados, na fase inicial de atendimento devem-se obter radiografias laterais de pescoço, tórax e pelve. Radiografias de abdome, de pé e deitado em pacientes hemodinamicamente estáveis, tomando-se cuidado com a imobilização da coluna, podem detectar pneumoperitônio e retropneumoperitônio, indicando-se, assim, laparotomia a esses pacientes. Radiografias em decúbito lateral esquerdo também podem ser utilizadas para pesquisar pneumoperitônio.

Radiografias de abdome em pacientes com ferimentos penetrantes por arma de fogo devem ser realizadas sempre em duas incidências (ântero-posterior e lateral), com marca no local dos ferimentos para estudar o trajeto.

Estudos com Contraste

O estudo radiológico com contraste requer que o paciente esteja hemodinamicamente normal, visto que esses exames devem ser realizados fora da sala de atendimento de urgência, não se justificando o seu emprego em pacientes instáveis.

Uretrografia. Em pacientes com suspeita de lesão de uretra, antes de um cateterismo vesical, deve-se fazer um estudo com contraste para visualizar a uretra e verificar se há ou não lesão. Coloca-se uma sonda vesical infantil no meato uretral, insufla-se o balonete com 1 a 2mL, injetam-se 15 a 20mL de contraste iodado com pouca pressão e realizam-se as radiografias.

Cistografia. Pode-se realizar cistografia em pacientes com hematúria, lesões perineais e suspeita de fratura de ossos pélvicos. Através de sonda vesical, injetam-se aproximadamente 300mL de contraste iodado na bexiga, fecha-se a sonda e realizam-se radiografias em duas incidências (ântero-posterior e oblíqua), esvazia-se a bexiga, repetindo-se as radiografias. A cistografia pode identificar lesões de bexiga para dentro da cavidade peritoneal) cirurgia e roturas extraperitoneais, cujo tratamento inicial é a sondagem vesical (Fig. 13.8).

Urografia Excretora. Nos pacientes com hematúria e suspeita de lesão renal e de vias excretoras, podem-se estudar essas lesões por meio da injeção de contraste renal, na dosagem de 200mg de iodo/kg de peso do paciente em *bolus* e em 30 a 60 segundos. A visualização dos cálices renais ocorre 2min após o término da injeção de contraste. Ausência de um dos rins sugere rotura ou trombose da artéria renal. Podem-se também visualizar lesões na pelve renal e nos ureteres. Esse estudo pode ser substituído pela tomografia de abdome com injeção de contraste. Pode-se fazer arteriografia para diagnóstico de lesões renais com sangramento e eventual tratamento por meio de embolização.

Estudo Contrastado do Tubo Digestivo. Lesões isoladas retroperitoneais, como de duodeno, cólon ascendente e descendente e reto, podem não causar irritação peritoneal e não ser detectadas na lavagem peritoneal diagnóstica. No caso de suspeita, estudos contrastados do tubo digestivo podem detectar essas lesões. Hoje, a tomografia espiral com contraste no tubo digestivo pode facilitar o diagnóstico dessas lesões.

Estudos Diagnósticos Especiais

Trauma Fechado

Muitos pacientes com trauma abdominal têm sinais clínicos evidentes de lesões intra-abdominais e que irão requer tratamento definitivo. Algumas vezes esses sinais não são evidentes, como trauma raquimedular, em coma (trauma cranioencefálico, uso de drogas), devendo-se utilizar exames complementares para verificar se há alguma lesão intra-abdominal.

Lavagem Peritoneal Diagnóstica. É um procedimento fácil, podendo ser realizado na sala de emergência. A lavagem peritoneal diagnóstica é muito sensível à identificação de sangue na cavidade peritoneal, com sensibilidade de 98%. Sua especificidade é baixa, pois não consegue identificar o local do sangramento. Esse procedimento é indicado a pacientes com trauma abdominal que apresentam alteração hemodinâmica e:

- Alteração do nível de consciência: trauma de crânio, coma por álcool ou drogas.
- Alteração de sensibilidade: trauma raquimedular.
- Trauma em regiões corporais próximas que causam dor à movimentação do abdome: fraturas de costelas, pelve, coluna toracolombar.
- Exame clínico duvidoso.
- Pacientes traumatizados submetidos à cirurgia (anestesia geral) que começam a apresentar alterações hemodinâmicas.

O procedimento é feito na sala de atendimento por um cirurgião, não havendo necessidade de deslocar o paciente. Após assepsia da região abdominal, infiltra-se a parede com Xylocaína® a 2% logo abaixo da cicatriz umbilical. Em seguida, faz-se uma incisão de 5cm de extensão, seccionando-se a pele, o tecido celular subcutâneo e a aponeurose. Na região peritoneal, realiza-se sutura em bolsa e, a seguir, um orifício, por onde é introduzido um cateter de diálise peritoneal. Aspira-se o conteúdo da cavidade e, se forem obtidos 5mL de sangue, a lavagem será considerada positiva. Se não for obtido líquido após a introdução do cateter, infundem-se aproximadamente 1.000mL de soro fisiológico aquecido, líquido esse que deve ser recuperado (70%) após o término da infusão. A lavagem será considerada positiva se nesse líquido houver 100.000 glóbulos vermelhos/mL ou mais, 500 glóbulos brancos/mL ou mais ou presença de bactérias, fibras vegetais ou bile.

Alguns cuidados devem ser tomados. Em pacientes com fraturas pélvicas, esse procedimento deve ser supra-umbilical, evitando-se abrir o hematoma pélvico. Naqueles com cicatrizes infra-umbilicais, esse procedimento deve ser supra-umbilical e com cuidado na introdução do cateter por causa das aderências. Em gestantes, deve ser acima do fundo uterino. Tem contra-indicação relativa a pacientes cirróticos, obesos e com coagulopatias. A única contra-indicação absoluta ao exame é já existir indicação de laparotomia, pois ele retardará o tratamento definitivo das lesões abdominais diagnosticadas.

Ultra-sonografia. A ultra-sonografia pode ser realizada na sala de emergência, não precisando deslocar o paciente.

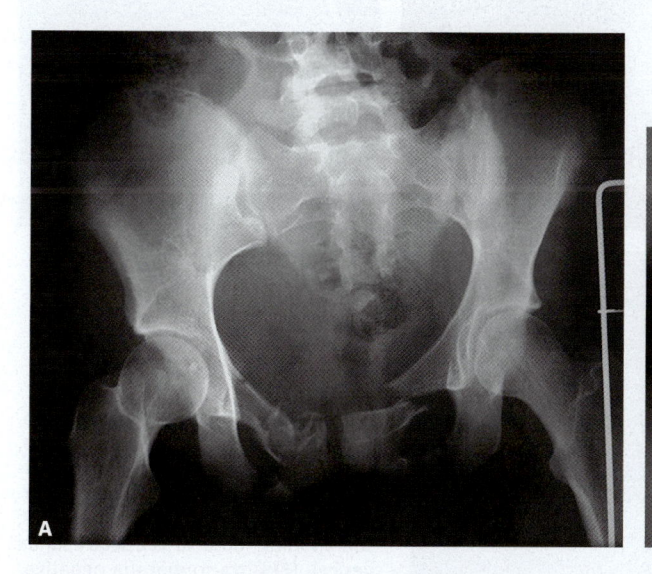

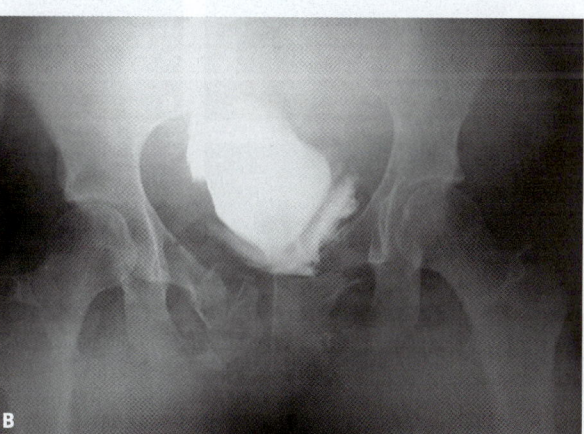

Figura 13.8 – (*A*) Vítima de colisão de auto *versus* auto, com fratura de bacia e hematúria. (*B*) Cistografia revela rotura de bexiga extraperitoneal.

Esse exame é tão sensível quanto a lavagem peritoneal diagnóstica em detectar hemoperitônio, tendo as mesmas indicações que a lavagem peritoneal. A vantagem é que pode ser repetido várias vezes e não ser tão invasivo quanto a lavagem peritoneal. O objetivo não é identificar lesões em órgãos, e sim pesquisar sangue na cavidade peritoneal, devendo-se observar presença de sangue no saco pericárdico, nas fossas hepatorrenal e esplenorrenal e na pelve (Fig. 13.9).

Tomografia Computadorizada. Requer que o paciente seja deslocado para o aparelho. Esse exame também exige a utilização de contraste por via oral, intravenosa e retal para melhorar sua sensibilidade. Assim, é um procedimento bastante sensível e específico, diferente dos outros dois anteriores e só pode ser indicado, em suspeita de trauma abdominal, a pacientes que estejam hemodinamicamente compensados. A tomografia pode deixar de diagnosticar lesões do tubo gastrointestinal, do diafragma e pancreáticas; assim, a presença de sangue na cavidade peritoneal, sem lesões de fígado e baço, sugere lesões de outros órgãos, com indicação de laparotomia.

A pacientes hemodinamicamente normais nos quais, na tomografia, se encontram lesões de fígado e/ou baço, pode ser ministrado tratamento inicial conservador. Eles devem permanecer internados, observando-se os parâmetros hemodinâmicos, hemoglobina e hematócrito, com exame rigoroso do abdome para verificar se não há sinais sugestivos de lesões de vísceras ocas.

Traumas Penetrantes

O local do ferimento, em paciente com trauma penetrante, pode causar dúvidas quanto ao diagnóstico de penetração na cavidade peritoneal.

Ferimentos da Transição Toracoabdominal. Ferimentos abaixo do quinto espaço intercostal podem perfurar o diafragma e penetrar na cavidade peritoneal. Esses tipos de ferimentos requerem que o paciente permaneça em observação, podendo-se utilizar alguns métodos diagnósticos para avaliá-los, como radiografias, toracoscopia, laparoscopia, tomografia de tórax e abdome, evitando-se, assim, lesões despercebidas no exame inicial (Fig. 13.10).

Ferimentos de Parede Anterior. Esses ferimentos devem ser explorados, verificando-se a penetração na cavidade peritoneal. Como aproximadamente 40% dos pacientes com ferimentos penetrantes talvez não apresentem sinais de irritação peritoneal e sejam assintomáticos, estes devem ser mantidos em observação por 24h. A lavagem peritoneal diagnóstica com estudo quantitativo apresenta acurácia de 90%, menor que a apresentada em trauma fechado. Pode ser útil, mas não é suficiente para deixar de observar o paciente.

Ferimentos de Flanco e Dorso. Nessas regiões abdominais, a musculatura é espessa e de difícil exploração. Esses pacientes normalmente deverão permanecer em observação, com exame clínico seriado. Ferimentos de retroperitônio não apresentam irritação peritoneal precoce e o paciente desenvolverá quadro infeccioso horas/dias após o trauma. Atualmente, pode-se utilizar a tomografia com triplo contraste para identificar essas lesões, realizando o diagnóstico precoce e indicando-se, além disso, a laparotomia.

TRATAMENTO

Trauma Abdominal

O tratamento inicial ao paciente com trauma abdominal é igual ao de qualquer paciente traumatizado. Após a avaliação inicial e o tratamento das lesões que podem comprometer a vida, deve-se, rapidamente, tratar as lesões abdominais.

Em geral, o tratamento dessas lesões se dá por laparotomia mediana.

As principais indicações clínicas desse procedimento são:

- Trauma fechado com lavagem peritoneal positiva ou ultra-sonografia.
- Trauma fechado com hipotensão recorrente, apesar da reposição volêmica adequada.
- Sinais de peritonite precoce e/ou subseqüente.

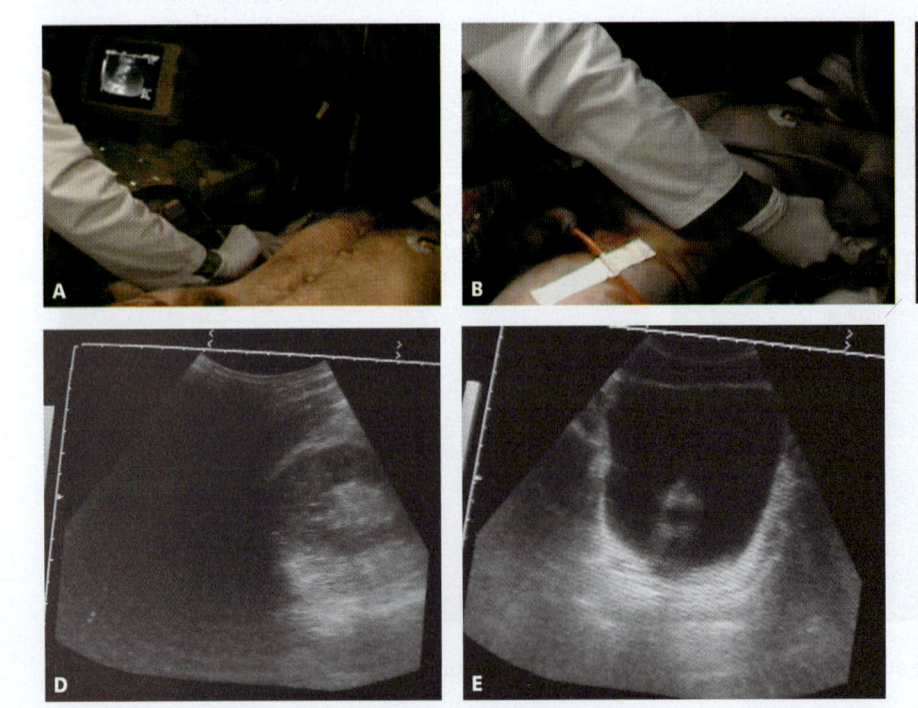

Figura 13.9 – Paciente traumatizado. Ultra-sonografia na sala de admissão. (*A* e *C*) Flanco direito – espaço hepatorrenal sem sangue; (*B* e *D*) Flanco esquerdo – espaço esplenorrenal sem sangue; suprapúbico – observa-se bexiga e sonda vesical. (*E*) Ultra-sonografia negativa.

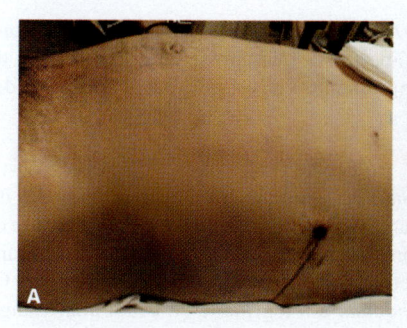

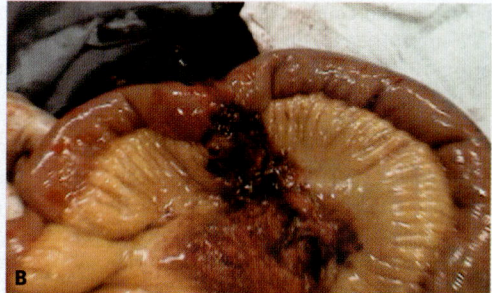

Figura 13.10 – (A) Paciente vítima de ferimento por arma de fogo na altura do nono espaço intercostal esquerdo, penetrante em abdome. (B) Achado de diversos ferimentos de intestino delgado e mesentério.

- Choque após ferimentos penetrantes.
- Sangramento gástrico, retal e urinário com ferimentos penetrantes.
- Ferimentos por arma de fogo que atravessam a cavidade peritoneal, retroperitônio.
- Evisceração.

Os principais achados diagnosticados por exame de imagem são:

- Sinais de pneumoperitônio em radiografias, rotura de diafragma (hérnia diafragmática).
- Em tomografia: rotura do trato gastrointestinal e da bexiga intraperitoneal, lesões do pedículo renal, ferimentos de fígado e baço com sangramento ativo.

PROBLEMAS ESPECÍFICOS

Trauma Fechado

No trauma fechado, o fígado, o baço e os rins são predominantemente acometidos. Pode-se, em fase inicial, tentar o tratamento clínico, evitando-se, assim, cirurgia. Nessas situações, deve-se estar ciente de que outras lesões podem estar associadas e devem ser descartadas, e/ou observar os pacientes ciente de que estas poderão se manifestar depois. Roturas de útero e de víscera oca e trauma de coluna lombar são freqüentes em lesões por cinto de segurança. Os ferimentos de diafragma, duodeno, pâncreas, trato geniturinário e intestino delgado são difíceis de diagnosticar.

Diafragma

A hérnia diafragmática esquerda é a lesão mais comum do diafragma em trauma fechado. Em geral, ocorre rotura da parede póstero-lateral desse músculo, com 5 a 10cm de extensão. As radiografias iniciais mostram elevação da cúpula diafragmática ou borramento dos seus limites, hemotórax, imagem anormal de gás no hemitórax e/ou estômago, herniado para dentro do hemitórax. Em pequena porcentagem, as radiografias de tórax são normais. Também ocorre rotura do diafragma, à direita; porém, pela presença do fígado, essa região está mais protegida de herniações de víscera para o tórax.

Duodeno

Deve-se suspeitar de lesões duodenais em colisões frontais envolvendo o motorista sem cinto de segurança, trauma direto na cavidade abdominal (colisão contra o guidão da bicicleta, queda de tanque sobre o abdome), bem como quando aparece sangue na sonda nasogástrica e ar no retroperitônio em radiografias simples. Havendo suspeita, pode-se realizar estudo contrastado do duodeno e/ou tomografia de abdome com contraste. Esse ferimento, em virtude da posição do duodeno na cavidade abdominal, retroperitônio, determina que uma rotura pode ficar contida na região retroperitoneal, com poucos sintomas ou nenhum durante as primeiras horas do atendimento, vindo a se manifestar tardiamente com sinais de infecção grave e mortalidade elevada.

Pâncreas

O trauma pancreático é uma lesão grave que, do mesmo modo que o trauma duodenal (em geral na avaliação inicial), pode não apresentar sintomas. Resulta de um trauma direto sobre o epigástrio, que comprime o pâncreas contra a coluna vertebral. A amilase sérica normal não exclui trauma pancreático. Por outro lado, ela pode estar elevada por trauma em outros órgãos, como glândula salivar e perfuração de víscera oca. O diagnóstico pode ser confirmado por tomografia de abdome com contraste por via oral e intravenoso, bem como por pancreatografia retrógrada endoscópica.

Trato Geniturinário

As contusões em flanco e dorsais estão associadas a trauma renal. A hematúria, além das lesões em flanco e dorso, é sinal sugestivo de lesões de rins. O diagnóstico pode ser por tomografia de abdome com contraste. O tratamento dessas lesões é conservador em 95% dos casos. A secção da artéria renal é secundária a traumas decorrentes de mecanismo de aceleração e desaceleração. Nesse caso, em geral não há hematúria e o paciente apresenta dor abdominal intensa. O diagnóstico pode ser por tomografia de abdome, urografia excretora e arteriografia renal.

As lesões de ureter são raras em trauma fechado e, em geral, decorrem de ferimentos penetrantes. As lesões vesicais podem ser extra e intraperitoneais. A cistografia é um método simples e fácil de fornecer o diagnóstico. As lesões extraperitoneais de bexiga podem ser tratadas de modo conservador, utilizando-se sondagem vesical de demora. As lesões intraperitoneais de bexiga requerem tratamento cirúrgico com sutura da bexiga. Deve-se sempre suspeitar desse ferimento em vítimas de acidentes automobilísticos, com cinto de segurança e bexiga cheia (alcoolizadas).

As lesões de uretra posterior ocorrem em trauma abdominal associadas, em geral, à fratura de bacia. Lesões de uretra anterior estão associadas a trauma único e direto sobre a uretra. Um mecanismo freqüente dessa lesão é a chamada queda a cavaleiro com trauma direto sobre o períneo, com rotura de uretra prostática. O sinal dessa lesão é uretrorragia, sendo o seu diagnóstico confirmado por uretrografia. Nessas lesões, durante a avaliação inicial, não se deve passar sonda vesical.

Lesões de Intestino Delgado

Os ferimentos de intestino delgado podem ser por aceleração, desaceleração e contusão direta. As alças intestinais são fixas pelo mesentério à parede posterior do abdome. A aceleração e a desaceleração causam rotura de mesentério, com sangramento para a cavidade abdominal e, tardiamente, isquemia e rotura da alça para a cavidade. A presença de líquido livre na cavidade peritoneal, sem lesões compatíveis de fígado, baço e retroperitônio, é sugestiva de lesões intestinais, devendo ser motivo de exploração cirúrgica. Equimoses e hematoma em parede anterior do abdome são sinais sugestivos de lesões de intestino, devendo ser investigados precocemente e os pacientes observados, internados. Os sinais de peritonite desencadeados por essas lesões podem ser tardios e, se não considerados precocemente, conduzem à mortalidade elevada.

Trauma Pélvico

A pelve é formada pelos ossos sacro, ilíaco, ísquio e púbis. Diversos ligamentos mantêm esses ossos unidos. Na borda superior da região sacroilíaca, a artéria e as veias ilíacas se dividem em artéria e veia ilíaca externas e internas. A artéria e a veia ilíaca interna se dividem em diversos ramos aderidos ao osso sacro, próximo à articulação sacroilíaca. Assim, observa-se que as fraturas desses ossos, nessa região, podem ser acompanhadas de grandes sangramentos por lesões associadas a esses vasos. A pelve pode ser comparada a um cilindro quando há fratura desses ossos, podendo existir aumento do raio desse cilindro, com aumento do volume da região e, conseqüentemente, capacidade de armazenar sangue.

Os mecanismos mais freqüentes de trauma são compressão ântero-posterior, compressão lateral e cisalhamento vertical.

Esses mecanismos de trauma causam fratura dos ossos púbicos e roturas dos ligamentos da região. O controle do sangramento é a principal medida a ser tomada. O fechamento da pelve, com a aproximação dos ossos pélvicos, é a principal manobra para controlar o sangramento. As lesões de vísceras pélvicas (bexiga, uretra, útero, vagina e reto) também devem ser abordadas a seu tempo.

As fraturas pélvicas podem ser abertas ou fechadas, sendo as abertas as que apresentam maior risco de infecção, com sangramento visível pelo ferimento e de difícil controle.

Avaliação das Fraturas Pélvicas

Como em qualquer região traumatizada, deve-se efetuar o exame físico. Inspeção do flanco, do escroto e da região perianal, à procura de hematomas, equimoses, sangramentos por meato uretral, vagina, reto, lacerações de períneo. O toque retal deve pesquisar a integridade do canal anal, sangue no canal anal e elevação da próstata, que são sinais sugestivos de lesões na região. Palpação de ossos ilíacos e compressão devem ser feitas para detecção de fraturas pélvicas. Essas pesquisas de instabilidade de ossos pélvicos devem ser realizadas somente uma vez.

O diagnóstico pode ser confirmado por radiografias de pelve (Fig. 13.11). Também, desde que o paciente esteja hemodinamicamente normal, pode-se realizar tomografia de abdome para melhor visualizar essas fraturas.

Tratamento

A compressão da pelve com qualquer dispositivo que tente aproximar os fragmentos ósseos e a reposição volêmica são suficientes para controlar o sangramento e transferir o paciente. Tração dos membros inferiores, rotação medial de ambos, colocação de lençol ao redor da pelve, comprimindo-a e, eventualmente, o uso de dispositivo de garroteamento pneumático são manobras que ajudam o controle do sangramento pélvico.

O tratamento cirúrgico precoce dessa fratura é um dos métodos mais importantes para controle desse sangramento. Após reanimar o paciente e descartar outro foco de sangramento, ele deve ter a bacia fixada precocemente. Em geral, faz-se a fixação externa da bacia, procurando aproximar o máximo possível

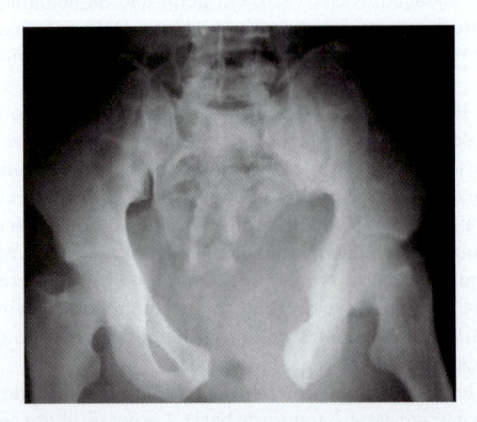

Figura 13.11 – Fratura de bacia em livro aberto. Observar o aumento do diâmetro do anel pélvico.

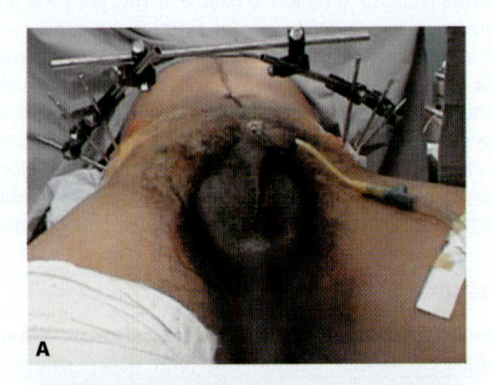

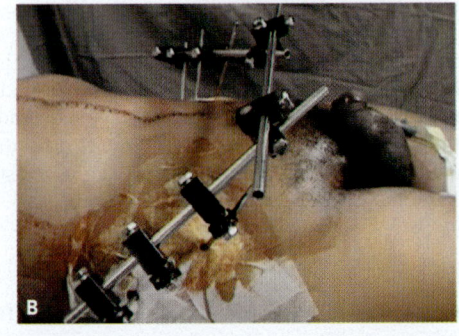

Figura 13.12 – (A) Paciente com trauma de bacia. (B) Fixação externa de bacia – controle do sangramento desse tipo de lesão.

os fragmentos ósseos (Fig. 13.12). Se o paciente continuar apresentando instabilidade hemodinâmica, ele deverá ser submetido a uma arteriografia.

BIBLIOGRAFIA

ANDERSON, P. A.; RIVARA, F. P.; MAIER, R. V. et al. The epidemiology of seat-belt-associated injury. *J. Trauma*, v. 31, p. 69-67, 1991.
ARAJARVI, E.; SANTAVIRTA, S.; TOLONEN, J. Abdominal injury sustained in severe traffic accidents by seat belt wearers. *J. Trauma*, v. 27, p. 393-399, 1987.
ASBUN, H. J.; IVANI, H.; ROE, E. J. et al. Intra-abdominal seat belt injury. *J. Trauma*, v. 30, p. 189-93, 1989.
ASENCIO, J. A.; FELICIANO, D. V.; BRITT, L. D. et al. Management of duodenal injuries. *Curr. Probl. Surg.*, v. 30, p. 1021-1100, 1993.
BODE, P. J.; NIEZEN, R. A.; VAN VUGT, A. B. et al. Abdominal ultrasound as a reliable indicator for conclusive laparotomy in blunt trauma. *J. Trauma*, v. 34, p. 27-31, 1993.
CASS, A. S. Urethral injury in the multiply-injured patient. *J. Trauma*, v. 24, p. 901-906, 1984.
CORRIER, J. N.; SANDLER, C. M. Management of the ruptured bladder: seven years of experience with 111 cases. *J. Trauma*, v. 26, p. 830-833, 1986.
CRYER, H. M.; MILLER, F. B.; EVERS, B. M. et al. Pelvic fracture classification: correlation with hemorrhage. *J. Trauma*, v. 28, p. 973-980, 1988.
DALAL, S. A.; BURGESS, A. R.; SIEGEL, J. H. et al. Pelvic fracture in multiple trauma classification by mechanism is key to pattern of organ injury, resuscitative requirements and out come. *J. Trauma*, v. 29, p. 981-1002, 1989.
DEMETRIADES, D.; RABINOWITZ, B.; SOFIANOS, C. et al. The management of penetrating injuries of the back. A prospective study of 230 patients. *Ann. Surg.* v. 207, p. 72-74, 1988.
DISCHINGER, P. C.; CUSHING, B. M.; KERNS, T. J. Injury patterns associated with direction of impact: drivers admitted to trauma centers. *J. Trauma*, 35, v. 454-459, 1993.
DONOHUE, J. H.; FEDERLE, M. P.; GRIFFITHS, B. G. et al. Computed tomography in the diagnosis of blunt intestinal and mesenteric injuries. *J. Trauma*, v. 27, p. 11-17, 1987.
FALLON JR., W. F. et al. Penetrating trauma to the buttock. *South Med. J.*, v. 81, p. 1236, 1988.
FELICIANO, D. V.; BITONDO, C. G.; STEED, G. et al. Five hundred open taps or lavages in patients with abdominal stab wounds. *Am. J. Surgery*, v. 168, p. 772-777, 1984.
FELICIANO, D. V.; BITONDO-DYER, C. G. Vagaries of the lavage white blood cell count in evaluating abdominal stab wounds. *Am. J. Surg.*, v. 168, p. 680-684, 1994.
FELICIANO, D. V.; RIZYCKI, G. S. The management of penetrating abdominal trauma. In: CAMERON, J. L. et al. (eds.). *Advances in Surgery*. St Louis: Mosby, 1995. v. 28.
FELICIANO, D. V. Abdominal trauma. In: SCHWARTZ, S. I.; ELLIS, H. (eds.). *Maingot's Abdominal Operation*. 9. ed. East Norwalk: Appleton & Lange, 1989.
FELICIANO, D. V. Diagnostic modalities in abdominal trauma. Peritoneal lavage, ultrasonography, compute tomography scanning, and arteriography. *Surg. Clin. N. Am.*, v. 71, p. 241-255, 1991.
FELICIANO, D. V. Management of traumatic retroperitoneal hematoma. *Ann. Surg.*, v. 211, p. 109-123, 1990.
GILLILAND, M. G.; WARD, R. E.; FLYNN, T. C. et al. Peritoneal lavage and angiography in the management of patients with pelvic fractures. *Am. J. Surg.*, v. 144, p. 744-747,1982.
GRIFFEN, W. O.; BELIN, R. P.; ERNST, C. B. et al. Intravenosous pyleography in abdominal trauma. *J. Trauma*, v. 18, p. 387-392, 1978.
GUTH, A. A.; PACHTER, L. H.; KIM, U. Pitfalls in the blunt diaphragmatic injury. *Am. J. Surg.*, v. 170, p. 5-9, 1995.
GYLING, S. F.; WARD, R. E.; HOLCROFT, J. W. et al. Immediate external fixation of unstable pelvic fracture. *Am. J. Surg.*, v. 150, p. 721-724, 1985.
HUIZINGA, W. K. J.; BAKER, L. W.; MTSHALI, Z. W. Selective management of abdominal and thoracic stab wounds with established peritoneal penetrating: the eviscerated omentum. *Am. J. Surg.*, v. 153, p. 564-568, 1987.
IVATURY, R. R. et al. Penetrating gluteal injury. *J. Trauma*, v. 22, p. 706, 1982.
JEHLE, D. K.; STILLER, G.; WAGNER, D. Sensitivity in detecting free intraperitoneal fluid with the pelvic views of the FAST exam. *Am. J. Emerg. Med.*, v. 21, p. 476-478, 2003.
KAO, L. S.; BULGER, E. M.; PARKS, D. L. et al. Predictors of morbidity after traumatic pancreatic injury. *J. Trauma*, v. 55, p. 898-905, 2003.
KEARNEY JR., P. A.; VAHEY, T.; BURNEY, R. E. et al. Computed tomography and diagnostic peritoneal lavage in blunt abdominal trauma. *Arch. Surg.*, v. 124, p. 344-347, 1989.
KLEIN, Y.; HAIDER, H.; MCKENNEY, M. G. et al. Diagnostic peritoneal lavage through an abdominal stab wound. *Am. J. Emerg. Med.*, v. 21, p. 559-560, 2003.
LEGAY, D. A.; PETRIE, D. P.; ALEXANDER, D. I. Flexion-distraction injuries of the lumbar spine and associated abdominal trauma. *J. Trauma*, v. 30, p. 436-444, 1990.
LEPPANIEMI, A.; HAAPIAINEN, R. Occult diaphragmatic injury caused by stab wound. *J. Trauma*, v. 55, p. 646-650, 2003.
LIU, M.; LEE, C.; PÉNG, F. Prospective comparision of diagnostic peritoneal lavage, computed tomography scanning, and ultrasound for diagnosis of blunt abdominal trauma. *J. Trauma*, v. 35, p. 267-270, 1993.
MCCATHY, M. C.; LOWDERMILK, G. A.; CANAL, D. F. et al. Prediction of injury caused by penetrating wounds to the abdomen, flank and back. *Arch. Surg.*, v. 126, p. 962-966, 1991.
MEYER, D. M.; THAL, E. R.; WEGELT, J. A. et al. Evaluation of computed tomography and diagnostic peritoneal lavage in blunt abdominal trauma. *J. Trauma*, v. 29, p. 1168-1172, 1989.
MEYER, D. M.; THAL, E. R.; WEGELT, J. A. et al. The role of abdominal CT in evaluation of stab wounds to the back. *J. Trauma*, v. 29, p. 1226-1230, 1989.
MOORE, J. B.; MOORE, E. E.; THOMPSON, J. S. Abdominal injuries associated with penetrating trauma in the lower chest. *Am. J. Surg.*, v. 140, p. 724-730, 1980.
PEITZMAN, A. B.; MAKAROUN, M. S.; SLASKY, B. S. et al. Prospective study of computed tomography in initial management of blunt abdominal trauma. *J. Trauma*, v. 26, p. 585-592, 1986.
PEMENTIER, K.; DE TURCK, B.; VAN NIEUWENHOVE, Y. et al. Hollow viscera injury after blunt lower thoracic and abdominal trauma. *Eur. J. Emerg. Med.*, v. 10, p. 337-341, 2003.
PHILLIPS, T.; SCLAFANI, S. J. A.; GOLDSTEIN, A. et al. Use of the contrast-enhanced CT enema in management of penetrating trauma to the flank and back. *J. Trauma*, v. 26, p. 593-601, 1986.
REID, A. B.; LETTS, R. M.; BLACK, G. B. Pediatric chance fracture association with intraabdominal injuries and seat belt use. *J. Trauma*, v. 30, p. 384-391, 1990.
RENZ, B. M.; FELICIANO, D. V. Gunshot wounds to the right thoracoabdomen: prospective study of nonoperative management. *J. Trauma*, v. 37, p. 727-744, 1994.
ROBIN, A. P.; ANDREWS, J. R.; LANGE, D. A. et al. Selective management of anterior abdominal stab wounds. *J. Trauma*, v. 29, p. 1684-1689, 1989.
ROOT, H. D. Abdominal trauma and diagnostic peritoneal lavage revisited. *Am. J. Surg.*, v. 159, p. 363-364, 1990.
ROZYCKI, G. S. Abdominal ultrasonography in trauma. *Surg. Clin. N. Am.*, v. 75, p. 175-191, 1995.
ROZYCKI, G. S.; OCHSBER, N. G.; JAFFIN, J. H. et al. Prospective evaluation of surgeons'use of ultrasound in the evaluation of trauma patients. *J. Trauma*, v. 34, p. 526-621, 1993.
SCHULMAN, C. S. A faster method of detecting abdominal trauma. *Nurs. Manage*, v. 34, p. 47-49, 2003.
THAL, E. R. Evaluation of peritoneal lavage and local exploration in lower chest and abdominal stab wounds. *J. Trauma*, v. 17, p. 642-648, 1997.
TILING, T.; BOUILLON, B.; SCHMID, A. et al. Ultrasound in blunt abdomino-thoracic trauma. In: BORDER, J. F.; ALLGOEWER, M.; HANSEN, S. T.; REUDI, T. P. (eds.). *Blunt Multiple Trauma*. New York: Marcel Dekker, 1990.
TRAFTON, P. G. Pelvic ring injuries. *Surg. Clin. N. Am.*, v. 70, p. 655-670, 1990.
TRUNKEY, D. D.; HILL, A. C.; SCHECTER, W. P. Abdominal trauma and indications for celiotomy. In: MOORE, E. E.; MATTOX, K. L.; FELICIANO, D. V. (eds.). *Trauma*. East Norwalk: Appleton & Lange, 1991.
VELMAHOS, G. C.; TOUTOUZAS, K.; RADIM, R. et al. High success with nonoperative management of blunt hepatic trauma. *Arch. Surg.*, v. 138, p. 475-481, 2003.
VELMAHOS, G. C.; TOUTOUZAS, K.; RADIM, R. et al. Nonoperative treatment of blunt injury to solid abdominal organs. *Arch. Surg.*, v. 138, p. 844-851, 2003.
WILLIAMS, M. D.; WATTS, D.; FAKHRY, S. Colon injury after blunt abdominal trauma: results of EAST multi-institutional hallow viscus injury study. *J. Trauma*, v. 55, p. 906-912, 2003.

Trauma Torácico

Angelo Fernandez ♦ Rodrigo A. Silva

INTRODUÇÃO

Dentro de um contexto global de avaliação do trauma, o torácico apresenta importância crescente. É evidente que a divisão do trauma em segmentos corporais assume papel exclusivamente didático e as lesões desse segmento corporal podem variar desde leves, de identificação e tratamento simples, até lesões complexas e fatais. Pelas características anatômicas e fisiológicas do tórax, a interpretação da gravidade da lesão perante a gravidade do trauma nem sempre permite um raciocínio linear e, por isso, o cuidado na avaliação inicial e seqüencial deve ser redobrado.

O aumento da violência urbana, do número de veículos aliado ao aumento dos acidentes em alta velocidade e o maior poder destrutivo das armas de fogo são alguns dos fatores que fizeram com que o trauma, em geral e o trauma torácico, em particular, passassem a ser vistos como uma epidemia crescente. A potência destrutiva dos mecanismos de trauma vistos hoje na vida civil das grandes cidades brasileiras se equipara ao que é encontrado em períodos de guerra. Por essas razões, o estudo do trauma faz parte de um contexto de saúde pública, devendo ser constantemente reavaliado. Verdades consideradas absolutas até há pouco tempo foram destronadas pelo melhor conhecimento da fisiopatologia das lesões e os métodos diagnósticos mais modernos passaram a identificar situações e lesões antes insuspeitadas. Hoje, ao contrário do que se pensava há poucos anos, quando a radiografia convencional do tórax reinava quase absoluta no posto de método propedêutico fundamental para a avaliação do tórax, podemos considerar que a broncoscopia, a tomografia computadorizada, a ecocardiografia, as angiografias e a toracoscopia, isoladamente ou em conjunto com outros métodos propedêuticos, passaram a ser instrumentos fundamentais na avaliação do trauma torácico, devendo estar disponíveis em qualquer centro disposto a atender esses doentes.

A gravidade do trauma torácico é muito variável e, muitas vezes, pode se apresentar de forma subjetiva. Idade, doenças crônicas subjacentes e condição física prévia são fatores importantes e devem ser sempre considerados. A mesma lesão que, em um paciente jovem e saudável traz conseqüências mínimas, pode ser fatal em um paciente idoso, cardiopata ou portador de doença pulmonar obstrutiva crônica (DPOC). Embora ocasionalmente encontremos situações em que o trauma torácico é isolado, o mais comum é encontrar pacientes com lesões simultâneas de mais de um segmento corporal ou de mais de um sistema orgânico. Definir prioridades é uma difícil atribuição do cirurgião da emergência, mas sempre é importante salientar que as lesões no tórax, mais que em outros segmentos do corpo, podem alterar agudamente a fisiologia normal, desencadeando eventos potencialmente catastróficos se não identificados e corrigidos a tempo. Mais do que as lesões de outros segmentos corporais, as lesões secundárias ao trauma do tórax devem ser identificadas rapidamente, pois sua progressão pode ser fatal a curto prazo. Algumas vezes, em situações dramáticas, as decisões e as condutas devem se basear em critérios exclusivamente clínicos, pois a perda de tempo para uma confirmação por métodos de imagem pode ser fatal. Isso faz com que o exame físico inicial tenha uma importância fundamental na avaliação e no prognóstico da vítima e, por isso, a sistematização tem um peso sensível na acurácia do diagnóstico e na determinação das primeiras medidas terapêuticas, que podem significar a diferença entre o sucesso e o insucesso do atendimento. O comprometimento agudo do segmento torácico pode alterar de tal forma a função respiratória e as condições hemodinâmicas que a vítima é levada instantaneamente à morte. Muitas dessas mortes podem ser evitadas pelo diagnóstico rápido e preciso seguido da correção imediata do distúrbio; portanto, a responsabilidade que recai sobre o médico que primeiro atende o paciente, muitas vezes em condições precárias, é muito grande.

Os números não são precisos, mas, em um centro de atendimento de grande porte, aproximadamente 10% dos traumatismos contusos do tórax necessitam de intervenção cirúrgica de emergência, enquanto cerca de 20% das lesões penetrantes exigem a mesma atitude. Procedimentos cirúrgicos menores, como a permeabilização da via aérea e a drenagem pleural, podem ser salvadores e alargar o tempo disponível para melhor avaliação clínica ou por meio da propedêutica armada.

Infelizmente, esses procedimentos emergenciais também são as maiores causas de lesões iatrogênicas, quando mal indicados ou executados de forma incorreta. Não raramente, no afã de resolver um quadro agudo grave, as manobras feitas de maneira precipitada podem trazer ainda mais prejuízo ao paciente. Às vezes, manobras inadequadas, feitas com intuito salvador, podem provocar seqüelas tardias mais graves e irreversíveis. O cirurgião responsável pelo primeiro atendimento deve sempre se prevenir contra lesões iatrogênicas, que não são raras no atendimento sob estresse. O grande desafio para o cirurgião de trauma é manter um alto índice de suspeita na avaliação inicial do paciente vítima de trauma torácico, com o intuito de não deixar passar despercebida uma lesão potencialmente fatal e, ao mesmo tempo, evitar procedimentos que possam piorar o quadro clínico.

ATENDIMENTO PRÉ-HOSPITALAR

A disponibilidade do atendimento em trauma varia entre as comunidades, dependendo da capacidade de atendimento no local do acidente e da proximidade do centro de trauma. Via de regra, o cirurgião torácico não está disponível em uma equipe de trauma e, por isso, o cirurgião da emergência deve estar capacitado a identificar e a tratar as lesões potencialmente fatais até que o paciente mais grave esteja em condições de remoção a um serviço adequado. Uma vez que o paciente já tenha recebido o atendimento inicial (ABC) e a fase de reanimação preconizados pelo Suporte Avançado de Vida no Trauma (ATLS, *Advanced Trauma Life Support*), as condições gerais do paciente com seqüelas de trauma torácico devem ser reavaliadas constantemente.

O enfoque prioritário é dado ao reconhecimento e ao tratamento das lesões com risco imediato de vida, como:

- Obstrução da via aérea.
- Pneumotórax hipertensivo.
- Pneumotórax aberto.
- Hemotórax maciço.
- Tórax flácido.
- Tamponamento cardíaco.

Novamente, frisa-se que a identificação e o tratamento imediato das lesões com risco de vida são de responsabilidade do médico que primeiro atende a vítima de trauma. Medidas simples executadas com precisão, como intubação orotraqueal, cricotireoidostomia, inserção de um dreno torácico ou pericardiocentese realizada no transporte, podem salvar a vida do paciente.

À medida que a avaliação prossegue, normalmente já no ambiente hospitalar, o cirurgião deve então procurar as outras lesões com risco potencial:

- Contusão pulmonar.
- Rotura tamponada da aorta.
- Rotura da árvore traqueobrônquica.
- Lesões do diafragma.
- Contusão miocárdica.
- Fraturas múltiplas de arcos costais.
- Fratura do esterno.

Para identificar essas lesões, é fundamental primeiro pensar nelas, saber que elas existem, conhecer seus efeitos agudos e tardios e depois procurar identificá-las por meio da propedêutica armada adequada.

Uma das grandes dificuldades do atendimento ao paciente traumatizado envolve a priorização dos procedimentos. Não há uma seqüência preestabelecida que possa ser indicada a todas as situações. De forma didática, tentaremos seguir as regras do ABC, preconizadas pela ATLS, mas é importante lembrar que mais de um organograma de seqüência, bom senso e avaliação evolutiva das manifestações clínicas devem nortear os passos do tratamento. Pensar, avaliar corretamente os dados clínicos, indicar e avaliar de maneira correta os exames subsidiários e escolher a terapêutica mais eficiente e menos traumática são pontos-chave para o sucesso do atendimento ao trauma em geral, mas em trauma do tórax essas recomendações são particularmente importantes, já que a urgência às vezes se sobrepõe ao raciocínio clínico. Deve-se também lembrar que, muitas vezes, as manifestações secundárias de lesões de órgãos diferentes podem ter aspectos clínicos semelhantes e que o mesmo mecanismo de trauma pode provocar lesões diferentes no mesmo órgão ou sistema.

A divisão de tópicos deste capítulo se impõe por motivos didáticos, o que não significa que as seqüências sejam absolutas. Da mesma forma, a orientação de exames subsidiários indicados a situação não quer dizer que estes sejam definitivos. O trauma envolve também avaliações subjetivas, dependentes de experiências pessoais, de disponibilidade de equipamentos e de conhecimento de técnicas e materiais variáveis, o que faz com que o mesmo resultado possa ser alcançado por diversas vias e usando diferentes instrumentos. Dentro de um conceito subjetivo, a melhor terapêutica tende a ser a que provoca menor agressão.

LESÕES COM PRIORIDADE DE ATENDIMENTO

Obstrução da Via Aérea

O comprometimento das vias aéreas pode ser súbito e completo, insidioso e parcial, ou progressivo; portanto, sua avaliação deve ser feita rápida e acuradamente. Inclui verificar presença de corpos estranhos (CE), fraturas faciais, mandibulares ou traqueais. O uso de um oxímetro, quando possível, pode ser útil para determinar a urgência de se obter uma via aérea definitiva. Todo paciente traumatizado deve receber oxigênio, até que se obtenha uma via aérea desimpedida. Deve-se lembrar que todas as manobras para estabelecer a permeabilidade das vias aéreas devem ser feitas com proteção da coluna cervical. Nesse sentido, manobras simples, como o levantamento do queixo ou a anteriorização da mandíbula, podem suficientes em alguns casos. A intubação orotraqueal pode ser obrigatória, mas, em situações especiais, pode ser necessário um procedimento cirúrgico, sendo indicada, na urgência, a cricotireoidostomia.

Pneumotórax Hipertensivo

Ocorre quando há vazamento de ar do pulmão ou entrada de ar através da parede torácica para o espaço pleural, criando um sistema de "válvula unidirecional" que não permite que o ar saia. Assim, o pulmão colapsa completamente e, com o aumento progressivo de pressão no hemitórax, o mediastino é empurrado, comprimindo o pulmão contralateral e distorcendo a traquéia e a veia cava, diminuindo o retorno venoso e comprometendo o débito cardíaco (DC). Deve-se suspeitar de pneumotórax hipertensivo em paciente com insuficiência respiratória, hipotensão, distensão das veias do pescoço, desvio da traquéia, ausência de murmúrio vesicular e timpanismo. O diagnóstico é clínico e a falta da radiografia não deve retardar o tratamento.

O tratamento básico inicial consiste na inserção de uma agulha no segundo espaço intercostal, evacuando o ar do espaço pleural. O tratamento definitivo é a drenagem do tórax com sistema fechado. Atualmente, existem diversos sistemas de drenagem percutânea que facilitam muito o procedimento mas, infelizmente, muitos cirurgiões ainda não estão habituados ao seu uso rotineiro.

Pneumotórax Aberto

Conhecido também como "ferida torácica aspirativa", não é difícil de ser reconhecido e deve ser tratado imediatamente. Resulta de grandes ferimentos na parede torácica, formando soluções de continuidade entre o espaço pleural e o meio externo, abolindo a pressão pleural negativa que propicia a ventilação. É comum haver desvio de mediastino, em movimento pendular, com o esforço respiratório do paciente, o que aumenta sobremaneira o trabalho ventilatório e cardíaco. O tratamento inicial consiste em ocluir o ferimento na expiração e, assim que possível, deve ser colocado um dreno de tórax em sistema fechado e a lesão reparada cirurgicamente.

Hemotórax Maciço

O paciente vítima de trauma torácico que se apresenta em choque hemorrágico pode estar com hemotórax maciço. Isso ocorre quando há acúmulo de mais de 1.500mL de sangue na cavidade torácica, podendo ser secundário a ferimentos penetrantes ou traumas contusos. Deve-se sempre avaliar o ritmo de perda antes de se tomar uma conduta agressiva, pois pequenos sangramentos por longo tempo podem acumular volumes consideráveis e mimetizar lesão de grandes vasos. Normalmente, o hemotórax maciço é secundário à laceração de vasos pulmonares de grande calibre ou mesmo de ramos arteriais e venosos dos sistemas intratorácicos. Comumente, hemotórax maciço é indicação de toracotomia de emergência. Em algumas situações, quando o paciente está hemodinamicamente estável, a videotoracoscopia pode ser indicada antes da toracotomia definitiva. Para os pacientes admitidos em choque hipovolêmico, sem pulso, porém com atividade elétrica, indica-se toracotomia de reanimação, uma vez que a massagem cardíaca externa é ineficaz nessas situações.

Tórax Instável

Condição associada ao trauma fechado, com múltiplas fraturas de costelas. Duas ou mais fraturas alinhadas em mais de três arcos podem provocar instabilidade. Nessa situação, há movimento paradoxal desse segmento isolado durante os movimentos respiratórios. Em geral, essa situação está associada à contusão pulmonar e pode exigir assistência ventilatória prolongada. Nas lesões extensas ou bilaterais, o paciente respira com dificuldade e o movimento do tórax é assimétrico e descoordenado. À palpação, nota-se crepitação de fraturas de costelas ou cartilagem e a radiografia de tórax mostra as fraturas e as opacidades compatíveis com contusão pulmonar e acúmulo de líquido pleural. O tratamento inicial consiste em corrigir a hipoventilação (hipóxia e hipercapnia) com intubação e ventilação mecânica, quando necessário, reposição volêmica e resolução dos processos pleurais por meio de toracocentese ou drenagem fechada. Deve-se lembrar que a administração de cristalóides deve ser criteriosa, pois o pulmão lesado é muito sensível à hiperidratação. É importante que se programe um sistema de analgesia eficaz e, nesse sentido, a colocação de um cateter peridural tem se mostrado adequada.

Tamponamento Cardíaco

É mais comum após ferimentos penetrantes, porém também ocorre após traumas contusos. O saco pericárdico é uma membrana inelástica e fibrosa, portanto uma pequena quantidade de sangue é o suficiente para que haja restrição da atividade cardíaca. A tríade de Beck (distensão das veias cervicais, hipotensão e abafamento de bulhas) está presente em aproximadamente 40% dos pacientes. Quando não houver disponibilidade de ecocardiograma e a suspeita clínica for grande, a drenagem do pericárdio por via subxifóidea pode ser a solução. Evidentemente, se houver hemorragia intrapericárdica persistente, o procedimento deve ser ampliado (esternotomia ou toracotomia) para rafia da lesão cardíaca.

LESÕES TORÁCICAS POTENCIALMENTE FATAIS

Após avaliação inicial, o paciente estável hemodinamicamente e em ventilação espontânea será submetido à avaliação secundária, que inclui exame físico mais minucioso e exames de imagem. De acordo com as suspeitas clínicas e sua relação com o mecanismo de trauma, pode-se indicar eletrocardiograma (ECG), oximetria ou gasometrias arteriais e, eventualmente, tomografia computadorizada, ecocardiograma, endoscopias respiratória e digestiva ou angiografia. Ao contrário das lesões com risco iminente de vida, o diagnóstico dessas lesões graves e potencialmente fatais, a médio prazo, depende de suspeição. Quando passam despercebidas, elas podem colocar a vida da vítima em risco, complicar e retardar o tratamento ou até deixar seqüelas graves.

Contusão Pulmonar

Pode não ser percebida na radiografia de tórax nas primeiras 48h pós-trauma, representando uma lesão potencialmente letal. A contusão provoca roturas do parênquima e um infiltrado de sangue e fluidos com alto teor de proteínas preenchem a arquitetura alveolar, formando condensações que se expandem com o passar do tempo. Normalmente, essas contusões estão associadas a fraturas de arcos costais, lesões musculoesqueléticas e instabilidade torácica, com conseqüente hipoventilação por dor. Todos esses fatores desencadeiam hipóxia grave. Quando houver incapacidade de ventilação espontânea adequada, a ventilação mecânica será indicada. Esse tipo de lesão é a que maior potencial tem de levar o paciente à síndrome da angústia respiratória do adulto (SARA) e pode ser predisponente à formação de cistos pulmonares traumáticos.

Contusão Miocárdica

É a lesão cardíaca mais comum entre os pacientes que chegam ao centro de trauma. O ventrículo direito é mais lesado em razão de sua posição anterior. O espectro de lesão pode variar desde equimose epicárdica até contusão extensa com necrose. Esse tipo de lesão deve ser investigado em pacientes com trauma torácico significativo: fraturas de esterno, fratura de primeira costela, lesão aórtica e rotura brônquica. A fisiopatologia é explicada como lesão que, em grau variado, produz hematoma no miocárdio, sem oclusão coronariana. O ECG pode mostrar alterações de ritmo como extra-sístoles ventriculares, taquicardia sinusal, fibrilação atrial e bloqueio de ramo. O exame mais sensível para detectar essa lesão é o ecocardiograma. Os pacientes com esse tipo de seqüela devem ser monitorados em UTI por, pelo menos, 24h, pelo risco de desenvolverem arritmias graves e lesões isquêmicas.

Rotura Traumática da Aorta

Essa lesão é causa de morte instantânea após traumas fechados graves, como acidentes automobilísticos em alta velocidade e quedas de grande altura. O mecanismo aqui envolvido é a rápida desaceleração, que causa cisalhamento da parede do vaso. Os pacientes com história sugestiva, como acidentes em velocidade, colisão lateral grave, morte de outra vítima do acidente e cinto de segurança na altura do ombro, devem ser submetidos a uma triagem adicional. Achados radiológicos sugestivos (alargamento do mediastino, opacidade pleural apical, obliteração do arco aórtico, desvio da traquéia e depressão do brônquio principal esquerdo) tornam necessária tomografia computatorizada de tórax ou aortografia. Aproximadamente 85% dos pacientes com rotura traumática da aorta morrem no local do acidente; dos sobreviventes, 50% morrem nas 48h seguintes. O local mais comum da rotura é logo após a emergência da artéria subclávia esquerda. O tratamento é cirúrgico e consiste em reparo primário para as lesões mais simples ou substituição do segmento lesado por uma prótese arterial, com ou sem *bypass* para as lesões mais complexas. O índice de paraplegia pós-operatória pode chegar a 30% e a mortalidade até 50%.

Rotura Traumática do Diafragma

Ao contrário do que se imagina, a incidência de lesões do diafragma após traumas fechados é a mesma nos dois lados, segundo estudos de autópsia. Do lado direito, há maior dificuldade em se fazer o diagnóstico radiológico, em virtude do fígado e a mortalidade é muito maior em razão das lesões hepáticas associadas. Embora mais evidentes aos exames radiológicos, mesmo lesões à esquerda podem passar despercebidas. O trauma contuso pode provocar roturas radiais que podem levar a grandes hérnias agudas ou a pequenas lacerações que irão se ampliando com o tempo e formando hérnias crônicas. O trauma penetrante produz pequenas perfurações que, com o passar dos anos, podem resultar também em hérnias diafragmáticas de grandes proporções. Inicialmente, o diagnóstico pode ser difícil, pois a radiografia e outros exames podem se apresentar normais, em muitos casos. Sinais radiológicos secundários, como elevação diafragmática, derrame pleural subpulmonar, atelectasia laminar e desvio do mediastino contralateral, podem ser sugestivos de lesão diafragmática. À direita, poucos pacientes têm sinais radiológicos sugestivos e, às vezes, a protrusão do fígado através do diafragma dá a falsa impressão de elevação frênica. Todos os pacientes com história de trauma fechado, desconforto respiratório progressivo e elevação da cúpula devem ser investigados para afastar a possibilidade de lesão diafragmática. A exploração por videotoracoscopia ou laparoscopia pode ajudar quando os métodos de imagem não confirmam a suspeita. Na fase aguda, o tratamento cirúrgico deve ser por laparotomia, porque há, com freqüência, associação com lesões intra-abdominais. Por outro lado, na fase crônica, quando há aderências com o pulmão ou o mediastino, o melhor acesso é pelo tórax. O diafragma deve ser reparado primariamente por sutura borda a borda, porém, quando houver perda tecidual significativa, pode ser necessário o uso de próteses.

Lesão Traqueobrônquica

Pode ocorrer em traumas contusos provocados pela desaceleração ou pelo esmagamento ou em ferimentos perfurantes. Em trauma fechado, normalmente a rotura ocorre nos locais de maior fixação (cricóide, carina e brônquio principal esquerdo são os mais comprometidos). Nas lesões penetrantes (zonas cervicais I e II) e nos ferimentos torácicos, principalmente os transfixantes do mediastino, pode haver lesão de traquéia ou brônquios-fonte. Lesões vasculares graves freqüentemente estão associadas. Respiração ruidosa, enfisema de subcutâneo ou crepitação palpável podem indicar lesão da via aérea. A endoscopia da via respiratória auxilia no diagnóstico. Lesões puntiformes admitem tratamento conservador, mas lacerações mais extensas, com fuga aérea significativa, exigem tratamento cirúrgico imediato. A maioria dos pacientes com lesões extensas morre no local do acidente e aqueles que chegam vivos têm alta mortalidade, inclusive em conseqüência das lesões vasculares associadas. Pneumotórax com grande fuga aérea persistente sugere lesão brônquica. Nessas situações, a drenagem pleural isolada normalmente não é efetiva. A broncoscopia deve ser indicada para confirmar o diagnóstico e, ao mesmo tempo, o nível e a extensão da lesão. Além disso, pode ajudar a locar a cânula traqueal em uma posição favorável, para facilitar o reparo cirúrgico do ferimento.

Trauma do Esôfago

As lesões esofágicas decorrentes de trauma são incomuns, explicadas pela localização protegida do esôfago no mediastino e pela morte precoce atribuída às lesões dos órgãos vitais adjacentes. A maioria das perfurações decorre de trauma penetrante. A lesão por trauma contuso é rara e pode ser explicada pela rápida expulsão do conteúdo gástrico para o esôfago, aumentando a pressão acima da resistência da parede do órgão. Em geral, o diagnóstico é associado à mediastinite e o tratamento cirúrgico é obrigatório, pois a infecção associada é extremamente grave e aumenta a mortalidade. Deve-se lembrar que, nos ferimentos transfixantes do mediastino, a perfuração esofágica deve investigada e que, muitas vezes, a traquéia também pode estar lesada. Ao exame físico, febre, dor e crepitação na base do pescoço e no tórax podem ser sugestivos, assim como pneumomediastino e derrame pleural identificados nos exames de imagem. Os exames que mais auxiliam no diagnóstico são esofagograma, endoscopia digestiva e tomografia computadorizada e o nível de amilase elevado no líquido pleural. O tratamento inicial consiste em toracotomia ampla para limpeza e drenagem pleural e do mediastino, assim como abordagem cirúrgica do esôfago. Quando não for possível a rafia primária, esofagectomia e esofagostomia podem ser necessárias, combinadas com gastrostomia ou jejunostomia. A insistência em preservar o esôfago deve ser muito criteriosa, pois a manutenção de um foco infeccioso mediastinal pode ser fatal.

Outras Manifestações Secundárias Ao Trauma Torácico

Enfisema de Subcutâneo

Pode resultar de lesão de via aérea, pulmonar ou esofágica. Mesmo que represente preocupação inicial, o enfisema de subcutâneo não necessita de tratamento específico. Na verdade, ele é secundário e a terapêutica deve visar à causa subjacente, devendo-se lembrar que o enfisema de subcutâneo pode ser retrógrado e secundário a uma pressão intra-alveolar elevada. Deve-se ter em mente que não há indicação de drenagem pleural ou do mediastino quando não houver sinais de pneumotórax.

Asfixia Traumática

Resulta de trauma direto no tórax, quando a glote está fechada, levando a aumento da pressão venosa intratorácica, a qual, por sua vez, impede ou até mesmo reverte a drenagem venosa da cabeça e do pescoço. Há rotura de capilares do segmento cefálico, produzindo, então, edema e cianose característicos. O *status* neurológico deve ser monitorado cuidadosamente e lesões cardíacas e pulmonares, investigadas. Normalmente o prognóstico é satisfatório.

Pneumotórax Simples

Tanto o trauma contuso quanto o penetrante podem causar pneumotórax. No primeiro, há vazamento de ar do pulmão para o espaço pleural e, no outro, o ar pode entrar através da parede torácica. Os achados de exame físico podem auxiliar no diagnóstico e, se as condições do paciente permitirem, a radiografia de tórax o confirma. Normalmente, a drenagem torácica fechada é o suficiente para a reexpansão do pulmão.

Hemotórax

A causa mais comum é a laceração pulmonar ou lesão de vasos de pequeno calibre. Na grande maioria dos casos secundários à lesão pulmonar, o sangramento cessa espontaneamente, em virtude do sistema de baixa pressão (15mmHg) da circulação pulmonar. O tratamento inclui o esvaziamento da coleção pleural, por meio de toracocentese ou drenagem pleural fechada. Uma parcela significativa das vítimas de trauma torácico desenvolverá coleções residuais, que são causas de complicações tardias, como empiema e fibrotórax. Quando esses pacientes têm sua avaliação restrita à radiografia convencional, a possibilidade de que essas coleções não sejam identificadas retarda a indicação da redrenagem. Nesse sentido, a tomografia computadorizada de tórax avalia melhor as repercussões do trauma e sacramenta a indicação precoce da pleuroscopia. A persistência de sangramento pós-drenagem, na maioria das vezes decorrente de sangramento sistêmico em volume de até 300mL/h por 3 a 4h, classicamente uma indicação da toracotomia exploradora aberta, pode ser adequadamente manejada pela pleuroscopia com aspiração do conteúdo, cauterização ou clipagem do vaso e drenagem sob visão direta.

Infecções do espaço pleural são complicações tardias e freqüentes dos traumatismos de tórax. Hemotórax retido pela drenagem incompleta, drenagens às cegas e o longo período de permanência de drenos pleurais são fatores precipitantes do empiema secundário. O retardo na indicação de procedimentos cirúrgicos para drenar efetivamente essas coleções colabora para a instalação do processo infeccioso. No entanto, sua remoção, nos primeiros dias de evolução, praticamente afasta a possibilidade de infecção e, nessas situações, a pleuroscopia é instrumento de grande importância.

Lesões de Estruturas da Parede Torácica

As costelas são as estruturas mais lesadas na parede torácica. As primeiras costelas (1 a 3) são protegidas pelo membro superior contra os traumas diretos; isso significa que fraturas de arcos costais superiores, clavícula e escápula devem ser consideradas como traumatismos graves, podendo estar associadas à lesão de órgãos intratorácicos (pulmão, coração e medula espinal). As costelas intermediárias (4 a 9) sofrem a maioria dos traumas contusos; a força aplicada tende a direcionar os segmentos fraturados para dentro do tórax. Pacientes jovens têm a caixa torácica mais elástica e, portanto, menor probabilidade de sofrer fraturas de costelas. As fraturas de costelas mais inferiores (10 a 12) devem alertar para a possibilidade de lesão hepática ou esplênica. A dor resulta em restrição aos movimentos respiratórios, podendo levar à formação de atelectasias e, posteriormente, a pneumonias. Nesse sentido, bloqueio intercostal ou analgesia peridural pode ser necessário para permitir conforto e ventilação adequada. As fraturas de esterno são raras e normalmente decorrentes de trauma direto, estando associadas à contusão miocárdica. Desde que não haja deslocamento importante do eixo longitudinal ou dor significativa, não há necessidade de fixação cirúrgica. O deslocamento da articulação esternoclavicular é incomum, mas pode sinalizar a possibilidade de lesão de artéria subclávia ou plexo braquial.

Quilotórax Traumático

Em geral, a lesão traumática do duto torácico decorre de trauma contuso ou penetrante em qualquer ponto de seu trajeto, muitas vezes sendo difícil sua localização exata. Em razão de seu trajeto no mediastino, o quilotórax à direita resulta de trauma torácico baixo e, à esquerda, de trauma mais alto. Hiperextensão da coluna pode lesar o duto logo acima do diafragma, enquanto ferimentos por arma de fogo ou arma branca passam despercebidos em razão de lesões de outras estruturas adjacentes, aparentemente mais ameaçadoras. A drenagem leitosa que se manifesta no pós-operatório é sempre sugestiva de lesão do duto, que pode ser confirmada pela dosagem de gordura e proteína no líquido. O tratamento inicial consiste em dieta à base de triglicerídeos de cadeia média e drenagem pleural. Quando há desnutrição grave e drenagem prolongada associadas, é necessária a ligadura cirúrgica do duto.

SITUAÇÕES ESPECIAIS

Toracotomia na Sala de Emergência (Reanimação)

Atualmente esse procedimento é indicado às seguintes condições:

- Feridas penetrantes do tórax com paciente agônico ou parada cardíaca recente após sua chegada no setor de emergência; parada cardíaca após o início do atendimento ou hemorragia incontrolável pelo dreno torácico.
- Suspeita de exsanguinação intrapleural por lesão de vaso subclávio.
- Necessidade de massagem cardíaca aberta ou clampeamento da aorta descendente.

Pode-se indicar esse procedimento em situações extraordinárias, como trauma grave em grávidas, parada cardíaca recente em pacientes com tórax instável ou necessidade de infusão de líquidos por via intracardíaca (atriotomia). Nesse sentido, a escolha da via de acesso mais favorável depende do objetivo. A incisão mais utilizada é a toracotomia ântero-lateral esquerda; nas feridas do hemitórax direito, pode-se realizar a toracotomia bilateral transesternal. Havendo suspeita de lesão de vaso subclávio, faz-se uma incisão anterior mais alta, lembrando que o pinçamento da aorta com esse acesso é mais difícil. A sobrevida média global desses pacientes é decepcionante.

Toracoscopia

A pleuroscopia convencional ou videoassistida representa alternativa eficaz para a inspeção da cavidade pleural, estando definitivamente incorporada à prática da cirurgia torácica contemporânea. As indicações mais comuns são:

- Sangramento pleural persistente, sem instabilidade hemodinâmica.
- Hemotórax coagulado.
- Empiema pós-traumático.
- Suspeita de hérnia diafragmática traumática.

Deve-se lembrar que a insistência em resolver um processo hemorrágico agudo por técnicas minimamente invasivas pode retardar a resolução definitiva e piorar o processo. A toracoscopia é um excelente instrumento em mãos treinadas, mas pode ser um elemento de retardo quando indicada por cirurgiões sem a devida capacitação.

Hemotórax Subagudo

O termo subagudo serve para ilustrar o hemotórax tardio, que se manifesta dias após o episódio do trauma. Geralmente, a gravidade do trauma parece desproporcional ao volume hemático pleural e isso acontece mais em pacientes idosos. O quadro é atribuído a lesões de vasos parietais por espículas ósseas; o sangue é aspirado para a pleura, acumulando-se lentamente e sem provocar manifestações hemodinâmicas importantes. Esses processos, quando não identificados precocemente, levam ao encarceramento pulmonar.

Coagulopatias Associadas ao Hemotórax

O hemotórax pode estar acompanhado de coagulopatia em pacientes hipotérmicos, politransfundidos, nos casos em que há consumo de fatores e plaquetas na síndrome do coágulo retido (hemotórax coagulado), bem como nos de neurólise que acompanham o trauma neurológico grave. Essas coagulopatias devem ser logo corrigidas, pois podem piorar as condições locais e sistêmicas e manter focos de sangramento em atividade.

CONSIDERAÇÕES FINAIS

Há mais de 5.000 anos que o trauma torácico faz parte de um componente integral da medicina – a compreensão da fisiologia do tórax. Durante a Guerra Civil Americana, a mortalidade relacionada ao trauma torácico foi de 63%; na I Guerra Mundial, 25% e na II Guerra Mundial, 12%. Atualmente, em condições civis, está ao redor de 5 a 10%. Essa queda da mortalidade é atribuída à melhor compreensão dos fenômenos fisiopatológicos associados ao trauma e, principalmente, ao melhor atendimento inicial. Com a conscientização leiga crescente, a melhora no atendimento pré-hospitalar e maior conhecimento médico especializado difundindo os conceitos ditados pelos modernos centros de trauma, as vítimas terão maior chance de sobrevivência e as seqüelas tardias serão reduzidas.

BIBLIOGRAFIA

ATHANASIOU, T.; KRASOPOULOS, G.; NAMBIAR, P.; COATS, T.; PETROU, M.; MAGEE, P.; UPPAL, R. Emergency thoracotomy in the pre-hospital setting: a procedure requiring clarification. *Eur. J. Cardiothorac. Surg.*, v. 26, n. 2, p. 377-386, 2004.
BARRY, R. M. Penetrating chest wounds. *RN*, v. 67, n. 5, p. 36-41, 2004.
BAUMGARTNER, F.; SHEPPARD, B.; DE VIRGILIO, C.; ESRIG, B.; HARRIER, D.; NELSON, R. J.; ROBERTSON, J. M. Tracheal and main bronchial disruptions after blunt chest trauma: presentation and management. *Ann. Thorac. Surg.*, v. 50, n. 4, p. 569-574.
BULGER, E. M.; EDWARDS, T.; KLOTZ, P.; JURKOVICH, G. J. Epidural analgesia improves outcome after multiple rib fractures. *Surgery*, v. 136, n. 2, p. 426-430, 2004.
FREEMAN, R. K.; AL-DOSSARI, G.; HUTCHESON, K. A. et al. Indications for using video-assisted thoracoscopy surgery to diagnose diaphragmatic injuries after penetrating chest trauma. *Ann. Thorac. Surg.*, v. 72, p. 342-347, 2001.
HENIFORD, B.; CARRILLO, E. H.; SPAIN, D. A. et al. The role of thoracoscopy in the management of retained thoracic collections after trauma. *Ann. Thorac. Surg.*, v. 63, p. 940-943, 1997.

KARMY-JONES, R.; NATHENS, A.; JURKOVICH, G. J.; SHATZ, D. V.; BRUNDAGE, S.; WALL JR., M. J.; ENGELHARDT, S.; HOYT, D. B.; HOLCROFT, J.; KNUDSON, M. M.; MICHAELS, A.; LONG, W. Urgent and emergent thoracotomy for penetrating chest trauma. *J. Trauma*, v. 56, n. 3, p. 664-668, 2004.

LOCICERO, J.; MATOX, K. L. Epidemiology of chest trauma. *Surg. Clin. N. Am.*, v. 69, n. 15-18, 1989.

MATTOX, K. L.; WALL, M. J. Trauma of the chest. Newer diagnostic measures and emergency management. *Chest. Surg. Clin. N. Am.*, v. 7, p. 213-226, 1997.

MINEO, T. C.; AMBROGI, V.; CRISTINO, B. et al. Changing indications for thoracotomy in blunt chest trauma after the advent of videothoracoscopy. *J. Trauma*, v. 47, p. 1088-1096, 1999.

WISNER, D. H. Trauma to the chest. In: SABISTON, D. C.; SPENCER, F. C. *Surgery of the Chest*. 6. ed. Philadelphia: W. B. Sanders, 1995.

Traumatismo Cranioencefálico

Eduardo Vellutini ♦ Marcos Q. Telles Gomes ♦ André Lima Batista

INTRODUÇÃO

As lesões encefálicas provocadas por traumatismo, bem como sua prevenção e seu manejo, são de grande importância para qualquer profissional envolvido em serviço de emergência.

Traduzem a principal causa de morbi-mortalidade em crianças e adultos nos seus anos mais produtivos. Nos Estados Unidos, cerca de 1,6 milhão de indivíduos sofrem traumatismo cranioencefálico (TCE) a cada ano, dos quais aproximadamente 60.000 evoluem para óbito e 70.000 a 90.000 permanecem com déficits neurológicos graves[1]. No Estado de São Paulo, observou-se, em 1993, mortalidade de 57.000 pessoas em um universo de 150 milhões de habitantes, ultrapassando a estatística americana em quase 50%[2].

Os acidentes automobilísticos são a principal causa de TCE no mundo, acometendo principalmente homens na idade entre 15 e 24 anos, existindo associação com bebidas alcoólicas em 40 a 72% dos casos[3,4]. As quedas constituem o segundo grupo mais freqüente e são mais comuns nos extremos de idade[3,4].

CLASSIFICAÇÃO E FISIOPATOLOGIA

As lesões decorrentes do TCE podem ser classificadas de muitas formas. Quanto ao mecanismo do traumatismo, em fechadas e abertas (penetrantes), sendo as fechadas as mais comuns e as abertas, por definição, de tratamento cirúrgico imediato para limpeza e correção dos envoltórios[5]. Quanto aos achados de imagens, em focais e difusas, quanto à localização, em lesões de envoltórios (fraturas cranianas e lesões intracranianas) e, quanto à gravidade, utilizando-se a escala de coma de Glasgow[6,7] (Tabelas 13.2 a 13.4).

Este capítulo dará ênfase à fisiopatologia, com a divisão das lesões em primárias e secundárias.

LESÕES PRIMÁRIAS

Dizem respeito às lesões provocadas diretamente pelo impacto que ocorre no momento do TCE.

Esses tipos de lesões são divididos em focais e difusos. As lesões focais são causadas por pancadas na cabeça e produzem contusões e hematomas, cuja gravidade está relacionada a localização, tamanho e progressão. As lesões difusas estão relacionadas às forças inerciais mais freqüentes nos casos em que existe grande diferença de velocidade. Na prática, ambas as lesões podem vir em conjunto.

Os tipos mais comuns de lesão primária são as fraturas cranianas, encontradas em cerca de 80% dos casos fatais; por isso não as devemos desconsiderar, pois a força necessária para promovê-las tem que conter considerável energia. Podem ser de abóbada, face ou base do crânio, lineares ou cominutivas, com ou sem desnivelamento (afundamento)[5].

TABELA 13.2 – Escala de coma de Glasgow para adultos

ABERTURA OCULAR
4. Espontânea
3. Estímulo sonoro
2. Estímulo álgico
1. Nenhuma

RESPOSTA MOTORA
6. Obedece a comando
5. Localiza estímulo
4. Movimento de retirada
3. Postura flexão
2. Postura extensão
1. Nenhuma

RESPOSTA VERBAL
5. Orientada
4. Confusa
3. Palavras
2. Sons
1. Nenhuma

TABELA 13.3 – Escala de coma de Glasgow modificada para crianças de 1 a 4 anos

RESPOSTA	FORMA	ESCORE
Abertura ocular	Espontânea	4
	Ordem verbal	3
	Estímulo doloroso	2
	Sem resposta	1
Melhor resposta verbal	Balbucio	5
	Choro irritado	4
	Choro por estímulo doloroso	3
	Gemido à dor	2
	Sem resposta	1
Melhor resposta motora	Movimento espontâneo normal	6
	Localiza estímulo	5
	Reage à dor	4
	Decorticação	3
	Descerebração	2
	Sem resposta	1
Total		3 – 15

TABELA 13.4 – Escala de coma de Glasgow modificada para crianças menores de 1 ano

UM MÊS	CINCO E SEIS MESES
1. Ausência de resposta	1. Ausência de resposta
2. Grito ao ser estimulada	2. Grito ao ser estimulada (gemido)
3. Grito espontâneo	3. Localiza a direção dos sons
4. Pisca os olhos quando estimulada	4. Reconhece pessoas da família
5. Emite ruído com a garganta	5. Balbucio para pessoas, brinquedos
DOIS MESES	**SETE E OITO MESES**
1. Ausência de resposta	1. Ausência de resposta
2. Grito ao ser estimulada	2. Grito ao ser estimulada (gemido)
3. Fecha os olhos com estímulo luminoso	3. Reconhece a família e vozes familiares
4. Sorri quando acariciada	4. Balbucio
5. Balbucio – apenas sons vogais	5. "Ba", "ma", "dada"
TRÊS MESES	**NOVE E DEZ MESES**
1. Ausência de resposta	1. Ausência de resposta
2. Grito ao ser estimulada	2. Grito ao ser estimulada
3. Fixa o olhar ao ser estimulada, olhando também o ambiente	3. Reconhece pelo sorriso ou risada
4. Sorriso à estimulação sonora	4. Balbucio
5. Riso disfarçado – sons semelhantes aos de pombo	5. "Mama", "dada"
QUATRO MESES	**ONZE E DOZE MESES**
1. Ausência de resposta	1. Ausência de resposta
2. Grito ao ser estimulada	2. Grito ao ser estimulada (gemido)
3. Vira a cabeça ao estímulo sonoro	3. Reconhece pelo sorriso
4. Sorri espontaneamente ou quando estimulada; risada, quando socialmente estimulada	4. Balbucio
5. Modulação da voz e vocalização correta de vogais	5. Palavras (especificamente "mama", "dada")

As fraturas de base de crânio são de fundamental importância, já que estão associadas a maior freqüência de fístulas liquóricas e lesões de nervos cranianos e apresentam sinais clínicos que devem ser procurados ao se examinar o paciente vítima de TCE, como as equimoses periorbitária (olhos de guaxinim) e retroauricular (sinal de Battle) (Fig. 13.13), além da otorragia e do hemotímpano. Porém, vale lembrar que esses sinais não são patognomônicos[8]. Em geral, as fraturas com afundamento exigem tratamento cirúrgico quando ultrapassam a espessura do osso craniano (Fig. 13.14, *D*). É necessária a avaliação por tomografia axial de crânio (TAC) com janela óssea.

Os hematomas extradurais (HED) são relativamente infreqüentes, presentes em cerca de 1% de todos os pacientes com TCE e em menos de 10% dos pacientes comatosos. São localizados dentro do crânio e externamente à dura-máter e têm aspecto lentiforme ou biconvexo na TAC (Fig. 13.14, *A*); 95% deles estão associados a fraturas de crânio e são mais freqüentes nas regiões temporal ou temporoparietal e geralmente resultam de lacerações da artéria meníngea média ou um de seus ramos (60 a 80% dos casos). Classicamente, essa lesão pode apresentar o chamado "intervalo lúcido", que é definido como um período consciente antes de piora neurológica importante e rápida[3,8].

Os hematomas subdurais (HSD) são muito mais encontrados que os extradurais (30% dos TCE graves). Em geral, esse tipo de hematoma é resultado do rompimento de veias em ponte entre o cérebro e os seios venosos. Em aproximadamente 80% dos HSD coexiste lesão no parênquima subjacente, o que determina o prognóstico, o curso e o prognóstico do paciente.

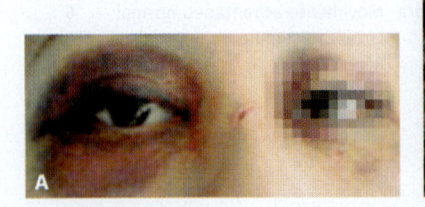

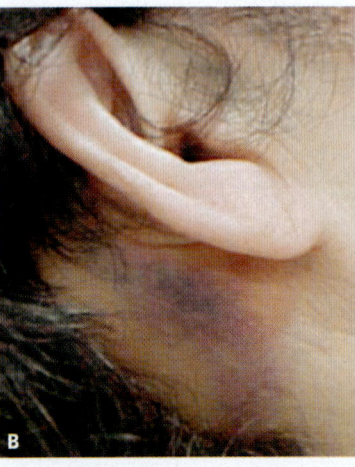

Figura 13.13 – Sinais clínicos de fratura de base de crânio. (*A*) Equimose periorbitária (olhos de guaxinim). (*B*) Equimose retroauricular (sinal de Battle).

Também pode ser resultado da drenagem de contusões corticais para o espaço subdural, comumente temporais, que então passam a ser chamadas de laceração cerebral. O HSD geralmente cobre toda a superfície externa do hemisfério cerebral e tem o aspecto de uma coleção "em crescente" na TAC (Fig. 13.14, B), e, se for grande, ocasiona desvio das estruturas da linha média. Em virtude de o dano cerebral subjacente geralmente ser grave, o prognóstico desse tipo de lesão é muito pior que o do HED, sendo associado a um alto índice de mortalidade. Essa taxa pode ser reduzida pela rápida intervenção cirúrgica e tratamento médico agressivo[3,9].

Contusões e hematomas intracerebrais freqüentemente estão associados a TCE moderado ou grave e costumam produzir lesão com efeito de massa. A maior parte desse tipo de lesão acontece nos lobos frontais e temporais, podendo, no entanto, aparecer em qualquer parte do cérebro, cerebelo ou mesmo do tronco cerebral. A diferenciação entre contusão e hematoma intracerebral ainda é pouco definida, podendo uma contusão, num período de horas ou dias, coalescer para formar um grande hematoma intracerebral. O mecanismo de formação dessas lesões é por aceleração-desaceleração, com contato do parênquima cerebral com a superfície irregular da base do crânio ou ferimentos penetrantes, aparecendo na TAC como lesões hiperdensas[3,9] (Fig. 13.14, C).

Lesão axonal difusa é causada por forças de estiramento, afetando os axônios que atravessam grandes áreas do tronco encefálico e provocando disfunção do sistema ativador reticular ascendente[3]. Acredita-se que os axônios não são rompidos no momento do traumatismo, e sim sofrem alterações focais seqüenciais que provocam edema e desconexão durante horas após a lesão, o que leva à degeneração das fibras distais e conseqüente deaferentação das áreas-alvo. É o tipo de lesão mais encontrado em crianças, em virtude da razão cabeça-dorso ser maior nesses indivíduos e também porque o cérebro imaturo tem grande conteúdo de água e seus axônios não estão completamente mielinizados[10].

Geralmente está associada à concussão cerebral, que é definida como alteração no nível de consciência em resultado do TCE fechado, podendo ser classificada como: *leve*, lesão na qual a consciência está sempre preservada, porém, com um notório grau de disfunção neurológica temporária e que pode variar de confusão e desorientação transitória, que é completamente reversível sem deixar seqüela até, quando mais grave, trazer uma amnésia lacunar retrógrada ou anterógrada (antes ou após o traumatismo); *clássica*, com perda de consciência sempre acompanhada de algum grau de amnésia, sendo a duração desta uma boa medida da gravidade da lesão. A perda de consciência é transitória e reversível e, por definição, dura até 6h, embora, em geral, a recuperação ocorra em muito menos tempo. Pode haver seqüelas tardias, que são definidas como síndrome pós-concussional: cefaléia, irritabilidade, ansiedade, dificuldade de memória e concentração, tonturas e depressão.

Os pacientes com lesão axonal difusa têm alta taxa de morbi-mortalidade, podendo, com freqüência, evoluir para estado vegetativo persistente ou coma vígil. Esse tipo de lesão é bem identificada em ressonância magnética na seqüência difusão[3,8].

Lesões Secundárias

Ocorrem após o traumatismo inicial e são definidas como dano neuronal decorrente de respostas fisiológicas sistêmicas à agressão encefálica. Um grande número de substâncias bioquímicas

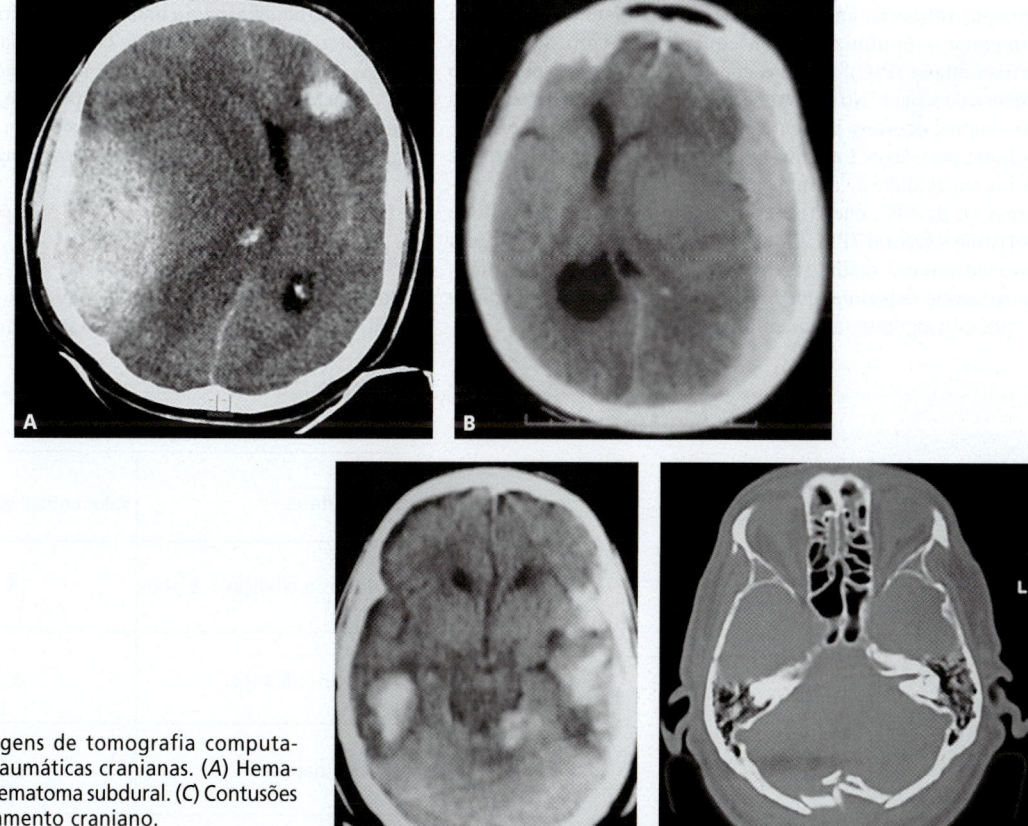

Figura 13.14 – Imagens de tomografia computadorizada de lesões traumáticas cranianas. (*A*) Hematoma extradural. (*B*) Hematoma subdural. (*C*) Contusões cerebrais. (*D*) Afundamento craniano.

(radicais livres, citoquinas e aminoácidos excitatórios, como o glutamato e o aspartato) tem sido postulado como tendo papel na propagação da lesão neuronal que se segue ao TCE, iniciando uma cascata de eventos que produz quebra de membrana celular e trocas iônicas que lesam ainda mais o tecido cerebral[11-13].

A hipotensão e a hipóxia têm elevado papel na gênese das lesões secundárias e, quando ocorrem precocemente no período pós-traumático, são determinantes na evolução e no prognóstico. Nas primeiras 24h, o fluxo sanguíneo cerebral (FSC) normalmente se encontra menor que a metade do normal em pacientes com TCE e pode se aproximar do limiar isquêmico, encontrando-se, nas proximidades, ainda menor do que o FSC global. A redução do FSC associada à vulnerabilidade do cérebro traumatizado para a isquemia faz com que a hipotensão seja uma complicação potencialmente fatal.

O FSC normal é de aproximadamente 750mL/min (50mL/100g de tecido cerebral/min). A lesão neuronal irreversível ocorre quando há queda para valores inferiores a 18mL/100g de tecido cerebral/min durante períodos prolongados[14].

Existem relatos de lesões isquêmicas em até 80% dos pacientes que morreram por TCE e foram submetidos à autópsia.

PRESSÃO INTRACRANIANA E PRESSÃO DE PERFUSÃO CEREBRAL

A hipótese modificada de Monro-Kellie atesta que a soma dos volumes intracranianos de sangue, tecido cerebral, liquor e outros componentes (hematoma, tumor, edema) é constante. Esses volumes estão dispostos dentro de um compartimento completamente fechado e inelástico, que é a caixa craniana. A pressão é distribuída de forma pouquíssimo variável dentro do espaço intracraniano. O incremento de volume no compartimento intracraniano desencadeia mecanismos que visam tamponar e minimizar o conseqüente aumento da pressão intracraniana (PIC), o que é conseguido com a expulsão de liquor e de sangue. No entanto, se houver manutenção da expansão de volume, ocorrerá aumento considerável na PIC. A curva de volume-pressão de Langfitt (Fig. 13.15), é clássica e ilustrativa dessa capacidade de adaptação pressora. Com o aumento progressivo da PIC, chega-se a um ponto em que a pressão de perfusão cerebral (PPC), definida como a diferença entre a pressão arterial média (PAM) e a PIC, cai a níveis críticos provocando isquemia, que leva a mais lesão neuronal, edema e, por conseguinte, a aumento da PIC[15].

O FSC é calculado por meio da razão entre a PPC e a resistência vascular cerebral (RVC).

$$FSC = PPC/RVC = PAM - PIC/RVC$$

A RVC, por sua vez, é afetada, por exemplo, pela pressão parcial de gás carbônico (pCO_2) e por substâncias vasoativas como a adenosina. Em um cérebro normal, existem variações da PAM e, por conseguinte, da PPC (40 a 140mmHg) e a RVC variará proporcionalmente para manter um FSC constante; isto é chamado de auto-regulação cerebral (Fig. 13.16). Esse efeito é dado por modificações na resistência vascular cerebral, provavelmente induzido por íons de hidrogênio. Estados de hipofluxo que acarretam hipóxia ou hipercapnia resultam em acidose, que induz à vasodilatação cerebral e ao aumento do fluxo sanguíneo. Em pacientes hipertensos crônicos, há desvio da curva de auto-regulação para a direita, fazendo-os suscetíveis à isquemia em níveis de PPC tolerados por indivíduos saudáveis. Em indivíduos normais, a PPC varia entre 70 e 100mmHg[15].

Embora estudos anteriores sobre TCE tenham enfatizado a importância da monitoração e do tratamento da PIC, a tendência atual enfatiza a PPC. No cérebro traumatizado, diferentes áreas necessitam de diferentes valores de PPC e, por isso, inexiste um valor "ideal" que seria dado como objetivo no tratamento dos pacientes graves com TCE. No entanto, os *guidelines* propostos pela Brain Trauma Foundation recomenda que a PPC deva ser mantida no mínimo em 70mmHg[16].

AVALIAÇÃO CLÍNICA

A avaliação inicial de qualquer paciente politraumatizado deve seguir as orientações do Suporte Avançado de Vida em Trauma (SAVT) (do inglês ATLS, *Advanced Trauma Life Support*), atentando também para a imobilização da coluna cervical, seguida de determinação do nível de consciência e do exame das pupilas, seu diâmetro, simetria e reatividade à luz.

A seguir, após estabilização do paciente, procede-se ao exame neurológico completo e aplica-se a escala de coma de Glasgow para classificação do traumatismo craniano[8]:

Traumatismo Cranioencefálico Leve (Escala de Coma de Glasgow 14 ou 15)

Representa 80% dos casos encontrados na sala de emergência. O paciente pode apresentar amnésia relacionada ao

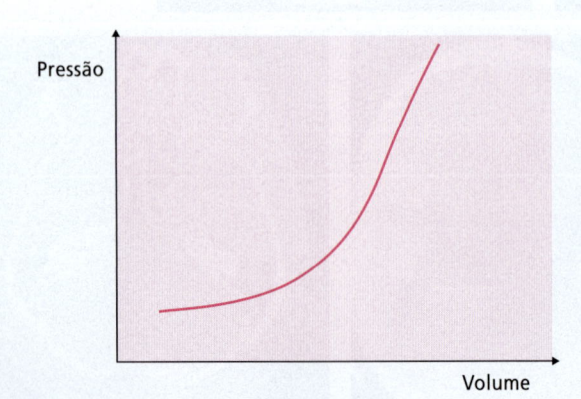

Figura 13.15 – Curva volume-pressão de Langfitt.

Faixa etária	Valor normal da PIC (mmHg)
Adultos e crianças > 8 anos	15
Crianças < 8 anos	8
Recém-nascidos	6

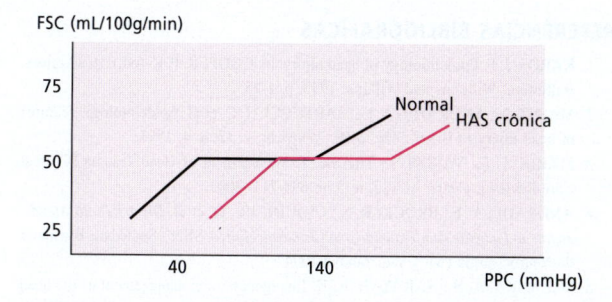

Figura 13.16 – Relação entre fluxo sangüíneo cerebral (FSC) e pressão de perfusão cerebral (PPC).
HAS = hipertensão arterial sistêmica.

traumatismo, perda breve da consciência, geralmente difícil de confirmar, mas se mostra consciente, embora possa estar sonolento ou confuso. Freqüentemente é confundido com abuso alcoólico. A maior parte tem recuperação completa, às vezes com sutis seqüelas neurológicas. Aproximadamente 3% podem apresentar deterioração clínica com conseqüentes seqüelas neurológicas graves. Idealmente, todo paciente que não tiver exame neurológico normal ou apresentar alterações transitórias do nível de consciência, amnésia ou mesmo cefaléia intensa, deve realizar TAC. Nesse grupo, a TAC mostra-se alterada em 18% dos casos e 5% destes acabam por necessitar de craniotomia para tratamento. Não sendo isso possível e o paciente estiver totalmente alerta, pode ser, alternativamente, mantido em observação por 12 a 24h, após a obtenção de raios X simples de crânio em, pelo menos, três incidências (frente, perfil e Towne). Devem-se observar:

- Fraturas lineares ou afundamentos.
- Posição mediana da calcificação pineal.
- Nível líquido nos seios paranasais.
- Pneumoencéfalo (pneumocrânio).
- Fraturas de face.
- Corpos estranhos (CE).

Qualquer desses sinais indica a necessidade de avaliação por tomografia, seguida de exame neurocirúrgico. O exame clínico também deve procurar sinais clínicos de fratura de base de crânio. Não deve ser esquecida a avaliação cervical.

Se a TAC tiver sido realizada e não demonstrar anormalidades, o paciente pode ser dispensado prontamente do hospital, desde que esteja acompanhado e seja orientado a retornar caso apresente algum sinal de piora, como sonolência, náuseas e vômitos, convulsões, sangramento ou saída de líquido por nariz/ouvido, cefaléia intensa, confusão, comportamento estranho ou déficit motor. Se não for possível realizar TAC ou o paciente não estiver acompanhado, é preferível manter observação hospitalar.

Traumatismo Cranioencefálico Moderado (Escala de Coma de Glasgow 9 a 13)

Corresponde a 10% dos casos. O paciente ainda está apto a obedecer a ordens simples e geralmente está confuso e sonolento, podendo apresentar déficits focais. Nesse grupo, 10 a 20% dos pacientes apresentam deterioração neurológica e passam a ser classificados como TCE grave. O tratamento deve, assim, seguir aquele do grupo grave, exceto por não necessitar de intubação traqueal, porém todos os cuidados para manutenção das vias aéreas devem ser observados. Nesse grupo, 40% têm TAC anormal e 10% necessitam de craniotomia para tratamento. Não se deve dispensar a TAC e, mesmo esta sendo normal, todos os pacientes devem ser internados para observação.

Traumatismo Cranioencefálico Grave (Escala de Coma de Glasgow 3 a 8)

Pacientes que não respondem, não obedecem a ordens simples, geralmente apresentando-se em coma. Embora, nesse grupo, se inclua um grande espectro de lesões cerebrais, a modalidade identifica os pacientes com altas taxas de mortalidade e morbidade, devendo-se sempre tomar medidas agressivas e nunca "esperar para ver", o que pode ser desastroso. Inicialmente, devem ser observadas as regras de primeiros cuidados e reanimação, que evitarão as lesões secundárias. A seguir, devem-se instalar medidas para diminuição da PIC, mesmo antes da obtenção da TAC. Os pacientes com TCE grave que apresentam hipotensão à admissão têm o dobro de mortalidade em relação aos que não a apresentam (60 contra 27%). Se, além disso, apresentam hipóxia, a mortalidade passa a ser de 75%.

TRATAMENTO[3]

As lesões primárias acontecem no momento do traumatismo e não podem ser revertidas. O tratamento inicial de qualquer paciente com TCE deve ser direcionado à prevenção e minimização das lesões secundárias. Deve-se ter especial atenção para prevenção de hipóxia, manutenção de PPC adequada e rápido diagnóstico de lesões passíveis de correção cirúrgica.

Todos os pacientes com escala de coma de Glasgow menor ou igual a 8 devem ser submetidos à intubação orotraqueal precoce, para proteção da via aérea e prevenção da hipóxia. A intubação orotraqueal deve ser realizada com auxílio de seqüência anestésica rápida, a fim de prevenir incrementos na PIC induzidos pela estimulação da via aérea. As drogas recomendadas são etomidato (0,2 a 0,4mg/kg) combinado com fentanila (50 a 100µg) para analgesia ou com rocurônio, não se esquecendo da devida atenção à coluna cervical.

O paciente é mantido com fração inspirada de oxigênio (FiO_2) de 100% até transferência para unidade de terapia intensiva (UTI), quando os ventiladores devem ser ajustados para manutenção de FiO_2 no mínimo em 70% e com especial atenção para $PaCO_2$, que deve ser mantida entre 35 e 40mmHg, reservando-se a hiperventilação apenas para períodos curtos em que se deseja uma rápida redução na PIC enquanto outras medidas são tomadas. Regimes de hiperventilação prolongados levam à vasoconstrição e à redução do FSC.

Reanimação hídrica com restauração do volume intravascular normal é essencial para todos os pacientes com TCE. Não se deve "desidratar" o cérebro como se fazia antigamente, uma vez que existem estudos comprovando a ineficácia desse método para diminuição do edema cerebral. Para todos os pacientes com pressão arterial sistólica inferior a 110mmHg, a reanimação hídrica é iniciada com solução salina normal, Ringer lactato ou pequenos volumes (250mL) de solução salina hipertônica. Não devem ser administradas soluções hipotônicas, sob o risco de haver aumento do edema cerebral e conseqüente aumento da PIC com redução da PPC.

O uso de substâncias vasopressoras é controverso, no entanto devem ser utilizadas com bastante cuidado e apenas em pacientes com monitoração hemodinâmica invasiva.

O manitol não deve ser usado como medida profilática, sendo seu uso justificado em pacientes com sinais de herniação transtentorial.

Drogas sedativas ou bloqueadores neuromusculares podem ser úteis durante o transporte dos pacientes; no entanto, eles interferem no exame neurológico e influenciam na avaliação e conduta iniciais.

Os pacientes admitidos em UTI devem ser submetidos à monitoração multimodal dos parâmetros encefálicos (PIC, PPC e FSC), além do emprego de cateter de Swan-Ganz naqueles com franca instabilidade hemodinâmica ou com reserva cardíaca baixa.

Não se devem administrar corticosteróides a pacientes com TCE, uma vez que têm eficácia questionável e seus efeitos colaterais sobrepujam os eventuais benefícios.

Altas doses de barbituratos são utilizadas para induzir coma e como última medida em pacientes com PIC elevada, a despeito de tratamento agressivo. No entanto, não há provas de melhora na sobrevida.

Outras medidas, como elevação da cabeceira a 30°, colocação da cabeça em posição neutra e hipotermia moderada (34°C), são úteis ao tratamento.

Atenção quanto a distúrbios hidroeletrolíticos, principalmente do sódio (hiponatremia diminui limiar convulsivo e exacerba edema cerebral) e magnésio (hipomagnesemia diminui limiar convulsivo). Suporte nutricional adequado, proteção gástrica e profilaxia da trombose venosa profunda sempre têm que estar em mente para tratamento desses pacientes.

EVOLUÇÃO E COMPLICAÇÕES APÓS TRAUMATISMO CRANIOENCEFÁLICO

O grau de recuperação após TCE é melhor quanto mais jovem for o paciente, sendo significativamente pior quando há regimes de manutenção de níveis elevados de PIC (> 20mmHg), a despeito de tratamento agressivo, regimes hipóxicos prolongados, ausência de reatividade pupilar à luz e necessidade de drenagem cirúrgica de lesões com efeito de massa.

As complicações tardias mais freqüentes são cefaléia e convulsões pós-traumáticas, hidrocefalia comunicante, hipogonadismo hipogonadotrópico e síndrome pós-concussional.

REFERÊNCIAS BIBLIOGRÁFICAS

1. KARUS, J. F. Epidemiology of head injury. In: COOPER, P. R. (ed.). *Head injury*. Baltimore: Williams and Wilkins, 1993. p. 1-25.
2. MASET, A.; ANDRADE, A. F.; MARTUCCI, S. C. et al. Epidemiologic features of head injury in Brazil. *Arq. Bras. Neurocir.*, v. 12, n. 4, 1993.
3. MARIK, P. E.; VARON, J.; TRASK, T. Management of Head Trauma [Critical Care Review]. *Chest*, v. 122, n. 2, p. 699-711, 2002.
4. ANDRADE, A. F.; BROCK, R. S.; CIQUINI JR., O. et al. *Diretrizes do Atendimento ao Paciente com Traumatismo Cranioencefálico*. SBN – Sociedade Brasileira de Neurocirurgia (www.sbn.com.br) 2004.
5. VALADKA, A. B.; NARAYAN, R. K. Emergency room management of the head injured patient. In: NARAYAN, R. K.; WILBERGER JR., J. E.; POVLISHOCK, J. T. (ed.). *Neurotrauma*. New York: Mc Graw-Hill, 1996. p. 119-135.
6. TEASDALE, G.; JENNETT, B. Assessment of coma and impaired consciousness: a practical scale. *Lancet*, v. 2, p. 81-84, 1974.
7. BRANDT, A. B.; FERES JR., H.; FERNANDES JR., C. J. et al. Traumatismo cranioencefálico. In: KNOBEL, E. *Condutas no Paciente Grave*. Atheneu, 1994. p. 590-611.
8. MILLER, J. D.; PIPER, I. R.; JONES, P. A. Pathophysiology of head injury. In: NARAYAN, R. K.; WILBERGER JR., J. E.; POVLISHOCK, J. T. (ed.). *Neurotrauma*. New York: Mc Graw-Hill, 1996. p. 61-70.
9. MAZZOLA, C. A.; ADELSON, D. Critical care of head trauma in children. *Crit. Care Med.*, v. 30 (Suppl.), p. S393-S401, 2002.
10. HAUN, S. Theories of brain resuscitation. In: ROGERS, M. C. (ed.). *Textbook of Pediatric Intensive Care*. Baltimore: Williams and Wilkins, 1992. p. 698-732.
11. GOURIN, C. G.; SHACKFORD, S. R. Production of tumor necrosis factor-[alpha] and interleukin-1[beta] by human cerebral microvascular endothelium after percussive trauma. *J. Trauma*, v. 42, p. 1101-1107, 1997.
12. SHOHAMI, E.; GALLILY, R.; MECHOULAM, R. et al. Cytokine production in the brain following closed head injury: dexanabinol (HU-211) is a novel TNF-[alpha] inhibitor and an effective neuroprotectant. *J. Neuroimmunol.*, v. 72, p. 169-177, 1997.
13. HEISS, W. D.; ROSNER, G. Functional recovery of cortical neurons as related to the degree and duration of ischemia. *Ann. Neurol.*, v. 14, p. 194-201, 1983.
14. RIBAS, G. C.; JOAQUIM, M. S.; FERNANDES JR., C. J. et al. Hipertensão intracraniana – Edema cerebral. In: KNOBEL, E. *Condutas no Paciente Grave*. Atheneu, 1994, p. 666-678.
15. BULLOCK, R.; CHESNUT, R.; CLIFTON, G. et al. *Guidelines for the Management of Severe Head Injury*. New York: Brain Trauma Foundation, 1996.
16. VALADKA, A. B.; NARAYAN, R. K. Surgical aspects. In: NARAYAN, R. K.; WILBERGER JR., J. E.; POVLISHOCK, J. T. ed. *Neurotrauma*. New York: Mc Graw-Hill, 1996. p. 203-224.

Urgências em Cirurgia Craniomaxilofacial: Traumatismo de Face

Nivaldo Alonso ♦ Dov Charles Goldenberg

INTRODUÇÃO

Ferimentos da face persistem como causas freqüentes de traumatismos decorrentes da violência social[1]. Apesar do maior rigor no controle das medidas de segurança no trânsito, responsável pela redução significativa no número e na gravidade dos traumas relacionados, outras causas têm surgido, mantendo elevado o número absoluto dos traumatismos da face[2-5].

O aumento da violência interpessoal é responsável pela elevação dos traumatismos secundários às agressões e aos ferimentos por armas de fogo, que apresentam características peculiares em seus mecanismos de trauma e complicações secundárias[6].

O estímulo às atividades esportivas mais violentas, como lutas marciais, lutas de rua e esportes radicais, tem também fomentado as estatísticas de traumatismos de face.

Essas mudanças, em termos etiológicos, causaram algumas alterações nos tipos de traumatismos mais freqüentes[7].

Em relação aos traumatismos relacionados a veículos automotores, tem sido observada, de maneira geral, uma redução significativa, prevenidos eles pelo uso do cinto de segurança e *air bags*[4,5].

Outrossim, a maior eficiência das equipes de resgate tem permitido a sobrevivência de pacientes com traumas de extrema gravidade, que adentram os serviços de emergência com traumatismos faciais de elevada complexidade, mantendo, de certa maneira, o número absoluto de casos de traumas faciais complexos.

Considerando-se os pacientes politraumatizados admitidos em prontos-socorros de grandes centros urbanos, acredita-se que em cerca de 60% esteja presente alguma forma de lesão na região cefálica. Em 11% dos casos, os ossos da face são acometidos[1,8,9].

ATENDIMENTO INICIAL

O atendimento inicial ao traumatizado da face em nada difere do atendimento inicial ao politraumatizado, quanto às condutas preconizadas. Entretanto, peculiaridades anatômicas tornam mais significativas as incidências de algumas complicações respiratórias e circulatórias.

Sangue, elementos dentários, elementos protéticos e corpos estranhos (CE) devem ser checados de imediato, sob risco de obstrução respiratória alta ou broncoaspiração. Estômago cheio ou deglutição de sangue podem ser fatores complicadores em caso de vômitos. É importante lembrar que a sondagem gástrica, em pacientes com trauma facial, deve ser realizada exclusivamente por via oral, pela possibilidade de fraturas da base do crânio e eventual introdução de sondas em posição intracraniana.

Sangramentos da face e principalmente do couro cabeludo quase sempre impressionam o paciente. No entanto, o volume de sangue perdido costuma ser limitado, sendo raras as situações de choque hipovolêmico causado exclusivamente por sangramentos faciais. Exceções ocorrem em lesões complexas do terço médio da face, com comprometimento dos vasos maxilares internos ou de outros grandes vasos. Sangramentos oriundos da cavidade nasal são, em geral, profusos, em virtude da rica vascularização local, sendo muitas vezes necessário o tamponamento nasal.

Em termos de condutas práticas, a avaliação das vias aéreas deve ser iniciada pela limpeza mecânica e aspiração com tubo rígido da cavidade oral, seguida dos procedimentos de permeabilização e ventilação. Seguindo o mesmo raciocínio proibitivo da sondagem nasogástrica, a intubação por via nasotraqueal deve ser evitada, exceto se guiada por broncoscopia, nem sempre disponível nas salas de admissão de serviços de emergência. Dá-se preferência à intubação orotraqueal ou às vias de acesso cirúrgico em traumatismos mais complexos da face, garantindo, dessa maneira, via aérea pérvia e segura (Fig. 13.18).

Sangramentos oriundos da região da face devem ser localizados com precisão antes da hemostasia. A proximidade de estruturas funcionalmente nobres, como os ramos do nervo facial, torna perigosa a tentativa de ligaduras vasculares intempestivas ou em massa. É preferível um curativo compressivo ou tamponamento, o que, na maioria das circunstâncias, soluciona temporariamente os problemas de sangramento.

Tamponamento nasal costuma ser necessário para controle do sangramento proveniente da cavidade nasal. Os tamponamentos nasais podem ser anteriores ou ântero-posteriores. Na maioria das situações clínicas, o tamponamento da cavidade nasal anterior é eficaz e suficiente para o controle do sangramento. Quando ineficaz, o tamponamento anterior é associado ao tamponamento posterior da cavidade nasal (Fig. 13.17).

Durante o atendimento inicial, é fundamental que sejam avaliados os mais prováveis focos de traumatismos associados, a saber: cervicais, cranioencefálicos e oculares. Traumatismos cervicais graves estão associados a traumas faciais em cerca de 3% dos pacientes[8,9]. Trauma cervical é fator que dificulta a manipulação da via aérea no traumatizado da face, exigindo imobilização do paciente politraumatizado durante o atendimento inicial, o que muitas vezes implica acesso cirúrgico à via aérea, pela impossibilidade de visualização adequada para intubação orotraqueal.

Atendimento Inicial

Vias aéreas → Aspiração e limpeza → Intubação orotraqueal / Cricotireoidostomia / Traqueostomia

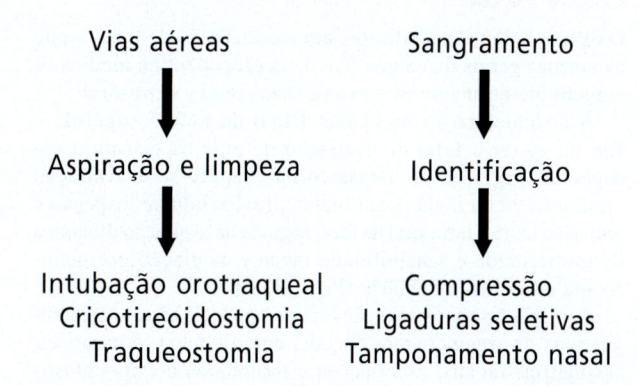

Sangramento → Identificação → Compressão / Ligaduras seletivas / Tamponamento nasal

Figura 13.17 – Seqüência esquemática do atendimento inicial ao politraumatizado de face para vias aéreas e controle do sangramento.

O comprometimento do nível de consciência associado a traumatismo cranioencefálico (TCE) dificulta sobremaneira o manejo do traumatizado de face, aumentando também os riscos de complicações respiratórias pela possibilidade de depressão central e broncoaspiração. A manutenção de via aérea segura é fundamental na associação de TCE a traumatismos faciais[10].

Trauma ocular é freqüentemente associado às fraturas de face, de maneira direta ou indireta[11-13]. Corpo estranho intra-ocular, traumatismos perfurantes oculares, sangramentos intra-oculares e descolamentos retinianos podem estar presentes. A manipulação do globo ocular sem o diagnóstico prévio de alterações, como as citadas anteriormente, pode provocar lesões iatrogênicas de caráter irreversível. Portanto, é obrigatória a avaliação oftalmológica antes da manipulação da região orbitária, se houver suspeita de lesão ocular. Fraturas da região orbitária podem também causar comprometimento visual, que deve ser diagnosticado na urgência, quando possível (Fig. 13.18).

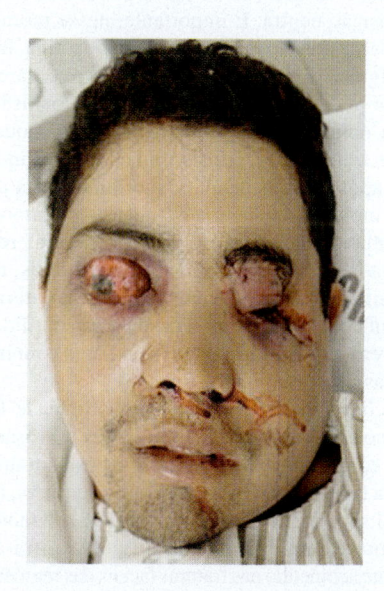

Figura 13.18 – Paciente politraumatizado por colisão de automóveis, sem cinto de segurança, apresentando proptose traumática bilateral conseqüente ao impacto de alta energia.

AVALIAÇÃO ESPECIALIZADA

Exame Físico

O exame físico especializado, em traumatismo de face, segue as normas gerais do exame físico em propedêutica médica. É constituído de anamnese e exame físico intra e extra-oral[1,14,15].

A sistematização no exame físico da face é sugerida a fim de evitar a falta de avaliação de alguma estrutura em especial (Fig. 13.19). Dessa forma, sugere-se a avaliação craniocaudal da região craniofacial, realizando-se inspeção e palpação extra e intra-oral da face, seguida da avaliação dinâmica da motricidade e sensibilidade facial e avaliação pormenorizada da oclusão dentária (Fig. 13.20).

À inspeção extra-oral, devem ser pesquisados sinais sugestivos de traumatismos faciais, como edema, equimoses, assimetrias faciais, escoriações e ferimentos corto-contusos (Fig. 13.21).

À palpação, observam-se sinais de irregularidades dos contornos ósseos, crepitação, dor e mobilidade dos elementos faciais. O exame inicia-se pela palpação da região frontal, observando-se a integridade de regularidade do crânio e do couro cabeludo, seguida da inspeção e exame das órbitas, buscando-se avaliar os contornos ósseos e possíveis irregularidades, desvios ou degraus. A seguir, a região maxilar é inspecionada e avaliada. Deformidades de contorno e mobilidade da maxila em relação à face são verificadas. O contorno mandibular é avaliado, bem como a presença de crepitação ou estalidos articulares à abertura da boca. Instabilidades podem ser avaliadas por meio da tração anterior da mandíbula.

O exame intra-oral deve ser iniciado com um questionamento acerca da situação dentária e oclusão prévia ao traumatismo. Deve-se indagar sobre o tipo de oclusão prévia, o tipo de mordida, problemas articulares e dentários, tratamentos dentários e ortodônticos prévios etc. Ao se iniciar o exame físico, à inspeção, devem ser avaliados o estado de dentes e mucosas, a presença de ferimentos e exposições ósseas. À palpação, verifica-se a mobilidade dentária e dos elementos ósseos mandibulares e maxilares. Recomendam-se afastadores orais específicos, de modo a avaliar corretamente o estado da oclusão dentária.

A verificação da situação oclusal dos dentes deve ser realizada em posição neutra. É importante, nesse momento, solicitar ao paciente que faça a oclusão como de rotina, indagando se ele nota alguma diferença. Tanto fraturas maxilares quanto mandibulares podem provocar distúrbios da oclusão[1,15,16]. A avaliação da oclusão após traumatismo facial pode levar à suspeição de fraturas específicas de maxila e mandíbula. O surgimento, após trauma facial, de mordida aberta por toque precoce dos molares sugere encurtamento dos ramos mandibulares ou fraturas condilares (Fig. 13.20). Em geral, retrognatia está relacionada a fraturas mandibulares bilaterais, do corpo, ramo ou condilares[16]; fraturas mandibulares unilaterais geralmente cursam com assimetrias causadas por mordidas cruzadas posteriores, enquanto as fraturas maxilares com impacção, com mordidas abertas.

As avaliações da sensibilidade e da motricidade facial são importantes no sentido de diagnosticar lesões nervosas propriamente ditas, como também para inferir supostos traumatismos específicos da face. Em termos de inervação sensitiva, as regiões malar e labial superior devem ser investigadas, de modo a comprovar eventual comprometimento do nervo infra-orbitário, freqüentemente acometido nas fraturas faciais das regiões orbitária e maxilar. Alterações na sensibilidade do lábio inferior podem estar relacionadas ao comprometimento traumático do nervo alveolar inferior ou do nervo mentual, sugerindo fraturas mandibulares.

A função da musculatura da mímica facial é diretamente relacionada à função do nervo facial, que deve ser pesquisada rotineira e sistematicamente em traumatismos da face[1]. Contusões, bem como traumatismos abertos ou fechados, podem provocar comprometimento parcial ou total de ramos do nervo facial. Essas lesões devem ser diagnosticadas obrigatoriamente. A manipulação cirúrgica da região facial pode levar a lesões iatrogênicas de ramos do nervo facial. A falta de exame pré-operatório detalhado pode dar margem a interpretações errôneas por parte do paciente, com possíveis complicações de ordem médico-legal. A função dos ramos frontais é avaliada solicitando-se que o paciente franza a região frontal e eleve os supercílios. Os ramos orbitários são avaliados por meio da oclusão palpebral forçada. Ramos bucais íntegros permitem a contração da musculatura orbicular e zigomática, nos movimentos de sorrir e beijar. O ramo mandibular inferior é avaliado por meio da eversão do lábio inferior, e os ramos cervicais, por contração da musculatura platismal.

Avaliação Radiológica

A avaliação radiológica das fraturas de face é fundamental para complementação diagnóstica. Muitas vezes identifica focos de fraturas não perceptíveis ao exame físico. Portanto, na atualidade, não se considera o diagnóstico completo sem a realização de exames de imagem.

As radiografias simples da face apresentam a vantagem da simplicidade de realização. As incidências mais utilizadas são as de frente, perfil, Towne, Caldwell, Waters, Hirtz e as radiografias panorâmicas de mandíbula (Fig. 13.22). Apesar do baixo custo e rapidez na execução dos exames, a sobreposição bidimensional das estruturas tridimensionais da face pode subestimar eventuais fraturas, com exceção das radiografias panorâmicas de mandíbula, que permitem melhor visualização de toda a região da mandíbula, sendo até superior, em alguns casos, às tomografias convencionais[1].

Até o advento da tomografia computadorizada, as radiografias simples eram os métodos disponíveis, havendo, não raro, necessidade de inúmeras exposições à radiação para obtenção de imagens nem sempre satisfatórias.

Exames planigráficos dos ossos da face foram por muito tempo utilizados como complementação às radiografias simples. Nos dias atuais, perderam sua importância em favor dos exames tomográficos[14] (Fig. 13.23).

As tomografias de face, nas incidências axial e coronal, são rotina para o adequado diagnóstico das fraturas de face (Fig. 13.24). Com a introdução da tomografia computadorizada na prática clínica, os exames radiológicos simples passaram a segundo plano de importância[17].

No início da era tomográfica, a reconstrução de imagens por computador era morosa e imprecisa, exigindo a manipulação cervical para obtenção das imagens em sentido coronal, freqüentemente contra-indicada em virtude de suspeita de lesão cervical. Seu atual grau de modernização e avanço tecnológico tem favorecido exames de alta precisão em mínimos intervalos de tempo, graças aos modernos tomógrafos helicoidais. As imagens tomográficas obtidas em cortes axiais finos de até 1mm permitem reconstruções por computador nos sentidos coronal e em perfil, sem a necessidade de manipulação da região cervical do paciente. Ademais, a reconstrução tridimensional da face acrescentou uma configuração tridimensional às imagens obtidas, permitindo maior noção das inter-relações entre os diferentes ossos da face, auxiliando no planejamento cirúrgico (Fig. 13.25).

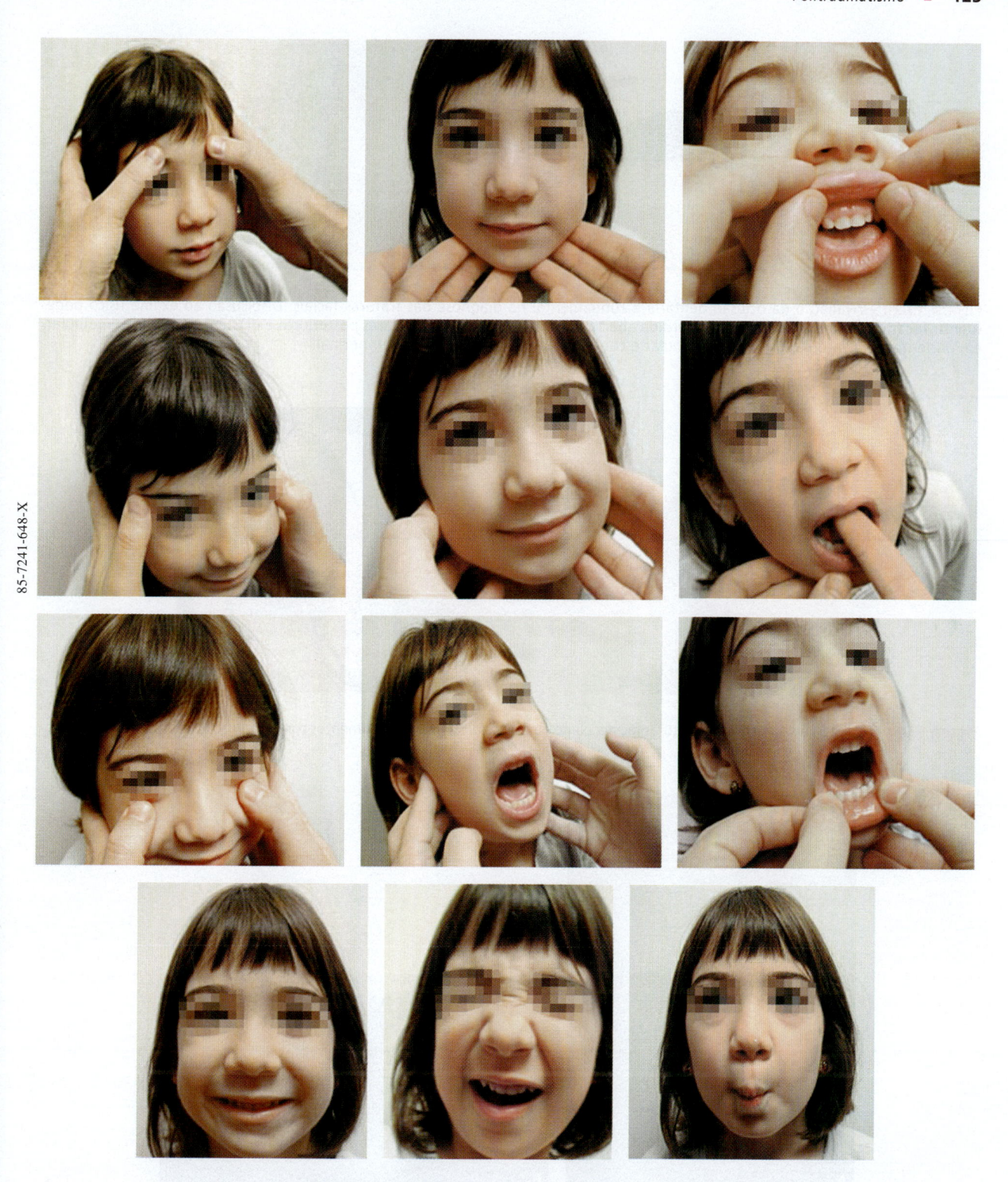

Figura 13.19 – Exame físico sistematizado da face: inspeção, palpação e avaliação dinâmica da face.

TRATAMENTO DAS FRATURAS DE FACE
Princípios Gerais

A precisão diagnóstica das fraturas faciais é fundamental para a obtenção de resultados terapêuticos adequados. O diagnóstico preciso facilita a escolha das melhores vias de acesso, que permitirão, por sua vez, a exposição adequada dos traços de fratura e sua redução tridimensional.

Os objetivos fundamentais do tratamento das fraturas de face são a obtenção de reduções tridimensionalmente anatômicas, imobilização máxima do foco de fratura e maior grau possível de liberdade de movimentos[1,2,18].

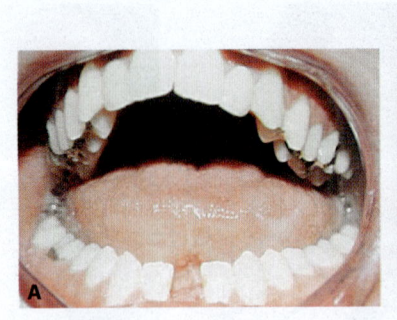

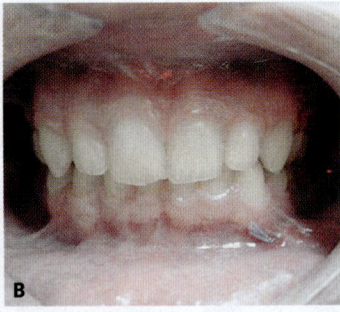

Figura 13.20 – Avaliação da oclusão dentária é fundamental na diagnose das fraturas faciais. Disoclusão ao exame físico pode sugerir focos de fratura específicos. (A) Mordida aberta por toque precoce dos molares posteriores e diástase da sínfise mandibular em paciente com fratura da sínfise mandibular e côndilos mandibulares. (B) Oclusão normal.

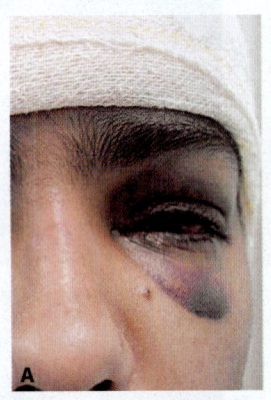

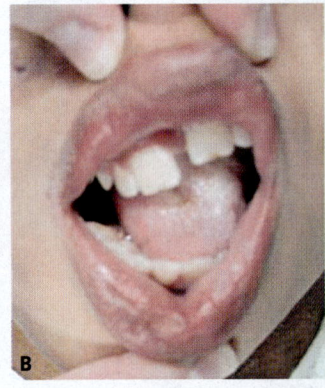

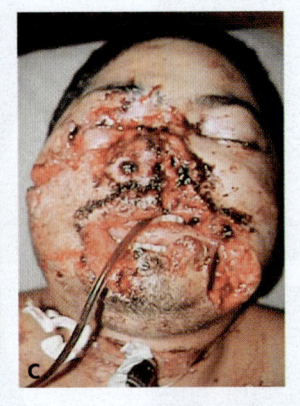

Figura 13.21 – (A a C) Sinais sugestivos de fraturas faciais, como equimoses, assimetrias e ferimentos corto-contusos, devem ser pesquisados.

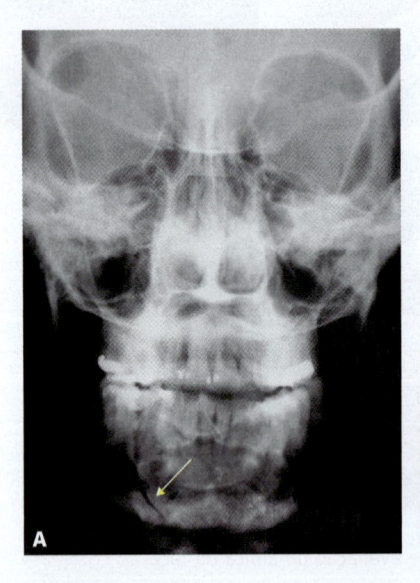

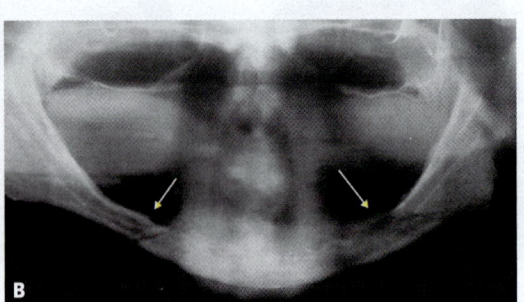

Figura 13.22 – Radiografias simples de face (A) e panorâmica de mandíbula (B). As setas indicam fraturas.

Os métodos de tratamento das fraturas de face têm sido aprimorados continuamente, graças às inovações tecnológicas e desenvolvimento de técnicas e materiais[19].

Até meados do século XX, os principais conceitos de tratamento das fraturas basearam-se em condutas conservadoras, por meio das imobilizações incruentas dos focos de fratura. Para tal, eram utilizados bloqueios interdentais e intermaxilares, e goteiras interdentais, mesmo nos casos mais complexos. Com o desenvolvimento e o aprimoramento dos materiais de síntese óssea e, fundamentalmente, com a introdução na prática cirúrgica de miniplacas, microplacas e parafusos de titânio, observou-se grande mudança nas con-

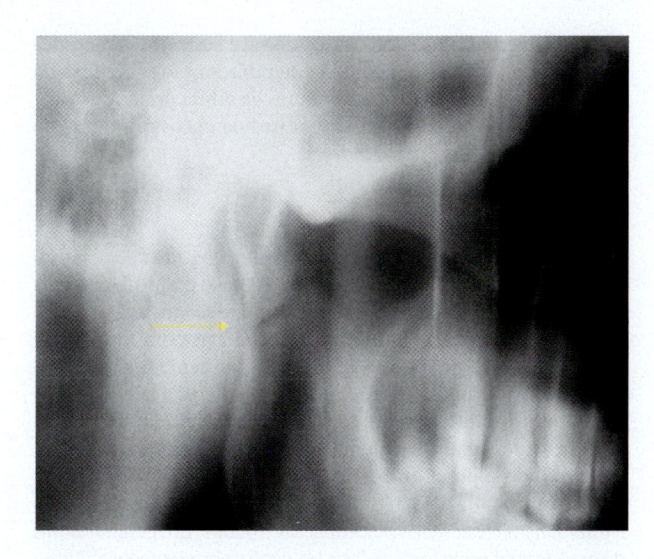

Figura 13.23 – Planigrafia em perfil para avaliação da articulação temporomandibular. A seta indica fratura do côndilo mandibular.

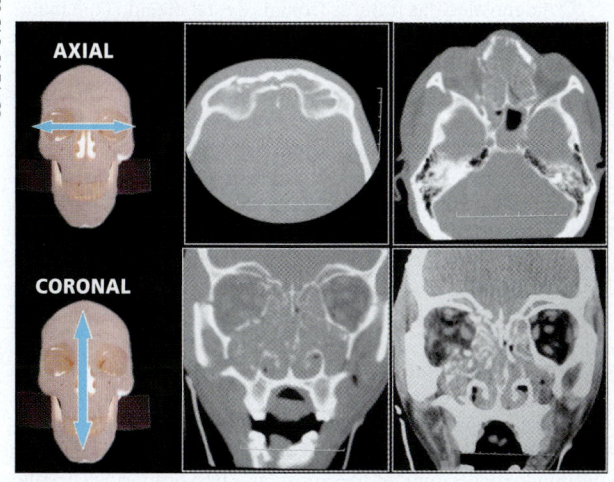

Figura 13.24 – Tomografias de face em cortes axiais e coronais, nas janelas ósseas e partes moles.

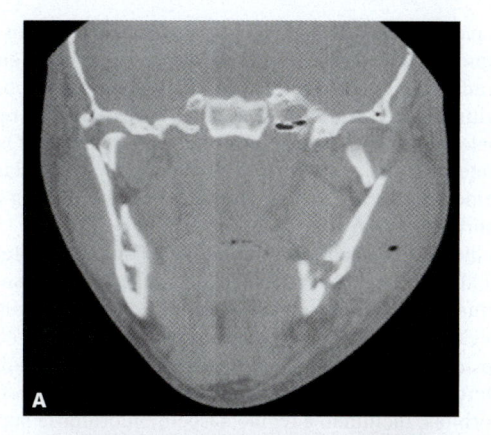

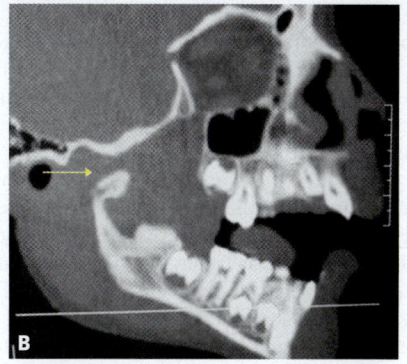

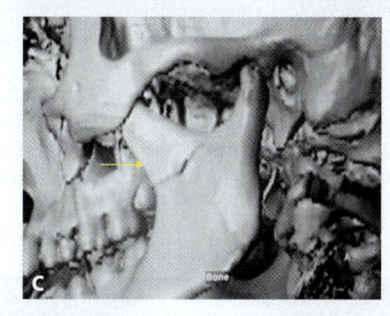

Figura 13.25 – Reconstruções computadorizadas de tomografias de face: (A) Reconstrução coronal a partir de cortes axiais finos. (B) Reconstrução em perfil. (C) Reconstrução tridimensional ilustrando fratura do côndilo mandibular.

dutas cirúrgicas, aumentando o número de cirurgias a céu aberto com fixação rígida dos focos de fratura[19-23]. Na atualidade, tem-se obtido um ponto de equilíbrio entre as indicações de tratamento conservador não-cirúrgico – bloqueios intermaxilares e reduções fechadas e de tratamento cirúrgico a céu aberto e fixação rígida dos focos de fratura[24-27].

Logicamente, cada um dos ossos da face apresenta, quando fraturado, indicações distintas de tratamento, conforme a localização, a direção do foco de fratura, o deslocamento dos fragmentos, a cominuição, a relação com elementos dentários, entre outros fatores.

De modo geral, os métodos de tratamento podem ser classificados, conforme o tipo de redução e a situação de mobilidade dos fragmentos, em não cruento ou conservador (bloqueio interdental, bloqueio intermaxilar, goteiras dentárias, reduções incruentas) e cruento ou cirúrgico (fixação semi-rígida ou rígida).

No tratamento conservador, a imobilidade do foco de fratura é garantida indiretamente por bloqueio dos movimentos faciais. Em fraturas maxilares e mandibulares, por meio dos bloqueios interdentais e intermaxilares[1,20,21,25,28] ou da própria estabilidade do foco de fratura após sua redução, nos locais onde não haja solicitação muscular no nível do foco de fratura (por exemplo, fraturas do arco zigomático e orbitárias).

No tratamento cirúrgico\, os focos de fratura são expostos e reduzidos sob visão direta[29]. Quando a imobilização permite certa mobilidade do foco, considera-se a fixação como semi-rígida (com fios de aço ou sistemas de placas e parafusos delicados do sistema 1,6mm ou menores). Nesses casos, pode ser necessária a adição de algum outro método de contenção para auxiliar a imobilidade dos focos durante a fase de consolidação das fraturas[20,26].

Quando se obtém uma fixação rígida, não ocorre mobilidade dos focos de fratura, dispensando a utilização de métodos auxiliares de imobilização, como os bloqueios intermaxilares. Com relação aos materiais de síntese óssea, a fixação rígida é conseguida com placas e parafusos mais espessos e de maior resistência, variando de sistemas 2mm a 2,4mm para uso nos ossos da face[24,30].

A partir da década de 1980, surgiram vários estudos sobre o emprego de materiais de síntese absorvíveis. Eles têm sido indicados a traumas faciais em pacientes pediátricos, por permitirem o crescimento ósseo sem a necessidade da retirada do material de síntese, que é absorvido após hidrólise. Os componentes das placas absorvíveis disponíveis na atualidade são os ácidos poliláctico e poliglicólico, usados em larga escala na fabricação de fios de sutura absorvíveis.

A disposição anatômica dos ossos da face, suas diferentes capacidades de carga e resistência e a relação dos ossos com estruturas funcionais tornam as fraturas da face bastante peculiares conforme sua localização. Didaticamente, os componentes ósseos da região craniofacial podem ser divididos em três terços: (1) o *terço superior*, que engloba a região frontal e as órbitas, incluindo a região nasoetmoidorbitária superior; (2) o *terço médio*, que inclui o complexo ósseo zigomaticomaxilar e a região nasoetmoidal inferior e o nariz e (3) o *terço inferior*, cuja mandíbula é a estrutura óssea fundamental, apesar da porção do ramo ascendente e do côndilo situarem-se topograficamente na transição com o terço médio (Fig. 13.26).

Fraturas faciais também podem ser classificadas conforme os terços envolvidos e a complexidade. Os termos fraturas panfaciais e fraturas complexas da face se confundem muitas vezes, trazendo à tona controvérsias conceituais. É aceito, pela maioria dos autores, que as fraturas panfaciais seriam aquelas que acometem ao menos dois dos três terços faciais. Por definição, fraturas panfaciais sempre são complexas; por outro lado, fraturas faciais complexas não obrigatoriamente são panfaciais. Como exemplo, fraturas cominutivas com grandes desvios da região frontonasoetmoidorbitária são consideradas dentro das fraturas complexas da face[2,14,15,20,24,25,29].

Muitas vezes se consideram, do ponto de vista terapêutico, regiões ósseas da face, ao invés de se tratar exclusivamente de ossos específicos. A órbita, por exemplo, é considerada dessa forma, sendo composta de sete ossos diferentes.

A seguir, as fraturas dos ossos da face serão tratadas especificamente, levando em conta os seguintes ossos e regiões da face: fraturas da região frontal; fraturas da órbita; fraturas nasais; fraturas nasoetmoidorbitárias; fraturas da maxila; fraturas do zigoma; fraturas da mandíbula.

Fraturas do Osso Frontal

O osso frontal é a transição superior entre a face e o crânio. Constituído, no adulto, de osso membranoso disposto em duas paredes, contendo o seio frontal. A parede póstero-inferior limita a fossa craniana anterior e encontra-se em intimidade com a dura-máter e o seio sagital. Inferiormente, o osso frontal compõe as órbitas, nas suas porções superior e lateral, sendo constituinte do rebordo orbitário superior e teto orbitário. Lateralmente, encontra-se em intimidade com o osso zigomático, constituindo a porção superior da parede lateral da órbita.

Por sua localização, o osso frontal freqüentemente é sujeito a traumatismos causados por impactos frontais. Em geral, fraturas do osso frontal estão associadas a traumatismos cranioencefálicos, principalmente em crianças, pela falta de aeração de seio frontal[31]. Em crianças, fraturas do osso frontal são tratadas como fraturas cranianas, ao passo que, no adulto, esse fato somente ocorre em fraturas da parede posterior do osso frontal[14,18].

O diagnóstico das fraturas frontais é estabelecido com maior precisão por meio de exames tomográficos, com cortes axiais e coronais (Fig. 13.27). No diagnóstico das fraturas frontais, alguns pontos-chave devem ser avaliados: presença de fraturas combinadas das duas paredes, lesão da via de drenagem do seio frontal e traumatismo craniano associado.

A fratura isolada da parede anterior do seio frontal representa problema predominantemente de ordem estética, ao passo que fraturas que acometem a parede posterior apresentam indicação a tratamento, pelo risco de lesão da dura-máter e comunicação do sistema nervoso central com o meio externo[32].

Fraturas da Órbita

A órbita óssea é uma estrutura cônica, sendo sua base ou eixo orbital definido como um plano que vai da rima orbital lateral ao osso lacrimal anterior. É constituído de sete ossos – maxilar, zigomático, frontal, palatino, lacrimal, etmóide e esfenóide, definindo quatro regiões topográficas – teto orbitário, assoalho orbitário, parede medial e parede lateral (Fig. 13.28). O teto orbitário é composto do osso frontal e do esfenóide, sendo o primeiro responsável pela região do rebordo superior. A parede medial tem como constituintes o etmóide, o osso lacrimal, o palatino e parte da maxila. O assoalho é composto basicamente de maxila e zigomático, com pequena contribuição do esfenóide, que também compõe a parede lateral, juntamente com os ossos zigomático e frontal. O rebordo orbitário inferior é composto medialmente da maxila e, lateralmente, do zigomático.

Na órbita, estão contidos, além do globo ocular, toda a musculatura extrínseca, tecido adiposo, vasos e nervos.

As fraturas da órbita correspondem a cerca de 10% das fraturas faciais[1,2,7,12,13]. O quadro clínico típico é caracterizado por edema e equimose peripalpebral, podendo estar associado a sangramentos conjuntivais, enfisemas de subcutâneo e ferimentos corto-contusos da região (Fig. 13.29). Nas fraturas que acometem o assoalho orbitário, falhas ósseas e represamento muscular nos traços de fratura podem acarretar enoftalmo, diplopia e encurtamento da pálpebra inferior.

Os mecanismos fisiopatológicos responsáveis pela fratura das paredes delgadas orbitárias ainda são motivo de controvérsia, acreditando-se haver um misto de transmissão da energia mecânica absorvida pelo globo e perda de resistên-

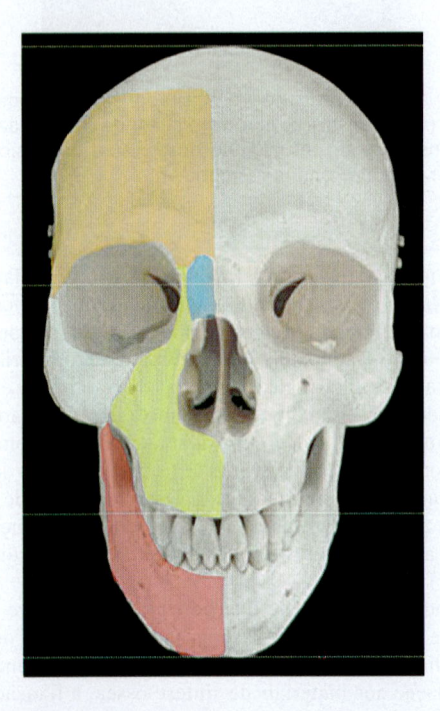

Figura 13.26 – Ossos do crânio e terços da face: terço superior (frontal e órbitas), terço médio (complexo zigomaticomaxilar e nasoetmoidorbitário) e terço inferior (mandíbula).

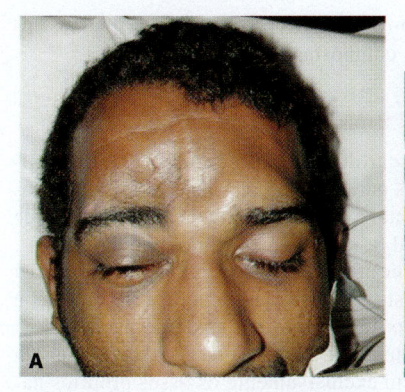

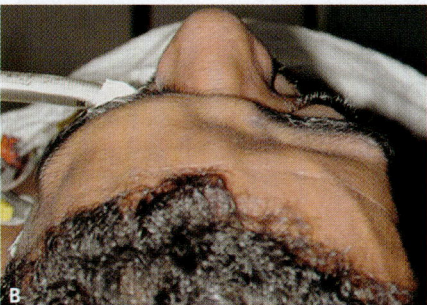

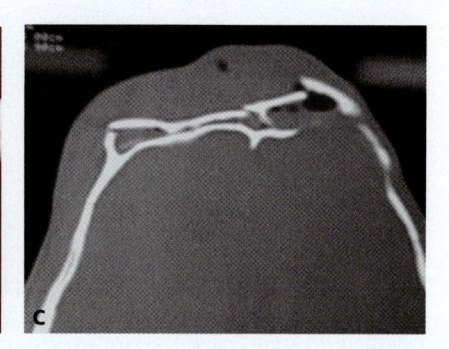

Figura 13.27 – Paciente com fratura e afundamento do osso frontal com acometimento da parede anterior. (*A* e *B*) Quadro clínico. (*C*) Tomografia computadorizada axial.

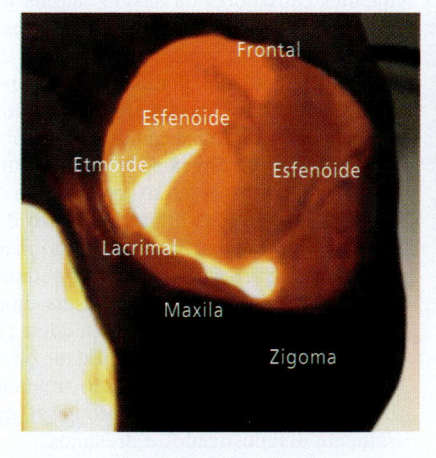

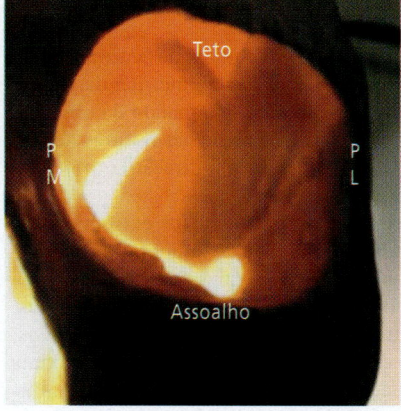

Figura 13.28 – Anatomia óssea e cirúrgica das órbitas.

cia pela compressão dinâmica das paredes ósseas, com fratura por estresse das porções ósseas mais delgadas. Nas fraturas orbitárias por impacto direto, um mecanismo fisiológico de proteção ao globo ocular acarreta, em geral, a explosão das paredes ósseas, freqüentemente a parede medial e o assoalho, podendo causar um desbalanço entre conteúdo e continente, levando ao quadro clínico de enoftalmo nas fraturas do tipo *blow-out*[1,4] (Fig. 13.30).

Ainda com relação aos mecanismos de trauma nas fraturas de órbita, dois tipos principais podem ser caracterizados. O primeiro, denominado tipo *blow-out* puro, caracteriza-se pelas fraturas do assoalho e parede medial sem fraturas dos rebordos orbitários. É causado por traumas diretos de baixa ou média intensidade e por agentes cujo diâmetro transverso é semelhante ao diâmetro da órbita. É comum em agressões físicas e atividades esportivas, como tênis e beisebol. A transmissão da energia impetrada ao globo é transferida às paredes ósseas de maior fragilidade, causando sua fratura, com risco eventual de herniação do conteúdo e enoftalmo. Nas fraturas da órbita que acometem os rebordos orbitários, o mecanismo da compressão do globo é somado à compressão direta das margens ósseas, que podem também ser fraturadas, causando fraturas de maior complexidade e com traços nas zonas de maior fragilidade óssea. Nesses casos, os mecanismos de proteção ao globo ocular são menos eficientes quando comparados às fraturas do tipo *blow-out* puro, fundamentalmente em razão da maior gravidade do trauma.

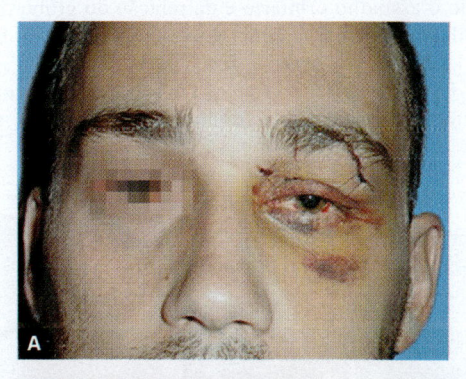

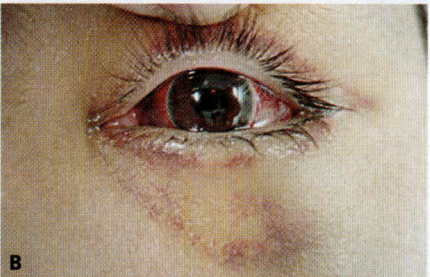

Figura 13.29 – Quadros clínicos de fraturas orbitárias, caracterizadas por edema, equimose peripalpebral e sangramento conjuntival. Ferimentos corto-contusos podem estar associados.

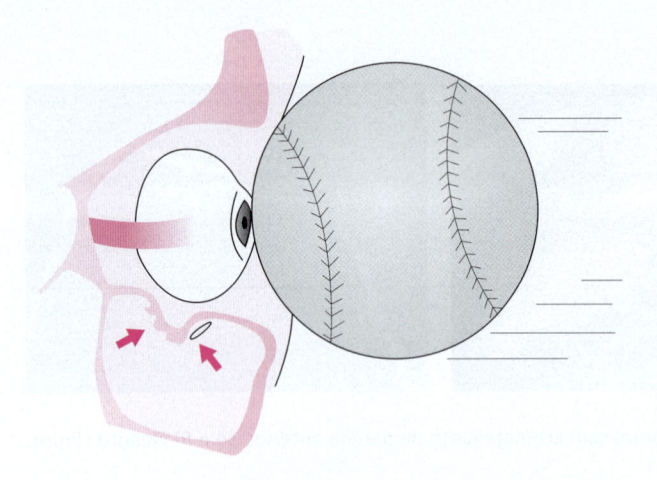

Figura 13.30 – Mecanismo da fratura orbitária do tipo *blow-out*.

Excepcionalmente, o impacto à órbita pode acarretar compressão óssea que provoque redução volumétrica da órbita, em um mecanismo denominado *blow-in*, quando da observação clínica de proptose orbitária. Também nas fraturas do teto orbitário com queda dos fragmentos em direção à órbita, se verifica redução do volume orbitário[1,14].

O diagnóstico das fraturas orbitárias foi extremamente facilitado pela maior disponibilidade de tomografias computadorizadas nos serviços de emergência. Na fase histórica em que somente as radiografias simples estavam disponíveis, seguramente as fraturas orbitárias eram subdiagnosticadas. Atualmente, com os exames tomográficos em cortes axiais e coronais, sensibilidade e especificidade diagnósticas atingiram níveis bastante elevados, permitindo a visualização de fraturas bastante pequenas, muitas destas dispensando o tratamento cirúrgico, evidentemente. Os cortes coronais e as reconstruções a partir das imagens axiais finas permitem a visualização de todo o assoalho orbitário e da relação do globo ocular e musculatura extrínseca com os possíveis traços de fraturas (Fig. 13.31).

As fraturas orbitárias podem ser subdivididas, conforme as regiões acometidas, em fraturas de teto, paredes medial, lateral e assoalho. Em função do mecanismo de trauma, podem ocorrer fraturas compostas das várias paredes.

Fraturas Nasais e Nasoetmoidais

O nariz, seus ossos e cartilagens, o processo frontal da maxila, o osso lacrimal, as paredes mediais das órbitas, as células etmoidais, o osso frontal e a maxila constituem, na intimidade do espaço interorbital, a região naso-orbitoetmoidal[33].

Os traumatismos que afetam as regiões nasal e nasoetmoidal apresentam características particulares muito relacionadas à intensidade, à direção do impacto e à idade do paciente[29,34].

Em geral, traumatismos causados por impactos laterais causam fraturas que acometem exclusivamente os ossos próprios nasais e o processo frontal da maxila, sendo mais comuns em jovens e adultos do que em pacientes pediátricos. Na criança, os diminutos ossos nasais e a relativa plasticidade destes protegem o nariz de lesões ósseas. Os impactos laterais são freqüentes causadores de desvios nasais no adulto, associando as fraturas dos ossos nasais a desvios septais, tanto do septo ósseo, quanto do septo cartilaginoso.

Os traumatismos por impactos ântero-posteriores podem acarretar fraturas nasais em "livro aberto" – freqüente em crianças[14,18] – ou impacção de todo o arcabouço osteocartilaginoso nasal em direção à base do crânio, acarretando, além de fra-tura dos ossos nasais, cominuição das células etmoidais, fraturas das paredes orbitárias, lesão da lâmina cribriforme do etmóide e eventual fratura da fossa craniana anterior e base do crânio, caracterizando fratura nasoetmoidorbitária típica.

O diagnóstico das fraturas nasais simples pode ser clínico, pela observação de desvio nasal, edema nasal e periorbitário, com ou sem equimoses e mobilidade ou crepitação à palpação dos ossos nasais. Epistaxes são freqüentemente associadas, bem como hematomas do septo nasal, que devem ser rigorosamente diagnosticados e drenados.

Fraturas nasoetmoidorbitárias apresentam quadro clínico rico em sinais e sintomas. São observados com freqüência equimoses periorbitárias (sinal dos olhos de guaxinim), telecanto traumático, afundamento do dorso nasal com elevação da ponta nasal e encurtamento da columela (Fig. 13.32), epífora (lacrimejamento constante) e enoftalmo. Por se tratar de traumatismos de maior intensidade, em geral estão associados a ferimentos corto-contusos na região[1,7,12,33].

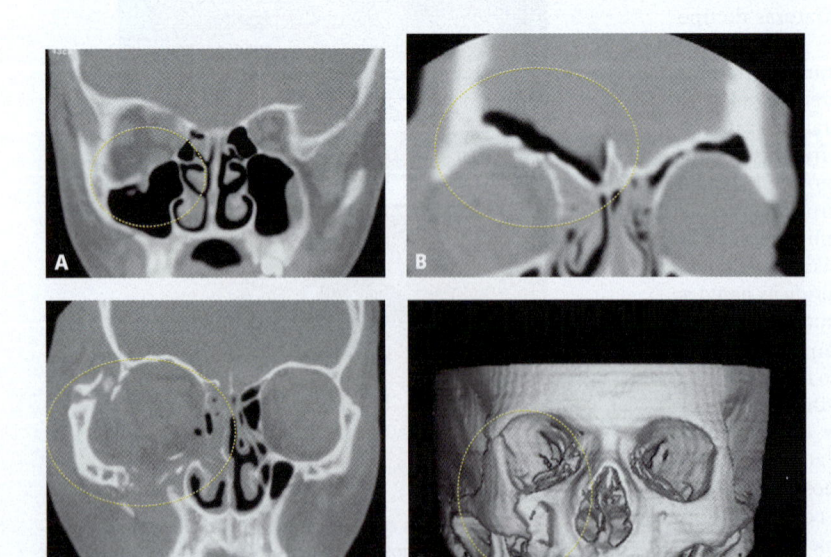

Figura 13.31 – Diagnóstico tomográfico das fraturas orbitárias. (*A*) Fratura isolada do assoalho, observando-se herniação de conteúdo orbitário no interior do seio maxilar. (*B*) Fratura do teto orbitário com pneumocrânio. (*C*) Fratura das paredes lateral e inferior com deslocamento dos fragmentos ósseos. (*D*) Reconstrução tridimensional de fratura orbitária acometendo paredes lateral e inferior.

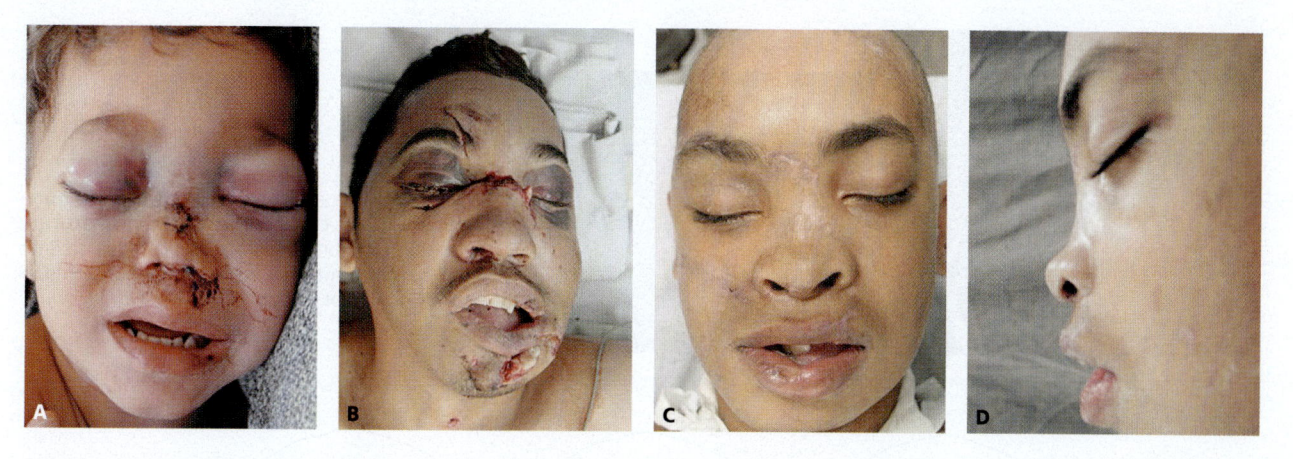

Figura 13.32 – (*A* a *D*) Sinais em fraturas nasoetmoidorbitárias: equimoses periorbitárias, telecanto e deformidade nasal (nariz em sela).

O adequado diagnóstico radiológico das fraturas nasais simples pode ser por radiografias de frente, perfil e posição de Waters (Fig. 13.33). Casos duvidosos podem ser esclarecidos após exames tomográficos.

Para o diagnóstico das fraturas nasoetmoidorbitárias, a tomografia computadorizada é obrigatória. Os cortes axiais e coronais permitem a precisa identificação e localização dos focos de fratura, auxiliando na programação terapêutica (Fig. 13.34).

As fraturas nasoetmoidorbitárias são classificadas, segundo Markowitz[35] (1991), em três tipos, conforme o grau de cominuição das fraturas e a relação dos fragmentos ósseos com o tendão cantal medial, importante parâmetro na manutenção anatômica da região (Fig. 13.35).

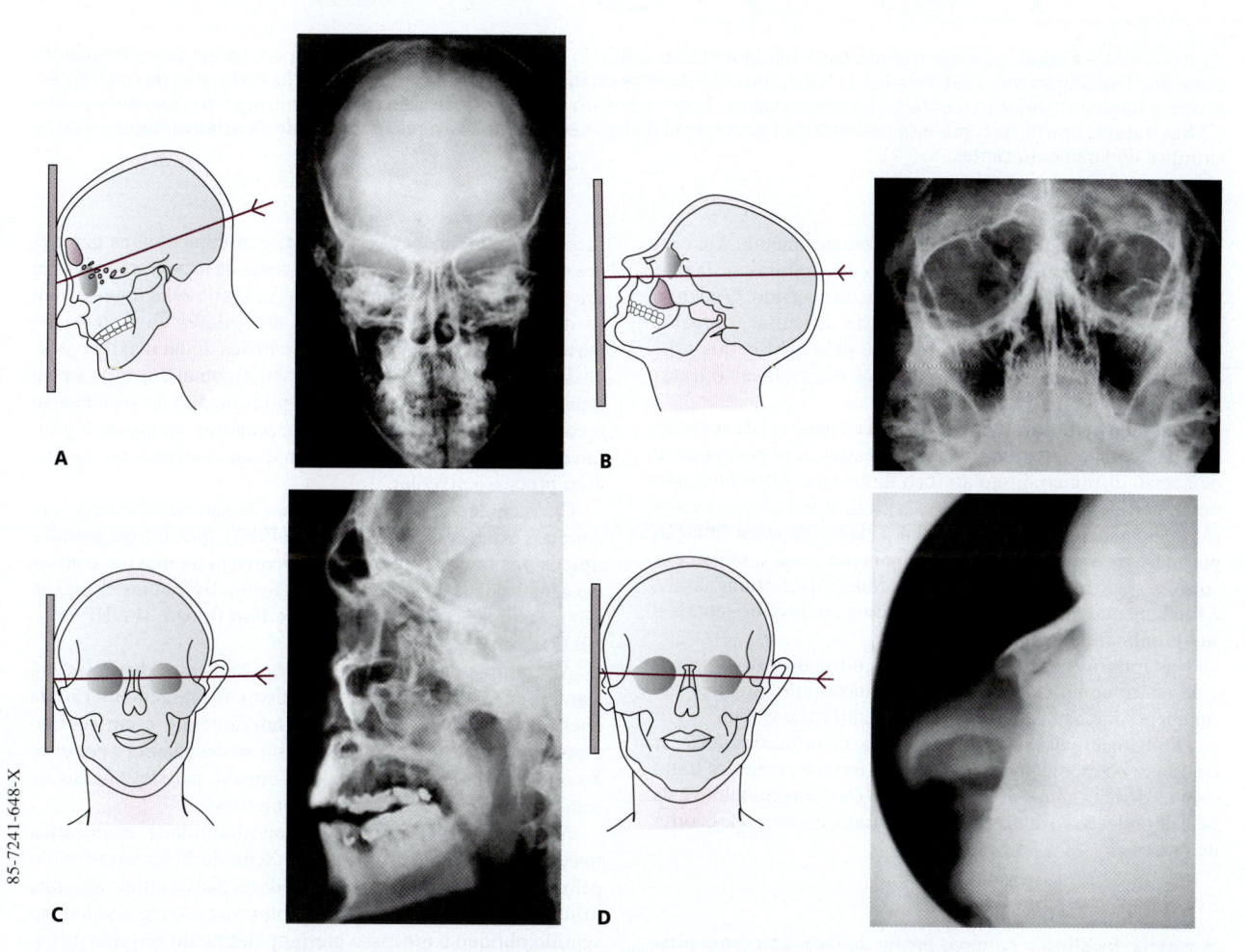

Figura 13.33 – (*A* a *D*) Incidências radiográficas para o diagnóstico das fraturas nasais.

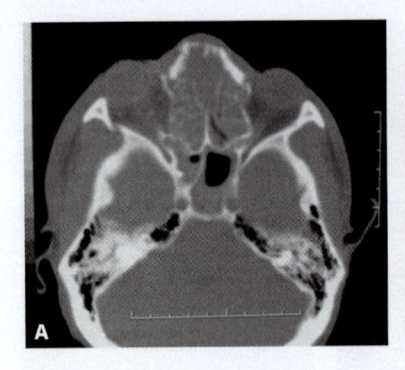

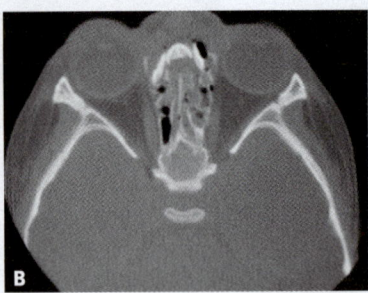

Figura 13.34 – (*A* e *B*) Tomografia computadorizada em corte axial ilustrando fratura nasoetmoidorbitária com destruição e velamento das células etmoidais e impactação ântero-posterior dos ossos nasais.

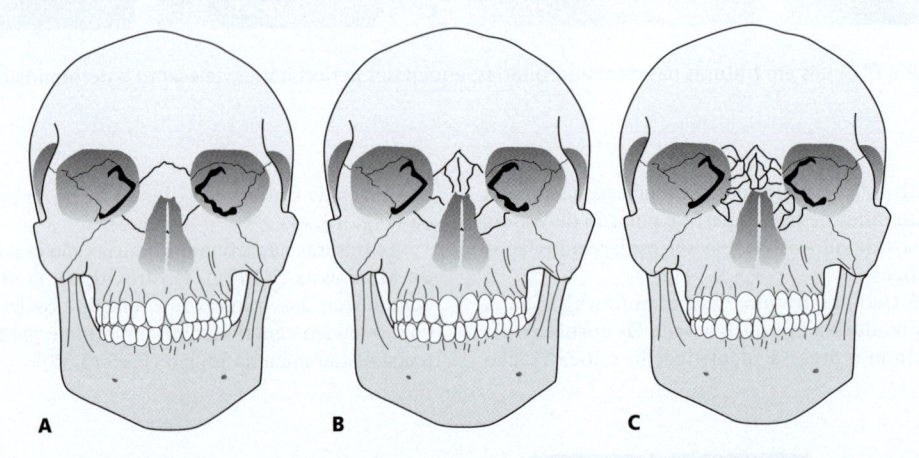

Figura 13.35 – Classificação das fraturas nasoetmoidorbitárias segundo Markowitz. (*A*) Nas fraturas tipo I, há um único fragmento ósseo que fixa o ligamento cantal medial. O fragmento é facilmente estabilizável. (*B*) Nas fraturas tipo II, há certo grau de cominuição, porém o fragmento principal contém o ligamento cantal. Esse fragmento é passível de fixação com estabilização do ligamento cantal. (*C*) Nas fraturas tipo III, há cominuição extensa com desinserção do ligamento cantal, havendo necessidade de osteossínteses e fixação cirúrgica do ligamento cantal.

Fraturas nasais devem ser tratadas precocemente. Até cerca de 7 dias após o trauma, a redução das fraturas se faz de maneira similar à realizada no momento do ocorrido. O edema, que se inicia nas primeiras horas, pode dificultar a precisa mensuração de desvios nasais, motivo pelo qual certos profissionais preferem aguardar 2 a 3 dias para indicar o tratamento.

A grande maioria das fraturas nasais é passível de redução incruenta ou por instrumentação endonasal, sem necessidade de acesso cirúrgico direto ao foco de fratura. Após bloqueio anestésico locorregional ou anestesia geral, os fragmentos ósseos são adequadamente reposicionados e mantidos nessa situação por meio da associação de tamponamento nasal e molde externo, gessado ou plástico. Durante a redução das fraturas nasais, é fundamental a avaliação de hematoma ou desvios septais e sua pronta drenagem.

Nas fraturas nasoetmoidorbitárias, o tratamento cirúrgico é de maior complexidade. Reduções incruentas isoladas são raramente indicadas, pela falta de estabilidade obtida[34].

O tratamento das deformidades nasais e orbitárias deve ser instituído no momento da redução das fraturas, como os tratamentos do telecanto e de fraturas da órbita com enoftalmo e da falta de projeção do dorso nasal, que ocasionalmente pode ocorrer de fato.

Fraturas da Maxila

A maxila, localizada no terço médio da face, apresenta pilares estruturais responsáveis pela resistência e sustentação da face e zonas de menor resistência, que compõem as paredes dos seios maxilares[36] (Fig. 13.36). O corpo da maxila propriamente dito situa-se em sua porção basal. A maxila relaciona-se com os diversos ossos faciais através dos pilares de sustentação verticais e horizontais da face. Identifica-se na maxila o processo frontal da maxila, o processo zigomático, o processo palatino e o processo alveolar. O pilar medial de sustentação é composto de processos frontal e palatino, enquanto o pilar lateral é o próprio processo zigomático, associado ao zigoma e ao processo alveolar.

Classicamente, as fraturas da maxila são classificadas com base nos estudos de René Le Fort (1905), que definiu padrões típicos dos traços de fratura que ocorriam na maxila, conforme a intensidade do impacto. Dessa forma, as fraturas da maxila são classificadas em fraturas de Le Fort tipos I, II e III[1] (Fig. 13.37).

As fraturas de Le Fort tipo I (ou fraturas transversas, ou fraturas de Guérin) se iniciam no nível da margem inferior da abertura piriforme, dirigindo-se lateralmente e em sentido transverso através dos pilares mediais, paredes anterior e posterior do seio maxilar, pilares laterais da maxila, paredes laterais do seio maxilar e processos pterigopalatinos.

As fraturas de Le Fort tipo II (ou piramidais) acometem a maxila de modo a ocasionar separação do bloco constituído pelo processo frontal da maxila, parede medial da órbita, assoalho orbitário, margem orbitária inferior, processo zigomático, no sentido oblíquo e processo pterigopalatino do restante do esqueleto facial.

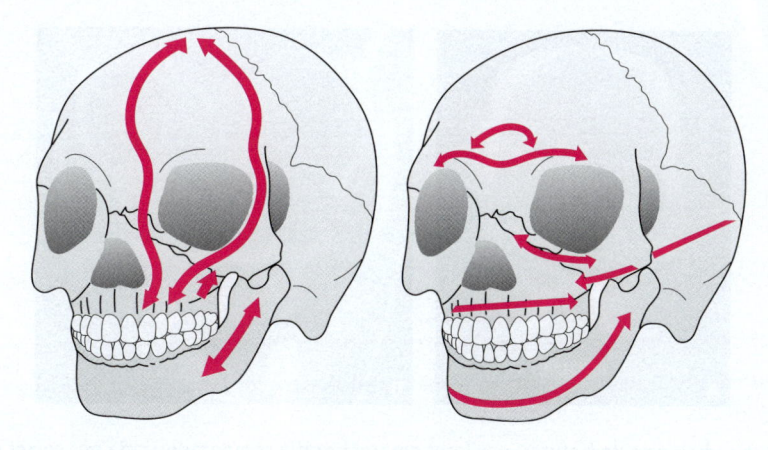

Figura 13.36 – Pilares ósseos estruturais da face, verticais e horizontais.

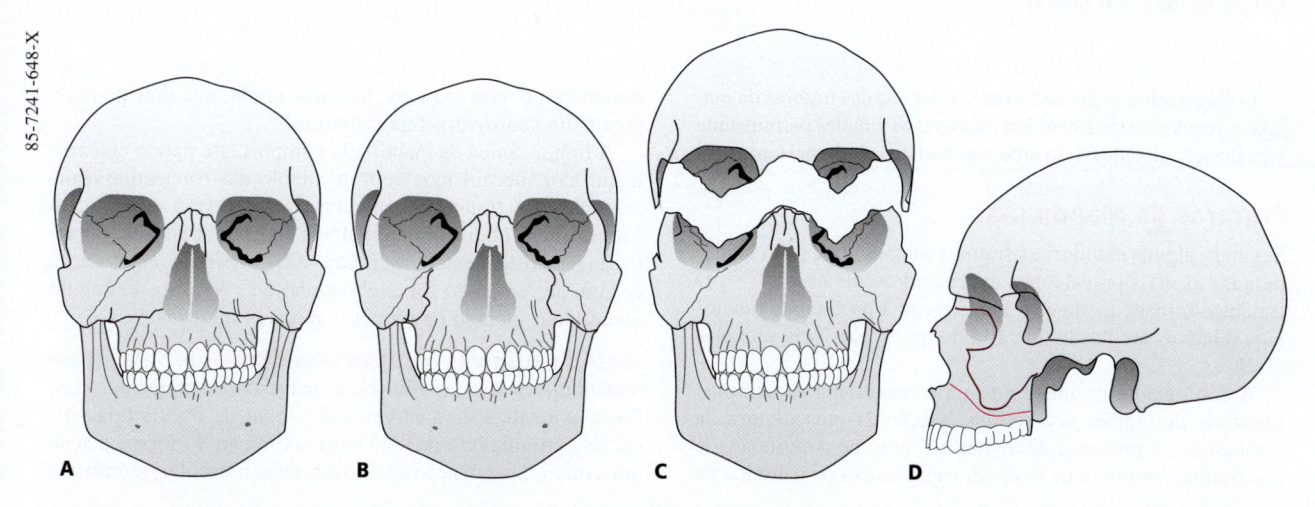

Figura 13.37 – (*A* a *D*) Fraturas maxilares segundo Le Fort. Logicamente, os mecanismos de trauma atuais não respeitam exatamente a esquematização clássica proposta pelo autor.

Nas fraturas de Le Fort tipo III, observa-se a disjunção craniofacial propriamente dita, com separação do esqueleto facial do crânio, no nível da porção média das órbitas e região etmoidal.

Logicamente, os mecanismos de trauma que ocorrem na atualidade causam lesões ósseas bastante diversas, tratando-se, na maioria dos casos, de combinações desses padrões de fraturas, historicamente definidos por René Le Fort[2-5,16,28].

O quadro clínico das fraturas maxilares varia conforme a intensidade do trauma. Freqüentemente estão presentes edema nas regiões da bochecha e infra-orbitária, parestesia na região do nervo infra-orbitário, dor à movimentação da boca e disoclusão. Sangramentos nasais comumente estão associados às lesões do pilar medial.

O diagnóstico radiológico das fraturas maxilares pode ser com radiografias simples em incidências de frente, Waters e Caldwell, porém é freqüente a sobreposição de imagens e artefatos técnicos.

Os cortes axiais e coronais obtidos nas tomografias de face fornecem imagens mais precisas, podendo ser associadas a outras incidências e reconstruções computadorizadas. Nos cortes axiais, é possível a avaliação precisa de toda a arcada dentária superior, do processo alveolar, do corpo maxilar, do palato e das paredes do seio maxilar e região pterigóidea. As imagens coronais ilustram as relações entre maxila e órbita, a região nasal e zigomática, facilitando a visualização dos pilares de sustentação da face (Fig. 13.38).

O tratamento das fraturas maxilares implica estabilidade no foco de fratura. Reduções instáveis podem causar alterações oclusais, perda da relação vertical da maxila e, eventualmente, consolidações incompletas e pseudo-artrose.

Inúmeros estudos advogam a redução incruenta das fraturas simples da maxila, como as de pilares isolados ou de Le Fort tipo I, unilaterais[28,34]. É preferência dos autores a redução a céu aberto e fixação rígida dessas fraturas, excetuando-se os pacientes na faixa etária pediátrica, para a qual a conduta conservadora é mais indicada.

Fraturas do Zigoma

Como a maxila, o zigoma tem importância como elemento de sustentação do esqueleto facial. O arco zigomático se relaciona ao osso temporal e ao corpo do zigoma que, por sua vez, compõe a parede látero-inferior da órbita e se une ao processo zigomático da maxila, definindo quatro pontos de fragilidade que podem estar acometidos nas fraturas do complexo zigomático maxilar. As fraturas que atingem o arco zigomático, a sutura frontozigomática, o assoalho orbitário e o pilar lateral da maxila são conhecidas como "fraturas em quadripé", ao passo que, quando preservam o arco zigomático, são denominadas "fraturas em tripé" (Fig. 13.39).

Raramente as fraturas do zigoma ocorrem de forma isolada. Com exceção das exclusivas do arco zigomático, as demais se associam às fraturas orbitárias e maxilares.

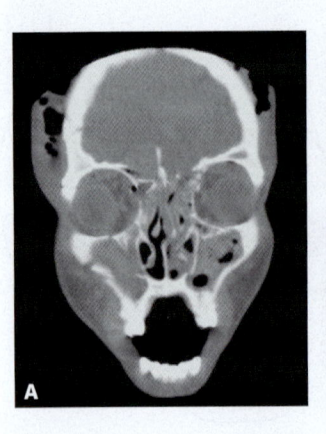

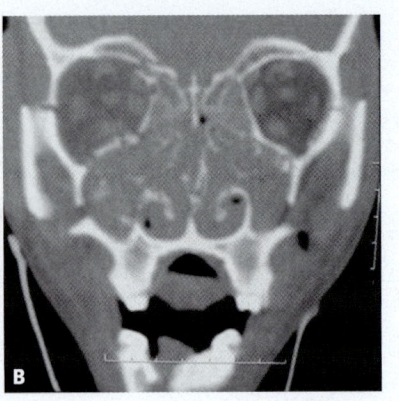

Figura 13.38 – Diagnóstico radiológico de fraturas maxilares em tomografia computadorizada nos cortes coronais. (*A*) Fraturas dos pilares lateral e medial direitos e do pilar medial esquerdo, associado à fratura do assoalho orbitário direito. (*B*) Fratura de maxilar compatível com o diagnóstico de fraturas de Le Fort tipos II e III combinadas. Observa-se fratura piramidal da maxila associada à fratura bilateral das órbitas.

O diagnóstico se faz de forma similar aos das fraturas da maxila. A incidência de Towne em radiografias simples permite uma visualização detalhada do arco zigomático, sendo bastante útil.

Fraturas da Mandíbula

Segundo alguns estudos, as fraturas mandibulares são consideradas as mais prevalentes, excetuando-se as nasais[1,20,21]. O tratamento inadequado está mais ligado a problemas funcionais relativos à oclusão dentária do que a possíveis seqüelas estéticas.

A etiologia do trauma em fraturas mandibulares, a multiplicidade de regiões acometidas, a ação da musculatura da mastigação, a presença de dentes e o grau de complexidade das fraturas ampliam de maneira significativa os métodos de tratamento dessas fraturas, havendo ainda, nos dias de hoje, pontos de controvérsia na literatura.

A biomecânica da mandíbula é importante para o entendimento dos mecanismos de transmissão das forças que ocorrem após um trauma mandibular. Dessa forma se explicam fraturas dos côndilos mandibulares contralaterais aos impactos na região do mento[16], as fraturas da parassínfise, cujos traços correm na região do forame mentual e as fraturas do ângulo mandibular quando há terceiros molares inclusos[1,19].

Classificação das Fraturas Mandibulares. As fraturas mandibulares são classificadas de maneira complementar, conforme a localização anatômica dos focos de fratura (classificação anatômica), a relação entre a direção do foco e a ação muscular (classificação quanto à função muscular), conforme

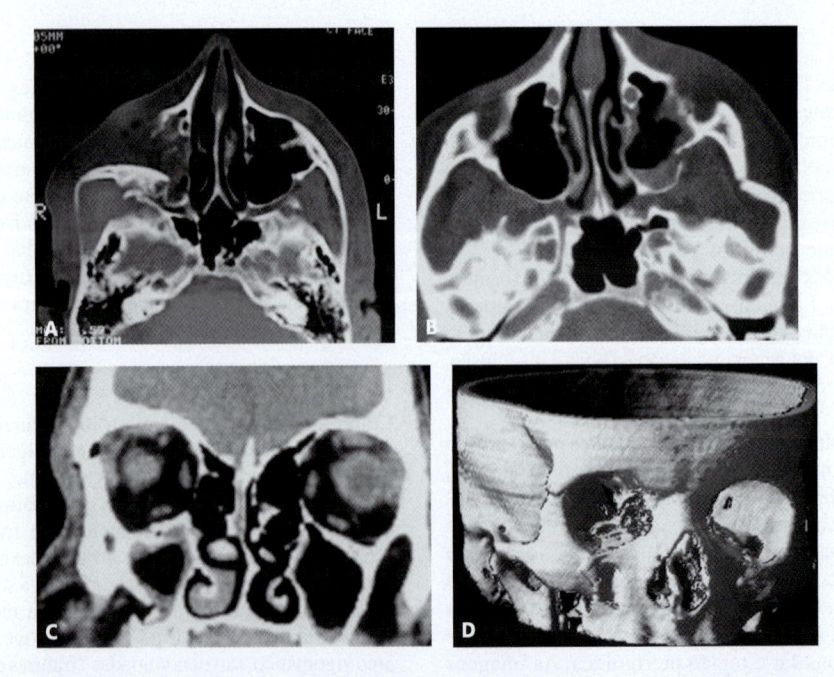

Figura 13.39 – Imagens tomográficas de fraturas zigomáticas. (*A*) Fratura do corpo do zigoma com desvio medial. (*B*) Fratura com afundamento do arco zigomático. (*C* e *D*) "Fratura em tripé" do lado direito da face, observando-se os traços na sutura fronto-zigomática, parede inferior da órbita e pilar lateral da maxila, no corte coronal e na reconstrução tridimensional por computador.

a presença de elementos dentários, a gravidade do acometimento mandibular e a comunicação entre o foco de fratura e o meio externo[20].

O diagnóstico completo de uma fratura mandibular requer a sua classificação nos diversos critérios propostos, de modo a permitir a melhor conduta terapêutica.

Classificação Anatômica. As fraturas mandibulares podem ser classificadas, conforme sua localização, em fraturas da sínfise mandibular, da parassínfise, do corpo, do ângulo, do ramo vertical, do processo coronóide e do côndilo mandibular (Fig. 13.40).

Fraturas da sínfise localizam-se entre os dentes caninos, ao passo que as fraturas do corpo limitam-se às localizadas entre os dentes caninos e a projeção da aérea do segundo molar. Fraturas do ângulo mandibular localizam-se entre a projeção de segundo molar e a porção ascendente da mandíbula. As fraturas do ramo vertical situam-se nos limites entre o ângulo mandibular e a região da incisura sigmóide. Nessa região, são consideradas separadamente as fraturas do processo coronóide da mandíbula e do côndilo mandibular, esta última, inclusive, com classificação específica a ser comentada a seguir.

Classificação Quanto à Função Muscular. Em todas as regiões anatômicas da mandíbula, há músculos inseridos ou originados. Na região anterior, a musculatura do assoalho da boca e base da língua se insere no nível da região do mento. O ângulo mandibular, o processo coronóide e o côndilo mandibular são os pontos de fixação da musculatura mastigatória.

Dependendo da direção dos traços de fratura e da ação da musculatura sobre esses focos, duas situações clínicas podem ser observadas em função da contração muscular: um efeito de compressão sobre o foco ou um afastamento do foco de fratura, que pode ocorrer nas três dimensões (vertical, horizontal ou ântero-posterior[20]).

Quando ocorre fratura mandibular associada à compressão do foco de fratura pela ação muscular, ela é classificada como fratura favorável de mandíbula, uma vez que a ação muscular aproxima os focos de fratura. Quando o traço de fratura é afastado de sua posição de redução pela tração muscular ou pela contração ativa da musculatura, a fratura de mandíbula é classificada como desfavorável. Traços de fratura que se dirigem obliquamente, iniciando-se na face ântero-lateral para a face póstero-medial, impedem que a tração dos músculos pterigóideos desloque o fragmento mandibular posterior, considerando-se, assim, fraturas favoráveis no sentido vertical. Da mesma forma, no plano horizontal, traços de fraturas que se dirigem de póstero-superior para ântero-inferior impedem que a tração do masseter desloque o fragmento posterior, considerando-se, nesses casos, as fraturas como favoráveis no sentido horizontal. Nas fraturas bilaterais da sínfise mandibular, a tração da musculatura do assoalho da boca acarreta o deslocamento posterior do mento, caracterizando fratura desfavorável ântero-posterior (Fig. 13.41).

A importância dessa classificação tem relação com a possibilidade de tratamento conservador em fraturas favoráveis e com a necessidade absoluta de tratamento cirúrgico e redução aberta em fraturas desfavoráveis da mandíbula[37].

Classificação Quanto à Presença de Dentes. A classificação proposta por Kazanjian e McCarthy divide as fraturas mandibulares em três tipos, conforme a presença de elementos dentários nas regiões distal e mesial à fratura[1,20].

Nas fraturas tipo I, há elementos dentários mesiais e distais ao foco. Nas fraturas tipo II, existem elementos dentários somente em um dos lados da fratura, ao passo que nas fraturas tipo III não existem elementos dentários nas proximidades do foco de fratura.

A importância dessa classificação está vinculada à possibilidade de bloqueio maxilomandibular ou utilização dos dentes próximos ao traço de fratura como elementos auxiliares na fixação da fratura[21,23,30,38].

Classificação Quanto à Gravidade da Fratura. As fraturas mandibulares podem ser completas, quando afetam as duas corticais mandibulares em toda a extensão vertical da mandíbula; incompletas, quando são monocorticais ou não se completam no sentido vertical e em galho verde, quando há manutenção da integridade periostal. É considerada cominutiva quando existem mais de três fragmentos ósseos no traço de fratura e complexa quando envolve fraturas mandibulares em vários pontos e em múltiplas direções[24,25].

Classificação Quanto à Comunicação com o Meio Externo. As fraturas mandibulares podem ainda ser classificadas como simples ou fechadas, quando não há comunicação com o meio externo, ou como compostas ou expostas, quando há comunicação com o meio externo, tanto por ferimentos abertos intra-orais quanto por ferimentos cutâneos que exponham a mandíbula.

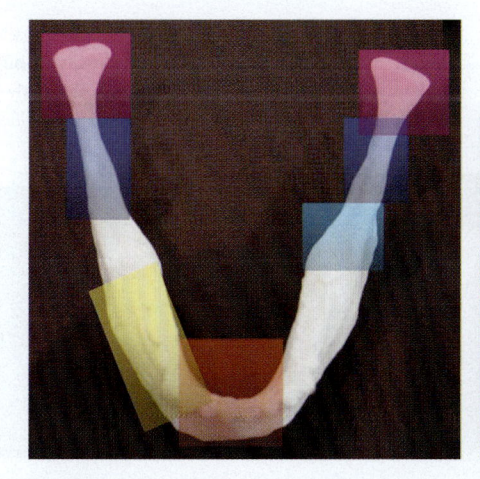

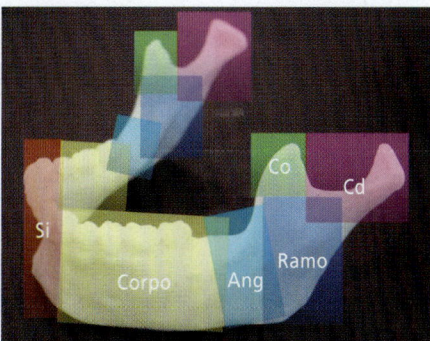

Figura 13.40 – Classificação anatômica das fraturas mandibulares: sínfise (Si), corpo, ângulo (Ang), ramo, processo coronóide (Co) e côndilo mandibular (Cd).

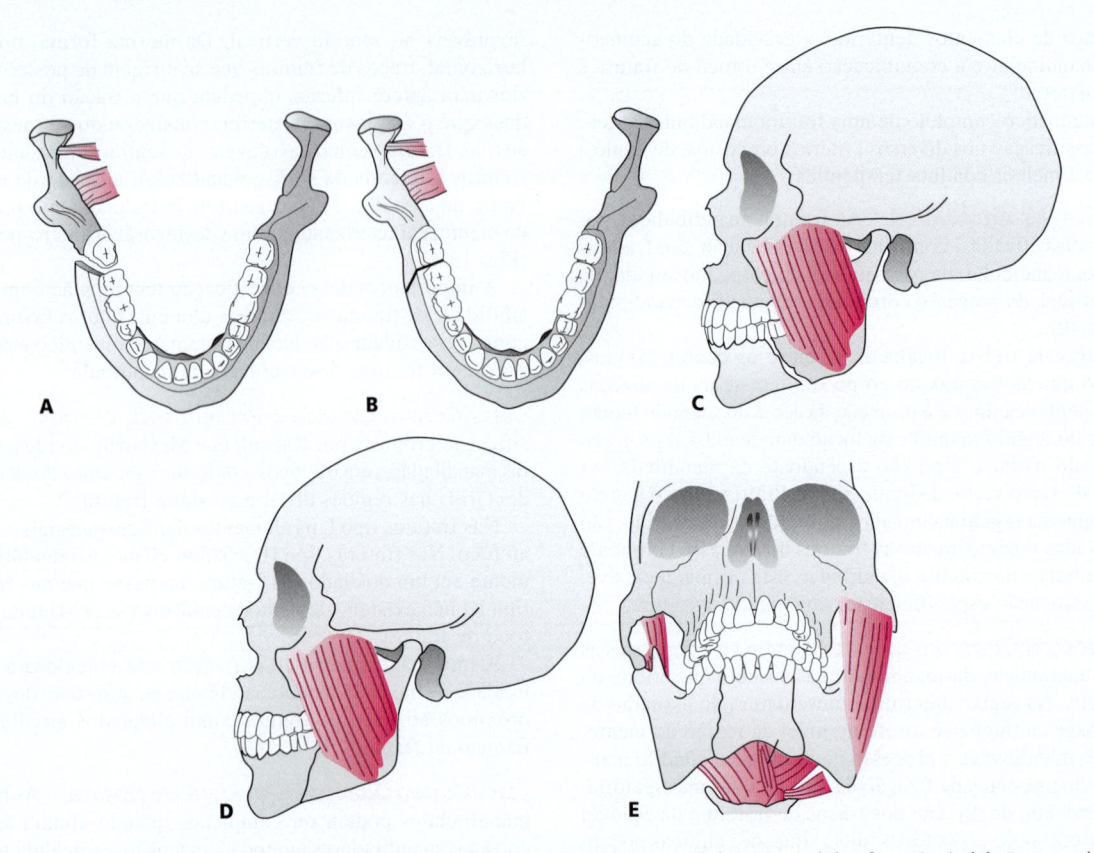

Figura 13.41 – Classificação quanto à função muscular: Fraturas verticalmente desfavoráveis (A) e favoráveis (B). Fraturas horizontalmente desfavoráveis (C) e favoráveis (D) e Fraturas desfavoráveis anteriores (E).

Fraturas expostas implicarão conduta cirúrgica específica e prevenção mais intensa de problemas infecciosos.

Diagnóstico das Fraturas Mandibulares. A suspeita clínica de fraturas mandibulares se dá por meio de sinais e sintomas que incluem edema, crepitação, trismo, alterações neurossensoriais desde anestesia até dor intensa, equimoses próximas ao foco de fratura, sialorréia, halitose e, principalmente, alterações da oclusão dentária.

O exame intra-oral é fundamental para investigação de possíveis áreas de exposição óssea, além de auxiliar na visualização de mobilidade mandibular, e qualidade dos dentes próximos ao foco e relação oclusal.

Quanto à investigação radiológica, além das radiografias simples, de fácil obtenção e baixo custo, são importantes e muitas vezes imprescindíveis a radiografia panorâmica e a tomografia computadorizada. A radiografia panorâmica auxilia, de maneira significativa, na visualização de todas as regiões anatômicas, permitindo verificar as relações dentárias com o foco de fratura e a complexidade das fraturas, bem como visualizar processo coronóide e côndilo, apresentando limites quanto à relação tridimensional das fraturas. A tomografia computadorizada possibilita visualizar as fraturas de maneira mais precisa, principalmente na avaliação do envolvimento bicortical, direção dos traços de fratura e permite a reconstrução tridimensional da mandíbula. Fraturas do côndilo mandibular implicam obrigatoriamente exames tomográficos para a adequada decisão terapêutica (Fig. 13.42).

Tratamento das Fraturas Mandibulares. Em cada região mandibular; sendo fraturas favoráveis ou desfavoráveis; havendo ou não elementos dentários; dependendo do grau de

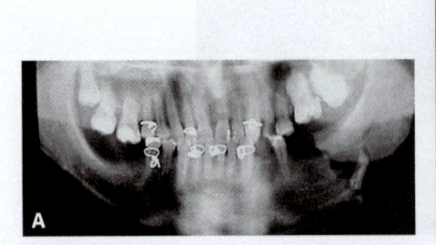

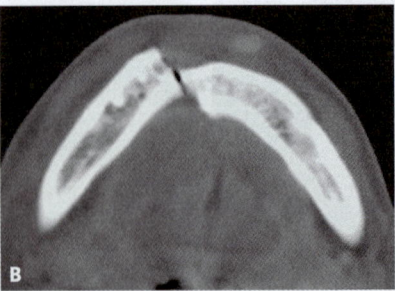

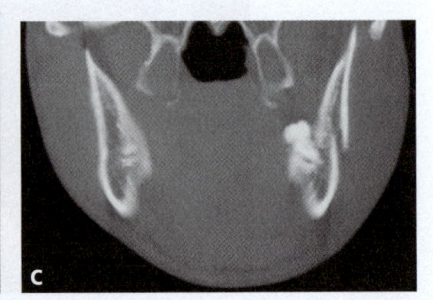

Figura 13.42 – Diagnóstico radiológico das fraturas mandibulares. (A) Radiografia panorâmica de mandíbula. (B e C) Tomografia computadorizada em cortes axial e coronal.

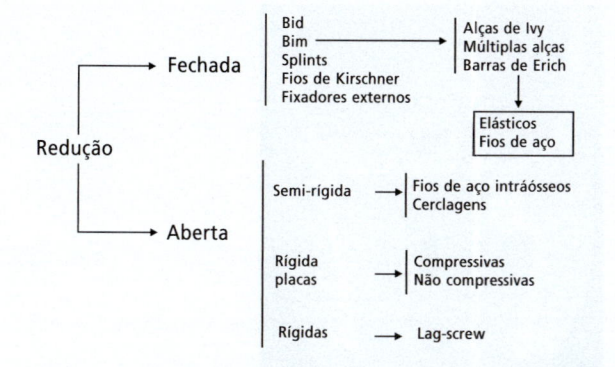

Figura 13.43 – Métodos de tratamento das fraturas mandibulares.

cominuição e da exposição ao meio externo, as fraturas serão sujeitas a diferentes opções de tratamento, que se encontram sumariados na Figura 13.43.

De maneira geral, podemos distinguir as fraturas mandibulares que acometem a sínfise, o corpo e o ramo daquelas que envolvem as regiões condilares e que apresentam indicações peculiares de tratamento.

Desse modo, o tratamento das fraturas pode ser dividido em conservador ou por redução fechada, realizado por meio de contenções e bloqueios interdentais e intermaxilares[1,20,25], e tratamento por reduções a céu aberto, por meio de fixações semi-rígidas e rígidas, cujo acrônimo popular em língua inglesa é ORIF (*open reduction and internal fixation*)[22,24,26,39].

Fraturas favoráveis, com dentição tipo II ou III, não cominutivas e fechadas podem ser submetidas a tratamento conservador por via fechada, por meio de bloqueios intermaxilares por cerca de quatro a oito semanas.

Fraturas desfavoráveis ou com dentição tipo III, fraturas cominutivas, complexas, expostas ou cuja etiologia foram ferimentos por arma de fogo são candidatas à redução a céu aberto e à fixação rígida ou semi-rígida (Fig. 13.44). Ainda, em situações especiais, como pacientes pouco colaborativos ou portadores de afecções neurológicas com comprometimento neuropsíquico, o tratamento por redução aberta e fixação rígida evita a necessidade de bloqueio intermaxilar.

Fraturas do Côndilo Mandibular. As fraturas da região do côndilo mandibular são classificadas, segundo Kohler, em fraturas *condilares* propriamente ditas, quando a linha de fratura ocorre no interior da cápsula articular e fraturas *subcondilares*, quando ocorre abaixo da cápsula articular. As fraturas subcondilares são subdivididas em alta, baixa e basal, esta última quando o traço se encontra no nível da incisura semilunar[1,16].

O diagnóstico é similar ao já mencionado para as fraturas mandibulares. Algumas peculiaridades devem ser mencionadas, como a maior incidência em pacientes pediátricos, a relação com os traumatismos da sínfise mandibular e a necessidade de exames complementares para maior precisão diagnóstica.

As controvérsias quanto ao melhor tratamento das fraturas do côndilo mandibular permanecem intensas até os dias atuais.

O tratamento conservador das fraturas condilares é preferido, sempre que possível, pela maioria dos autores. A própria manipulação cirúrgica do côndilo pode ser considerada causa de anquilose condilar pós-operatória[14,18,20,21].

A presença de dentição, o grau de deslocamento dos fragmentos, e corpos estranhos (CE) fraturas associadas devem ser levados em consideração na decisão terapêutica.

Algumas situações têm indicação absoluta de tratamento cirúrgico das fraturas condilares: a luxação condilar com deslocamento para a fossa craniana média, a impossibilidade de obtenção de oclusão por redução fechada, o deslocamento lateral extracapsular do côndilo e corpo estranho intra-articular[1,16] (Fig. 13.45).

Consideram-se indicações relativas as fraturas bilaterais em pacientes edentados, fraturas em pacientes cujo bloqueio intermaxilar não é recomendável, fraturas bilaterais associadas a outras fraturas complexas da face ou a outros problemas ortognáticos[16].

Fraturas Complexas

Os traumatismos graves de face, associados a ferimentos complexos de partes moles e fraturas de múltiplos ossos da face, merecem especial atenção no que diz respeito ao algoritmo para tratamento dos ferimentos e das fraturas faciais[10,15,35]. No atendimento a esses pacientes, as Figuras 13.46 e 13.47 ilustram o algoritmo utilizado pelo Grupo de Urgências em Cirurgia Plástica do Hospital das Clínicas da Faculdade de Medicina da Universidade de São Paulo.

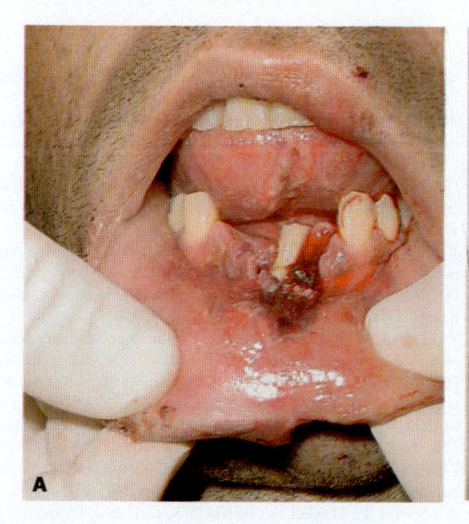

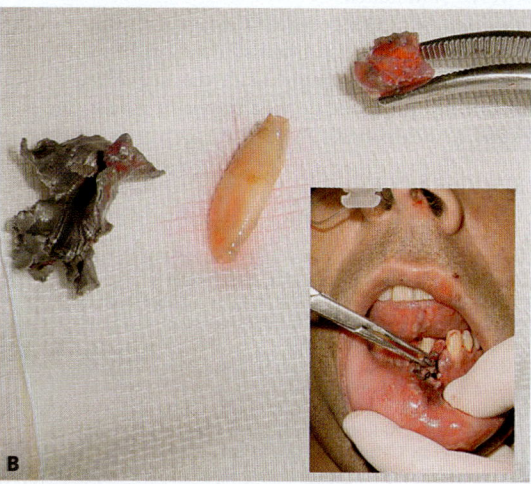

Figura 13.44 – Vítima de ferimento por arma de fogo com projétil alojado em região mandibular, causando fratura mandibular em sínfise e perda de elementos dentários.

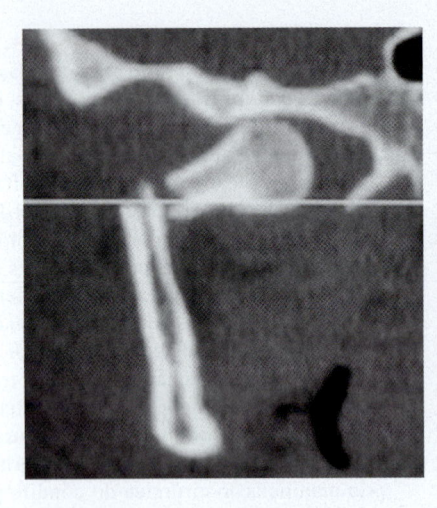

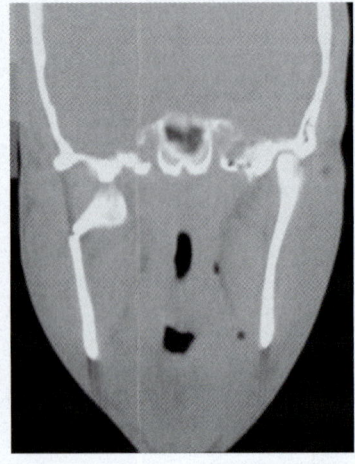

Figura 13.45 – Imagens de tomografia computadorizada ilustrando fraturas condilares com indicação absoluta de tratamento cirúrgico por apresentarem luxação medial do côndilo mandibular.

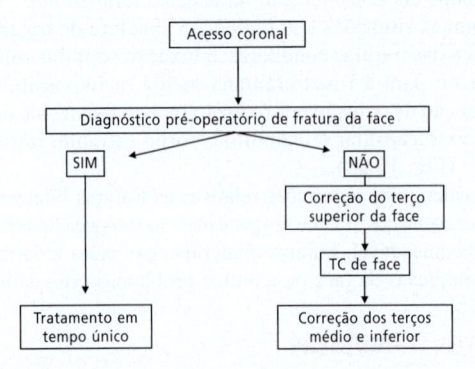

Figura 13.46 – Algoritmo de tratamento das fraturas complexas de face associadas a traumatismo cranioencefálico.
TC = Tomografia computadorizada.

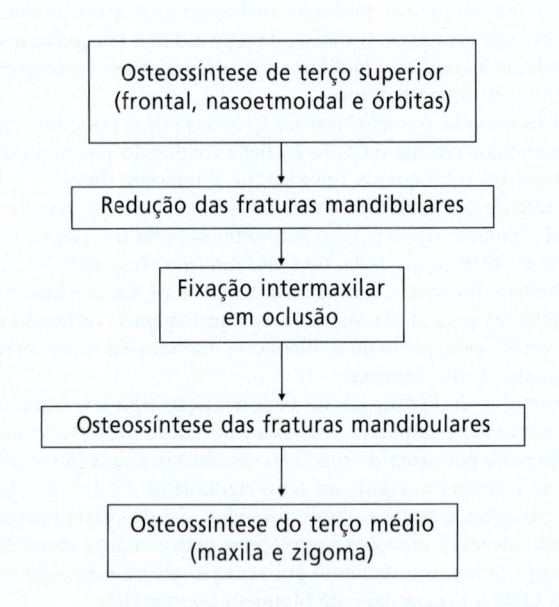

Figura 13.47 – Algoritmo de tratamento das fraturas complexas de face acometendo simultaneamente os três terços da face.

A falta de estabilidade óssea, as múltiplas cominuições nos diversos terços da face, o comprometimento neurocirúrgico associado e as lesões concomitantes de vias aéreas implicam racionalização do tratamento e interação de inúmeras especialidades, caracterizando a necessidade de atendimento interdisciplinar, muitas vezes simultâneo.

A instituição de tratamento precoce, em todas as deformidades craniofaciais secundárias aos traumas de face, reduz significativamente o número e a complexidade das seqüelas, implicando, diretamente, qualidade de vida posterior à ocorrência dos referidos traumatismos.

REFERÊNCIAS BIBLIOGRÁFICAS

1. MANSON, P.N. Facial injuries. In: McCARTHY, J. G. (ed.). *Plastic Surgery.* Philadelphia: W. B. Saunders, 1990. p. 867-1141.
2. LUCE, E. A.; TUBB, T. D.; MOORE, A. M. Review of 1000 major facial fractures and associated injuries. *Plast. Reconstr. Surg.,* v. 63, n. 1, p. 26-9, 1979.
3. MURPHY, R. X.; BIRMINGHAM, K. L.; OKUNSKI, W. J. The influence of airbag and restraining devices on the patterns of facial trauma in motor vehicle collisions. *Plast. Reconstr. Surg.,* v. 105, n. 2, p. 516-20, 2000.
4. MAJOR, M. S.; MACGREGOR, A.; BUMPOUS, J. M. Patterns of maxillofacial injuries as a function of automobile restraint use. *Laryngoscope,* v. 110, p. 608-611, 2000.
5. HILL, C. M.; CROSHER, R. F.; CARROLL, M. et al. Facial fractures – the results of a prospective four-year-study. *J. Maxillofac. Surg.,* v. 12, p. 267-270, 1984.
6. GRUSS, J. S.; ANTONYSHYN, O.; PHILLIPS, J. H. Early definitive bone and soft tissue reconstruction of major gunshot wounds of the face. *Plast. Reconstr. Surg.,* v. 87, n. 3, p. 436-450, 1991.
7. BROWN, M. S.; KY, W.; LISMAN, R. D. Concomitant ocular injuries with orbital fractures. *J. Craniomaxillofac. Trauma,* v. 5, n. 1, p. 41-46, 1999.
8. MERRITT, R. M.; WILLIAMS, M. F. Cervical spine injury complicating facial trauma: incidence and management. *Am. J. Otolaryngol.,* v. 18, n. 4, p. 235-238, 1997.
9. ARDEKIAN, L.; GASPAR, R.; PELED, M. et al. Incidence and type of cervical spine injuries associated with mandibular fractures. *J. Craniomaxillofac. Trauma,* v. 3, n. 2, p. 18-21, 1997.
10. GIROTTO, J. A.; MACKENZIE, E.; FOWLER, C. et al. Long-term physical impairment and functional outcomes after complex facial fractures. *Plast. Reconstr. Surg.,* v. 108, n. 2, p. 312-327, 2001.
11. JOSEPH, E.; ZAK, R.; SMITH, S. et al. Predictors of blinding or serious eye injury in blunt trauma. *J. Trauma,* v. 33, n. 1, p. 19-24, 1992.
12. POON, A.; MCCLUSKEY, P. J.; HILL, D. A. Eye injuries in patients with major trauma. *J. Trauma,* v. 46, n. 3, p. 494-499, 1999.
13. SASTRY, S. M.; PAUL, B. K.; BAIN, L. et al. Ocular trauma among major trauma victims in a regional trauma center. *J. Trauma,* v. 34, n. 2, p. 223-226, 1993.
14. DUFRESNE, C. R.; MANSON, P. N. Pediatric facial trauma. In: MCCARTHY, J. G. (ed.). *Plastic Surgery.* Philadelphia: W. B. Saunders, 1990. p. 1142-1187.
15. MARKOWITZ, B.; MANSON, P. N. Panfacial fractures: organization of treatment. *Clin. Plast. Surg.,* v. 16, n. 1, p. 105-14, 1989.
16. ZIDE, B. M. The temporomandibular joint. In: McCARTHY, J. G. (ed.). *Plastic Surgery.* Philadelphia: W. B. Saunders, 1990. p. 1475-1513.
17. WILSON, I. F.; LOKEH, A.; BENJAMIN, C. I. et al. Prospective comparison of panoramic tomography (zonography) and helical computed tomography in the diagnosis and operative management of mandibular fractures. *Plast. Reconstr. Surg.,* v. 107, n. 6, p. 1369-75, May, 2001.

18. KABAN, L. B. Diagnosis and treatment of fractures of the facial bones in children 1943-1993. *J. Oral Maxillofac. Surg.*, v. 51, p. 722-729, 1993.
19. PREIN, J. et al. *Manual of Internal Fixation in the Cranio-facial Skeleton.* Berlin: Spinger-Verlag, 1998. 227p.
20. KREUSTZIGER, K. L.; KREUTZIGER, K. L. Comprehensive surgical management of mandibular fractures. *South Med. J.*, v. 85, n. 5, p. 506-518, 1992.
21. LUSTMANN, J.; MILHEM, I. Mandibular fractures in infants: review of the literature and report of seven cases. *J. Oral Maxillofac. Surg.*, v. 52, p. 240-245, 1994.
22. ELLIS III, E. Treatment methods for fractures of the mandibular angle. *Int. J. Oral Maxillofac. Surg.*, v. 28, p. 243-252, 1999.
23. LEVINE, P. A. AO compression plating technique for treating fractures of the edentulous mandible. *Otolaryngol. Clin. North Am.*, v. 20, n. 3, p. 457-477, 1987.
24. SMITH, B. R.; TEENIER, T. J. Treatment of comminuted mandibular fractures by open reduction and rigid internal fixation. *J. Oral Maxillofac. Surg.*, v. 54, p. 328-331, 1996.
25. FINN, R. A. Treatment of comminuted mandibular fractures by closed reduction. *J. Oral Maxillofac. Surg.*, v. 54, p. 320-327, 1996.
26. VALENTINO, J.; LEVY, F. L.; MARENTETTE, L. J. Intraoral monocortical miniplating of mandibular fractures. *Arch. Otolaryngol. Head Neck Surg.*, v. 120, p. 605-612, 1994.
27. UTLEY, D. S.; UTLEY, J. D.; KOCH, J. et al. Direct bonded orthodontic brackets for maxillomandibular fixation. *Laryngoscope*, v. 108, p. 1338-1345, 1998.
28. IIZUKA, T.; THOREN, H.; ANNINO, D. J. et al. Midfacial fractures in pediatric patients. Frequency, characteristics and causes. *Arch. Otolaryngol. Head Neck Surg.*, v. 121, p. 1366-1371, 1995.
29. CROCKETT, D. M.; FUNK, G. F. Management of complicated fractures involving the orbits and nasoethmoid complex in young children. *Otolaryngol. Clin. North Am.*, v. 24, n. 1, p. 119-137, 1991.
30. BUCGBINDER, D. Treatment of fractures of the edentulous mandible, 1943 to 1993: a review of the literature. *J. Oral Maxillofac. Surg.*, v. 51, p. 1174-1180, 1993.
31. BURSTEIN, F.; COHEN, S.; HUDGINS, R. et al. Frontal basilar trauma: classification and treatment. *Plast. Reconstr. Surg.* v. 99, n. 5, p. 1314-1321, 1997.
32. STANLEY, R. B. Fracture of the frontal sinus. *Clin. Plast. Surg.* v. 16, n. 1, p. 115-123, 1989.
33. POLLOCK, R. A. Nasal trauma: pathomechanics and surgical management of acute injuries. *Clin. Plast. Surg.*, v. 19, n. 1, p. 133-147, 1992.
34. EVANS, G. R. D.; CLARK, N.; MANSON, P. N. Identification and management of minimally displaced nasoetmoidal orbital fractures. *Ann. Plast. Surg.*, v. 35, n. 5, p. 469-473, 1995.
35. MARKOWITZ, B. L.; MANSON, P. N., SARGENT, L. et al.. Management of the medial canthal tendon in nasoethmoid orbital fractures: the importance of the central fragment in classification and treatment. *Plast. Reconstr. Surg.*, v. 87, n. 5, p. 843-853, 1991.
36. MANSON, P. N.; CLARK, N.; ROBERTSON, B. et al. Subunit principles in midface fractures: the importance of sagital buttress, soft-tissue reductions and sequencing treatment of segmental fractures. *Plast. Reconstr. Surg.*, v. 103, n. 4, p. 1287-1306, 1999.
37. FANIBUNDA, K. Anatomical basis for clinical skills: the mandible. *Dental Update*, v. 22, n. 9, p. 387-391, 1995.
38. SHETTY, V.; FREYMILLER, E. Teeth in the line of fracture: a review. *J. Oral Maxillofac. Surg.*, v. 47, p. 1303-1306, 1989.
39. LEONARD, M. S. The use of lag screws in mandibular fractures. *Otolaryngol. Clin. North Am.*, v. 20, n. 30, p. 479-493, 1987.

Capítulo 14

Disfagia Aguda

Cláudio José Caldas Bresciani ♦ Bárbara Helou Bresciani ♦ Érica Helou Bresciani ♦ Rodrigo Oliva Perez ♦ Carlos Eduardo Jacob ♦ Joaquim Gama-Rodrigues ♦ Angelita Habr-Gama

História Clínica e Exame Físico	139
Apresentação Clínica	140
Diagnóstico Diferencial	140
Avaliação no Serviço de Emergência	140
Tratamento no Serviço de Emergência	140
Cuidados na Unidade de Pronto Atendimento	141

Em geral, a motilidade gastrointestinal resulta de fluxo do bolo alimentar ingerido em sentido orocaudal, resultante de movimentos de propulsão e de retropulsão, com exceção do esôfago, que exibe somente movimento propulsor. O controle da motilidade gastrointestinal se faz pela atuação do sistema nervoso intrínseco ao tubo digestivo, nervos extrínsecos, parassimpático e simpático, sistema nervoso central, secreção parácrina e secreção endócrina. As células musculares, neurônios, células secretoras e as células de Cajal são as implicadas na coordenação dos movimentos gastrointestinais. No esôfago, dadas as características especiais do trânsito – rápido e sempre no sentido boca-estômago – a participação do controle nervoso é maior do que o hormonal. Distúrbios ou impedimentos da normal ocorrência de movimentos peristálticos na orofaringe, na faringe e no esôfago determinarão uma série de sintomas, sendo a disfagia o mais importante deles.

A disfagia é definida como a dificuldade em deglutir e/ou engolir os alimentos após serem mastigados.

Ela pode ser de origem orofaríngea, quando há dificuldade de movimentação dos alimentos mastigados da boca para a porção superior do esôfago. É chamada de disfagia alta ou de transferência. Ocorre muito precocemente no processo de deglutição, quando os alimentos devem ultrapassar o esfíncter superior do esôfago.

A disfagia também pode ser de origem esofágica, quando há dificuldade de progressão dos alimentos ou líquidos através do esôfago para o estômago. É chamada também de disfagia média ou baixa ou de transporte e ocorre mais tardiamente no processo de deglutição e de engolir.

Outra classificação da disfagia é a que divide tal sintoma em disfunção motora e obstrução orgânica. A disfunção motora costuma ser intermitente e variável; a orgânica é progressiva, começando com dificuldade para ingerir alimentos sólidos e, a seguir, sólidos e líquidos.

O conhecimento e a verificação da modalidade de disfagia é importante, uma vez que por trás dela estará o tipo de alteração ou doença (Quadro 14.1).

HISTÓRIA CLÍNICA E EXAME FÍSICO

A história clínica é elemento importante no diagnóstico da disfagia. Vários itens devem ser pesquisados: é aguda, subaguda ou crônica? É persistente? Ocorre somente com alimentos sólidos ou também com líquidos? É progressiva? Há sensação de parada dos alimentos? Há história pregressa de doença esofágica? Há história de vômitos incoercíveis? Há ingestão alcoólica exagerada?

Freqüentemente, o paciente localiza com razoável precisão a altura do esôfago em que os alimentos param[2].

QUADRO 14.1 – Disfagia

OROFARÍNGEA	ESOFÁGICA
• Dificuldade em transportar os alimentos da faringe para o esôfago	• Dificuldade em transportar os alimentos do esôfago superior ao estômago
• Sintomas: engasgamento, tosse, regurgitação nasal, dificuldade para iniciar deglutição e deglutições repetidas	• Sintomas: parada do alimento, plenitude retroesternal, odinofagia
• Grande risco de aspiração pulmonar	• Risco de aspiração pulmonar
• Perda de peso, desnutrição, bronquite, asma e pneumonia de repetição	• Perda de peso, desnutrição, desidratação
• Doença neuromuscular (80%): acidente vascular cerebral, polimiosite, esclerodermia, miastenia grave, tétano, mal de Parkinson, botulismo, envenenamento, tireoidopatia	• Doença obstrutiva (85%): corpo estranho, câncer, estenoses, bócio, divertículo
• Doença localizada: faringite, ulcerações, candidíase, abscesso amigdaliano, câncer de língua, faringe ou laringe, divertículo de Zenker	• Doença motora: megaesôfago, esôfago em quebra-nozes, espasmo esofágico difuso, esclerodermia
• Lubrificação inadequada – esclerodermia	• Doença inflamatória

Modificado de Tintinalli et al.[1]

Odinofagia, queimação retroesternal, dor torácica, náusea e vômitos podem acompanhar a disfagia sempre que o esôfago não esvaziar de forma coordenada e seqüencial.

A odinofagia pode sugerir um processo inflamatório, já a dor torácica de origem esofágica pode indicar doença do refluxo gastroesofágico.

O exame físico de um paciente com disfagia deve buscar alterações da cabeça e pescoço e neurológicas. Desnutrição grave e nódulos cervicais ou supraclaviculares podem ser achados em paciente com câncer do esôfago. Podem ser encontrados também sinais de doença neurológica que traduzem acidente vascular cerebral prévio ou atual, doença muscular ou mal de Parkinson. A observação da ingestão de um pouco de líquido pode ser útil no diagnóstico. Entretanto, muitas vezes o exame físico é absolutamente normal.

APRESENTAÇÃO CLÍNICA

Os pacientes com disfagia conseqüente a distúrbio da motilidade esofágica podem apresentar as seguintes condições patológicas: megaesôfago chagásico ou idiopático, espasmo esofágico difuso, esôfago em quebra-nozes ou esclerodermia.

Em megaesôfago, há peristalse deficiente e incoordenada e falta de relaxamento do esfíncter inferior do esôfago às deglutições. A disfagia piora com o tempo e o paciente sente a parada dos alimentos na altura do apêndice xifóide. São clássicas as manobras que ele utiliza para superar a parada dos alimentos: toma água, dá pulos, estica o pescoço e os braços ou realiza manobra de Valsalva. Caso não haja sucesso na progressão do bolo alimentar ao estômago, o paciente pode regurgitá-lo imediatamente ou durante a noite, após estar deitado[3]. Portanto, é comum que os pacientes emagreçam por dificuldade de ingestão e também por medo de não obter êxito em levar os alimentos ao estômago. Episódios de broncoaspiração são comuns e provocam pneumonias. A perda de peso, ao longo de meses ou anos, é bastante encontrada como conseqüência da dificuldade de levar os alimentos ao estômago e pela dor torácica[4].

A obstrução esofágica por causas benignas pode originar disfagia. Entre elas destacam-se o hematoma intramural ou a dissecção da mucosa esofágica. É comum após vômitos incoercíveis e a disfagia é acompanhada de dor torácica. Em alguns casos, há perfuração esofágica, observando-se os pacientes toxemiados e cuja condição geral costuma se deteriorar rapidamente.

A obstrução esofágica de origem maligna, como o carcinoma epidermóide do esôfago, é importante causa de disfagia e deve ser rapidamente reconhecida, pois a demora em se instituir o tratamento da neoplasia pode sombrear a perspectiva de cura do doente. O carcinoma espinocelular pode surgir em todos os terços do esôfago, mas o adenocarcinoma é muito mais freqüente no terço distal, muitas vezes associado a doenças do refluxo gastroesofágico. Inicialmente, os sintomas do câncer esofágico podem ser discretos e se confundir com os sintomas da esofagite de refluxo: desconforto retroesternal e alteração discreta da deglutição. Tais sintomas pioram com a evolução da doença, instalando-se a disfagia, rapidamente progressiva. Em geral, o exame físico é normal, exceto pela desnutrição. Entretanto, segundo Felix, devem ser buscados os seguintes itens[5]:

- À inspeção:
  - Emagrecimento.
  - Mucosas descoradas (síndrome de Plummer-Vinson e esofagites crônicas hemorrágicas).
  - Distrofia cutânea (doenças do colágeno).
  - Hipertrofia das glândulas parótidas (doença de Chagas).
  - Hiperemia da orofaringe (refluxo gastroesofágico).
  - Moniliíase da boca e orofaringe.
- À palpação:
  - Adenomegalia cervical ou supraclavicular (câncer de esôfago).
  - Massa epigástrica (câncer de esôfago).
  - Aumento do volume hepático (metástases hepáticas).
- À auscultação do tórax:
  - Ruídos digestivos (hérnia hiatal e megaesôfago).
  - Terceira bulha na ausculta do coração (doença de Chagas).
  - Ruídos adventícios (aspiração).

DIAGNÓSTICO DIFERENCIAL

Deve-se distinguir a disfagia esofágica da orofaríngea, a qual é decorrente, na maioria das vezes, de causas neuromusculares, tanto centrais como periféricas. Citam-se os acidentes vasculares cerebrais, os tumores, o mal de Parkinson, a esclerose múltipla e a esclerose amiotrófica lateral, entre outras.

A disfagia de origem esofágica pode ter origem em obstrução por neoplasias ou por distúrbio motor e são facilmente confundidas pela história clínica.

AVALIAÇÃO NO SERVIÇO DE EMERGÊNCIA

História clínica objetiva e exame clínico devem ser o enfoque inicial do paciente com disfagia. Especial atenção deve ser dada ao ritmo da respiração, permeabilidade da árvore respiratória, estabilidade hemodinâmica e grau de hidratação. Outro fator importante é descartar a possibilidade de uma causa cardíaca para os sintomas apresentados, especialmente a dor torácica.

Uma vez que as causas cardiológicas foram afastadas e o paciente se encontra estável do ponto de vista ventilatório e hemodinâmico, deve-se solicitar um exame radiológico do tórax. Esse método de imagem pode revelar alargamento de mediastino, nível líquido no mediastino posterior, ausência de bolha gástrica e até mesmo massa mediastinal comprimindo o esôfago.

O exame endoscópico realizado como exame de urgência tem indicação quando se suspeita de impacção de alimento, pois o exame pode solucionar a dificuldade que levou o paciente ao serviço de pronto atendimento e também diagnosticar lesão obstrutiva, pois a impacção pode ser o primeiro sintoma de uma doença esofágica.

Os demais exames que podem ser realizados em caráter não emergencial e, sim, ambulatorial são: exame contrastado do esôfago, estômago e duodeno, tomografia computadorizada do tórax, eletromanometria esofágica, pHmetria esofágica.

TRATAMENTO NO SERVIÇO DE EMERGÊNCIA

1. Verificar e prover a desobstrução das vias aéreas.
2. Verificar o grau de hidratação e reidratar o paciente, especialmente aqueles que estão privados de alimentação há longo tempo.
3. Os pacientes com distúrbios de motilidade esofágica podem ser tratados com medicamentos que reduzem o espasmo da musculatura, como antiespasmódicos e bloqueadores de canal de cálcio.
4. Para os doentes com acalasia, as medicações são as mesmas e também anticolinérgicos, psicotrópicos e anal-

gésicos. Eventualmente, esses pacientes necessitam de tratamento endoscópico com toxina botulínica ou dilatação pneumática.

5. A dilatação pode ser o tratamento de urgência para os casos de câncer esofágico obstrutivo e a perfuração é a mais grave complicação desse procedimento.

CUIDADOS NA UNIDADE DE PRONTO ATENDIMENTO

1. Não considerar a causa cardíaca como a responsável pelos sintomas aparentemente de origem digestiva.
2. Não valorizar sintomas digestivos vagos como sendo o princípio do quadro sintomatológico de grave lesão obstrutiva do esôfago.
3. Atribuir sintomas evidentes de disfagia à causa psiquiátrica retarda a descoberta do verdadeiro diagnóstico.

REFERÊNCIAS BIBLIOGRÁFICAS

1. TINTINALLI, J. E.; KELEN, G. D.; STAPCZYNSKI, J. S. *Emergency Medicine: a comprehensive study guide*. 6. ed. New York: McGraw-Hill, 2004.
2. FALK, G. W.; RICHTER, J. E. Approach to the patient with acute dysphagia, odynophagia and noncardiac chest pain. In: TAYLOR, M. B. (ed.). *Gastrointestinal Emergencies*. Baltimore: Williams & Wilkins, 1997.
3. PINOTTI, H. W.; CECCONELLO, I.; ZILBERSTEIN, B. Megaesôfago In: PINOTTI, H. W. *Tratado de Clínica Cirúrgica do Aparelho Digestivo*. São Paulo: Atheneu, 1994. p. 316.
4. HARWOOD-NUSS, A.; WOFSON, A. B.; LINDEN, C. H.; SHEPHERD, S. M.; STENKLYFT, F. H. *Clinical Practice of Emergency Medicine*. 3. ed. Philadelphia: Lippincott Williams & Wilkins, 2001.
5. FELIX, V. N. Propedêutica das afecções do esôfago. In: PINOTTI, H. W. *Tratado de Clínica Cirúrgica do Aparelho Digestivo*. São Paulo: Atheneu, 1994. p. 171.

Capítulo 15

Hemorragia Digestiva Alta

Joaquim Gama-Rodrigues ♦ Carlos Eduardo Jacob ♦ Cláudio José Caldas Bresciani
Rodrigo Oliva Perez ♦ Érica Helou Bresciani ♦ Bárbara Helou Bresciani ♦
Angelita Habr-Gama

Introdução	143
Etiologia e Fisiopatologia	143
Úlcera Péptica	144
Varizes Gástricas e Esofágicas	145
Úlcera de Estresse	145
Síndrome de Mallory-Weiss	145
Outras Lesões Vasculares	145
Hemobilia	146
Quadro Clínico	146
Diagnóstico	146
Tratamento	147
Abordagem Inicial	147
Tratamento Clínico da Úlcera Gastroduodenal	147
Tratamento Endoscópico da Úlcera Gastroduodenal	148
Embolização Angiográfica da Úlcera Gastroduodenal	149
Tratamento Cirúrgico da Úlcera Gastroduodenal	149
Tratamento Clínico da Hemorragia Varicosa	151
Tratamento Endoscópico da Hemorragia Varicosa	152
Tratamento Radiológico da Hemorragia Varicosa	152
Profilaxia do Sangramento Varicoso	153
Tratamento Cirúrgico da Hemorragia Varicosa	153
Úlcera de Estresse	153
Síndrome de Mallory-Weiss	153
Outras Lesões Vasculares	153
Hemobilia	153

INTRODUÇÃO

Define-se hemorragia digestiva alta (HDA) como a perda de sangue dentro do trato digestivo em algum ponto entre o esôfago e o ângulo duodenojejunal (ângulo de Treitz). Diversas são as causas da HDA, como enumeradas no Quadro 15.1. Trata-se de condição clínica relacionada a significativas taxas de morbidade e mortalidade, especialmente em pacientes idosos. É interessante notar que, apesar dos avanços em terapia intensiva, no desenvolvimento de drogas anti-secretoras e na introdução do diagnóstico e terapêutica endoscópicos, a mortalidade não mudou significativamente quando comparada com os índices atuais e da década de 1940. Observa-se que os pacientes morrem em decorrência da descompensação das doenças crônicas associadas[1].

ETIOLOGIA E FISIOPATOLOGIA

Habitualmente se divide a hemorragia digestiva alta, segundo a origem, em varicosa e não varicosa. Os dois tipos são entidades de etiologia, tratamento e prognósticos diferentes. Em nosso país, a hemorragia varicosa é de especial interesse, pois, ao lado dos pacientes com cirrose hepática, enquadram-se nesse grupo os portadores de esquistossomose na forma hepatoesplênica. A hemorragia de origem não varicosa é causada pela rotura da continuidade da mucosa do aparelho digestivo, com ulceração ou erosão que atinge vasos. Dentro dessa categoria, enquadram-se a úlcera gastroduodenal, os tumores do trato digestivo superior, as úlceras esofágicas, a síndrome de Mallory-Weiss e a lesão de Dieulafoy. Será relatada, a seguir, a etiologia dos principais causadores de HDA.

QUADRO 15.1 – Causas de hemorragia digestiva alta

- *Doença péptica*
  - Úlcera gástrica ou duodenal
  - Doença do refluxo gastroesofágico
  - Síndrome de Zollinger-Ellison
- Úlcera de estresse
- Causas Infecciosas (*Helicobacter pylori*, citomegalovírus, vírus da herpes simples)
- Trauma (síndrome de Mallory-Weiss, ingestão de corpos estranhos)
- *Lesões vasculares*
  - Varizes esofágicas e gástricas
  - Ectasia vascular antral (síndrome de *watermellon stomach*)
  - Lesão de Dieulafoy
  - Hemangiomas (síndrome de Osler-Weber-Rendu)
  - Gastropatia porta hipertensiva
  - Fístula aortoentérica
  - Gastrite e enterite actínica
- Drogas (ácido acetilsalicílico, antiinflamatórios não hormonais, tetraciclina, quinidina, cloreto de potássio e anticoagulantes)
- *Tumores*
  - Lipoma
  - Tumor estromal
  - Pólipos (adenomatosos, hiperplásicos e hamartomatosos)
  - Adenocarcinoma
  - Linfoma
  - Carcinóide
  - Outros (melanoma, sarcoma de Kaposi, tumores metastáticos)
- *Outra causa*
  - Hemobilia

Úlcera Péptica

A doença péptica acometendo a mucosa do segmento esofago-gastroduodenal é ainda responsável por muitas manifestações clínicas, apesar dos avanços progressivos e evidentes no tratamento medicamentoso. Entre as várias complicações dessa afecção, merece destaque especial a hemorragia nas úlceras gástricas e duodenais, tanto pela sua incidência, como pela sua gravidade.

A úlcera gastroduodenal (UGD) situa-se como a mais freqüente causa de sangramento digestivo alto, respondendo por cerca de 50% dos casos. O sangramento por úlcera péptica é responsável por 100.000 internações/ano nos Estados Unidos. Apesar das taxas de hospitalização por úlceras não complicadas terem diminuído nos Estados Unidos e na Europa nos últimos 20 anos, o número de internações por hemorragia alta associada às úlceras tem-se mantido relativamente inalterado[2]. Pode-se afirmar também que 15 a 20% dos pacientes portadores de úlcera péptica apresentarão algum episódio hemorrágico durante o curso da doença, fato notado mais em úlceras de localização duodenal[3].

O sangramento é uma das complicações agudas da UGD, que costuma exigir tratamento em regime intensivo, dependendo principalmente da sua quantidade, assim como das condições clínicas prévias do paciente. A monitoração hemodinâmica é obrigatória, bem como a correção dos distúrbios advindos do sangramento, em especial os relacionados a desequilíbrios hidroeletrolíticos associados a perdas sangüíneas, por vezes de grande monta. Mesmo não exigindo tratamento operatório na grande parte das vezes, o episódio hemorrágico na evolução da doença ulcerosa representa importante alerta e a avaliação global do doente definirá a instituição ou não de conduta cirúrgica no seu tratamento.

A morbidade e a mortalidade da UGD hemorrágica são nitidamente superiores àquelas observadas no tratamento eletivo da forma não complicada[4]. As taxas de mortalidade permanecem entre 6 e 15% e mostram-se diretamente proporcionais à intensidade do sangramento. Apesar disso, a maior parte das mortes não ocorre por choque hemorrágico, mas, por descompensação de doenças associadas ou complicações relacionadas à cirurgia de urgência realizada para interromper a perda sangüínea[1,5,6]. Dessa forma, compreende-se a importância da afecção e a obrigatoriedade de um acompanhamento clínico rigoroso, bem como intervenção rápida e precisa, se necessário, no sentido de proceder ao seu controle.

O sangramento de ulcerações pépticas ocorre quando a base da úlcera provoca erosão em uma artéria ou seus ramos na parede do trato gastrointestinal. A maior parte das úlceras gástricas (UG) hemorrágicas situa-se junto à *incisura angularis* ou no segmento da curvatura menor entre a cárdia e a *incisura angularis* e provoca sangramento em razão da erosão da artéria gástrica esquerda ou seus ramos. Ocasionalmente, úlceras em outros locais podem envolver qualquer outro pedículo arterial do estômago ou seus ramos. Raramente a hemorragia da UG se processa de forma difusa do leito ulceroso ou em sua borda, e mais raramente ainda a UG se encontra perfurada e tamponada por víscera vizinha (fígado, baço, pâncreas); o sangramento tem origem em um ramo arterial desses órgãos.

A hemorragia da úlcera duodenal (UD) é decorrente da erosão da artéria gastroduodenal (especialmente em úlceras da face posterior do bulbo duodenal, presentes em 20% dos casos[7], ou seus ramos, principalmente da artéria pancreaticoduodenal ou por sangramento difuso do leito da úlcera ou de suas bordas).

Os vasos sangüíneos acometidos nas UGD hemorrágicas estão na mucosa ou serosa e seu calibre varia de 0,1 a 1,8mm de diâmetro (em média 0,7mm). Os ramos arteriais de calibre maior associam-se ao aumento da morbidade da doença, bem como diminuição do sucesso da terapêutica endoscópica no controle do sangramento. Por esse motivo, sangramentos localizados na parede posterior do bulbo duodenal (artéria gastroduodenal) ou em corpo gástrico alto (artéria gástrica esquerda) tornam-se mais perigosos[8]. Freqüentemente se observa arterite na parede dos vasos sangrantes, o que pode explicar o motivo da falha dos mecanismos normais de hemostasia, justificando, em alguns casos, o ressangramento[9,10].

Alguns fatores parecem estar relacionados ao surgimento de UGD ou sangramento de UGD já existentes, devendo sempre ser investigados por ocasião da anamnese desses pacientes, bem como evitados (especialmente medicamentos) em indivíduos portadores de doença péptica.

- *Helicobacter pylori*: infecção por *H. pylori* influi no desenvolvimento de complicações hemorrágicas, porém de maneira ainda não perfeitamente esclarecida. Segundo Jensen et al.[11], a prevalência de *H. pylori* foi de 74% em pacientes hospitalizados por UGD com sangramento grave. Por outro lado, alguns estudos demonstram que a prevalência de infecção parece ser menor nos doentes com UGD sangrantes, se comparados com os pacientes com doença não sangrante[12]. Deve-se levar em conta que a alta prevalência de infecção por *H. pylori* na população geral pode confundir os resultados, especialmente em séries de estudo com poucos indivíduos. A associação entre infecção por *H. pylori* e uso de antiinflamatórios não hormonais no desenvolvimento de úlceras é controversa e estudos prospectivos não demonstraram ser ela fator predisponente a sangramento. Ao contrário, eles parecem ser fatores de risco independentes e essa associação pode até interagir inibitoriamente no surgimento de UGD hemorrágica[13,14].
- *Antiinflamatórios não hormonais (AINH)*: são importante fator de risco para sangramento, responsáveis por aumento de incidência de UGD em mais de quatro vezes nos indivíduos que os utilizam, se comparados com a população em geral. Esse risco parece aumentar proporcionalmente à dose empregada e varia conforme o seu tipo[15,16]. A associação com corticosteróides também aumenta o risco de sangramento. Lanza relatou os principais fatores de risco para a ocorrência de sangramento após utilização de AINH[17] (Tabela 15.1). O risco também parece ser maior durante o primeiro mês de uso da medicação, o que corrobora o dado comum de anamnese: o uso recente desse tipo de medicamento por muitos doentes portadores de UGD hemorrágica[18].

Atualmente existem novas drogas com inibição seletiva da cicloxigenase 2 (inibidoras da COX-2), enzima envolvida no processo inflamatório, sendo induzida por este. Essas drogas (como nambumetona, etodolac e celecoxib, etoricoxib e valde-

TABELA 15.1 – Fatores de risco associados ao aumento de sangramento gastrointestinal após uso de antiinflamatórios não hormonais (AINH)

FATORES DE RISCO	RISCO RELATIVO
Uso concomitante de anticoagulantes	12,7
Altas doses de AINH	10,1
Idade > 60 anos	5,52
Sangramento prévio	4,76
Uso concomitante de corticosteróides	4,4

Modificado de Lanza[17].
AINH = antiinflamatórios não hormonais

coxib) são seletivas, não inibindo a cicloxigenase 1 (COX-1), responsável pela produção de prostaglandinas gástricas, fundamentais para a formação da barreira mucosa do órgão. Essa inibição seletiva parece concentrar a ação na fase antiinflamatória apenas, podendo resultar em menores índices de formação de UGD e, conseqüentemente, sangramento. Estudos prospectivos mostram realmente menor risco de formação de úlceras, porém a segurança da utilização dessas drogas a longo prazo, principalmente em pacientes com problemas cardíacos, está em discussão[19-21].

- *Ácido acetilsalicílico (AAS)*: a inibição da síntese de prostaglandinas provocada por AAS é o indutor de lesões na mucosa, que podem evoluir com sangramento. Estes parecem ter maior freqüência com doses elevadas, porém, mesmo em doses diárias ao redor de 300mg (dose recomendada para profilaxia cardiovascular), pode haver hemorragia. Isso faz desses pacientes indivíduos com risco aumentado[22]. É interessante notar que, apesar da inibição da agregação plaquetária que é provocada, esta parece não ter influência na duração ou no volume dos sangramentos[23].

Varizes Gástricas e Esofágicas

As varizes gástricas e esofágicas são decorrentes da hipertensão porta (pressão da veia porta > 5mmHg), que é uma das principais complicações da cirrose hepática. Estima-se que 32.000 pessoas morrem anualmente nos Estados Unidos em decorrência dessas complicações.

Varizes ocorrem em aproximadamente metade dos pacientes com cirrose. Na verdade, se todos os pacientes cirróticos fossem acompanhados, observar-se-iam varizes na taxa de 5 a 15% por ano. Uma vez feito o diagnóstico, 4 a 10% dos pacientes, por ano, apresentarão varizes de grosso calibre, fator sabidamente predisponente a sangramento. Também é interessante observar que em 20% dos pacientes inicialmente diagnosticados, 20% já apresentam varizes de grosso calibre[24,25].

Na região da transição esofagogástrica encontra-se uma das quatro anastomoses portossistêmicas naturais do corpo. As outras estão localizadas no retroperitônio, na cicatriz umbilical e no canal anal. Na ocorrência de hipertensão porta, aumenta o volume de sangue circulante nas veias intrínsecas da transição esofagogástrica, que se tornam mais calibrosas e tortuosas, formando as varizes esofágicas.

Algumas considerações sobre a anatomia do sistema porta são pertinentes. A veia porta é formada pela confluência das veias mesentérica superior (que drena intestino delgado e parte do cólon) e esplênica (drena estômago, baço e pâncreas). A veia mesentérica inferior, que drena o terço restante do intestino grosso, pode ser tributária da veia esplênica ou, menos freqüentemente, da veia porta ou da veia mesentérica superior. A veia gástrica esquerda, que drena a região da cárdia, é outra tributária da porta.

Na drenagem venosa do esôfago, encontram-se veias intrínsecas, extrínsecas e veias associadas aos ramos dos nervos vagos. As veias intrínsecas formam plexo venoso subepitelial e submucoso ao longo de todo o esôfago e se comunicam com as veias extrínsecas através de ramos perfurantes. As veias extrínsecas, por sua vez, são tributárias das veias tireóideas inferiores e braquiocefálicas (no pescoço), ázigos (no tórax) e gástrica esquerda (no terço inferior do esôfago).

As veias intrínsecas do esôfago distal podem ser divididas em quatro zonas: gástrica, paliçada, perfurante e troncular. As veias intrínsecas da zona gástrica formam plexo radial localizado nos 2 ou 3cm abaixo da transição esofagogástrica. A zona de paliçada é formada por veias longitudinais da lâmina própria que se estendem cranialmente por 2 a 3cm acima da transição esofagogástrica. Essas veias são extensões das veias da zona gástrica e representam a comunicação primária entre os sistemas porta e cava superior. A zona perfurante engloba veias valvuladas localizadas 2 a 3cm acima da zona de paliçada. Nessa região, ocorre a comunicação entre as veias extrínsecas e intrínsecas do esôfago. As veias da zona troncular se estendem por 8 a 10cm acima da zona perfurante. Trata-se de três ou quatro troncos venosos localizados na submucosa com fluxo em direção caudal, que são drenados para as veias extrínsecas através das veias perfurantes.

As varizes gastroesofágicas podem assumir quatro padrões anatômicos[26]: varizes do fundo gástrico, do fundo gástrico e da zona de paliçada, da zona perfurante e varizes paraesofágicas. Estas são decorrentes da dilatação do plexo venoso extrínseco, em conseqüência da dilatação retrógrada do plexo intrínseco. Porém, clinicamente, dividem-se em varizes esofágicas e gástricas.

DeFranchis[27] classifica as varizes esofágicas em três tipos: F1 (pequenas varizes retilíneas), F2 (varizes tortuosas que ocupam menos de um terço da luz esofágica) e F3 (ocupando mais de um terço da luz). As varizes gástricas são divididas em gastroesofágicas (aquelas que estão em continuidade com as varizes esofágicas) e gástricas isoladas. As primeiras são subdivididas em tipo 1 (localizadas na pequena curvatura) e tipo 2 (fundo e grande curvatura do estômago). As varizes gastroesofágicas do tipo 1, habitualmente de grande tamanho, se formam pela anastomose entre os ramos cárdicos da veia gástrica esquerda e o plexo venoso submucoso da zona gástrica, que, como citado anteriormente, se encontra em contato com as veias da zona de paliçada da mucosa esofágica.

As varizes gástricas isoladas, por sua vez, são classificadas de acordo com a posição no estômago: tipo 1 (no fundo) e 2 (em outras partes do estômago). As varizes gástricas do tipo 1 habitualmente estão associadas à hipertensão porta segmentar ou a colaterais esplenorrenais espontâneas.

Úlcera de Estresse

Trata-se de quadro de HDA (manifesto por hematêmese ou presença de sangue vivo na sonda nasogástrica) em paciente usualmente em ambiente de unidade de terapia intensiva (UTI) com condições clínicas associadas, como choque, trauma, lesões extensas no sistema nervoso central, insuficiência de múltiplos órgãos, sepse, grandes áreas de queimadura (conhecida como úlcera de Curling) e ventilação mecânica prolongada. O fator causal da úlcera de estresse não é bem conhecido, sendo-lhe imputadas algumas condições, como isquemia da mucosa, estado de hipersecreção de ácido e alterações na produção de muco.

Síndrome de Mallory-Weiss

Descrita inicialmente por Dieulafoy em 1898, foi adequadamente caracterizada pelos estudos de Mallory e Weiss em 1929. Trata-se de lacerações no esôfago distal e transição esofagogástrica em decorrência de vômitos repetitivos. São fatores de risco ingestão de álcool, agente quimioterápico e outras medicações. Representam cerca de 5% das causas de HDA e apresentam cicatrização espontânea em 24 a 48h.

Outras Lesões Vasculares

As angiodisplasias são causas de hemorragia digestiva em cerca de 1,2 a 8% dos pacientes. Habitualmente, trata-se de pacientes com história de longa data de sangramento de origem desconhecida e diversos exames diagnósticos com resultados negativos. Algumas situações clínicas estão associadas a maior prevalência da doença: estenose aórtica, insuficiência renal, doença de von Willebrand, cirrose e doença pulmonar crônica.

A lesão de Dieulafoy caracteriza-se por ser um vaso submucoso aberrante e dilatado que erode na superfície epitelial, promovendo o sangramento, na ausência de lesão ulcerada.

A ectasia vascular antral (ou *watermellon stomach*) tem o aspecto endoscópico de fileiras de mucosa eritematosa com disposição radial entre o piloro e o antro. Trata-se de vasos dilatados da mucosa, que lembram a superfície externa da melancia.

Fístula aortoentérica é a comunicação direta entre a aorta e algum segmento do tubo digestivo[28]. Entre os fatores de risco, citam-se aneurismas de aorta, erosões de próteses aórticas, úlceras penetrantes, trauma, invasão tumoral, radioterapia, corpo estranho, sífilis e tuberculose.

Hemobilia

Ocorre pela formação de fístula entre vasos sangüíneos e dutos biliares no fígado. Entre os fatores etiológicos, apontam-se trauma, abscessos, litíase, procedimentos invasivos (biópsia hepática, drenagens e colangiografia transepática). Habitualmente, trata-se de hemorragia de pequena ou média quantidade que, por vezes, pode estar acompanhada de dor abdominal e icterícia.

QUADRO CLÍNICO

A HDA pode se manifestar por diversas formas clínicas, desde um quadro insidioso de astenia associada à anemia de origem oculta até quadro de choque hipovolêmico grave.

A apresentação clínica mais comum é facilmente reconhecível e consiste na exteriorização de sangramento por hematêmese (vômitos com sangue vivo ou coágulos), em quantidades variáveis. A exteriorização de sangue vivo geralmente sugere sangramento recente, ao passo que sangue escurecido (vômitos em borra de café), parcialmente digerido, pode significar sangramento já cessado há algumas horas. O achado de melena (fezes escurecidas e de mau cheiro) é comum, porém, por vezes, esta ainda não surgiu por ocasião da chegada do doente ao hospital, já que a hemorragia consiste em sinal clínico dramático, que leva o paciente a procurar serviço médico imediatamente. Enterorragia (evacuação com sangue vivo ou coágulos, também referida como hematoquezia) não é comum, mesmo em pacientes com trânsito intestinal acelerado.

As alterações hemodinâmicas podem estar presentes, porém o choque hemorrágico não é comum (com exceção dos pacientes com varizes de esôfago). Mais freqüentes são apenas taquicardia e baixa moderada da pressão arterial, indicando perda sangüínea não demasiada. A palidez cutaneomucosa é evidente, especialmente em pacientes com antecedente de sangramentos anteriores, às vezes não detectáveis clinicamente, exceto por anemia crônica, por vezes grave. A hipovolemia decorrente do sangramento, associada à idade em geral avançada dos doentes, leva à insuficiência renal aguda, uma das maiores causas de mortalidade nesses indivíduos, juntamente com desequilíbrios hidroeletrolíticos.

A magnitude da perda sangüínea na UGD hemorrágica tem relação diretamente proporcional às taxas de mortalidade, sendo também o principal fator preditivo de persistência ou recorrência do sangramento[5,29,30]. Como fatores prognósticos desfavoráveis têm-se idade avançada (acima de 60 anos), doenças associadas (em especial as que provocam a coagulopatias) e história de hemorragias prévias.

Deve-se insistir na investigação, durante a anamnese, dos fatores de risco e de prognóstico desfavorável, no sentido de estabelecer melhor conduta clínica, bem como indicar a conduta operatória, se necessária e a melhor técnica a ser utilizada.

Habitualmente, os episódios relacionados a varizes esofágicas e gástricas são hemorragia maciça acompanhada de hipotensão e taquicardia, que ocorrem em pacientes com história de doença hepática crônica. Outros estigmas da insuficiência hepática e hipertensão porta podem estar presentes, como, por exemplo, ascite, icterícia, telangiectasias, esplenomegalia, encefalopatia e asterixe.

Aproximadamente um terço dos pacientes com varizes apresentarão algum episódio de hemorragia digestiva. Torna-se importante a identificação dos fatores de risco para o sangramento, uma vez que esses episódios estão associados a taxas de mortalidade de 20 a 30%[31,32]. Pressões elevadas da veia porta estão relacionadas à taxa maior de sangramento. Nevens et al. descreveram que, com pressões de até 13mmHg, não se observa sangramento, enquanto acima de 16 acarretam hemorragia digestiva em até 72% dos pacientes[33]. Outros fatores correlacionados com maior incidência de sangramento entre os pacientes com varizes esofágicas são localização (maior, quanto mais próximas da transição esofagogástrica), grau de insuficiência hepática pela classificação de Child, presença de *red spots* à visão endoscópica e tamanho das varizes (tipo F3, segundo a classificação de DeFranchis).

O sangramento por varizes esofágicas cessa espontaneamente em 50% dos pacientes, existindo maior risco de novo sangramento nas seis semanas seguintes. Novo sangramento pode ocorrer, sobretudo, nas primeiras 48h. São considerados fatores associados a maior risco de sangramento: idade superior a 60 anos, ascite, varizes de grosso calibre, insuficiência renal e sangramento inicial de grande magnitude (hemoglobina < 8 à admissão). Alguns achados endoscópicos estão também associados ao ressangramento precoce: sangramento ativo, *red spots* e coágulo aderido às varizes. Novos episódios de sangramento após seis semanas ocorrem em até 70% dos pacientes não tratados. São fatores de risco para ressangramento tardio: grau de insuficiência hepática, ascite, hepatocarcinoma, alcoolismo ativo e *red spots*[32,34,35].

A ocorrência de sangramento de varizes gástricas depende da localização. As varizes gastroesofágicas do tipo 1 apresentam sangramento em 11% dos pacientes, enquanto as varizes gástricas isoladas promovem hemorragia em 80% dos casos. Kim et al. relataram que os fatores de risco para sangramento em varizes gástricas isoladas de fundo são tamanho das varizes acima de 10mm, classificação de Child e *red spots*[36].

DIAGNÓSTICO

A sintomatologia atual e pregressa do doente, conjuntamente com os antecedentes clínicos, pode levar ao diagnóstico clínico. Porém, o exame endoscópico do trato digestivo alto firma-se como o melhor método para diagnóstico e eventual tratamento da HDA. Reúne vários atributos favoráveis, como realização relativamente simples, custo relativamente baixo, sensibilidade excelente e possibilidade de abordagem terapêutica simultânea. Pode-se, dessa forma, identificar corretamente a causa do sangramento, bem como sua persistência ou não, assim como intensidade no momento do exame. Pode ser repetido com pouco risco, mesmo em doentes graves, e ainda se associar a métodos diagnósticos mais recentes, como o ecodoppler, que permite identificação de vaso na base da úlcera, não visível em endoscopia normal. A visualização pode facilitar a terapêutica endoscópica[37].

O método radiológico baritado não tem aplicação no diagnóstico da hemorragia, especialmente em virtude de sua baixa sensibilidade, ao redor de 40% na detecção das UGD. Além disso, não pode caracterizar a origem do sangramento como advindo delas. Existem relatos de diagnóstico da hemorragia utilizando-se tomografia computadorizada abdominal, sem uso de contraste oral, notando-se extravasamento do contraste intravenoso na luz gástrica. De qualquer forma, o método ainda não tem utilização indicada[38,39].

O estudo angiográfico seletivo dos ramos do tronco celíaco e da artéria mesentérica superior pode ser útil em pacientes nos quais o método endoscópico não elucida a causa do sangramento. O método tem baixa sensibilidade nos sangramentos intermitentes ou com fluxo menor que 0,5mL/min[40].

O mapeamento com hemácias marcadas por radioisótopos é outra importante arma propedêutica nos casos de sangramento de origem oculta. Entretanto, padece dos mesmos problemas que a angiografia.

TRATAMENTO

Deve-se considerar o tratamento da hemorragia digestiva em duas etapas distintas: a primeira compreendendo a abordagem inicial do paciente, visando à sua estabilização e, a segunda, visando à interrupção do sangramento e tratamento do fator causal.

Abordagem Inicial

Inicia-se a abordagem do paciente com hemorragia digestiva grave com a aplicação dos princípios fundamentais da medicina de emergência. Desobstrução da via aérea, ventilação e acesso venoso são os primeiros passos (ABC, *airway, breathing, circulation*). Intubação orotraqueal ou nasotraqueal pode ser necessária em pacientes com rebaixamento do nível de consciência (escala de coma de Glasgow < 8), minimizando o risco de broncoaspiração. Essa é uma medida particularmente eficaz em pacientes com hemorragia digestiva grave por varizes gastroesofágicas e que, provavelmente, necessitarão da passagem do balão esofágico e gástrico. Ao exame físico, procuram-se estigmas de hepatopatia crônica. O toque retal é obrigatório.

Qualquer que seja a origem do sangramento, a abordagem inicial inclui as medidas obrigatórias de reposição do volume sangüíneo perdido, com a indicação fundamentada nas perdas sangüíneas e na condição geral do paciente. Devem-se obter dois acessos venosos periféricos de grosso calibre (sempre maior que 16 *gauge*). A reposição hídrica deve ser inicialmente com solução salina, porém, em sangramento intenso, anemia aguda ou choque hipovolêmico, a transfusão sangüínea deve ser realizada prontamente (principalmente em pacientes idosos). Além da observação clínica, parâmetros mais objetivos devem ser avaliados evolutivamente, como freqüência cardíaca, pressão arterial sistêmica e monitoração hemodinâmica evasiva, requerida em certos casos (pressão venosa central ou, mesmo, cateter de Swan-Ganz). Da mesma forma, a quantificação da diurese serve como importante parâmetro de perfusão tecidual, podendo ser feita de maneira mais adequada por cateterização vesical. Deve-se assumir como diurese mínima o volume urinário na faixa de 0,5 a 1mL/kg/min.

Dosagens de hemoglobina e hematócrito devem ser obtidas logo à admissão do doente, e repetidas continuamente, bem como eletrólitos e coagulograma, que devem ter seus distúrbios corrigidos, se necessário. Na mesma coleta de sangue, envia-se amostra para o banco de sangue, para tipagem e provas cruzadas. A sondagem nasogástrica deve ser empregada, permitindo aspiração do conteúdo gástrico. Dessa maneira, pode-se observar a persistência do sangramento, bem como proceder à lavagem gástrica com solução salina, facilitando a realização de endoscopia digestiva, pois pode melhorar sobremaneira as condições de visualização da mucosa gastroduodenal. Eletrocardiograma deve ser realizado em pacientes de risco para cardiopatia isquêmica.

Pacientes com instabilidade hemodinâmica (choque, queda de, pelo menos, 6% na dosagem de hematócrito, hipotensão ortostática ou necessidade de mais de duas unidades de papa de hemácias) ou evidência de sangramento ativo (sangue vivo na sonda nasogástrica, enterorragia e hematêmese intensas) devem ser mantidos em ambiente de terapia intensiva.

Uma vez que o paciente apresente estabilização do quadro, torna-se necessária a identificação do fator etiológico do sangramento. A Tabela 15.2 mostra as principais causas de sangramento grave do trato digestivo superior. Concomitantemente à reposição do volume circulante e ao controle dos distúrbios hidroeletrolíticos associados, devem-se iniciar as medidas visando à interrupção da hemorragia. Essas medidas podem ser inicialmente clínicas ou invasivas, por ação direta no local de sangramento, destacando-se, nesse sentido, a abordagem endoscópica. A oclusão do vaso sangrante também pode ser conseguida por abordagem angiográfica, com embolização seletiva do vaso envolvido. O tratamento cirúrgico é reservado aos casos de terapêutica clínica ou abordagem direta ineficazes ou sangramento exagerado, com risco iminente de vida.

Tratamento Clínico da Úlcera Gastroduodenal

A avaliação da literatura sobre os métodos clínicos de tratamento da UGD hemorrágica é prejudicada especialmente pela pequena quantidade de publicações que comparam diferentes tratamentos medicamentosos e placebo. Soma-se a isso o emprego de diversas medidas associadas em casos de sangramento, justamente em decorrência da gravidade do quadro. Deve-se levar em conta também que muitas vezes o sangramento é autolimitado, dificultando, dessa forma, a avaliação adequada da verdadeira eficácia de cada um dos métodos[42]. As medidas empregadas baseiam-se no tratamento da doença péptica crônica e incluem:

- *Alimentação precoce*: foi descrita pela primeira vez por Meulengracht, em 1947, que utilizou dieta pastosa, leite e água no tratamento de mais de 1.000 doentes com HDA decorrente de doença péptica, obtendo-se excelentes resultados, com mortalidade de 2,5%[43]. Apesar desses excelentes resultados, esse método não pode ser empregado em doentes com vômitos contínuos, em íleo paralítico, com instabilidade hemodinâmica ou queda dos níveis de consciência. Dessa maneira, notou-se que esse méto-

TABELA 15.2 – Principais causas de sangramento grave do trato digestivo superior

CAUSA	PORCENTAGEM
Úlcera péptica	55
Varizes gástricas ou esofágicas	14
Angiodisplasia	6
Síndrome de Mallory-Weiss	5
Tumor	4
Erosões	4
Lesão de Dieulafoy	1

Modificado de Savides et al.[41]

do é inadequado para os casos mais graves, especialmente se comparado com o arsenal terapêutico atual.

- *Elevação do pH gástrico*: baseia-se no fato de os mecanismos de hemostasia serem altamente sensíveis à acidez do meio, fato constatado *in vitro*. Em pH abaixo de 6, ocorre desagregação plaquetária, que se associa à destruição dos fatores de coagulação em pH abaixo de 5,4. Em pH abaixo de 4, os coágulos de fibrina são dissolvidos pela atividade proteolítica da pepsina do suco gástrico[44,45]. Dessa maneira, a elevação do pH teoricamente favorece a estabilização dos coágulos, diminuindo o sangramento ou sua recidiva. Para tanto, pode-se empregar:
    – *Lavagem gástrica*: por sondagem nasogástrica, com injeção de soro fisiológico gelado, em instilações sucessivas. Sua ação baseia-se na redução do fluxo sangüíneo no estômago, vasoconstrição dos vasos da mucosa e elevação do pH por "clareamento" do suco gástrico. A eficácia desse procedimento ainda não foi demonstrada[46], sendo utilizada atualmente a lavagem para diagnóstico e melhora das condições locais para endoscopia digestiva, conforme já exposto.
    – *Instilação de drogas antiácidas*: emprega-se gotejamento de antiácidos em volume de cerca de 50mL (até 100mL) a cada hora, por sonda nasogástrica. Deve ser iniciado apenas após exame endoscópico, já que a visualização da mucosa pode ser prejudicada. Recomenda-se o acompanhamento contínuo do pH intragástrico para adequação da dose, porém não é um método econômico. Além disso, as atuais drogas bloqueadoras da secreção cloridropéptica são mais eficazes e de fácil administração.
    – *Bloqueadores da secreção cloridro-péptica*: as primeiras drogas nesse grupo são as inibidoras de receptores histamínicos, que exercem a sua função diminuindo a secreção gástrica quantitativamente, como, por exemplo, a cimetidina (em doses de 400 a 1200mg, IV ou VO, ao dia) e a ranitidina (50 a 300mg, IV ou 300mg, VO, ao dia). Mais recentemente, surgiram os bloqueadores de bomba de prótons, como omeprazol, lansoprazol, pantoprazol, rabeprazol e esomeprazol. Funcionam por meio de bloqueio da bomba trocadora de hidrogênio/potássio nas células parietais alterando a secreção gástrica de maneira quantitativa, com grande elevação dos valores de pH no estômago. O omeprazol é o agente mais estudado, parecendo ser efetivas dosagens de 40mg, IV, a cada 12h. Estudos comparativos entre as drogas mostram maior efetividade do omeprazol, se comparado com a ranitidina, na diminuição da acidez gástrica, promovendo, inclusive, a diminuição da necessidade de cirurgias para controle do sangramento, bem como diminuição das taxas de ressangramento[47,48]. Apesar desses resultados, em nenhuma série comparativa entre as drogas houve benefício significativo em termos de redução das taxas de mortalidade[49].
    – *Outras drogas*:
        • *Sucralfato*: adere à superfície ulcerada, dificultando a dissolução do coágulo presente no coto vascular pela secreção cloridro-péptica. Dessa forma, impede progressão ou recidiva do sangramento. Deve ser utilizado em dose de 1g, VO, a cada 6h.
        • *Somatostatina*: parece ser eficaz no tratamento da UGD sangrante em decorrência de vasoconstrição promovida no tubo digestivo[50]. Pode ser utilizada em infusão venosa contínua, na dose de 250mg/h. Mais recentemente surgiu seu análogo sintético octreotide, com administração mais fácil e menores efeitos colaterais.

Tratamento Endoscópico da Úlcera Gastroduodenal

Os métodos endoscópicos são o próximo passo no tratamento da úlcera hemorrágica, tendo como grande vantagem a possibilidade do controle do sangramento por ocasião do diagnóstico. Da mesma maneira, possibilita melhor avaliação da lesão e eventuais biópsias. A classificação de Forrest auxilia na escolha do procedimento empregado e tem valor prognóstico no risco de novo sangramento (Tabela 15.3). Ainda tem como limitação o fato de necessitar de instrumental adequado (caro e nem sempre disponível) e exigir profissionais habilitados e bem treinados para obtenção de melhores resultados. Os métodos endoscópicos mais empregados são os seguintes:

- *Esclerose do coto vascular*: é o modo mais utilizado para controle do sangramento por via endoscópica, mediante infiltração local de soluções variadas (como solução salina hipertônica, soluções salinas com adrenalina ou etanol), resultando em esclerose do vaso sangrante. Pinkas et al. consideraram a injeção de solução de adrenalina 1:10.000 mais eficaz no controle do sangramento, se comparada com solução salina hipertônica, com efeito hemostático mais prolongado em modelos experimentais[51]. Koyama et al. utilizaram injeção de álcool absoluto, após instilação de solução salina e adrenalina, conseguindo alta eficácia na parada do sangramento, com índices de recidiva de apenas 12%[52].

Apesar da eficácia comprovada do método, os índices globais de recorrência do sangramento situam-se entre 10 e 33%[53]. Alguns fatores são relacionados à falha do controle endoscópico da UGD hemorrágica, como sangramento ativo por ocasião do exame, presença de vaso visível na úlcera e úlceras maiores do que 2cm de diâmetro. A inacessibilidade da úlcera ao endoscópio (mais freqüente em localização duodenal) deve ser considerada como fator que predispõe à falha do método[54]. Segundo Inadomi et al., as úlceras que apresentam sangramento mais de uma semana após a escleroterapia têm melhores chances de controle por nova abordagem endoscópica[55]. Entre os doentes que tiveram sangramento menos de uma semana após o procedimento, 81% necessitaram de abordagem cirúrgica. Dessa forma, podem-se considerar as UGD com ressangramento precoce após terapia endoscópica como candidatas à terapia operatória.

- *Eletrocoagulação*: foi relatada pela primeira vez por Papp, que observou recidiva do sangramento em 25% dos doentes em uma série de oito enfermos[56]. A utilização desse método em pacientes com sangramento moderado alcança eficiência de 100%, porém, se ele for intenso, o índice cairá para 80% e cerca de metade

TABELA 15.3 – Classificação endoscópica de Forrest e risco de novo sangramento

TIPO DE SANGRAMENTO	FORREST	RISCO DE NOVO SANGRAMENTO (%)
Sangramento ativo	IA (em jato)	> 85
	IB (contínuo)	20 – 30
Sangramento recente	IIA (vaso visível)	50
	IIB (coágulo aderido, base escura)	5 – 10
Ausência de sangramento	III (base limpa)	0 – 1

dos doentes necessitará de intervenção cirúrgica para o tratamento definitivo. Em razão de sua eficácia aparentemente temporária, esse método tem servido como procedimento provisório para pacientes que aguardam tratamento cirúrgico.

- *Fotocoagulação com laser*: *laser* de argônio no tratamento da úlcera duodenal hemorrágica foi empregado, em 1975, pela primeira vez por Fruhmorgen et al.; *laser* de neodímio (*YAG laser*) foi utilizado por Kiefhaber et al.[57,58] para coibir sangramento das UGD. Fleisher reviu o assunto, relatando algumas complicações com esse método, como perfurações de vísceras, pneumoperitônio (tratado conservadoramente) e piora da hemorragia[42]. Os bons resultados alcançaram valores de 80 a 95% nos diversos estudos. O custo do equipamento permanece como fator limitante.

O desenvolvimento de grande variedade de terapias endoscópicas foi o maior avanço no tratamento das úlceras hemorrágicas nas últimas décadas. Estudos de várias séries utilizando métodos diferentes de terapia endoscópica mostram que todas se mantêm efetivas no sentido de estancamento da hemorragia, com resultados equivalentes, ou muito próximos entre si e implicam redução efetiva do número de operações de urgência nos doentes, se comparado com os grupos de doentes não tratados por esse método[59,60].

Embolização Angiográfica da Úlcera Gastroduodenal

As técnicas angiográficas começaram a ser utilizadas na década de 1960, tanto para o diagnóstico, como para o tratamento da hemorragia. Descrevem-se vários métodos, entre eles a embolização dos vasos com Gelfoam®,[61] ou resina epóxi[62] ou, ainda, infusão de substâncias vasoativas por angiografia seletiva[63]. Apesar dos bons resultados, esses métodos apresentam o inconveniente da necessidade de aparelhagem de radiologia intervencionista, com profissionais experientes e afeitos ao método e retaguarda de terapia intensiva, inviabilizando-o em serviços de menor porte.

Além dessas dificuldades, existe o risco de complicações em decorrência dos efeitos sistêmicos ou mesmo local das substâncias utilizadas. Entre os efeitos sistêmicos, relatam-se arritmias variadas até parada cardiorrespiratória. Localmente, por sua vez, pode haver necrose da parede da víscera ou isquemia distal à artéria embolizada.

Alguns estudos com séries pequenas de doentes empregando infusão arterial seletiva de pitressina mostraram resultados apenas razoáveis, com parada do sangramento em cerca de 40% dos casos[64,65], porém o real benefício do método ainda não foi comprovado. Toyoda et al. utilizaram embolização angiográfica com cianoacrilato e lipiodol no tratamento do sangramento maciço por UGD, obtendo eficácia em seis de sete doentes (85,7%)[38]. A embolização apenas com lipiodol alcançou 78,3% de eficácia em 23 doentes tratados pelos mesmos autores.

Resfriamento Gástrico

Esse método, cada vez menos utilizado, ainda encontra lugar quando há impossibilidade de acesso endoscópico à lesão sangrante, porém é tratamento de exceção. Wangensteen et al. o descreveram: introdução de uma mistura de água e álcool resfriada em um balão intragástrico, em temperatura próxima de 0°C[66]. A parada da hemorragia se deve à redução do fluxo sangüíneo na parede do estômago e inibição da liberação de pepsinogênio. A lavagem gástrica age de forma semelhante, com água ou soro fisiológico gelados.

Rodgers et al. empregaram o método do resfriamento gástrico em 10 doentes com úlcera duodenal sangrante, com 70% de eficácia e 30% de mortalidade[67]. Os resultados do estudo de Sandlow e Spellberg no tratamento do sangramento digestivo alto por resfriamento são desencorajadores, desvalorizando muito o método[68]. Além da eficácia duvidosa, existem complicações associadas, como hipotermia sistêmica, íleo paralítico, arritmias cardíacas e pneumonias.

Tratamento Cirúrgico da Úlcera Gastroduodenal

Apesar da grande eficácia dos tratamentos não operatórios, com apenas cerca de 10% dos doentes necessitando de cirurgia de urgência[13], a cirurgia persiste como o único tratamento, em muitos casos. Deve-se lembrar que o objetivo não se restringe a intervir no foco de sangramento, mas sim atuar sobre o mecanismo ulcerogênico presente, verdadeiro fator causal. A experiência demonstra que os métodos de tratamento conservadores apresentam índices de recidiva da hemorragia bastante elevados, quando não se atua sobre estes.

Dessa forma, embora o objetivo primário da cirurgia seja atuar no local do sangramento visando interromper a perda sangüínea aguda e os desequilíbrios hemodinâmicos associados, que põem seriamente em risco a vida do paciente, o tratamento da doença ulcerosa, fator causal, é fundamental. Atualmente, os fatores que indicam o tratamento cirúrgico da UGD hemorrágica baseiam-se em critérios tanto clínicos como endoscópicos, bem como na eficácia ou não dos procedimentos conservadores empregados. Sabe-se que os doentes que necessitam de abordagem cirúrgica apresentam índices de mortalidade extremamente altos e progressivos com a demora no tratamento. Dessa forma, a abordagem deve ser rápida e incisiva, quando necessária[69].

Os critérios de indicação de conduta operatória de urgência em doentes portadores de UGD hemorrágica são os seguintes:

- Persistência do sangramento, apesar das medidas clínicas conservadoras ou hemorragia refratária ou inacessível ao tratamento endoscópico.
- Doentes em choque hipovolêmico, respondendo ou não às medidas clínicas de reposição volumétrica, ou pacientes que tenham necessitado de transfusão de mais de quatro unidades de hemácias.
- Doentes com mais de 50 anos de idade, com sangramento intenso que leve à repercussão hemodinâmica.
- Doentes com sangramento recente por UGD, mesmo que tenham respondido satisfatoriamente, na ocasião, às medidas conservadoras.
- Doentes com tipo sangüíneo raro ou sensibilizados por várias transfusões prévias, ou ainda que não possam receber transfusões sangüíneas por motivos religiosos ou ideológicos.
- Doentes com sangramento intenso por úlcera gástrica.
- Doentes com afecções graves ou função limítrofe de outros órgãos, cuja descompensação possa elevar o risco cirúrgico.

Contrariamente, a alguns casos especiais o tratamento cirúrgico deve ser contra-indicado, optando-se pelo conservador, em virtude da condição clínica do doente. Entre as condições clínicas desfavoráveis, podem-se citar insuficiência cardíaca ou respiratória grave, doença neoplásica terminal e cirrose hepática descompensada, além de eventuais afecções em fase terminal.

Vários aspectos com relação à técnica operatória devem ser realçados, visando à melhor eficácia e à maior segurança do procedimento cirúrgico. O objetivo primário da operação é a parada do sangramento, devendo este ser o primeiro ponto abordado, ainda que ele não esteja ativo no momento. Para tal, opta-se pela laparotomia mediana como via de acesso, por sua rapidez e excelente exposição proporcionada.

Úlcera Duodenal

Nesse caso, deve-se logo, como primeira manobra, realizar mobilização duodenopancreática (manobra de Kocher), que promoverá melhor abordagem da região. Segue-se a esta a piloroduodenotomia, que permitirá acesso direto à úlcera, possibilitando hemostasia direta. Quando o sangramento se deve ao coto vascular arterial no leito da úlcera, sua ligadura é realizada com ponto de sutura. Em caso de sangramento difuso no leito ou nas bordas, devem-se aplicar vários pontos de sutura, em boa espessura (de preferência com agulha forte), e com material inabsorvível. Em sangramento decorrente de erosão da úlcera sobre a artéria gastroduodenal, existe grande dificuldade técnica, especialmente em razão da grande quantidade do sangramento. Pode-se, nesse caso, proceder ao pinçamento provisório da artéria hepática comum, com pinça vascular a ser retirada após a ligadura do vaso sangrante. Em casos extremos, pode até mesmo ser necessária a ligadura da artéria gastroduodenal próximo à sua emergência.

A proximidade da via biliar principal é motivo de extremo cuidado, especialmente em casos crônicos (que apresentam "calo" fibroso) ou com aderências, no sentido de evitar ligadura inadvertida ou lesão do colédoco. Por vezes, é útil a cateterização por sonda passada através do cístico, ou por ele próprio, através da papila duodenal, para guiar melhor a dissecção e passagem dos pontos hemostáticos.

Apesar das dificuldades que possam ocorrer, na maioria dos casos é possível hemostasia perfeita e o cirurgião poderá optar pela vagotomia troncular, seguida por piloroplastia e fechamento do duodeno, conforme proposto por Weinberg em 1951[70]. Em doentes jovens com boas condições gerais, pode-se optar pela vagotomia gástrica proximal (VGP), de preferência sem incluir o piloro na duodenotomia realizada para a hemostasia local. Hedenstedt e Lundquist defendem, também, o emprego de VGP e sutura da úlcera em doentes idosos, desde que estáveis clinicamente, e com indicação cirúrgica precoce[71].

A gastrectomia com excisão da úlcera, em lesões na face posterior da segunda porção do duodeno, tem risco de lesões graves, como lesão de colédoco, duto pancreático ou até mesmo desinserção da papila duodenal. Não é recomendável a ressecção gástrica deixando-se a úlcera ativa no local, uma vez que, com essa conduta, é freqüente a recorrência do sangramento[72].

Tratamento do Coto Duodenal

Sendo difícil a hemostasia, pode ser necessária a ressecção gástrica, visando à hemostasia por ressecção da lesão ulcerosa. Nesses casos, por processo inflamatório local, aderências ou lesões em geral, as condições duodenais locais podem ser inadequadas à reconstrução do trânsito pela técnica de Billroth I (geralmente a de preferência), devendo-se optar pela anastomose gastrojejunal. Em casos de coto duodenal com processo inflamatório intenso e friabilidade tecidual local, pode-se optar pela criação de duodenostomia, com o fechamento do coto duodenal sobre uma sonda de Foley ou Petzer, que deve ser exteriorizada por contra-abertura, no trajeto mais curto e direto possível.

Em certos casos, pode-se necessitar da cápsula pancreática (espessada por processo inflamatório local) para reforçar ou facilitar o fechamento do coto duodenal. Diante da incerteza da condição do fechamento duodenal, deve-se drenar a cavidade abdominal.

Úlcera Gástrica

Em úlcera gástrica hemorrágica, após abordagem do foco de sangramento, deve-se ressecar a lesão ulcerada, como maneira mais segura de definir o diagnóstico adequado de benignidade, por exame anatomopatológico. Esse cuidado é mais evidente ainda nas úlceras gástricas de grande tamanho. A abordagem do sangramento pode ser por abertura do estômago pela face anterior do antro, seguida por sutura. Segue-se a isso, como opção técnica mais freqüente, a ressecção gástrica, incluindo a úlcera, que geralmente está localizada na pequena curvatura, próximo à *incisura angularis*. A reconstrução do trânsito normalmente é realizada, sem dificuldade, por anastomose gastroduodenal, já que o duodeno costuma estar livre de reação inflamatória.

Menos freqüentemente, a lesão sangrante está situada em porções gástricas mais altas, impedindo a ressecção gástrica (exceto por gastrectomia total, conduta extremamente rara). Nesses casos, especialmente em se tratando de úlcera aguda, única ou desencadeada por droga, é preferível a ressecção isolada desta, que permite hemostasia e análise anatomopatológica da lesão, seguida por vagotomia troncular e piloroplastia. Os autores consideram que, à úlcera gástrica hemorrágica, não se aplicam VGP e hemostasia local, pois essa opção técnica se mostra ineficiente no tratamento, devido a índices elevados de recidiva[73].

A realização adequada da vagotomia é fundamental, objetivando evitar recidiva hemorrágica e obter a cura da úlcera. A maioria dos cirurgiões prefere efetuar vagotomia troncular pela sua rapidez e facilidade técnica, com a secção dos ramos vagais na altura da transição esofagogástrica. Deve-se lembrar que essa conduta causa desnervação do ramo vagal hepático, predispondo ao desenvolvimento de colelitíase. Quando escolhida a VGP, os cuidados técnicos exigidos para sua perfeita execução não devem ser negligenciados por ser a cirurgia em regime de urgência, sob pena de complicações sérias ou recidiva da doença.

Alguns aspectos fundamentais devem ser considerados na avaliação adequada das técnicas operatórias empregadas, especialmente morbidade e mortalidade cirúrgicas, seqüelas tardias e índices de recidiva ulcerosa e hemorrágica.

As opções técnicas mais utilizadas em úlcera duodenal sangrante são:

- Ressecção gástrica, com ou sem vagotomia.
- Ligadura do vaso sangrante associada à vagotomia e à drenagem.
- Ligadura do vaso sangrante com vagotomia gástrica proximal.

Em úlcera gástrica, a opção técnica mais adequada é ressecção gástrica, não acompanhada de vagotomia. Em casos especiais, pode-se utilizar apenas hemostasia local com vagotomia e piloroplastia.

Essa grande variedade de condutas citadas existe justamente por não haver consenso quanto aos resultados obtidos com o tratamento operatório da UGD hemorrágica. Deve-se levar em conta também o caráter de urgência no tratamento da afecção, que pode muitas vezes obrigar o cirurgião a empregar uma opção técnica que vise apenas interromper o sangramento agudo, em detrimento da técnica mais eficaz para cura da úlcera, geralmente mais trabalhosa e revestida de maior risco operatório. Esse é o caso da vagotomia troncular associada à ligadura do vaso sangrante e piloroplastia (VGT + P), de execução bem mais simples e rápida, porém com índices de recidiva que podem alcançar 30%[74].

Em úlcera duodenal com sangramento intenso pode-se empregar a ligadura do vaso sangrante seguida por VGP, conforme introduzido por Johnston et al., com bons resultados[75]. Essa técnica apresenta morbidade e mortalidade inferiores no tratamento eletivo da doença[71,76]. Deve-se notar também a importância do tratamento individualizado conforme as condições clínicas do doente, como no caso de cirróticos com UGD sangrante, que apresentam taxas de mortalidade de até 54%. Justamente por isso, o procedimento cirúrgico nesses doentes deve se restringir ao mínimo necessário, apenas para controle do sangramento[77].

A mortalidade em hemorragia por UGD é elevada, independentemente do método utilizado, com valores ao redor de 6 a 7%[78]. Em úlcera gástrica, a mortalidade do método não operatório é 2 a 2,5 vezes maior do que a observada no tratamento cirúrgico[79]. A Tabela 15.4 mostra alguns índices de mortalidade no tratamento cirúrgico da úlcera duodenal hemorrágica, comparando-se vagotomia seguida por drenagem e gastrectomia com vagotomia. São raros os estudos comparativos empreendidos por um mesmo cirurgião ou equipe cirúrgica e mais raros ainda os estudos randomizados. A análise dos diferentes tratamentos revela mortalidade variando de 0 a 31% no grupo submetido à gastrectomia, ao passo que nos grupos em que se realizou vagotomia e drenagem local esses valores variaram de 2 a 45%. A avaliação desses estudos sugere que os resultados das duas técnicas são muito semelhantes quanto à mortalidade operatória em úlcera duodenal hemorrágica.

Outros fatores influem na mortalidade cirúrgica dessa afecção, como a faixa socioeconômica do doente, sendo a mortalidade bem menor entre os doentes de classes mais elevadas[81]. A idade é importante, pois se nota mortalidade 60% maior dos doentes acima de 60 anos[80], o que demonstra a necessidade de atuação rápida e efetiva nesse grupo. A cirurgia de emergência também implica aumento da mortalidade. Dessa forma, entende-se a vantagem do tratamento não operatório, no sentido de tornar o procedimento uma intervenção eletiva, com mortalidade semelhante à do tratamento cirúrgico de doença péptica não complicada[4].

O ressangramento é uma complicação grave, que pode atingir a mortalidade de até 50% dos casos[80] e surgir após o emprego de qualquer técnica cirúrgica. A comparação entre as duas técnicas fundamentais (ressecção gástrica e VGT com piloroplastia) mostra resultados mais favoráveis no grupo submetido às ressecções. São escassas as publicações sobre os resultados comparando ressecção gástrica com VGT com piloroplastia em um mesmo serviço[82], porém os resultados observados demonstram melhores resultados no grupo submetido à ressecção gástrica, no que tange à supressão do sangramento (Tabela 15.5).

As alterações na fisiologia digestiva em intervenções cirúrgicas apresentam incidência semelhante à observada no tratamento eletivo da doença péptica. A incidência de *dumping* de intensidade apreciável é muito maior após ressecções gástricas em comparação com a vagotomia acompanhada por piloroplastia. Por outro lado, diarréia é bem mais intensa após vagotomia troncular associada a procedimentos de drenagem.

A gastrite de refluxo alcalino e vômitos biliosos, bem como anemia ferropriva e descalcificação, são mais freqüentes em ressecções gástricas, especialmente nas mais extensas. Dessa forma, entende-se também que, sempre que possível, deve ser realizada reconstrução de trânsito por gastroduodenoanastomose (BI), que restaura o fluxo alimentar de maneira mais fisiológica, com menores seqüelas.

A incidência de litíase biliar também aumenta após vagotomia troncular, por desnervação da vesícula biliar. A vagotomia gástrica proximal se mostra, quando indicada eletivamente para tratamento da UD, como técnica de menor morbidade e causadora dos menores índices de seqüelas. Esse fato é notado também no tratamento da UD hemorrágica[71].

A recidiva da úlcera é menor após tratamento por ressecção gástrica (cerca de 3%), se comparada com a recidiva por vagotomia troncular com piloroplastia (5 a 10%), ou apenas VGP (5 a 15%). Os menores índices são obtidos com ressecção gástrica e vagotomia (0 a 2%), porém essa técnica nem sempre é utilizada, em decorrência da maior dificuldade técnica e do aumento da incidência de seqüelas. Soma-se a isso a condição clínica desfavorável que, com freqüência, acompanha o quadro hemorrágico, obrigando a intervenções de menor porte e mais rápidas.

Tratamento Clínico da Hemorragia Varicosa

Numerosos agentes têm sido usados em prevenção e tratamento da hemorragia originária das varizes. A vasopressina e seus

TABELA 15.4 – Mortalidade comparativa entre ressecção gástrica e vagotomia com piloroplastia em tratamento da úlcera duodenal hemorrágica

AUTORES	ANO	RESSECÇÃO GÁSTRICA (%)	VAGOTOMIA (%)
Forster et al.	1966	31	11
Carruthers et al.	1967	16	2
Hampson et al.	1968	6,9	11
Byrne et al.	1970	17	25
Jensen et al.	1970	15	28
Carabalona et al.	1972	22	9,5
Brooks et al.	1975	21	11
Elerding et al.	1980	10	14
Gajo et al.	1980	0	5,6
Hollender et al.	1981	23	11
McGuire et al.	1986	21	45
Welch et al.	1986	21,9	29,8
Herrington et al.	1987	5,5	0
Branicki et al.	1990	0	12
Hunt et al.	1990	6	10
Poxon et al.	1992	19	19
Millat et al.	1993	23	22
Dousset et al.	1995	13	23

Modificada de Sava et al.[80] e Legrand et al.[74]

TABELA 15.5 – Ressangramento da úlcera duodenal – comparação entre ressecção gástrica e vagotomia com piloroplastia

AUTORES	ANO	RESSECÇÃO GÁSTRICA (%)	VAGOTOMIA (%)
Carruthers et al.	1967	3,2	10
Hampson et al.	1968	3,8	–
Carabalona et al.	1972	4,7	4,7
Brooks et al.	1975	–	7,7
Elerding et al.	1980	0	8,3
Hollender et al.	1981	3,2	14
Welch et al.	1986	0,3	4,3
Herrington et al.	1987	1	5
Hunt et al.	1990	10	17
Kutilla et al.	1991	2	16
Poxon et al.	1992	0	0
Millat et al.	1993	3	17
Dousset et al.	1995	0	30

Modificada de Sava et al.[80] e Legrand et al.[74]

análogos (terlipressina e ornipressina) causam vasoconstrição arteriolar esplâncnica e com isso diminuem o fluxo sangüíneo de entrada no território porta e, como conseqüência, a pressão porta. A vasopressina se liga aos receptores V1 na camada muscular das artérias e induz à contração por ativação das fosfolipases C. Infunde-se dose intravenosa em *bolus* de 20U durante 20min e, posteriormente, manutenção de 0,1 a 0,5U/min. A utilização de nitratos tem efeito sinérgico por provocar venodilatação (nitroglicerina, com ajuste da dose para manter a pressão arterial sistólica abaixo de 90mmHg).

Outro grupo de drogas utilizado no tratamento clínico da hemorragia varicosa é a somatostatina e seus análogos. A somatostatina promove o aumento da resistência vascular esplâncnica por inibição de hormônios vasodilatadores do território esplâncnico, como o polipeptídeo intestinal vasoativo (VIP, *vasoactive intestinal polypeptide*) e glucagon. Com isso, ocorre queda da pressão porta pela diminuição do volume sangüíneo de entrada na veia porta e queda do volume circulante no fígado[83]. Como a meia-vida da droga é muito curta, utiliza-se clinicamente o análogo com ação mais prolongada, o octreotide (25 a 50µg intravenosos em *bolus*, seguido da dose de manutenção de 25 a 50µg/h). O octreotide promove diminuição do fluxo da veia ázigo, efeitos variáveis sobre a pressão das varizes, queda do débito cardíaco (DC) (quando administrada em *bolus*) e melhora da função renal.

Os antagonistas beta-adrenérgicos constituem outra classe de droga utilizada. Entre os não seletivos, empregam-se propranolol, nadolol e carvedilol. Sabe-se que o sistema simpático regula a resistência arteriolar esplâncnica: os agentes alfa-adrenérgicos promovem a vaconstrição e os beta-adrenérgicos, a vasodilatação. O propranolol, por ser um betabloqueador não específico, promoverá vasoconstrição arteriolar esplâncnica e diminuição do fluxo porta. Objetiva-se a queda do gradiente de pressão venosa hepática em, pelo menos, 20% do valor inicial[84]. Utilizado isoladamente, será efetivo em um terço dos pacientes. A longo prazo, pode causar taquifilaxia em 50 a 70% dos pacientes, devido ao aumento da resistência da circulação colateral porta. A dose utilizada deve promover a diminuição da freqüência cardíaca em 25%. Inicia-se com 20mg por via oral, duas vezes ao dia, e aumenta-se progressivamente até 320mg/dia em doses divididas, desde que não se observem efeitos colaterais (bradicardia, asma, hipotensão, depressão, diarréia e tonturas). Essas drogas são contra-indicadas a pacientes portadores de asma, *diabetes mellitus*, insuficiência cardíaca grave e doença pulmonar obstrutiva crônica.

Os nitratos (nitroglicerina, dinitrato e mononitrato de isossorbida) produzem vasodilatação pela via do óxido nítrico. Na circulação sistêmica, a ação desses agentes produz queda do DC por diminuição do retorno venoso. Hipotensão decorrente de dilatação arterial pode ocorrer quando se aumentam as doses infundidas, causando aumento da resistência vascular do território esplâncnico e diminuição do fluxo sangüíneo porta. A venodilatação provocada pelos nitratos habitualmente promove diminuição das pressões portais e das varizes pela diminuição da resistência do sistema porta e colaterais. Apesar desses efeitos hemodinâmicos, graves inconvenientes são relatados com o uso desses agentes. Retenção de sódio, hipóxia tecidual e aumento dos níveis séricos de lactato são relatados, restringindo o uso dos nitratos na hipertensão porta[85,86].

Outros agentes que podem ser usados no tratamento clínico da hipertensão porta são agonistas alfa-adrenérgicos (clonidina), diuréticos (furosemida, burnetadine, espironolactona e amilorida), bloqueadores de canais de cálcio (verapamil), inibidores da síntese de prostaciclinas, antagonistas do fator ativador de plaquetas e metoclopramida.

O balonamento esofágico persiste como importante arma do clínico no tratamento emergencial da hemorragia varicosa, antes do tratamento radiológico ou cirúrgico. O balão mais utilizado é o desenvolvido por Sengstaken e Blakemore, que possui via para insuflação do balão esofágico (vermelho), outra para insuflação do balão gástrico (branca) e duas vias para aspiração do conteúdo gástrico e esofágico.

Complicações graves são relatadas. Pneumonia aspirativa em cerca de 10% dos pacientes já na inserção do balão. Posteriormente, quase a totalidade dos pacientes desenvolverá pneumonia, sendo, portanto, recomendável a introdução de antibioticoterapia intravenosa à admissão e a intubação orotraqueal para proteção das vias aéreas. Migração do balão, necrose e perfuração esofágica são as complicações mais temidas, podendo ser evitadas pelo correto posicionamento do balão com verificação radiológica. Necrose de asa do nariz é complicação a ser evitada, utilizando-se fixação adequada. A mortalidade associada ao procedimento pode chegar a 20%[87-89].

Tratamento Endoscópico da Hemorragia Varicosa

Esse é o tratamento de escolha da hemorragia digestiva de origem varicosa. Identifica-se inicialmente o foco de sangramento, buscando-se estigmas de sangramento recente sobre as varizes (sangramento ativo, coágulo aderido e *red spots*). Se esses sinais não estiverem presentes, deve-se procurar outras causas de sangramento. Entre as modalidades de escolha para tratamento endoscópico, encontram-se ligadura elástica, escleroterapia e ações combinadas.

No método de escleroterapia, objetiva-se a trombose das varizes por injeção de agentes esclerosantes (álcool absoluto, tetradecil sódico, etanolamina e morruato sódico) nos sítios de sangramento durante procedimentos de urgência ou intravarizes, no caso de tratamento preventivo de futuros sangramentos. Entre as complicações desse procedimento, citam-se úlceras, sangramento, estenose, dismotilidade esofágica, laceração, perfuração, mediastinite, derrame pleural, aumento do risco de sangramento das varizes gástricas, sepse, trombose de veia porta, hipóxia, peritonite bacteriana espontânea e pneumonia aspirativa. São considerados fatores de risco para a ocorrência de sangramentos após escleroterapia: varizes de grosso calibre, pacientes com classificação Child C, balonamento esofágico associado, injeção para varizes (menor, com injeções intravarizes), escleroterapias freqüentes e com pequeno tempo entre as sessões[90].

As varizes de fundo gástrico habitualmente respondem mal ao tratamento escleroterápico, apresentando altas taxas de sangramento. Progressos recentes têm sido observados na injeção intravarizes de álcool absoluto e cianocrilato.

A grande vantagem da ligadura elástica é a diminuição das complicações locais, como, por exemplo, sangramentos secundários originários das úlceras e estenoses pós-escleroterapia. Nessa modalidade, aplicam-se pequenas bandas elásticas nas varizes dos últimos cinco centímetros do esôfago[91].

Tratamento Radiológico da Hemorragia Varicosa

Inclui a embolização venosa e o TIPS (*transjugular intrahepatic portosystemic shunt*).

O TIPS é um método em que se cria uma derivação portossistêmica por inserção por via transjugular, para diminuir a pressão do sistema porta. A intenção é promover a diminuição de, pelo menos, 20% da pressão porta. É indicado a pacientes que não respondem ao tratamento clínico habitual. Entre as complicações do TIPS, podem-se citar piora da encefalopatia, oclusão seguida de ressangramento, estenose (em 40% dos pacientes com seis meses de seguimento) e migração da prótese[92]. É procedimento que pode ser realizado a fim de que o paciente sobreviva até o tratamento definitivo, que, em muitos casos, é o transplante hepático.

Profilaxia do Sangramento Varicoso

A prevenção de novos sangramentos é atualmente um dos principais objetivos do tratamento de pacientes com varizes esofágicas e gástricas, utilizando-se as terapêuticas medicamentosa e endoscópica.

O tratamento medicamentoso é com antagonistas não seletivos dos bloqueadores beta-adrenérgicos, sendo o propranolol a droga mais estudada. Diversos estudos comprovaram a eficácia dessa modalidade de tratamento que promove a redução da incidência do primeiro episódio de sangramento em 45% e da mortalidade relacionada aos sangramentos em 50%[25,93-95]. Além disso, Pascal et al. relataram aumento de sobrevida em pacientes que receberam o betabloqueador[96].

A resposta inadequada ao uso do betabloqueador confere ao paciente maior risco de sangramento. Cales et al. observaram que baixa idade, varizes de grosso calibre, doença hepática avançada, baixas doses de propranolol e pequena diminuição da freqüência cardíaca eram fatores relacionados à falha do tratamento[24]. Não havendo efeitos colaterais, o tratamento deve ser mantido indefinidamente. A parada abrupta na ingestão da droga acarreta maior risco de sangramento e mesmo a parada programada da administração do betabloqueador está relacionada à volta dos níveis basais de sangramento[97].

A escleroterapia é outro método utilizado na profilaxia do sangramento varicoso. São controversos os resultados dos estudos que analisaram seu efeito (profilaxia primária) em pacientes com varizes de esôfago que ainda não haviam apresentado sangramento. Enquanto três trabalhos mostraram benefícios da escleroterapia, o estudo multicêntrico promovido pelo The Veterans Affairs Cooperative Variceal Sclerotherapy Group teve de ser interrompido antes do término programado em decorrência de maior mortalidade no grupo dos pacientes submetidos a ela[98-101]. É interessante notar que, nesse estudo, houve tendência de menor sangramento nos pacientes que foram submetidos à escleroterapia.

Tratamento Cirúrgico da Hemorragia Varicosa

Incluem derivação portossistêmica, transecção e desvascularização esofágica, esplenectomia e transplante hepático. Deve ser empregado na fase aguda somente quando o tratamento endoscópico não tiver sido eficaz, utilizando-se técnicas derivativas ou desconectivas.

Entre as técnicas derivativas, a opção em diversos serviços é anastomose portocava término-lateral. As técnicas de anastomose látero-laterais foram idealizadas com o objetivo de manter o fluxo porta e diminuir os índices de encefalopatia pós-operatória. Entretanto, atualmente sabe-se que essas técnicas apresentam vantagem apenas no tratamento da ascite e não estão relacionadas a índices estatisticamente menores de encefalopatia. Outras opções são a anastomose esplenorrenal proximal associada à esplenectomia e anastomose mesentérico-cava. A derivação esplenorrenal distal (operação de Warren) promove derivação seletiva, intentando manter o fluxo hepatorrenal e, por conseguinte, diminuir a encefalopatia.

A transecção esofágica seguida de desvascularização gástrica apresenta altos índices de recidivas quando comparadas com as técnicas derivativas. Porém, é opção nos casos de urgência.

No paciente esquistossomótico, a opção é a desconexão ázigo-porta com esplenectomia seguida de escleroterapia de varizes residuais, que está associada a taxas de sangramento menores que 6%.

Úlcera de Estresse

O tratamento endoscópico deve ser realizado quando se observa sangramento ativo ao exame endoscópico. Utiliza-se omeprazol por via intravenosa e sucralfato por via oral ou pela sonda nasogástrica.

Síndrome de Mallory-Weiss

Como os pacientes apresentam parada espontânea do sangramento, reserva-se o tratamento endoscópico (injeção de epinefrina ou diatermia) a casos em que se perceba sangramento ativo à endoscopia diagnóstica. Deve-se observar esses pacientes em ambiente hospitalar, pelo risco de perfuração esofágica espontânea (síndrome de Boerhaave) ou após manipulação endoscópica. Recomendam-se bloqueadores de bomba de prótons ou sucralfato. O tratamento cirúrgico raramente é necessário e consiste em abertura da parede anterior da transição esofagogástrica e sutura do vaso sangrante.

Outras Lesões Vasculares

Em angiodisplasias, o tratamento hormonal com combinações de estrógeno e progesterona apresenta resultados conflitantes. A coagulação com métodos térmicos (eletrocoagulação e *YAG laser*) deve ser a opção de escolha em lesões vasculares não varicosas do tubo digestivo alto.

Hemobilia

O tratamento pode ser por embolização ao diagnóstico da lesão, durante a arteriografia. Quando isso não for possível, a ligadura do tronco da artéria hepática responsável pelo sangramento pode ser por laparoscopia ou laparotomia[102].

REFERÊNCIAS BIBLIOGRÁFICAS

1. VREEBURG, E. M.; SNEL, P.; DE BRUIJNE, J. W. Acute upper gastrointestinal bleeding in the Amsterdan area: incidence, diagnosis and clinical outcome. *Am. J. Gastroenterol.*, v. 92, p. 236-243, 1997.
2. SHAFI, M. A.; FLEISHER, D. E. Risk factors of acute ulcer bleeding. *Hepato-Gastroenterology*, v. 46, p. 727-731, 1999.
3. FRY, J. Peptic ulcer: A profile. *Br. Med. J.*, v. 2, p. 809, 1964.
4. BAER, U.; DIERMANN, J.; ERBE, C. Surgical treatment of bleeding stomach and duodenal ulcer – retrospective analysis of a five-year period. *Zeutralbl. Chir.*, v. 118, n. 1, p. 30-35, 1993.
5. DELL'ABATE, P.; CARBOGNANI, P.; KARAKE, I.; SOLIANI, P.; RUSCA, M.; FOGGI E: Endoscopic sclerotherapy of bleeding gastroduodenal ulcer. Our experience. *G. Chir.*, v. 12, n. 5, p. 337-341, 1991.
6. HUNT, P. S. Surgical management of bleeding chronic peptic ulcer. A 10 years prospective study. *Ann. Surg.*, v. 218, n. 199, p. 44, 1994.
7. PERROTIN, J. La chirurgie des ulcères hemorragiques posterieurs du bulbe duodenal (Débat aux Vie. Journées de Chirurgie Digestive). *Journal de Chirurgie*, v. 118, p. 433-440, 1981.
8. ZUCCARO JR., G. Bleeding ulcer: patgogenesis and endoscopic therapy. *Gastrointest. Clin. North Am.*, v. 22, p. 737-750, 1993.
9. SWAIN, C. P.; LAI, K. C.; KALABAKAS, A.; GRANDISON, A.; POLLOCK, D. A comparison of size and pathology of vessel and ulcer in patients dying from bleeding gastric and duodenal ulcers. *Gastroenterol*, v. 104, p. 202A, 1993.
10. SWAIN, C. P.; STOREY, D. W.; BOWN, S. F.; HEATH, J.; MILLS, T. N.; SALMON, P. R.; NORTHFIELD, T. C.; KIRKHAM, J. S.; O'SULLIVAN, J. P. Nature of the bleeding vessel in recurrently bleeding gastric ulcers. *Gastroenterol*, v. 90, p. 595-608, 1986.
11. JENSEN, D. M.; JUTABHA, R.; EGAN, J.; HIRABAYASHI, K.; MACHICADO, G. A. The prevalence of *Helicobacter pylori* and NSAID use in patients with severe UGI hemorrhage and their potential role in recurrence of ulcer bleeding. *Gastroenterol*, v. 102, p. 90A, 1992.
12. HOSKING, S. W.; YUNG, M. Y.; CHUNG, S. C.; LI, A. K. C. Differing prevalence of *Helicobacter pylori* in bleeding and nonbleeding ulcers. *Gastroenterol.* (Suppl.), p. 85A, 1992.

13. LAINE, L.; MARIN-SORENSEN, M.; WEINSTEIN, W. M. Nonsteroidal anti-inflammatory drug associated gastric ulcers do not require *Helicobacter pylori* for their development. *Am. J. Gastroenterol.*, v. 87, p. 1398-402, 1992.
14. WU, C. Y.; POON, S. K.; CHEN, G. H.; CHANG, C. S.; YEH, H. Z. Interaction between *Helicobacter pylori* and non-steroidal anti-inflammatory drugs in peptic ulcer bleeding. *Scand. J. Gastroenterol.*, v. 34, n. 3, p. 234-237, 1999.
15. ARMSTRONG, C. P.; BLOWER, A. L. Nonsteroidal anti-inflammatory drugs and life threatening complications of peptic ulceration. *Gut*, v. 28, p. 527-532, 1987.
16. GRIFFIN, M. R.; PIPER, J. M.; DAUGHERTY, J. R.; SNOWDEN, M.; RAY, W. A. Nonsteroidal anti-inflammatory drugs use and increased risk for peptic ulcer disease in elderly persons. *Ann. Int. Med.*, v. 114, p. 257-263, 1991.
17. LANZA, F. L. A guideline for the treatment and prevention of NSAID-induced ulcers. Members of the Ad Hoc Committee on Practice Parameters of the American College of Gastroenterology. *Am. J. Gastroenterol.*, v. 93, p. 2037, 1998.
18. GABRIEL, S. E.; JAAKKIMAINEN, L.; BOMBARDIER, C. Risk for serious gastrointestinal complications related to use of nonsteroidal anti-inflammatory drugs. *Ann. Int. Med.*, v. 115, p. 787-796, 1991.
19. LAINE, L.; PETERSON, W. L. Bleeding peptic ulcer. *New Eng. J. Med.*, v. 331, p. 717-727, 1994.
20. LAINE, L.; SLOANE, R.; FERRETTI, M.; COMINELLI, F. A randomized double-blind comparision of placebo, etodolac and naproxen on gastrointestinal injury and prostaglandin production. *Gastrointest. Endosc.*, v. 42, p. 428-433, 1995.
21. ROTH, S. H.; TINDALL, E. A.; JAIN, A. K.; MCMAHON, F. G.; APRIL, P. A.; BOCKOW, B. I.; COHEN, S. B.; FLEISHMAN, R. M. A controlled study comparing the effects of nabumetone, ibuprofen, and ibuprofen plus misoprostol on the upper gastrointestinal tract mucosa. *Arch. Int. Med.*, v. 153, p. 2565-2571, 1993.
22. SHORROCK, C. J.; LANGMAN, M. J. S.; WARLOW, C. Risk of upper GI bleeding during TIA prophylaxis with aspirin. *Gastroenterology*, v. 103, p. A165, 1992.
23. HAWKEY, C. J. Review article: aspirin and gastrointestinal bleeding. *Aliment. Pharmacol. Ther.*, v. 8, p. 141-146, 1994.
24. CALES, P.; DESMORAT, H.; VINEL, J. P. et al. Incidence of large oesophageal varices in patients with cirrhosis: application to prophylaxis of first variceal bleeding. *Gut*, v. 31, p. 1298, 1990.
25. PAGLIARO, L.; D'AMICO, G.; SORENSEN, T. I. A. et al. Prevention of first bleeding in cirrhosis: a meta-analysis of randomized trials of nunsurgical treatment. *Ann. Inter. Med.*, v. 117, p. 59, 1992.
26. VIANNA, A.; HAYES, P. C.; MOSCOSO, G. Normal venous circulation of the gastroesophageal junction. A route to understanding varices. *Gastroenterology*, v. 93, p. 876, 1987.
27. DEFRANCHIS, R. Prediction of the first variceal hemorrhage in patients with cirrhosis of the liver and esophageal varices. *N. Engl. J. Med.*, v. 319, p. 983, 1988.
28. PEREZ, R. O.; KATAYAMA, F. F.; BRESCIANI, C.; JACOB, C. E.; COSER, R. B.; ALVES, P.R.; HABR-GAMA, A.; GAMA-RODRIGUES, J.; KISS, D. R.; CIMELLI, M. Aortoenetric fistula to the sigmoid colon – case report. *Curr. Surg.*, v. 62, n. 1, p. 49-54, 2005.
29. CHOUDARI, C. P.; RAJGOPAL, C.; ELTON, R. A.; PALMER, K. R. Failures of endoscopic therapy for bleeding peptic ulcer: An analysis of risk factors. *Am. J. Gastroenterol.*, v. 89, p. 1968-1972, 1994.
30. CONSENSUS DEVELOPMENT PANEL. Consensus statement on therapeutic endoscopy and bleeding ulcers. *Gastrointest. Endosc.*, v. 36, p. S62-S65, 1990.
31. BEPPU, K.; INOKUCHI, K.; KOYANAGI, N. et al. Prediction of variceal hemorrhage by esophageal endoscopy. *Gastrointest. Endosc.*, v. 27, p. 213, 1981.
32. DEFRANCHIS, R.; PRIMIGNANI, M. Why do varices bleed? *Gastroenterol. Clin. North Am.*, v. 21, p. 85, 1992.
33. NEVENS, F.; BUSTAMI, R.; SCHEYS, I. et al. Variceal pressure is a factor predicting the risk of a first variceal bleeding: a prospective cohort study in cirrhotic subjects. *Hepatology*, v. 27, p. 15, 1998.
34. DEDOMBAL, F. T.; CLARKE, J. R.; CLAMP, S. E. et al. Prognostic factors in upper GI bleeding. *Endoscopy*, v. 18, p. 6, 1986.
35. BURROUGHS, A. K.; MCCORMICK, P. A. Prevention of variceal rebleending. *Gastroenterol. Clin. North Am.*, v. 21, p. 119, 1992.
36. KIM, T.; SHIJO, H.; TOKUMITSU, H. et al. Risk factors for hemorrhage from gastric fundal varices, *Hepatology*, v. 25, p. 307, 1997.
37. JASPERSEN, D. Endoscopic doppler ultrasound in gastroduodenal ulcer hemorrhage. *Fortschr. Med.*, v. 110, n. 18, p. 336-339, 1992.
38. TOYODA, H.; NAKANO, S.; KUMADA, T.; TAKEDA, I.; SUGIYAMA, K.; OSADA, T.; KIRIYAMA, S: Estimation of usefulness of N-butil-2-cianoacrilate-lipiodol mixture in transcatheter arterial embolization of urgent control of life-threatening massive bleeding from gastric or duodenal ulcer. *J. Gastroenterol. Hepatol.*, v. 11, n. 3, p. 252-258, 1996.
39. VOLOUDAKI, A.; TSAGARAKI, K.; MOUZAS, J.; GOURTSOYIANNIS, N. Gastric ulcer bleeding: diagnosis by computed tomography. *Eur. J. Radiol.*, v.30, n. 3, p. 245-247, 1999.
40. BAUM, S. Angiography and the gastrointestinal bleeder. *Radiology*, v. 143, p. 369, 1982.
41. SAVIDES, T. J.; JENSEN, D. M.; COHEN, J. et al. Severe upper gastrointestinal tumor bleeding. Endoscopic findings, treatment, and outcome. *Endoscopy*, v. 28, p. 244-248, 1996.
42. FLESHLER, B. Medical management of bleeding duodenal ulcers. *Surg. Clin. North Amer.*, v. 56, p. 1375-1387, 1976.
43. MEULENGRACHT, E. Fifteen years experience with free feeding of patients with bleeding peptic ulcer: fatal cases. *Arch. Intern. Med.*, v. 80, p. 697-708, 1947.
44. BARKHAM, P.; TOCANTINS, L. M. Action of human gastric juice on human blood clots. *J. Appl. Physiol.*, v. 6, p. 1-7, 1953.
45. HIRSCHOWITZ, B. L. Pepsin in the pathogenesis of peptic ulceration. In: HALTER, F.; GARNER, A.; TYTGAT, G. N. J. (eds.). *Mechanism of Peptic Ulcer Healing.* Falk Symposium 59. Dordrecht, the Nederlans: Kluwer Academic, 1991, p. 183-194.
46. BRYANT, L. R.; MOBIN-UDDIN, K.; DILLON, M. L.; GRIFFEN JR., W. O. Comparision of ice water with iced saline solution for gastric lavage in gastroduodenal haemorrhage. *Am. J. Surg.*, v. 124, p. 570-572, 1972.
47. ARTAL, A.; LANAS, A.; BARRAO, M. E.; MOLINER, F. J.; BLÁS, J. M.; LÓPEZ, J. Valoración de ranitidina y omeprazol intravenosos por pH-metria gátrica de 24 horas em hemorragia digestiva por úlcera duodenal. *Rev. Esp. Enf. Digest.*, v. 88, n. 3, p. 191-196, 1996.
48. LANAS, A.; ARTAL, A.; BLÁS, J. M.; ARROYO, M. T.; LOPEZ-ZABORRAS, J.; SÁINZ, R. Effect of parenteral omeprazole and ranitidine on gastric pH and the outcome of bleeding peptic ulcer. *J. Clin. Gastroenterol.*, v. 21, n. 2, p. 103-106, 1995.
49. BUSTAMANTE, M.; STOLLMAN, N. The efficacy of proton-pump inhibitors in acute ulcer bleeding. A qualitative review. *J. Clin. Gastroenterol.*, v. 30, n. 1, p. 7-13, 2000.
50. MARTI-VIAÑO, J. L.; GONZÁLEZ-MACHADO, J. L.; RUEDA-CUENCA, J.; GUITELMAN, A. J. Effectiveness of somatostatin in the treatment of acute upper digestive hemorrhage. *Ver. Esp. Anestesiol. Reanim.*, v. 37, n. 3, p. 146-148, 1990.
51. PINKAS, H.; MCALLISTER, E.; NORMAN, J.; ROBINSON, B.; BRADY, P. G.; DAWSON, P. J. Prolonged evaluation of epinephrine and normal saline solution injections in an acute ulcer model with a single bleeding artery. *Gastrointestinal Endosc.*, v. 42, n. 1, p. 51-55, 1995.
52. KOYAMA, T.; FUJIMOTO, K.; IWAKIRI, R.; SAKATA, H.; SAKATA, Y.; YAMAOKA, K.; YAMAGUSHI, M.; SAKAI, T.; HISATSUGU, T: Prevention of recurrent bleeding from gastric ulcer with a nonbleeding visible vessel by endoscopic injection of absolute ethanol: a prospective, controlled trial. *Gastrointest. Endosc.*, v. 42, n. 2, p. 128-132, 1995.
53. RORBAEK-MADSEN, M.; FISCHER, L.; THOMSEN, H.; WARA, P. Late outcome of bleeding gastric ulcer – five to eight years' follow up. *Scand. J. Gastroenterol.*, v. 29, p. 983-987, 1994.
54. BRULLET, E.; CAMPO, R.; CALVET, X.; COROLEU, D.; RIVERO, E.; SIMÓDEU, J. Factors related to the failure of endoscopic injection therapy for bleeding gastric ulcer. *Gut.*, v. 39, p. 155-158, 1996.
55. INADOMI, J.; KOCH, J.; CELLO, J. P. Long-term follow-up of endoscopic treatment for bleeding gastric and duodenal ulcers. *Am. J. Gastroenterol.*, v. 90, n. 7, p. 1065-1068, 1995.
56. PAPP, J. P. Endoscopic electrocoagulation in upper gastrointestinal hemorrhage; a preliminary report. *JAMA*, v. 230, p. 11-72, 1974.
57. FRUHMORGEN, P.; BODEN, F.; REIDEN-BACH, H. D.; KADUK, B.; DEMLING, L. The first endoscopic laser coagulation in the human GI tract. *Endoscopy*, v. 7, p. 156-157, 1975.
58. KIEFHABER, P.; NATH, G.; MORITZ, K. Endoscopic control of massive gastrointestinal haemorrhage by irradiation with a high power neodymian – YAG laser. *Prog. Surg.*, v. 15, p. 140-143, 1970.
59. COOK, D.; GUYATT, G.; SALENA, B. Endoscopic therapy for acute nonvariceal upper gastrointestinal haemorrhage: A meta-analysis. *Gastroenterology*, v. 102, p. 139-148, 1992.
60. NAVEAU, S.; PERRIER, C.; MORY, B.; POYNARD, T.; CHAPUT, J. C. Endoscopic hemostasis for hemorrhagic gastroduodenal ulcer. Meta-analysis of randomized clinical trials. *Gastroenterol. Clin. Biol.*, v. 15, n. 8-9, p. 580-587, 1991.
61. TADAVARTHY, S. M.; KNIGHT, L.; OVITT, T. W.; SNYDER, C.; AMPLATZ, K. Therapeutic transcatheter arterial embolization. *Radiology*, v. 112, p. 13-16, 1974.
62. DOTTER, C. T.; GOLDMAN, M. L.; ROSCH, J. Instant selective arterial occlusion with isobutyl-2-cianoacrilato. *Radiology*, v. 114, p. 227-230, 1976.
63. ROSCH, J.; GRAY, R. K.; GROLLMAN, J. H. Selective arterial drug infusion in the treatment of acute gastrointestinal bleeding. *Gastroenterology*, v. 59, p. 341-349, 1970.
64. MALLORY, A.; SCHAEFFER, J. W.; COHEN, J. R.; HOLT, A. S.; NORTON, L. W. Selective intra-arterial vasopressin infusion for upper gastrointestinal hemorrhage. *Arch. Interm. Med.*, v. 115, p. 30-32, 1980.
65. JANICKI, P.; ALFIDI, R. J. Selective visceral angiography in the diagnosis and treatment gastroduodenal hemorrhage. *Surg. Clin. North Am.*, v. 56, p. 1365-1373, 1976.
66. WANGENSTEEN, O. H.; ROTH, H. D.; JENSON, C. B. Depression of gastric secretions and digestion by gastric hypothermia; its clinical use in massive hematemesis. *Surgery*, v. 44, p. 265-274, 1958.
67. RODGERS, J. B.; OLDER, T. M.; STABLER, E. V. Gastric hipothermia, a critical evaluation of its use in massive upper gastrointestinal bleeding. *Ann. Surg.*, v. 163, p. 367-372, 1966.
68. SANDLOW, L. J.; SPELLBERG, H. A. Gastric hypothermia for control of upper gastrointestinal bleeding. *Am. J. Gastroenterol.*, v. 59, p. 307-314, 1973.
69. HIMAL, H. S.; PERRAULT, S.; MZABI, R. Upper gastrointestinal hemorrhage: aggressive management decreases mortality. *Surgery*, v. 84, p. 448-454, 1978.
70. WEINBERG, J. A. Treatment of the massively bleeding duodenal ulcer by ligation pyloroplasty and vagotomy. *Am. J. Surg.*, v. 102, p. 158, 1951.
71. HEDENSTEDT, S.; LUNDQUIST, G. Selective proximal vagotomy (SPV) as an emergency and definitive operation for massive ulcerous bleeding. *Acta Chir. Scand.*, v. 144, p. 241-248, 1978.
72. LOPASSO, F. P.; GAMA-RODRIGUES, J. J.; PINOTTI, H. W. Úlcera duodenal. In: PINOTTI, H. W. (ed.). *Tratado de Clínica Cirúrgica do Aparelho Digestivo.* São Paulo: Atheneu, 1994. v. 1, p. 55-77.
73. GAMA-RODRIGUES, J. J.; MELO, J. B.; D'ALBUQUERQUE, L. A. C.; ROJAS, A. J. T.; TORRES-MARIN, E.; MOREIRA, A.; RAIA, A. A. A vagotomia gástrica

proximal no tratamento da úlcera gástrica. Resultados. *Rev. Hosp. Clin. Fac. Med. S. Paulo*, v. 36, p. 102-108, 1981.

74. LEGRAND, M. J.; JACQUET, N. Surgical approach in severe bleeding peptic ulcer. *Acta Gastroenterol. Belg.*, v. 59, p. 240-244, 1996.

75. JOHNSTON, D. Division and repair of the sphincteric mechanism of the gastric outlet in emergency operations for bleeding peptic ulcer. *Ann. Surg.*, v. 186, p. 723-729, 1977.

76. GAMA-RODRIGUES, J. J.; ARAB-FADUL, R.; FREITAS, I. M.; WAITZBERG, D. L.; GLINA, S.; OLIVEIRA SANTOS, R. C.; SZEGO, T.; BRESCIANI, C. J. C.; SILVA, E.; SOUZA JR., A. H.; CASELLA, E. B.; KATZ, A.; HABR-GAMA, A. A vagotomia gástrica proximal no tratamento da úlcera duodenal – avaliação dos resultados. *Rev. Col. Bras. Cirurg.*, v. 7, p. 171-174, 1980.

77. LEHNERT, T.; HERFARTH, C. Peptic ulcer surgery in patients with liver cirrhosis. *Ann. Surg.*, v. 217, n. 4, p. 338-346, 1993.

78. SILVERSTEIN, F. E.; GILBERT, D. A.; TEDESCO, F. J.; BUENGER, N. K.; PERSING, J. Tge national ASGE survey on upper gastrointestinal bleeding. Clinical prognostic factors. *Gastrointest. Endosc.*, v. 27, p. 94-102, 1981.

79. JENSEN, H. E.; GULDBERG, O. Selective vagotomy and drainage for bleeding duodenal ulcer. *Acta Chir. Scand.*, v. 140, p. 406-409, 1974.

80. SAVA, G.; MARESCAUX, J.; GREVIER, J. F. Place de la vagotomie tronculaire avec hémostase local dans le traitment de l'ulcère duodénal hémorragique. *J. Chir.* (Paris), v. 117, p. 683-687, 1980.

81. JENSEN, C. D.; BECHETTI, J.; ADAMS, B. E. General versus private hospital operative mortality from massive upper gastrointestinal hemorrhage. *SGO*, v. 130, p. 778-782, 1970.

82. CARABALONA, P.; BONNEL, F.; BARTHELEMY, M. Les ulcères hemorragiques postéries de la première portion duodenale. Etude anatomo-chirurgicale. *Chirurgie*, v. 98, p. 773-778, 1972.

83. BURROUGHS, A. K.; PANAGOU, E. Pharmacological therapy for portal hypertension: rationale and results. *Semin. Gastrointest. Dis.*, v. 6, p. 148, 1995.

84. BENDTESEN, F.; HENRIKSEN, J. H.; SORENSEN, T. I. A. Propranolol and hemodynamic responses in cirrhosis. *J. Hepatol.*, v. 13, p. 144, 1991.

85. MOREAU, R.; ROULOT, D.; BRAILLON, A. et al. Low dose of nitroglycerin failed or improve splanchnic hemodynamics in patients with cirrhosis. Evidence for an impaired cardiopulmonary baroreflex function. *Hepatology*, v. 10, p. 93, 1989.

86. BLEI, A. T. Gottstein J. Isosobide dinitrate in experimental portal hypertension: A study of factors that modulate the hemodynamic response. *Hepatology*, v. 16, p. 107, 1986.

87. PANES, J.; TERES, J.; BOSCH, J. et al. Efficacy of ballon tamponade in treatment of bleeding gastric and esophageal varices. *Dig. Dis. Sci.*, v. 33, p. 454, 1988.

88. AVGERINOS, A.; KLONIS, C.; REKOUNIS, C. et al. A prospective randomized trial comparing somatostatin, tamponade balloon, and the combinations of both methods in the management of acute variceal haemorrhage. *J. Hepatol.*, v. 13, p. 78, 1991.

89. TERES, J.; CECÍLIA, A.; BORDAS, J. M. et al. Esophageal tamponade for bleeding varices. *Gastroenterology*, v. 75, p. 566, 1978.

90. CAPPELL, M. S.; ABDULLAH, M. Management of gastrointestinal bleeding induced by gastrointestinal endoscopy. *Gastroenterol. Clin. North Am.*, v. 29, p. 125, 2000.

91. IMPERIALE, T. F.; CHALASANI, N. A meta-analysis of endoscopic variceal ligation for primary prophylaxis of esophageal variceal bleeding. *Hepatology*, v. 33, p. 802, 2001.

92. SANYAL, A. J.; FREEDMAN, A. M.; LUKEVIC, V. A.; PARDUM, P. P.; SCHIFFMAN, M. L.; TISNADO, J.; COLE, P. E. Transjugular intrahepatic portosystemic shunts for patients with active variceal hemorrhage unresponsable to sclerotherapy. *Gastroenterology*, v. 111, p. 138-146, 1996.

93. HAYES, P. C.; DAVIS, J. M.; LEWIS, J. A. et al. Meta-analysis of value of propranolol in prevention of varoceal hemorrhage. *Lancet*, v. 336, p. 153, 1990.

94. POYNARD, T.; CALES, P.; PASTA, I. et al. Beta-adrenergic antagonist drugs in the prevention of gastrointestinal bleeding in patients with cirrhosis and esophageal varices, an analysis of data and prognostic factors in 589 patients from four randomized clinical trials. *N. Engl. J. Med.*, v. 324, p. 1532, 1991.

95. D'AMICO, G.; PAGLIARO, L.; BOSCH, J. The treatment of portal hypertension: a meta-analytic review. *Hepatology*, v. 22, p. 332, 1995.

96. PASCAL, J. P.; CALES, P.; MULTICENTER STUDY GROUP. Propranolol in the prevention of first upper gastrointestinal hemorrhage in patients with cirrhosis of the liver and esophageal varices. *N. Engl. J. Med.*, v. 317, p. 856, 1988.

97. GRACE, N. D.; CONN, H. O.; GROSZMANN, R. J. et al. Propranolol for preventing of first variceal hemorrhage (EVH). A lifetime commitment. *Hepatology*, v. 12, p. 407, 1990.

98. PAQUET, K. Prophylactic endoscopic sclerosing treatment of the esophageal wall in varices. A prospective controlled randomized trial. *Endoscopy*, v. 14, p. 4, 1982.

99. PIAI, P.; CIPOLLETTA, L.; CLAAR, M, et al. Prophylactic sclerotherapy of high-risk esophageal varices. Results of a multicentric prospective controlled trial. *Hepatology*, v. 8, p. 1495, 1988.

100. WITZEL, L.; WOLBERGS, E.; MERKI, H. Prophylatic endoscopic sclerotherapy of esophageal varices: a prospective controlled trial. *Lancet*, v. 1, p. 773, 1985.

101. THE VETERANS AFFAIRS COOPERATIVE VARICEAL SCLEROTHERAPY GROUP. Prophylatic sclerotherapy for esophageal varices in men with alcoholic liver disease. A randomized single-blind, multicenter clinical trial. *N. Engl. J. Med.*, v. 324, p. 1779, 1991.

102. GAMA-RODRIGUES, J.; BRESCIANI, C.; SEID, V. E. Videolaparoscopic management of percutaneous liver biopsy complications. *Surg. Laparosc. Endosc. Percutan. Tech.*, v. 11, n. 2, p. 134-138, 2001.

Capítulo 16

Hemorragia Digestiva Baixa

José Marcio Neves Jorge ♦ Detlev Mauri Bellandi

Introdução	157
Etiologia	157
Doença Diverticular do Cólon	158
Ectasias Vasculares do Cólon	158
Doença Inflamatória	159
Colite Isquêmica	160
Neoplasia	160
Hemorragia do Intestino Delgado	160
Coagulopatia	160
Hemorragia Pós-polipectomia	160
Fístulas Aortoentéricas	160
Divertículo de Meckel	160
Doença Anorretal	161
Avaliação e Conduta Inicial	161
Diagnóstico	161
Colonoscopia	162
Cintilografia com Hemácias Marcadas	162
Arteriografia	162
Conduta Operatória em Hemorragia Maciça do Cólon	163

INTRODUÇÃO

A hemorragia digestiva baixa (HDB) caracteriza-se como todo sangramento originário do tubo digestivo distalmente ao ângulo de Treitz, podendo se manifestar como sangramento oculto ou aparente. A HDB aparente, causa relativamente freqüente em atendimentos de urgência, pode se apresentar na forma de hematoquezia ou enterorragia. A hematoquezia, forma mais comum, corresponde à eliminação de sangue vivo misturado com as fezes e tem como causa mais freqüente as doenças orificiais. A enterorragia, caracterizada pela evacuação de grande quantidade de sangue vivo, é acompanhada, em grande parte dos pacientes, de instabilidade hemodinâmica, mesmo em sangramento de curta duração. A HDB pode se manifestar também por eliminação de sangue digerido de forma parcial ou completa (melena), correspondendo a sangramento normalmente originado no intestino delgado.

Apesar do desenvolvimento e da implantação, nos últimos 30 anos, de novos métodos diagnósticos e terapêuticos das doenças que provocam HDB, destacando-se a colonoscopia, a enteroscopia, a arteriografia e a cintilografia, a abordagem da HDB ainda representa um desafio, devido à inexistência de uma conduta universalmente aplicável.

Vários fatores concorrem para esse desafio. O primeiro a ser lembrado é que o local de sangramento muitas vezes é de difícil determinação, podendo ser em qualquer ponto do tubo digestivo e, a HDB, de difícil diferenciação com sangramento digestivo acima do ângulo de Treitz. Estima-se que, mesmo com exaustiva investigação, o diagnóstico preciso da origem e localização do sangramento não é feito no pré-operatório em até 12% dos pacientes[1,2]. O segundo fator de destaque é que, com freqüência, o sangramento é de caráter intermitente e, não estando ativo, de localização difícil ou até impossível. Cerca de 70 a 90% dos casos de HDB têm resolução espontânea, recorrendo em 25 a 30% após internação. Além disso, mesmo o tratamento cirúrgico pode fracassar na prevenção de recorrência[3,4].

E, finalmente, outro fator relevante é que a cirurgia de emergência, com significativas morbidade e mortalidade, pode ser necessária antes de um diagnóstico específico ou da determinação do sítio do sangramento. Diante desse quadro apontado, a HDB permanece como uma síndrome de difícil abordagem e elevado índice de mortalidade, oscilando em torno de 10%[5].

ETIOLOGIA

Existe, atualmente, uma discrepância na literatura quanto à prevalência das diversas causas de HDB, devido, em grande parte, aos diversos parâmetros utilizados como referência na classificação etiológica, incluindo gravidade do sangramento, faixa etária e distribuição geográfica. Aproximadamente 95% das ocorrências de HDB provêm do intestino grosso, enquanto apenas 3 a 5% correspondem a sangramento oriundo do intestino delgado[6].

O sangramento pode variar de mínimo a maciço. O sangramento maciço corresponde a perdas superiores a 1.500mL em 24h ou com sinais de choque hipovolêmico, geralmente decorrentes de doença diverticular ou ectasias vasculares do cólon. As formas menos graves costumam ser mais freqüentes em pacientes com doença inflamatória intestinal, neoplasias e doenças anorretais, sobretudo hemorróida interna e fissura anal (Quadro 16.1).

A etiologia da HDB também varia de acordo com a faixa etária do paciente, tendo como causa mais comum de sangramento maciço, na infância, o divertículo de Meckel, seguido pelos pólipos juvenis e doença inflamatória[7]. Em adultos com idade inferior a 60 anos, ocorre freqüência maior de sangramentos relacionados a doença diverticular, doença inflamatória intestinal e neoplasias (Quadro 16.2).

Durante o último século, houve contínuas mudanças nas causas principais de HDB em pacientes com idade superior a 60 anos. Nas primeiras três décadas do século passado, as neoplasias representavam a principal. Nas décadas de 1940 e 1950, a doença diverticular passou a ser atribuída como principal causa. Na década de 1960, com o avanço de diversos estudos arteriográficos e endoscópico para o diagnóstico de HDB, as malformações vasculares do cólon direito passaram a ser mais bem identificadas e apontadas como uma das principais causas[8]. Atualmente, as ectasias vasculares e a doença

QUADRO 16.1 – Causas de hemorragia digestiva baixa (HDB)

- *Intestino delgado*
  - Divertículo de Meckel
  - Vasculite
  - Doença inflamatória intestinal
  - Úlceras
  - Neoplasias
  - Ectasias vasculares
- *Cólon, reto e ânus*
  - Ectasias vasculares do cólon
  - Divertículos
  - Neoplasias
  - Doença inflamatória intestinal
  - Hemorróidas
  - Colite isquêmica
- *Causas incomuns*
  - Fístula aortoentérica
  - Endometriose
  - Intussuscepção
  - Lesões actínicas
  - Coagulopatia
  - Enterocolite infecciosa
  - Síndrome da úlcera solitária do reto
  - Hipertensão porta (varizes colônicas)
  - Isquemia mesentérica

QUADRO 16.2 – Causas de HDB maciça de acordo com a faixa etária

- *Crianças e adolescentes*
  - Divertículo de Meckel
  - Doença inflamatória intestinal
  - Pólipos
- *Adultos com idade inferior a 60 anos*
  - Doença diverticular
  - Doença inflamatória intestinal
  - Neoplasias
- *Adultos com idade superior a 60 anos*
  - Doença diverticular
  - Ectasias vasculares

diverticular do cólon são consideradas como as determinantes mais comuns de HDB maciça em idosos, muitas vezes assumindo gravidade clínica, com mortalidade de até 21%[9].

Doença Diverticular do Cólon

A doença diverticular do cólon é a causa mais comum de HDB em adultos, correspondendo a 37 a 45% das etiologias[10]. Estima-se que pacientes com doença diverticular apresentem risco de sangramento em torno de 17%[11]. O sangramento ocorre com maior freqüência em um único divertículo, em geral tem caráter intermitente, durando alguns dias e cessando espontaneamente em 80 a 90%[12]. Por volta de 35% necessitam de transfusão sangüínea ou métodos radiológicos invasivos e apenas 5% requerem operação de emergência[13].

O sangramento na doença diverticular é variável, mas quase sempre é intenso ou moderado. Apesar de a maioria dos divertículos ocorrer no cólon esquerdo, 50 a 70% dos divertículos associados a sangramento surgem do lado direito[5].

O tratamento após episódio único, com parada espontânea, é conservador. O risco de ressangramento é de 25% e o de um terceiro sangramento é de 50%. Por isso, recomenda-se tratamento cirúrgico após o segundo episódio[14] (Fig. 16.1, *A* e *B*).

Ectasias Vasculares do Cólon

As lesões vasculares mais comuns do cólon são as ectasias vasculares, de etiologia degenerativa, podendo confundir-se com as malformações arteriovenosas ou angiomas. Essas lesões são predominantemente de cólon direito, afetando mais o ceco e o cólon ascendente e, em sua maioria, acometendo indivíduos acima de 60 anos[1]. As ectasias vasculares gastrointestinais, de causa adquirida ou congênita, podem ser classificadas em três tipos. Tipo 1: lesões de cólon em idosos, com predomínio em cólon direito, usualmente solitárias e presumivelmente adquiridas. As do tipo 2 são lesões extracolônicas, múltiplas, mais comuns no intestino delgado e consideradas de etiologia congênita, mais comuns em adultos jovens, com idade igual ou inferior a 50 anos. As do tipo 3 são caracterizadas como angiomas em telangiectasias hereditárias hemorrágicas[15] (Fig. 16.2, *A* a *C*).

Estima-se que 2 a 30% dos indivíduos acima de 50 anos de idade tenham ectasia vascular, em igual freqüência entre homens e mulheres[16]. As lesões são múltiplas em 25% dos pacientes e em geral menos com 5mm de diâmetro.

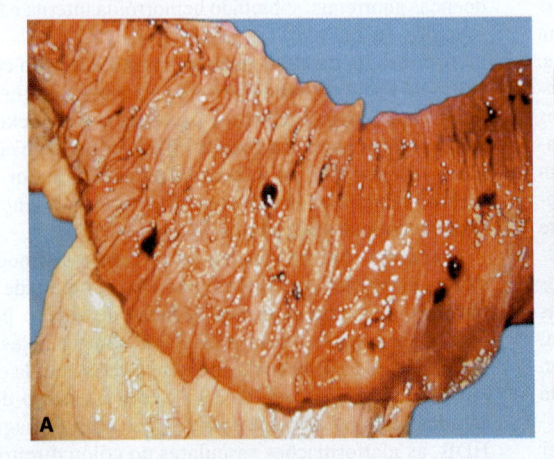

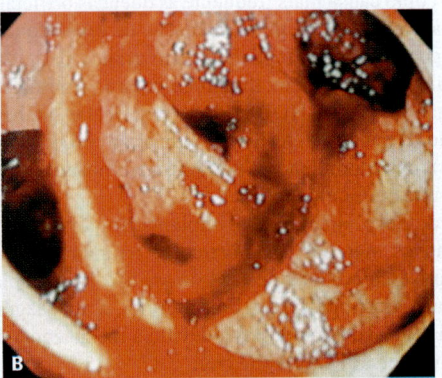

Figura 16.1 – (*A*) Peça cirúrgica proveniente de colectomia por doença diverticular hemorrágica. (*B*) Imagem de exame colonoscópico evidenciando doença diverticular hemorrágica.

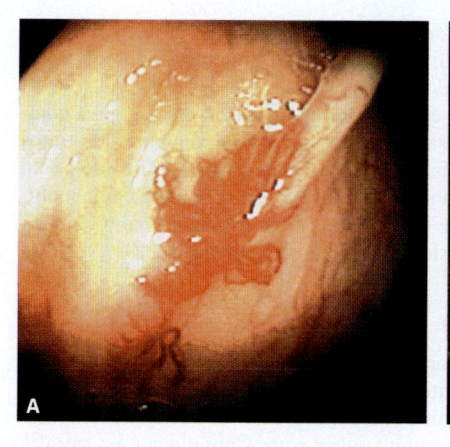

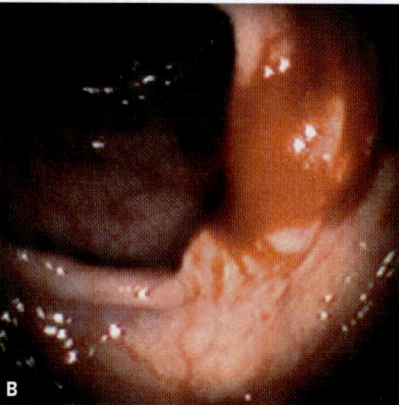

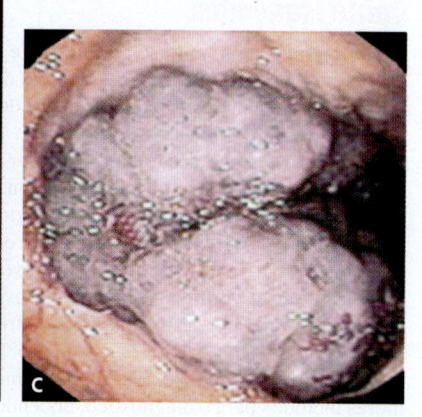

Figura 16.2 – (*A* e *B*) Imagens obtidas durante colonoscopia, evidenciando ectasias vasculares hemorrágicas. (*C*) Colonoscopia evidenciando hemangioma de reto.

A maioria dos casos de ectasia vascular é assintomática e de achado incidental à colonoscopia ou à arteriografia. Menos de 10% dos pacientes com ectasia vascular apresentam sangramento. Quando este ocorre, ele pode se apresentar como hematoquezia, melena ou sangue oculto nas fezes; cerca de 10 a 15% dos pacientes têm apenas anemia, sem sangramento detectável. Por ser de origem venosa, a maioria dos episódios não é intensa; costuma ter caráter intermitente, cessando espontaneamente. A taxa de ressangramento varia de 50 a 85%[17].

Cerca de 15% dos pacientes com ectasia vascular apresentam sangramento maciço, porém há parada espontânea em 85 a 90%[1].

O diagnóstico e o tratamento da ectasia vascular são feitos, na maioria das vezes, por colonoscopia. Em virtude da grande possibilidade de ressangramento, uma vez identificada a lesão, recomenda-se seu tratamento imediato. O método de escolha, mesmo em ressangramento, é a eletrocoagulação colonoscópica das lesões. A colectomia é indicada a número selecionado e restrito de pacientes que exibem sangramento refratário ou repetido[18].

Doença Inflamatória

As doenças inflamatórias intestinais representam causas comuns de HDB, manifestando-se quase sempre como diarréia sanguinolenta. No entanto, hemorragia maciça é pouco freqüente, correspondendo a 6% dos casos[19]. Em retocolite ulcerativa, em geral o sangramento digestivo é difuso, associado à colite extensa, enquanto na doença de Crohn o sangramento costuma ser mais intenso, pelo caráter transmural, com úlceras mais profundas e, portanto, com possibilidade de comprometimento de vasos de maior calibre[19].

Em geral, na doença de Crohn o sangramento é localizado, situando-se no intestino delgado em 66% dos casos. Isso dificulta a identificação do local de sangramento, necessitando de arteriografia seletiva para sua localização[20]. Não havendo identificação pré-operatória do sangramento, faz-se necessária a enteroscopia intra-operatória para enterectomia a mais econômica possível. Para as ocorrências de sangramento do intestino grosso, a investigação deve ser feita por colonoscopia.

O tratamento cirúrgico recomendado a pacientes com retocolite ulcerativa e doença de Crohn, que apresentam HDB grave, é a colectomia total, com anastomose ileorretal primária ou ileostomia terminal. O reto não deve ser ressecado, por prolongar o tempo cirúrgico e aumentar a morbidade[18] (Fig. 16.3, *A* e *B*). A proctocolectomia deve ser reservada aos casos de sangramento intenso do reto.

Pacientes com retocolite ulcerativa submetidos à colectomia com ileostomia terminal podem ser submetidos à proctocolectomia e bolsa ileal em um segundo tempo. Outra opção é a proctocolectomia com bolsa ileal associada à anastomose íleo-anal na urgência, desde que o doente esteja clinicamente estável.

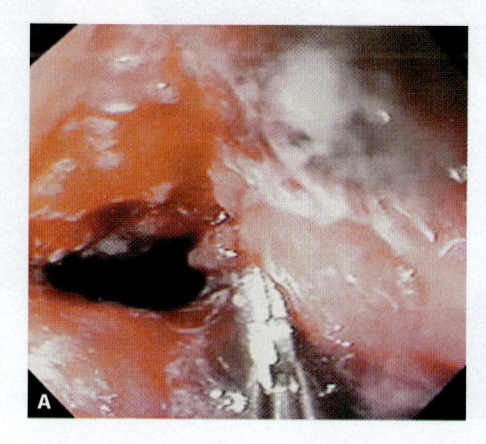

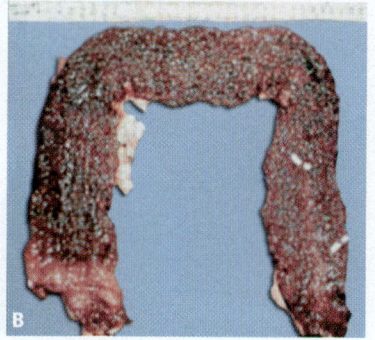

Figura 16.3 – (*A*) Doença inflamatória intestinal com hemorragia difusa. (*B*) Peça cirúrgica de colectomia total por doença inflamatória intestinal hemorrágica.

Colite Isquêmica

A HDB grave raramente se dá em colite isquêmica, acontecendo em 3 a 9% dos casos[21]. A maioria desses pacientes são idosos e apresentam história concomitante de cardiopatia, doença respiratória e hipertensão arterial.

O quadro clínico é caracterizado por dor abdominal em quadrante inferior direito, epigástrio ou quadrante inferior esquerdo, dependendo do segmento envolvido, associada à diarréia sanguinolenta. A flexura esplênica e o cólon sigmóide, por serem menos irrigados, são os mais envolvidos. Pode haver febre, náuseas e vômitos. Sinais de hipovolemia, taquicardia e hipotensão podem ser vistos nos quadros mais intensos de colite isquêmica.

A sigmoidoscopia flexível ou a colonoscopia são os melhores métodos para o diagnóstico, podendo demonstrar edema de mucosa, eritema, friabilidade, hemorragias e, necrose de mucosa e úlcera. Devem ser realizadas biópsias dessas áreas para o diagnóstico diferencial entre doença inflamatória ou colite infecciosa[22].

Neoplasia

Nas neoplasias, a HDB pode apresentar-se como sangramento oculto ou evidente. As lesões de cólon esquerdo costumam provocar quadros de hematoquezia, devendo ser enfatizado que pacientes com sangramento vivo associado a hemorróidas ao exame clínico devem ser submetidos a exame mais detalhado do cólon, pela possibilidade de lesões neoplásicas, principalmente no reto e no cólon esquerdo.

As neoplasias também podem se manifestar por melena, proveniente de lesões de intestino delgado ou cólon direito. Pacientes com sangramento oculto mostram, comumente, quadros de anemia hipocrômica e microcítica, devido à deficiência de ferro. Portanto, é importante salientar que todo paciente com anemia ferropriva sem causa evidente deve ser submetido à investigação completa do trato digestivo. As neoplasias colorretais são responsáveis por 7 a 33% das HDB graves[2,23].

Hemorragia do Intestino Delgado

O sangramento que se origina do intestino delgado corresponde a 3 a 5% dos casos de HDB, tendo como causa mais comum as ectasias vasculares, seguidas por leiomioma, divertículos solitários de jejuno e divertículo de Meckel com mucosa gástrica ectópica[23] (Fig. 16.4, A e B). Causas menos freqüentes são neoplasias, enterites e fístulas aortoentéricas.

O diagnóstico é feito com investigação endoscópica completa, com exclusão de sangramento proveniente dos tratos digestivos alto e baixo. A localização arteriográfica do ponto de sangramento no intestino delgado é dificultada pela mobilidade deste, pela localização intraperitoneal e pelo comprimento e sobreposição das alças intestinais.

Coagulopatia

É improvável a ocorrência de HDB espontânea. Estudos demonstraram que pacientes com HDB e em uso de heparina ou anticoagulante oral têm distribuição similar de doenças causadoras de HDB quando comparados com a população em geral[24]. Portanto, recomenda-se conduta diagnóstica semelhante à da população geral com hemorragia digestiva, associada à correção do distúrbio específico de coagulação.

Hemorragia Pós-polipectomia

A hemorragia é a complicação mais comum após polipectomia colonoscópica, correspondendo a 0,2 a 3% dos casos[25]. O sangramento é mais freqüente logo após a polipectomia (Fig. 16.5, A a C), sendo raro após 2 dias do procedimento. A colonoscopia deve ser repetida e nova cauterização efetuada no local da polipectomia.

Fístulas Aortoentéricas

As fístulas aortoentéricas são causas raras de HDB, geralmente apresentando quadros de sangramento súbito e volumoso, com grave instabilidade hemodinâmica. A maioria desses quadros ocorre em pacientes com cirurgia prévia de reconstrução da aorta abdominal. A fístula aortoentérica mais comum compromete a terceira porção duodenal, seguindo-se, em ordem de freqüência, o cólon e o restante do intestino delgado.

Divertículo de Meckel

O divertículo de Meckel é a anormalidade congênita mais comum do intestino delgado, caracterizado como remanescente

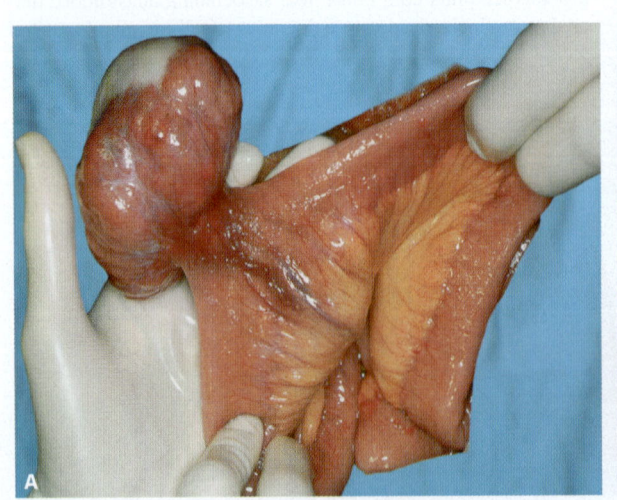

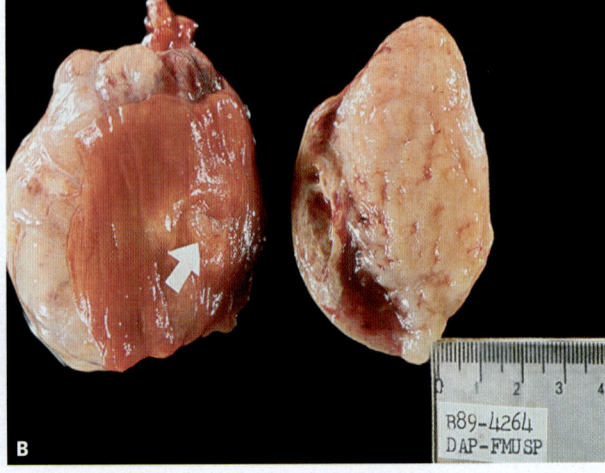

Figura 16.4 – (A) Leiomioma de intestino delgado. (B) Leiomioma de intestino delgado após abertura da peça cirúrgica, evidenciando local de sangramento (a seta indica ulceração).

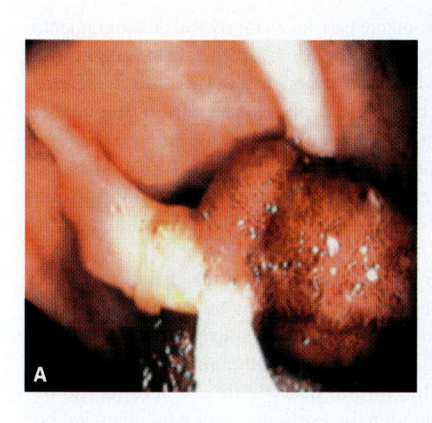

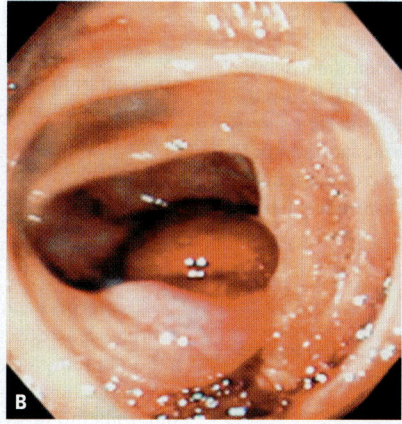

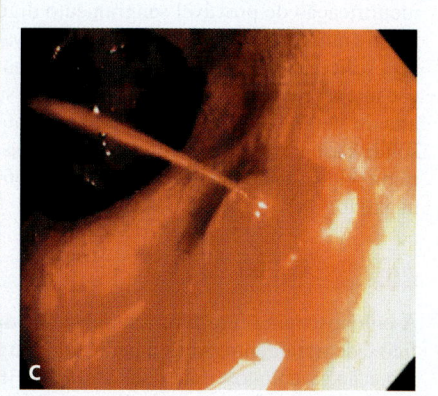

Figura 16.5 – (A) Exame colonoscópico com polipectomia. (B e C) Hemorragia após polipectomia.

do duto onfalomesentérico. Aparece no íleo distal, mais comumente 20 a 100cm da válvula ileocecal, incidindo em 1 a 4% da população geral, sendo a causa mais freqüente de HDB em crianças menores que 2 anos de idade[26].

A maioria dos casos é diagnosticada por cintilografia com tecnécio, devendo os pacientes sintomáticos ser tratados cirurgicamente com ressecção do segmento do intestino delgado contendo o divertículo.

Doença Anorretal

Hemorróidas, fissuras, fístulas são causas freqüentes de enterorragia leve, raramente de hemorragia intensa. Pacientes com história prévia de radioterapia, comumente para câncer do colo uterino ou próstata, podem evoluir com retite actínica, que pode assumir gravidade clínica e requerer procedimentos hemostáticos, como aplicação tópica de formalina a 4% ou cauterização (Fig. 16.6). Daí a importância de toque retal, anuscopia e retossigmoidoscopia antes da indicação de outros exames mais complexos, de maior custo, nem sempre disponíveis. No entanto, a presença dessas lesões, ao exame, não exclui a possibilidade de outros locais de sangramento, devendo ser completa a avaliação do cólon[27].

AVALIAÇÃO E CONDUTA INICIAL

A maioria dos pacientes com HDB pára de sangrar durante as manobras iniciais de reanimação[28]. As etapas iniciais de abordagem do paciente com HDB incluem acesso venoso adequado e correção da hipovolemia, com rápida reposição hidroeletrolítica.

Entre os exames laboratoriais, estão tipagem sangüínea, hemograma completo, eletrólitos séricos, uréia, creatinina, glicose e coagulograma. O hematócrito e a hemoglobina devem ser avaliados. No entanto, esses testes freqüentemente subestimam a magnitude do sangramento até que o paciente atinja estado normovolêmico. Em seguida, procede-se à passagem de sonda nasogástrica e, dependendo da gravidade do quadro, de cateter vesical de demora[18].

A anamnese e o exame físico devem ser simultâneos às manobras de reanimação, no sentido de se revelar a etiologia. Na história clínica, devem-se questionar episódios prévios de hemorragia digestiva, alteração do hábito intestinal, dispepsia ou diagnóstico específico de úlcera péptica ou gastrite, doença hepática, uso de antiinflamatórios ou anticoagulantes, quimioterapia ou radioterapia recentes, coagulopatias, doença diverticular do cólon, malformações vasculares, neoplasia, doença inflamatória intestinal, operações abdominais ou anorretais prévias, endoscopias prévias, sintomas de dor ou protrusão anal ou diagnóstico de doença anorretal específica.

O toque retal, a anuscopia e a retossigmoidoscopia rígida são exames imperativos, permitindo diagnosticar, e por vezes tratar, causas de sangramento de abordagem bem estabelecida, como hemorróidas internas e fissura anal. Diante de sangramento decorrente de hemorróidas internas ou prolapso mucoso, a ligadura elástica ou sutura hemostática poderá ser a melhor solução. A acuidade da retossigmoidoscopia, de alcance de até 25cm, ou da retossigmoidoscopia flexível, de alcance de até 60cm, dependerá, sobretudo, da intensidade do sangramento e do emprego de sistema de aspiração contínua acoplado, que facilita o procedimento. A ausência de lesões nos 15 a 20cm distais do tubo digestivo é um dado importante, diante da eventual indicação de colectomia total ou parcial em caráter emergencial.

A seqüência dos métodos diagnósticos é determinada por vários fatores, incluindo a parada do sangramento ou a gravidade do sangramento em continuidade, a condição clínica do paciente e doenças sistêmicas associadas e pela disponibilidade de exames específicos no centro de atendimento.

DIAGNÓSTICO

O primeiro passo é diferenciar hemorragia digestiva alta (HDA) da baixa. A endoscopia digestiva alta ou a passagem de sonda

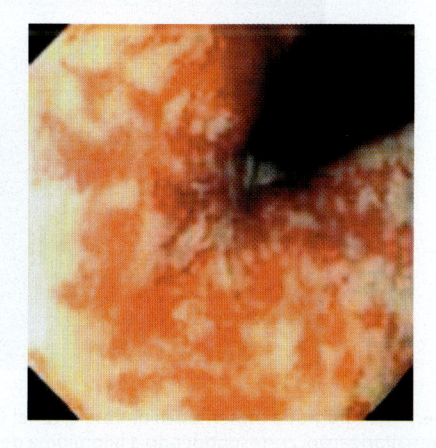

Figura 16.6 – Aspecto endoscópico de retite actínica hemorrágica.

nasogástrica é fundamental nessa diferenciação, permitindo a identificação de provável sangramento digestivo alto. Embora em grande parte dos serviços a esofagogastroduodenoscopia seja solicitada de rotina para todos os casos de HDB, a indicação exata do exame é feita quando há suspeita de origem alta do sangramento, mesmo quando o material aspirado pela sonda nasogástrica não tenha sangue, uma vez que a hemorragia originada no duodeno pode cursar com aspirado gástrico negativo.

COLONOSCOPIA

A colonoscopia oferece oportunidade de diagnóstico específico e de tratamento. Após a parada do sangramento e da reanimação, a colonoscopia consiste no melhor exame inicial, para a imensa maioria dos pacientes[2,29]. Na vigência do sangramento ou imediatamente após, no entanto, a grande quantidade de sangue que ocupa a luz recobre a mucosa, dificultando a realização do exame com segurança e reduz a sua eficácia diagnóstica. Por outro lado, se o exame for postergado até cessar o sangramento e se obter preparo adequado do cólon, os sinais de sangramento desaparecerão, particularmente se as etiologias implicadas forem doença diverticular ou ectasias vasculares.

Em HDB crônica, a colonoscopia ocupa papel primordial no diagnóstico e quase sempre no tratamento de diversas afecções, incluindo pólipos, neoplasias, doença diverticular, ectasias vasculares, doença inflamatória intestinal e lesões actínicas intestinais.

Métodos como injeção de vasoconstritores, agentes esclerosantes, eletrocoagulação a *laser* podem controlar o sangramento oriundo de malformações vasculares em 80 a 90% dos casos. Complicações do método, como perfuração do cólon, podem ocorrer especialmente após múltiplas aplicações de técnicas hemostáticas, chegando a atingir 2% das ocorrências[22].

A colonoscopia é particularmente útil em pacientes com história de polipectomia por colonoscopia recente. Nesse caso, o sítio do sangramento costuma ser conhecido e a colonoscopia com cauterização quase sempre é curativa.

CINTILOGRAFIA COM HEMÁCIAS MARCADAS

A cintilografia é útil somente para localizar o local de sangramento, apresentando alta sensibilidade, sobretudo em suspeita de sangramento ativo, igual ou superior a 0,1mL/min[30,31]. Entretanto, é um exame com baixa capacidade para o diagnóstico específico das doenças que causam o sangramento. Embora desprovida de função terapêutica, a cintilografia é exame não-invasivo, relativamente rápido e potencialmente útil pois, determinando o local do sangramento, poderá direcionar futura intervenção.

A interpretação desse exame pode ser dificultada pela sobreposição dos segmentos intestinais na cavidade abdominal e pela migração distal, ou até mesmo proximal ou retrógrada, das hemácias marcadas. Contudo, ajudará a diferenciar sangramento de cólon direito daquele de cólon esquerdo ou, então, sítios gastroduodenais. Portanto, após a localização, por meio da cintilografia, do provável local de sangramento, os achados deverão ser previamente confirmados por meio de arteriografia mesentérica, antes de se prosseguir o tratamento cirúrgico.

ARTERIOGRAFIA

A arteriografia tem a vantagem de prover localização mais acurada do local de sangramento. Além disso, permite diagnóstico etiológico, caso exista padrão angiográfico específico e a oportunidade de tratamento não operatório, por meio da infusão de vasopressina. A arteriografia é um exame mais invasivo, sendo útil apenas quando há perda sangüínea superior a 2mL/min[32] (Fig. 16.7, A e B). Portanto, esse exame é indicado quando o sangramento for mais intenso, não cessar de maneira espontânea ou para confirmar a localização do sangramento demonstrado pela cintilografia. A infusão de vasopressina, na dose de 0,2 a 0,4 unidade/min e mantida por período de 12 a 24h, estanca ou diminui significativamente os sangramentos arteriais em 80% dos pacientes, ocorrendo, porém, ressangramento em 50% dos casos ainda durante a mesma hospitalização[33].

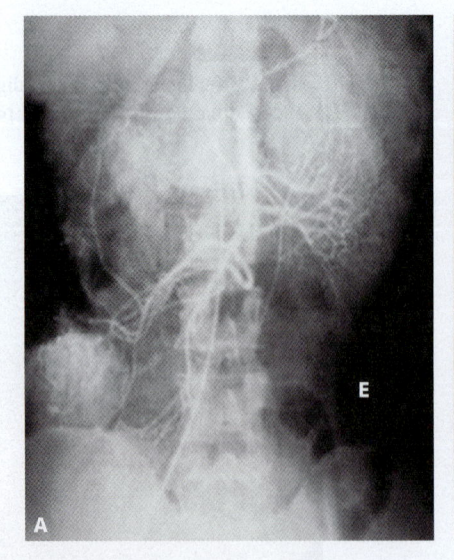

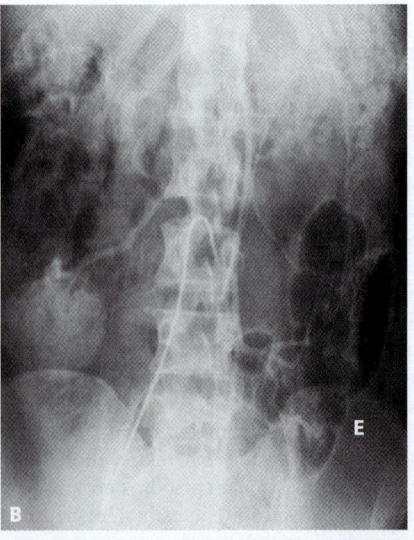

Figura 16.7 – Angiografia mesentérica na fase arterial (A) e na fase venosa (B), detectando-se imagem em quadrante inferior direito de hipervascularização, correspondendo a leiomioma de delgado. A peça cirúrgica correspondente a esse achado é a mesma da Figura 16.4, A e B.

Outra possibilidade terapêutica é a embolização das lesões, que deverá ser a mais periférica possível, a fim de se evitar a desvascularização de parte de segmento do cólon, provocando isquemia intestinal e desenvolvimento de necrose[34]. Esse método pode coibir o sangramento até que a intervenção cirúrgica seja programada.

CONDUTA OPERATÓRIA EM HEMORRAGIA MACIÇA DO CÓLON

Os maiores índices de colectomias totais são relatados quando a operação é indicada intempestivamente. Se no primeiro dia de sangramento a demanda de transfusão sangüínea for inferior a três unidades de sangue, é pouco provável que o paciente requeira cirurgia de emergência. Mesmo após o ressangramento, apenas 50% dos pacientes apresentam outro episódio de sangramento[14]. Portanto, mesmo com o risco de ressangramento, é justificável lançar mão de todos os recursos para se fazer o diagnóstico do sítio do sangramento antes de se indicar a laparotomia.

Vernava et al. estabeleceram quatro critérios de indicação cirúrgica em HDB: (1) necessidade de transfusão de mais de 1,5L de sangue na fase de reanimação e continuação do sangramento; (2) necessidade de transfusão de 2L de sangue em 24h para manter a estabilidade hemodinâmica; (3) persistência de sangramento por mais de 72h; (4) ressangramento no período de uma semana após ter apresentado sangramento significativo[18].

Se o sítio do sangramento for identificado, faz-se a ressecção do segmento acometido, devendo-se o tratamento de escolha a menores morbidade e mortalidade[35]. Quando nenhuma lesão for encontrada e o sangramento não cessar, indica-se a laparotomia. Em situação ideal, a cirurgia e a colonoscopia devem ser feitas simultaneamente. Após exploração intra-operatória cuidadosa da cavidade, em circunstâncias como melena verdadeira ou ectasia vascular, a colonoscopia poderá ser complementada com enteroscopia. Por transluminação intestinal, lesões como ectasias vasculares e telangiectasia poderão ser detectadas[36].

Caso o local do sangramento não seja detectado, poderá ser indicada colectomia direita diante dos seguintes indícios: (1) ectasias vasculares, mesmo sem sangramento ativo, à angiografia ou à colonoscopia; (2) sangue vivo na luz intestinal sem lesão detectável e (3) achados à laparotomia, como espessamento da parede do ceco ou vascularização subserosa anômala. As ectasias vasculares quase sempre ocorrem no ceco e dois terços dos sangramentos decorrentes de doença diverticular são no cólon direito, mesmo quando a doença é aparentemente mais intensa à esquerda. A ressecção deverá incluir a metade distal do cólon transverso, uma vez que as ectasias vasculares podem se estender até esse nível. Entretanto, o índice de 20% de ressangramento após hemicolectomia direita por ectasias vasculares na maioria das vezes advém de lesões no intestino delgado. Portanto, não se justifica a indicação de colectomia total, exceto se existir diagnóstico confirmado de doença potencialmente hemorrágica no cólon esquerdo, como a retocolite ulcerativa.

Os índices de sangramento à esquerda, e portanto de indicação de hemicolectomia esquerda, são: (1) sangramento retal rutilante intenso, porém sem sinais de choque ou outra evidência de fonte proximal de sangramento; (2) retoscopia negativa; (3) colonoscopia revelando ausência de sangue ou de lesão de mucosa à direita e (4) doença diverticular limitada à esquerda.

A colectomia total é indicada ao idoso, fato relacionado à maior prevalência de ectasia vascular do cólon e doença diverticular como etiologias da HDB nessa faixa etária. Em pacientes jovens, essa indicação é menos provável, exceto em casos de doença inflamatória intestinal.

Indica-se colectomia total com ileostomia na vigência de sangramento grave e persistente, diante dos seguintes indícios: (1) doença diverticular bilateral ou após hemicolectomia direita sem êxito e (2) ausência de qualquer indício do local de sangramento ou se existirem indícios de ambos os lados, por exemplo, ectasias vasculares à direita e doença diverticular à esquerda.

Entretanto, deve-se ponderar a maior morbidade da colectomia total, a presença do estoma ou de incontinência anal em doentes idosos e debilitados, o que pode levar à permanente dependência de cuidados médicos. Além disso, a mortalidade da colectomia total nessas circunstâncias que, embora no passado tenha atingido 50%, persiste ainda em torno de 10%[5].

REFERÊNCIAS BIBLIOGRÁFICAS

1. BOLEY, S. J.; DIBIASE, A.; BRANDT, L. J.; SAMMASTANO, R. Lower intestinal bleeding in the elderly. *Am. J. Surg.*, v. 137, p. 57-64, 1974.
2. CAOS, A.; BENNER, K. D.; MANIER, J. et al. Colonoscopy after Golytely preparation in acute rectal bleeding. *J. Clin. Gastroenterol.*, v. 8, p. 46-49, 1986.
3. HUNTER, J. M.; PEZIM, M. E. Limited value of technetium 99m-labeled red ceel scintigraphy in location of lower gastrointestinal bleeding. *Am. J. Surg.*, v. 159, p. 504-506, 1990.
4. LEWIS, B. S.; KORNBLUTH, A.; WAYE, J. D. Small bowel tumors: Yield of enteroscopy. *Gut*, v. 32, p. 763-765, 1991.
5. DRAPANAS, T.; PENNINGTON, D. G.; KAPPELMAN M.; LINDSEY, E. S. Emergency subtotal colectomy: preferred approach to management of massively bleeding diverticular disease. *Am. Surg.*, v. 177, p. 519-526, 1973.
6. LEWIS, B.; WAYNE, J. D. Bleeding from the small intestine In: SUGAWA, C.; SCHUMAN, B. M.; LUCAS, C. E. (eds.). *Gastrointestinal Bleeding*. New York: Igaku-Shoin, 1992. p. 178-188.
7. MURRAY, J. J. Lower gastrointestinal tract bleeding. In: MAZIER, W. P.; LEVIEN, D. H.; LUCHTEFELD, M. A.; SENAGORE, A. J. (eds.). *Surgery of the Colon, Rectum and Anus*. Philadelphia: W. B. Saunders, p. 762-773, 1995.
8. MARGUGULIS, A. R.; HEINBECKER, P.; BERNARD, H. R. Operative mesenteric arteriography in the search for the site of bleeding in unexplained gastrointestinal hemorrhage. *Surgery*, v. 48, p. 534-539, 1960.
9. HOWARD, T. J.; PLASKON, L. A.; WIELKE, E. A. et al. Nonocclusive mesenteric ischemia remains a diagnostic dilemma. *Am. J. Surg.*, v. 171, p. 405-408, 1996.
10. GENNARO, A. R.; ROSEMOND, G. P. Colonic diverticula and hemorrhage. *Dis. Colon Rectum*, v. 16, p. 409-415, 1973.
11. RUSHFORT, A. J. The significance of bleeding as a symptom in diverticulitis. *JR Soc. Med.* v. 49, p. 577, 1956.
12. BOKHARI, M.; VERNAVA, A. M.; URE, T.; LONGO, W. E. Diverticular hemorrhage in the elderly, is it well tolerated? *Dis. Colon Rectum*, v. 39, p. 191-195, 1996.
13. KLEIN, R. R.; GALLAGHER, D. M. Massive colonic bleeding from diverticular disease. *Am. J. Surg.*, v. 118, p. 553- 557, 1969.
14. MC GUIRE JR., J. J.; HAYNES JR., B. W. Massive hemorrhage from diverticulosis of the cólon: guidelines for therapy based on bleeding patterns observed in fifty cases. Ann Surg. v. 175, p. 847-853, 1972.
15. DURAY, P. H.; MARCAL JR., J. M., LIVOLSI, V. A.; FISHER, R.; SCHOLHAMER, C.; BRAND, M. H. Small intestinal angiodysplasia in the elderly. *J. Clin. Gastroenterol.*, v. 6, n 4, p. 311-319, 1984.
16. ZUCKERMAN, B.; GENITEZ, J. A prospective studyof bi-directional endoscopy (colonoscopy and upper endoscopy) in the evaluation of patients with occult gastrointestinal bleeding. *Am. J. Gastroenterol.*, v. 87, p. 62-66, 1992.
17. HELMICH, G. A.; STALLWORTH, J. R.; BROWN, J. J. Angiodysplasia: Characterization, diagnosis and advances in treatment. *South Med. J.*, v. 83, p. 1450-1453, 1990.
18. VERNAVA, A. M.; LONGO, W. E.; KIRGO, K. S.; JOHNSON, F. E. A nationuride study of the incidence and etiology of lower gastrointestinal bleeding. *Surg. Res. Commun.*, v. 18, p. 113-120, 1996.
19. ROBERT, J. R.; SACHAR, D. B.; GREENSTEIN, A. J. Severe gastrointestinal hemorrhage in Crohn disease. *Am. Surg.*, v. 213, p. 207-212, 1991.
20. CIROCCO, W. C.; REILLY, J. C.; RUSIN, L. C. Life threatening hemorrahage and exsanguinations from Crohn disease. *Dis Colon Rectum*, v. 38, p. 85-95, 1995.
21. ZUCKERMAN, G. R.; PRAKASH, C. Acute lower intestinal bleeding. *Gastrointest. Endosc.*, v. 49, p. 228-238, 1999.
22. JENSEN, D. M.; MACHICADO, G. A. Diagnosis and treatment of severe hematochezia: the role of urgent colonoscopy after purge. *Gastroenterology*, v. 95, p. 1569-1574, 1998.
23. ELLIS, D. J.; REINUS, J. F. Lower intestinal hemorrhage. *Crit. Care Clin.* v. 11, p. 369-368, 1995.
24. COON, W. W.; WILLIS, P. W. Hemorragic complication of anticoagulant therapy. *Cuch. Intern. Med.* v. 133, p. 386-392, 1974.

25. GILBERT, D. A.; HALLSTROM, A. P.; SHANEYFELT, S. L. et al. The National ASGE colonoscopy survey; Complications of colonoscopy. *Gastrointest. Endoc.*, v. 30, p. 156, 1984.
26. SOLTERO, M. J.; BILL, A. H. The natural history of Mechel diverticulum and its relation to incidental removal. A study of 202 cases of diseased Mechel diverticulum found in King County, Washington, over a fifteen year period. *Am. J. Surg.*, v. 132, p. 168, 1976.
27. VERNAVA, A. M.; MOORE, B. A.; LONGO, W. E.; JOHNSON, F. E. Lower gastrointestinal bleeding. *Dis. Colon Rectum*, v. 40, p. 846-858, 1997.
28. COLACCHIO, T. A.; FORDE, K. A.; PATSOS, T. J.; NUNEZ, D. Impact of modern diagnostic methods on the management of rectal bleeding. *Am. J. Surg.*, v. 143, p. 607-610, 1982.
29. ROSSINI, F. P.; FERRARI, A.; SPANDRE, M. et al. Emergency colonoscopy. *World J. Surg.*, v. 3, p. 190-192, 1989.
30. AVALI, A.; DANN, R. W.; BAUM, S.; BIERRY, D. N. Scintigraphic detection of acute gastrointestinal bleeding. *Radiology*, v. 124, p. 753-756, 1977.
31. BENTLEY, D. E.; RICHARSON, J. D. The role of tagged red blood cell imaging in the localization of gastrointestinal bleeding. *Cuch. Surg.*, v. 126, p. 821-824, 1991.
32. RESS, A. M.; BENACCI, J. C.; SARR, M. G. Efficacy of intraoperative enteroscopy in diagnoses and prevention of recurrent, occult gastrointestinal bleeding. *Am. J. Surg.*, v. 163, p. 94-99, 1992.
33. CAPPELL, M. S.; LEBUOHL, O. Cessation of recurrent bleeding from gastrointestinal dysplasis aortic valve replacement. *Ann. Intern. Med.*, v. 105, p. 54-57, 1986.
34. WILLIANS, H. K.; PELLICCIA, O.; HIGGINS, E. F. J. et al. Controlled, semi-elective segmental resection for massive colonic hemorrhage. *Am. J. Surg.*, v. 139, p. 535-538, 1980.
35. LEITMAN, I. M.; PAULL, D. E.; SHIRES, G. T. Evaluation and management of massive lower gastrointestinal hemorrhage. *Am. Surg.*, v. 209, p. 175-180, 1989.
36. BERNER, J. S.; MAUER, K.; LEWIS, B. S. Push and sonde enteroscopy for the diagnosis of obscure gastrointestinal bleeding. *Am. J. Gastroenterol.*, v. 89, p. 2139-2142, 1994.

Capítulo 17

Abdome Agudo

Vias Biliares e Pâncreas

VIAS BILIARES E PÂNCREAS	165
Colecistite Aguda	167
Etiopatogenia	167
Fisiopatologia	167
Complicações	167
Manifestações Clínicas	168
Diagnóstico: Exames Auxiliares	168
Tratamento	168
Complicações e Tratamento	169
Colecistite Crônica Calculosa	170
Incidência	170
Tipos de Cálculos	170
Etiopatogênese da Litíase Biliar	170
Fatores Predisponentes	171
Idade	171
Sexo	171
Diabetes	171
Obesidade	171
Hereditariedade	171
Dieta	171
Outros	171
Sintomatologia	171
Quadro Clínico	171
Dor	171
Icterícia	172
Exame Físico	172
Exames Laboratoriais	172
Complicações	172
Colecistite Aguda	172
Mucocele da Vesícula	172
Fístulas Internas	172
Coledocolitíase – Colangite	172
Papilite ou Odditites	172
Pancreatite Aguda	172
Neoplasia da Vesícula Biliar	172
Diagnóstico	173
Tratamento	173
Indicação	173
Colecistectomia	173
Complicações Pós-operatórias	174
Coleção ou Abscesso Subepático	174
Fístula Biliar	174
Icterícia	175
Pancreatite Aguda	175
Pancreatite Aguda	176
Introdução	176
Etiopatogenia	176
Diagnóstico	176
Fatores Prognósticos	177
Pancreatite Aguda e Infecção	177
Tomografia Computadorizada em Pancreatite Aguda	178
Tratamento	179
Pancreatite Aguda Biliar	179
Pancreatite Aguda Grave	180
Suporte Nutricional	180
Antibióticos	180
Tratamento Operatório	181
Outras Modalidades	181
INTESTINO	183
Apendicite Aguda	183
Introdução	183
História	183
Anatomia	183
Etiologia e Patogenia	183
Patologia	183
Diagnóstico	184
História Clínica	184
Exame Físico	184
Características Especiais de Acordo com a Localização Mais Comum do Apêndice	184
Características Clínicas Especiais	184
Exames Laboratoriais	185
Exames de Imagem	185
Radiografia Simples do Abdome	185
Exame Ultra-sonográfico	185
Tomografia Computadorizada	185
Laparoscopia Diagnóstica	186

Diagnóstico Diferencial	186
Crianças	186
Adultos	186
Mulheres Jovens	187
Tratamento Cirúrgico	187
Apendicectomia Convencional	187
Apendicectomia por Videolaparoscopia	187
Problemas Encontrados Durante a Apendicectomia	188
Complicações Pós-operatórias	18
Infecção da Ferida Operatória	188
Abscesso Intra-abdominal	188
Íleo Pós-operatório	188
Pileflebite Porta	188
Fístula Estercorácia	188
Antibioticoterapia	188
Considerações Finais	189
Doença Diverticular do Cólon	189
História da Doença Diverticular do Cólon	189
Definição dos Termos	190
Anatomia Patológica	190
Epidemiologia	190
História Natural	190
Fisiopatologia	190
Apresentação Clínica	191
Doença Diverticular Não Complicada	191
Diverticulite Aguda	191
Hemorragia Diverticular	191
Investigação	191
Doença Diverticular Não Complicada	192
Diverticulite Aguda	192
Hemorragia Diverticular	192
Tratamento	193
Doença Diverticular Não Complicada	193
Diverticulite Aguda	193
Hemorragia Diverticular	194
Considerações Finais	195
Abdome Agudo Obstrutivo	196
Introdução	196
Fisiopatologia	196
Diagnóstico Clínico	197
Exame Físico	197
Avaliação Laboratorial	197
Diagnóstico por Imagem	198
Diagnóstico Diferencial	199
Tratamento Clínico	199
Tratamento Cirúrgico	199
Particularidades do Abdome Agudo Obstrutivo	200
Hérnias	201
História	201
Definição	201

Classificação	201
Epidemiologia	201
Diagnóstico	201
Sintomas e Complicações	201
Hérnias Encarceradas e Estranguladas	201
Tratamento	201
Hérnia Inguinal em Adultos	202
Hérnia Inguinal em Crianças	202
Hérnias Crurais	202
Hérnias Epigástricas	202
Hérnias Umbilicais	202
Hérnias de Spieghel	202
Hérnia Obturadora	202
Hérnia Perineal	202
Hérnia Lombar	202
Hérnia Incisional	202
Abdome Agudo Perfurativo	203
Introdução	203
Quadro Clínico	203
Diagnóstico	204
Tratamento	204
Esôfago	204
Estômago e Duodeno	204
Vesícula Biliar	205
Intestino Delgado	205
Intestino Grosso	205
Abdome Agudo Vascular – Isquemia Intestinal	205
Introdução	205
Etiologia	206
Obstrução Arterial Aguda	206
Isquemia Mesentérica Não Oclusiva	206
Trombose Venosa	207
Quadro Clínico	207
Diagnóstico	208
Tratamento	209
Considerações Finais	209
Investigação Laboratorial em Abdome Agudo	210
Hemograma	210
Velocidade de Hemossedimentação	211
Coagulograma	211
Tempo e Atividade da Protrombina	211
Tempo de Tromboplastina Parcial Ativada	211
Contagem de Plaquetas	211
Dosagem de Gonadotrofina Coriônica	211
Exames Bioquímicos no Sangue	211
Exames Realizados na Urina	212
Urina I	212

Colecistite Aguda

Marcel Cerqueira Cesar Machado ♦ Marcel Autran Cesar Machado

A colecistite aguda é um processo inflamatório agudo da vesícula biliar, geralmente causado por obstrução de sua via de saída, podendo variar desde edema até necrose da vesícula biliar. É mais freqüente no sexo feminino porém, em idades mais avançadas, a incidência chega a ser equivalente nos dois sexos[1].

ETIOPATOGENIA

A causa, de longe a mais freqüente de colecistite aguda, é a litíase vesicular, responsável por 90% dos casos, podendo ser a primeira manifestação de doença biliar em 25 até 77% dos portadores de cálculos vesiculares[2,3]. A colecistite aguda, como apresentação inicial de câncer de vesícula, é observada em cerca de 4% dos casos. A associação entre colecistite aguda e câncer varia de 1 a 16%, conforme a casuística analisada, aumentando progressivamente com as faixas etárias[3-5].

A colecistite aguda alitiásica pode ocorrer em adultos, bem como em crianças, durante nutrição parenteral prolongada e/ou quadros críticos, como período pós-operatório de grandes cirurgias, politrauma e complicações que causem internação prolongada em unidade de terapia intensiva (UTI). Estudos ultra-sonográficos prospectivos de pacientes inicialmente sem cálculos puderam observar o espessamento da bile durante a alimentação parenteral[6], com espessamento da parede e dilatação da vesícula após 10 dias de evolução em 18% dos pacientes[7]. Essa complicação tem sido imputada a vários fatores que poderiam atuar sinergicamente, como má perfusão decorrente de hipovolemia, sepse, estímulo adrenérgico, aterosclerose, aumento da concentração de bilirrubinas acarretada por reabsorção de hematomas, politransfusão e desidratação e jejum prolongado e hiperalimentação parenteral, que diminuem a motilidade vesicular, propiciando a seqüestração de sais biliares na vesícula. A dificuldade de esvaziamento causada pela bile espessa facilitaria a infecção por via sistêmica ou porta. Por outro lado, Warren, ao comparar a irrigação de vesículas extraídas por colecistite alitiásica com a de vesículas com colecistite calculosa aguda e crônica, observou, nas alitiásicas múltiplas, oclusões em ramificações arteriais, enquanto as outras, em fase aguda, apresentam vasodilatação[8]. Atribui-se a colecistite, nessa situação, à isquemia, que pode ser conseqüente à queda do fluxo esplâncnico ou à coagulação intravascular.

A colecistite em pacientes aidéticos com freqüência é alitiásica, com cálculos em apenas 14 a 29%[9,10]. O quadro clínico é peculiar, evolui de modo mais lento sem a gravidade das outras colecistites alitiásicas, associando-se à doença também na via biliar. A presença de citomegalovírus e *cryptosporidium* é freqüente, porém ainda não foi esclarecida a participação desses e outros oportunistas na gênese do processo. É possível que o citomegalovírus, infectando arteríolas, possa causar isquemia e necrose focais ou, então, que o próprio HIV seja responsável pelas lesões[11].

Outra causa de colecistite aguda é a isquemia, por trombose ou embolia de artéria cística, conseqüente a arteriografia[12], quimioterapia intra-arterial e outras manipulações da artéria hepática ou doenças como poliarterite nodosa e hipertensão maligna. Outra situação não muito rara é a obstrução biliar causada por neoplasias ocluindo a via hepática principal abaixo da inserção do duto cístico. Como exemplo dessas situações estão as neoplasias do colédoco, da papila e do pâncreas. Casos raros de pancreatite crônica com obstrução do colédoco intrapancreático também podem causar colecistite aguda. A realização de colangiografia endoscópica retrógrada, nessas situações, pode desencadear quadro de colecistite aguda.

FISIOPATOLOGIA

O mecanismo pelo qual se desencadeia a colecistite aguda na grande maioria dos casos é a impacção de cálculo no infundíbulo da vesícula ou no duto cístico, desencadeando fortes contrações na tentativa de desobstruir, que se traduzem, clinicamente, por cólica biliar. O cálculo, comprimindo a mucosa, acarreta edema e ulceração local. A parede da vesícula produz fosfolipase-A, que age sobre as lecitinas da bile produzindo lisolecitina e, provavelmente, prostaglandinas, por via ácido araquidônico, que desencadeiam o processo inflamatório[13]. A inflamação aumenta o edema da vesícula e acaba por comprimir a circulação venosa e linfática, formando um círculo vicioso que mantém o processo.

COMPLICAÇÕES

A infecção secundária pode ser verificada em 50% dos casos e chega a atingir 80% com gangrena de vesícula. São encontrados germes aeróbios e anaeróbios. Os aeróbios mais freqüentes são *Escherichia coli, Klebsiella, Proteus* e *Streptococcus faecalis* e os anaeróbios, presentes em 10% dos casos, *Peptostreptococcus, Clostridium perfringens* e *Bacteroides fragilis*[14]. A infecção pode evoluir para empiema de vesícula, necrose em área delimitada ou gangrena enfisematosa (Fig. 17.1), em decorrência dos anaeróbios, esta última, apanágio de imunodeficientes, como diabéticos e pacientes idosos[3]. As áreas necróticas podem perfurar causando peritonite, abscessos perivesiculares ou intra-hepáticos; podem ainda perfurar órgãos que estejam participando do bloqueio, provocando fístulas internas com o cólon, com a via biliar (síndrome de Mirizzi)[15]

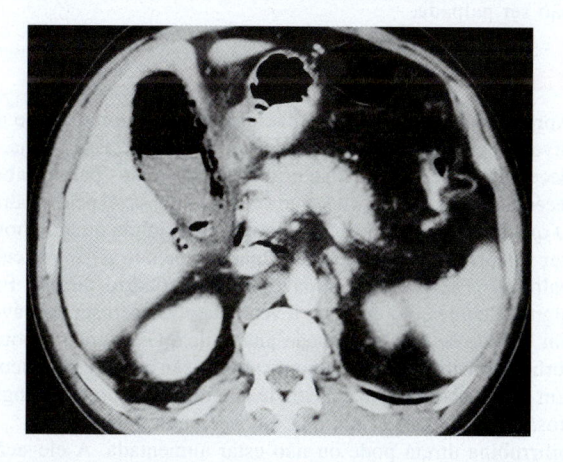

Figura 17.1 – Tomografia computadorizada mostra vesícula biliar com ar em seu interior.

ou com o duodeno, por onde a migração de cálculo de maior dimensão pode obstruir o intestino delegado, quadro conhecido como íleo biliar ou síndrome de Bouveret[4].

MANIFESTAÇÕES CLÍNICAS

O quadro clínico mais freqüente consiste em dor epigástrica forte, em cólica, irradiada para o hipocôndrio direito ou esquerdo, às vezes até para a escápula, precórdio ou dorso, acompanhada de náuseas e vômitos reflexos. Durante a evolução, quando a serosa é acometida, a dor localiza-se no hipocôndrio direito, torna-se contínua e piora com movimentação e inspiração profunda.

A icterícia é observada em apenas 20% dos pacientes adultos, sendo mais freqüente em crianças. Geralmente é conseqüência da inflamação pericoledociana e regride nas primeiras 24h. Nos casos em que se acentua durante a evolução, sugere coledocolitíase. Pode haver colangite associada à colecistite aguda com coledocolitíase ou conseqüente à inflamação da papila de Vater, provocando icterícia obstrutiva. É comum, nesses casos, o aparecimento de febre em torno de 38°C.

A palpação do hipocôndrio é dolorosa e obriga o paciente a interromper o movimento inspiratório quando se comprime um ponto na intersecção da bainha do músculo reto com o rebordo costal direito (sinal de Murphy). Podem ser palpados a vesícula distendida ou um plastrão inflamatório formado pelo epíplon e estruturas vizinhas aderidas em bloqueio à serosa vesicular inflamada. A palpação costuma ser prejudicada pela contração muscular causada pela irritação peritoneal; a descompressão brusca dolorosa pode estar presente, assim como sinais de íleo paralítico.

Esse quadro clínico típico não aparece em um terço dos pacientes. A dificuldade de diagnóstico, graças a quadros atípicos, ocorre justamente no grupo em que a decisão rápida é fundamental, ou seja, pacientes acima de 60 anos[16] e também críticos internados em UTI, inclusive crianças[17]. Eles apresentam sinais de sepse: febre, confusão mental, alterações de perfusão periférica e taquipnéia. Os sinais de defesa peritoneal não aparecem e, às vezes, é possível palpar a vesícula ou um plastrão. Nesses casos, o diagnóstico é difícil e o quadro insidioso pode levar ao protelamento da cirurgia, aumentando o risco de perfurações para até 20%[16]. Em aidéticos, o quadro é ainda mais atípico, com evolução protraída de febre e emagrecimento. Dor no hipocôndrio é a queixa mais comum e o sinal de Murphy é encontrado em 50% dos casos[10]. Em algumas situações, inclusive em decorrência do tipo físico do doente, apesar do aumento das dimensões da vesícula biliar, esta pode não ser palpada.

DIAGNÓSTICO: EXAMES AUXILIARES

Aproximadamente 30% dos pacientes com abdome agudo de diversas etiologias têm cálculos na vesícula. Dessa forma, é necessário que haja análise criteriosa dos dados para estabelecer ou afastar a colecistite aguda como responsável pelo quadro. O quadro clínico pode sugerir colecistite aguda quando houver história compatível e, à palpação, encontrar-se vesícula palpável e/ou plastrão palpável no hipocôndrio direito. Em alguns doentes, no entanto, a vesícula pode não ser palpável em virtude de sua localização anatômica. Os exames laboratoriais contribuem indiretamente porque são pouco específicos. Em geral, o hemograma mostra leucocitose, que pode ser enganosamente pouco acentuada em pacientes mais graves[3]. A bilirrubina direta pode ou não estar aumentada. A elevação acentuada e progressiva das bilirrubinas pode sugerir coledocolitíase. A elevação da fosfatase alcalina pode ser indicador de colecistite aguda em pacientes críticos submetidos à alimentação parenteral[17]. Em aidéticos, as transaminases podem estar elevadas, não aparecendo também, nesse grupo, leucocitose.

Dessa forma, os exames de imagem têm papel fundamental no diagnóstico. Na exploração inicial do abdome agudo, a radiografia simples pode afastar outras etiologias como perfuração de vísceras ocas, trombose mesentérica, obstrução intestinal etc. Eventualmente, pode demonstrar enfisema na loja vesicular conseqüente à gangrena.

Os exames indicados especificamente no diagnóstico de colecistite aguda são ultra-sonografia e a colescintilografia.

A ultra-sonografia pode revelar cálculo impactado no colo da vesícula ou duto cístico. O diagnóstico pode ser corroborado por espessamento ou separação das camadas da parede vesicular, lama biliar, coleções líquidas perivesiculares, distensão acentuada da vesícula e o sinal de Murphy sonográfico obtido pela compressão com transdutor, exatamente no local onde está a vesícula. Esse sinal, somado à presença de cálculos, tem 90% de positividade diagnóstica. O espessamento da parede vesicular, acima de 3mm, mais a existência de cálculos, também tem 90% de valor preditivo positivo. Condição freqüentemente confundida com colecistite é a pielonefrite aguda que, inclusive em ultra-sonografia ou tomografia computadorizada, pode mostrar edema da parede vesicular.

A separação de camadas da vesícula biliar é muito mais freqüente em colecistite aguda do que em outras afecções que alterem a espessura da vesícula, como hipertensão porta, edema por insuficiência cardíaca, renal, hipoalbuminemia, hepatite e mieloma múltiplo. A gangrena da vesícula descola a mucosa, que pode ser vista no ultra-som como uma linha paralela à serosa[18].

Na colecistite aguda alitiásica, a ultra-sonografia pode detectar gangrena e perfuração. Nesses doentes, a positividade é mais baixa, em torno de 67%[7].

Para a cintilografia, são empregados derivados do ácido iminodiacético (IDA) marcados com ^{99m}Tc, sendo o mais utilizado o 2,6-ácido diisopropil iminodiacético (DISIDA). O marcador injetado é captado da corrente sangüínea pelo fígado e excretado na bile. O contador capta imagens seriadas de fígado, via biliar, vesícula e duodeno. Em jejum, a visualização da vesícula, por via biliar e duodeno, no lapso de 1h após a injeção, afasta a hipótese de colecistite aguda. Se a vesícula não for preenchida, supõe-se que o cístico esteja obstruído, confirmando colecistite aguda. A obtenção das imagens depende de excreção hepática. Assim, os dados obtidos podem ser falseados em insuficiência hepática grave. É claro que, antes da cintilografia hepática, torna-se obrigatório realizar ultra-sonografia abdominal para comprovar que a vesícula não é escleroatrófica.

A tomografia computadorizada, embora não seja a primeira indicação, contribui para o diagnóstico acusando espessamento difuso e focos de atenuação na parede vesicular, correspondendo à liquefação parietal. Os cálculos podem não ser detectados. É indicada a casos de evolução mais protraída, quando houver suspeita de abscessos hepáticos ou cavitários e, principalmente, suspeita de colecistite alitiásica em pacientes aidéticos. Nesta, pode revelar espessamento parietal por edema, traduzido por diminuição da atenuação da parede ou gangrena com ar na luz ou na parede da vesícula[19] (Figs. 17.1 e 17.2).

TRATAMENTO

O tratamento ideal da colecistite aguda deve interromper o curso da doença, prevenir complicações, como a perfuração e suas conseqüências e afastar a possibilidade de recidiva. O único procedimento que atende a todos esses preceitos é a colecistectomia. A escolha da via de acesso, laparotomia ou laparoscopia, deve ser adequada ao paciente e ao estado da doença previsto pelos exames de imagem. A via laparoscópica foi comprovada como a melhor opção, inclusive em aidéticos[10]. Por outro lado, o edema e o processo inflamatório podem distorcer a anatomia canalicular e vascular, dificultando a identificação dessas estruturas e, na videolaparoscopia, as conversões para laparotomia têm sido indicadas, não só pela dificuldade de dissecção segura dos elementos do hilo, mas, com igual freqüência, pelo encontro de gangrena da vesícula (Fig. 17.2), abscessos perivesiculares ou vesícula extremamente espessada impedindo apresentação, ou seja, pelo estado avançado da doença[1,20]. Quanto mais precoce a cirurgia, mais fácil sua realização, quer por via laparoscópica quer por via laparotômica.

Na laparotomia, as dificuldades técnicas são contornadas pela extensão da incisão, pela possibilidade de esvaziar a vesícula por punção e, principalmente, pela variedade de manobras possíveis, como incisão da parede vesicular até o plano seromuscular, para o prosseguimento da dissecção, nesse plano, em direção ao infundíbulo e ao duto cístico[21].

Em casos extremos de dificuldade técnica, a colecistostomia é opção segura. Pode ser a primeira indicação a pacientes com pneumopatia ou cardiopatia graves e, ainda, quadros de choque. Nesses casos, é realizada com incisão mínima, em alguns casos com anestesia local, orientada por ultra-sonografia. A melhora observada 48h depois da colecistostomia permite planejar o tratamento definitivo até vários meses após o quadro agudo. Para evitar anestesia geral, foram propostos procedimentos como punção percutânea da vesícula ou transepática.

A colangiografia intra-operatória é obrigatória na colecistectomia em fase aguda, para confirmar a remoção completa da vesícula e a anatomia da via biliar, tanto pelo risco de lesão, quanto pela presença de coledocolitíase assintomática em 16% dos casos, aumentando progressivamente com as faixas etárias[1,3]. A inspeção da vesícula removida é essencial, devendo-se fazer exame de congelação quando houver suspeita de neoplasia.

A drenagem do leito operatório quase sempre é empregada, porém não é obrigatória. Antibióticos com espectro para gram-negativos e anaeróbios devem ser iniciados durante o preparo para a cirurgia e adequados, posteriormente, às culturas do conteúdo ou da parede da vesícula.

Havendo coledocolitíase, deve-se proceder à remoção do cálculo por via laparoscópica, se houver condições técnicas e equipamentos adequados ou por papilotomia endoscópica. Se o doente for operado por via laparotômica, a remoção do cálculo deve ser feita durante a intervenção cirúrgica.

COMPLICAÇÕES E TRATAMENTO

Os melhores resultados no tratamento da colecistite aguda são obtidos com tratamento cirúrgico na fase inicial do quadro, seja a operação realizada por laparotomia, seja por laparoscopia. Vários estudos prospectivos controlados demonstraram que o protelamento da indicação cirúrgica, na tentativa de operar depois da remissão do quadro agudo, acarreta piores resultados. Complicações da doença, como perfuração da vesícula, reagudização ou complicações sistêmicas podem ocorrer ainda durante a internação, elevando a mortalidade em até 28%[22]. Exacerbação do processo inflamatório dificultando identificação das estruturas do hilo hepático também é bastante observada em operações realizadas em fase tardia[23]. A protelação da cirurgia, agora na era da laparoscopia, não reduziu o índice de conversões para cirurgia aberta, e também tiveram de ser operados 15% dos casos por reagudização[24]. A experiência acumulada recomenda indicação cirúrgica precoce, idealmente no primeiro dia, principalmente a pacientes diabéticos ou idosos.

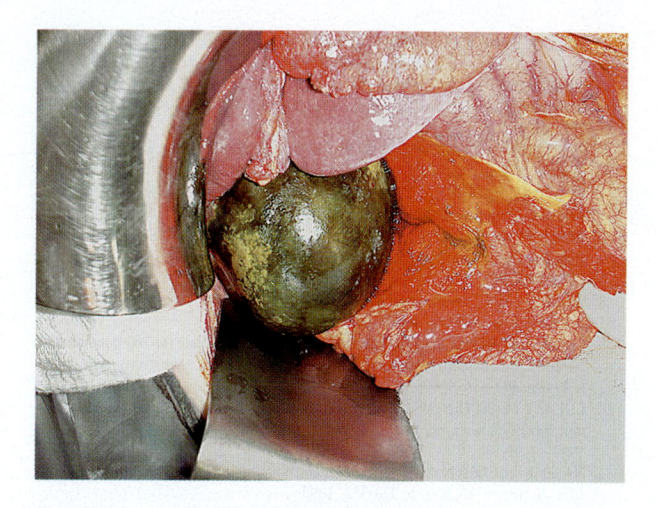

Figura 17.2 – Aspecto intra-operatório de gangrena de vesícula biliar.

A morbidade e a mortalidade do tratamento cirúrgico da colecistite aguda atuais são muito reduzidas, relacionadas notadamente à gravidade da doença, hipertensão porta e a complicações sistêmicas da idade avançada. A infecção da ferida operatória ocorre em 0,5% das colecistectomias laparoscópicas e em 3% das laparotomias, que incluem casos de conversão, portanto mais complicados, atingindo até 20% quando são analisados somente pacientes acima de 65 anos. Outras complicações também referentes à gravidade do quadro, como infecção peritoneal, pancreatite e insuficiências orgânicas, são pouco freqüentes nos dois procedimentos, quando analisadas casuísticas amplas e, novamente, atingem incidências de até 40% em casuísticas restritas a idosos[2].

As lesões iatrogênicas da via biliar em colecistite aguda são raras na cirurgia convencional, variando de 0 a 0,1%. A indicação da videolaparoscopia em colecistite aguda é relativamente recente, sendo a incidência relatada de lesão biliar semelhante à da cirurgia laparoscópica eletiva. As taxas de conversão para laparotomia são quatro ou cinco vezes maiores que a das colecistectomias eletivas, refletindo a complexidade causada pelo processo inflamatório[20]. Essa freqüência de conversões tende a se reduzir quando se indica precocemente a intervenção.

A mortalidade pós-operatória no tratamento da colecistite aguda também é pouco freqüente, inclusive quando são analisados resultados da cirurgia em aidéticos. Os óbitos relatados restringem-se a pacientes com hipertensão porta, colecistite alitiásica em UTI e pacientes idosos. Mesmo nestes, a maior mortalidade, 12%, foi observada em pacientes acima de 80 anos e, na maior parte, em razão de complicações cardiovasculares[25].

Na presença de coledocolitíase, com ou sem colangite aguda, a morbidade pós-operatória é maior do que nas colecistectomias simples.

Em suma, o sucesso no tratamento da colecistite aguda depende da rapidez no diagnóstico, no preparo e na indicação cirúrgica, lembrando que atualmente existem várias opções técnicas para que se possa escolher a mais adequada ao estado do paciente, tanto do ponto de vista sistêmico, quanto da doença biliar.

REFERÊNCIAS BIBLIOGRÁFICAS

1. MAGNUSON, T. H.; RATTNER, L. E.; ZENILMAN, M. E. et al. Laparoscopic cholecistectomy: applicability in the geriatric population. *Am. Surg.*, v. 63, n. 1, p. 91-96, 1997.
2. PICKLEMAN, I.; GONZALES, R. P. The improving results of cholecistectomy. *Arch. Surg.*, v. 121, n. 930-934, 1986.

3. TOKUNGA, Y.; NAKAYAMA, N.; ISHIKAWA, Y. et al. Surgical risks of acute cholecystitis in the elderly. *Hepatogastroenterology*, v. 44, p. 671-676, 1997.
4. JUKEMURA, J.; MACHADO, M. A. C.; SALEM, M. Z. et al. Síndrome de Bouveret: relato de caso. *Rev. Hosp. Clin. Fac. Med. S. Paulo*, v. 49, n. 6, p. 250-252, 1994.
5. PIEHLER, J. M.; CRICHLOW, R. W. Primary carcinoma of the gallbladder. *Surg. Gynecol. Obstet.*, v. 147, p. 929-936, 1978.
6. MESSING, B.; ZARKA, Y.; LEMANN, M. et al. Chronic cholestasis associated with long-term parenteral nutrition. *Transpl. Proc.*, v. 26, p. 1438-1439, 1994.
7. IMNHOF, M.; RAUNEST, J.; OHMANN, C. et al. Acute acalculous cholecystitis complicating trauma: a prospective sonographic study. *World J. Surg.*, v. 16, p. 1160-1166, 1992.
8. WARREN, B. L. Small vessel occlusion in acute acalculous cholecystitis. *Surgery*, v. 111, n. 2, p. 163-168, 1992.
9. LEIVA, J. I.; ETTER, L.; GATHE, J. R. et al. Surgical therapy for 101 patients with acquired immunodeficiency syndrome and symptomatic cholecystitis. *Am. Surg.*, v. 174, p. 414-416, 1997.
10. LUI, K. J. M.; ATTEN, M. J.; DONAHUE, P. E. Cholestasis in patients with acquired immunodeficiency syndrome: a surgeon's perspective. *Am. Surg.*, v. 63, p. 519-524, 1997.
11. NASH, J. A.; COHEN, S. A. Gallbladder and biliary diseases in AIDS. *Gastroenterol. Clin. N. Am.*, v. 26, n. 2, p. 323-335, 1997.
12. MACHADO, M. C. C.; BACCHELLA, T.; CUNHA, J. E. M. Gangrena da vesícula biliar após arteriografia seletiva do tronco celíaco. *Rev. Hosp. Clin. Fac. Med. S. Paulo*, v. 38, n. 4, p. 167-169, 1983.
13. STODAHL, R.; TAGESSON, C. On the development of primary acute cholecystiti. *Scand. J. Gastroent.*, v. 18, p. 577-579, 1983.
14. TRUEDSON, H.; ELMROST, H. S. The incidence of bacteria in gallbladder bile at acute and elective cholecystomy. *Acta Chir. Scand.*, v. 149, p. 307-313, 1983.
15. MACHADO, M. A. C.; JUKEMURA, J.; VOLPE, P. et al. Fístulas biliares internas: estudo de 13 casos e revisão da literatura. *Rev. Hosp. Clin. Fac. Med. S. Paulo*, v. 50, p. 3-8, 1995.
16. MORROW, D. J.; THOMPSON, J.; WILSON, S. E. Acute cholecystitis in the elderly. *Arch. Surg.*, v. 113, p. 1149-1152, 1998.
17. ROSLYN, J. J.; PITT, H. A.; MANN, L. et al. Parenteral nutrition induced gallbladder disease. A reason for early cholecystectomy. *Am. J. Surg.*, v. 148, p. 58-63, 1984.
18. CARROLL, B. A. Preferred imaging techniques for the diagnosis of cholecystitis. *Ann. Surg.*, v. 210, n. 1, p. 1-12, 1989.
19. ROCHA, M. S. Vias biliares. In: ROCHA, M. S. *Tomografia Computadorizada e Ressonância Magnética em Gastroenterologia*. São Paulo: Sarvier, 1997, p. 126.
20. ZUCKER, K. A.; FLOWERS, J. L.; BAILEY, R. W. et al. Laparoscopic management of acute cholecistitis. *Am. J. Surg.*, v. 165, p. 508-514, 1993.
21. MACHADO, M. C. C.; BACCHELLA, T.; CUNHA, J. E. M. Conduta técnica nas colecistectomias difíceis. *Rev. Hosp. Clin. Fac. Med. S. Paulo* 39 (2):85-7, 1984.
22. JARVINEN, H.; HASTBACKA, J.; TURUNEN, M. I. The treatment of acute cholecystitis. *Acta Chir. Scand.*, v. 145, p. 399-404, 1979.
23. NORBY, S.; HERLIN, P.; HOLMIN, T. et al. Early or delayed choleystectomy in acute cholecystitis? A clinical trial. *Br. J. Surg.*, v. 70, p. 163-165, 1983.
24. LAI, P. B. S.; KWONG, K. H.; LEUNG, K. L. et al. Randomized trial of early versus delayed laparoscopic cholecystectomy for acute cholecystitis. *Br. J. Surg.*, v. 85, p. 764-767, 1998.
25. SULLIVAN, D. M.; HOOD, T. R.; GRIFFEN, W. O. Biliary tract surgery in the elderly. *Am. J. Surg.*, v. 143, p. 218-220, 1982.

Colecistite Crônica Calculosa

Marcel Autran Cesar Machado ♦ Marcel Cerqueira Cesar Machado

A colelitíase constitui uma das alterações mais freqüentes da árvore biliar. Em virtude de sua freqüência, um grande número de pesquisas tem sido feito para esclarecimento da patogênese dessa afecção e para a melhora dos resultados do seu tratamento.

INCIDÊNCIA

A prevalência real da litíase vesicular não está bem determinada. Muitos dos estudos foram feitos em material de necropsia. Assim, Naunyn, na Alemanha, apresenta índice de 9,4% em 10.866 necropsias[1]. Rolleston, na Inglaterra, refere incidência de 6%. A prevalência de calculose biliar é alta na Escandinávia, baixa no Japão e praticamente nula nas tribos dos Masai na África[2,3]. Nos Estados Unidos, anualmente são praticadas cerca de 800 mil a 1 milhão de colecistectomias[4]. Em nosso meio, não há dados disponíveis para avaliar a real incidência de litíase biliar.

TIPOS DE CÁLCULOS

Do ponto de vista de sua composição química, dois tipos principais de cálculos são encontrados nas vias biliares do ser humano: colesterol e pigmento biliar. Os mais encontrados na América e Europa são constituídos de cristais de colesterol[5]. Já os cálculos de pigmentos são formados quando existe excesso de pigmentos biliares, como em anemias hemolíticas. Outra fonte de aumento da precipitação de pigmentos na bile decorre da desconjugação dos glucoronatos de bilirrubina por beta-glucoronidases bacterianas. A bilirrubina desconjugada precipita-se formando complexos insolúveis com cálcio e cobre. Os cálculos de pigmento são escuros e geralmente múltiplos. Cálculos de carbonato de cálcio, de fosfato ou cálculos constituídos de sabões de cálcio de ácidos graxos de cadeia longa são muitíssimo raros[6].

ETIOPATOGÊNESE DA LITÍASE BILIAR

O colesterol é insolúvel na água e, portanto, seria insolúvel na bile, que é uma solução aquosa. A solubilidade do colesterol depende dos três componentes básicos da bile: sais biliares conjugados, fosfolipídeos e o próprio colesterol[7-9]. O colesterol mantém-se solúvel graças à formação de micelas. A lecitina é o componente mais importante dos fosfolipídeos biliares e, embora seja insolúvel em água, pode se tornar solúvel pela ação dos sais biliares. O colesterol torna-se solúvel quando incorporado à micela com lecitina e sais biliares. Essas micelas compostas de sais biliares e lecitina têm grande capacidade de dissolver o colesterol. A formação de micelas está condicionada à concentração dos sais ou ácidos biliares, à sua estrutura química, à temperatura e ao pH da solução. A eficiente solubilização do colesterol depende dos sais biliares e da lecitina[10,11].

A formação de cálculos de colesterol obedece a três estágios: saturação, nucleação e crescimento. Quando a capacidade máxima de solubilidade do colesterol é atingida ou ultrapassada, a bile fica saturada ou supersaturada. A cristalização do colesterol e a nucleação ocorrem em níveis levemente acima do limite da saturação. Vários fatores podem interferir, como pH e estrutura química dos sais biliares, bactérias e outros. Corpos estranhos também podem servir como núcleo para a precipitação do cálculo. Após a precipitação do núcleo, o processo de crescimento do cálculo é contínuo e pouco conhecido.

Estudos mostram que existe redução significativa da quantidade total de sais biliares em pacientes com colelitíase[12]. A quantidade total de sais biliares presentes não é grande. A redução pode decorrer de redução da síntese ou do aumento da perda. Doentes com perda da capacidade de reabsorção ileal (ressecção ou doença) apresentam maior prevalência de colelitíase[13].

O papel da vesícula biliar na gênese dos cálculos de colesterol está por ser firmado. A vesícula provavelmente aja apenas como reservatório, no qual o fenômeno de nucleação e crescimento do cálculo se processa mais facilmente. No duto biliar, o fluxo elevado impede a precipitação de cristais de colesterol e formação de cálculos. A existência, na vesícula biliar, de condições, como concentração estratificada (biles de diferentes concentrações dispostas em camadas), temperatura constante e abundância de muco, favorece a precipitação e a cristalização do colesterol[14].

FATORES PREDISPONENTES

Idade

A prevalência de colelitíase aumenta com a idade. No Hospital das Clínicas da Faculdade de Medicina da Universidade de São Paulo, a faixa de maior incidência situou-se entre os 40 e 49 anos de idade[15].

Sexo

Em todos os estudos, a incidência de colelitíase é maior e mais precoce no sexo feminino[16]. A gravidez está associada à alteração do mecanismo normal do esvaziamento vesicular[17]. O uso de contraceptivos orais ou estrógenos no período pós-menopausa pode aumentar essa incidência[18,19].

Diabetes

No diabetes, a incidência de colelitíase atinge 30% dos doentes[20].

Obesidade

A obesidade está relacionada à maior síntese e à secreção biliar de colesterol quando comparada com normais[21].

Hereditariedade

A prevalência de colelitíase é diferente nos diversos grupos raciais, havendo alguns com elevada prevalência (índios Pima da América do Norte[5,22]) e outros em que a doença é extremamente rara (povo Masai da África[23]). Estudo com gêmeos demonstra que o papel da hereditariedade não é crucial. Parece, no entanto, que a hereditariedade é fator predisponente, sendo a colelitíase fruto da interação de múltiplos fatores.

Dieta

Aumento da ingestão de colesterol aumenta sua excreção na bile, embora haja concomitante aumento de excreção de sais biliares[24-27]. Em alguns animais, as dietas ricas em colesterol podem resultar em bile litogênica.

Outros

Após vagotomia troncular, ocorre maior incidência de colelitíase, provavelmente em razão da redução da contratilidade da vesícula biliar e conseqüente estase, favorecendo a formação de cálculos[28,29].
A ressecção do íleo terminal aumenta a incidência de colelitíase pela redução da absorção de sais biliares[13,30].
Entre as drogas, o clofibrato, inibidor da síntese de colesterol, utilizado para o tratamento de hipercolesterolemia, aumenta a concentração de colesterol na bile com produção de bile litogênica.

SINTOMATOLOGIA

A presença de cálculos na vesícula biliar, por si só, causa poucos sintomas. Estes surgem quando de sua mobilização com obstrução do duto cístico ou do hepatocolédoco, chamados de cólica biliar.
Não se sabe ao certo as razões por que a colelitíase pode evoluir assintomaticamente, enquanto, em outras, produz sintomas e/ou complicações. Em trabalho sueco, 781 pacientes portadores de colelitíase com sintomas leves ou intensos e que não se submeteram à intervenção cirúrgica foram estudados durante 11 anos[31]. Nesse período, 35% desenvolveram colecistites agudas, pancreatites ou outros quadros que necessitaram de intervenção cirúrgica. Por outro lado, um estudo de 562 pacientes com colelitíase assintomática observou que a colecistectomia foi indicada por obstrução biliar ou colecistite a 25% dos doentes dentro de cinco anos do diagnóstico e a 50% dentro de 20 anos após o diagnóstico[32].
A Figura 17.3 ilustra a evolução e as complicações da colelitíase.

QUADRO CLÍNICO

Dor

Aparece 4 a 5h após a ingestão de alimentos, sobretudo os colecinéticos (ovos, fritura, gordura, banana nanica). Resulta de espasmo dos dutos e das contrações intensas da vesícula. É um exemplo de dor visceral. Inicia-se no meio do epigástrio, depois se localiza junto ao rebordo costal direito e, outras vezes, irradia-se para a região lombar, região escapular e, às vezes, para a região cervical direita. A dor irradiada para essas regiões é conseqüente à irritação do peritônio parietal, por processos inflamatórios. Outras vezes se irradia para o precórdio, simulando angina.
Apesar de ter o nome de cólica biliar, a dor não assume esse caráter. Ela se inicia de fraca intensidade e vai aumentando até atingir seu acme. Permanece assim por tempo variável, para depois decrescer. A intensidade e a duração são variáveis. Geralmente dura poucas horas, porque o doente recorre ao uso de sedativos.
A cólica biliar repete-se em intervalos diferentes. Não aparece em períodos constantes, como ocorre com a úlcera gastroduodenal. Nos intervalos da cólica, o doente pode apresentar dor de fraca intensidade no hipocôndrio direito, sensação de plenitude pós-prandial, 2 a 3h depois da ingestão de alimentos.
Durante a crise dolorosa, o doente pode apresentar elevação de temperatura, náuseas ou vômitos. Nos casos de obstrução coledociana por cálculos, os vômitos são mais freqüentes.

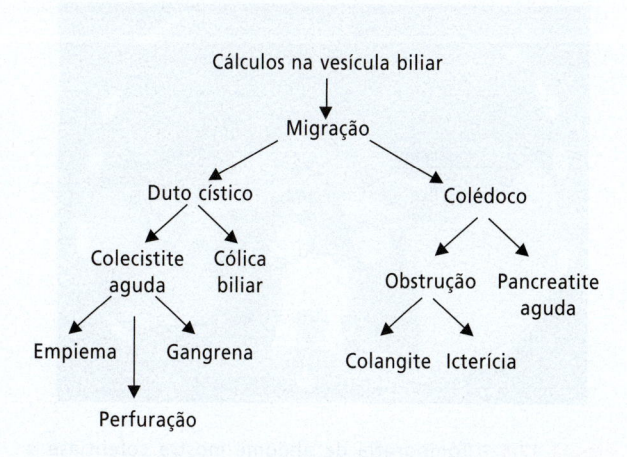

Figura 17.3 – Evolução e complicações da colelitíase.

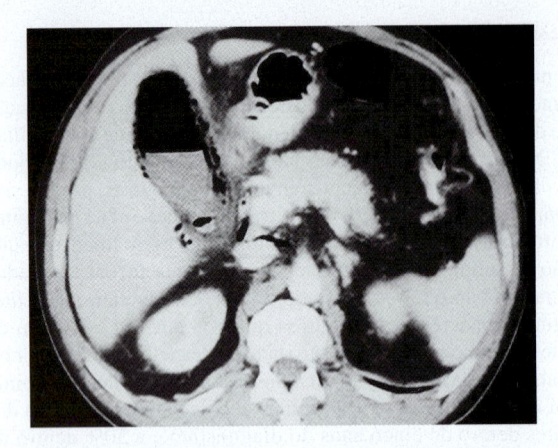

Figura 17.4 – Tomografia de abdome mostra colecistite aguda enfisematosa com empiema.

Icterícia

É de intensidade variável, conforme da existência ou não de obstrução do hepatocolédoco por cálculo e traduz-se por cor amarelo-clara da esclera. A icterícia pode ser intensa e perdurar por vários dias. Mesmo não havendo migrações de cálculos para o colédoco, ela pode estar presente e decorrer do edema pericoledociano. Havendo icterícia, há colúria, apresentando-se a urina com cor escura característica.

Exame Físico

O exame físico não nos dá muitos informes. Durante a cólica biliar, pode-se observar icterícia de grau variável. A palpação do abdome revela ponto cístico doloroso, manobra de Murphy positiva, resistência da parede abdominal na parte direita do epigástrio. Na fase assintomática, o exame físico pode ser totalmente inexpressivo. Nos raros casos de mucocele da vesícula, ela é palpável sob a borda inferior do fígado.

Exames Laboratoriais

A colecistite crônica calculosa não complicada não apresenta alterações nos exames laboratoriais. A migração de cálculos pode causar colecistite aguda, colangite, pancreatite aguda ou icterícia. Os exames laboratoriais podem apresentar alterações importantes que estão diretamente relacionadas ao tipo de complicação decorrente, que serão estudadas em outros capítulos.

COMPLICAÇÕES

A colelitíase pode dar origem a diversas complicações, descritas a seguir.

Colecistite Aguda

Desenvolve-se em decorrência de obstrução do duto cístico. Seu quadro clínico e complicação serão referidos em capítulo à parte (Fig. 17.4).

Mucocele da Vesícula

A obstrução do duto cístico no pós-operatório, na ausência de infecção, provoca distensão da vesícula. Os pigmentos e sais biliares são gradualmente absorvidos, enquanto a mucosa continua a secretar muco que fica retido na vesícula. É a hidropisia da vesícula que pode conter até 1L de muco.

Fístulas Internas

Uma das complicações da colelitíase de longa duração é o desenvolvimento de fístulas biliares internas espontâneas. Dependendo dos órgãos que constituem a fístula, podemos ter dois tipos de fístula: biliodigestivas e biliobiliares. Na nossa casuística, a incidência de fístulas biliodigestivas foi de 0,84% e de fístulas biliobiliares foi de 0,37% dos pacientes portadores de colelitíase[33]. A presença de processo inflamatório exerce papel importante na etiopatogenia, promovendo a aderência de estruturas vizinhas, mais comumente o duodeno e o cólon, à vesícula biliar. Isso pode gerar uma fístula entre essas duas estruturas. Essa fístula costuma ser causada por erosão de cálculos através da parede da vesícula biliar e dos órgãos adjacentes. A passagem de cálculo para a luz intestinal pode causar obstrução, geralmente na porção distal do íleo. A esse quadro dá-se o nome de íleo biliar.

Coledocolitíase – Colangite

A passagem de cálculos da vesícula biliar para o hepatocolédoco ocorre em 10 a 15% dos casos, podendo se agravar com infecção – colangite.

Papilite ou Oddites

A migração de pequenos cálculos através da papila pode causar lesões crônicas da papila duodenal e de todo o mecanismo esfincteriano do colédoco terminal[34]. Essas lesões inflamatórias crônicas da papila duodenal podem estar associadas à coledocolitíase.

Pancreatite Aguda

É provocada pela obstrução transitória da ampola de Vater por cálculo migrado. Será discutida em capítulo à parte (Fig. 17.5).

Neoplasia da Vesícula Biliar

Neoplasia da vesícula biliar pode assentar-se em vesícula cronicamente inflamada e com cálculos no seu interior. Embora não se tenha prova concreta, reconhece-se que a grande maioria das neoplasias da vesícula biliar está associada a cálculos biliares.

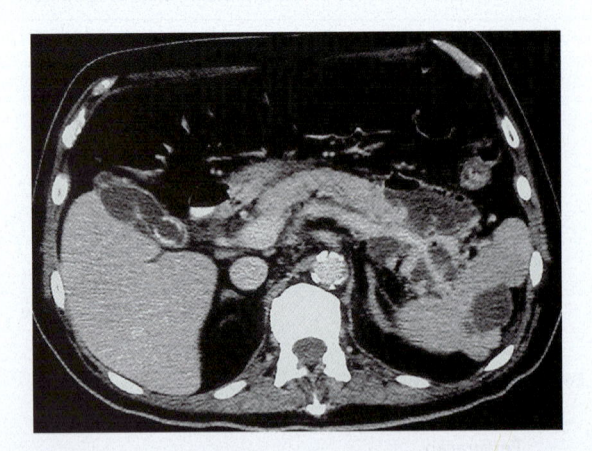

Figura 17.5 – Tomografia de abdome mostra colelitíase e pancreatite aguda com área de necrose em cauda de pâncreas.

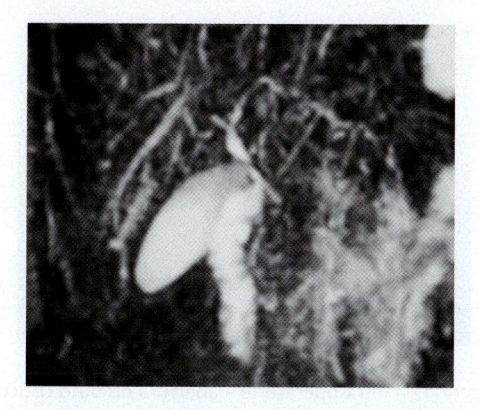

Figura 17.6 – Colangiografia por ressonância magnética. Com esse exame, é possível estudar a árvore biliar de modo não-invasivo, com boa acurácia no pré-operatório. Notar enorme cálculo vesicular com via biliar normal.

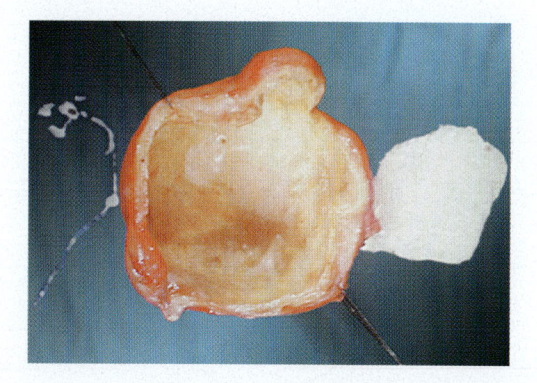

Figura 17.8 – Peça operatória de colecistectomia por vesícula em porcelana. Observe saída de bile cálcica e vesícula com parede totalmente calcificada.

DIAGNÓSTICO

O diagnóstico da colecistite crônica calculosa e suas complicações é feito pela anamnese, exame físico, exames de laboratório, exames ultra-sonográficos, exames radiológicos feitos no pré-operatório (Fig. 17.6) e durante a operação. Dos sintomas já citados, a cólica biliar é a mais característica.

TRATAMENTO

Indicação

Um dos grandes desafios recentes tem sido o de encontrar drogas capazes de dissolver os cálculos biliares, evitando, assim, a operação. Apesar de existirem drogas com esse potencial, o seu emprego não tem sido eficiente até o momento[35]. O tratamento mais racional da litíase biliar continua sendo o cirúrgico.

No entanto, existem algumas situações clínicas em que a indicação cirúrgica é formal e, embora eletiva, deve ser realizada sem delongas:

- *Colecistite aguda:* atual ou em passado recente.
- *Pacientes diabéticos:* estão mais propensos a quadro de colecistite aguda grave e complicações infecciosas no pós-operatório.
- *Pacientes com microcálculos:* maior probabilidade de apresentar coledocolitíase, colangite, papilite e pancreatite aguda.
- *Antecedente de pancreatite aguda:* chance de repetição do quadro. Na vigência da pancreatite, a indicação dependerá do quadro clínico.
- *Vesícula em porcelana:* associação com neoplasia de vesícula (Figs. 17.7 e 17.8).

Colecistectomia

O tratamento proposto para a colecistite crônica calculosa é a colecistectomia (Fig. 17.9), seguida de colangiografia intra-operatória e, segundo os dados obtidos nas radiografias, complementada com coledocolitotomia ou papilotomia ou derivação biliodigestiva.

Convencional ou Laparotômica

Realizada por laparotomia e com instrumentos convencionais. A incisão mais utilizada é a transversa subcostal. Alguns cirurgiões preferem a incisão mediana em pacientes magros e com ângulo costal fechado. A incisão paramediana direita está em desuso por ser trabalhosa, ter alto índice de eventração e por apresentar pior resultado estético.

Após a abertura da cavidade, a vesícula biliar é esvaziada por punção. Esse procedimento impede que microcálculos migrem acidentalmente durante manobras para apresentação. O material deve ser enviado para cultura[36]. O hilo vesicular é dissecado, o cístico é identificado e laçado com fio para evitar o deslocamento de cálculos para o colédoco. A artéria cística é localizada, em

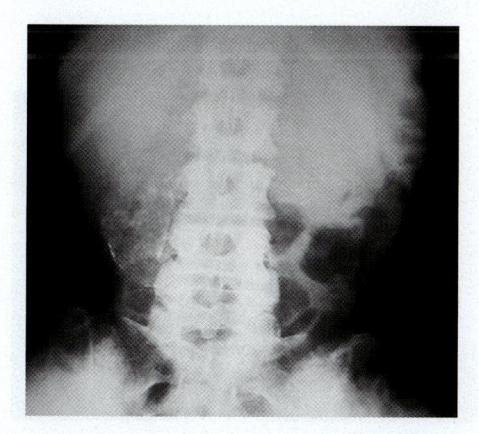

Figura 17.7 – Radiografia simples de abdome mostra vesícula calcificada – vesícula em porcelana.

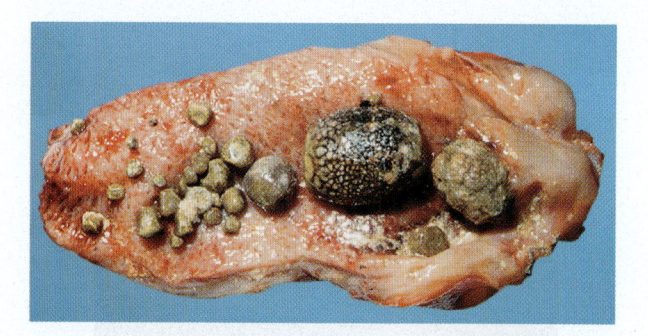

Figura 17.9 – Peça operatória de colecistectomia simples. Observar a vesícula biliar repleta de cálculos de tamanhos variados.

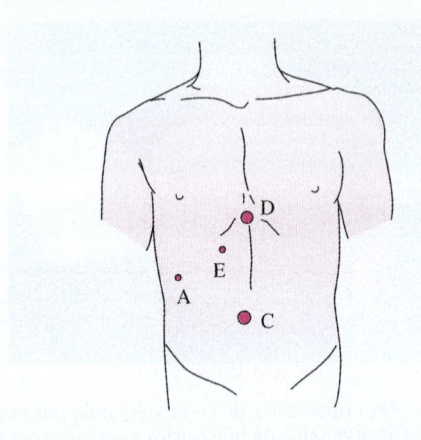

Figura 17.10 – Desenho esquemático da colocação de trocartes para colecistectomia por videolaparoscopia. A = porto (5mm) para pinça do auxiliar; C = porto para óptica (10mm); D = porto para mão direita do cirurgião (10mm); E = porto (5mm) para a mão esquerda do cirurgião.

geral, no triângulo de Calot (formado pela face inferior do fígado, vesícula biliar e dutos cístico e hepático), dissecada e ligada junto à vesícula após identificação da artéria hepática direita. A seguir, prossegue-se com o descolamento da vesícula biliar do leito hepático por meio de ligaduras ou do eletrocautério, com o cuidado na identificação de canais ou vasos aberrantes. Em seguida, cateteriza-se o duto cístico e faz-se a colangiografia.

Essa técnica vem sendo substituída gradualmente pela colecistectomia videolaparoscópica, mas o seu conhecimento é fundamental, uma vez que ela é indicada a casos em que haja suspeita de neoplasia e situações em que a via videolaparoscópica não seja possível ou esteja contra-indicada.

Colecistectomia Videolaparoscópica

Atualmente é a técnica mais empregada no tratamento da colelitíase[37-40].

É realizada a partir de incisão arciforme supra-umbilical, dissecção do subcutâneo até a aponeurose e apreensão "em tenda" desta com duas pinças de Kocher. Prossegue-se com uma sutura em bolsa com fio não absorvível e abertura em cruz da aponeurose[41]. Dissecção romba até o peritônio, que é seccionado entre pinças. A seguir, introduz-se um trocarte de 11mm, sem mandril, sob visão direta da cavidade. Instala-se o pneumoperitônio. A óptica de 30° é então introduzida e outros três portos são instalados (Fig. 17.10). Inicia-se a dissecção do pedículo vesicular

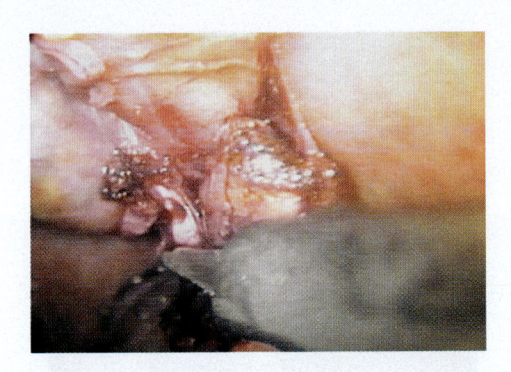

Figura 17.12 – Intra-operatório – abertura do duto cístico para colangiografia transoperatória de rotina.

com identificação do duto cístico (Fig. 17.11). Realiza-se a colangiografia por cateterização deste (Fig. 17.12). Se a radiografia for normal, aplica-se clipe metálico no cístico, o qual é seccionado (Fig. 17.13). Prossegue-se a intervenção com identificação da artéria cística e ligadura e secção desta entre clipes metálicos. A seguir, a vesícula é descolada do seu leito hepático de modo retrógrado (Figs. 17.14 e 17.15).

Com a evolução da técnica e do instrumental e com a maior experiência dos cirurgiões, pode ser realizada com segurança na maioria dos casos, mesmo havendo complicações da doença[37,38]. Atualmente, com a miniaturização dos instrumentos, é possível, com segurança, a colecistectomia por microlaparoscopia, ou seja, com o emprego de trocartes de 2mm e aplicação de clipes de 5mm.

COMPLICAÇÕES PÓS-OPERATÓRIAS

Coleção ou Abscesso Subepático

A coleção pode ser de linfa, sangue ou bile. A presença de bile pode ser decorrente de lesões de canais aberrantes no leito vesicular, lesões de dutos maiores ou escape da ligadura do duto cístico. Apresenta-se clinicamente como dor no hipocôndrio direito, febre e leucocitose. O tratamento é a drenagem guiada por ultra-sonografia ou drenagem cirúrgica.

Fístula Biliar

É causada por dutos aberrantes, lesões profundas de parênquima hepático, lesões de hepatocolédoco, desgarramento da ligadura do cístico.

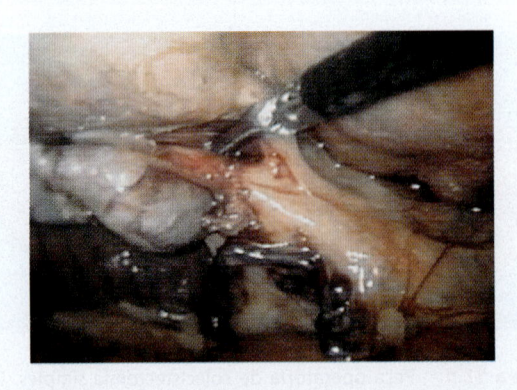

Figura 17.11 – Intra-operatório – dissecção do duto cístico.

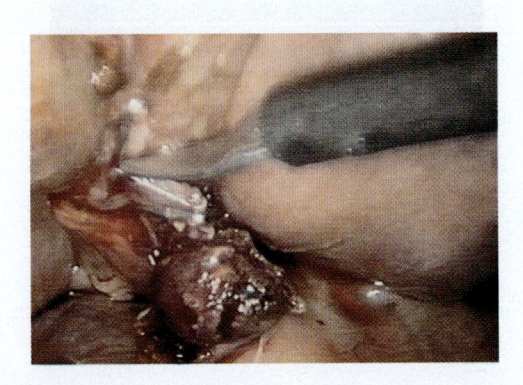

Figura 17.13 – Intra-operatório – secção do duto cístico entre clipes metálicos.

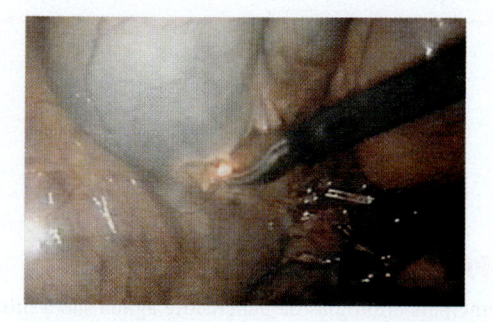

Figura 17.14 – Intra-operatório – após ligadura e secção da artéria cística, procede-se à liberação da vesícula biliar do leito hepático.

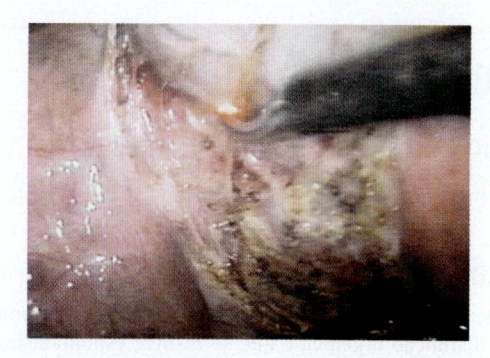

Figura 17.15 – Intra-operatório – final da liberação da vesícula do leito.

Icterícia

No pós-operatório imediato, pode ser decorrente de ligadura inadvertida de colédoco ou cálculo residual. São icterícias de padrão obstrutivo e podem ser diagnosticadas com colangiografia endoscópica ou ultra-sonografia. As icterícias tardias são causadas por cálculos residuais, estenoses cicatriciais e hepatite pós-transfusional.

Pancreatite Aguda

A pancreatite aguda pode aparecer no pós-operatório precoce de intervenções em que houve manuseio do pâncreas: colecistectomia, coledocolitotomia ou papilotomia. O cirurgião é alertado pela inesperada má evolução pós-operatória. O paciente apresenta taquicardia, distensão abdominal, às vezes dolorosa e íleo prolongado. Há quadros leves e outros gravíssimos. A dosagem sérica de amilase faz o diagnóstico.

REFERÊNCIAS BIBLIOGRÁFICAS

1. NAUNYN, B. *Klinik des Cholelithiasis*. Leipzig: F.C.W. Vogel, 1892.
2. MAKI, T.; SAITO, T.; YAMAGUCHI, I. Autopsy incidence of gallstones in Japan. *Tohoku J. Exp. Med.*, n. 84, p. 37, 1964.
3. TORVIRK, A.; HOIVID, B. Gallstones in an autopsy series: Incidence, complications and correlations with carcinoma of the gallbladder. *Acta Chir. Scand.*, v. 120, n. 168, 1960.
4. LIEBER, M. M. Incidence of gallstones and their correlations with other diseases. *Am. Surg.*, v. 135, p. 3, 1952.
5. ADLER, R. D.; MITZGER, A. L.; GRUNDY, S. M. Biliary lipid secretion before and after cholecystectomy in American Indians with cholesterol gallstones. *Gastroenterology*, v. 66, p. 1212, 1974.
6. MAKI, T. Pathogenesis of calcium bilirubinate gallstone. Role of beta-glucoronidase and coagulation by inorganic ions. Palyelectrolytes and agitations. *Ann. Surg.*, v. 164, p. 90, 1966.
7. NAKAYAMA, F. Studies on calculus versus mitieu: gallstone and bile. *J. Lab. Clin. Med.*, v. 77, p. 366, 1971.
8. RADBERG, G.; JIVEGARD, L.; FRIMAN, S.; ZETTERGREN, L.; SVANVIK, J. Relationship between gallbladder histopathology and ability to concentrate biliary lipids and bilirubin. A study on gallstone patients with functioning gallbladder. *Acta Chir. Scand.*, v. 154, n. 10, p. 581-584, 1988.
9. SHAFFER, E. A.; BRAASCH, J. W.; SMALL, D. M. Bile composition at and after surgery in normal persons and patients with gallstones. *N. Engl. J. Med.*, v. 287, p. 1317, 1972.
10. BANFIELD, W. J.; ADMIRAND, W. H. The nature of the nature defect of bile acid metabolism in cholesterol cholelithiasis. *Clin. Res.*, v. 23, p. 245A, 1975.
11. DEN BESTEN, L.; CONNOR, W. E.; BILL, S. The effect of dietary cholesterol and the composition of human bile. *Surgery*, v. 73, p. 266, 1973.
12. VLAHCEVIC, Z. R.; BELLY, C. C.; BUHAC, I. Diminished bile acid pool size in patients with gallstones. *Gastroenterology*, v. 59, p. 165, 1970.
13. HEATON, K. W.; READ, A. E. Gallstones in patients with disorders of the terminal ileum and disturbed bile salts metabolism. *Br. Med. J.*, v. 3, p. 494, 1969.
14. COHEN, S.; KAPLAN, M.; GOTBLICH, H.; PATERSON, J. Liver disease and gallstones. *Gastroenterology*, v. 60, p. 237, 1971.
15. MONTAGNINI, A. L.; JUKEMURA, J.; GIANINI, P. T. H.; MACHADO, M. A. C.; ABDO, E. E.; PENTEADO, S.; MACHADO, M. C. C.; BACCHELLA, T.; CUNHA, J. E. M.; PINOTTI, H. W. Resultados da colecistectomia convencional. experiência em hospital universitário. *Rev. Hosp. Clín. Fac. Med. S. Paulo*, v. 51, n. 3, p. 93-95, 1996.
16. GRUNDY, A. M.; DUANE, W. C.; ADLER, R. D.; ARON, J. M.; METZGER, A. L. Biliary outputs in young women with cholesterol gallstones. *Metabolism*, v. 23, p. 67, 1974.
17. GERDES, M. M.; BOYDEN, F. A. The rate of emptying of human gallbladder in pregnancy. *Surg. Gynecol. Obstet.*, v. 66, p. 145, 1938.
18. BOSTON COLLABORATIVE DRUG SURVEILLANCE PROGRAMME. Oral contraceptives and venous thromboembolic disease, surgically confirmed gallbladder disease and breast tumours. *Lancet*, v. 1, p. 1399, 1973.
19. STOLLEY, P. D.; TONASCIA, J. A.; TOCKMAN, M. S. Thrombosis with low estrogen oral contraceptives. *Am. J. Epidemiol.*, v. 102, p. 197, 1975.
20. MAZZONI, G.; COSTA, G.; LEPRE, L.; LIOTTA, G.; AGOSTINI, N.; TOCCHI, A. Cholelithiasis and diabetes. *G. Chir.*, v. 16, n. 3, p. 117-120, 1995.
21. MABEE, T. M.; MAYER, P.; DEN BESTEN, H.; MASON, E. E. The mechanism of increased gallstone formation inn obese human subjects. *Surgery*, v. 79, p. 460, 1976.
22. SAMPLINER, R. E.; BENNET, P. H.; COMMESS, L. J. Gallbladder disease in Pima Indians: Demonstrations of high prevalence and early onset by cholecystography. *N. Eng. J. Med.*, v. 283, p. 1358, 1970.
23. BISS, K.; HANK-TEY, H.; MIKKELSON, B. Some unique biologic characteristics of the masao of East Africa. *N. Engl. J. Med.*, v. 284, n. 13, p. 694-699, 1971.
24. ADMIRAND, W. H.; SMALL, D. M. The physicochemical basis of cholesterol gallstones formation in man. *J. Clin. Invest.*, v. 37, p. 1043, 1968.
25. ANDREWS, E. Pathogenesis of gallbladder disease. *Minessota Med.*, v. 19, p. 131, 1936.
26. ATTILI, A. F.; CAPOCACCIA, R.; CARULLI, N.; FESTI, D.; RODA, E.; BARBARA, L.; CAPOCACCIA, L.; MENOTTI, A.; OKOLICSANYI, L.; RICCI, G.; LALLONI, L.; MARIOTTI, S.; SAMA, C.; SCAFATO E. Factors associated with gallstone disease in the MICOL experience. Multicenter Italian Study on Epidemiology of Cholelithiasis. *Hepatology*, v. 26, n. 4, p. 809-818, 1997.
27. BABB, R. R. A primer on gallstones. *Postgrad. Med.*, v. 84, n. 6, p. 113-116, 1988.
28. BOUCHIER, I. A. D. The vagus, the bile and gallstones. *Gut*, v. 11, p. 799, 1970.
29. HAUTERS, P.; DE NEVE, D. E., RODEN, A.; POURBAIX, A.; AUPAIX, F.; COUMANS, P.; THERASSE. G. Cholelithiasis: a serious complication after total gastrectomy. *Br. J. Surg.*, v. 75, n. 9, p. 899-900, 1988.
30. BAKKER, A. L.; KAPLAN, M. M.; MORTAN, R. A.; PALTERSON, J. F. Gallstones in inflammatory bowel disease. *Am. J. Dig. Dis.*, v. 19, p. 109, 1974.
31. WENCKERT, A.; ROBERTSON B. The natural course of gallstone disease: Eleven year review of 781 nonoperated cases. *Gastroenterology*, v. 50, p. 376, 1966.
32. LUND, J. Surgical indications in cholelithiasis: prophylatic cholecystectomy elucidated in the basis of long term follow-up on 526 nonoperated cases. *Ann. Surg.* v. 151, p. 153, 1960.
33. MACHADO, M. A. C.; JUKEMURA, J.; VOLPE, P.; ABDO, E. E.; PENTEADO, S.; BACCHELLA, T.; CUNHA, J. E. M.; MACHADO, M. C. C.; PINOTTI, H. W. Fístulas biliares internas: estudo de 13 casos e revisão da literatura. *Rev. Hosp. Clin. Fac. Med. S. Paulo*, v. 50, n. 1, p. 3-8, 1995.
34. GREGG, A. J.; CLARK, G.; BARR, C.; MCCARTENCY, A. Post chlecystectomy syndrome and its association with ampullary stenosis. *Am. J. Surg.*, v. 139, p. 374, 1980.
35. TANGEDAHL, T. Gallstone dissolution. When and how? *Surg. Clin. N. Am.*, v. 59, p. 797, 1979.
36. CHETLIN, S. H.; ELLIOT, D. W. Preoperative antibiotics biliary surgery. *Arch. Surg.*, v. 107, p. 319, 1973.
37. MACHADO, M. A. C; ROCHA, J. R. M.; BOVE, C.; MACHADO, M. C. C. Colecistectomia videolaparoscópica em paciente com síndrome de Mirizzi. *Rev. Hosp. Clin. Fac. Med. S. Paulo*, v. 52, n. 6, p. 324-327, 1997.
38. MACHADO, M. A.; ROCHA, J. R.; HERMAN, P.; MONTAGNINI, A. L.; MACHADO, M. C. Laparoscopic treatment of common bile duct lithiasis. *Arq. Gastroenterol.*, v. 37, n. 3, p. 183-186, 2000.
39. SAFRAN, D. B.; SULLIVAN, B. S.; LEVEQUE, J. E.; WILLIAMS, M. D. Cholecystectomy following the introduction of laparoscopy: more, but for the same indication. *Am. Surg.*, v. 63, n. 6, p. 506-511, 1997.
40. STEINLE, E. W.; VANDER MOLEN, R. L.; SILBERGLEIT, A.; COHEN, M. M. Impact of laparoscopic cholecystectomy on indications for surgical treatment of gallstones. *Surg. Endosc.*, v. 11, n. 9, p. 933-935,1997.
41. MACHADO, M. A. C.; ROCHA, J. R. M.; MACHADO, M. C. C. An alternative technique for open laparoscopy. *Rev. Hosp. Clin. Fac. Med. S. Paulo*, v. 53, n. 4, p. 174-175, 1998.

Pancreatite Aguda

Tércio De Campos ♦ Samir Rasslan

INTRODUÇÃO

A pancreatite aguda normalmente é uma doença leve com mínima disfunção orgânica e que se resolve espontaneamente, com poucas complicações[1], porém até 20% dos casos são tidos como graves[2].

O diagnóstico precoce da doença e de sua gravidade tem influência decisiva no prognóstico do doente[3], pois suas formas graves podem ser consideradas verdadeiras catástrofes abdominais, em razão da elevada morbi-mortalidade[4].

Do ponto de vista anatomopatológico, a pancreatite aguda tem várias formas de apresentação, que podem traduzir diferentes estágios evolutivos de um mesmo processo. As pancreatites necróticas, necro-hemorrágicas ou infectadas são as localmente mais graves e suas manifestações clínicas são mais intensas, embora nem sempre exista relação direta entre os aspectos macroscópicos e a sintomatologia. Apesar de não ser freqüente, é possível que o doente apresente pancreatite aguda com evolução fulminante, sem que a doença seja localmente grave.

Frey et al. publicaram um artigo no qual comentaram sobre a dificuldade em comparar casuísticas interinstitucionais em razão das várias definições utilizadas na pancreatite aguda, principalmente aquelas relacionadas a pancreatite aguda grave, necrose pancreática, coleção, pseudocisto e abscesso[5].

Em 1992, o simpósio de Atlanta unificou as definições de pancreatite aguda, justamente com o objetivo de colocar um vocabulário único em todos os estudos[6] (Tabela 17.1).

TABELA 17.1 – Classificação de Atlanta[6]

TERMOS	DEFINIÇÕES
Pancreatite aguda	Inflamação aguda do pâncreas
Pancreatite aguda leve	Disfunção orgânica mínima responsiva à administração de cristalóides
Pancreatite aguda grave	Um dos seguintes: Complicações locais (necrose pancreática, pseudocisto de pâncreas, abscesso pancreático) Falência orgânica Critérios de Ranson ≥ 3 APACHE II ≥ 8
Coleções fluidas agudas	Coleção fluida no ou arredor do pâncreas Ocorre precocemente Falta de parede definida
Necrose pancreática	Tecido pancreático não viável Diagnóstico por tomografia computadorizada com contraste intravenoso
Pseudocisto	Coleção fluida contendo secreções pancreáticas Parede definida
Abscesso pancreático	Coleção de pus Freqüentemente no ou próxima ao pâncreas

APACHE = Acute Physiological Assesment and Chronic Health Evaluation.

ETIOPATOGENIA

As principais etiologias da pancreatite aguda são a biliar e a alcoólica. Entre outras causas podemos ter hiperlipidemia, hipercalcemia, medicamentosa, pós-colangiografia endoscópica, trauma, pós-operatória e vasculite, entre outras. A etiologia mais freqüente em nosso meio é a biliar, com cerca de 50 a 70% dos casos, seguido da alcoólica com 30% e outras causas em 10 a 20%. A etiologia pode variar em diferentes locais do mundo. Na Suécia, a etiologia alcoólica chega a ser tão freqüente quanto a biliar (Tabela 17.2)[7-9]. A microlitíase é o principal achado na investigação de uma pancreatite tida previamente como idiopática[2].

DIAGNÓSTICO

O diagnóstico da pancreatite aguda é feito por quadro clínico caracterizado, principalmente, por dor abdominal epigástrica irradiada para dorso, além de vômitos. Febre e icterícia também podem estar presentes. Distensão abdominal e sinais de irritação peritoneal caracterizam o doente como potencial portador de complicação pancreática.

Laboratorialmente, a elevação da amilasemia, pelo menos três vezes acima do normal, determina o diagnóstico de pancreatite, diante de quadro clínico compatível. A lipase também pode ser útil no diagnóstico da pancreatite aguda, pois tem maior sensibilidade ($92 \times 83\%$) e especificidade do que a amilase ($96 \times 88\%$)[10], além de ser importante em pacientes de etiologia alcoólica, em que a amilase pode não fazer o diagnóstico[11].

Outras enzimas têm sido estudadas, como tripsinogênio, elastase-1, fosfolipase, tripsinogênio-2 urinário, entre outros, porém dificuldades metodológicas e relacionadas ao custo dificultam sua realização[2].

A ultra-sonografia tem papel relevante para determinar quando a pancreatite tem origem biliar, por intermédio da identificação de cálculos na vesícula e da visualização das vias biliares. A avaliação do pâncreas é pobre e, algumas vezes, impossível em virtude da interposição gasosa, principalmente do estômago.

Nos casos em que não se encontra etiologia para a pancreatite aguda, a repetição da ultra-sonografia ou uma ecoendoscopia podem determinar o diagnóstico, pois se sabe que 50 a 70% dos casos que, a princípio, são rotulados como idiopáticos, na verdade têm etiologia biliar, com presença de microcálculos não vistos à ultra-sonografia[2,12].

TABELA 17.2 – Comparação de etiologias da pancreatite aguda em vários centros[2]

ETIOLOGIA	NOVA YORK[8] (%)	SUÉCIA[7] (%)	ÍNDIA[9] (%)	SANTA CASA DE SÃO PAULO (%)
Biliar	32	38,4	49	52,9
Alcoólica	20	31,8	23,6	30,2
Idiopática	18	23,2	16,5	7,5
Miscelânea	29	6,6	6,6	9,4

A tomografia computadorizada tem papel significativo nos casos em que haja dúvida diagnóstica, com o objetivo de determinar se o doente tem ou não pancreatite aguda.

FATORES PROGNÓSTICOS

A pancreatite aguda apresenta espectro clínico muito amplo, desde formas simples com poucos sintomas até casos de manifestação fulminante de progressão rápida refratários à terapêutica e com evolução fatal em curto período após o início dos sintomas.

Na avaliação inicial, é importante diferenciar a pancreatite edematosa intersticial da forma necro-hemorrágica. Enquanto a primeira consiste em edema e inflamação estéril do pâncreas, na qual pode existir necrose gordurosa, a segunda envolve inflamação com tecido pancreático e/ou peripancreático desvitalizado, com hemorragia associada, intimamente relacionado à ocorrência de infecção.

É fundamental a identificação dos doentes de alto risco. Quando as manifestações clínicas são acentuadas ou exuberantes, não existem dúvidas quanto à gravidade da afecção. Dois estudos que analisaram fatores prognósticos de mortalidade por pancreatite aguda grave concluíram que o desenvolvimento de complicações sistêmicas esteve associado à mortalidade desses doentes[13,14].

No entanto, a conhecida dificuldade em se prever o curso clínico da pancreatite levou à procura de métodos objetivos que permitissem, de modo mais seguro, o reconhecimento das formas graves. Além de facilitar a comparação de doentes de serviços distintos, define uma população especial de doentes que necessitará de cuidados intensivos e monitoração invasiva.

Foram descritos por Ranson et al. os mais conhecidos parâmetros clínicos e bioquímicos preditivos da gravidade da pancreatite aguda e determinados à admissão do doente no serviço e nas primeiras 48h de evolução[5]. São 11 os fatores preditivos que foram amplamente difundidos e utilizados. Doentes com até dois sinais prognósticos têm boa evolução, normalmente sem mortalidade e não determinam grande preocupação de ordem terapêutica. Mas, à medida que aumenta o número de sinais, há necessidade de terapêutica mais agressiva e a mortalidade é elevada. A utilização desses parâmetros tem sido objeto de críticas, em função de alguns aspectos. O primeiro deles é que nem sempre existe relação entre a gravidade da pancreatite e os sinais prognósticos. O doente pode se apresentar com pancreatite necro-hemorrágica, portanto localmente grave, mas sem um número significativo de parâmetros alterados.

Um ponto considerado negativo no emprego dos sinais prognósticos de Ranson é que eles envolvem avaliação nas primeiras 48h após admissão. Muitas vezes, as determinações traduzem mais o "sucesso ou falência" da terapêutica inicial instituída do que propriamente a intensidade da doença pancreática. Além disso, esses valores mostram os dados clínicos que já estão sendo vistos no doente.

APACHE II é o fator prognóstico mais utilizado atualmente na avaliação dos doentes com pancreatite aguda[4,16,17], com a vantagem de que, logo à admissão, se pode obter um valor para o doente que, dependendo da necessidade, pode ser calculado diariamente. Johnson et al. mostraram ainda que a associação de APACHE II com idade e obesidade, medidos nas primeiras 24h de internação, são fatores preditivos de complicações em doentes com pancreatite aguda[18].

Werner et al. revisaram fatores prognósticos em pancreatite aguda, como o peptídeo ativador de tripsinogênio, a procalcitonina, a proteína C-reativa, a fosfolipase A2, as interleucinas 6 e 8, entre outros, para determinar a gravidade e monitorar a progressão da pancreatite aguda, concluindo que a proteína C-reativa foi o melhor fator preditivo de gravidade[1]. Deve-se considerar que esses exames são pouco utilizados em nosso meio, sendo a proteína C-reativa a que tem maior facilidade de aplicação clínica.

A presença de necrose pancreática é fundamental para determinação de gravidade, evolução, infecção e complicações da pancreatite aguda. Assim, procurou-se avaliar de forma objetiva a sua ocorrência por meio de dosagens bioquímicas. Vários parâmetros foram e têm sido utilizados e detectados na corrente circulatória, alguns deles, como as ribonucleases, liberados pela destruição celular decorrente do surto de pancreatite aguda[19]. Proteína C-reativa com valores superiores a 120mg/L apresenta acurácia de até 93% para necrose pancreática[20], apesar de existir a tendência de um valor de corte de 150mg/L para necrose, na maioria dos trabalhos[1].

PANCREATITE AGUDA E INFECÇÃO

A pancreatite aguda grave é classificada em duas fases: a primeira, caracterizada pela síndrome da resposta inflamatória sistêmica (SRIS) e suas conseqüências, com mortalidade que varia de 40 a 54%[21].

A fase seguinte se inicia após a segunda semana do surto, em que a infecção é principal fator determinante da evolução de prognóstico, sendo responsável por 80% das mortes tardias observadas[1,22-24].

Cerca de 30 a 70% dos doentes com necrose pancreática evoluem com infecção e geralmente a maior incidência ocorre da segunda para a terceira semana da doença[25].

A infecção é resultado do comprometimento secundário do tecido pancreático ou peripancreático necrosado e, embora a fonte não esteja perfeitamente definida, parece ser originária da translocação bacteriana a partir do cólon ou, então, por via hematogênica atingindo o retroperitônio[24,26].

A infecção em pancreatite aguda pode se manifestar de três formas: necrose pancreática infectada, abscesso pancreático e pseudocisto de pâncreas infectado[25]. Muitas vezes é difícil diferenciar necrose infectada de necrose sem infecção. A necrose pancreática também evolui com febre, leucocitose e acidose, podendo ser letal mesmo não havendo infecção, pelo desenvolvimento de manifestações sistêmicas e falências orgânicas[5]. A infecção da necrose pancreática determina um quadro mais grave, sendo maior a incidência de complicações e falências orgânicas quando comparada com necrose não infectada[20].

Block et al., ao analisar portadores de pancreatite aguda necrótica, verificaram que o tecido necrótico estava infectado em 40% deles[27]. Febre, leucocitose, albumina sérica baixa, queda do hematócrito, hipóxia e acidose metabólica foram os principais indicadores de infecção e sepse. Os autores observaram ainda que a infecção é independente da extensão da necrose.

Quando um doente admitido com pancreatite aguda apresenta, no início do quadro, febre, leucocitose e outras manifestações sistêmicas, é mais provável que os sintomas estejam apenas na dependência da necrose pancreática ou peripancreática e não de infecção associada. Se, na evolução, surgirem essas alterações ou elas persistirem após a primeira semana do início do surto agudo, é provável que agora elas sejam conseqüência da infecção.

Essa diferenciação é fundamental, pois implica conduta terapêutica distinta. O diagnóstico está apoiado no exame clínico, na evolução e nos métodos diagnósticos complementares, particularmente a tomografia computadorizada e, quando necessário, a punção percutânea por ela guiada[26].

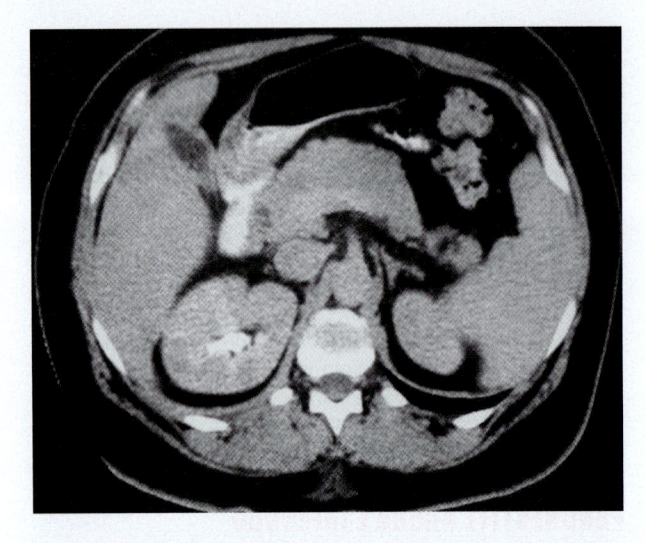

Figura 17.16 – Pancreatite aguda classificação Balthazar B.

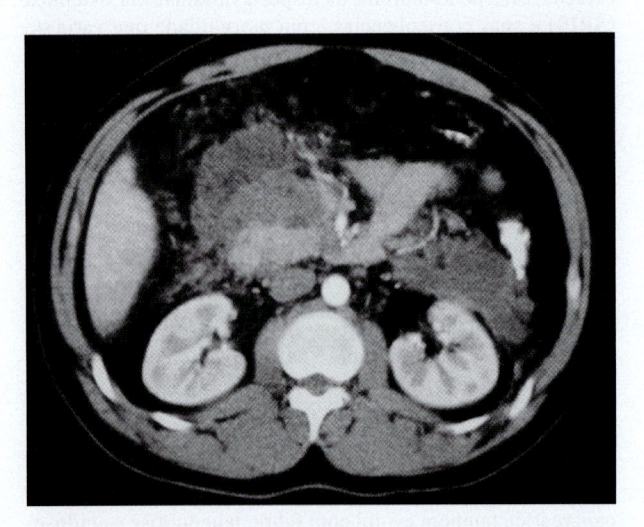

Figura 17.17 – Pancreatite aguda classificação Balthazar C com necrose maior que 50%.

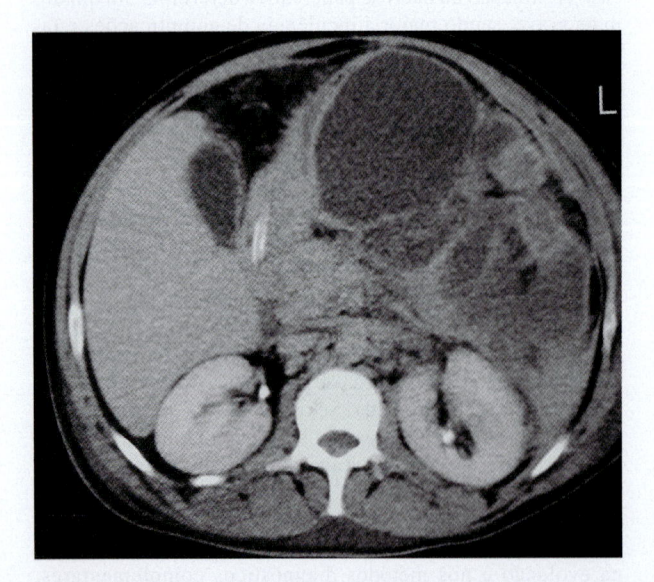

Figura 17.18 – Pancreatite aguda classificação Balthazar E com grande coleção retrogástrica.

Assim, deve-se suspeitar do desenvolvimento de infecção pancreática secundária:

- Em doentes com formas graves de pancreatite.
- Naqueles com deterioração clínica após a primeira semana de doença.
- Em doentes com bacteremia documentada.

Bactérias gram-negativas predominam em necrose infectada, apesar do aumento, nos últimos anos, de infecções por gram-positivos, em razão, principalmente, do uso de antibióticos nos doentes com pancreatite aguda grave[28].

TOMOGRAFIA COMPUTADORIZADA EM PANCREATITE AGUDA

A tomografia computadorizada é o melhor método para avaliação do pâncreas, do grau de gravidade da pancreatite aguda e para determinação do prognóstico[29,30], detectando não apenas alterações pancreáticas, mas também extrapancreáticas[31].

Em pancreatite aguda, ela pode ser indicada com objetivo diagnóstico ou para monitorar a evolução da doença. Quando o quadro clínico associado aos exames bioquímicos não caracteriza o diagnóstico, a tomografia computadorizada pode mostrar edema no pâncreas, infiltrado peripancreático, coleção ou necrose e com isso definir o diagnóstico. Indicada para avaliar a gravidade da pancreatite, tem sensibilidade próxima a 100% para o diagnóstico de necrose[32].

As alterações tomográficas estão relacionadas ao período em que o exame é realizado. Anormalidades em maior ou menor intensidade são observadas na quase totalidade dos casos[33].

Balthazar et al. analisaram a tomografia computadorizada em 83 doentes com pancreatite aguda e os classificaram em cinco graus, correlacionando esses achados com a evolução dos doentes, desenvolvimento de complicações e óbito (Tabela 17.3 e Figs. 17.16 a 17.18). Os abscessos ocorreram em 21,6% do total dos doentes, porém em 60% dos doentes com classe E e em nenhum dos doentes com classes A e B. Além disso, nenhum dos doentes das classes A e B morreu[29].

O maior problema dessa classificação é a não menção da necrose pancreática, que está relacionada às principais complicações locais e sistêmicas em pancreatite aguda, inclusive as complicações infecciosas[34].

A necrose é vista na tomografia computadorizada como perda do realce do parênquima pancreático após injeção do contraste. Pode-se dividir a necrose em menor que 30%, de 30 até 50% e maior que 50%. Balthazar et al. analisaram 88 doentes e verificaram que aqueles que tinham necrose menor que 30% tiveram morbidade de 40% e nenhum óbito, enquanto os com necrose maior que 30% tiveram 92% de morbidade e mortalidade de 29%[35].

Sendo assim, a classificação mais completa é o índice tomográfico de gravidade, no qual a presença de necrose tem maior peso que a presença de coleções (Tabela 17.4), obtendo-se correlação entre o índice tomográfico e a morbi-mortalidade do doente (Tabela 17.5)[2,35].

TABELA 17.3 – Classificação Tomográfica de Balthazar em pancreatite aguda[29]

A	Pâncreas normal
B	Aumento local ou difuso do órgão
C	Inflamação peripancreática
D	Coleção fluida única
E	Duas ou mais coleções fluidas ou imagens gasosas

TABELA 17.4 – Índice de gravidade tomográfico (IGT)[35]

GRAU TOMOGRÁFICO	ESCORE
A	0
B	1
C	2
D	3
E	4

Adicione ao escore tomográfico o escore de necrose

NECROSE	ESCORE
Nenhuma	0
< 30%	2
30 – 50%	4
> 50%	6

IGT = escore tomográfico + escore de necrose (0 – 10)

TABELA 17.5 – Índice tomográfico de gravidade relacionado à morbi-mortalidade[35]

ÍNDICE	MORBIDADE (%)	MORTALIDADE (%)
0 – 3	8	3
4 – 6	35	6
7 – 10	92	17

A tomografia computadorizada não é indicada de forma sistemática a todos os doentes com pancreatite aguda. O uso de contraste intravenoso não é isento de complicações, pois, além de eventuais problemas renais, pode induzir alterações significativas na microcirculação pancreática[26]. Estudos experimentais revelam que o contraste leva à vasoconstrição arterial e, em pâncreas doente, pode alterar o curso da doença transformando uma pancreatite edematosa em necrótica[36-39]. Por outro lado, o exame sem o uso do contraste intravenoso é falho, pois não permite uma avaliação adequada das estruturas pancreáticas, não sendo capaz de identificar necrose. A realização da tomografia muito precoce antes de quatro dias do início do surto pode não mostrar, ou ainda subestimar, a necrose, pois seu desenvolvimento é um processo contínuo durante esse período[28].

Em razão disso, a tomografia computadorizada deve ser empregada após três dias do início dos sintomas e em doentes classificados como portadores da forma grave da pancreatite aguda, ou seja, aqueles com Ranson maior ou igual a 3 ou APACHE II maior ou igual a 8, ou naqueles doentes com sinais de complicações locais, como distensão abdominal, sinais de irritação peritoneal e ultra-sonografia sugerindo líquido ou coleção peripancreática. A elevação da proteína C-reativa para valores acima de 150mg/L, sugerindo necrose, deve também ser seguida de uma avaliação tomográfica (Tabela 17.6).

Gás no retroperitônio é achado tomográfico específico de infecção, não sendo, entretanto, freqüente[40]. A aspiração com agulha fina é o método que determina com maior precisão a presença de infecção no parênquima pancreático com necrose.

TABELA 17.6 – Critérios de indicação tomográfica

Ranson ≥ 3 ou APACHE II ≥ 8
Distensão abdominal ou sinais de irritação peritoneal
Ultra-sonografia mostrando líquido ou coleção peripancreática
Proteína C-reativa > 150mg/L

Normalmente, essa punção é feita guiada por tomografia computadorizada[25], apesar de Rau et al. terem realizado a punção guiada por ultra-som em 98 doentes, obtendo sensibilidade de 88%, especificidade de 90% e acurácia de 89%[41].

A punção deve ser praticada pela região dorsal, com o doente em decúbito ventral, e a introdução da agulha guiada e acompanhada pela imagem tomográfica. É um procedimento que exige tempo prolongado e requer um radiologista intervencionista.

A punção com agulha fina é recomendada para pacientes com necrose pancreática que desenvolvem sinais clínicos de sepse, normalmente após duas semanas do início do quadro[42].

TRATAMENTO

Na maioria dos doentes, o tratamento da pancreatite aguda é feito com jejum, de modo a manter o pâncreas em repouso, hidratação com reposição eletrolítica, analgesia, preferencialmente com antiespasmódicos ou com analgésicos narcóticos, e antieméticos. Espera-se que a recuperação do doente com pancreatite aguda leve ocorra entre três e cinco dias, sendo caracterizada pela melhora dos sintomas e queda da amilasemia.

A pancreatite crônica agudizada, decorrente de etilismo em sua forma leve, é tratada também com jejum, hidratação e analgesia, ocorrendo melhora no período de três a cinco dias.

Pancreatite Aguda Biliar

Nos doentes em que a causa da pancreatite é biliar, a colecistectomia deve ser realizada na mesma internação, após recuperação do surto[42,43].

O tratamento da coledocolitíase, quando esta estiver presente, dependerá do momento em que esse diagnóstico for feito (Fig. 17.19). Colangiografia endoscópica em pesquisa e tratamento da coledocolitíase é feita toda vez em que houver alta probabilidade de sua ocorrência, ou seja, quando o doente estiver ictérico e houver dilatação das vias biliares ou visualização de cálculo no colédoco pela ultra-sonografia. Em estudo feito na Santa Casa de São Paulo com 40 portadores de pancreatite aguda leve de origem biliar, e após exclusão dos doentes ictéricos, o melhor fator preditivo de coledocolitíase foi a dilatação das vias biliares observada em ultra-sonografia.

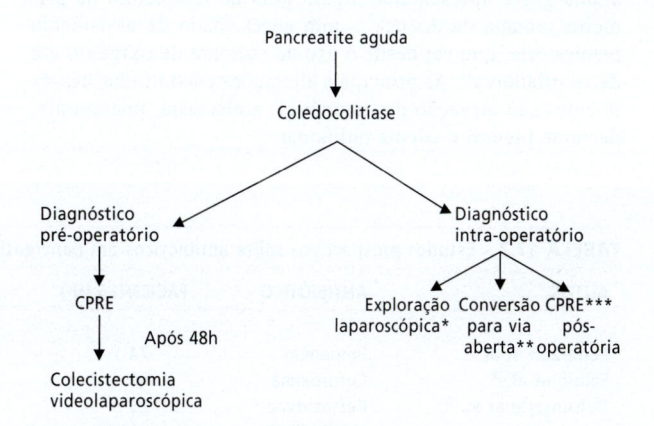

```
              Pancreatite aguda
                     ↓
              Coledocolitíase
              ↙             ↘
    Diagnóstico          Diagnóstico
    pré-operatório       intra-operatório
         ↓                ↙        ↘
       CPRE          Exploração   Conversão  CPRE***
                     laparoscópica*  para via   pós-
       Após 48h                    aberta**  operatória
         ↓
    Colecistectomia
    videolaparoscópica
```

* Se tiver condições e recursos
** Evitar conversão para exploração das vias biliares em doentes com via biliar fina
*** Risco de não remover o cálculo
CPRE = colangiopancreatografia retrógrada endoscópica

Figura 17.19 – Opções terapêuticas para pancreatite aguda biliar leve com coledocolitíase.

Em duas situações pouco freqüentes, a colangiografia endoscópica com papilotomia deve ser feita na vigência do surto de pancreatite[42]:

- Na colangite associada à pancreatite.
- Quando houver cálculo impactado na papila, caracterizado por elevação progressiva dos níveis de icterícia.

Em doentes com risco cirúrgico elevado para colecistectomia, a papilotomia endoscópica é procedimento alternativo à cirurgia, que pode evitar a recidiva do surto[2].

Em pacientes com pancreatite aguda grave de origem biliar, a colecistectomia deve ser postergada até a recuperação[42].

Pancreatite Aguda Grave

O tratamento inicial dos casos graves de pancreatite aguda é clínico, preferencialmente em Unidade de Terapia Intensiva e, tendo em vista a gravidade da doença, as medidas de suporte são fundamentais, entre as quais:

- Reposição volêmica.
- Estabilização hemodinâmica.
- Assistência respiratória.
- Prevenção ou controle de disfunções orgânicas.
- Prevenção ou combate da infecção.
- Suporte nutricional.

A reposição de volume é necessária em função da perda de líquidos por vômitos, seqüestro retroperitoneal ou cavitário e acúmulo no interior das alças, ou mesmo por hemorragia. A quantidade de volume para restaurar a volemia varia de acordo com a gravidade e a duração da doença antes do início do tratamento, que é mais bem avaliado com monitoração invasiva (sondagem vesical, pressão venosa central, cateter de Swan-Ganz)[44]. O choque na fase inicial é dependente da perda de volume e da liberação de substâncias vasoativas[25]. A reposição inicial deve ser feita com cristalóides, sendo as drogas vasoativas reservadas aos doentes que, após infusão adequada de volume, não apresentam resposta.

A alteração sistêmica mais comum na pancreatite aguda é a hipoxemia e cerca de 45 a 50% dos doentes com pancreatite aguda grave apresentarão algum grau de hipoxemia na primeira semana da doença[21], com necessidade de assistência respiratória, que vai desde o uso de máscara de oxigênio até de ventiladores[45]. As principais alterações encontradas nesses doentes são elevação diafragmática, atelectasia, pneumonia, derrame pleural e edema pulmonar.

Insuficiência renal é uma das principais alterações que, juntamente com a disfunção respiratória, está relacionada à mortalidade desses doentes[13]. Ela ocorre em decorrência da queda da pressão de perfusão renal, em razão da hipovolemia ou como resultado da necrose tubular aguda. O diagnóstico é feito quando há elevação da creatinina maior que 0,5mg/dL ou 50% acima do valor normal.

Suporte Nutricional

O jejum em pancreatite aguda tem por objetivo diminuir o estímulo da secreção pancreática, deixando o órgão em repouso. A nutrição parenteral permite a manutenção de um tempo prolongado de jejum sem comprometimento do estado nutricional do doente[46]. Duas limitações importantes e que devem ser contornadas no emprego da nutrição parenteral total no doente com pancreatite aguda grave são a hiperglicemia, geralmente presente e o uso de gorduras, em particular quando existir alterações no perfil lipídico.

Atualmente, a nutrição enteral precoce tem sido utilizada por alguns autores como suporte nutricional, em vez da parenteral[47,48]. No terceiro ou quarto dia após o surto, uma sonda nasoenteral é introduzida por endoscopia e posicionada no jejuno, iniciando-se uma dieta semi-elementar. Caso haja boa tolerância, a dieta é progredida. Os principais problemas são perda do posicionamento da sonda e intolerância à alimentação, com piora da dor[2,49]. A idéia da nutrição enteral surgiu após estudos em doentes politraumatizados graves com sepse, notando-se redução da resposta inflamatória e das complicações sépticas[50]. Uma ação da nutrição enteral em pancreatite aguda seria a redução da translocação bacteriana, que é o principal mecanismo de infecção em pancreatite aguda[51].

A maior parte dos serviços ainda utiliza a nutrição parenteral no começo, sendo introduzida, quando existe oportunidade, a dieta por via enteral[26].

Antibióticos

Apesar de a infecção ser a principal causa de mortalidade dos doentes com pancreatite aguda grave[52], não se lhes administravam antibióticos até o início da década de 1990. Pederzoli et al. publicaram o primeiro estudo prospectivo observando redução das complicações infecciosas no grupo que recebeu imipeném[53]. A seguir, outros quatro estudos mostraram redução de morbidade e mortalidade em doentes com a forma grave da pancreatite aguda que receberam antibióticos (Tabela 17.7)[54-57].

TABELA 17.7 – Estudos prospectivos sobre antibióticos em pancreatite aguda grave

AUTOR	ANTIBIÓTICO	PACIENTES (Nº)	INFECÇÃO PANCREÁTICA (%)		MORTALIDADE (%)	
			Controle	Tratamento	Controle	Tratamento
Pederzoli et al.[53]	Imipeném	74	30	12*	12	7
Sainio et al.[54]	Cefuroxima	60	40	30	23	3**
Delcenserie et al.[55]	Ceftazidima, amicacina e metronidazol	23	58	0***	25	9
Schwarz et al.[56]	Ofloxacina e metronidazol	26	53	61	15	0
Bassi et al.[57]	Pefloxacina vs imipeném	60	Pefloxacina	Imipeném	Pefloxacina	Imipeném
			34	10***	24	10

*$p < 0,01$; **$p = 0,028$; ***$p = 0,03$.

As críticas à utilização de antibióticos baseiam-se no pequeno número de doentes em cada estudo, além da indução à resistência bacteriana e ao aumento da infecção fúngica[51].

Quando se analisa o perfil bacteriológico em pancreatite aguda, verifica-se que predominam bactérias gram-negativas, sendo mais freqüentes *Escherichia coli*, *Pseudomonas* e os enterococos, embora o uso rotineiro de antibióticos tenha elevado o número de infecções por gram-positivos[2]. Em função da microbiologia e do grau de penetração do antibiótico no tecido pancreático, a droga de escolha é o imipeném ou, então, uma associação entre a ciprofloxacina e o metronidazol por um período de 10 a 14 dias.

Durante o congresso da International Association of Pancreatology em 2002, foram propostas recomendações para o tratamento da pancreatite aguda, porém a única que recebeu grau A (forte evidência após metanálise de estudos controlados) foi a utilização de antibióticos em doentes com necrose pancreática[42].

Tratamento Operatório

Quanto à indicação do tratamento operatório, a decisão é apoiada em infecção ou hemorragia intra-abdominal volumosa. Tão ou mais importante do que operar é o momento de operar. A cirurgia precoce, ou seja, nos primeiros 10 a 14 dias do surto, deve ser evitada e indicada apenas a casos raros de pancreatite aguda fulminante[42,58], pois, além de não ser benéfica, pode determinar complicações. O cirurgião encontra tecido necrótico com área ainda não delimitada e a intervenção se resume em apenas identificar e caracterizar a afecção, sem possibilidade de remoção adequada de tecido desvitalizado, além de apresentar aumento do risco de infecção e mortalidade mais elevada[59].

A necrose pancreática é o mais importante fator independente preditivo de pior prognóstico[60], sendo o maior problema definir se a necrose é estéril ou infectada, pois a infecção aumenta em até três vezes a mortalidade desses doentes (Tabela 17.8)[61,62]. A punção guiada por tomografia computadorizada pode auxiliar essa diferenciação, pois, se a necrose for estéril, o tratamento será clínico, enquanto se a necrose for infectada, o tratamento deverá ser cirúrgico[42,58,63]. Abscesso pancreático e pseudocisto infectado também são indicações obrigatórias de cirurgia (Fig. 17.20).

A hemorragia intracavitária está na dependência da erosão de vasos peripancreáticos por ação enzimática. A artéria esplênica é a mais comumente envolvida, indicando-se nessa situação, antes da intervenção operatória, desde que possível, o estudo angiográfico para identificação do local do sangramento e eventual embolização[26].

Apesar dos recursos diagnósticos e terapêuticos, da freqüência com que se depara com portadores de pancreatite grave e da experiência adquirida, a mortalidade ainda é elevada, variando entre 30 e 50%[64]. Quando a pancreatite aguda grave é acompanhada de comprometimentos pulmonar e renal, a mortalidade é superior a 50%[65].

Outras Modalidades

A utilização sistemática de sonda nasogástrica, bloqueadores da secreção gástrica, corticosteróides e atropinização não mostram benefício no tratamento dos doentes com pancreatite aguda.

Lavagem Peritoneal

Com o intuito de minimizar as complicações sistêmicas, tem sido proposta a lavagem peritoneal por um período de 72 a 96h nos casos onde haja líquido peritoneal. É também um assunto controverso e os resultados na literatura são divergentes. Admite-se que ela possa ser efetiva nas fases iniciais; no entanto, o seu emprego não modificou a mortalidade total. O uso da lavagem peritoneal aumenta a possibilidade de infecção e não reduz a incidência de complicações tardias.

Antiproteases

Apesar de estudos mostrarem benefício da administração de antiprotease, em especial o gabexato, particularmente para prevenção de complicações pancreáticas em doentes submetidos à colangiografia endoscópica, ainda não existe recomendação de uso[66,67].

Drogas Anti-secretoras

Não são recomendadas drogas como a somatostatina e o octreotídeo no tratamento da pancreatite aguda, pelo fato de não haver resultados clínicos que as aprovem, provocando, experimentalmente, aumento enzimático no pâncreas, que potencialmente pode piorar a evolução da pancreatite.

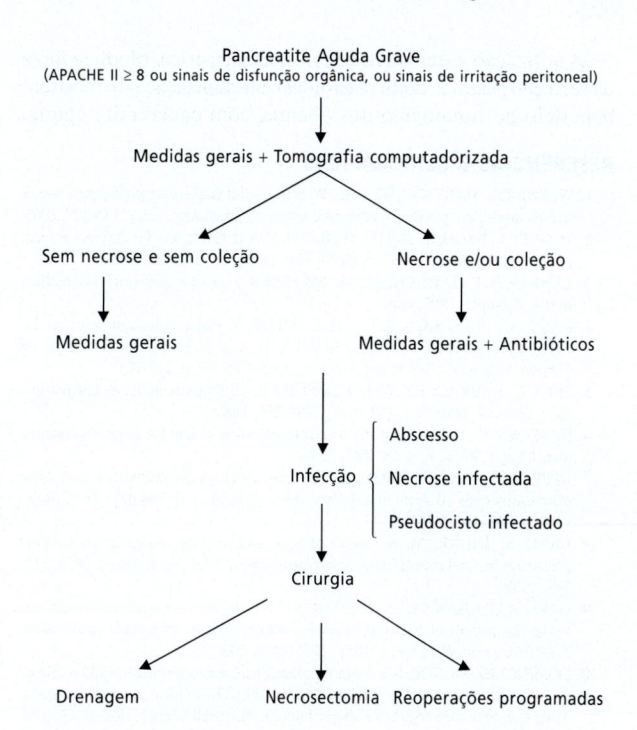

Figura 17.20 – Algoritmo em pancreatite aguda grave.

TABELA 17.8 – Comparação entre doentes com necrose estéril e necrose infectada[62]

	NECROSE ESTÉRIL (n = 188)		NECROSE INFECTADA (n = 85)		
	n	%	n	%	P
Insuficiência pulmonar	109	57,9	62	72,9	0,021
Sepse / SRIS	61	32,4	48	56,5	0,006
Coagulopatia	68	36,2	46	54,1	0,004
Insuficiência renal	40	21,3	18	21,2	1,0
Choque	43	22,9	25	29,4	0,29

SRIS = Síndrome da resposta inflamatória sistêmica.

A utilização sistemática de sonda nasogástrica, bloqueadores da secreção gástrica, corticosteróides e atropinização não mostram benefício no tratamento dos doentes com pancreatite aguda.

REFERÊNCIAS BIBLIOGRÁFICAS

1. WERNER, J.; HARTWIG, W.; UHL, W. et al. Useful markers for predicting severity and monitoring progression of acute pancreatitis. *Pancreatology*, v. 3, p. 115-127, 2003.
2. TOOULI, J.; BROOKE-SMITH, M.; BASSI, C. et al. Guidelines for the management of acute pancreatitis. *J. Gastroenterol. Hepatol.*, v. 17, p. 15-39, 2002.
3. LANKISCH, P. G.; BÜCHLER, M.; MÖSSNER, J. et al. A primer of pancreatitis. Berlin: Springer, 1997. 68p.
4. RASSLAN, S.; SOLDA, S. C.; DE CAMPOS, T. Pancreatitis aguda grave. In: FERREIRA, E.; RASSLAN, S.; ORJUELA, H. A. et al. Problemas Complejos en *Cirugía Abdominal*. São Paulo: Atheneu, 2003. Cap. 20, p. 211-221.
5. FREY C. F.; BRADLEY 3rd, E. L.; BEGER H. G. Progress in acute pancreatitis. *Surg. Gynecol. Obstet.*, v. 167, n. 4 p. 282-286, 1988.
6. BRADLEY 3rd, E. L. A clinically based classification system for acute pancreatitis. *Ann. Chir.*, v. 47, n. 6, p. 537-541, 1993.
7. APPELROS, S.; BORGSTROM, A. Incidence, aetiology and mortality rate of acute pancreatitis over 10 years in a defined urban population in Sweden. *Br. J. Surg.*, v. 86, p. 465-470, 1999.
8. BANK, S.; INDARAM, A. Causes of acute and recurrent pancreatitis. Clinical considerations and clues to diagnosis. *Gastroenterol. Clin. North Am.*, v. 28, p. 571-589, 1999.
9. GARG, P. K.; KHANNA, S.; BOHIDAR, N. P. et al. Incidence, spectrum and antibiotic sensitivity pattern of bacterial infections among patients with acute pancreatitis. *J. Gastroenterol. Hepatol.*, v. 16, p. 1055-1059, 2001.
10. DOMÍNGUEZ-MUÑOZ, J. E. Diagnosis of acute pancreatitis: any news or still amylase? In: BUCHLER, M.; UHL, W.; FRIESS, H.; MALFERTHEINER, P. *Acute Pancreatitis: Novel Concepts in Biology and Therapy*. London: Blackwell Science, 1999. p. 171-180.
11. SMOTKIN, J.; TENNER, S. Laboratory diagnostic tests in acute pancreatitis. *J. Clin. Gastroenterol.*, v. 34, n. 4, p. 459-462, 2002.
12. ROS, E.; NAVARRO, S.; BRU, C. et al. Occult microlithiasis in 'idiopathic' acute pancreatitis: prevention of relapses by cholecystectomy or ursodeoxycholic acid therapy. *Gastroenterology*, v. 101, p. 1701-1709.
13. COMPAÑY, L.; SÁEZ, J.; MARTÍNEZ, J. et al. Factors predicting mortality in severe acute pancreatitis. *Pancreatology*, v. 3, p. 144-148, 2003.
14. BRAGA, C. F.; DE CAMPOS, T.; PARREIRA, J. G. Prognostic factors in patients sustaining severe acute pancreatitis. *Pancreatology*, v. 3, p. 227-228, 2003.
15. RANSON, J. H.; RIFKIND, K. M.; ROSES, D. F. et al. Prognostic signs and the role of operative management in acute pancreatitis. *Surg. Gynecol. Obstet.*, v. 139, n. 1, p. 69-81, 1974.
16. KNAUS, W. A.; DRAPER, E. A.; WAGNER, D. P. et al. APACHE II: a severity of disease classification system. *Crit. Care Med.*, v. 13, n. 10, p. 818-829, 1985.
17. LANKISCH, P. G.; BLUM, T.; MAISONNEUVE, P. et al. Severe acute pancreatitis: when to be concerned? *Pancreatology*, v. 3, p. 102-110, 2003.
18. JOHNSON, C. D.; TOH, S. K.; CAMPBELL, M. J. Combination of APACHE-II score and an obesity score (APACHE-O) for the prediction of severe acute pancreatitis. *Pancreatology*, v. 4, n. 1, p. 1-6, 2004.
19. WARSHAW, A. L.; LEE, K. H. Serum ribonuclease elevations and pancreatic necrosis in acute pancreatitis. *Surgery*, v. 86, n. 2, p. 227-234, 1979.
20. BEGER, H. G. Surgical management of necrotizing pancreatitis. *Surg. Clin. North Am.*, v. 69, n. 3, p. 529-549, 1989.
21. MCKAY, C. J.; BUTER, A. Natural history of organ failure in acute pancreatitis. *Pancreatology*, v. 3, p. 111-114, 2003.
22. ALDRIDGE, M. C. Diagnosis of pancreatic necrosis. *Br. J. Surg.*, v. 75, n. 2, p. 99-100, 1988.
23. WARSHAW, A. L.; JIN, G. L. Improved survival in 45 patients with pancreatic abscess. *Ann. Surg.*, v. 202, n. 4, p. 408-417, 1985.
24. LILLEMOE, K. D.; YEO, C. J. Management of complications of pancreatitis. *Curr. Probl. Surg.*, v. 35, n. 1, p. 1-98, 1998.
25. SCHMID, S. W.; UHL, W.; FRIESS, H. et al. The role of infection in acute pancreatitis. *Gut.*, v. 45, n. 2, p. 311-316, 1999.
26. RASSLAN, S.; SOLDA, S. C.; DE CAMPOS, T. Pancreatite aguda grave. In: RASSLAN, S. *O Doente Cirúrgico na UTI*. São Paulo: Atheneu, 2001. Cap. 24, p. 431-450.
27. BLOCK, S.; BUCHLER, M.; BITTNER, R. et al. Sepsis indicators in acute pancreatitis. *Pancreas*, v. 2, n. 5, p. 499-505, 1987.
28. BEGER, H. G.; RAU, B.; ISENMANN, R. Natural history of necrotizing pancreatitis. *Pancreatology*, v. 3, p. 93-101, 2003.
29. BALTHAZAR, E. J.; RANSON, J. H. C.; NAIDICH, D. P. et al. Acute pancreatitis: Prognostic value of CT. *Radiology*, v. 156, p. 767-772, 1985.
30. KEMPPAINEN, E.; PUOLAKKAINEN, P.; LEPPANIEMI, A. et al. Diagnosis of acute pancreatitis. *Ann. Chir. Gynaecol.*, v. 87, n. 3, p. 191-194, 1998.
31. VITELLAS, K. M.; PAULSON, E. K.; ENNS, R. A. et al. Pancreatitis complicated by gland necrosis: Evolution of findings on contrast-enhanced CT. *J. Comput. Assist. Tomogr.*, v. 23, n. 6, p. 898-905, 1999.
32. DERVENIS, C.; JOHNSON, C. D.; BASSI C. et al. Diagnosis, objective assessment of severity, and management of acute pancreatitis. *Int. J. Pancreatol.*, v. 25, n. 3, p. 195-200, 1999.
33. CLAVIEN, P. A.; HAUSER, H.; MEYER, P. et al. Value of contrast enhanced computerized tomography in the early diagnosis and prognosis of acute pancreatitis. *Am. J. Surg.*, v. 155, n. 3, p. 457-466, 1988.
34. CARTER, R. Management of infected necrosis secondary to acute pancreatitis: a balanced role for minimal access techniques. *Pancreatology*, v. 3, p. 133-138, 2003.
35. BALTHAZAR, E. J.; ROBINSON, D. L.; MEGIBOW, A. J. et al. Acute pancreatitis: value of CT in establishing prognosis. *Radiology*, v. 174, p. 331-336, 1990.
36. GOMI, N. Vasoconstriction by angiographic contrast media in isolated canine arteries. *Br. J. Radiol.*, v. 65, p. 961-967, 1992.
37. BANERJEE, A. K.; STEELE, R. J. C. Current views on the pathophysiology of acute biliary pancreatitis. *Gut.*, v. 36, p. 803-805, 1995.
38. WANG, Y. X. J.; EMERY, C. J.; LAUDE, E. et al. Effects of radiographic contrast media on the tensions of isolated small pulmonary arteries. *Br. J. Radiol.*, v. 70, p. 1229-1238, 1997.
39. WANG, Y. X. J.; CHEN, S.; MORCOS, S. K. Contrast-enhanced CT in acute pancreatitis. *Br. J. Radiol.*, v. 72, n. 862, p. 1029, 1999.
40. RAU, B.; PRALLE, U.; UHL, W. et al. Management of sterile necrosis in instances of severe acute pancreatitis. *J. Am. Coll. Surg.*, v. 181, n. 4, p. 279-288, 1995.
41. RAU, B.; PRALLE, U.; MAYER, M. et al. Role of ultrasonographically guided fine-needle aspiration cytology in the diagnosis of infected pancreatic necrosis. *Br. J. Surg.*, v. 85, p. 179-184, 1998.
42. UHL, W.; WARSHAW, A.; IMRIE, C. et al. IAP Guidelines for the surgical management of acute pancreatitis. *Pancreatology*, v. 2, p. 565-573, 2002.
43. SILVA R. A.; UEDA, R. Y. Y.; REGO, R. E. C. Tratamento cirúrgico postergado da pancreatite aguda biliar. *Rev. Col. Bras. Cir.*, v. 27, p. 167-172, 2000.
44. LILLEMOE, K. D.; YEO, C. J. Management of complications of pancreatitis. *Curr. Probl. Surg.*, v. 35, p. 1-98, 1998.
45. PUOLAKKAINEN, P.; KEMPPAINEN, E.; LEPPANIEMI, A. et al. Current principles of treatment in acute pancreatitis. *Ann. Chir. Gynaecol.*, v. 87, n. 3, p. 200-203, 1998.
46. RASSLAN, S.; FAVA, J. Cuidados nutricionais nas pancreatites agudas e fístulas pancreáticas. In: RASSLAN, S. *Aspectos Críticos do Doente Cirúrgico*. São Paulo: Robe, 1990.
47. WINDSOR, A. C.; KANWAR, S.; LI, A.G. Compared with parenteral nutrition, enteral feeding attenuates the acute phase response and improves disease severity in acute pancreatitis. *Gut.*, v. 42, p. 431-435, 1998.
48. EATOCK, F. C.; BROMBACHER, G. D.; STEVEN A. et al. Nasogastric feeding in severe acute pancreatitis may be practical and safe. *Int. J. Pancreatol.*, v. 28, p. 23-29, 2000.
49. LEVY, P.; HERESBACH, D.; PARIENTE, E. A. et al. Frequency and risk factors of recurrent pain during refeeding in patients with acute pancreatitis: a multivariate multicentre prospective study of 116 patients. *Gut.*, v. 40, p. 262-266, 1997.
50. MOORE, E. E.; MOORE, F. A. Immediate enteral nutrition following multisystem trauma: a decade perspective. *J. Am. Coll. Nutr.*, v. 10, p. 633-648, 1991.
51. IMRIE, C. W. Management of severe acute pancreatitis. In: POSTON, G. J.; BLUMGART, L. H. *Surgical management of hepatobiliary and pancreatic disorders*. London: Martin Dunitz, 2003. Cap. 24, p. 393-405.
52. BASSI, C. Infected pancreatic necrosis. *Int. J. Pancreatol.*, v. 16, p. 1-10, 1994.
53. PEDERZOLI, P.; BASSI, C.; VESENTINI, S. et al. A randomized multicenter clinical trial of antibiotic prophylaxis of septic complications in acute necrotizing pancreatitis with imipenem. *Surg. Gynecol. Obstet.*, v. 176, p. 480-483, 1993.
54. SAINIO, V.; KEMPPAINEN, E.; PUOLAKKAINEN, P. et al. Early antibiotic treatment in acute necrotising pancreatitis. *Lancet*, v. 346, p. 663-667, 1995.
55. DELCENSERIE, R.; YZET, T.; DUCROIX, J. P. Prophylactic antibiotics in treatment of severe acute alcoholic pancreatitis. *Pancreas*, v. 13, p. 198-201, 1996.
56. SCHWARZ, M.; ISENMANN, R.; MEYER, H. Antibiotic use in necrotizing pancreatitis. Results of a controlled study. *Dtsch. Med. Wochenschr.*, v. 122, p. 356-361, 1997.
57. BASSI, C.; FALCONI, M.; TALAMINI, G. et al. Controlled clinical trial of pefloxacin versus imipenem in severe acute pancreatitis. *Gastroenterology*, v. 115, p. 1513-1517, 1998.
58. WERNER, J.; UHL, W.; BUCHLER, M. W. Surgical treatment of acute pancreatitis. *Curr. Treat. Options Gastroenterol.*, v. 6, n. 5, p. 359-367, 2003.
59. MIER, J.; LEON, E. L.; CASTILLO, A. Early versus late necrosectomy in severe necrotizing pancreatitis. *Am. J. Surg.*, v. 173, n. 2, p. 71-75, 1997.
60. TENNER, S.; BANKS, P. A. Acute pancreatitis: Non-surgical treatment. *World J. Surg.*, v. 21, p. 143-148, 1997.
61. RATTNER, D. W.; LEGERMATE, D. A.; LEE M. J. Early surgical debridement of symptomatic pancreatic necrosis is beneficial irrespective of infection. *Am. J. Surg.*, v. 163, p. 105-110, 1992.
62. ISENMANN, R.; RAU, B.; BEGER, H. G. Bacterial infection and extent of necrosis are determinants of organ failure in patients with acute necrotizing pancreatitis. *Br. J. Surg.*, v. 86, p. 1020-1024, 1999.
63. BASSI, C.; BUTTURINI, G.; FALCONI, M. et al. Outcome of open necrosectomy in acute pancreatitis. *Pancreatology*, v. 3, p. 128-132, 2003.
64. BEGER, H. G.; ISENMANN, R. Surgical management of necrotizing pancreatitis. *Surg. Clin. North Am.*, v. 79, n. 4, p. 783-800, 1999.
65. RASSLAN, S.; KOWES, I.; SILVA, R. A. Pancreatites agudas graves. Laparotomias e reoperações programadas. *Rev. Paul. Med.*, v. 108, p. 169, 1990.
66. PEDERZOLI, P.; CAVALLINI, G.; FALCONI, M. et al. Gabexate mesilate vs aprotinin in human acute pancreatitis. A prospective, randomized, double-blind multicenter study. *Int. J. Pancreatol.*, v. 14, p. 117-124, 1993.
67. BUCHLER, M.; MALFERTHEINER, P.; UHL, W. et al. Gabexate mesilate in human acute pancreatitis. German Pancreatitis Study Group. *Gastroenterology*, v. 104, p. 1165-1170, 1993.
68. SALEM, M. Z.; CUNHA, J. E. M.; COELHO, A. M. Effects of octretide pretreatment in experimental acute pancreatitis. *Pancreatology*, v. 3, p. 164-168, 2003.

Intestino

Apendicite Aguda

Ulysses Ribeiro Júnior ♦ Adriana Vaz Safatle-Ribeiro ♦ Rogério Bordalo ♦ Nadim Farid Safatle

INTRODUÇÃO

A apendicite aguda se define como o processo inflamatório agudo do apêndice vermiforme (ileocecal). Constitui causa mais comum de abdome agudo em adultos jovens, sendo a apendicectomia a operação abdominal de urgência realizada com maior freqüência. Apesar dos avanços modernos nos métodos de imagem, o diagnóstico de apendicite aguda permanece essencialmente clínico, requerendo combinação de observação clínica e perspicácia cirúrgica.

HISTÓRIA

Existem relatos de peritiflite ou inflamação fatal da região do ceco desde 1500. Mélier, em 1827, chamou a atenção para a inflamação do apêndice como causa aguda de peritonite, sendo o primeiro a indicar a extirpação do apêndice. O reconhecimento da apendicite aguda como entidade clínica ocorreu com a apresentação de Reginald Fitz no primeiro encontro da Association of American Physicians em 1886, que a denominou tiflite ou peritiflite.

Fitz, McBurney e Murphy, cirurgiões norte-americanos, foram os primeiros a descrever a apendicite e correlacionar os sintomas com os quadros de tiflite, peritiflite e os abscessos periapendiculares.

Dieulafoy estudou as várias fases da doença e do diagnóstico e preferiu o termo apendicite aguda.

ANATOMIA

O apêndice vermiforme é um órgão tubular constituído de quatro camadas: mucosa, submucosa, muscular e serosa. Seu tamanho é variável em comprimento e circunferência, entretanto a média de comprimento é de aproximadamente 7,5 a 10 cm. Ao nascimento, o apêndice é pequeno e localiza-se junto ao ceco. O crescimento diferencial do ceco produz a estrutura tubular típica ao redor dos dois anos de idade. Durante a infância, o crescimento contínuo do ceco comumente ocasiona o deslocamento retrocecal do apêndice, todavia mantém-se intraperitoneal. Raramente o ceco não migra para a sua posição no quadrante inferior direito do abdome e o apêndice pode então ser encontrado próximo à vesícula biliar ou na fossa ilíaca esquerda, em caso de *situs inversus viscerum*.

A posição da base do apêndice é constante, sendo encontrada na confluência das três *taenias* do ceco, que se fundem para formar a musculatura longitudinal do apêndice. O mesentério do apêndice forma-se a partir da superfície do mesentério do íleo terminal, estando sujeito a grandes variações. A artéria apendicular, ramo da artéria ileocólica, passa detrás do íleo terminal até entrar no mesoapêndice. A trombose dessa artéria origina a necrose do apêndice comumente encontrada nos casos de apendicite aguda. Pode localizar-se em posição retrocecal em 74%, pélvica em 21%, paracecal em 2%, subcecal em 1,5%, pré-ileal em 1% e pós-ileal em 0,5% dos casos.

ETIOLOGIA E PATOGENIA

É rara em crianças abaixo de dois anos de idade, sendo também pouco freqüente após os setenta anos. A maior freqüência ocorre entre os cinco e quarenta anos de idade, predominando na segunda década de vida. A predileção pela juventude parece relacionar-se à hiperatividade do tecido linfóide nessa época da vida. Tal qual ocorre com as amígdalas, o apêndice vermiforme atrofia com o decorrer dos anos, daí a relativa baixa incidência em indivíduos idosos.

A incidência é igual entre os sexos antes da puberdade, entretanto é mais freqüente no sexo masculino após essa fase da vida (3:2).

Não existe opinião uniforme quanto à etiologia da apendicite aguda. A causa mais comum é a obstrução da luz do apêndice vermiforme com corpos estranhos ou fecálitos e posterior infecção associada. A maioria dos autores acredita que, após a obstrução da luz apendicular, ocorre proliferação bacteriana que pode se propagar através da luz apendicular, por contigüidade para as áreas vizinhas, ou por via sangüínea ou linfática. As principais bactérias são as próprias do cólon, principalmente os bacilos gram-negativos (*E. coli* e outras enterobactérias), *Bacteroides fragilis*, estreptococo e *Staphylococcus aureus*.

O fecálito usualmente é composto de material fecal compactado, fosfato de cálcio, bactérias e *debris*. Quando se encontra estenose fibrótica do apêndice, isso pode ser indicativo de apendicite prévia que se resolveu sem intervenção cirúrgica.

PATOLOGIA

A obstrução da luz do apêndice, manifestada inicialmente como cólica apendicular, parece ser essencial para o desenvolvimento da gangrena e perfuração. Secreções e infiltrado inflamatório originam aumento da pressão intraluminal, com obstrução da drenagem linfática. Ocorre edema e ulceração da mucosa com translocação bacteriana para a submucosa. Nesse ponto, a resolução pode ser espontânea ou em resposta a antibióticos. Com a continuidade do processo, a distensão aumenta e causa obstrução venosa e isquemia do apêndice, favorecendo a invasão bacteriana através da muscular própria e submucosa. Finalmente, a necrose isquêmica do apêndice produz gangrena apendicular, com contaminação da cavidade abdominal. Alternativamente, o grande omento e alças do intestino delgado podem aderir ao apêndice inflamado, bloqueando a disseminação para a cavidade peritoneal, resultando em massa flegmonosa ou abscesso paracecal. Raramente, a inflamação se resolve deixando o apêndice distendido, com muco em seu interior, fenômeno esse denominado mucocele do apêndice. Nos casos de apendicite em idosos ou em crianças pequenas, imunossupressão, *diabetes mellitus*, obstrução por fecálito da luz apendicular, apêndice pélvico livre e operações abdominais prévias que impossibilitem a chegada do omento ao local da infecção, pode haver favorecimento para a disseminação para a cavidade peritoneal livre. Nessas circunstâncias, a situação clínica se deteriora rapidamente com sinais de peritonite difusa e sepse.

DIAGNÓSTICO

História Clínica

A característica clínica clássica da apendicite aguda é dor abdominal do tipo cólica, localizada no andar superior do abdome ou periumbilicalmente. Isso ocorre em decorrência de desconforto visceral e irritação peritoneal em resposta à inflamação e à obstrução do apêndice. Surgem associação com anorexia, náusea e dois ou mais episódios de vômitos. A anorexia é sintoma constante, principalmente em crianças.

Com a inflamação progressiva do apêndice, o peritônio parietal da fossa ilíaca direita fica irritado, produzindo dor mais intensa, constante e localizada. Isso é freqüentemente citado pelos pacientes como mudança de localização e do tipo da dor. Tosse ou movimentos bruscos exacerbam a dor na fossa ilíaca direita.

Essa descrição clássica da seqüência de dor visceral-somática está presente em apenas 50% dos pacientes com diagnóstico de apendicite aguda. Apresentações atípicas incluem dor abdominal visceral ou somática incaracterísticas e de difícil localização. Essa dor atípica é mais comum em idosos, em que a localização na fossa ilíaca direita é infreqüente. Apêndices pélvicos inflamados geralmente produzem desconforto suprapúbico e tenesmo. Nessa circunstância, a dor pode ser sentida ao toque retal e serve de base para o exame do reto em caso de dor em baixo ventre.

Durante as primeiras 6h, é rara qualquer alteração na temperatura ou freqüência cardíaca. Depois, pode ocorrer aumento de temperatura (37,2 a 37,7°C), que eleva também os batimentos cardíacos para 80 a 90bpm. Entretanto, em 20% dos casos pode haver febre e taquicardia nos estágios precoces. Na criança, a temperatura acima de 38,5°C sugere outras causas, como, por exemplo, adenite mesentérica.

Tipicamente, a apendicite aguda pode se manifestar por duas síndromes clínicas: catarral aguda (não obstrutiva) e apendicite aguda obstrutiva. A catarral pode ter evolução mais insidiosa, com dor não muito intensa. Por outro lado, a obstrutiva é caracterizada por sintomas mais agudos, abruptos e com dor abdominal generalizada desde o início. A temperatura geralmente é normal e os vômitos são comuns, mimetizando obstrução intestinal aguda. Logo que diagnosticada, o tratamento cirúrgico deve ser de urgência, pela rápida evolução para perfuração.

Quando houver suspeita clínica, porém os dados laboratoriais e exames de imagem não confirmarem a hipótese, o paciente poderá receber alta do pronto-socorro com a orientação de retornar ao hospital após 12 a 24h, caso o quadro clínico persista ou haja piora dos sintomas.

Exame Físico

O diagnóstico de apendicite aguda baseia-se muito mais no exame clínico do abdome do que em qualquer outro aspecto da história ou investigação laboratorial. As características principais são febre baixa, com dor abdominal localizada, renitência muscular abdominal e descompressão brusca dolorosa. A inspeção do abdome pode revelar limitação dos movimentos respiratórios no abdome inferior. Pode-se pedir ao paciente para apontar o local do início da dor e para aonde ela se move. A palpação superficial do abdome, iniciando-se pela fossa ilíaca esquerda e seguindo em sentido anti-horário até a fossa ilíaca direita, pode denotar o ponto de maior dor e resistência da musculatura abdominal, classicamente chamado de ponto de McBurney. Pedir ao paciente para tossir ou fazer percussão gentil no local da dor origina maior renitência e dor.

A palpação profunda da fossa ilíaca esquerda pode causar dor na fossa ilíaca direita, consistindo no sinal de Rovsing. Esse sinal pode ser útil no diagnóstico clínico de apendicite aguda. Ocasionalmente, o apêndice repousa sobre o músculo psoas e o paciente, geralmente um adulto jovem, estará deitado com o quadril flexionado para alívio da dor (sinal do psoas). Pode haver hiperestesia cutânea em fossa ilíaca direita, porém raramente é útil no diagnóstico.

Características Especiais de Acordo com a Localização Mais Comum do Apêndice

Retrocecal

A rigidez em geral está ausente, mesmo em palpação profunda do abdome. A distensão gasosa do ceco impede a pressão exercida pela mão de chegar ao apêndice inflamado. Nesses casos, pode haver dor e contração da musculatura do flanco e região dorsal. O espasmo do psoas pode provocar flexão do quadril. A hiperextensão do quadril pode induzir dor abdominal quando o grau de espasmo do psoas for insuficiente para causar a flexão do quadril.

Pélvico

Ocasionalmente pode ocorrer diarréia resultante do contato do apêndice inflamado com o reto. Quando o apêndice está completamente na pelve, não há rigidez ou resistência muscular abdominal ou dor no ponto de McBurney. O toque retal pode ocasionar dor, principalmente no lado direito. Podem ocorrer espasmos do psoas ou do músculo obturador interno ou, mesmo, polaciúria e tenesmo.

Pós-ileal

É raro e por isso de difícil diagnóstico. O apêndice inflamado encontra-se atrás do íleo terminal. Nesse caso, a dor pode não mudar e a diarréia ser freqüente. A rigidez é mal definida e pode existir imediatamente à direita da cicatriz umbilical.

Características Clínicas Especiais

Recém-nascidos

É rara antes dos 36 meses de idade. O diagnóstico costuma ser tardio, com alta incidência de perfuração e morbidade pós-operatória. Distensão abdominal, vômitos, irritabilidade, letargia e taquidispnéia são alguns dos sinais e sintomas mais freqüentes. A peritonite difusa ocorre rapidamente em virtude do não desenvolvimento do grande omento, que não bloqueia a infecção.

Crianças

O vômito é quase unanimidade e geralmente as crianças têm aversão aos alimentos. Adicionalmente, não dormem durante o ataque agudo, podendo ocorrer silêncio abdominal precocemente. O diagnóstico diferencial preferencial é entre adenite mesentérica.

Até os 2 anos persistem os sintomas inespecíficos, havendo dor em fossa ilíaca direita em apenas 20% dos casos. Na faixa entre 2 e 5 anos, o contato com a criança torna-se mais fácil e dor abdominal, vômitos, febre ao redor de 37,5°C, anorexia são sintomas e sinais freqüentes. A dor em fossa ilíaca direita aparece em 50% dos casos. Em idade escolar, há aumento na incidência e o exame físico é mais acurado. Na adolescência, há o pico de incidência e o quadro clínico é semelhante ao do adulto.

Idosos

Gangrena e perfuração são mais comuns nos idosos. Pacientes idosos com flacidez abdominal ou obesidade podem apresentar apendicite gangrenada com poucos sintomas clínicos, simulando, muitas vezes, abdome agudo obstrutivo. Isso acarreta elevada mortalidade nesse grupo de pacientes. A febre, quando existe, é baixa, com leucocitose mínima, devendo-se lembrar das doenças associadas que elevam a morbi-mortalidade nesse grupo de doentes.

Obesos

A obesidade pode obscurecer ou diminuir os sinais locais de apendicite; a palpação é difícil e a ultra-sonografia é pouco conclusiva. O diagnóstico tardio acompanhado de dificuldades técnicas intra-operatórias favorece o uso de incisões maiores ou mesmo pararretais ou medianas, ou uso da laparoscopia.

Gravidez

Apendicite aguda é condição abdominal aguda extra-uterina mais comum na gravidez, com freqüência de 1.500 a 2.000 mulheres grávidas. O diagnóstico também é tardio em decorrência da falta de manifestação clínica. Nos segundo e terceiro trimestres, o útero empurra o ceco e o apêndice em direção ao quadrante superior direito do abdome. Isso pode resultar em dor no flanco e na região lombar, podendo-se confundir com pielonefrite ou torção de cisto ovariano. A perda fetal acontece em 3 a 5% dos casos, podendo aumentar para 20% se houver perfuração do apêndice.

Paciente Imunodeprimido

Deve-se realizar o diagnóstico diferencial entre portadores de síndrome da imunodeficiência adquirida, tuberculose, citomegalovírus, gastroenterocolite e adenite mesentérica.

Apendicite Hiperplásica

Nessa forma de apresentação, dá-se formação de tumoração na fossa ilíaca direita, acompanhada de mínima repercussão clínica, mantendo-se o estado geral do paciente. O tratamento pode ser inicialmente clínico com antibióticos, dieta leve e hidratação adequada. Após a resolução do processo, promove-se a exérese do apêndice.

EXAMES LABORATORIAIS

Leucocitose (> 12.000 leucócitos) é comum e, quando associada à história de dor migratória para fossa ilíaca direita, tem valor preditivo positivo de 90%.

A urinálise também deve ser realizada para descartar infecção urinária. A pacientes desidratados, idosos ou com comorbidades, preconiza-se a dosagem de uréia, creatinina e eletrólitos. A dosagem de amilase e lipase séricas pode ser útil no diagnóstico diferencial entre pancreatite, especialmente naqueles indivíduos com dor abdominal difusa.

EXAMES DE IMAGEM

Radiografia Simples do Abdome

Especialmente útil quando há suspeita de obstrução intestinal, intussuscepção ou cólica ureteral, devendo-se fazer o diagnóstico diferencial. Em alguns casos, pode-se observar fecálito em fossa ilíaca direita. Pneumoperitônio deve ser pesquisado e indica perfuração de víscera oca, apêndice, estômago, duodeno ou cólon.

Exame Ultra-sonográfico

O exame ultra-sonográfico é de fácil realização, não-invasivo, não expõe o paciente à radiação, tem custo baixo, entretanto é dependente do aparelho utilizado e do operador. Apresenta acurácia elevada de 87 a 97%, sensibilidade e especificidade ao redor de 75 a 90% e 85 a 100%, respectivamente.

Como critérios diagnósticos, incluem-se apêndice não compressível, diâmetro maior que 6mm, presença de fecálito, ausência de gás e de peristaltismo, alteração da gordura periapendicular e alteração do fluxo vascular medido por Doppler (Fig. 17.21).

Tomografia Computadorizada

A tomografia deve ser indicada quando houver dúvida diagnóstica após o exame ultra-sonográfico. É exame mais caro e expõe o paciente à radiação. Apresenta acurácia de 95 a 98%, sensibilidade de 90 a 100% e especificidade de 91 a 99%. Em geral, não há necessidade de qualquer meio de contraste, todavia, em alguns casos específicos, pode ser utilizado contraste por via retal.

Como critérios diagnósticos, observam-se aumento do diâmetro do apêndice (maior que 6mm), densificação dos planos gordurosos ceco-apendiculares, líquido periapendicular, presença de fecálito, ar extraluminar e abscesso ou flegmão local (Fig. 17.22).

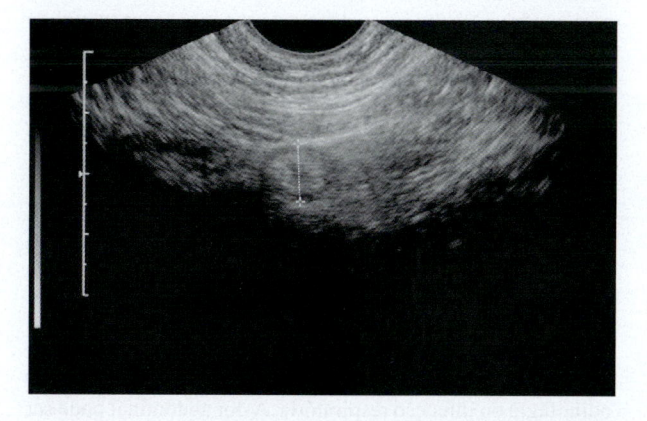

Figura 17.21 – Ultra-sonografia do abdome identifica apêndice vermiforme com aumento de diâmetro e ecogenicidade alterada do mesentério (Cortesia do Dr. Carlos Leite de Macedo Filho – Hospital Sírio-Libanês).

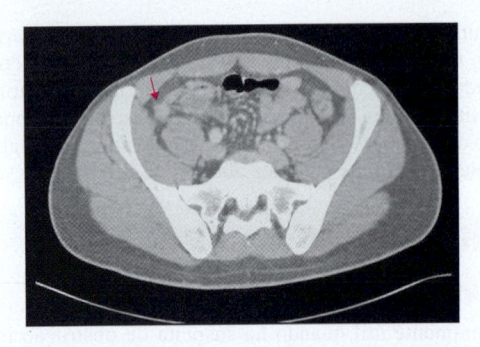

Figura 17.22 – Tomografia computadorizada do abdome sem contraste revela apêndice cecal espessado com densificação de planos adiposos adjacentes (Cortesia do Dr. Carlos Leite de Macedo Filho – Hospital Sírio-Libanês).

Laparoscopia Diagnóstica

Indicada quando persistir dúvida diagnóstica após os exames de imagem anteriormente mencionados. Pode ser especialmente útil em mulheres em idade reprodutiva, com o intuito de se diferenciar apendicite aguda de outras doenças ginecológicas. É indicada ainda a homens obesos e idosos com dificuldade diagnóstica.

Na ausência de apendicite aguda, ainda existem dúvidas quanto à conduta em relação ao apêndice. A maioria das investigações sugere a retirada do apêndice normal apenas se outra afecção não for diagnosticada à laparoscopia.

DIAGNÓSTICO DIFERENCIAL

Apesar de a apendicite aguda ser a emergência cirúrgica abdominal mais comum, o diagnóstico muitas vezes é difícil. Muitas condições podem mimetizar a apendicite aguda, muitas delas necessitando também de intervenções cirúrgicas. O diagnóstico diferencial altera-se em pacientes de idades e sexo diferentes.

Crianças

As doenças que mais proporcionam diagnóstico incorreto são a gastroenterocolite aguda e a linfadenite mesentérica. Gastroenterocolite pode determinar diarréia e vômitos, todavia não costuma exibir dor localizada. Freqüentemente, outros membros da família são afetados. A apendicite pós-ileal pode mimetizar esse quadro e, na dúvida, o doente deve permanecer internado sob observação.

Em linfadenite mesentérica, a dor é do tipo cólica e o paciente pode ficar completamente sem dor nos intervalos dos ataques, o que pode levar alguns minutos. Os linfonodos cervicais também podem estar ingurgitados. É muito comum em criança, porém, se ocorrer dúvida, é melhor explorar.

Divertículo de Meckel é outra condição que deve ser lembrada. A dor é similar, entretanto pode ser mais central ou à esquerda. A intussuscepção também deve ser descartada, sendo a média de idade de apresentação de dezoito meses de vida. Nessa afecção, pode haver massa palpável no quadrante superior direito.

Púrpura de Henoch-Schönlein costuma ser precedida de odinofagia ou infecção respiratória. A dor abdominal pode ser intensa, podendo ser confundida com intussuscepção ou apendicite. Ocorrem *rashs* equimóticos, afetando principalmente a superfície da coxa e nádegas. A contagem de plaquetas é normal, assim como o tempo de sangramento.

Pneumonia lobar, ou pleurisia, principalmente na base pulmonar direita, pode mimetizar apendicite aguda. Nesses casos, a febre é elevada e a dor abdominal é mínima. A radiografia do tórax é diagnóstica.

Adultos

Ileíte Terminal

A ileíte terminal dos adultos, em sua forma aguda, pode ser indistinguível da apendicite aguda, a menos que possa ser sentida massa endurecida do íleo inflamado. História antecedente de dor abdominal, perda de peso e diarréia sugerem ileíte regional. A ileíte pode ser não específica, em decorrência de doença de Crohn ou infecção por *Yersinia*. *Yersinia enterocolitica* causa inflamação do íleo, do apêndice e do ceco, com adenopatia mesentérica. Os títulos elevados dos anticorpos séricos são diagnósticos e o tratamento com tetraciclina intravenosa é o apropriado. Se houver suspeita de infecção por *Yersinia* na operação, deve-se excisar um linfonodo mesentérico, devendo uma metade ser enviada para cultura (incluindo tuberculose) e a outra para exame histológico.

Cólica Ureteral

Em geral, a cólica ureteral não causa dificuldade diagnóstica, enquanto o caráter e a radiação da dor diferem daqueles da apendicite. Deve-se proceder à urinálise e a presença de hemácias deve alertar para obtenção de radiografia abdominal ou ultra-sonografia. Ultra-sonografia abdominal ou urografia intravenosa são diagnósticas.

Pielonefrite Aguda

A pielonefrite aguda direita é acompanhada e quase sempre precedida de polaciúria. Pode causar dificuldades diagnósticas, especialmente nas mulheres. As características principais são dor em flanco e região lombar, febre (temperatura de 39°C) e, possivelmente, piúria.

Úlcera Péptica Perfurada

Em geral há história de dispepsia e de início repentino da dor, que começa no epigástrio e passa para a região paracólica direita. Em apendicite, a dor começa classicamente na região umbilical. Rigidez e dor na fossa ilíaca direita estão presentes em ambas as circunstâncias, mas em úlcera duodenal perfurada a rigidez é geralmente maior no hipocôndrio direito. O exame radiológico pode mostrar pneumoperitônio.

Torção Testicular

Torção testicular em adolescente ou adulto jovem ocasiona facilmente erro diagnóstico. A dor pode ser na fossa ilíaca direita e a vergonha do paciente pode conduzir ao diagnóstico errôneo de apendicite, a menos que o escroto seja examinado.

Pancreatite

A pancreatite aguda deve ser considerada no diagnóstico diferencial de todos os adultos com suspeita de apendicite aguda e, quando apropriado, esse diagnóstico deve ser excluído pela medida sérica da amilase e da lipase.

Hematoma da Bainha do Músculo Reto

O hematoma da bainha do músculo reto é diagnóstico diferencial relativamente raro, mas que pode ser facilmente diagnosticado. O doente apresenta-se com dor aguda e localizada na fossa ilíaca direita, quase sempre após um episódio de exercício físico árduo. A dor localizada, sem alterações gastrointestinais, é a regra. Às vezes em pacientes idosos, em particular aqueles em uso de anticoagulante, um hematoma da bainha do músculo reto pode se mostrar como massa tumoral e dor na fossa ilíaca direita, que ocorre após trauma até insignificante.

Mulheres Jovens

É nas mulheres férteis que a doença pélvica imita mais a apendicite aguda. Devem-se obter história e exame ginecológico cuidadosos em todas as mulheres com suspeita de apendicite aguda, concentrando-se no ciclo menstrual, na descarga vaginal e na possível gravidez. Os diagnósticos diferenciais mais comuns são salpingite, *mittelschmerz*, torção ou hemorragia de cisto ovariano e gravidez ectópica.

Salpingite

A salpingite oferece grande dificuldade diagnóstica em mulheres jovens. Tipicamente, a dor é mais baixa do que na apendicite aguda e bilateral. Pontos diagnósticos diferenciais úteis incluem história de leucorréia, dismenorréia e ardência miccional. Pode haver história de contato com portadores de doenças sexualmente transmissíveis. Quando houver suspeita, deve-se consultar um ginecologista e coletar *swab* vaginal para cultura de *Chlamydia*. Laparoscopia pode ser utilizada em casos de incerteza para dirimir o diagnóstico.

Cisto Ovariano Torcido ou Roto

A torção ou hemorragia de um cisto ovariano pode, às vezes, ter diagnóstico diferencial difícil. A ultra-sonografia pélvica pode ajudar na elucidação diagnóstica. Se encontrado na operação, deve-se executar ooforectomia. Nas mulheres em idade fértil, entretanto, deve ser documentado o ovário contralateral, sendo esta uma precaução legal.

Gravidez Ectópica

É improvável que uma gravidez ectópica rota, com seus sinais bem definidos de hemoperitônio, seja confundida com apendicite aguda, mas o mesmo não pode ser dito para uma gravidez tubária, principalmente à direita. Os sinais são muito similares àqueles da apendicite aguda, com exceção da dor que começa no lado direito e permanece nessa região. A dor é intensa e continua até a operação. Geralmente há história de atraso menstrual e o teste urinário para gravidez é positivo. Ao exame vaginal pode ocorrer dor à movimentação do cérvix uterino. Os sinais do sangramento intraperitoneal tornam-se aparentes e o paciente deve ser questionado especificamente a respeito de dor irradiada para o ombro. A ultra-sonografia pélvica deve ser realizada em todos os casos em que a gravidez ectópica for diagnóstico possível.

Afecções Colônicas

Doença Diverticular dos Cólons

Em pacientes idosos e em alguns doentes com sigmóide longo, torna-se impossível a diferenciação entre diverticulite e apendicite aguda. Medidas conservadoras com dieta líquida e antibióticos intravenosos costumam ser apropriadas. Na ausência de melhora clínica ou na deterioração do quadro clínico, deve-se realizar laparoscopia diagnóstica ou laparotomia.

Obstrução Intestinal

O diagnóstico de obstrução intestinal pode ser falseado, principalmente em pessoas idosas. Como na diverticulite, os líquidos intravenosos, os antibióticos e a descompressão por sonda nasogástrica devem preceder à laparotomia.

Carcinoma de Ceco

Quando obstruído ou perfurado localmente, o carcinoma do ceco pode simular apendicite obstrutiva em adultos. História de desconforto antecedente, alteração do hábito intestinal ou anemia de causa inexplicável devem levantar a suspeita. Massa palpável, enema opaco e colonoscopia são diagnósticos.

TRATAMENTO CIRÚRGICO

Apendicectomia Convencional

Geralmente opta-se por incisão diagonal no ponto de McBurney. Em indivíduos obesos ou com suspeita diagnóstica, pode-se optar pelas incisões pararretais. Abre-se a cavidade por planos, utilizando-se afastador apropriado para o tamanho de cada paciente. Coleta-se, se houver, exsudato para cultura e antibiograma. Identifica-se o ceco pelas *taeniae coli* e, com o uso de dedo ou pinças, exterioriza-se o apêndice vermiforme. As aderências inflamatórias devem ser delicadamente quebradas, com o dedo, ao redor do apêndice. Deve-se manipular o apêndice o menos possível, no intuito de diminuir contaminação e evitar risco de perfuração. A base do mesoapêndice é pinçada, ligada com fio não absorvível e seccionada. Repetidas ligaduras devem ser realizadas quando o mesoapêndice for grande. O apêndice, quando liberado completamente, é esmagado perto de sua junção com o ceco, submetido à ligadura com fio inabsorvível e seccionado. Realiza-se, então, o sepultamento do coto apendicular por sutura seromuscular em bolsa ou sutura contínua da base apendicular do ceco. Muitos cirurgiões acreditam que a invaginação do coto apendicular é desnecessária; é um procedimento rápido que diminui a formação de fístulas ou deiscências locais. Em determinadas situações, quando ocorre intenso edema da parede do ceco, evita-se a invaginação pela possibilidade de laceração da parede do ceco.

Quando o apêndice é retrocecal ou intensamente aderido, pode-se adotar a apendicectomia retrógrada, que tem como vantagem a facilitação da divisão do mesoapêndice, liberando-se, dessa maneira, o apêndice inflamado.

Faz-se drenagem da cavidade peritoneal quando há secreção purulenta no espaço retrocecal ou na pelve. Prefere-se a colocação de dreno de Penrose, exteriorizado pela própria incisão ou contralateral. A ferida deve ser suturada com fios absorvíveis para opor os músculos e a aponeurose. Na impossibilidade de identificação do apêndice, é oportuno drenar a cavidade, com subseqüente diminuição da infecção, para abordagem futura da região.

Apendicectomia por Videolaparoscopia

O aspecto mais relevante da laparoscopia no tratamento cirúrgico da apendicite aguda é ser ela ferramenta diagnóstica, particularmente nas mulheres em idade fértil. Em geral, utiliza-se a técnica aberta para se estabelecer o pneumoperitônio e para a inserção dos trocartes laparoscópicos, pois é mais seguro do que as técnicas fechadas usando-se agulha de Verres. A colocação dos trocartes pode variar de acordo com a preferência do operador e de cicatrizes abdominais precedentes. O cirurgião localiza-se à esquerda do paciente, com o monitor colocado no pé direito do paciente. Procede-se à inclinação moderada de Trendelenburg da mesa cirúrgica após fixação do paciente. O apêndice é encontrado na maneira convencional pela identificação das *taeniae coli* e é controlado usando-se fórceps laparoscópico. Eleva-se o apêndice e o mesoapêndice; liga-se o mesoapêndice com clipes e bisturi ultra-sônico. O apêndice vermiforme, livre de seu mesentério, pode ser ligado em sua base com ponto absorvível, ou dividido com grampeador, e retirado da cavidade. Não é usual inverter o coto apendicular. Fecham-se os portos com sutura da aponeurose com fios inabsorvíveis e a pele.

Os pacientes que se submetem à apendicectomia laparoscópica têm menos dor, recebem alta hospitalar mais cedo e retornam ao trabalho ligeiramente antes que aqueles que se submeteram à apendicectomia aberta, mas ainda há necessidade de se considerar o tempo cirúrgico maior e os custos mais elevados com essa via de acesso. Não há diferença quanto ao índice de infecção de ferida operatória.

Problemas Encontrados Durante a Apendicectomia

Quando se encontra um apêndice normal, exige-se a exclusão cuidadosa de outros diagnósticos possíveis, particularmente ileíte terminal, diverticulite de Meckel e causas tubárias ou ovarianas, em mulheres. É usual remover o apêndice para evitar dificuldades diagnósticas futuras, mesmo que o apêndice seja macroscopicamente normal, particularmente se realizada incisão na pele da fossa ilíaca direita ou no ponto de McBurney. Pode-se preservar o apêndice macroscopicamente normal visto em laparoscopia diagnóstica, embora cerca de um quarto de apêndices macroscopicamente normais mostre evidência microscópica de inflamação. Quando não se encontra o apêndice, o ceco deve ser mobilizado, guiando-se pelas tênias, até que se confirme sua ausência. Quando se encontram pequenos (2cm) tumores apendiculares, estes devem ser retirados, enquanto tumores maiores devem ser tratados com hemicolectomia direita. Havendo abscesso ou flegmão apendicular, procede-se à drenagem da cavidade após limpeza exaustiva com solução fisiológica, evitando-se contaminar a cavidade abdominal.

Ocasionalmente, a doença de Crohn complicada da região ileocecal pode simular apendicite aguda e requerer tratamento cirúrgico. Deve-se utilizar a parede saudável do ceco para proceder ao fechamento do coto apendicular, evitando-se, dessa maneira, a formação de fístulas. Raramente o apêndice é afetado na doença de Crohn. Medidas conservadoras com utilização de corticosteróides intravenosos e de antibióticos sistêmicos são usadas para resolver o processo inflamatório agudo.

Quando, na evolução pós-operatória, há definição de massa tumoral no local cirúrgico, calafrios ou febre, indicam-se exames radiológicos (ultra-sonografia ou tomografia computadorizada) para provável drenagem percutânea ou cirúrgica de secreção purulenta local.

A formação de abscesso pélvico é outra complicação ocasional da apendicite aguda e pode surgir independentemente da posição do apêndice na cavidade peritoneal. A apresentação clínica mais comum é febre por diversos dias após apendicectomia; certamente o paciente já poderá ter tido alta hospitalar. A pressão ou o desconforto pélvico associado a puxo e tenesmo são comuns. O toque retal revela massa na pelve, anterior ao reto, geralmente no nível da reflexão peritoneal.

Ultra-sonografia pélvica ou tomografia confirmará o diagnóstico. O tratamento preconizado é drenagem transretal sob anestesia geral.

COMPLICAÇÕES PÓS-OPERATÓRIAS

Elas são relativamente incomuns e refletem o grau de peritonite que ocorreu na época da operação e as doenças concomitantes que predispõem às complicações.

Infecção da Ferida Operatória

A infecção da ferida é a complicação pós-operatória mais comum em 5 a 10% de todos os casos. Em geral, apresenta-se com dor e eritema da ferida no quarto ou quinto dia pós-operatório, logo depois da alta hospitalar. O tratamento se faz com drenagem e antibióticos.

Abscesso Intra-abdominal

Febre, anorexia e astenia intensa, 5 a 7 dias após a apendicectomia, sugerem coleção intra-abdominal (entre alças, paracólica, pélvica e subfrênica). A tomografia abdominal pode orientar drenagem percutânea e a laparotomia ou laparoscopia deve ser realizada, particularmente se não houver coleção ou se persistir o íleo pós-operatório.

Íleo Pós-operatório

Se persistir por mais de 5 dias, é indicativo de sepse intra-abdominal, devendo ser investigado.

Pileflebite Porta

É uma complicação rara, porém extremamente perigosa, associada a febre alta, icterícia e astenia intensa. Surge após apendicite gangrenosa e, em virtude de septicemia no sistema porta, pode provocar o desenvolvimento de abscessos intra-hepáticos, quase sempre múltiplos. O tratamento inclui antibióticos e drenagem percutânea dos abscessos.

Fístula Estercorácia

É também uma complicação rara, contudo se deve ter cuidado no fechamento do coto apendicular quando houver inflamação acentuada do ceco. Em doença de Crohn, pode ser mais freqüente.

ANTIBIOTICOTERAPIA

Quando confirmado o diagnóstico, deve-se iniciar o antibiótico de amplo espectro e de fácil absorção, tais quais as cefalosporinas. A primeira dose de cefoxitina, por exemplo, deve ser administrada o quanto antes, devendo-se prosseguir por duas a quatro doses, suspendendo o tratamento nesse momento, quando se tratar de apendicite aguda não complicada.

Na sala cirúrgica, caso seja observada secreção purulenta à abertura da cavidade, coleta-se secreção para cultura e, se houver complicações, incluindo perfuração, gangrena ou abscesso periapendicular, ou mesmo peritonite difusa, amplia-se a terapêutica administrando-se agente contra anaeróbios (metronidazol) e gram-negativos (amicacina). Em pacientes idosos, nefropatas, diabéticos ou com comprometimento do estado geral, pode-se utilizar ciprofloxacina ou ceftriaxona associada ao metronidazol. Deve-se manter o esquema por, pelo menos, 7 dias. Nesse período, já se tem o resultado da cultura, que poderá orientar o tratamento, necessitando, às vezes, de antibióticos que ajam em gram-positivos (ampicilina, por exemplo).

CONSIDERAÇÕES FINAIS

A apendicite aguda continua a ser um desafio para o clínico e o cirurgião, apesar dos avanços nos métodos de imagem e diagnóstico. Na esteira do tratamento minimamente invasivo, a apendicectomia laparoscópica encontra seu lugar, devendo ser, a nosso ver, utilizada em pacientes do sexo feminino, para dirimir as dúvidas diagnósticas ginecológicas em homens obesos, por necessitarem de incisões maiores quando se opta pelo método aberto e, em casos avançados com suspeita de disseminação da infecção, visto que a laparoscopia permite adequada limpeza da cavidade com soluções fisiológicas e drenagem, quando se fizer necessário. Pacientes com diagnóstico firmado e que não se enquadram nas situações citadas podem ser operados com a incisão clássica de McBurney, com boa evolução pós-operatória.

REFERÊNCIAS BIBLIOGRÁFICAS

ANDERSEN, B. R.; KALLEHAVE, F. L.; ANDERSEN, H. K. Antibiotics *versus* placebo for prevention of post operative infection after appendicectomy (Cochrane Review). *The Cochrane Library.* Issue 2, 2002.
BALTHAZAR, E. I.; ROFSK, N. M.; ZUCKER, R. Appendicitis: the impact of computed tomography imaging of negative appendectomy and perforation rates. *Am. J. Gastroenterol.,* v. 93, p. 768-771, 1998.
BARRAT, C. ; CATHELINE, J. M.; RIZK, N. et aI. Does laparoscopy reduce the incidence of unnecessary apendicectomies? *Surg. Laparosc. Endosc.,* v. 9, p. 27-31, 1999.
BEASLEY, S. Can we improve diagnosis of acute appendicitis?: Ultrasonography may complement clinical assessment in some patients. *Brit. Med. J.,* v. 321, n. 7266, p. 907-908, 2000.
BILIK, R.; BURNWEIT, C.; SHANDLING, B. Is abdominal cavity culture of any value in appendicitis? *Am. J. Surg.,* v. 175, p. 267-270, 1998.
BIMBAUM, B. A.; JEFREY JR., R. B. CT and sonographic evaluation of acute right lower quadrant abdominal pain. *AJR,* v. 170, p. 361-371, 1998.
BIMBAUM, B. A.; WILSON, S. R. Appendicitis at the millennium. *Radiology, iv.* 215, p. 337-348, 2000.
CHO, C. S.; BUCKINGHAM, J. M.; PIERCE, M. et al. Computed tomography in the diagnosis of equivocal appendicitis. *Aust. N. Z. J. Surg.,* v. 69, n. 9, p. 664-667, 1999.
CIFTCI, A. O.; TANYEL, F. C.; BUYUKPAMUKCU, N.; HICSONRNEZ, A. Comparative trial of four antibiotic combinations for perfurated appendicitis in children. *Eur. J. Surg.,* v. 163, p. 591-596, 1997.
COHN, S. M.; LIPSETT, P. A.; BUCHMAN, T. G.; CHEADE, W. G. Comparison of intravenous/oral ciprofloxacin versus piperacilinffazobactam in the treatment of complicated intraabdominal infections. *Ann. Surg.,* v. 232, p. 254-262, 2000.
CHUNG, R. S.; ROWLAND, D. Y.; LI, P.; DIAZ, J. A meta-analysis of randomized controlled trials of laparoscopic versus conventional appendicectomy. *Am. J. Surg.,* v. 177, p. 250-256, 1999.
GARBUTT, J. M.; SOPER, N. J.; SHANNON, W. D. et aI. Meta-analysis of randomized controlled trials comparing laparoscopic and open appendectomy. *Surg. Laparosc. Endosc.,* v. 9, n. 1, p. 17-26, 1999.
GOREK, W. J.; GROCHOWISKI, J. A. Are antibiotics necessary in nonperfurated appendicitis in children? A double blind randomized controlled trial. *Med. Sei. Monit.,* v. 7, p. 289-292, 2001.
GUERRIRI, M.; BALDARELLI, M.; CROSTA, F. et al. Appendicectomy: laparoscopic or "open approach"? *Minerva Chir.,* v. 60, p. 47-54, 2005.
HALE, D. A.; MOLLOY, M.; PEARL, R. H. et al. Appendectomy: a contemporary appraisal. *Ann. of Surg,* v. 225, n. 3, p. 252-261, 1997.
HARDIN, D. M. Acute appendicitis: review and update. *Am. Fam. Physician,* v. 60, p. 2027-2034, 1999.
HORTON, M. D.; COUNTER, S. F.; FLORENCE, M. G. et al. A prospective trial of computed tomography and ultrasonography for diagnosing appendicitis in the atypical patient. *Am. J. Surg.,* v. 179, n. 5, p. 379-381, 2000.
JACOBS, J. E.; BIMBAUM, B. A. ; MACARI, M. et aI. Acute appendicitis: comparison of helical CT diagnosis focused technique with oral contrast material versus nonfocused technique with oral and intravenous contrast material. *Radiology,* v. 220, n. 3, p. 683-690, 2001.
JONES, P. F. Suspected acute appendicitis: trends in management over 30 years. *Brit. J. Surg.,* v. 88, n. 12, p. 1570-1577, 2001.
JONES, K.; PENA, A. A.; DUNN, E. L. et al. Are negative appendectomies still acceptable? *Am. J. Surg.,* v. 188, p. 748-754, 2004.
KRAEMER, M.; FRANKE, C.; OHMANN, C. et aI. Acute appendicitis in the late adulthood: incidence, presentation, and outcome. Results of a prospective multicenter acute abdominal pain study and a review of the literature. *Langenbeck's Arch. Surg.,* v. 385, p. 470-481, 2000.
LEE, S. L.; WALSH, A. J.; HO, H. S. Computed tomography and ultrasonography do not improve and may delay the diagnosis and treatment of acute appendicitis. *Arch. Surg.,* v. 136, p. 556-562, 2001.
MCCALL, J. L.; SHARPLES, K.; JADALLAH, F. Systematic review of randomized controlled trials comparing laparoscopic with open appendicectomy. *Brit. J. Surg.,* v. 84, p. 1045-1050, 1997.
MCKINLAY, R.; MASTRANGELO, M. J. Current status of laparoscopic appendectomy. *Current Surgery,* v. 60, p. 506-512, 2003.
NOVELLINE, R. A.; RHEA, J. T.; RAO, P. M.; STUK, J. L. Helical CT in emergency radiology. *Radiology,* v. 213, p. 321-339, 1999.
O'CONNELL, P. R. The vermiform appendix. In: RUSSELL, R. C. G.; WILLIAMS, N. S.; BULSTRODE, C. J. K. Short practice of surgery. 23. ed. rev. London: Arnold, 2000. Cap. 59, p. 1076-1092.
ORR, R. K.; PORTER, D.; HARTMAN, D. Ultrasonography to evaluate adults for appendicitis: decision making based on meta-analysis and probabilistic reasoning. *Acad. Emerg. Med.,* v. 2, n. 7, p. 644-650, 1995.
PICKUTH, D.; HEYWANG-KÖBRUNNER, S. H. et al. Suspected acute appendicitis: is ultrasonography or computed tomography the preferred imaging technique? *Eur. J. Surg.,* v. 166, p. 315-319, 2000.
RAO, P. M.; BOLAND, W. L. Imaging of acute right lower abdominal quadrant pain. *Clin. Radiol.,* v. 53, p. 639-649, 1998.
ROTHROCK, S.; PAGANE, J. Acute appendicitis in children: emergency department diagnosis and management. *Ann. Emerg. Med.,* v. 36, p. 39-51, 2000.
SAUERLAND, S.; LEFERING, R.; NEUGEBAUER, E. A. Laparoscopic versus open surgery for suspected appendicitis. *Cochrane Database Syst. Rev.,* v. 18, p. CD001546, 2004.
SNYDER, B. K.; HAYDEN, S. Accuracy of leukocyte count in the diagnosis of acute appendicitis. *Ann. Emerg. Med.,* v. 33, n. 5, p. 565-567, 1999.
SNYDER, B. K.; HAYDEN, S. Accuracy of leukocyte count in the diagnosis of acute appendicitis. *Ann. Emerg. Med.,* v. 33, n. 5, p. 565-567, 1999.
SODERQUIST-ELINDER, C.; HIRSCH, K.; BERGDABL, S.; FRENCKNER, B. Prophylactic antibiotics uncomplicated appendicitis during childhood – a prospective randomised study. *Eur. J. Ped. Surg.,* v. 5, p. 282-285, 1995.
WAGNER, J. M.; MC KINNEY, P.; CARPENTER, J. L. Does this patient have appendicitis? *JAMA,* v. 276, p. 1589-1594, 1996.
WALKER, S.; HAUN, W.; CLARK, L. et al. The value of limited computed tomography with rectal contrast in the diagnosis of acute appendicitis. *Am. J. Surg.,* v. 180, p. 450-455, 2000.
WIERMA, F.; SRAMEK, A.; HOLSCHER, H. C. US features of the normal appendix and surrouding area in children. *Radiology,* v. 235, p. 1018-1022, 2005.
WILCOX, R. T.; TRAVERSO, L. W. Have the evaluation and treatment of acute appendicitis changed with new technology? *Surg. Clin. N. Am.,* v. 77, n. 6, p. 135-170, 1997.
WILSON, E. H.; COLE, I. C.; NIPPER, M. L. et aI. Computed tomography and ultrasonography in the diagnosis of appendicitis: when are they indicated? *Arch. Surg.,* v. 136, n. 6, p. 670-675, 2001.
WULLSTEIN, C.; BARKHAUSEN, S.; GROSS, E. Results of: laparoscopic *vs.* conventional appendectomy in complicated appendicitis. *Dis. Colon Rectum,* v. 44, p. 1700-1705, 2001.

Doença Diverticular do Cólon

Angelita Habr-Gama ♦ Rodrigo Oliva Perez ♦ Igor Proscurshim ♦ Cláudio José Caldas Bresciani ♦ Carlos Eduardo Jacob ♦ Joaquim Gama-Rodrigues

HISTÓRIA DA DOENÇA DIVERTICULAR DO CÓLON

Nas primeiras referências à doença diverticular, por Littre, em 1700 e Cruvelhier, em 1849, já eram descritas pequenas protrusões ou herniações da mucosa intestinal através da camada muscular adquirindo formas arredondadas, como pêras, identificadas na parede do cólon sigmóide[1,2]. O termo divertículo, derivado do latim, do verbo *divertere,* que quer dizer "ir para outra parte", refere-se a uma formação sacular anormal, proveniente de uma víscera oca como o intestino[1].

Historicamente, por muito tempo os divertículos do intestino grosso foram considerados apenas como uma curiosidade de anatomia patológica. Após a I Guerra Mundial, com o desenvolvimento da radiologia com emprego de contrastes, notou-se a alta prevalência da doença na população geral. Com o tempo, foi estabelecida a associação entre divertículos e o desenvolvimento de complicações, como inflamação, perfuração, obstrução e fistulização, até que, atualmente, se trata de situação clínica muito freqüente na prática clínica e nos serviços de atendimento de emergências.

DEFINIÇÃO DOS TERMOS

Os termos doença diverticular, diverticulose e diverticulite são freqüentemente utilizados de maneira indistinta. Contudo, o termo diverticulose refere-se a divertículos na parede do intestino, enquanto o termo doença diverticular refere-se ao amplo espectro de manifestações clínicas possíveis decorrentes da presença dos divertículos do cólon. Finalmente, admite-se que o termo diverticulite aguda se refira ao processo agudo de inflamação e/ou infecção do divertículo, como uma das complicações da doença diverticular. Da mesma forma, a hemorragia digestiva pode constituir outra complicação habitual da doença diverticular.

ANATOMIA PATOLÓGICA

A doença diverticular refere-se mais a divertículos falsos ou pseudodivertículos, uma vez que não são compostos de todas as camadas do intestino. Na realidade, representam a herniação das camadas mucosa e submucosa por defeito ou fraqueza da muscular em área do intestino somente recoberta por serosa. Em geral, são múltiplos, costumam-se localizar no cólon sigmóide, têm tamanho pequeno e são adquiridos. Anatomicamente, as áreas de fraqueza da camada muscular por onde os divertículos se insinuam são as áreas entre as tênias antimesentéricas, especialmente onde existe a entrada de vasos sangüíneos que penetram pela camada muscular[3]. Isso explica a ausência de divertículos (pseudodivertículos) no reto, onde há confluência das tênias e conseqüente desaparecimento das áreas de maior fraqueza da parede do intestino.

Ao contrário, os divertículos verdadeiros são compostos de todas as camadas da parede intestinal, em geral são únicos, grandes e localizados no cólon direito ou no ceco. Trata-se de anormalidade congênita extremamente rara.

EPIDEMIOLOGIA

Na década de 1980, estudos norte-americanos estimaram que a diverticulose acometia aproximadamente 30 milhões de pessoas por ano naquele país, levando cerca de 200.000 pacientes ao hospital, a um custo de 300 milhões de dólares nesse mesmo período para o sistema de saúde[4].

Na realidade, a determinação precisa da incidência da doença diverticular na população é extremamente difícil, uma vez que exigiria grande esforço dos estudos de autopsias, bem como de estudos radiológicos invasivos em indivíduos normais. Apesar disso, alguns estudos de autopsia e de centros radiológicos estimam que a doença atinja cerca de 30% da população acima de 60 anos e 60 a 75% da população acima dos 80[5-7].

A incidência de divertículos colônicos parece crescer de maneira constante e progressiva conforme idades mais avançadas, atingindo seu pico a partir da sexta década. Ao contrário, menos de 10% de indivíduos com idade inferior a 40 anos apresentam diverticulose colônica.

Aparentemente, essa condição afeta ambos os sexos de maneira equilibrada. Apesar disso, há uma predileção pelo sexo masculino, em pacientes jovens (idade inferior a 40 anos)[7,8].

A distribuição geográfica está muito associada ao desenvolvimento econômico e à adoção de hábitos dietéticos ocidentais, considerada como doença do homem do ocidente[1,7]. Com isso, a incidência em países orientais, como China e Irã, é muito inferior à observada em países ocidentais, como na América do Norte, Austrália e Europa. Além da incidência muito inferior, nesses países orientais a distribuição dos divertículos no cólon obedece ao padrão distinto do padrão observado nos países ocidentais. Nos primeiros, eles são mais encontrados no cólon direito, ao passo que nos países ocidentais, incluindo-se nesse grupo o Brasil, a localização dos divertículos é preferencialmente o lado esquerdo do cólon, no sigmóide[7,9,10].

HISTÓRIA NATURAL

Após o diagnóstico da doença, acredita-se que o aparecimento de sintomas ocorra de maneira progressiva, fato observado em, pelo menos, 10% dos pacientes após 5 anos, 25% após 10 anos e 37% após 11 a 18 anos do diagnóstico[11].

No que diz respeito às complicações da doença, admite-se que cerca de 25% dos pacientes com doença diverticular apresentarão quadro de diverticulite durante sua evolução, enquanto perfuração, sangramento significativo e obstrução surgirão em aproximadamente 5% dos casos, cada um (Fig. 17.23). Entre os pacientes internados para tratamento de complicações da doença diverticular, apenas 10% exigirão tratamento cirúrgico de emergência[11-13].

FISIOPATOLOGIA

A formação de divertículos ou herniação da mucosa intestinal através da camada muscular do cólon decorre do aumento da pressão intraluminal do intestino e do enfraquecimento progressivo da parede do órgão. Acredita-se que a dieta tenha papel central nesse mecanismo, uma vez que dietas pobres em fibras contribuem para a formação de fezes mais endurecidas, principalmente nos segmentos mais distais do cólon, além de contribuir para o estreitamento do calibre do intestino. Ao contrário, dietas ricas em fibras tornam o bolo fecal menos endurecido e o calibre do cólon mais largo. Assim, o efeito de segmentação do intestino durante sua contração fica facilitado em pacientes com intestino menos calibroso, com conteúdo fecal mais endurecido, levando a pressões intraluminares maiores. Essa hipótese considera que o mecanismo responsável pela patogênese do divertículo é a segmentação, enquanto a dieta pobre em fibras seria causadora dessa condição. Associadamente, deficiências progressivas na estrutura do colágeno responsável pela resistência da parede muscular intestinal explicariam a maior incidência e o desenvolvimento da doença em idades mais avançadas.

Quanto às complicações da doença diverticular, o mecanismo do processo da inflamação do divertículo (diverticulite aguda) ainda não está totalmente esclarecido. Contudo, a obstrução do colo do divertículo por um fecálito, com atrofia e inflamação crônica da mucosa, associada ou não a aumento de pressão, pode provocar um processo inflamatório peridiverticular e perfuração do divertículo. A partir disso, pode ocorrer desde uma infecção localizada, peridiverticular, até a disseminação do processo inflamatório por toda a cavidade peritoneal ou, ainda, o estabelecimento de comunicação da perfuração do divertículo com outras cavidades ou estruturas.

Com freqüência, o processo infeccioso que se estabelece no tecido peridiverticular é bloqueado por diversas estruturas,

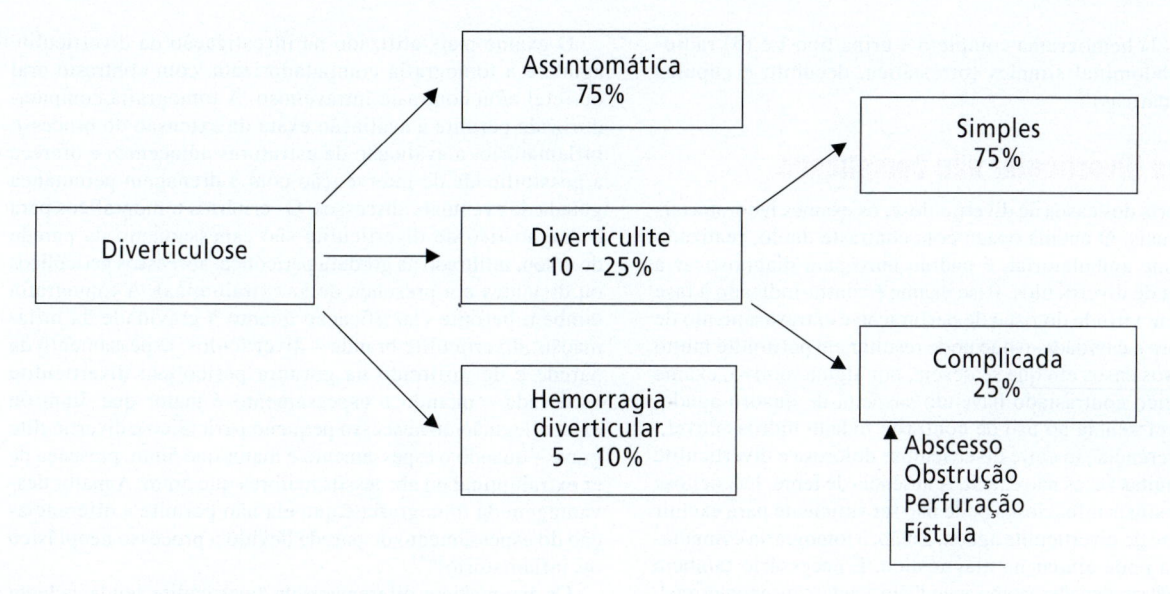

Figura 17.23 – História natural da diverticulose.

como uma tentativa do organismo de limitar a área afetada. O próprio mesentério, o grande epíplon e a gordura pericólica podem exercer essa função com sucesso, evitando o contato do processo infeccioso com outras estruturas da pelve. Apesar disso, muitas vezes esse bloqueio é realizado por órgãos adjacentes, como a bexiga, a vagina, o útero, o intestino delgado e, inclusive, o peritônio da parede abdominal. Por esse motivo, a perfuração de divertículo, bloqueada por alguma dessas estruturas, pode resultar em erosão da parede de órgãos adjacentes e levar, em última análise, ao estabelecimento de uma comunicação com a luz do intestino grosso. Essa comunicação, chamada de fístula, ocorre mais entre o intestino grosso e a bexiga (fístula colovesical), muito embora fístulas para várias outras estruturas já tenham sido encontradas.

Em outras situações, a contenção dos processos infeccioso e inflamatório pode ser suficiente para bloquear as complicações imediatas da doença. Porém, o processo de reparação dos tecidos geralmente inclui algum grau de fibrose ao redor do intestino. Com o tempo, essa fibrose peridiverticular pode levar a uma estenose localizada do cólon, causando obstrução intestinal e mimetizando a neoplasia obstrutiva do sigmóide.

Finalmente, a manifestação hemorrágica também não tem sua fisiopatologia completamente esclarecida. Mesmo assim, acredita-se no envolvimento de processo químico ou mecânico sobre a mucosa do divertículo, acarretando lesão da parede de pequenos vasos perfurantes que correm pela submucosa após atravessarem a camada muscular do cólon[1,7,11,14].

APRESENTAÇÃO CLÍNICA

A maioria dos pacientes com diverticulose é assintomática. Quando apresentam sintomas, geralmente exibem três padrões clínicos no pronto atendimento: (1) dor inespecífica do quadrante esquerdo inferior, mais comumente associada à doença diverticular não complicada; (2) dor aguda localizada no quadrante esquerdo inferior associada à febre e/ou à toxemia (diverticulite aguda) e (3) sangramento retal profuso – hemorragia diverticular.

Doença Diverticular Não Complicada

Pacientes com doença diverticular não complicada apresentam dor em cólica no quadrante esquerdo inferior, em geral associada à evacuação, mas sem sinais de irritação peritoneal ou de infecção sistêmica.

Diverticulite Aguda

A dor persistente, de início súbito, em quadrante esquerdo inferior está presente em mais de 70% dos casos de diverticulite aguda. Na maioria, essa dor tem dias de duração, o que pode facilitar a diferenciação de outras causas de dor abdominal (menos de 20% apresentam dor de menos de 24h de duração). Quando questionados, mais de 50% dos pacientes relatam episódios semelhantes, mas com intensidade menor no passado. Outros sintomas costumam estar associados, como náusea e vômitos (20 a 60%), obstipação recente (50%) ou diarréia (25 a 30%). Quanto ao exame físico, a maioria dos pacientes tem apenas dor à palpação do quadrante esquerdo inferior, até 20% têm massa palpável e dolorosa, 65%, distensão abdominal e 85%, febre. Pacientes imunodeprimidos e idosos podem ter apresentação atípica, não apresentando qualquer um dos sintomas descritos[6,8,13].

Hemorragia Diverticular

O paciente com sangramento diverticular costuma apresentar sangramento retal vivo, profuso e indolor. Está mais associado a idosos e raramente à diverticulite aguda. A maioria dos episódios é de sangramentos leves (correspondentes a menos de uma unidade de concentrado de hemácias) sem impacto hemodinâmico significativo, mas, em aproximadamente 30% dos casos, os sangramentos são relevantes. Em mais de 50%, o paciente relata episódios semelhantes de sangramento vermelho-escuro ou vivo no passado. Contudo, o sangramento cessa espontaneamente em 70 a 80% das ocorrências e a recidiva surge em até 38% dos pacientes[14].

INVESTIGAÇÃO

Indiscutivelmente, a história clínica detalhada e o exame físico atento são imprescindíveis para orientar a investigação do paciente. A avaliação inicial inclui: (1) anamnese detalhada e exame físico cuidadoso, incluindo exames abdominal, pélvico e retal; (2) hemograma completo e urina tipo I e (3) radiografia abdominal simples (ortostática, decúbito e cúpulas diafragmáticas)[15].

Doença Diverticular Não Complicada

Na maioria dos casos de diverticulose, os exames laboratoriais são normais. O enema opaco com contraste duplo, realizado em regime ambulatorial, é padrão ouro para diagnosticar a presença de divertículos. Esse exame é contra-indicado à fase aguda, em virtude do risco de perfuração e extravasamento de bário para a cavidade, o que pode resultar em peritonite muito grave. Nos casos em que se deseja, por algum motivo, exame radiológico contrastado havendo suspeita de quadro agudo, dá-se preferência ao uso de contraste iodado hidrossolúvel.

A diferenciação entre diverticulose dolorosa e diverticulite aguda muitas vezes não é fácil. A ausência de febre, leucocitose e outros sinais infecciosos pode não ser suficiente para excluir a hipótese de diverticulite aguda. Então, a tomografia computadorizada pode ajudar no diagnóstico. É necessário também afastar outras afecções, como apendicite aguda, câncer colorretal, colites inflamatórias (Crohn e retocolite ulcerativa), colites infecciosas, colites isquêmicas, síndrome do cólon irritável, endometriose, doenças ovarianas e doenças inflamatórias pélvicas.

Diverticulite Aguda

O exame clínico pode ser suficiente para fazer o diagnóstico de diverticulite aguda[15-17]. Porém, quando o paciente apresenta quadro grave o suficiente para ser hospitalizado, exames adicionais são recomendados para confirmar o diagnóstico, bem como para estabelecer a gravidade da doença. Há leucocitose com desvio à esquerda em 69 a 83% dos casos, portanto um hemograma normal não exclui a diverticulite aguda. Quando há dúvida quanto ao diagnóstico, outros exames podem ser utilizados para auxiliar na identificação de um processo inflamatório, incluindo enema com contraste hidrossolúvel, ultra-sonografia e tomografia computadorizada. Exames endoscópicos (como colonoscopia) têm contra-indicação relativa nessa fase aguda da doença, em decorrência do risco de perfuração.

A radiografia simples do abdome pode ser útil para eliminar outras causas de dor abdominal, porém não oferece especificidade para diagnosticar a diverticulite aguda. Em poucas ocorrências (menos de 14% dos casos perfurados) pode revelar pneumoperitônio, quase sempre exigindo tratamento cirúrgico imediato do quadro de abdome agudo perfurativo[18]. Em razão do risco de perfuração e a subseqüente peritonite pelo bário, o enema opaco é contra-indicado à investigação da diverticulite aguda, sendo ele reservado para avaliação após a resolução do quadro inflamatório. O enema com contraste hidrossolúvel já foi muito utilizado para diagnóstico de diverticulite aguda, mas atualmente está em desuso devido às melhores especificidade e sensibilidade da tomografia computadorizada. Os sinais de diverticulite encontrados no enema com contraste hidrossolúvel são ar extraluminal ou acúmulo de contraste no espaço pericólico. Como vantagens, esse método pode revelar neoplasia, além de permitir diagnóstico de fístulas retovaginais e retovesicais (entre outros, trajetos fistulosos), complicações decorrentes da diverticulite[19].

De acordo com a experiência do radiologista, a ultra-sonografia é um método bom para avaliação da diverticulite e suas complicações, tendo sensibilidade e especificidade comparáveis às da tomografia computadorizada. A desvantagem é que esse método depende muito do operador[20,21].

O exame mais utilizado na investigação da diverticulite aguda é a tomografia computadorizada com contraste oral ou retal e/ou contraste intravenoso. A tomografia computadorizada permite a avaliação exata da extensão do processo inflamatório, a avaliação de estruturas adjacentes e oferece a possibilidade de intervenção com a drenagem percutânea guiada de eventuais abscessos. Os critérios tomográficos para o diagnóstico de diverticulite são espessamento da parede do cólon, infiltrado na gordura pericólica, abscessos pericólicos ou distantes e a presença de ar extraluminal. A tomografia também permite classificação quanto à gravidade da inflamação: diverticulite branda – divertículos, espessamento da parede e de infiltrado na gordura pericólica; diverticulite moderada – quando o espessamento é maior que 3mm ou existe flegmão ou abscesso pequeno pericólico e diverticulite grave – quando o espessamento é maior que 5mm, presença de ar extraluminal ou abscessos maiores que 5mm. A maior desvantagem da tomografia é que ela não permite a diferenciação do espessamento de parede devido a processo neoplásico ou inflamatório[22-24].

Os diagnósticos diferenciais da diverticulite aguda incluem apendicite aguda, colites inflamatórias (Crohn e retocolite ulcerativa), colites infecciosas, colites isquêmicas, síndrome do cólon irritável, doenças vasculares (aneurisma dissecante ou isquemia mesentérica), doenças urológicas (infecção urinária e nefrolitíase) e neoplasia. Abscessos, peritonite e fístulas não são complicações exclusivas da diverticulite aguda, etiologia essa que deve sempre ser confirmada.

Hemorragia Diverticular

Dosagens de hemoglobina e hematócrito normais não descartam o sangramento agudo. Já quando seus valores estão baixos, refletem sangramento com horas ou dias de duração e também podem indicar a necessidade de transfusão. Além disso, podem também evidenciar processos de sangramento intermitentes e crônicos.

A avaliação inicial do paciente com sangramento retal vivo inclui, obrigatoriamente, a anuscopia e a retossigmoidoscopia, lembrando que um processo inflamatório concomitante é raro e o risco de perfuração decorrente do procedimento é mínimo. Esses exames permitem a exclusão de outras causas de sangramento, como neoplasia colorretal e hemorróidas, evitando assim exames invasivos desnecessários. Se forem insuficientes para diagnosticar e localizar o sangramento, a investigação deve prosseguir com colonoscopia, cintilografia e/ou angiografia mesentérica.

O uso da colonoscopia tem-se propagado nos últimos anos e em alguns centros é o exame inicial na avaliação de hemorragias digestivas baixas (HDB). Ela permite a localização precisa em 72 a 80% dos pacientes, quando o exame é bem-sucedido. Em casos selecionados, ela pode também ser terapêutica, possibilitando o controle da hemorragia com injeção de adrenalina, coagulação térmica ou aplicação de cola de fibrina[25,26].

A cintilografia empregando hemácias marcadas com tecnécio (^{99m}Tc) permite a localização de sangramentos de baixo fluxo e intermitentes, podendo ser avaliados em intervalos diferentes até 24h. Esse método não é invasivo e tem alta sensibilidade e especificidade. Apesar disso, tem uma resolução muito baixa, permitindo apenas a localização regional e não a localização específica[27].

A angiografia mesentérica permite localização 100% específica, mas tem sensibilidade variável e depende de sangramento ativo. Por isso, a localização do sangramento com esse método é possível em 14 a 80% das vezes. Na maioria dos casos, é necessário mais de um método diagnóstico e mesmo assim em 10% dos casos não é possível precisar a causa da hemorragia[28-30].

A hemorragia diverticular e a angiodisplasia são as causas mais freqüentes de HDB e diferenciação entre as duas é difícil. O diagnóstico diferencial da hemorragia diverticular, além da angiodisplasia, se faz entre doenças inflamatórias intestinais (Crohn e retocolite ulcerativa), colite isquêmica, câncer colorretal, doença hemorroidária e varizes colorretais.

TRATAMENTO

Doença Diverticular Não Complicada

Tratamento Clínico

Considerando que essa patologia parece estar associada a pressões intraluminares elevadas e tempo de trânsito retardado, medidas que interfiram nesse processo podem ser úteis. Essas medidas incluem, inicialmente, a adoção de dietas ricas em fibras, que provocam aumento do peso das fezes, aceleram o trânsito intestinal e finalmente diminuem as pressões intraluminares. Acredita-se que tanto a dose total diária quanto o tempo de uso dessas substâncias possam interferir no sucesso do tratamento. Além disso, os cereais brutos ou integrais parecem ter maior efeito do que outras formas[31,32].

A dificuldade de mudança no estilo de vida de alguns pacientes pode limitar a adoção de medidas dietéticas e com isso alguns agentes formadores de bolo fecal podem ser úteis nessa situação (como, por exemplo, sena, *psyllium* etc.)[1].

O uso de analgésicos deve evitar medicações com efeito obstipante, como derivados de opióides. Apesar disso, a meperidina pode trazer benefícios pelo seu efeito de diminuir a pressão intraluminar intestinal.

Anticolinérgicos já foram recomendados em função da observação de hipermotilidade colônica em pacientes com doença diverticular. Contudo, não há evidências suficientes que comprovem seu benefício.

O emprego de antibióticos com pequena absorção por períodos prolongados tem sido estudado para controle dos sintomas e prevenção de complicações da diverticulite aguda. Alguns estudos indicam certo benefício no controle dos sintomas, porém sem oferecer proteção quanto à prevenção de diverticulite aguda. Apesar disso, aguardam-se estudos confirmatórios desses achados antes que se possa recomendar seu uso rotineiro[33].

Tratamento Cirúrgico

A indicação de tratamento cirúrgico em doença diverticular já foi, no passado, restrita às complicações da doença. Contudo, o tratamento cirúrgico nessa situação está associado a altas taxas de morbi-mortalidade, além da freqüente necessidade de realização de estomas (colostomias ou ileostomias), na maioria das vezes temporárias. Essa última característica costuma levar à necessidade de novos procedimentos cirúrgicos para o restabelecimento do trânsito, expondo pacientes a índices de morbi-mortalidade adicionais. Por essas razões, existe uma tendência atual favorecendo o tratamento cirúrgico em condições eletivas para pacientes selecionados.

Algumas situações consideradas como indicações válidas para o tratamento cirúrgico eletivo incluem episódios repetidos de diverticulite aguda. Nesse caso, o número de episódios não deve ser o único fator determinante, mas também a gravidade e o intervalo entre eles, além do envolvimento de sintomas urinários.

Pacientes com massa abdominal palpável e dolorosa, atribuída à doença diverticular do cólon, também podem ser considerados candidatos para o tratamento cirúrgico. Nessa situação estão os pacientes em que o diagnóstico de neoplasia não pode ser completamente afastado.

Finalmente, os pacientes com antecedente de diverticulite aguda complicada com evidência radiológica de perfuração ou abscesso, tratados conservadoramente durante quadro agudo no passado, são também candidatos para o tratamento cirúrgico eletivo.

Os princípios do tratamento cirúrgico da doença diverticular não complicada incluem, em geral, a necessidade de ressecção do cólon sigmóide (região mais freqüentemente afetada), seguida de anastomose primária colorretal. A pacientes sem estenose ou obstrução intestinal, recomenda-se o preparo mecânico anterógrado com laxativos osmóticos na véspera da operação. Os índices de recidiva das manifestações da doença parecem estar associados à extensão da ressecção. A ressecção de todo o sigmóide, seguida de anastomose do cólon descendente ao reto proximal, é o procedimento associado aos melhores resultados. Não há aparente benefício na ressecção de todas as áreas do cólon que apresentem divertículos na sua parede. Mais recentemente, com o desenvolvimento das técnicas de cirurgia laparoscópica, essa via de acesso tem sido considerada boa estratégia para tratamento eletivo da doença diverticular não complicada[34,35].

Diverticulite Aguda

Tratamento Clínico

Pacientes com quadro de diverticulite aguda, com manifestações infecciosas e dolorosas mínimas, podem ser tratados em regime ambulatorial por meio de repouso alimentar, com adoção de dietas líquidas (líquidos claros), antibióticos de largo espectro e analgésicos. Contudo, a decisão entre o regime ambulatorial e de internação deve ser feito de acordo com os exames clínico, laboratorial e radiológico e deve contar com a participação de um cirurgião[36].

Pacientes com sinais inflamatórios ou infecciosos mais evidentes devem ser internados pelo menos durante o início do tratamento. Cerca de 85% necessitarão apenas de tratamento clínico e os sintomas regredirão em dois a três dias após início da terapêutica.

O tratamento clínico da diverticulite baseia-se em repouso do trato gastrointestinal, antibióticos e reposição hidroeletrolítica. Nesses pacientes, o repouso alimentar, por meio de jejum nas primeiras 24 a 48h, costuma ser suficiente até a reintrodução de dieta líquida. Raramente é necessária a introdução de sonda nasogástrica em pacientes com quadro de vômitos.

A reposição hidroeletrolítica vigorosa pode ser necessária a pacientes com quadro de peritonite difusa ou ainda com quadro infeccioso importante (toxemia).

A escolha do antibiótico para o tratamento da diverticulite deve seguir algumas recomendações básicas. Estudos microbiológicos em pacientes com quadro de diverticulite aguda submetidos a tratamento cirúrgico revelaram flora mista com alta freqüência de microorganismos gram-negativos e anaeróbios (acima de 80% para ambos os casos). Esses achados foram semelhantes, tanto em material purulento, como em líquido não purulento[37]. Com isso, faz-se necessário, na maioria das vezes, a associação entre antibióticos com espectro de ação diferente, com o objetivo de incluir ação contra anaeróbios e bactérias gram-negativas[38]. O emprego de cefalosporinas tem sido largamente utilizado para cobertura de gram-negativos (ceftriaxona, IV, 1g, a cada 12h). Apesar de oferecer boa cobertura, a relativa freqüência de reações alérgicas e o aumento da freqüência de mecanismos de resistência de bactérias isoladas em pacientes com uso recente de cefalosporinas (ESBL, *extended spectrum beta-lactamase*) ou em pacientes institucionalizados podem progressivamente diminuir sua utilidade clínica. Os aminoglicosídeos também têm sido utilizados para cobertura contra bactérias gram-negativas, tendo seu uso limitado pelo risco de desenvolvimento de insuficiência renal, especialmente em indivíduos idosos, por períodos prolongados. As quinolonas (ciprofloxacina, IV, 200 a 400mg, cada 8 a 12h) constituem outra opção válida e eficaz nessa situação, apesar do custo maior quando comparada com as drogas anteriormente descritas. Mesmo assim, em todas essas opções há ainda a necessidade de associar antimicrobiano com atividade contra anaeróbios. A opção mais utilizada tem sido o metronidazol (500mg, IV, a cada 8h). Apesar de se tratar de droga de baixo custo, pode provocar efeitos colaterais indesejáveis com alguma freqüência, como náuseas e vômitos. De fato, esse efeito adverso pode prejudicar a avaliação do sucesso terapêutico, por vezes prolongando de maneira desnecessária o período de internação do paciente[36]. Mais recentemente, uma nova classe de antimicrobianos, carbapenêmicos, com atividade contra bactérias gram-negativas e anaeróbias, tem sido utilizada no tratamento da diverticulite aguda em situações especiais (ertapeném, 1g, IV, a cada 24h). Além da comodidade de utilizar uma droga única com espectro adequado e da comodidade da equipe médica, da enfermagem e do paciente, relacionadas à posologia simples com pequeno número de infusões, sua atividade contra enterobactérias inclui casos em que há resistência contra cefalosporinas (ESBL)[39,40]. Contudo, seu uso rotineiro aguarda confirmação de resultados sobre a possibilidade de resistência cruzada com outras drogas da mesma classe com ação contra *Pseudomonas* (imipeném), bem como redução de seu custo. Finalmente, nos casos mais graves, recomenda-se associação de penicilina (ampicilina, 2g, IV, a cada 6h) para acrescentar atividade contra enterococos.

A duração da antibioticoterapia não está determinada, mas deve variar de 7 a 14 dias e depender da gravidade do caso, bem como da opção do antimicrobiano. Na maioria das vezes, após 2 a 3 dias, com a resolução do quadro doloroso, o controle da infecção e a aceitação adequada da dieta oral, o paciente pode finalizar a antibioticoterapia em regime ambulatorial, com antibióticos por via oral ou intramuscular. Opções de drogas com administração por via oral incluem as quinolonas (ciprofloxacina, 500mg, VO, a cada 12h) ou novas cefalosporinas orais associadas ao metronidazol (500mg, VO, a cada 8h) ou clindamicina. Opção interessante da via intramuscular inclui o ertapeném (1g, IM, a cada 24h).

Tratamento Cirúrgico

Não havendo controle do quadro infeccioso ou existindo piora do quadro doloroso em 48 a 72h, deve-se suspeitar da necessidade de tratamento cirúrgico. Cirurgia imediata deve ser indicada aos pacientes com sinais de peritonite difusa assinalada por exame físico abdominal ou por manifestações infecciosas sistêmicas[7].

TABELA 17.9 – Classificação de Hinchey

ESTÁGIO	GRAU DE CONTAMINAÇÃO
I	Abscesso pericólico ou mesentérico
II	Abscesso pélvico bloqueado
III	Peritonite purulenta generalizada
IV	Peritonite fecal generalizada

Drenagem Percutânea. Deve-se investigar, em pacientes nos quais não houve controle da infecção, mas não há sinais de peritonite difusa, a possibilidade de drenagem percutânea não cirúrgica. Nesses casos, exames radiológicos podem identificar abscessos peridiverticulares ou pélvicos circunscritos, que podem ser drenados por punção percutânea guiada por tomografia ou ultra-sonografia[41]. Além de oferecer oportunidade para coleta de material para cultura, a colocação de dreno pode ser suficiente para resolução do processo infeccioso e evitar tratamento cirúrgico imediato. A drenagem deve ser seguida de lavagem freqüente do cateter para evitar sua obstrução. Além disso, exames radiológicos de controle devem ser utilizados para monitorar a resolução do quadro[42].

Cirurgia. O tratamento cirúrgico da diverticulite aguda assenta-se em dois princípios básicos: controle da área infectada (abscesso) e desvio do trânsito fecal dessa área infectada. Vários tipos de procedimentos foram propostos para o tratamento cirúrgico da diverticulite aguda. A escolha do mais adequado deve levar em conta a gravidade da doença, bem como as características do paciente. A gravidade pode ser classificada de acordo com a extensão da peritonite, conforme proposto por Hinchey (Tabela 17.9)[43].

Historicamente, as opções cirúrgicas incluíam procedimentos como drenagem do abscesso e transversostomia em alça. Essa opção é conhecida como procedimento de três etapas, por exigir um segundo procedimento para ressecção do sigmóide ou do segmento do cólon doente e um terceiro para restabelecimento do trânsito intestinal. Atualmente, essa estratégia raramente é empregada, restrita a pacientes sem qualquer condição clínica para tratamento cirúrgico mais complexo[1,7].

A operação mais realizada é a sigmoidectomia, seguida de exteriorização da boca intestinal proximal (colostomia), e o sepultamento do segmento distal (operação de Hartmann). Trata-se, provavelmente, da melhor opção quando há peritonite purulenta ou fecal da cavidade (Hinchey III e IV), já que evita a anastomose, sujeita a altas taxas de deiscência nessa situação e retira o foco infeccioso. Contudo, o fato de exigir nova operação, por vezes dificultada pelo intenso processo inflamatório na pelve, é a desvantagem dessa estratégia cirúrgica. Uma opção ao sepultamento do reto, para facilitar o restabelecimento do trânsito intestinal, é a confecção de uma fístula mucosa do segmento distal.

Finalmente, existem autores que defendem as opções cirúrgicas com anastomose primária sem estomia de proteção. As altas taxas de deiscência, bem como de morbi-mortalidade dessas operações, restringiram sua indicação aos casos de peritonite muito localizada ou abscesso pélvico bloqueado (Hinchey I e II). Nessas circunstâncias, pode-se lançar mão de anastomose colorretal ou anastomose ileorretal, em pacientes jovens com doença diverticular universal do intestino grosso[7].

Atualmente, o acesso laparoscópico para tratamento da diverticulite aguda tem se tornado cada vez mais freqüente, sendo útil no diagnóstico, na drenagem de abscessos localizados, bem como na ressecção do segmento doente[44].

Hemorragia Diverticular

O sangramento decorrente da doença diverticular do cólon, embora seja volumoso e alarmante, na maioria das vezes trata-se de fenômeno autolimitado, com parada espontânea. Além da reposição volêmica e do controle de possíveis distúrbios de coagulação concomitantes, a reposição de sangue costuma ser necessária. Embora alguns autores tenham proposto controle endoscópico do sangramento diverticular por meio da injeção de vasopressores no colo do divertículo, o tratamento cirúrgico ainda é a forma terapêutica mais utilizada em pacientes com sangramento persistente[45]. O volume estimado de sangramento não deve ser considerado único determinante na indicação do tratamento cirúrgico. Em geral, a transfusão de 4U de concentrados de hemácias deve alertar o cirurgião para a possibilidade de tratamento cirúrgico. Contudo, a velocidade do sangramento e sua recidiva, bem como as condições hemodinâmicas do paciente, devem ser consideradas. Pacientes mais idosos toleram menos as perdas sangüíneas e a indicação, nesses casos, deve ser mais precoce[46].

A área de ressecção do intestino deve depender da localização do sangramento obtida com os exames diagnósticos. Contudo, na maior parte das vezes não é possível assegurar o local do sangramento, tendo-se recomendado, como última alternativa, a colonoscopia intra-operatória. Caso a dúvida persista, indica-se a colectomia total com ileorreto anastomose[46].

CONSIDERAÇÕES FINAIS

A doença diverticular representa afecção com incidência significativa na população, especialmente com o aumento da expectativa de vida no mundo. As manifestações mais importantes são a diverticulite aguda e o sangramento decorrente da doença diverticular. O diagnóstico da diverticulite aguda baseia-se em achados clínicos e radiológicos. O tratamento específico inclui reposição hidroeletrolítica, repouso intestinal e administração de antibioticoterapia adequada. O tratamento cirúrgico restringe-se, na maioria das vezes, às complicações da diverticulite, abrangendo peritonite difusa, obstrução e fístulas para órgãos adjacentes ou nos casos de sangramento persistente. Pacientes com abscesso localizado podem ser submetidos à drenagem percutânea guiada por exames radiológicos. A avaliação precoce pelo cirurgião é de grande importância para evitar atraso na terapêutica definitiva.

REFERÊNCIAS BIBLIOGRÁFICAS

1. GORDON, P. H.; NIVATVONGS, S. Principles and practice of surgery for the colon, rectum, and anus. 2. ed. St. Louis: Quality Medical Pub., 1999.
2. CRUVEILHEIR, J. *Traité d'Anatomie Pathologique*. Paris: Bailiére, 1849.
3. SLACK, W. W. The anatomy, pathology, and some clinical features of diverticulitis of the colon. *Br. J. Surg.*, v. 50, p. 185-190, 1962.
4. ALMY, T. P.; HOWELL, D. A. Medical progress. Diverticular disease of the colon. *N. Engl. J. Med.*, v. 302, n. 6, p. 324-331, 1980.
5. CONNELL, A. M. Pathogenesis of diverticular disease of the colon. *Adv. Intern. Med.*, v. 22, p. 377-395, 1977.
6. PARKS, T. G. Natural history of diverticular disease of the colon. *Clin. Gastroenterol.*, v. 4, n. 1, p. 53-69, 1975.
7. BUCHANAN, G. N.; KENEFICK, N. J.; COHEN, C. R. Diverticulitis. *Best Pract. Res. Clin. Gastroenterol.*, v. 16, n. 4, p. 635-647, 2002.
8. KONVOLINKA, C. W. Acute diverticulitis under age forty. *Am. J. Surg.*, v. 167, n. 6, p. 562-565, 1994.
9. PAN, G. Z.; LIU, T. H.; CHEN, M. Z.; CHANG, H. C. Diverticular disease of colon in China. A 60-year retrospective study. *Chin. Med. J. (Engl.)*, v. 97, n. 6, p. 391-394, 1984.
10. MORSON, B. C. Pathology of diverticular disease of the colon. *Clin. Gastroenterol.*, v. 4, n. 1, p. 37-52, 1975.
11. FLOCH, M. H.; BINA, I. The natural history of diverticulitis: fact and theory. *J. Clin. Gastroenterol.*, v. 38, n. 5 (Suppl.), p. S2-S7, 2004.
12. SARIN, S.; BOULOS, P. B. Long-term outcome of patients presenting with acute complications of diverticular disease. *Ann. R. Coll. Surg. Engl.*, v. 76, n. 2, p. 117-120, 1994.
13. AMBROSETTI, P.; ROBERT, J. H.; WITZIG, J. A. et al. Acute left colonic diverticulitis: a prospective analysis of 226 consecutive cases. Surgery, v. 115, n. 5, p. 546-550, 1994.
14. MEYERS, M. A.; ALONSO, D. R.; GRAY, G. F.; BAER, J. W. Pathogenesis of bleeding colonic diverticulosis. *Gastroenterology*, v. 71, n. 4, p. 577-583, 1976.
15. WONG, W. D.; WEXNER, S. D.; LOWRY, A. et al. Practice parameters for the treatment of sigmoid diverticulitis—supporting documentation. The Standards Task Force. The American Society of Colon and Rectal Surgeons. *Dis. Colon Rectum*, v. 43, n. 3, p. 290-297, 2000.
16. PATIENT CARE COMMITTEE OF THE SOCIETY FOR SURGERY OF THE ALIMENTARY TRACT (SSAT). Surgical treatment of diverticulitis. *J. Gastrointest. Surg.*, v. 3, n. 2, p. 212-213, 1999.
17. STOLLMAN, N. H.; RASKIN, J. B. Diagnosis and management of diverticular disease of the colon in adults. Ad Hoc Practice Parameters Committee of the American College of Gastroenterology. *Am. J. Gastroenterol.*, v. 94, n. 11, p. 3110-3121, 1999.
18. SAKAI, L.; DAAKE, J.; KAMINSKI, D. L. Acute perforation of sigmoid diverticula. *Am. J. Surg.*, v. 142, n. 6, p. 712-716, 1981.
19. AMBROSETTI, P.; JENNY, A.; BECKER, C. et al. Acute left colonic diverticulitis-compared performance of computed tomography and water-soluble contrast enema: prospective evaluation of 420 patients. *Dis. Colon Rectum*, v. 43, n. 10, p. 1363-1367, 2000.
20. HOLLERWEGER, A.; MACHEINER, P.; RETTENBACHER, T. et al. Colonic diverticulitis: diagnostic value and appearance of inflamed diverticula-sonographic evaluation. *Eur. Radiol.*, v. 11, n. 10, p. 1956-1963, 2001.
21. PRADEL, J. A.; ADELL, J. F.; TAOUREL, P. et al. Acute colonic diverticulitis: prospective comparative evaluation with US and CT. *Radiology*, v. 205, n. 2, p. 503-512, 1997.
22. AMBROSETTI, P.; BECKER, C.; TERRIER, F. Colonic diverticulitis: impact of imaging on surgical management – a prospective study of 542 patients. *Eur. Radiol.*, v. 12, n. 5, p. 1145-1149, 2002.
23. BUCKLEY, O.; GEOGHEGAN, T.; O'RIORDAIN, D. S. et al. Computed tomography in the imaging of colonic diverticulitis. *Clin. Radiol.*, v. 59, n. 11, p. 977-983, 2004.
24. LAWRIMORE, T.; RHEA, J. T. Computed tomography evaluation of diverticulitis. *J. Intensive Care Med.*, v. 19, n. 4, p. 194-204, 2004.
25. BUTTENSCHOEN, K.; BUTTENSCHOEN, D. C.; ODERMATH, R.; BEGER, H. G. Diverticular disease-associated hemorrhage in the elderly. *Langenbecks Arch. Surg.* v. 386, n. 1, p. 8-16, 2001.
26. JENSEN, D. M.; MACHICADO, G. A. Diagnosis and treatment of severe hematochezia. The role of urgent colonoscopy after purge. *Gastroenterology*, v. 95, n. 6, p. 1569-1574, 1988.
27. NICHOLSON, M. L.; NEOPTOLEMOS, J. P.; SHARP, J. F. et al. Localization of lower gastrointestinal bleeding using in vivo technetium-99m-labelled red blood cell scintigraphy. *Br. J. Surg.*, v. 76, n. 4, p. 358-361, 1989.
28. BROWDER, W.; CERISE, E. J.; LITWIN, M. S. Impact of emergency angiography in massive lower gastrointestinal bleeding. *Ann. Surg.*, v. 204, n. 5, p. 530-536, 1986.
29. DEMARKLES, M. P.; MURPHY, J. R. Acute lower gastrointestinal bleeding. *Med. Clin. North Am.*, v. 77, n. 5, p. 1085-1100, 1993.
30. UDEN, P.; JIBORN, H.; JONSSON, K. Influence of selective mesenteric arteriography on the outcome of emergency surgery for massive, lower gastrointestinal hemorrhage. A 15-year experience. *Dis. Colon Rectum*, v. 29, n. 9, p. 561-566, 1986.
31. THOMPSON, W. G.; PATEL, D. G. Clinical picture of diverticular disease of the colon. *Clin. Gastroenterol.*, v. 15, n. 4, p. 903-916, 1986.
32. SMITH, A. N.; DRUMMOND, E.; EASTWOOD, M. A. The effect of coarse and fine Canadian Red Spring Wheat and French Soft Wheat bran on colonic motility in patients with diverticular disease. *Am. J. Clin. Nutr.*, v. 34, n. 11, p. 2460-2463, 1981.
33. PAPI, C.; CIACO, A.; KOCH, M.; CAPURSO, L. Efficacy of rifaximin in the treatment of symptomatic diverticular disease of the colon. A multicentre double-blind placebo-controlled trial. *Aliment. Pharmacol. Ther.*, v. 9, n. 1, p. 33-39, 1995.
34. BENN, P. L.; WOLFF, B. G.; ILSTRUP, D. M. Level of anastomosis and recurrent colonic diverticulitis. *Am. J. Surg.*, v. 151, n. 2, p. 269-271, 1986.
35. WOLFF, B. G.; READY, R. L.; MACCARTY, R. L. et al. Influence of sigmoid resection on progression of diverticular disease of the colon. *Dis. Colon Rectum*, v. 27, n. 10, p. 645-647, 1984.
36. SCHECHTER, S.; MULVEY, J.; EISENSTAT, T. E. Management of uncomplicated acute diverticulitis: results of a survey. *Dis. Colon Rectum*, v. 42, n. 4, p. 470-475; discussion 475-476, 1999.
37. BROOK, I.; FRAZIER, E. H. Aerobic and anaerobic microbiology in intra-abdominal infections associated with diverticulitis. *J. Med. Microbiol.*, v. 49, n. 9, p. 827-830, 2000.
38. SCHECHTER, S.; MULVEY, J.; EISENSTAT, T. Management of Uncomplicated Acute Diverticulitis: Results of a Survey. *Diseases of the Colon & Rectum*, v. 42, n. 4, p. 470-475, 1999.
39. LIVERMORE, D. M.; SEFTON, A. M.; SCOTT, G. M. Properties and potential of ertapenem. *J. Antimicrob. Chemother.*, v. 52, n. 3, p. 331-344, 2003.
40. SOLOMKIN, J. S.; YELLIN, A. E.; ROTSTEIN, O. D. et al. Ertapenem versus piperacillin/tazobactam in the treatment of complicated intraabdominal infections: results of a double-blind, randomized comparative phase III trial. *Ann. Surg.*, v. 237, n. 2, p. 235-245, 2003.
41. KOURTESIS, G. J.; WILLIAMS, R. A.; WILSON, S. E. Acute diverticulitis: safety and value of contrast studies in predicting need for operation. *Aust. N. Z. J. Surg.*, v. 58, n. 10, p. 801-804, 1988.
42. MUELLER, P. R.; SAINI, S.; WITTENBURG, J. et al. Sigmoid diverticular abscesses: percutaneous drainage as an adjunct to surgical resection in 24 cases. *Radiology*, v. 164, n. 2, p. 321-325, 1987.
43. HINCHEY, E. J.; SCHAAL, P. G.; RICHARDS, G. K. Treatment of perforated diverticular disease of the colon. *Adv. Surg.*, v. 12, p. 85-109, 1978.
44. SCHEIDBACH, H.; SCHNEIDER, C.; ROSE, J. et al. Laparoscopic approach to treatment of sigmoid diverticulitis: changes in the spectrum of indications and results of a prospective, multicenter study on 1,545 patients. *Dis. Colon Rectum*, v. 47, n. 11, p. 1883-1888, 2004.
45. RAMIREZ, F. C.; JOHNSON, D. A.; ZIERER, S. T. et al. Successful endoscopic hemostasis of bleeding colonic diverticula with epinephrine injection. *Gastrointest Endosc.*, v. 43, n. 2, pt. 1, p. 167-170, 1996.
46. REGE, R. V.; NAHRWOLD, D. L. Diverticular disease. *Curr. Probl. Surg.*, v. 26, n. 3, p. 133-189, 1989.

Abdome Agudo Obstrutivo

Ulysses Ribeiro Júnior ♦ Rogério Bordalo ♦ Adriana Vaz Safatle-Ribeiro ♦ Nadim Farid Safatle ♦ Cláudio R. Deutsch

INTRODUÇÃO

Abdome agudo é o termo que se refere a sinais e sintomas de doença intra-abdominal premente, que exige avaliação (história clínica e exame físico do enfermo) em tempo hábil para se promover o tratamento adequado. O abdome agudo obstrutivo é caracterizado pela interrupção total do trânsito gastroenterocólico, de forma aguda, impedindo que o conteúdo do trato digestório atinja a ampola retal.

Esse conceito diferencia a oclusão parcial, o que caracteriza a suboclusão intestinal e a obstrução crônica, a qual é infreqüente e representada, principalmente, pela enterite actínica. A dor e a distensão abdominal geram enorme número de visitas ao hospital, acometendo jovens e idosos de ambos os sexos e pertencentes a todos os grupos socioeconômicos. Esses pacientes devem ser submetidos à avaliação rigorosa para que se estabeleça o diagnóstico em tempo correto, minimizando a morbidade e a mortalidade.

Várias classificações podem ser usadas para caracterizar o abdome agudo obstrutivo.

Quanto à funcionalidade:

- *Dinâmica:* quando o peristaltismo luta contra uma obstrução mecânica (intraluminal, intramural ou extramural).
- *Adinâmica*: quando o peristaltismo está ausente, como no íleo paralítico, ou não propulsivo, como na oclusão vascular mesentérica ou pseudo-obstrução.

Quanto à localização:

- *Obstrução do intestino delgado (alto ou baixo):* na obstrução alta os vômitos são precoces e profusos, causando desidratação rápida; por outro lado, a distensão abdominal é mínima, com pouca evidência de nível líquido na radiografia simples do abdome; na obstrução baixa, a dor predomina com grande distensão abdominal, principalmente no mesogástrio. Os vômitos são tardios e os níveis líquidos centrais podem ser vistos na radiografia simples do abdome.
- *Obstrução do intestino grosso:* a distensão é precoce e pronunciada, enquanto a dor é moderada e os vômitos e a desidratação são tardios. Na radiografia, pode-se observar distensão de cólon e ceco.

Quanto à apresentação:

- *Aguda:* geralmente ocorre na obstrução do intestino delgado com dor tipo cólica, de início abrupto na região central do abdome, distensão, vômitos precoces e constipação.
- *Crônica:* usualmente na obstrução do cólon, com dor abdominal do tipo cólica em baixo ventre, constipação e distensão abdominal.
- *Subaguda:* obstrução incompleta, que pode ser *simples*, quando não há comprometimento do suprimento sangüíneo e *estrangulado*, quando há direta interferência no suprimento sangüíneo, por compressão externa (orifícios herniários), interrupção do fluxo mesentérico (volvo), aumento da pressão intraluminar (obstrução em alça fechada) ou obstrução primária dependente da circulação intestinal (infarto mesentérico).

As causas mais freqüentes de abdome agudo obstrutivo estão expostas na Tabela 17.10.

FISIOPATOLOGIA

A obstrução do trato digestório, seja qual for a causa, origina um conjunto de fenômenos que se interpõem, resultando, quando não interrompidos, em estado de desidratação e choque. Os principais mecanismos da obstrução são intussuscepção, volvo, incarceração e obstrução.

Quando ocorre impedimento do trânsito intestinal, o intestino proximal se dilata e altera a motilidade. O aumento da atividade peristáltica e a distensão provocam dor. O peritônio parietal é ricamente inervado e particularmente sensível. Com a distensão, o peritônio produz dor. A obstrução do intestino anterior (duodeno e delgado proximal) estimula as fibras aferentes do tronco celíaco a produzirem dor epigástrica. Estímulos do intestino médio ativam os nervos aferentes que acompanham a artéria mesentérica superior, provocando dor periumbilical, e os dos cólons induzem os nervos aferentes da artéria mesentérica inferior a provocarem dor suprapúbica.

Abaixo da obstrução, o intestino exibe peristalse normal, assim como sua função absortiva, até que se esvazie e contraia, tornando-se imóvel. Primeiramente, a peristalse aumenta para tentar sobrepor a obstrução. Se esta não for contornada, o intestino começa a se dilatar e a reduzir o peristaltismo, resultando em flacidez e paralisia.

A distensão ocorre por acúmulo de gás (o crescimento bacteriano aeróbico e anaeróbico acaba produzindo gás). O oxigênio e o gás carbônico são absorvidos, permanecendo nitrogênio (90%), hidrogênio (sulfito) e fluidos (pela retenção dos vários líquidos digestivos).

TABELA 17.10 – Principais causas de abdome agudo obstrutivo por localização anatômica

LOCALIZAÇÃO ANATÔMICA	CAUSAS	INCIDÊNCIA (%)
Intestino delgado	Aderências e bridas	45
	Tumores (metastáticos)	20
	Íleo metabólico	15
	Hérnias	10
	Doença inflamatória	5
	Volvo	3
	Outras	2
Intestino grosso	Neoplasias	80
	Volvo sigmóide e cecal	10
	Diverticulite	7
	Outras	3

A distensão e a estase propiciam grande proliferação bacteriana intraluminar, com posterior translocação. A dor dificulta a expansão respiratória e, se associada a vômitos de conteúdo entérico, pode levar à contaminação da árvore respiratória. A perda do líquido para o interior do trato digestório, representada pelo seqüestro para o terceiro espaço, para o interstício, na forma de edema de alça e absorção intestinal ineficaz, e para o meio externo por vômitos levam à desidratação, hipovolemia e a distúrbios eletrolíticos. Esses processos fisiopatológicos, quando não interrompidos, se agravam de maneira progressiva, culminando em comprometimento sistêmico.

A obstrução em alça fechada se dá quando as extremidades proximal e distal do intestino estão obstruídas, muito freqüente nos casos de estrangulamento. Em geral, não há distensão abdominal precoce do intestino proximal, porém quando a gangrena do segmento estrangulado é iminente, há trombose retrógrada das veias mesentéricas com distensão em ambos os lados do segmento estrangulado. A forma clássica de obstrução em alça fechada é a obstrução do cólon com valva ileocecal continente, que impede o refluxo de líquidos e gás para o intestino delgado, resultando em aumento acentuado na pressão intraluminar, principalmente no ceco (paredes finas e maior diâmetro), com supressão do fluxo sangüíneo, necrose e perfuração.

DIAGNÓSTICO CLÍNICO

As características cardinais do abdome agudo obstrutivo são dor, vômitos, distensão e constipação. Essas características podem variar de acordo com a localização e o tempo de obstrução, presença ou ausência de isquemia e doenças associadas. As manifestações tardias incluem desidratação, oligúria, choque, pirexia, septicemia e problemas respiratórios. Em todos os casos suspeitos de obstrução intestinal, todos os orifícios herniários devem ser examinados com cuidado.

A primeira manifestação é a dor. A história deve caracterizar e documentar a dor da maneira mais precisa possível. Alguns critérios devem ser destacados na anamnese do abdome agudo obstrutivo: intensidade e tipo de aparecimento da dor, associação com vômitos, funcionamento intestinal, operação prévia e história medicamentosa.

Em geral, a dor torna-se cada vez mais intensa. Essa dor progressiva representa a manifestação habitual da obstrução intestinal. Dor precoce, vaga e profunda é comum em obstrução de intestino delgado. A partir daí, ela assume característica crescente e passa a ser como dor em cólica. No entanto, se a obstrução referida provocar acometimento vascular com sofrimento, a dor torna-se prolongada, constante e intensa. A dor precedida de desconforto abdominal vago e generalizado, que evolui para difusa em algumas horas, é sugestiva de obstrução do cólon. No pós-operatório, a dor não é característica importante em obstrução mecânica e não aparece no íleo paralítico.

Os vômitos podem decorrer de dor intensa e de doenças infecciosas ou sistêmicas. Com freqüência, os vômitos antecedem a dor em pacientes com doenças sistêmicas. A obstrução do intestino anterior provoca mais vômitos do que a do intestino médio. Os vômitos são raros em pacientes com obstrução do cólon. A obstrução do intestino delgado de longa duração pode causar vômitos fecalóides. A obstrução distal à papila duodenal provoca vômitos biliosos, enquanto a proximal provoca vômitos claros. A maioria dos pacientes não tem desejo de se alimentar e refere "inchaço" do abdome.

A caracterização do hábito intestinal, inclusive com história de constipação, diarréia ou alteração recente do funcionamento, deve ser amplamente questionada. A parada na eliminação de gazes e fezes e a presença de movimentos peristálticos referidos sugerem obstrução intestinal mecânica (Tabela 17.11). A constipação intestinal não deve ser valorizada quando se suspeita de hérnia de Richter, obturação por litíase, oclusão vascular mesentérica, obstrução associada a abscesso pélvico e obstrução parcial (como na impacção fecal ou neoplasias do cólon).

A história pregressa fornece informações que ajudam no diagnóstico, principalmente no que diz respeito à operação prévia. Intervenções no abdome inferior estão associadas ao aumento de aderências intra-abdominais. As doenças sistêmicas, cardíacas ou pulmonares devem ser excluídas como causas possíveis de dor e distensão abdominal.

EXAME FÍSICO

Deve-se observar o aspecto global do paciente, o biótipo e os sinais de dor e desidratação. O exame físico inicia-se com a avaliação dos sinais vitais, sobretudo taquicardia, hipotensão, febre baixa e mucosas ressecadas. Esses são indícios de hipovolemia em decorrência do volume plasmático que abandona o espaço intravascular.

O aspecto geral e os sinais vitais determinam a urgência da rotina diagnóstica e da implementação do tratamento. Na inspeção abdominal, o paciente apresenta distensão, devendo-se dar atenção especial à procura de cicatrizes, hérnias, massas ou defeitos da parede abdominal. Em obesos, a inspeção de hérnias torna-se difícil. A palpação é considerada a etapa fundamental do exame físico.

Inicia-se com palpação suave avaliando a expressão facial do doente, progredindo para palpação profunda e cuidadosa a fim de detectar massas abdominais. A palpação profunda muitas vezes é prejudicada pelo elevado grau de distensão. A ausculta fornece informação a respeito da presença ou não de peristalse (abdome silencioso indica íleo). Movimentos hiperativos intercalados com silêncio caracterizam peristalse em luta da obstrução mecânica do intestino delgado.

Na percussão do abdome, o hipertimpanismo ou o timpanismo à percussão significa distensão gasosa. Quando associada à contratura, caracteriza borborigmo.

O exame retal deve incluir avaliação de massas intraluminares e de sangue, o que pode indicar malignidade, intussuscepção ou infarto.

AVALIAÇÃO LABORATORIAL

A avaliação inicial inclui hemograma completo, apesar de existir correlação fraca entre a contagem de leucócitos e o grau de gravidade da obstrução intestinal. A dosagem sérica de sódio, potássio, uréia, creatinina, glicose, cloro e dióxido de carbono apresentam relação direta com a desidratação desses pacientes. As dosagens de amilase e lipase séricas podem ajudar na avaliação de dor abdominal alta com distensão. Mulheres em idade gestacional devem ser submetidas à dosagem de concentração sérica de gonadotrofina coriônica humana beta.

TABELA 17.11 – Obstrução intestinal decorrente de causa mecânica

INTRALUMINARES	INTRAMURAIS	EXTRAMURAIS
Fecalomas	Doença maligna	Hérnias
Bolo de áscaris	Doença de Crohn	Bridas
Invaginação	Tuberculose	Volvos
	Inflamação actínica	

DIAGNÓSTICO POR IMAGEM

Antes da disponibilidade generalizada da ultra-sonografia e da tomografia computadorizada, os cirurgiões coletavam história cuidadosa e, somada com exame físico e laboratorial realizavam radiografias simples de abdome e tórax. Com essas informações, decidiam o tratamento. A laparotomia era considerada diagnóstica e terapêutica.

Os exames radiológicos simples ainda têm indicação e são particularmente importantes nos quadros obstrutivos. Os exames abdominais com incidência do paciente em pé e deitado demonstram obstrução pilórica, obstrução proximal e distal do delgado e obstrução do cólon. As características são múltiplos níveis hidroaéreos em alças dilatadas, localizadas centralmente com válvulas coniventes visíveis e ausência ou escassez de ar no cólon (Fig. 17.24).

O cólon obstruído apresenta distensão de alça localizada perifericamente com haustrações visíveis (Fig. 17.25). Se a válvula ileocecal estiver incompetente, a obstrução causará distensão do intestino delgado distal (Fig. 17.26). O volvo do cólon sigmóide tem característica de alça dilatada que cresce da pelve e estende-se obliquamente através da coluna até o abdome superior. A obstrução colônica usualmente está associada com grande presença de gás no ceco (Fig. 17.27).

Enema com contraste hidrossolúvel pode ser usado para diferenciar obstrução intestinal de pseudo-obstrução. A solução baritada é contra-indicada quando houver obstrução aguda.

Corpos estranhos impactados também podem ser vistos na radiografia simples do abdome. No íleo biliar, gás pode ser visto na árvore biliar, enquanto em 25% das vezes o cálculo pode ser detectado na fossa ilíaca direita (Fig. 17.28).

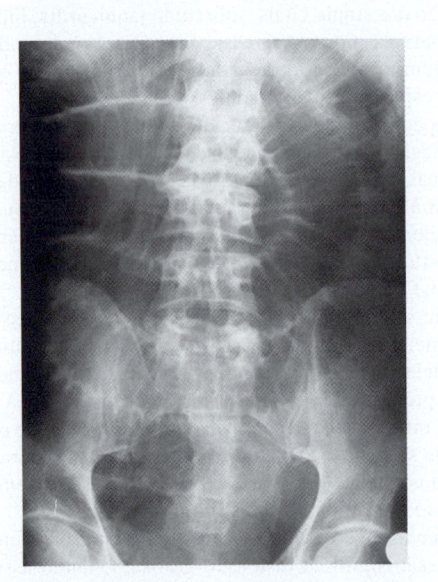

Figura 17.24 – Radiografia simples do abdome com níveis hidroaéreos em alças dilatadas, presença de válvulas coniventes e ausência de ar nos cólons.

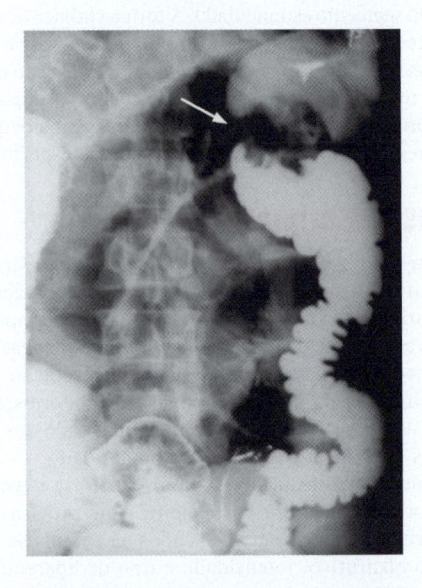

Figura 17.26 – Enema opaco, em que se nota obstrução à passagem do contraste no ângulo esplênico do cólon, com dilatação do intestino delgado, em paciente com válvula cecal incompetente.

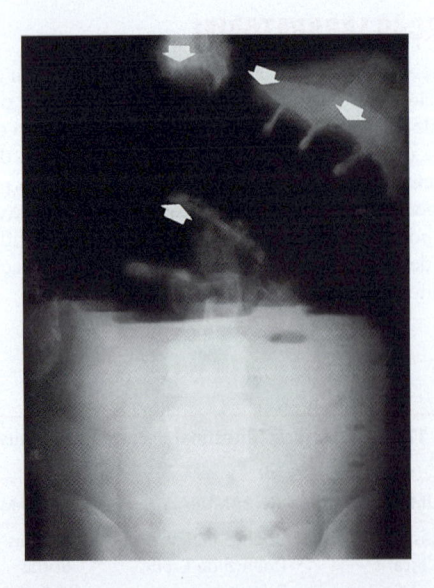

Figura 17.25 – Radiografia simples do abdome, em pé. Observar-se distensão do cólon transverso, com haustrações visíveis.

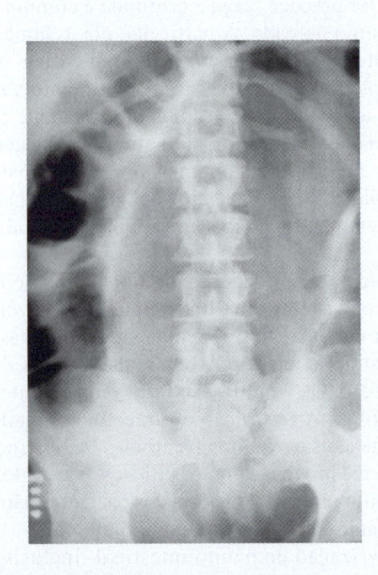

Figura 17.27 – Radiografia simples do abdome demonstrando alça dilatada, com grande presença de ar no ceco em paciente com volvo do sigmóide.

Alguns pacientes mostram exame radiológico simples de abdome com padrões de obstrução mecânica quando não há obstrução. O íleo paralítico pode apresentar-se com esse padrão, com distensão excessiva e níveis hidroaéreos do estômago até o reto (Fig. 17.29).

A tomografia computadorizada proporcionou avanço na eficácia diagnóstica, ocupando papel de destaque como ferramenta diagnóstica, principalmente nos estágios finais de isquemia, revelando, com nitidez, trombose da veia mesentérica. Essa técnica ainda avalia complicações da obstrução, como intussuscepção. A avaliação detalhada dos órgãos abdominais não é prejudicada pela distensão gasosa nesse exame (Fig. 17.30).

A ultra-sonografia fornece avaliação rápida, segura e de baixo custo. Infelizmente, o excesso de ar abdominal nos quadros obstrutivos interfere na avaliação, limitando o seu uso.

DIAGNÓSTICO DIFERENCIAL

As informações coletadas permitem diagnóstico acurado. Porém, devem ser excluídas causas ginecológicas, como gravidez ectópica, e infecções agudas, como gastroenterocolite aguda e pancreatite aguda, pois cursam com grande distensão e dor abdominal.

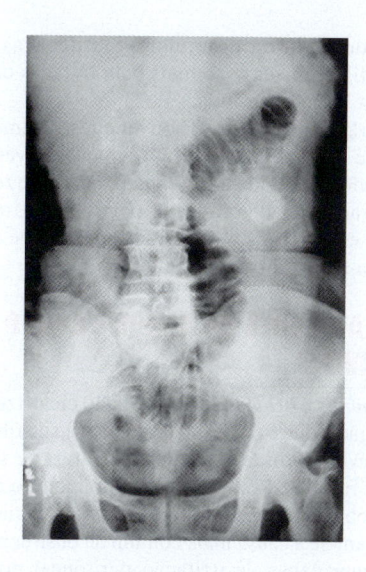

Figura 17.28 – Radiografia de paciente com íleo biliar, observando-se corpo estranho intraluminar em hipocôndrio esquerdo.

TRATAMENTO CLÍNICO

O tratamento clínico inicial se aplica a todos os pacientes e abrange três medidas: (1) drenagem gastrointestinal; (2) reposição de fluidos e eletrólitos e (3) alívio da obstrução, geralmente cirúrgico. No paciente estável, a reposição hídrica, a descompressão gástrica com sonda nasogástrica e a colocação de sonda de Foley para mensuração do débito urinário, mais a analgesia, constituem adequado preparo pré-operatório. Muitas vezes essas medidas são suficientes, como em aderências internas e podem ser usadas exclusivamente. Uma vez tomada a decisão de operar, administram-se antibióticos de amplo espectro, visando evitar proliferação bacteriana acentuada.

Em pacientes instáveis, a avaliação e a reposição devem ser cuidadosamente realizadas, após a verificação do equilíbrio hidroeletrolítico e do grau de desidratação, certificando-se da ausência de sinais de estrangulamento e/ou evidências de obstrução em alça fechada. Depois dessas verificações, tais pacientes podem ser submetidos ao tratamento cirúrgico.

Estudos mostram que atraso de 12 a 24h para indicar o tratamento cirúrgico é seguro, porém a incidência de estrangulamento e outras complicações cresce, significantemente, após esse período.

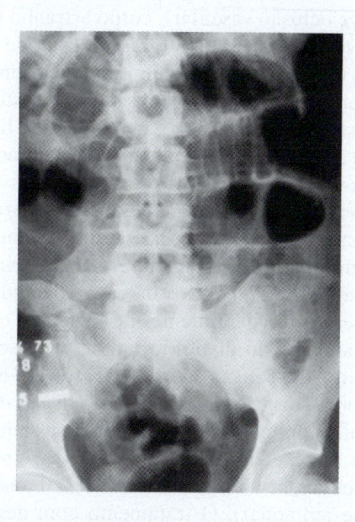

Figura 17.29 – Radiografia simples do abdome de portador de íleo paralítico pós-operatório.

TRATAMENTO CIRÚRGICO

Três princípios devem ser seguidos no tratamento cirúrgico: (1) avaliação e ação no sítio da obstrução; (2) cuidados com o intestino proximal dilatado e (3) averiguação e tratamento da causa da obstrução. A decisão de quando operar dependerá das características clínicas e deve haver indicação precoce a casos de obstrução ou estrangulamento por hérnia interna, estrangulamento e obstrução aguda. Casos de obstrução por prováveis aderências, sem dor ou sinais de irritação peritoneal, podem aguardar mais tempo (geralmente até 72h), apesar da evidência radiológica de obstrução.

Depois de se concluir pela necessidade de operar, o cirurgião deve planejar a abordagem cirúrgica. Em geral se opta por incisão mediana, devendo a operação ser dirigida quanto ao sítio da obstrução, à natureza da obstrução e à viabilidade do intestino.

Em princípio, a prioridade é o estabelecimento do trânsito intestinal, entretanto o tipo de procedimento dependerá da causa da obstrução, ou seja, liberação de aderências, excisão, anastomose com desvio do trânsito intetinal ou apenas descompressão. Em

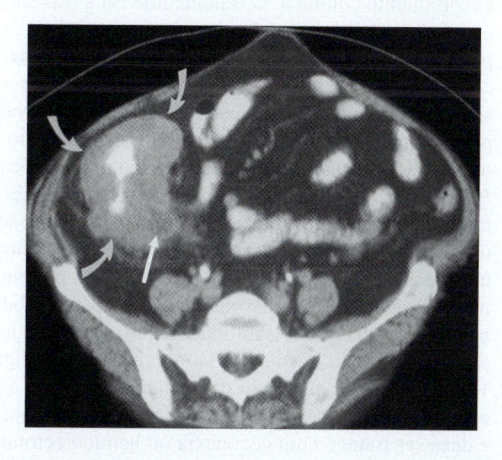

Figura 17.30 – Tomografia computadorizada do abdome com contraste revela espessamento circunferencial da parede do ceco (Cortesia do Dr. Carlos Leite de Macedo Filho – Hospital Sírio-Libanês).

pacientes com história de tumores ou doenças terminais, metástases disseminadas são mais bem tratadas com simples derivação da lesão obstrutiva.

Na exploração cirúrgica, se houver questionamento quanto à viabilidade da alça intestinal, o segmento deverá ser totalmente liberado, envolvido em compressa morna e reexaminado para observação da coloração e peristalse. Uma segunda laparotomia está claramente indicada ao paciente cujo quadro clínico piora após a operação inicial.

PARTICULARIDADES DO ABDOME AGUDO OBSTRUTIVO

- *Aderências e bridas:* aderências são cicatrizes que unem um órgão a outro em razão da deposição de fibrina. Bridas são traves fibrosas entre duas estruturas e são relativamente frouxas. Com o aumento do número de intervenções sobre a cavidade abdominal, as aderências e as bridas tornaram-se a causa mais comum de obstrução intestinal. Qualquer causa de irritação peritoneal pode originar aderências ou bridas, resultantes da deposição de fibrina. Essa aderência fibrinosa pode dar origem à matriz fibrosa vista especialmente nas bridas. As principais causas de aderências são áreas isquêmicas (sítio de anastomoses, trauma e oclusão vascular), corpo estranho (talco, seda, gaze), condições inflamatórias (doença de Crohn), infecções (tuberculose, peritonite), enterite actínica e drogas. No tratamento cirúrgico, libera-se a área intestinal angulada ou causadora da obstrução, evitando-se a liberação das demais aderências, pois podem se formar novas aderências ou bridas.
- *Íleo metabólico:* o íleo metabólico ou paralítico é caracterizado pela interrupção do trânsito intestinal em virtude do distúrbio da atividade motora. Ocorre, principalmente, nos quadros inflamatórios da cavidade abdominal e no pós-operatório (geralmente até o quarto dia). O fator desencadeante do distúrbio motor pode ser *sistêmico*, resultado de causas medicamentosas (haloperidol, antidepressivos tricíclicos e opiáceos); *metabólico* (hiponatremia, hipopotassemia, hipomagnesemia, uremia); *causas intraperitoneais* (peritonites), *retroperitoneais* (pielonefrites, hemorragias) e a *distância* (broncopneumonia de base pulmonar). O tratamento com descompressão por sonda nasogástrica e reposição intravenosa é eficaz em mais de 95% dos casos.
- *Neoplasia de cólon*: a distensão do ceco confirmará o envolvimento colônico. O tratamento visa à ressecção da neoplasia e à reconstrução do trânsito intestinal, o que poderá ser feito em um ou mais tempos cirúrgicos, se a condição do paciente assim o permitir. Em determinadas situações, a colostomia ou a cecostomia pode ser salvadora, principalmente em casos iminentes de perfuração do ceco ou quando as condições do paciente são muito precárias.
- *Hérnias:* as hérnias constituem causa importante de obstrução intestinal e são tratadas inicialmente por via de acesso usual para herniorrafia correspondente. As principais hérnias internas ocorrem por forame de Winslow, mesentério, mesocólon transverso, diafragma, pelve e parede abdominal. Após avaliação da viabilidade da alça, pode ser necessária laparotomia, caso a incisão inicial seja inadequada.
- *Volvo*: no Brasil, em razão da doença de Chagas, é mais comum no sigmóide, todavia pode ocorrer também no ceco e deve ser tratado com cecopexia ou hemicolectomia direita, se ele estiver isquêmico ou gangrenado. A torção do sigmóide sobre seu próprio eixo, causada pela dilatação e pelo alongamento deste, na maioria das vezes é incompleta. O tratamento inicial é por esvaziamento endoscópico, utilizando-se sondas retais, podendo resolver o quadro de volvo. Havendo complicações, indica-se a operação.
- *Íleo biliar*: o diagnóstico baseia-se no estudo detalhado da via biliar no pré-operatório. Classicamente, a impacção ocorre a 60cm da valva ileocecal. Na operação, o cálculo deve ser removido por enterotomia. A maioria dos cirurgiões recomenda colecistectomia no mesmo ato cirúrgico.
- *Íleo por bezoar:* o tricobezoar ou fitobezoar pode ficar volumoso e impactar na válvula ileocecal. É tratado por remoção cirúrgica.
- *Bolo de áscaris:* o tratamento inicial é clínico; porém, não havendo sucesso, indica-se o tratamento operatório com malaxação dos vermes para o ceco. Se a malaxação não for possível ou se houver comprometimento vascular, opta-se pela simples enterectomia ou ressecção do segmento necrótico. Deve-se sempre associar o tratamento a vermífugos.
- *Fecaloma:* o diagnóstico se dá por massa palpável e toque retal, radiografia simples de abdome, com imagem em "miolo de pão" e dilatação de alças cólicas. O tratamento, quando recente, deve ser o esvaziamento à custa de lavagens intestinais, com exame periódico do paciente. Em caso de fezes muito endurecidas, indica-se esvaziamento manual com bloqueio anestésico. Não se obtendo êxito, indica-se ressecção cirúrgica.
- *Intussuscepção:* em adultos, as causas mais comuns são pólipos grandes, síndrome de Peutz-Jeghers, lipoma ou tumores. Na operação, tenta-se a desinvaginação cuidadosa com tração delicada da alça invaginada. Havendo sofrimento ou insucesso, indica-se ressecção.
- *Obstrução intestinal recidivante:* paciente com múltiplas operações abdominais prévias que apresentam novo quadro obstrutivo, caracterizando desafio para o cirurgião. Sempre que possível, a operação deve ser evitada em tais casos.
- *Pseudo-obstrução intestinal:* o saturnismo (envenenamento por chumbo) e a pseudo-obstrução intestinal simulam quadro de obstrução mecânica (usualmente do cólon) sem oclusão da luz. Os principais fatores associados à pseudo-obstrução são metabólicos (diabetes, hipocalemia, mixedema e uremia), trauma (lombar ou espinal), choque (queimadura, infarto do miocárdio e acidente vascular cerebral), septicemia (irritação peritoneal – sangue, urina, enzimas ou tumor), drogas (antidepressivos tricíclicos, fenotiazinas, levodopa, laxativos) e esclerodermia. A síndrome de Ogilvie apresenta-se como pseudo-obstrução intestinal colônica aguda, com grande distensão do ceco, que pode originar sua perfuração. A descompressão colonoscópica pode ser salvadora. Quando não está disponível, pode ser realizada uma cecostomia descompressiva. Em geral, o tratamento é clínico.

BIBLIOGRAFIA

BALLANTYNE, G. H. Review of sigmoid volvulus. Clinical patterns and pathogenesis. *Dis. Colon Rectum*, v. 25, n. 8, p. 823-830, 1982.

BYZER, L. S.; LIEBLING, R. W.; DELANEY, H. M. et al. Small bowel obstruction: the role of non-operative treatment in simple intestinal obstruction and predictive criteria for strangulation obstruction. *Surgery*, v. 89, p. 407-413, 1981.

CUFFY, M.; ABIR, F.; AUDISIO, R. A.; LONGO, W. E. Colorectal cancer presenting as surgical emergencies. *Surg. Oncol.*, v. 13, n. 2-3, p. 149-57, 2004.

FAZEL, A.; VERNE, G. N. New solutions to an old problem: acute colonic pseudo-obstruction. *J. Clin. Gastroenterol.*, v. 39, n. 1, p. 17-20, 2005.

HABR-GAMA, A.; KISS, D. R.; BOCCHINI, S. F.; TEIXEIRA, M. G.; PINOTTI, H. W. Chagasic megacolon. Treatment by abdominal recto-sigmoidectomy with mechanical colo-rectal termino-lateral anastomosis. Preliminary results. *Rev. Hosp. Clin. Fac. Med. Sao Paulo*, v. 49, n. 5, p. 199-203, 1994.

OKUMURA, M.; NAKASHIMA, Y.; CURTI, P.; DE PAULA, W. Acute intestinal obstruction by Ascaris. Analysis of 455 cases. *Rev. Inst. Med. Trop. Sao Paulo*, v. 16, n. 5, p. 292-300, 1974.

WINSLET, M. C. Intestinal obstruction. In: RUSSELL, R. C. G.; WILLIAMS, N. S.; BULSTRODE, C. J. K. *Short Practice of Surgery*. 23. ed. rev. London: Arnold, 2000. Cap. 58, p. 1058-1075.

YALAMARTHI, S.; SMITH, R.C. Adult intussusception: case reports and review of literature. *Postgrad. Med. J.*, v. 81, n. 953, p. 174-177, 2005.

Hérnias

Renato Estevam Hueb Simão

HISTÓRIA

A primeira descrição de hérnias foi mencionada no Papiro de Ebers, em 1555 a.C. Hipócrates cita o termo "hérnios" para descrever protrusões umbilicais e inguinais. Celsius usou a transiluminação para diferenciar uma hérnia de uma hidrocele e defendia a pressão gradual local para tratamento das hérnias encarceradas.

Littre, em 1700, descreveu um duto onfalomesentérico encarcerado em uma hérnia.

No decorrer dos anos, vários cirurgiões e anatomistas, ao descreverem estruturas anatômicas da parede abdominal, tiveram seus nomes associados a elas: Camper (fáscia) em 1801, Cooper (ligamento) em 1804, Hesselbach (triângulo) em 1814, Petit (hérnia) em 1783 e Scarpa (fáscia) em 1814.

Em 1884, Bassini estabeleceu a base das técnicas modernas de reparo de hérnias inguinais com a reconstrução do assoalho inguinal. McVay popularizou o uso do ligamento de íleopectíneo de Cooper, em 1948.

A primeira implantação de tela pré-peritoneal foi descrita por River, em 1965 e por Stoppa, em 1968, para o tratamento de hérnias inguinais bilaterais. Em 1970, Lichtenstein defendeu o uso de telas para reparo das hérnias diretas e recidivadas.

A primeira série de herniorrafias laparoscópicas foi publicada por Schultz, em 1990.

DEFINIÇÃO

Hérnias são definidas como o estado patológico em que ocorre a saída de um órgão por um ponto fraco da parede abdominal, seja ele natural ou adquirido, porém mantendo a integridade do peritônio e da pele.

A partir desse conceito, estão excluídas as eviscerações, sejam elas pós-operatórias ou traumáticas, visto que, nesses casos, há ruptura do peritônio e da pele.

CLASSIFICAÇÃO

Pode se basear em:

- *Localização:* inguinais, crurais, umbilicais, epigástricas, perineais, lombares etc.
- *Conteúdo:* intestino grosso, delgado etc.
- *Etiologia:* congênitas, adquiridas, pós-operatórias etc.

EPIDEMIOLOGIA

A incidência de hérnias inguinais na população varia entre 2 e 4%. Em 95% dos casos, as hérnias são externas e em 5% são internas. De todas as hérnias, em torno de 75% são inguinais, 10% são incisionais e 5 a 7% são umbilicais, femorais e em outras raras localizações.

As hérnias inguinais são mais freqüentes em homens do que em mulheres, na proporção de 3:1. As hérnias femorais são encontradas em 75% dos casos em mulheres. O reparo das hérnias inguinais é a operação mais freqüente em cirurgia geral.

DIAGNÓSTICO

A história, o exame físico local com inspeção e a palpação da tumoração, tanto em posição deitada com supina, como também mediante esforço do paciente, são os principais métodos diagnósticos na confirmação de hérnias da parede abdominal.

No caso de dúvida diagnóstica, a ultra-sonografia é o método de imagem, pela acessibilidade e facilidade de execução, para confirmação da presença de hérnia e de seu conteúdo.

O diagnóstico diferencial abrange linfadenite, lipomas, tumores, abscessos, cistos, endometriose e testículos inguinais.

SINTOMAS E COMPLICAÇÕES

As hérnias, uma vez formadas, aumentam seu volume de maneira progressiva, na dependência da fraqueza local e de esforços físicos. Seus sintomas se relacionam não só à própria presença de um saco herniário, mas também ao seu conteúdo (alças de delgado, cólon, omento etc.).

HÉRNIAS ENCARCERADAS E ESTRANGULADAS

As hérnias encarceradas são a segunda causa mais comum de obstrução intestinal. Importante salientar que, tanto nas hérnias encarceradas, como em hérnias estranguladas, não se consegue a redução do saco herniário, porém nas primeiras não há perturbações de ordem circulatória das vísceras envolvidas.

Segundo extenso estudo de Kulah et al.[1] realizado em 2001, com revisão de 385 pacientes com encarceramento/estrangulamento herniário, 10 a 15% dessas hérnias continham alças de delgado e 50% das hérnias estranguladas já haviam sofrido encarceramento temporário anterior. A incidência de estrangulamento ocorreu na faixa etária de indivíduos com mais de 65 anos de idade. Houve mais homens com hérnias encarceradas do que mulheres (250 e 135, respectivamente). Hérnias inguinais e umbilicais foram as mais freqüentes (291 e 48, respectivamente).

A mortalidade pós-operatória foi de 2,9% e, destes, 81,8% tinham mais de 60 anos e morreram, em sua grande maioria, de complicações pulmonares e respiratórias.

HÉRNIA INGUINAL EM ADULTOS

A hérnia inguinal em adultos é o tipo mais comum de hérnia e ocorre principalmente em homens.

A hérnia oblíqua externa decorre da persistência do chamado conduto peritônio-vaginal e a hérnia direta do abaulamento da fáscia transversal.

Em 15% dos pacientes, elas surgem bilateralmente.

HÉRNIA INGUINAL EM CRIANÇAS

A hérnia inguinal é doença cirúrgica mais comum em criança, com incidência que varia de 1 a 2%. Aparece cinco vezes mais em meninos do que em meninas. Em 60% dos casos, ocorre do lado direito e em 10%, bilateralmente.

A hérnia inguinal em crianças resulta de persistência anormal do *processus vaginalis*, que permanece aberto em 80 a 90% dos neonatos e está ainda presente em 50% das crianças ao fim do primeiro ano de vida. A persistência não implica presença de hérnia, mas significa simplesmente potencial para a formação de saco herniário.

Em virtude do alto risco de encarceramento, em especia de ovários e testículos, particularmente em prematuros abaixo de três meses, a cirurgia deve ser logo indicada.

HÉRNIAS CRURAIS

Representam em torno de 32% do total de hérnias na mulher e 2% nos homens, sendo, portanto, muito mais freqüentes em pacientes do sexo feminino do que no sexo masculino, na proporção de 4:1.

Surgem em conseqüência de fraqueza do anel crural e raramente atingem grandes dimensões, o que leva os pacientes a procurarem tratamento mais tardiamente.

HÉRNIAS EPIGÁSTRICAS

Decorrem de defeitos da linha alba, entre o apêndice xifóide e o umbigo, nos pontos de passagem dos ramos nervosos e vasos destinados à pele.

Representam de 0,5% a 5% de todas as hérnias. Têm maior ocorrência em homens do que em mulheres, na proporção de 3:1.

A maioria das hérnias epigástricas é assintomática. O encarceramento é comum, mas o estrangulamento é raro.

HÉRNIAS UMBILICAIS

O umbigo é abertura herniária natural na parede abdominal. A hérnia umbilical pode se desenvolver em qualquer idade. Na criança, é mais freqüente no sexo masculino e na raça negra.

O tratamento das hérnias umbilicais é sempre cirúrgico, porém aqui vale uma ressalva importante. As hérnias umbilicais adquiridas em pacientes com distensão abdominal aguda, que surgem em portadores de ascite ou em pacientes em regime de diálise peritoneal, somente têm indicação cirúrgica em evidência de encarceramento ou estrangulamento.

HÉRNIAS DE SPIEGHEL

Ocorrem na intersecção da linha semicircular ou arqueada.

Elas são sempre adquiridas, entre a quarta e a quinta década de vida, com razão entre o sexo feminino e o masculino de 4:3, respectivamente.

Os sintomas incluem dor abdominal e massa palpável.

HÉRNIA OBTURADORA

São herniações através do forame obturador, na raiz da coxa.

A primeira descrição foi feita por Roland de Ronsil em 1772. São adquiridas, predominantemente em mulheres na sétima ou oitava décadas de vida.

Não são externamente visíveis e raramente palpáveis. Os sintomas típicos são mais freqüentemente relacionados à obstrução intestinal.

HÉRNIA PERINEAL

Herniações primárias ou secundárias decorrentes da protrusão do conteúdo abdominal através do assoalho pélvico, que aparecem para ou retrorretalmente entre os elevadores do ânus e os músculos coccígeos.

As hérnias primárias são mais freqüentes em mulheres; as secundárias, em ambos os sexos. Raramente encarceram.

HÉRNIA LOMBAR

Apresenta-se como protrusão de conteúdo abdominal através de pontos fracos da região lombar, sejam elas congênitas ou adquiridas. Seus limites estão entre a 12ª costela e a crista ilíaca. O orifício herniário está em um músculo da área lombar. Há menos de 400 casos descritos na literatura mundial.

HÉRNIA INCISIONAL

As hérnias incisionais são definidas como protrusão do conteúdo abdominal através de ponto fraco da parede abdominal, sobre cicatriz cirúrgica anterior.

Sua incidência varia de 2 a 15%, sendo a infecção de ferida operatória considerada o fator de risco mais importante. Ainda, como fatores de risco, estão associados a hipoalbuminemia e o *diabetes mellitus* (redução local do suprimento sangüíneo causando redução da oxigenação e nutrição), o fumo e as doenças pulmonares, o uso de corticosteróides e a quimioterapia.

Os reparos convencionais das hérnias incisionais são realizados com sutura das bordas da aponeurose após seu reavivamento, porém as altas incidências de recidiva recomendaram mudança na técnica cirúrgica com o passar dos anos.

A correção cirúrgica das hérnias incisionais com o uso de telas foi descrita primeiramente por Usher, em 1959. Através dos anos, foram introduzidas novas estruturas têxteis nas configurações das telas.

Atualmente, com o uso de próteses de materiais aloplásticos, houve considerável redução dos índices de recorrência, embora a ocorrência de complicações locais, como hematomas e seromas decorrentes da preparação do espaço subfacial não seja totalmente desprezível.

TRATAMENTO

O tratamento das hérnias de parede abdominal é exclusivamente cirúrgico. Não é intenção deste capítulo estender-se sobre detalhes técnicos na correção de hérnias, porém é lícito afirmar que noções gerais do tratamento cirúrgico das hérnias devam fazer parte do conhecimento de todo profissional, independentemente da especialidade.

Desde as descrições de Bassini no fim do século passado, diferentes técnicas operatórias foram introduzidas e mais recentemente as técnicas laparoscópicas passaram também a fazer parte do arsenal terapêutico cirúrgico.

No presente, as técnicas denominadas *tension-free* assumiram papel principal na correção das hérnias, utilizando-se telas sintéticas para as correções dos defeitos da parede abdominal. O uso de telas sintéticas pode ser empregado tanto para as correções convencionais como para correções laparoscópicas, muito embora não haja, até o momento, estudos que comprovem vantagens da correção por via laparoscópica sobre a correção convencional.

Entre as técnicas abertas, o procedimento de Shouldice assume papel de técnica *standard* para o tratamento das hérnias inguinais unilaterais.

Após a introdução das técnicas *tension-free*, a incidência de recidivas pode ser reduzida a valores próximos de 2%, quando utilizadas por via aberta.

O desenvolvimento de técnicas laparoscópicas trouxe novo enfoque à correção das hérnias.

Variações na abordagem laparoscópica e diferenças nas técnicas de fixação de telas sintéticas refletem que o procedimento ainda está evoluindo e que não há consenso, por enquanto, sobre a melhor abordagem laparoscópica de hérnias.

REFERÊNCIA BIBLIOGRÁFICA

1. KULAH, B. et al. Presentation and outcome of incarcerated external hernias in adult. *The American Journal of Surgery*, v. 181, p. 101-104, 2001.

BIBLIOGRAFIA

AMEH, E. A. Incarcerated and strangulated hernias in children in Zaria, Nigeria. *East African Medical Journal*, v. 76, p. 499-501, Sept., 1999.

MORRIS-STIFF, G. J.; HUGHES, L. E. The outcome of nonabsorbable mesh placed within the abdominal cavity. *J. Am. Coll. Surg.*, v. 186, p. 352-367, 1998.

GALLEGOS, N. C.; DAWSON, J.; JAVIS, M.; HOBSLEY, M. Risk of strangulation in groin hernias. *Br. J. Surg.*, v. 78, p. 1171-1173, 1991.

HAY, J. M.; BOUDET, M. J.; FINGERHUT, A.; POUCHER, J.; HENNET, H.; HABIB, E.; VEYRIERS, M.; FLAMANT, Y. Shouldice inguinal hernia repair in the male adult. *Ann. Surg.*, v. 222, p. 719-727, 1995.

KURT, N.; ONCEL, M.; BINGUL S. Risk and outcome of bowel resection in patients with incarcerated groin hernias. *World Journal of Surgery*, v. 27, p. 741-743, Jun., 2003.

MCDERMOTT JR., W. V. Incarcerated and strangulated hernia. *Surgical Clinics of North America*, v. 46, p. 789-796, Jun., 1966.

Abdome Agudo Perfurativo

Ivan Cecconello ♦ Marcos Roberto Tacconi

INTRODUÇÃO

Abdome agudo perfurativo pode ser definido como o quadro clínico abdominal decorrente do conjunto de afecções que determinam perfuração de vísceras intra-abdominais ocas e extravasamento de seu conteúdo em peritônio livre, com conseqüentes reações locais e sistêmicas.

São afecções de alta gravidade associadas, ainda hoje, à elevada mortalidade e para as quais, com poucas exceções, o tratamento é eminentemente cirúrgico. Nesse contexto, uma avaliação clínica cuidadosa é fator decisivo para a diminuição dos riscos de complicações, uma vez que possibilita diagnóstico precoce e conseqüente otimização da terapêutica apropriada.

Didaticamente, de acordo com o órgão perfurado, podem-se classificar as perfurações em dois grupos: (1) do tubo gastrointestinal ou da vesícula biliar e (2) do trato geniturinário (bexiga, ureteres, útero e trompas). Neste capítulo, o foco da discussão serão as perfurações relacionadas ao tubo digestivo.

Elas podem ser causadas por diversos fatores, sendo os mais comuns aqueles relacionados a traumatismos abdominais (fechados ou abertos), a processos inflamatórios agudos (ou crônicos em processo de agudização), a iatrogenias associadas a procedimentos diagnósticos ou terapêuticos ou mesmo como complicações de neoplasias[1-6].

QUADRO CLÍNICO

As perfurações do tubo digestivo tendem a apresentar seqüência anatomopatológica constante.

Inicialmente, verifica-se o desenvolvimento de peritonite química local, determinada pelo extravasamento de secreção digestiva com propriedades químicas particulares (de acordo com o órgão perfurado), que evoluirá em seguida para difusa (generalizada por toda a cavidade peritoneal), caso não ocorra bloqueio de outras vísceras. Seguir-se-à o desenvolvimento de peritonite infecciosa bacteriana (conforme a flora intestinal local), que poderá ou não se circunscrever à região perfurada, podendo se tornar também generalizada ou difusa. Progressivamente, o paciente poderá evoluir de um estado de choque inicialmente neurogênico (secundário à intensidade da dor) para vasogênico ou séptico, pela infecção secundária à peritonite infecciosa.

Essa evolução determinará sintomatologia clínica correspondente. Em geral, a perfuração de uma víscera em peritônio livre provoca dor intensa, de localização aproximada à topografia da víscera que perfurou. É comum a permanência da dor e do desconforto por todo o abdome, sendo influenciados pelos movimentos da parede abdominal e sua compressão. Eventualmente, nota-se irradiação para ombros, dorso ou mesmo precórdio, dependendo dos metâmeros correspondentes às sinapses dos neurônios no nível da medula espinal.

No início, o paciente assume atitude de imobilização e respiração superficial com o intuito de se defender da dor, que se intensifica pelos movimentos diafragmáticos e abdominais.

Nessa fase, a palpação abdominal demonstra hiperestesia cutânea localizada ou mais generalizada (de acordo com o tempo de evolução), acompanhada também de "defesa muscular" secundária à peritonite, impedindo palpação profunda. A descompressão brusca dolorosa é nítida, sendo localizada na região correspondente ao peritônio adjacente ao local da perfuração. O desenvolvimento de pneumoperitônio pode ser avaliado clinicamente por percussão timpânica na loja hepática (sinal de Jobert). Podem ser verificados casos de perfuração em peritônio livre que evoluem inicialmente sem dor (perfurações entéricas ileais, por exemplo), sendo, nesses casos, caracterizado apenas mal-estar abdominal indefinido, com sensação de distensão, podendo evoluir diretamente para quadros de toxemia.

Apesar dessa apresentação descrita, diversos fatores influenciam a intensidade e a velocidade do desenvolvimento do quadro clínico, como o local de perfuração, o tempo transcorrido até o diagnóstico, além das condições clínicas prévias do paciente.

Com respeito ao local da perfuração, o tipo de conteúdo extravasado pode determinar sintomatologia inicial mais intensa conforme seu pH, sua bacteriologia e a possibilidade de bloqueio local por outras vísceras ou órgãos ou, mesmo, do grande epíplon. Perfurações gástricas, por exemplo, tendem a apresentar sintomatologia aguda inicial intensa (dor), devido ao tipo de secreção do local (extremamente ácida). Perfurações ileais tendem a apresentar sintomatologia inicial de fraca intensidade, uma vez que o suco entérico tem nessa altura do tubo digestivo, pH neutro (entre 7 e 8,5) e baixas concentrações enzimáticas, que geralmente já se encontram inativadas. Por outro lado, perfurações colônicas exibem grande desenvolvimento de sintomas sépticos em virtude da exuberante flora microbiológica local (peritonite fecalóide).

O segundo fator que pode influenciar a intensidade do quadro clínico é o tempo transcorrido entre a perfuração e o diagnóstico. Tardiamente, quase todos os quadros evoluem para peritonite infecciosa generalizada, na qual o diagnóstico se faz de forma mais fácil, porém com grande risco de complicações para o paciente. Embora o quadro inicial nem sempre pareça tão claro (especialmente em perfurações de íleo), na maioria das vezes a intensidade da dor desencadeada pela perfuração não leva a retardo do diagnóstico. Sem dúvida, o tempo necessário para o diagnóstico é isoladamente o fator mais importante para a diminuição das complicações, uma vez que quadros diagnosticados e tratados precocemente tendem a mostrar menor extensão de peritonite química, com baixa contaminação da cavidade peritoneal. Quando o diagnóstico se faz tardiamente, a contaminação cavitária é intensa, sendo associada a maior número de complicações locais e sistêmicas.

A idade e as condições clínicas prévias dos pacientes influenciam tanto no risco de desenvolvimento de complicações clínicas no perioperatório, quanto no tempo de evolução para quadro séptico sistêmico. Esse tempo costuma ser menor em pacientes idosos, pois, além da associação comum de co-morbidades clínicas, freqüentemente ocorre retardo no diagnóstico nessa população, em razão de a sintomatologia inicial ser menos exuberante[2,4-6].

DIAGNÓSTICO

O diagnóstico de perfuração de vísceras ocas é eminentemente clínico, por anamnese e exames físicos bem realizados, que possibilitam seu estabelecimento presuntivo em grande parte dos pacientes. Por outro lado, a complementação da investigação com exames laboratoriais e de imagem pode ser necessária para auxiliar no esclarecimento e na confirmação da hipótese diagnóstica, inclusive quanto ao possível órgão acometido.

Do ponto de vista laboratorial, os achados não são patognomônicos de processos perfurativos, sendo comuns a diversos quadros inflamatórios, inclusive não-cirúrgicos. Dados como o de leucocitose acompanhada de neutrofilia, ou mesmo o aumento na dosagem sérica da amilase, podem auxiliar quando houver dúvida diagnóstica, porém essas elevações podem se dar por inúmeras outras causas.

O achado de pneumoperitônio na radiografia simples de abdome (em posição ortostática, incluindo as cúpulas diafragmáticas) é clássico nesses casos (excetuando-se *status* pós-operatório). Implica instituição imediata da terapêutica. Obviamente, o volume de pneumoperitônio encontrado variará de acordo com a víscera perfurada e seu tempo de perfuração.

A ultra-sonografia e a tomografia computadorizada de abdome atuam como coadjuvantes importantes na elucidação diagnóstica. Líquido livre na cavidade peritoneal pode sugerir extravasamento de conteúdo intraluminal para fora da luz intestinal. A ultra-sonografia possibilita avaliação rápida, segura e de baixo custo da cavidade, embora sua utilidade se reduza consideravelmente quando há distensão abdominal, achado relativamente comum nesses casos. Nesse sentido, a tomografia surge como o principal método auxiliar para diagnóstico, desde que o paciente não possua contra-indicações ao método, podendo melhorar a acurácia da avaliação clínica em até 50%[2,6-9].

O conjunto de informações adquiridas por intermédio da história, do exame físico, dos exames laboratoriais e de imagem oferece a confirmação de que há uma víscera perfurada no abdome na imensa maioria dos doentes, possibilitando a terapêutica apropriada. Raramente, podem permanecer dúvidas quanto ao diagnóstico de perfuração. Nessas situações, indica-se laparotomia para exploração da cavidade, tanto para confirmação diagnóstica, quanto para o tratamento da perfuração.

Nesse contexto, a laparoscopia surgiu como instrumento valioso para o cirurgião quando persiste dúvida diagnóstica, e mesmo após os exames subsidiários. É superior à ultra-sonografia, chegando a apresentar índices acima de 90% de acurácia diagnóstica. O método possibilita, inclusive, a instituição da terapêutica apropriada entre 44 e 73% dos casos, desde que a causa da perfuração seja abordável por esse acesso. Em trauma abdominal penetrante, o papel da laparoscopia está bem definido, principalmente na avaliação de penetração peritoneal em ferimentos na transição toracoabdominal.

Nos casos em que o tratamento por laparoscopia não seja possível, a laparotomia exploradora deve ser realizada prontamente, direcionada pela laparoscopia diagnóstica recém-finalizada e facilitando a escolha da via de acesso à cavidade. Embora grande parte dos pacientes não apresente contra-indicações à realização desse método, ele deve ser utilizado com discernimento, sendo evitado em pacientes com instabilidade hemodinâmica, distensão gasosa importante, co-morbidades cardiopulmonares descompensadas ou quando não houver suficiente experiência do cirurgião com o seu uso nessas situações[7,9,10,11-18].

TRATAMENTO

As principais causas de perfuração de vísceras ocas variam conforme o órgão acometido e sua topografia, de modo que serão sucintamente descritas as principais doenças, de acordo com o órgão perfurado.

Esôfago

A causa mais comum de perfuração esofágica atualmente é a instrumental, ocorrida acidentalmente durante endoscopia digestiva alta diagnóstica e, principalmente, terapêutica. A perfuração decorre, em geral, de procedimentos de dilatação ou retirada de corpos estranhos, em qualquer nível do órgão, porém mais comum em seus estreitamentos naturais (a saber: transição faringoesofágica – no nível do músculo cricofaríngeo, no nível do brônquio-fonte esquerdo e no hiato diafragmático).

O quadro clínico dependerá do local (cervical, torácico ou abdominal), da extensão e do tempo transcorrido desde a perfuração. A investigação, quando persistir dúvida quanto ao diagnóstico, será com radiografias simples e contrastadas (com contraste hidrossolúvel) de tórax e abdome ou tomografia computadorizada desses segmentos.

Uma vez confirmada a perfuração, é necessária a abordagem cirúrgica imediata, com estomas de derivação (esofagostomias, gastrostomias), rafia primária da lesão ou ressecção do órgão, conforme o tempo de evolução e as condições clínicas do paciente.

Como causadora de sintomatologia abdominal, deve-se suspeitar de síndrome de Boerhaave (perfuração espontânea do esôfago), embora rara, em pacientes com quadro de vômitos ou eructações intensas, acompanhado de dores precordial e epigástrica intensas, seguidas do desenvolvimento de quadro séptico. O diagnóstico é confirmado por esofagograma com contraste hidrossolúvel, sendo o tratamento cirúrgico a opção mais indicada em tal situação[2,5,19].

Estômago e Duodeno

As perfurações gástricas e duodenais são, na maioria, decorrentes de úlceras de etiologia péptica. Embora a incidência de perfurações duodenais seja maior (4:1), a mortalidade relacionada às perfurações de úlceras gástricas é superior, provavelmente pelo fato de incidir em população mais idosa (acima de 55 anos), com co-morbidades clínicas associadas, em que o quadro perfurativo pode ser mascarado em fase inicial, em decorrência da menor intensidade da sintomatologia.

Em geral, as úlceras duodenais perfuram a parede anterior do bulbo e originam hemorragia digestiva alta (HDA) concomitantemente em até 10% dos casos (em associação com outra ulceração na parede posterior), enquanto as gástricas localizam-se preferencialmente no antro. Em alguns casos, pode ocorrer tamponamento parcial ou total da úlcera com bloqueio de órgãos adjacentes, como vesícula biliar, fígado, alças de delgado ou cólon, além do grande epíplon, o que leva a pequeno extravasamento do conteúdo e, conseqüentemente, menor magnitude de sintomas.

O quadro clínico típico é de dor epigástrica súbita e intensa, que progride para todo o abdome, caso não ocorra seu bloqueio. De acordo com o tempo de perfuração, o paciente poderá evoluir com choque hipovolêmico (pela peritonite química) ou séptico.

A abordagem inicial do paciente consiste em reposição hidroeletrolítica e volêmica, antibioticoterapia de amplo espectro e, tão logo as condições clínicas permitam, o tratamento definitivo da perfuração por cirurgia. Nessa situação, várias abordagens técnicas são, possíveis, desde rafia primária até ressecções gástricas ou duodenais, realizadas de acordo com o julgamento do cirurgião[1,2,5,10,13,14].

Mais raramente, neoplasias gástricas ou divertículos duodenais podem também perfurar, sendo o raciocínio descrito válido para essas situações.

Vesícula Biliar

Peritonite biliar (coleperitônio) por rotura ou perfuração vesicular é quadro de elevada gravidade e mortalidade, em decorrência de toxicidade química e infecção induzidas pela bile. Em geral, é secundária à colecistite aguda, com quadro de necrose e gangrena da parede da vesícula biliar[2,5].

Uma vez confirmada ou presumida, o tratamento cirúrgico imediato é obrigatório.

Intestino Delgado

Ainda que raras, as perfurações de intestino delgado podem advir de traumatismos diretos, infecções entéricas (febre tifóide, tuberculose), doença de Crohn, entre outros. O quadro clínico variará conforme a topografia da lesão.

Perfurações entéricas proximais (jejunais), por extravasarem conteúdo rico de enzimas digestivas ainda ativadas (principalmente pancreáticas), logo levam ao desenvolvimento de peritonite química grave, o que facilita o diagnóstico e o tratamento específico. Por sua vez, perfurações distais (ileais) extravasam suco entérico neutro com menor concentração de enzimas (geralmente já inativadas), determinando quadro inicial menos intenso de peritonite química e levando, conseqüentemente, a diagnóstico mais tardio (devido ao quadro inicial pouco específico, de menor intensidade).

Como em outros tipos de perfurações do tubo digestivo, o tratamento é cirúrgico uma vez diagnosticada a perfuração, é necessária a ressecção do segmento acometido[5,6,17,20].

Intestino Grosso

As perfurações colônicas, conforme já discutido, determinam grande contaminação bacteriana da cavidade, provocando quadros de peritonite fecal de elevada morbi-mortalidade, se não forem prontamente diagnosticadas e tratadas.

Podem ser causas freqüentes de perfurações: apendicite complicada, diverticulite complicada, traumatismos, obstruções intestinais em alça fechada, neoplasias, megacólon tóxico, empalamento, síndrome de Ogilvie e iatrogênicas (após colonoscopias).

A perfuração colônica por obstrução em alça fechada (exceto nos casos de volvo de sigmóide) ocorre quando há continência da válvula ileocecal, não possibilitando descompressão do conteúdo colônico para o intestino delgado. A obstrução (neoplásica, inflamatória ou funcional) leva à distensão progressiva do cólon, provocando perfuração do ceco e conseqüente peritonite. Quando a causa da obstrução não é reversível, há indicação cirúrgica de urgência, preferencialmente antes da ocorrência da perfuração. Exceto nos quadros de obstrução funcional (síndrome de Ogilvie), nos quais pode haver descompressão colônica por colonoscopia, uma vez diagnosticada ou presumida a perfuração de cólon, a cirurgia é obrigatória[2,5-6,21].

REFERÊNCIAS BIBLIOGRÁFICAS

1. CORDELL, W. H.; KEENE, K. K.; GILES, B. K. The high prevalence of pain in emergency medical care. *Am. J. Emerg. Med.*, v. 20, p. 165, 2002.
2. DIETHELM, A. G.; STANLEY, R. J.; ROBBIN, M. L. The acute abdomen. In: SABISTON, D. C. *Sabiston's Textbook of Surgery*. 15. ed. Philadelphia: W. B. Saunders, 1997. p. 825.
3. GRAFF, L. G.; ROBINSON, D. Abdominal pain and emergency department evaluation. *Emerg. Med. Clin. North Am.*, v. 19, p. 123, 2001.
4. SPERANZINI, M.; DEUTSCH, C.; PINOTTI, H. W. Abdome agudo. In: MINCIS, M. *Gastroenterologia e Hepatologia*. São Paulo: Lemos, 2002. p. 931.
5. STEINMAN, E. Abordagem diagnóstica e terapêutica da perfuração de víscera oca. In: BIROLINI, D.; UTIYAMA, E.; STEINMAN, E. *Cirurgia de Emergência*. São Paulo: Atheneu, 1994. p. 317.
6. VIEIRA, O. M. Abordagem clínica do abdome agudo. In: VIEIRA, O. M.; CHAVES, C. P.; MANSO, J. E. F.; EULÁLIO, J. M. R. *Clínica Cirúrgica*. São Paulo: Atheneu, 2000, p. 457.
7. ROZYCKI, G. S.; TREMBLAY, L.; FELICIANO, D. V. Three hundred consecutive emergent celiotomies in general surgery patients: influence of advanced diagnostic imaging techniques and procedures on diagnosis. *Ann. Surg.*, v. 235, p. 681, 2002.
8. TAOUREL, P.; BARON, M. P.; PRADEL, J. Acute abdomen of unknown origin: impact of CT on diagnosis and management. *Gastrointest. Radiol.*, v. 17, p. 287, 1992.
9. ZANTUT, L. F.; ZANTUT, P. E.; BIROLINI, D. Análise comparativa do valor diagnóstico da ultrassonografia e laparoscopia no abdome agudo. *Rev. Assoc. Med. Bras.*, v. 3, p. 143, 1991.
10. CHUNG, R. S.; DIAZ, J. J.; CHIARI, V. Efficacy of routine laparoscopy for the acute abdomen. *Surg. Endosc.*, v. 12, p. 219. 1998.
11. KAISER, A. M.; KATHOUDA, N. Laparoscopic management of the perforated viscus. *Semin. Laparosc. Surg.*, v. 9, p. 46, 2002.
12. MILES, E. J.; DUNN, E.; HOWARD, D. The role of laparoscopy in penetrating abdominal trauma. *JSLS*, v. 8, p. 304, 2004.
13. NAVEZ, B.; D'UDEKEM, Y.; CAMBIER, E. Laparoscopy for management of nontraumatic acute abdomen. *World J. Surg.*, v. 19, p. 382, 1995.
14. PETERSON-BROWN, S. Emergency laparoscopic surgery. *Br. J. Surg.*, v. 80, p. 279, 1993.
15. POOLE, G. V.; THOMAE, K. R.; HAUSER, C. J. Laparoscopy in trauma. *Surg. Clin. North Am.*, v. 76, p. 547, 1996.
16. SALKY, B. A.; EDYE, M. B. The role of laparoscopy in the diagnosis and treatment of abdominal pain syndromes. *Surg. Endosc.*, v. 12, p. 911, 1998.
17. SANNA, A.; ADANI, G. L.; ANANIA, G. The role of laparoscopy in patients of suspected peritonitis. *J. Laparoendosc. Adv. Surg. Tech.* A 13, p. 17, 2003.
18. VANDER VELPEN, G. C.; SHIMI, S. M.; CUSCHIERI, A. Diagnostic yield and management benefit of laparoscopy: a prospective audit. *Gut*, v. 35, p. 1617, 1994.
19. GIUDICELLI, R. Oesophageal perforations: results of a national survey. *Ann. Chir. Thorac. Cardiovasc.*, v. 46, p. 183, 1992.
20. GAJIC, O.; ORRUTIA, L. E.; SEWANI, H. Acute abdomen in the medical intensive care unit. *Crit. Care Med.*, v. 30, p. 1187, 2002.
21. ARAGHIZADEH, F. Y.; TIMMCKE, A. E.; OPELKA, F. G. Colonoscopic perforations. *Dis. Colon Rectum*, v. 44, p. 713, 2001.

Abdome Agudo Vascular – Isquemia Intestinal

Francisco de Salles Collet e Silva

INTRODUÇÃO

A isquemia mesentérica aguda é moléstia de risco de morte, que requer diagnóstico precoce e intervenção adequada para restaurar o fluxo sangüíneo mesentérico e prevenir a necrose de alça intestinal e evitar a morte do doente. Apesar dos diversos métodos diagnósticos novos, a isquemia intestinal aguda apresenta elevada mortalidade de 60 a 80%. A isquemia mesentérica aguda é um conjunto de moléstias que resultam em necrose intestinal. Apesar de sua gravidade, é pouco freqüente, entre 1 e 2 por 1.000 internações hospitalares, o que dificulta o seu estudo.

A apresentação clínica dessa moléstia não é específica e, em muitos casos, caracterizada por dissociação entre a intensidade da dor e os achados clínicos. A diferenciação entre isquemia intestinal e necrose intestinal é difícil, ao exame clínico. Complicações como íleo paralítico, peritonite, pancreatite, hemorragias digestivas baixas (HDB) podem ocultar os sinais iniciais de isquemia mesentérica aguda. Uma vez estabelecida a isquemia intestinal, esta evolui com necrose e alterações metabólicas que poderão desencadear síndrome da resposta inflamatória sistêmica e morte. Assim, o diagnóstico precoce e o seu tratamento são a chave para melhorar a sobrevida desses doentes.

ETIOLOGIA

Pode-se classificar a isquemia mesentérica em obstrução arterial aguda, isquemia mesentérica não oclusiva, obstrução venosa e de origem extravascular (Quadro 17.1).

Obstrução Arterial Aguda

Embolia Arterial

Obstrução arterial aguda ocorre em 50% dos casos de trombose mesentérica. A origem embólica dessa obstrução é responsável por 40 a 50% das ocorrências. Esses êmbolos são originados no coração. Infarto cardíaco, arritmias atriais, endocardites, cardiomiopatias, aneurismas ventriculares e doenças valvulares cardíacas são fatores de risco para desenvolver trombo mural com subseqüente embolização. O cateterismo cardíaco e o cerebral raramente originam embolia para artéria mesentérica superior.

Atribui-se ao ângulo oblíquo da origem da artéria mesentérica superior, na aorta, a causa preferente desse local para embolia. 15% das embolias surgem na emergência da artéria mesentérica da aorta e em 50% das vezes o trombo localiza-se entre a emergência da artéria cólica média e o primeiro ramo jejunal. Como, em geral, a obstrução da artéria mesentérica se dá abaixo da artéria cólica, habitualmente ocorre somente necrose de parte do delgado, poupando parte das alças. Um terço dos pacientes com embolia mesentérica já teve algum episódio anterior de embolia.

O seu diagnóstico é difícil, pois os doentes não apresentam sintomas específicos, a não ser dor abdominal. A dor, em geral, é desproporcional aos sinais e persiste por 2 a 3h. Os sinais de abdome agudo, como distensão, abdome "em tábua", dor à descompressão e percussão, hipotensão arterial, são tardios. Febre, diarréia, náusea e vômitos e anorexia são freqüentemente relatados. Melena e hematoquezia aparecem em 15% dos casos. Arritmias cardíacas e eventos embólicos anteriores são sinais importantes para o diagnóstico dessa moléstia.

Trombose Arterial

A trombose arterial aguda atinge 25 a 30% dos pacientes com isquemia mesentérica. A maioria deles apresenta doença arteriosclerótica sistêmica avançada que acomete o óstio da artéria mesentérica superior. Muitos, em razão da evolução lenta da doença arteriosclerótica, desenvolvem colaterais e toleram a obstrução dos vasos principais, somente desenvolvendo sintomas quando houver obstrução das colaterais. A extensão da isquemia da trombose arterial aguda é tipicamente maior que a da embolia e apresenta mortalidade mais elevada, que varia de 70 a 100%. O diagnóstico precoce dessa etiologia de isquemia mesentérica implica revascularização precoce.

Isquemia Mesentérica Não Oclusiva

Isquemia mesentérica não oclusiva ocorre em 20% dos casos. Sua patogênese é pouco conhecida e está associada a baixo débito cardíaco e vasoconstrição difusa mesentérica. A vasoconstrição mesentérica são uma resposta a hipovolemia, queda do débito cardíaco, hipotensão arterial ou uso de substâncias vasoconstritoras. O resultado da vasoconstrição são hipóxia e necrose intestinais. Substâncias vasoconstritoras endógenas, exógenas, coagulação vascular disseminada e lesões por reperfusão contribuem para a patogenia dessa moléstia. A digoxina, em particular, tem sido implicada no desencadeamento da isquemia intestinal aguda, pois o digitálico induz à constrição venosa e arterial de vasos esplâncnicos *in vitro*.

A obstrução arterial mesentérica é decorrente de algumas condições clínicas, como idade superior a 50 anos, infarto do miocárdio, insuficiência cardíaca, circulação extracorpórea, doenças hepáticas, grandes cirurgias abdominais e cardiovasculares. A mortalidade da isquemia mesentérica em pacientes utilizando drogas vasoativas é elevada, chegando a 100%.

QUADRO 17.1 – Etiologia de isquemia mesentérica

- *Obstrução arterial aguda*
  - *Embolia*
    Fibrilação atrial
    Trombo cardíaco
    Lesões valvares (endocardites)
    Rotura de placas de colesterol
  - *Trombose*
    Arteriosclerose
    Obstrução aguda por isquemia intestinal crônica
    Aneurisma dissecante
    Vasculites e arterites
    Displasia fibromuscular
    Trauma
    Choque endotóxico
- *Obstrução arterial não oclusiva*
  - Choque hipovolêmico
  - Choque cardiogênico
  - Choque séptico
  - Vasoconstrição mesentérica (drogas vasoativas)
- *Trombose venosa*
  - Trombose venosa primária
  - Deficiência de proteína C
  - Deficiência de proteína S
  - Deficiência de antitrombina III
  - Deficiência do fator V de Leiden
  - Síndrome antifosfolipídeo
  - Hemoglobinúria paroxística noturna
  - Trombose venosa secundária
  - Paraneoplásica
  - Pancreatites
  - Doença inflamatória intestinal
  - Cirrose e hipertensão porta
  - Pós-esplenectomia
  - Plaquetoses
  - Uso de pílula anticoncepcional
  - Trauma
- *Origem extravascular*
  - Hérnia encarcerada
  - Volvo
  - Intussuscepção
  - Aderências intestinais

A isquemia mesentérica não oclusiva está associada ao estresse cirúrgico, ao trauma e a pacientes com nutrição enteral em unidades de terapia intensiva (UTI): ao redor de 0,3 a 8,5% dos casos de isquemia mesentérica.

O diagnóstico da doença nesses pacientes é muito difícil, pelo fato de estarem em UTI, em geral sedados e intubados, o que dificulta sua avaliação desses pacientes. Em súbita piora clínica desses pacientes, deve-se pensar logo em trombose mesentérica não oclusiva, para início do tratamento antes da necrose da alça intestinal.

Trombose Venosa

Há trombose venosa, causando isquemia intestinal, em 5 a 15% dos casos. Em geral, é secundária a doenças intra-abdominais, como tumores malignos, sepse intra-abdominal e pancreatite. A trombose primária decorre de doenças hereditárias ou adquiridas que aumentam a coagulação. Deficiência de proteína C, proteína S, antitrombina III e do fator V de Leidin é causa de trombose venosa. Ela também pode ocorrer em cirrose, hipertensão porta, pós-esplenectomia, esclerose de varizes e uso de anticoncepcionais. A apresentação do quadro clínico pode ser agudo, subagudo ou crônico. A trombose venosa se manifesta com edema de um segmento de alça, evoluindo para hemorragia e necrose da alça intestinal. A mortalidade depende do tipo de trombose (aguda ou crônica) e da extensão do comprometimento venoso. Pacientes com trombose aguda de veia mesentérica superior têm mortalidade em 30 dias de 30% (Fig. 17.31, A a C).

QUADRO CLÍNICO

Os sintomas decorrentes da isquemia mesentérica são comuns a diversas moléstias agudas intra-abdominais. As alterações clínicas dependem das condições patológicas. Em geral, o tromboembolismo da artéria mesentérica superior ou trombose tem início súbito com piora rápida do quadro clínico, diferentemente da isquemia não obstrutiva e da trombose venosa (Fig. 17.32).

No tromboembolismo da artéria mesentérica superior, os sintomas são decorrentes da obstrução da artéria mesentérica superior e da falta de colaterais. Suas manifestações mais freqüentes são dor abdominal de grande intensidade, náusea e vômitos e diarréia. A dor costuma ser maior que os achados clínicos. Desidratação, perda de líquido para o terceiro espaço, confusão mental, taquicardia, taquipnéia, oligúria/anúria e choque são sinais clínicos que vão aparecendo e aumentando de intensidade à medida que a doença progride. Arritmias cardíacas são achados freqüentes nesses pacientes. Os exames laboratoriais mostram acidose metabólica, elevação do nível de lactato, leucocitose e hemoconcentração.

Em pacientes com trombose arterial, o quadro clínico é manifestação mais lenta. Normalmente, o paciente refere história de dor pós-prandial, náusea e perda de peso, associada ao mau funcionamento crônico intestinal. Esses pacientes desenvolvem quadro subagudo com instalação aguda de quadro dramático semelhante ao da embolia arterial.

A isquemia não oclusiva é mais habitual em pacientes idosos, com doença arteriosclerótica avançada, que sofrem alteração hemodinâmica aguda. Em geral, eles estão internados

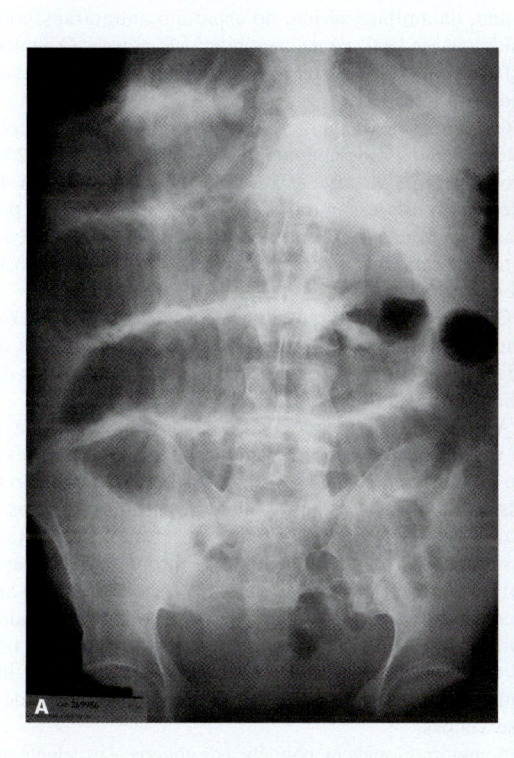

Figura 17.31 – (A) Raios X simples – observar dilatação das alças intestinais e as válvulas coniventes espessadas. Paciente com trombose venosa. (B) Trombose venosa em tomografia. Observar o espessamento do mesentério. (C) Observar edema e infarto hemorrágico causado pela trombose venosa.

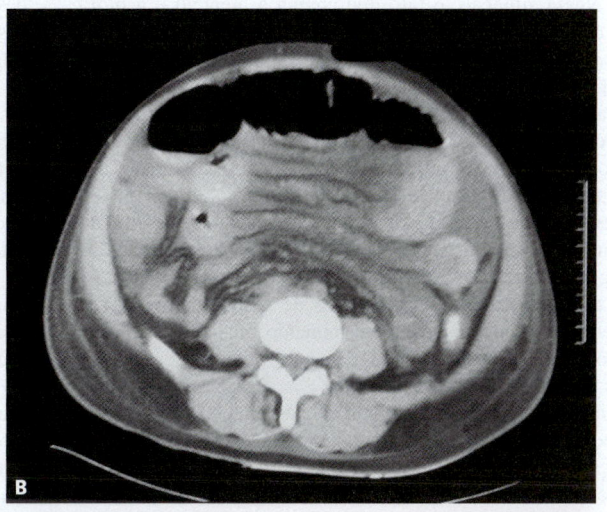

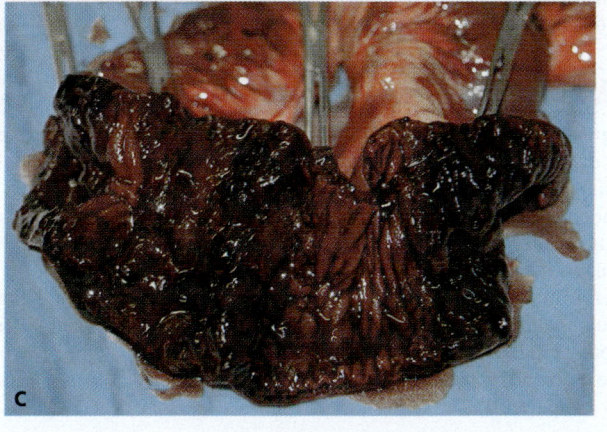

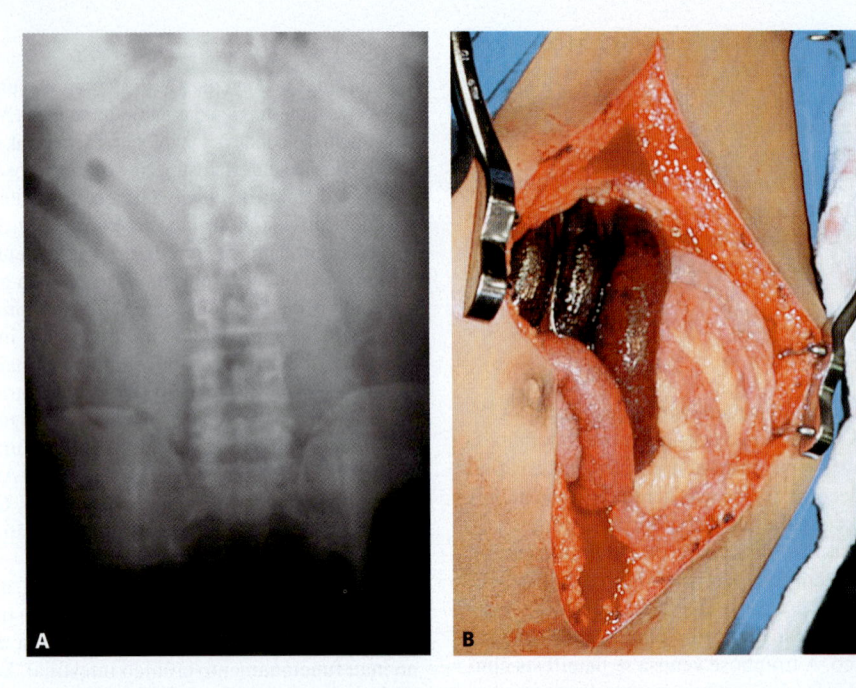

Figura 17.32 – Paciente com dor abdominal súbita sem melhora. (*A*) Raios X de abdome mostram alças intestinais com diminuição das pregas, empilhadas. (*B*) Achado cirúrgico de trombose mesentérica segmentar.

em UTI, intubados, sedados e utilizando drogas vasoativas e os sintomas de acometimento mesentérico são de difícil detecção. A isquemia mesentérica somente será evidente após algumas horas. Nessa situação, o fato que chama a atenção é a piora súbita do paciente.

Em trombose venosa mesentérica, excluindo-se o fato do quadro fulminante, a instalação é lenta, uma a duas semanas de dor abdominal inespecífica, difusa, acompanhada de anorexia e diarréia. Sua evolução é mais lenta sem sinais prodrômicos quando comparados com a trombose arterial. Distensão abdominal, dor abdominal localizada em um dos quadrantes e fezes com sangue oculto são sinais encontrados. A evolução da trombose causará necrose da alça e o quadro clínico se assemelhará ao da embolia arterial.

Os caminhos desses mecanismos de isquemia resultarão em necrose da alça intestinal, determinando sinais de peritonite, alterações hemodinâmicas e sinais de sepse e falência de múltiplos órgãos.

O diagnóstico diferencial da isquemia mesentérica faz-se entre as doenças que geram dor abdominal, como pancreatite, diverticulite, obstrução intestinal, perfuração gastrointestinal, apendicite aguda com peritonite, colecistite aguda etc. Doenças estas que também, na evolução, causam peritonite e alterações hemodinâmicas, sinais de sepse e falência de múltiplos órgãos.

DIAGNÓSTICO

O diagnóstico de isquemia mesentérica começa com a habilidade do clínico em suspeitar e detectar precocemente essa doença. A história clínica de dor abdominal intensa sem correspondente clínico é um dos sinais presuntivos. A isquemia mesentérica deve ser considerada como diagnóstico diferencial em doentes com mais de 60 anos e/ou com arritmia cardíaca, e/ou infarto agudo do miocárdio, e/ou insuficiência cardíaca, e/ou tromboembolia cerebral, e/ou para membros inferiores e/ou dores pós-prandiais na avaliação de dor abdominal. A sobrevida, quando o diagnóstico é obtido em menos de 24h, chega a 50%; depois cai para 30%.

Os achados laboratoriais mais freqüentes são hemoconcentração, leucocitose, acidose metabólica, aumento do ácido láctico, da amilase sérica, do aspartato aminotransferase, da desidrogenase láctica e da creatininofosfoquinase. O aumento de fosfato e potássio séricos freqüentemente é tardio e associado à necrose intestinal.

Os exames de imagem são úteis para diagnóstico dessa moléstia. Os raios X de abdome podem estar normais em 25% dos casos. Os raios X característicos estão presentes em 40% e apresentam impressão das alças intestinais fixas e de paredes finas. A presença de gás na veia porta indica prognóstico ruim. Os raios X servem também para descartar perfuração e obstrução intestinais.

Os exames contrastados com bário não são indicados (enema opaco), porque podem reduzir a perfusão das alças e desencadear translocação bacteriana e até perfuração, além de prejudicar um estudo tomográfico.

A tomografia convencional de abdome com contraste por via oral e intravenoso e a tomografia helicoidal apresentam alto nível de sensibilidade, diagnosticando diminuição da espessura da alça intestinal, hematoma intramural, alças intestinais dilatadas com líquido em seu interior, ingurgitamento de vasos mesentéricos, pneumatose intramural, gás nas veias porta e mesentérica, infarto de outra víscera e trombo arterial e venoso. A tomografia dinâmica melhorou esse resultado, passando para 92% de especificidade e sensibilidade de 64%. A TC *multislice* possibilitou realizar angiotomografia, melhorando ainda o diagnóstico de trombose, principalmente de trombose venosa.

A angiorressonância magnética de abdome é excelente método não-invasivo que diagnostica a trombose mesentérica. Esse método é tão eficiente quanto a arteriografia.

A arteriografia é método ouro para o diagnóstico de trombose mesentérica, mas só deve ser utilizado quando não houver sinais de necrose de alça intestinal. Pode-se diferenciar a trombose da embolia arterial. Obtendo-se chapas mais tardias após injeção do contraste, tempo venoso, podem-se observar as veias mesentérica e porta.

A colonoscopia pode ser útil no diagnóstico de isquemia cólica, mas não afasta lesões em intestino delgado, local mais acometido por essa moléstia.

A laparoscopia pode identificar a necrose de alça intestinal. É método útil e pode ser utilizado na beira do leito em UTI, em casos suspeitos de isquemia não oclusiva.

TRATAMENTO

O tratamento da isquemia intestinal deve começar assim que se suspeitar do diagnóstico. Inicialmente, deve-se realizar reanimação hemodinâmica, na tentativa de reduzir o componente associado ao vasoespasmo, impedir o aumento da trombose e minimizar os efeitos da reperfusão.

A reanimação deve começar com infusão de solução cristalóide e sangue, corrigindo a perda volêmica e tratando os distúrbios metabólicos. A reposição volêmica deve ser monitorada por parâmetros clínicos e diurese. Eventualmente, faz-se necessária a colocação de cateter de Swan-Ganz. Muitos estudos diagnósticos requererão contraste; em razão da nefrotoxicidade, o paciente deverá estar com função renal e volemia normais. Uma vez diagnosticada a isquemia, a antibioticoterapia deve ser iniciada.

A anticoagulação deve também ser iniciada, se não houver contra-indicação. Utiliza-se heparina em infusão intravenosa, em dosagem suficiente para manter o tempo de tromboplastina parcialmente ativada duas vezes o valor normal.

A pacientes sem sinais de necrose de alça, indica-se arteriografia. Por intermédio dela, pode-se diagnosticar trombose, embolia e promover tratamento com injeção de substâncias vasodilatadoras, como a papaverina, para melhorar a perfusão das alças intestinais. Alguns procedimentos intravasculares também são possíveis com a angioplastia da artéria mesentérica e colocação de *stent*. A injeção de drogas trombolíticas, como estreptoquinase e uroquinase, também tem uso relatado em casos selecionados.

A pacientes com sinais de necrose de alça intestinal, indica-se laparotomia com ressecção do segmento intestinal necrosado. Quando a causa da isquemia for embolia, além da ressecção da alça intestinal, deve-se proceder à embolectomia para melhorar a irrigação do restante das alças intestinais. Nem sempre é fácil identificar a área totalmente afetada pela isquemia. Assim, deve-se lembrar da utilização de substâncias, como a fluoresceína, na pesquisa de área com boa irrigação. Uma outra técnica é a laparotomia programada para revisão das alças intestinais.

A revascularização da artéria mesentérica às vezes é possível. Em geral, são pacientes com história de angina abdominal nos quais, na investigação, se detecta essa obstrução crítica, sendo então programada a revascularização. Habitualmente, em quadro agudo não é possível fazer essa revascularização.

A anticoagulação deve ser realizada em todos esses pacientes após tratamento das lesões que requeiram procedimentos cirúrgicos, de início com heparina intravenosa e, a seguir, com anticoagulantes orais.

CONSIDERAÇÕES FINAIS

A isquemia intestinal aguda é uma doença pouco freqüente, de diagnóstico difícil, cujo tratamento e menor mortalidade dependem de suspeita e diagnóstico precoces.

BIBLIOGRAFIA

ABDU, R. A.; ZAKHOUR, B. J.; DALLIS, D. J. Mesenterica venous thrombosis 1911 to 1984. *Surgery*, V. 101, P. 383-388, 1987.

ACOSTA, S.; OGREN, M.; STERNBY, N. H. et al. Mesenteric venous thrombosis with transmural intestinal infraction: a population-base study. *J. Vasc. Surg.*, v. 41, p. 59-63, 2005.

ACOSTA, S.; OGREN, M.; STERNBY, N. H. et al. Clinical implication for management of acute thromboembolic occlusion of the superior mesenteric artery. Autopsy findings in 213 patients. *Ann. Surg.* v. 241, p. 516-522, 2005.

BALLARD, J. L.; STONE, W. M.; HALLETT, J. W. et al. A critical analysis of adjuvant techiniques used to assiss bowel viability in acute mesenteric ischemia. *Am. Surg.*, v. 59, p. 309-311, 1993.

BARTNICKE, B. J.; BALFE, D. M. CT appearance of intestinal ischemia and intramural hemorrhage. *Radiol. Clin. North Am.*, v. 32, p. 845-860, 1994.

BERGAN, J. J.; YAO, J. S. T. Chronica intestinal ischemia. In: RUTHERFORD, R. B. (ed.). *Vascular Surgery*. 3. ed. Philadelphia: W. B. Saunders, 1989. p. 825-842.

BERNEY, T.; MORALES, M.; BROQUET, P. E. et al. Risk factors influencing the outcome of portal and mesenteric vein thrombosis. *Hepatogastroenterology*, v. 45, p. 2275-2281, 1998.

BRADBURRY, A. W.; BRITTENDEN, J.; MCBRIDE, K. et al. Mesenteric ischemia: a multidicisplinary approach. *Br. J. Surg.*, v. 82, p. 1446-1459, 1995.

BOLEY, S. J.; FEINSTEIN, F. R.; SAMMARTANO, R. et al. New concepts in the management of emboli of the superior mesenteric artery. *Surg. Gynecol. Obstet.*, v. 153, p. 561-569, 1981.

BULKELEY, G. B.; ZUIDEMA, G. D.; HAMILTON, S. R. et al. Intraoperative determination of small intestinal viability ischemic injury: a prospective, controlled trial of two adjuvant methods (dopplre and flurescein) compared with standard clinical judgment. *Ann. Surg.*, v. 193, p. 628-637, 1981.

BURKART, D. J.; JAHNSON, C. D.; READING, C. C. et al. MR measurements of mesenteric venous flow: prospective evaluation in healthy volunteers and patients with suspected chronic mensenteric ischemia. *Radiology*, v. 194, p. 801-806, 1995.

BUYUKGEBIZ, O.; AKTAN, A. O.; YEGEN, C. et al. Captopril increases endothelin serum concentrations and preserves intestinal mucosas after ischemia-reperfusion injury. *Res. Exp. Med.*, v. 194, p. 339-348, 1994.

CHRISTENSEN, M. G.; LORENTZEN, J. E.; SCHROEDER, R. V. Revascularisation of atherosclerotic mesenteric arteries: experience in 90 consecutive patients. *Eur. J. Vasc. Surg.*, v. 8, p. 297-302, 1994.

CHRISTOPHER, T. A.; LOPEZ, B. L.; YUE, T. l. et al. Carvedilol, a new betaadrenoeceptor blocker, a vasodilatador and free radical scanvenger, exerts anti-shock and endothelial protective effects in rat splanichnic ischemia and reperfusion. *J. Pharmacol. Exp. Ther.*, v. 273, p. 64-71, 1995.

DESAI, S. R.; COX, M. R.; MARTIN, C. J. Superior mesenteric vein thrombosis: computed tomography diagnosis. *Aust. N. Z. J. Surg.*, v. 68, p. 811-812, 1998.

ENDEAN, E. D.; BARNES, S. L.; KWOLEC, C. J. et al. Surgical management of thrombotic acute intestinal ischemia. *Ann. Surg.*, v. 233, p. 801-808, 2001.

FOCK, C. M.; KULLINIG, P.; RANNER, G. et al. Mesenteric anrterial embolism: the value of emergency CT in diagnostic procedure. *Eur. J. Radiol.*, v. 18, p. 12-14, 1994.

GRACE, P. A.; DA COSTA, M.; QURESHI, A. et al. An aggressive approach to acute superior mesenteric arterial ischemia. *Eur. J. Vasc. Surg.*, v. 7, p. 731-732, 1993.

GRANGER, D. N.; RICHARDSON, P. D.; KVIETYS, P. R. et al. Intestinal blood flow. *Gastroenterolgy*, v. 78, p. 837-863, 1980.

HA, H. K.; RHA, S. E.; KIM, A. Y. et al. CT and MR diagnoses of intestinal ischemia. *Semin. Ultrasound. CT MR*, v. 21, p. 40-55, 2000.

HANSEN, M. B.; DRESNER, L. S.; WAIT, R. B. Profile of neurohumoram agents on mesenteric and intestinal blood flow in health and disease. *Physiol. Res.* v. 47, p. 307-327, 1998.

HARWARD, T. R.; SMITH, S.; SEEGER, J. M. Detection of celiac axis and superior mesenteric artery oclusive disease with use of abdominal duplex scaning. *J. Vasc. Surg.*, v. 17, p. 738-745, 1993.

HEYS, S. D.; BRITTENDEN, J.; CROFTS, T. J. Acute mesenteric ischemia: the continuing difficulty in early diagnosis. *Postgrad. Med. J.*, v. 69, p. 48-51, 1993.

KALEYA, R. N.; BOLEY, S. J. Acute mesenteric ischemia: An aggressive diagnostic and therapeutic approach: 1991 Roussel Lecture. *Can. J. Surg.*, v. 35, p. 613-623, 1992.

KOIKE, K.; MOORE, E. E.; MOORE, F. A. et al. Gut ischemia/reperfusion produces lang injury independent of endotoxin. *Crit. Care Med.*, v. 22, p. 1438-1444, 1994.

KRIEGSHAUSER, J. S.; READING, C. C.; KING, B. F. et al. Combined systemic and portal venous gas: sonographic and Ct detection in two cases. *AJR Am. J. Roentgenol.*, v. 154, p. 1219-1221, 1990.

KURLAND, B.; BRANDT, L. J.; DELANEY, H. M. Diagnostic tests for intestinal ischemia. *Surg. Clin. North Am.*, v. 72, p. 85-105, 1992.

HOWWARD, T. J.; PLASKON, L. A.; WIEBKE, E. A. et al. Nonocclusive mesenteric ischemia remains a diagnostic dilemma. *Am. J. Surg.*, v. 771, p. 405-408, 1996.

LAGHI, A.; IANNACCONE, R.; CATALANO, C. et al. Multislice spiral computed tomography angiography of mesenteric arteries. *Lancet*, v. 358, n. 9282, p. 638-639, 2001.

LOCK, G. Acute intestinal ischemia. *Best Pract. Res. Clin. Gastroenterol.*, v. 15, p. 83-98, 2001.

LUND, E. C.; HAN, S. Y.; HOLLEY, H. C. et al. Intestinal ischemia: comparison of plain radiographic and computed tomography findings. *Radiographics*, v. 8, p. 1083-1108, 1988.

MANSOUR, M. A. Management of acute mesenteric ischemia. *Arch. Surg.*, v. 134, p. 328-330, 1999.

MARASCH, M. D.; EBAUGH, J. L.; CHIOU, A. C. et al. Mesenteric venous thrombosis: a changing clinical entity. *J. Vasc. Surg.*, v. 34, p. 80-84, 2001.

MAY, L. D.; BERENSON, M. M. Value of seruminorganic phosphate in the diagnosis of ischemic bowel disease. *Am. J. Surg.*, v. 146, p. 266-268, 1983.

MIKKELSEN, E.; ANDERSSON, K. E.; PEDERSEN, O. L. et al. Effects of digoxin on isolated human mesenteric vessels. *Acta Pharmacol. Toxicol.*, v. 45, p. 25-31, 1979.

OLDENBURG, W. A.; LAU, L. L.; RPDENBERG, T. J. et al. Acute mesenteric ischemia. A clinical review. *Arch. Intern. Med.*, v. 164, p. 1054-1062, 2004.

PARK, W. M.; GLOVICZKI, P.; CHERRY, K. J. et al. Contemporary management of acute mesenteric ischemia: factors associated with survival. *J. Vasc. Surg.*, v. 35, p. 445-452, 2002.

RHEE, R. Y.; GLOVICZKI, P.; MENDOCA, C. T. et al. Mesenteric venous thrombosis; still a lehtal disease in the 1990s. *J. Vasc. Surg.*, v. 20, p. 688-697, 1994.

RIVITZ, S. M.; GELLER, S. C.; HAHN, C. et al. Treatment of acute mesenteric venous thrombosis with transjugular intramesenteric rookinase infusion. *J. Vasc. Interv. Radiol.*, v. 6, p. 219-223, 1995.

SCHOEMBERG, M. H.; BEGER, H. G. Reperfusion injury after intestinal ischemia. *Crit. Care Med.*, v. 21, p. 1376-1386, 1993.

SCHOOTS, I. G.; KOFFEMAN, G. I.; LEGEMATE, D. A. et al. Systematic review of survival after acute mesenteric ischaemia according to disease aetilogy. *Br. J. Surg.*, v. 91, p. 17-27, 2004.

SCHOOTS, I. G.; LEVI, M. M.; REEKERS, J. A. et al. Thrombolytic therapy for acute superior mesenteric artery occlusion. *J. Vasc. Interv. Radiol.*, v. 16, p. 317-329, 2005.

SCHULLER, J. J. Acute mesenteric ischemia. In: CAMERON, J. L. (ed.). *Current Surgical Therapy*. 5. ed. St Louis: Mosby-Year Book, 1995. p. 740-745.

SHOMAKER, W. C.; APPEL, P. L.; KRAM, H. B. et al. Prospective trial of suprnormal values of survivors as therapeutic gloas in high-risk surgical patients. *Chest*, v. 94, p. 1176-1186, 1988.

SMERUD, M. J.; JOHOSON, C. D.; STEPHENS, D. H. Diagnosis of bowel infraction; a comparasion of plains films and CT scans in 23 cases. *AJR Am. J. Raentegenol.*, v. 154, p. 99-103, 1990.

STONEY, R. J.; CUNNIGHAM, C. G. Acute mesenteric ischemia. *Surgery*, v. 114, p. 489-490, 1993.

SREENARASIMHAIAH, J. Diagnosis and management of intestinal ischaemic disorders. *B. Med. J.*, v. 326, p. 1372-1376, 2003.

SITGES-SERRA, A.; MAS, X.; ROQUETA, F. et al. Mesenteric infraction: analysis of 83 patients with prognostic studies in 44 cases undergoing a massive small-bowel resecction. *Br. J. Surg.*, v. 75, p. 544-548, 1988.

TAOUREL, P. G.; DENEUVILLE, M.; PRADEL, J. A. et al. Acute mesenteric ischemia: diagnosis with contrast-enhanced CT. *Radiology*, v. 199, p. 632-636, 1996.

TOLA, M.; PORTOGHESE, A.; MANIGA, A. M. Laparoscopic second-look in acute intestinal ischemia. *Minerva Chir.*, v. 52, p. 527-530, 1997.

TRAIN, J. S.; ROSS, H.; WEISS, J. D. et al. Mesenteric venous thrombosis: successful treatment by intraarterial lytic therapy. *J. Vasc. Interv. Radiol.*, v. 9, p. 461-464, 1998.

TUCHSHMIDT, J.; FRIED, J.; ASTIZ, M. et al. Elevation of cardiac output and oxygen delivery improves outcome in septic shock. *Chest*, v. 102, p. 216, 1992.

VICENTE, D. C.; KAZMERS, A. Acute mesenteric ischemia. *Curr. Opin. Cardiol.*, v. 14, p. 453-458, 1999.

VOLTEAS, N.; LABROPOULOS, N.; LEON, M. et al. Detection of superior mesenteric and coeliac artery stenosis with colour flow duplex imaging, *Eur. J. Vasc. Surg.*, v. 7, p. 616-620, 1993.

WILCOX, M. G.; HOWARD, T. J.; PLASKON, L. A. et al. Current theories of pathogenisis and treatment of nonoccluisive mesenteric ischemia. *Dig. Dis. Sci.*, v. 40, p. 709-716, 1995.

WOLF, E. L.; SPRAUREGEN, S.; BAKAL, C. W. Radiology in intestinal ischemia: plain film, contrast and other imaging studies. *Surg. Clin. North Am.*, v. 72, p. 107-124, 1992.

ZIMMERMAN, B. J.; GRISHAM, M. B.; GRANGER, D. N. Role of oxidants in ischemia/reperfusion-induced granulocyte infiltration. *Am. J. Physiol.*, v. 259, p. G185-G190, 1990.

ZIMMERMAN, B. J.; GRANGER, D. N. Reperfusion-induced leukocyte infiltration: role of elastase. *Am. J. Physiol.*, v. 259, p. H390-H394, 1990.

Investigação Laboratorial em Abdome Agudo

José Dirceu Pereira

Os exames laboratoriais são fundamentais para o diagnóstico das várias patologias cirúrgicas, assim como para exclusão das causas clínicas que possam conduzir ao abdome agudo. Além de constituírem um mosaico para o diagnóstico definitivo, esses ensaios também poderão ser utilizados como exames pré-operatórios.

Os exames sorológicos que fornecem títulos de anticorpos, na grande maioria das vezes, só estarão concluídos após a decisão cirúrgica terapêutica já ter sido tomada.

Os procedimentos laboratoriais iniciais na avaliação do abdome agudo são os seguintes.

HEMOGRAMA

A leucocitose de moderada a acentuada, acompanhada de desvio à esquerda e de granulações citoplasmáticas grosseiras ("granulações tóxicas"), sinaliza infecções bacterianas graves, muito embora, nos casos em que a leucometria esteja normal, não haja exclusão da gravidade da situação, principalmente em pacientes idosos, debilitados e/ou imunocomprometidos. É também importante assinalar que em determinadas infecções virais a leucocitose com desvio à esquerda escalonado (reação leucemóide) poderá estar presente, como em mononucleose infecciosa e infecção aguda pelo citomegalovírus.

A leucopenia, por outro lado, poderá ser indicativa de infecções virais ou de septicemias causadas por germes gram-negativos.

Em abdome agudo, o exame hematoscópico poderá auxiliar definitivamente no diagnóstico da afecção. É o caso do falso abdome agudo cirúrgico da anemia falciforme, em que se encontra, no sangue periférico, importante anisopoiquilocitose eritrocitária, com hemácias em forma de foice (Fig. 17.33).

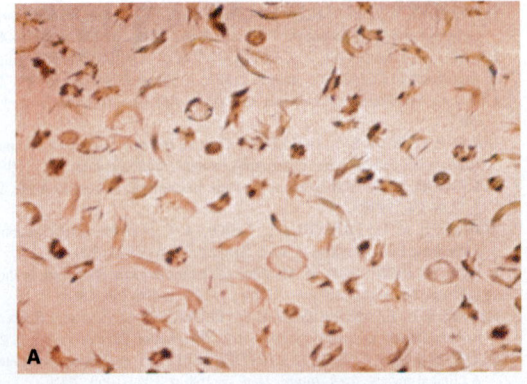

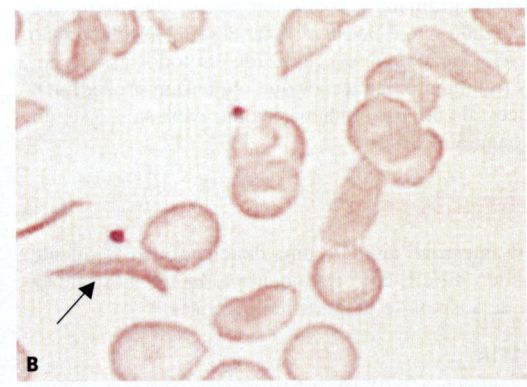

Figura 17.33 – Microscopia com visualização (menor [A] e maior [B] aumento) de anisopoiquilocitose eritrocitária, com hemácias em forma de foice (*seta*).

VELOCIDADE DE HEMOSSEDIMENTAÇÃO

Pela sua inespecificidade, a velocidade de hemossedimentação (VHS) pouco auxilia no diagnóstico do abdome agudo. Freqüentemente encontram-se valores elevados nessa afecção e os resultados normais não excluem as doenças cirúrgicas graves.

COAGULOGRAMA

Esse termo deverá ser abandonado, já que é utilizado como perfil geral de provas da coagulação sangüínea. Prefere-se o estudo dirigido das provas que testam os distúrbios da hemostasia, que poderá auxiliar no diagnóstico e na terapêutica do abdome agudo.

Tempo e Atividade da Protrombina

É um exame que mede a velocidade de conversão do fibrinogênio em fibrina, analisando, dessa forma, a coagulação sangüínea quando se lança mão da chamada via extrínseca (VE) da coagulação (Fig. 17.34).

Participam dessa via os fatores VII, X, V, II e I. Deficiência de um ou mais desses fatores indica dificuldade de coagulação sangüínea, aumentado o tempo de protrombina e reduzindo sua atividade. A grande maioria dessas proteínas tem síntese hepática e algumas delas são vitamina K-dependentes (II, VII, IX e X). Dessa maneira, além de ser importante ensaio para avaliação da tendência hemorrágica quando a VE é utilizada, esse exame testa também a função hepática.

Tempo de Tromboplastina Parcial Ativada

Esse exame mede a velocidade da coagulação sangüínea pela via intrínseca (VI) da coagulação, que utiliza, para sua execução, os fatores XII, XI, IX, X, V, II e I (Fig. 17.34). Deficiência de um ou mais desses fatores induz a uma tendência hemorrágica. Esse exame poderá sinalizar uma provável causa do abdome agudo, assim como poderá auxiliar no controle do processo de reposição terapêutica desses fatores.

Contagem de Plaquetas

As plaquetas participam ativamente do processo hemostático pela formação do trombo branco ou pelo fornecimento de substâncias que engatilham o processo de coagulação plasmática. Sua contagem é, dessa forma, importante para o diagnóstico de tendência hemorrágica, bem como para detecção de coagulopatia de consumo, causa freqüente de hemorragia intracavitária.

DOSAGEM DE GONADOTROFINA CORIÔNICA

Havendo suspeita de gravidez ectópica rota causando abdome agudo, em que a ultra-sonografia não evidencia o saco gestacional e há líquido livre intracavitário, esse ensaio poderá sinalizar intervenção cirúrgica urgente.

EXAMES BIOQUÍMICOS NO SANGUE

As dosagens de uréia, creatinina e eletrólitos sangüíneos costumam ser úteis para o diagnóstico do abdome agudo, já que, além de indicarem a possibilidade de afecção renal prévia, evidenciam o comprometimento do distúrbio hidroeletrolítico naqueles pacientes com vômitos, diarréia e distensão abdominal.

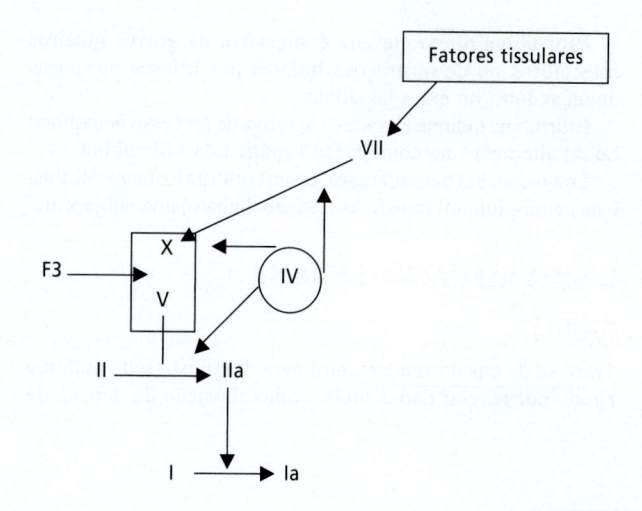

Figura 17.34 – Via extrínseca (VE) do sistema de coagulação.

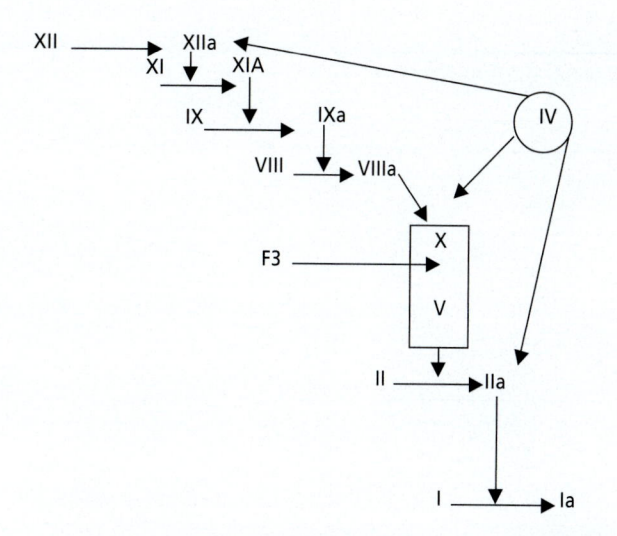

Figura 17.35 – Via intrínseca (VI) do sistema de coagulação.

A gasometria arterial evidenciando quadro de acidose metabólica será fundamental na indicação de infecção grave ou isquemia ou, ainda, de possibilidade de cetoacidose diabética.

A amilasemia é ensaio de importância primordial para o diagnóstico do abdome agudo, já que sua elevação confirma o diagnóstico de pancreatite aguda. É sempre bom lembrar que valores bem elevados podem aparecer nos casos de isquemia intestinal, torção de cisto ovariano ou em perfurações de vísceras ocas. Valores normais de amilasemia não afastam o diagnóstico de pancreatite aguda ou pseudocisto de pâncreas. Nesses casos, será muito útil a dosagem da lipase sérica, já que ela é mais específica para a doença pancreática que a própria amilase.

A simples verificação da turbidez plasmática e a dosagem dos triglicerídeos poderão ser indicativas de doença pancreática. Os achados de soro turvo e de valores muito elevados de triglicerídeos sugerem diagnóstico de doença pancreática mesmo com valores normais da amilase.

As ditas provas de função hepática são de grande importância, já que são úteis tanto para diagnóstico de hepatopatia subjacente quanto para avaliação de sua etiologia e intensidade.

Bilirrubina direta elevada é sugestiva de graves quadros infecciosos ou de obstruções biliares por litíases ou outras doenças intra ou extra-hepáticas.

Bilirrubina indireta elevada é sugestiva de processo hemolítico ou de alterações na conjugação hepática da bilirrubina.

O aumento nas transaminases, assim como na fosfatase alcalina e na gama-glutamil transferase, sugere hepatopatia subjacente.

EXAMES REALIZADOS NA URINA

Urina I

Trata-se de ensaio fundamental para diagnóstico do abdome agudo por revelar dados úteis, como elevação da densidade urinária, mostrando paciente desidratado com função renal prévia normal.

Pigmentos biliares sinalizam doença hepática ou hemolítica subjacente.

Hematúria e leucocitúria poderão orientar o diagnóstico de litíase ou de infecção urinária, evitando cirurgia desnecessária.

Glicosúria e presença de corpos cetônicos são úteis para confirmação diagnóstica de cetoacidose diabética.

BIBLIOGRAFIA

BICK, R. L. *Disorders of Thrombosis*. 2002.
MIALE, J. B. *Laboratory Medicine Hematology*. 1982.
MILLER, O. *Laboratório para o Clínico*. Rio de Janeiro – São Paulo: Atheneu, 1977.
WINTROBE, M. M. *Clinical Hematology*. 1993.

Capítulo 18

Urgências em Urologia

Litíase Ureteral	213
Introdução	213
Fisiopatologia	213
Quadro Clínico	214
Exames Laboratoriais	214
Exames de Imagem	214
Radiografia Simples de Abdome	214
Ultra-sonografia	214
Urografia Excretora	214
Tomografia Computadorizada de Abdome	214
Ressonância Magnética	214
Diagnóstico Diferencial	214
Conduta Inicial	214
Controle da Dor	214
Tratamento Clínico	215
Tratamento do Cálculo	215
Observação Clínica	215
Litotripsia Extracorpórea	215
Ureteroscopia	215
Cirurgia Renal Percutânea	215
Cirurgia Convencional	215
Uretrorragia	216
Introdução e Conceito	216
Anatomia das Uretras Masculina e Feminina	216
Classificação	216
Uretrorragia de Origem Traumática	216
Uretrorragia Espontânea ou Não Traumática	217
Torção Testicular	218
Introdução	218
Epidemiologia	218
Fisiopatologia	218
Quadro Clínico	219
Exames Complementares	219
Diagnóstico Diferencial	219
Considerações Finais	220
Priapismo	220
Definição	220
Ocorrência	221
Tipos	221
Priapismo de Baixo Fluxo ou Venooclusivo	221
Priapismo Arterial de Alto Fluxo	221
Diagnóstico	221
Tratamento	222
Priapismo de Baixo Fluxo	221
Priapismo de Alto Fluxo	221
Procedimentos no Pronto-socorro	222

Litíase Ureteral

José Luis Chambô ♦ Antonio Marmo Lucon

INTRODUÇÃO

Em geral, portadores de cálculo ureteral apresentam-se com sintomas dolorosos que os levam a procurar serviço de urgência. A doença litiásica urinária acomete de 2 a 5% da população adulta dos Estados Unidos. O risco de formação de cálculo durante a vida é da ordem de 10 a 20% dos homens e de 5 a 10% das mulheres americanas, com possível recorrência de 50% em 10 anos[1].

Existe grande predomínio dos cálculos de cálcio (aproximadamente 80%), 10% dos quais são de ácido úrico e outros 10% são cálculos de infecção (fosfato amônio de magnésio). A maioria desses cálculos origina-se no rim e migra para o ureter, o que leva aos sintomas característicos da cólica renal, fator determinante de busca por atendimento de urgência.

FISIOPATOLOGIA

Urina supersaturada é condição fundamental para a formação de cálculo. Isso pode decorrer da sobrecarga de soluto ou da desidratação (diminuição do soluto) e, em algumas circunstâncias, da diminuição da concentração de certos inibidores de cristalização.

Existem áreas anatômicas no trajeto ureteral que, por apresentarem estreitamentos naturais, tornam-se propensas a ser locais de parada de cálculos e, por conseqüência, fenômenos obstrutivos, a saber: transição ureteropiélica, cruzamento com os vasos ilíacos e trajeto submucoso da transição ureterovesical (Fig. 18.1).

Quando há obstrução ureteral aguda por cálculo urinário, existem respostas fisiológicas que promovem inicialmente o

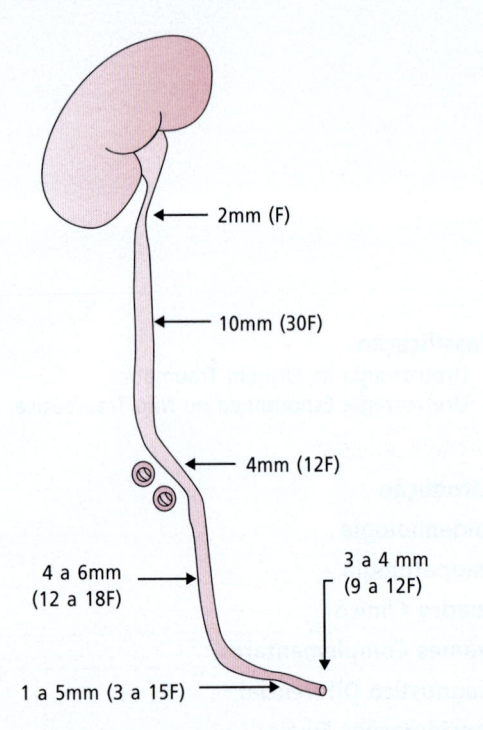

Figura 18.1 – Pontos de estreitamento do ureter. F = french.

aumento do fluxo sangüíneo renal. Com a filtração, ocorre aumento da pressão hidrostática proximal, resultando em dilatação ureteropiélica e cólica renal. Após 24 a 48h de obstrução urinária, o fluxo sangüíneo do rim afetado diminui de maneira significativa. Essa diminuição, de certa maneira, protege o rim e coincide com a melhora clínica da dor[2].

QUADRO CLÍNICO

O quadro clínico clássico de apresentação é cólica renal intensa de início lombar e com irradiação ventral para o trajeto do ureter, por vezes causando hiperestesia em região escrotal ou vulvar. A inervação ureteral origina-se dos gânglios celíacos, justificando-se a freqüente associação com sintomas digestivos, como náuseas e vômitos. Cálculo no ureter distal pode se manifestar como quadro irritativo vesical, com polaciúria, disúria, sensação de plenitude pós-miccional, incômodo uretral, lembrando "cistite". Hematúria macroscópica pode ser manifestação clínica isolada ou associada à cólica renal.

A maioria dos pacientes tem antecedentes pessoais e familiares de calculose urinária. Doenças associadas, como gota, hiperparatireoidismo, sarcoidose e tratamento quimioterápico, fortalecem a hipótese diagnóstica de cólica renal.

Ao exame físico, encontra-se um paciente irrequieto, agitado, taquicárdico e, em geral, hipertenso, podendo estar desidratado em razão dos vômitos, com dor à palpação da loja renal e dor à punho-percussão lombar (sinal de Giordano). Somente existirá febre se houver componente infeccioso associado, o que caracteriza quadro grave e requer drenagem imediata da via urinária e antibioticoterapia intravenosa.

EXAMES LABORATORIAIS

Cálculos ureterais provocam, com freqüência, hematúria predominantemente microscópica. Cerca de 10% dos pacientes não a apresenta, porém, às vezes, ela se manifesta como hematúria macroscópica. O pH urinário e a presença de cristais podem sugerir etiologia do cálculo ureteral.

EXAMES DE IMAGEM

Radiografia Simples de Abdome

Identifica potencialmente todos os cálculos radiopacos, o que corresponde à aproximadamente 90% dos cálculos urinários, embora existam limitações de preparo intestinal, tamanho do cálculo, cujo diagnóstico é muito difícil quando menores que 2mm, e também a localização do cálculo, em especial se for sobreposto a estruturas ósseas. É um exame barato, disponível na maioria dos serviços de urgência.

Ultra-sonografia

Fundamental para a identificação de cálculos radiotransparentes, além de mostrar também os cálculos radiopacos; bastante sensível para cálculos renais, vesicais e do ureter terminal, determina o grau de repercussão dos cálculos na via urinária, mostrando o grau de dilatação do sistema coletor. Apresenta como limitação o diagnóstico de cálculos ureterais do terço médio e, principalmente, sem dilatação pieloureteral.

Urografia Excretora

Esse estudo determina presença, localização, repercussão funcional e morfológica do cálculo no trato urinário. Como limitação, sua realização implica preparo intestinal e piora sua qualidade em pacientes hiperidratados. Na vigência de cólica renal, pode apresentar exclusão ou retardo funcional, supervalorizando a repercussão funcional.

Tomografia Computadorizada de Abdome

O exame helicoidal com cortes finos de 5 e 3mm permite, com maior precisão, que a urografia excretora detecte cálculos, localize-os e avalie funcionalmente os rins e o grau de repercussão morfológica no trato urinário. O preparo intestinal não é fundamental, podendo ser realizado na urgência.

Ressonância Magnética

Estudo fundamental em pacientes com alteração de função renal e em grávidas com cálculo ureteral obstrutivo, nos quais se pretenda localizar e avaliar a repercussão no trato urinário.

DIAGNÓSTICO DIFERENCIAL

A avaliação laboratorial e clínica, que deve ser considerada no diagnóstico diferencial, inclui apendicite aguda, pielonefrite aguda, lombalgia de causa osteomuscular, diverticulite, compressão externa de ureter por lesões retroperitoneais, rotura de cisto de ovário, endometriose, gravidez ectópica.

CONDUTA INICIAL

Controle da Dor

Após o diagnóstico clínico de cólica renal, que pode ou não depender de exames complementares, deve-se iniciar o tratamento da dor com analgésicos. As opções de uso variam entre opióides e antiinflamatórios não hormonais. Quanto ao uso, devem-se ter em mente a possibilidade de doença renal crônica originada da própria doença calculosa, cirurgias prévias, pielonefrite crônica, porém são medicações bastante eficientes. Utilizam-se também os antiespasmódicos derivados da hioscina.

Caso não seja possível o controle clínico da dor, deve-se pensar na possibilidade de descompressão da via urinária por derivação interna ou externa ou, até mesmo, da retirada do cálculo.

Tratamento Clínico

Deve-se evitar a hiperidratação no período agudo, o que leva à piora da dor por aumento da pressão intrapiélica. Esses pacientes apresentam-se freqüentemente com vômitos, em grande parte reflexos da dor, mas também em decorrência da ação emética dos analgésicos opióides e dos derivados de hioscina. Em quadros persistentes, a possibilidade de gastrite medicamentosa, ocasionada pela quantidade de medicamentos, justifica o uso de protetor gástrico.

Os pacientes devem ser mantidos hidratados, já que o vômito, a inapetência e, eventualmente, a gastrite poderão desidratá-lo.

TRATAMENTO DO CÁLCULO

A litíase ureteral, do ponto de vista topográfico, deve ser dividida em superior ou acima da junção sacroilíaca; cálculos médios, entre a junção sacroilíaca e o cruzamento dos vasos ilíacos e ureter inferior, que está abaixo dos vasos ilíacos.

Como se sabe, existem três pontos de maior possibilidade de obstrução pelos cálculos, que são a transição ureteropiélica, o cruzamento dos vasos ilíacos e a transição uretrovesical.

Os métodos de tratamento dos cálculos urinários em trânsito pelo ureter são a observação clínica para aguardar a eliminação espontânea do cálculo, a litotripsia extracorpórea, que implica fragmentação do cálculo e eliminação espontânea dos fragmentos, a ureteroscopia, a cirurgia renal percutânea e a cirurgia convencional. Mais recentemente foi introduzido, como alternativa à cirurgia convencional, o acesso laparoscópico ou retroperitonioscópico para tratamento dos cálculos renais e ureterais.

Observação Clínica

É sempre uma alternativa terapêutica, em especial para cálculos menores que 5mm, que não apresentem sintomas dolorosos intensos, complicações obstrutivas importantes e infecção associada. Sempre que se optar por essa forma de tratamento, deve-se planejar o controle de imagem para avaliação da migração do cálculo e a repercussão no trato urinário. Estudos sugerem o efeito de algumas medicações para facilitar a migração e a eliminação espontânea de cálculos, como nifedipina[3], metilprednisolona, tansulosina[3] e antiinflamatórios não hormonais.

Litotripsia Extracorpórea

Esse método de tratamento depende fundamentalmente do tamanho do cálculo, de sua localização, do grau de impacção na via urinária e da natureza do cálculo. O tamanho do cálculo é inversamente proporcional ao índice de sucesso na fragmentação. Os cálculos menores que 1cm são considerados ideais para esse procedimento. Os cálculos situados no ureter superior, por estarem numa posição em que o tratamento é menos doloroso e também por serem menos acessíveis a outros métodos como ureteroscopia, são os de melhor

localização para a litotripsia extracorpórea[4]. Os cálculos de cistina e oxalato monoidratado são os mais duros e, portanto, mais resistentes às ondas de choque. Assim, o cálculo ideal para esse tratamento é o que tem entre 0,5 e 1cm, localizado no ureter superior e que não seja de cistina ou oxalato monoidratado.

Ureteroscopia

Com a miniaturização dos equipamentos de ureteroscopia e, em especial, com a maior utilização de videocâmara, a técnica desse procedimento tornou-se muito difundida, sendo de grande eficiência e baixíssimo índice de complicações, o que leva à indicação para o tratamento de todos os cálculos de ureter distal e médio que necessitem de tratamento intervencionista. Para cálculos maiores que 7mm, provavelmente sejam necessários litotritores (ultra-som, pneumático, *holmium laser*) para fragmentação intracorpórea do cálculo, para maior facilidade de retirada deste. Nos casos em que houver impacção com grande edema e em que a ureteroscopia tiver ocasionado grande edema ou, eventualmente, lesão ureteral, deve-se colocar um cateter de duplo J temporariamente (em torno de 7 a 10 dias) para reduzir os sintomas dessas intercorrências.

Cirurgia Renal Percutânea

Esse procedimento é indicado a situações específicas, como cálculo ureteral alto, obstrutivo, maior que 1cm e que não respondeu à ação das ondas de choque, ou pacientes que tenham limitações ao acesso retrógrado (estenose ureteral, radioterapia prévia, derivação urinária ou neobexiga com reimplante ureteral).

Cirurgia Convencional

As cirurgias abertas ou convencionais atualmente se restringem às situações de indisponibilidade de equipamentos ou situações de complicações agudas de procedimento endourológico ou litotripsia extracorpórea. Esses procedimentos são bastante eficientes, porém com morbidade elevada e tempo de recuperação prolongado. Recentemente, com a evolução dos acessos laparoscópicos e retroperitonioscópicos, surgiu opção interessante à cirurgia convencional, que é a ureterolitotomia retroperitonioscópica, para tratar grandes cálculos ureterais superiores (maiores que 2cm).

É importante salientar que pacientes com recorrência freqüente de formação de cálculos, pacientes jovens (crianças e adolescentes) e portadores de cálculos de ácido úrico e cistina devem ser orientados a procurar auxílio da pesquisa de defeitos metabólicos que justifiquem o aparecimento de cálculos da via urinária.

REFERÊNCIAS BIBLIOGRÁFICAS

1. LJUNGHALL, S. Incidence of upper urinary tract stones. *Miner Electrolyte Metab.*, v. 13, p. 220-227, 1987.
2. MENON, M.; RESNICK, M. I. Urinary lithiasis: etiology, diagnosis, and medical management. In: WALSH, P. C. et al. *Campbell's Urology*. 8. ed. Philadelphia: W. B. Saunders, 2002. p. 3229-3305.
3. PORPIGLIA, F.; GHIGNONE, G.; FIORI, C.; FONTANA, D.; SCARPA, R. M. Nifedipine versus tamsulosin for the management of lower ureteral Stones. *J. Urol.*, v. 172, p. 568-571, 2004.
4. SEGURA, J. W.; PREMINGER, G. M.; ASSIMOS, D. G.; DRETLER, S. P.; KHAN, R. I.; LINGEMAN, J. E. Ureteral Stones Clinical Guidelines Panel summary report on the management of ureteral calculi. *J. Urol.*, v. 158, p. 1915-1921, 1997.

Uretrorragia

Renato Tuneyasu Yamada

INTRODUÇÃO E CONCEITO

Denomina-se uretrorragia a eliminação de sangue pelo meato uretral no intervalo das micções. Isso a diferencia de hematúria, que é a presença de sangue na urina e, portanto, notado somente durante o ato miccional.

Para que ocorra a uretrorragia, é necessário que o local do sangramento se situe distalmente ao esfíncter externo, no sexo masculino e ao colo vesical, no caso da uretra feminina (Figs. 18.2 e 18.3).

Evidentemente, se o mecanismo esfincteriano estiver prejudicado, seja por afecção neurológica, seja pelo uso de cateter uretral, pode ser que sangramentos em outros locais, a montante, acarretem o aparecimento do sintoma pelo meato uretral.

Em geral, a uretrorragia costuma ser de pequena intensidade, podendo ser traduzida como manchas sangüíneas nas vestes e que cessa espontaneamente. Em algumas situações, é possível que a presença de sangue somente seja detectada no jato inicial urinário.

Em outros casos, pode haver sangramento em maior quantidade, necessitando de procedimento emergencial. Em alguns pacientes, relata-se certo desconforto associado à leve disúria.

De qualquer forma, é um sinal que preocupa pacientes e familiares, causando grande ansiedade e levando-os a procurar atendimento com certa urgência.

ANATOMIA DAS URETRAS MASCULINA E FEMININA

As Figuras 18.2 e 18.3 apresentam, esquematicamente, a anatomia das uretras masculina e feminina, mostrando sua divisão anatômica e o tipo de epitélio de revestimento que pode explicar eventuais processos patológicos e neoplásicos.

CLASSIFICAÇÃO

Esse item será dividido em dois grupos, de acordo com a etiologia do sangramento uretral.

Uretrorragia de Origem Traumática

Os traumas uretrais costumam ser mais freqüentes no homem, em virtude de seu maior comprimento. Como já referido na introdução, considera-se apenas a uretra anterior, isto é, a uretra bulbar e a uretra peniana (também denominada uretra pendular) (Fig. 18.2), que é a parte situada distalmente ao esfíncter externo. Este se inicia no verumontano e se estende por aproximadamente 2cm até a uretra bulbar.

A uretra anterior é envolvida pelo corpo esponjoso, o que não ocorre com a uretra posterior. Tais considerações são importantes, pois podem ter implicações no aparecimento dos sangramentos, em determinadas ocasiões e devem ser lembradas no manuseio uretral.

A uretra feminina possui em torno de 3,5cm de extensão, sendo lesada, geralmente, em traumas graves com fraturas extensas de bacia e nas lacerações perineais.

As lesões de uretra bulbar costumam ser causadas por traumatismos fechados diretamente sobre o períneo, isto é, por quedas a cavaleiro. O quadro clínico pode consistir em retenção urinária, uretrorragia e hematoma perineal. Este assume a forma de borboleta quando o extravasamento de sangue e urina é contido pela fáscia de Colles. Em geral, o toque retal não apresenta alterações. O diagnóstico é feito por uretrografia retrógrada.

O tratamento consiste em cateterismo vesical de permanência por 7 a 14 dias, nos casos de roturas parciais. Roturas completas devem ser exploradas cirurgicamente. Nesses casos, a via de acesso é a perineal, com esvaziamento da coleção hematourinária e anastomose dos cotos uretrais, se necessário, com reavivamento e regularização dos bordos e su-

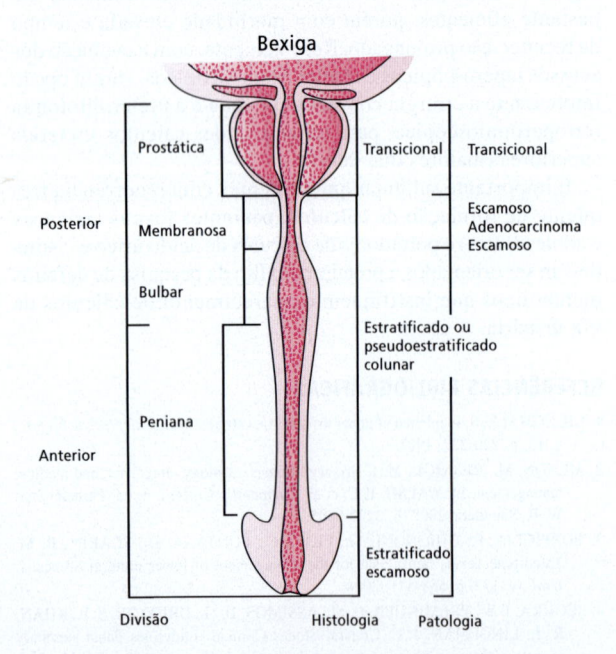

Figura 18.2 – Divisão, histologia e patologia da uretra masculina.

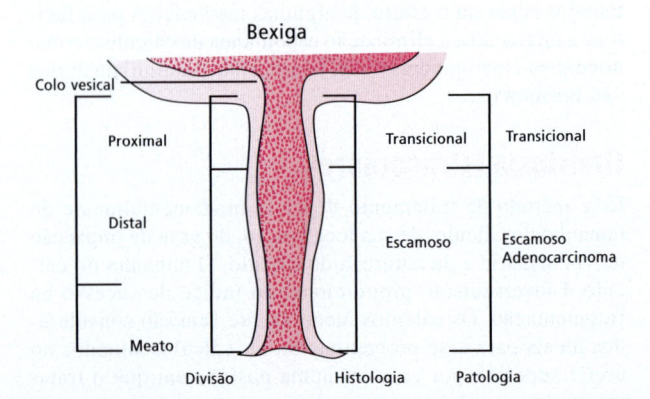

Figura 18.3 – Divisão, histologia e patologia da uretra feminina.

tura com fios absorvíveis. A sonda deve permanecer por, no mínimo, 14 dias.

Em lesões mais extensas, com dificuldade de se fazer a reconstrução primária, é preferível uma derivação urinária temporária a montante (cistostomia ou uretrostomia) para posterior cirurgia, que pode requerer, inclusive, enxertos de pele.

As lesões de uretra peniana têm como causas mais comuns os traumas diretos, que podem ocorrer em acidentes automobilísticos, esmagamento peniano, lesões por projéteis de arma de fogo, ferimentos penetrantes (arma branca), lesões decorrentes de atos sexuais (fratura de pênis – lesão do corpo cavernoso), ataque de animais, ou manipulações indevidas, etc.

O quadro clínico é representado por uretrorragia e dificuldade miccional. O diagnóstico é confirmado pela uretrografia retrógrada.

Em geral, nos casos mais simples, somente o acompanhamento médico é suficiente; em outros, o cateterismo uretral por alguns dias pode ser o tratamento, inclusive prescindindo de exploração radiológica.

Lesões graves ou aquelas provocadas por armas de fogo devem ser exploradas cirurgicamente para correção, como já foi referido em uretra bulbar. O acesso é por via perineal, quando as lesões forem mais posteriores, ou por circuncisão, nas anteriores.

Também nos casos de lacerações múltiplas, causadas por máquinas ou armas de guerra ou explosões próximas aos genitais, deve-se proceder ao debridamento e hemostasia e à realização de uma derivação, deixando a reparação definitiva para etapas posteriores.

Outras lesões traumáticas em qualquer porção da uretra são as produzidas por instrumentação inadequada, o que pode ocorrer durante cistoscopias, ressecções transuretrais ou eletrocoagulações. Sangramentos uretrais podem surgir após uso prolongado de sondas uretrais ou por irritação química por instilações uretrais ou por cateterismo com sondas esterilizadas com formalina.

Pode haver a introdução de corpos estranhos em enfermos com distúrbios de comportamento.

A uretrorragia pode acontecer também em pacientes submetidos, anteriormente, a cirurgias uretrais, como hipospádias, divertículos de uretra etc.

A conduta pode ir de simples observação, nos casos mais leves até as condutas já descritas. Em geral, o cateterismo temporário é suficiente, pois as lesões costumam ser pequenas.

Uretrorragia Espontânea ou Não Traumática

Divide-se este grupo segundo a faixa etária prevalente.

Adultos

As afecções estão descritas no Quadro 18.1 e podem, em alguma fase de sua evolução, apresentar sangramento uretral.

O diagnóstico poderá ser feito por uretrocistografia retrógrada e miccional, uretrocistoscopia e eventual biópsia da lesão.

Outros exames poderão ser utilizados tumores, para avaliação e estadiamento e, por conseguinte, orientação do tratamento.

Os tumores benignos ou malignos de baixo grau e estádio poderão ser tratados por ressecção endoscópica. Nos casos mais avançados, poderá ser necessária a uretrectomia (com penectomia parcial), deixando uma margem de 2cm, ou ainda a penectomia total, nos mais extensos. Nesta última situação, pode-se derivar a urina por uretrostomia perineal.

QUADRO 18.1 – Uretrorragia espontânea ou não traumática em adultos

- *Tumores malignos de uretra*
  - Tipos e incidência
    Carcinoma epidermóide: 50 a 75%
    Carcinoma de células transicionais: 15%
    Adenocarcinomas: 0 a 15%
    Tumores raros: melanoma, carcinoma mucinoso e tumores metastáticos
- *Tumores benignos*
  - Carúncula uretral
  - Condiloma acuminado
  - Pólipos
  - Hemangioma
  - Fibroma
- *Outras causas*
  - Cistos
  - Divertículos
  - Prolapso uretral
  - Abcesso periuretral
  - Estenoses
  - Fístulas uretrais
  - Erosões
  - Uretrites

A radioterapia será empregada em casos isolados, ou seja, em estágios iniciais, recusa de cirurgia ou recidivas.

Tratamentos combinados, utilizando quimioterapia e radioterapia associadas à cirurgia radical, poderão ser necessários para estágios mais avançados.

Outras afecções associadas, como estenoses, fístulas, prolapso, cistos, divertículos etc., deverão ser tratadas de acordo com as técnicas apropriadas para cada caso.

Crianças

Sintoma raro pode ocorrer com maior incidência em meninos e consiste em hematúria inicial ou laivos de sangue na roupa, com ou sem desconforto miccional.

No passado, essa condição era pesquisada com exames que incluíam urografia excretora e cistoscopia.

Estudos recentes indicam que esse tipo de achado é extremamente raro. Kaplan et al., ao realizarem urografia e cistograma miccional em vinte e uma crianças com uretrorragia, encontraram resultados normais em todas. Pelo contrário, a uretroscopia, em quinze deles, revelou achados não específicos, mais constantemente hiperemia da uretra prostática.

Outros estudos mostram que esses sintomas geralmente são intermitentes e podem se prolongar por um ano ou mais em algumas crianças. Em um estudo, a duração média foi de 17 meses. O diagnóstico de uretrorragia é feito pela história e conferido pelo exame físico normal. O exame de urina pode mostrar hematúria sem proteinúria ou cilindrúria. Urocultura é negativa. Pode ser de valia a urinálise fracionada para se tentar determinar o local do sangramento. A avaliação pode começar com exame ultra-sonográfico dos rins e da bexiga, para excluir anormalidades estruturais. Alguns urologistas preferem a urografia excretora complementada com uretrograma miccional, quando a bexiga está com o contraste vindo dos rins. Cistoscopia é raramente indicada, a menos que haja hematúria total ou outros sintomas associados. Quando não há necessidade de se fazer cistoscopia em caráter de urgência, esta deverá ser indicada se os sintomas persistirem por mais de 6 meses.

Em resumo, as uretrorragias em meninos são, na maioria, de natureza idiopática. Em 29,6%, são acompanhadas de disúria. Os exames radiográficos costumam ser normais. Exames de urina revelam hematúria microscópica em 57%. As uretrocistoscopias mostram, na maioria, hiperemia de uretra prostática e, em alguns, inflamação da uretra bulbar. Uma criança tinha estenose de uretra que necessitou de dilatação endoscópica.

Quarenta e seis por cento das crianças se curam em 6 meses, 71% em 1 ano e 91,7% apresentam cura completa. A recidiva aconteceu em 8,3% após cura inicial.

O tratamento preconizado é a observação clínica.

Nos raros casos de ureterorragia prolongada, poderão ser feitos exames complementares, como radiografias, exames laboratoriais e endoscopia.

BIBLIOGRAFIA

BORRELLI, M.; YAMADA, R. T.; GÓES, G. M.; PECORARO, G.; FRANÇA, L. C. M. Hemospermia – relato de um caso de hemangioma de uretra. *J. Br. Urol.*, v. 3, n. 3, p. 217-218, 1977.

BORRELLI, M.; WROCLAWSKI, E. R.; GLINA, S.; PECORARO, G.; NOVARETTI, J. P. T. In: *Urgências em Urologia*. Rio de Janeiro – São Paulo: Atheneu, 1985.

CALDAMONA, A. A.; SCHULMAN, S.; RABINOWITZ, R. Uterhrorrhagia in outpatient pediatric urology. In: GILLENWATER, J. Y.; GRAYHACK, J. T.; HOWARS, S. S.; DUCKETT, J. W. *Adult and Pediatric Urology*. 3. ed. St. Louis: Mosby Year Book, 1996.

CURY, J.; SIMONETTI, R.; SROUGI, M. *Urgências em Urologia*, Sarvier: São Paulo, 1999.

POORE, R. E.; MCCULLOUGH. Urethral carcinoma. In: GILLENWATER, J. Y.; GRAYHACK, J. T.; HOWARS, S. S.; DUCKETT, J. W *Adult an Pediatric Urology*. St. Louis: Mosby Year Book, 1996.

RODRIGUES NETTO JR., N.; GIRON, A. M.; GÓES, G. M.; CAMPOS FREIRE, J. G. Carcinoma primitivo da uretra feminina. *Rev. Paul. Med.*, v. 80, p. 141-144, 1972.

RODRIGUES NETTO JR., N.; GÓES, G. M.; CAMPOS FREIRE, J. G. Carcinoma primitivo da uretra masculina. *Rev. Paul. Med.*, v. 80, p. 195-200, 1972.

Torção Testicular

João Carlos Campagnari ♦ Dercílio Alves Fontes

INTRODUÇÃO

A torção testicular, também denominada torção de cordão espermático, é uma emergência cirúrgica. Procura tardia de atendimento médico, erro de diagnóstico ou de sua correta conduta conduzem à perda do testículo afetado. Somando-se a outras entidades, constituem o que denominamos "escroto agudo", afecções escrotais agudas que necessitam de pronto atendimento (Quadro 18.2)[1]. O escroto agudo é um dilema para o cirurgião, que precisa prontamente diferenciar a torção testicular de outras etiologias não cirúrgicas.

O tempo de isquemia testicular reversível é classicamente estimado em cerca de 6h, sendo o grau de torção o maior fator prognóstico[2]. O quadro manifesta-se primordialmente em crianças e adolescentes, que se inibem de comunicar o fato a seus pais. Em geral, ocorre na calada da noite, com seus inconvenientes em procurar pronto atendimento, podendo ser parcialmente aliviado por sintomáticos. Todos esses fatores culminam em pouco tempo hábil para o diagnóstico e a "destorção", sendo assim necessário alto grau de suspeição e medidas imediatas.

EPIDEMIOLOGIA

A torção testicular acontece em taxa próxima de 1/4.000 indivíduos abaixo dos 25 anos[3] e corresponde à cerca de 25 a 35% do escroto agudo pediátrico[4].

Apesar da grande variação na idade em que pode ser encontrada (do nascimento ao idoso), existem dois picos de incidência. O maior deles é por volta da puberdade (cerca de 65% dos casos) e é atribuído ao aumento testicular característico dessa fase da vida[5]. O segundo pico, em termos de incidência, é no primeiro ano de vida. É mais freqüente em testículo criptorquídico. Deve-se pensar nessa hipótese diagnóstica no caso de quadro doloroso abdominal e ausência de testículo no escroto[6].

FISIOPATOLOGIA

A torção testicular pode ser dividida em intravaginal, quando dentro da túnica vaginal e extravaginal, quando fora.

A torção extravaginal ocorre quase exclusivamente no período antenatal ou nos primeiros dias perinatais. Crê-se que decorra da falta de aderência do testículo aos envoltórios escrotais. É necessário rigor na avaliação do recém-nascido e grande suspeição para realizar o diagnóstico. A abordagem cirúrgica deve ser imediata e por inguinotomia, pela possibilidade da associação com hérnia e da torção ocorrer no canal inguinal. A fixação contralateral não é obrigatória, já que se faz espontaneamente.

Em torção intravaginal, a possibilidade de o testículo girar no seu próprio eixo é atribuída à inserção alta da túnica vaginal, que suspende livremente o testículo e o epidídimo dentro da cavidade vaginal. Essa deformidade é conhecida como "badalo de sino". Estudo *post-mortem* cita taxa de cerca de 12% dessa deformidade em autopsias[8]. Geralmente é bilateral, o que implica necessidade de fixação do testículo contralateral. O fator desencadeante é conferido à contração reflexa do músculo cremáster e geralmente acontece durante o sono.

O grau de torção constitui fator prognóstico mais importante, seguido pelo tempo de isquemia. Pode variar de torção parcial a até três voltas[2]. Na maioria dos casos, o retorno venoso é inicialmente comprometido e, com o edema progressivo, interrompe-se o fluxo arterial. Com relação à direção da torção, há preponderância em rodar no sentido da rafe mediana, com taxa que varia de 67 a 100% na literatura[10]. Esse dado é importante, pois a destorção manual (no sentido lateral), em casos de apresentação clássica, pode até permitir a pronta reperfusão. Contudo, ela não dispensa a exploração cirúrgica.

QUADRO CLÍNICO

O quadro clínico clássico é de dor no testículo afetado, de início súbito. A dor pode ser acompanhada de náuseas e vômitos e de irradiação para a região inguinal. Ao exame físico, encontra-se um testículo elevado e horizontalizado. A pesquisa do reflexo cremastérico, ou seja, um estímulo na face medial da coxa com contração do músculo cremáster e elevação do testículo ipsilateral, é negativa. Alguns autores relatam certeza no diagnóstico clínico em torno de 65% dos casos[2]. Isso reforça a opinião de que a exploração testicular deve ser indicada de imediato a esses casos, sem atraso para a realização de exames complementares. Pode haver relato de episódios anteriores com resolução espontânea, sugerindo torção testicular intermitente. A esses casos, indica-se orquiopexia.

A apresentação pode ser atípica, com dor abdominal ou na região inguinal. A avaliação da região inguinal e da bolsa escrotal deve fazer parte da rotina de ocorrência de dor abdominal, pois a torção testicular pode ser a causa desse quadro.

A evolução do processo leva a edema testicular e dos seus envoltórios, além de hiperemia da pele do escroto, tornando o exame físico menos característico e, portanto, confundindo o diagnóstico de torção com orquiepididimite.

EXAMES COMPLEMENTARES

A ultra-sonografia com Doppler colorido é o exame de escolha para auxiliar o cirurgião no diagnóstico. Atualmente, há maior disponibilidade de aparelhos, maior qualificação dos profissionais e rapidez de realização. O princípio se baseia na visualização da perfusão testicular, comparando-a à do testículo contralateral. Entretanto, o diagnóstico ultra-sonográfico que se baseia somente na pesquisa do fluxo sangüíneo não possui 100% de acurácia, podendo gerar falso-negativos perigosos em torno de 30%[2].

Em trabalho recente, Kalfa et al. mostraram que a pesquisa do "nó" da torção do cordão espermático com ultra-sonografia de alta resolução, desde sua origem no canal inguinal externo, possui alta acurácia em estabelecer o diagnóstico de torção. Além disso, defendem que a visualização de cordão espermático não torcido indica que a cirurgia é desnecessária (Fig. 18.4).

A cintilografia com pertecnetato de tecnécio 99m é conhecida pela sua acurácia diagnóstica com sensibilidade de 80 a 100%[7,11]. Entretanto, esse método é menos acessível, consome mais tempo e é mais caro que a ultra-sonografia com Doppler colorido.

Apesar da qualidade dos exames hoje disponíveis, a demora na sua realização não é justificável e a cirurgia é sempre bem indicada a escroto agudo, como forma de definir o diagnóstico.

DIAGNÓSTICO DIFERENCIAL

A torção testicular possui grande lista de afecções com a qual faz diagnóstico diferencial (Quadro 18.2).

A torção do apêndice testicular (hidátide de Morgagni) ou epididimário causa quadro de dor e edema na bolsa escrotal. Geralmente, o quadro é menos intenso que a torção testicular, contudo, às vezes, poder ser difícil a diferenciação, principalmente no estágio mais tardio. O exame físico no início pode revelar massa dolorosa no pólo superior do testículo e, raramente, mancha azulada na pele. A ultra-sonografia auxilia no diagnóstico. Se o diagnóstico de torção do apêndice testicular ou epididimário mostrar-se confiável, o tratamento é clínico e se baseia em repouso, suspensório escrotal e antiinflamatório não hormonal, por uma a duas semanas. Na dúvida, indica-se exploração cirúrgica.

Os quadros infecciosos são parte importante do diagnóstico diferencial da torção testicular. A orquiepididimite bacteriana é incomum na faixa etária pediátrica e, quando ocorre, geralmente tem condição predisponente de base e exige investigação do trato urinário. A orquite isolada é rara, em geral causada por infecção viral, como parotidite (ou outras viroses), que, por via hematogênica, atinge os testículos e/ou os epidídimos. É tratada de forma sintomática (repouso, suspensório escrotal e antiinflamatório não hormonal).

As epididimites são mais freqüentes em adultos e ocasionadas pela ascensão bacteriana pelo canal deferente. Em uma divisão didática, abaixo dos 35 anos está relacionada às doenças sexualmente transmissíveis (DST) (*Chlamydia trachomatis* e *Neisseria gonorrhoeae*) e, acima dos 35 anos, à infecção por bactérias gram-negativas (*Escherichia coli*), por associação à hiperplasia prostática benigna e prostatite. É freqüente o processo inflamatório se expandir pelo testículo, causando orquiepididimite. O quadro é de dor intensa de início gradual, hiperemia da bolsa escrotal e febre inconstante. Piúria, bacteriúria ou cultura de urina positiva fortalecem esse diag-

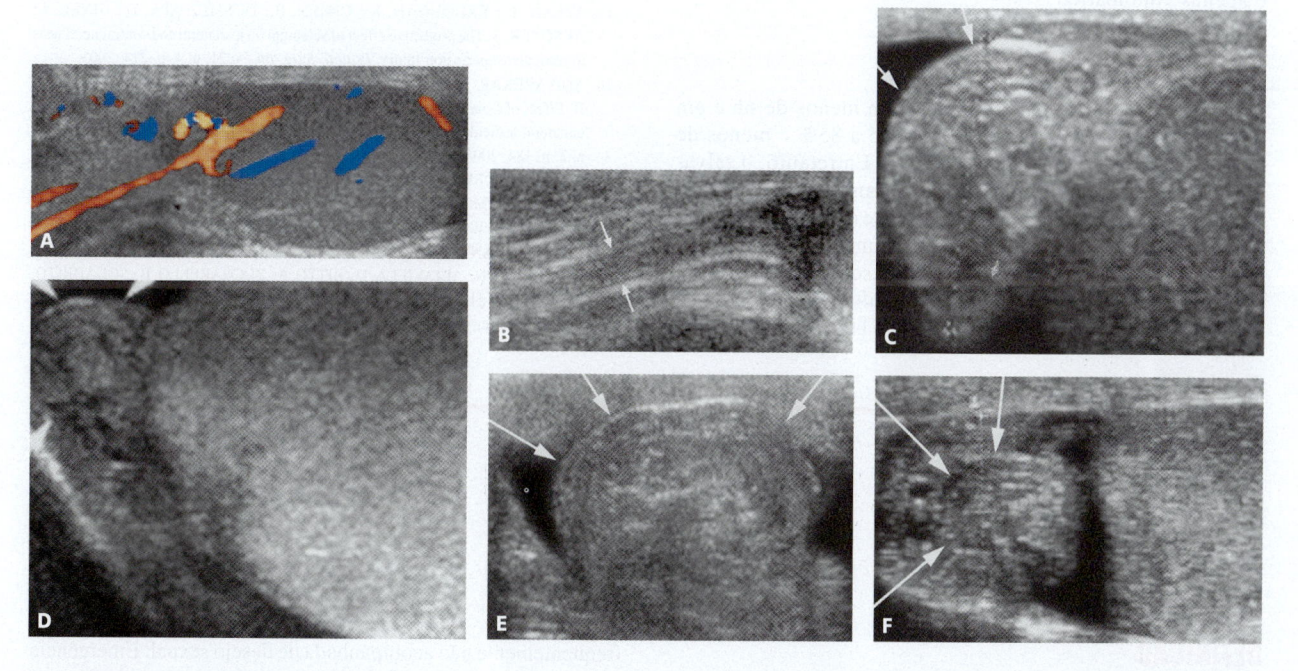

Figura 18.4 – Visualização longitudinal do cordão espermático normal: (A) modo Doppler; (B) modo B de alta resolução. (C a F) "Nó" (*setas*) da torção do cordão espermático[2].

QUADRO 18.2 – Diagnóstico diferencial entre escroto agudo/subagudo

- Torção do cordão espermático
- Torção do apêndice testicular
- Torção do apêndice do epidídimo
- Orquite
- Epididimite
- Orquiepididimite
- Hérnia inguinal
- Hidrocele comunicante
- Hidrocele
- Hidrocele de cordão
- Trauma
- Picada de inseto
- Lesões dermatológicas
- Vasculite (púrpura de Henoch-Schönlein)
- Edema escrotal idiopático
- Tumor
- Espermatocele
- Varicocele
- Cálculo ureteral
- Patologias não urogenitais (por exemplo tendinite do adutor da coxa)

nóstico. A ultra-sonografia com Doppler colorido pode evidenciar aumento do testículo e de sua vascularização. O tratamento se faz com sintomáticos (como já visto) e antibiótico com boa penetração testicular e epididimária.

Os tumores testiculares não cursam com dor, entretanto podem levar o paciente ao pronto atendimento, quando notar o aumento testicular. O exame físico pode mostrar nódulo de consistência mais endurecida e a ultra-sonografia geralmente define o diagnóstico.

O trauma na bolsa escrotal também pode acarretar aumento testicular com dor, desencadear torção testicular e ser tão grave a ponto de provocar rotura da albugínea. A ultra-sonografia sugere esse diagnóstico. Indica-se exploração cirúrgica da bolsa escrotal. Na rotura, deve-se proceder à rafia da albugínea com fio não absorvível. Em traumas mais leves, o tratamento é apenas sintomático[12].

CONSIDERAÇÕES FINAIS

A taxa de salvamento para quadros com menos de 6h é em torno de 83 a 97%; entre 6 e 12h, de 55 a 85% e menos de 10% quando instalado há mais de 24h[11]. Entretanto, o salvamento testicular não implica necessariamente preservação da função testicular normal, evidenciando-se quadros de subfertilidade, já que a espermatogênese é a função testicular que mais sofre com os efeitos do processo de isquemia/reperfusão.

Estudos das alterações ultra-estruturais e moleculares da torção testicular experimental sugerem o benefício de terapia adjuvante, no intuito de minimizar o estresse oxidativo associado à reperfusão[13]. Apesar das várias substâncias estudadas (resveratrol[14], selênio[15], Lomodex-MgSO(4)[16], propofol[17], raxofelaste[18]), ainda não há uma definida para a prática médica diária.

REFERÊNCIAS BIBLIOGRÁFICAS

1. SCHNECK, F. X.; BELLINGER, M. F. Abnormalities of the testes and scrotum and their surgical management. In: WALSH, P. C.; RETIK, A. B.; VAUGHAN JR., E. D.; WEIN, A. J. (eds.). *Campbell's Urology*. 8. ed. Philadelphia: W. B. Saunders, 2002. vol. 3, p. 2379-2384.
2. KALFA, N.; VEYRAC, C.; BAUD, C.; COUTURE, A.; AVEROUS, M.; GALIFER R. B. Ultrasonography of the spermatic cord in children with testicular torsion: impact on the surgical strategy. *J. Urol.*, v. 172, n. 4, pt. 2, p. 1692, 2004.
3. WILLIAMSON, R. C. Torsion of the testis and allied conditions. *Br. J. Surg.*, v. 63, p. 465, 1976.
4. CALDAMONE, A. A.; VALVO J. R.; ALTEBARMAKIAN, V. K.; RABINOWITZ, R. Acute scrotal swelling in children. *J. Pediatr. Surg.*, v. 19, p. 581, 1984.
5. CUCKOW, P. M.; FRANK, J. D. Torsion of the testis. *BJU Int.*, v. 86, n. 3, p. 349, 2000.
6. MITRE, A. I. Patologias agudas do pênis e do escroto. In: BARATA, H. S.; CARVALHAL, G. F. (eds.). *Urologia: princípios e prática*. Porto Alegre: Artes Médicas, 1999. p. 521-523.
7. IKARI, O. Afecções escrotais agudas. In: NETTO JR., N. R. (ed.). *Urologia Prática*. 4. ed. São Paulo: Atheneu. 1999. p. 157-162.
8. CAESAR, R.; KAPLAN, G. Incidence of the bell clapper deformity in an autopsy series. *Urology*, v. 44, p. 114, 1994.
9. MERIA, P.; BRUNET, P. Torsión del cordón espermático y de los anexos testiculares. In: *Encyclopédie Médico-Chirurgicale, Urologia*. Editions Scientifiques et Medicales. Elsevier, 2002. p. E-41-415.
10. SESSIONS, A. E.; RABINOWITZ, R.; HULBERT, W. C.; GOLDSTEIN, M. M.; MEVORACH, R. A.: Testicular torsion: direction, degree, duration and disinformation. *J. Urol.*, v. 169, n. 2, p. 663, 2003.
11. ESPY, G. P.; KOO, H. P. Torsion of the testicle. In: GRAHAM JR., S. D. (ed.) *Glenn's Urologic Surgery*. 6. ed. Philadelphia: Lippincott Williams & Wilkins. 2004. p. 513-517.
12. HENDRY, W. F. Testicular, epidymal and vasal injuries. *BJU Int.*, v. 86, n. 3, p. 344, 2000.
13. TURNER, T. T.; BANG, H. J.; LYSIAK, J. L. The molecular pathology of experimental testicular torsion suggests adjunct therapy to surgical repair. *J. Urol.*, v. 172, n. 6, pt. 2, p. 2574, 2004.
14. UGURALP, S.; MIZRAK, B.; BAY KARABULUT, A. Resveratrol reduces ischemia reperfusion injury after experimental testicular torsion. *Eur. J. Pediatr. Surg.*, v. 15, n. 2, p. 114, 2005.
15. AVLAN, D.; ERDOUGAN, K.; CIMEN, B.; DUSMEZ APA, D.; CINEL, I.; AKSOYEK, S. The protective effect of selenium on ipsilateral and contralateral tests in testicular reperfusion injury. *Pediatr. Surg. Int.*, v. 21, n. 4, p. 274, 2005.
16. ADIVAREKAR, P. K.; BHAGWAT, S. S.; RAGHAVAN, V.; BANDIVDEKAR, A. H. Effect of Lomodex-MgSO (4) in the prevention of reperfusion injury following unilateral testicular torsion: an experimental study in rats. *Pediatr. Surg. Int.*, v. 21, n. 3, p. 184, 2005.
17. UNSAL, A.; DEVRIM, E.; GUVEN, C.; EROGLU, M.; DURAK, I.; BOZOKLU, A.; BALBAY, M. D.: Propofol attenuates reperfusion injury after testicular torsion and detorsion. *World J. Urol.*, v. 22, n. 6, p. 461, 2004.
18. ROMEO, C.; ANTONUCCIO, P.; ESPÓSITO, M.; MARINI, H.; IMPELLIZZERI, P.; TURIACO, N.; ALTAVILLA, D.; BITTO, A.; ZUCCARELLO, B.; SQUADRITO, F.: Raxofelast, a hydrophilic vitamin E-like antioxidant, reduces testicular ischemia-reperfusion injury. *Urol. Res.*, v. 32, n. 5, p. 367, 2004.

Priapismo

Ricardo Miguel Calado

DEFINIÇÃO

É o nome dado à ereção persistente, em geral dolorosa, com duração maior que 4h, podendo ocorrer após orgasmo, mas freqüentemente não acompanhada de desejo sexual. Emergência urológica que requer tratamento rápido, pois pode levar à impotência.

OCORRÊNCIA

É baixa, sendo de 1,5 por 100 mil habitantes por ano e, acima dos 45 anos, chega a 3 por 100 mil por ano.

TIPOS

Há dois tipos de priapismo: o de *baixo fluxo* ou *venooclusivo* e o *arterial de alto fluxo*.

Priapismo de Baixo Fluxo ou Venooclusivo

Comumente ocorre por lesão venosa. Há obstrução do conjunto de veias que drenam o pênis, impedindo o retorno venoso, com estase, levando à hipóxia tecidual e à acidose, de início agudo e doloroso. A dor é ocasionada pela isquemia local e a ereção pode estar presente por horas e até, às vezes, por dias. À inspeção no priapismo de baixo fluxo, o pênis encontra-se ereto ou semi-ereto, porém com a glande flácida. A aspiração dos corpos cavernosos mostra sangue escuro e a gasometria, pressão de oxigênio diminuída (< de 40mmHg).

Causa

A mais comum é a idiopática.

Atualmente, o crescente uso das auto-aplicações intracavernosas de agentes químicos, como papaverina, fentolamina e prostaglandina, para indução da ereção, tem provocado aumento dos casos de priapismo.

Outras Causas. Doença falciforme, leucemias, mieloma múltiplo, infiltração tumoral, lesão medular, anestesia espinal, infecção por *micoplasma* em pneumonia, amiloidose, intoxicação por monóxido de carbono, malária, picadas da aranha "viúva-negra".

Drogas. Psicotrópicos, especialmente clorpromazina, trazodona e tioridazina. Hidralazina, metoclopramida, omeprazol, hidroxizina, prazosina, tamoxifeno, testosterona, bloqueadores do canal de cálcio, anticoagulantes. Excesso de drogas ilícitas, como cocaína, maconha e etanol. Acidentes com grande lesão perineal e hemorragia local podem comprometer a drenagem venosa peniana e causar ao priapismo.

Priapismo Arterial de Alto Fluxo

Mais raro, deve-se ao aumento do fluxo arterial, com a drenagem venosa normal, com sangue vermelho vivo à aspiração e à pressão de oxigênio aumentada (> 80mmHg). Apresenta-se menos tumescente quando comparado com o de baixo fluxo e menos doloroso, por ser de instalação mais lenta.

Causa

Em geral, decorre de trauma no períneo ou peniano, com rotura da artéria cavernosa ou, às vezes é idiopático.

DIAGNÓSTICO

A história é fundamental e, em geral, conduz à causa. Aliada ao exame físico, à avaliação metabólica e ao estudo hemodinâmico do pênis, evidencia as diferenças entre priapismo de baixo e de alto fluxo que, por conseqüência, a forma correta de tratamento.

A gasometria no sangue aspirado do corpo cavernoso mostra, por meio da pressão parcial de oxigênio menor que 40mmHg, o priapismo de baixo fluxo. Quando for maior que 80mmHg, trata-se de priapismo de alto fluxo.

Em suspeita de priapismo de alto fluxo, utiliza-se Doppler do pênis e cateterismo seletivo com arteriografia, o qual já pode promover o tratamento com embolização no ponto de fístula.

Hemograma pode auxiliar no diagnóstico de leucemias. Prova de falcização, dosagem de reticulócitos, eletroforese de hemoglobina, se houver suspeita de anemia falciforme.

Havendo possibilidade do uso de drogas ilícitas, pesquisam-se metabólitos na urina.

As diferenças principais entre os dois tipos estão na Tabela 18.1.

TRATAMENTO

Ver Figura 18.5.

Priapismo de Baixo Fluxo

Tratamento medicamentoso sempre indicado antes do cirúrgico. A atitude inicial é punção aspirativa do corpo cavernoso; se o resultado da gasometria não mostrar acidose, já se pode iniciar a injeção de agonista alfa-adrenérgico (epinefrina, norepinefrina, fenilefrina, metaraminol).

Sem a gasometria não se devem injetar agonistas alfa-bloqueadores.

Nos casos de anemia falciforme, são necessárias hiperidratação, oxigenação e alcalinização do paciente.

Tratamento Cirúrgico

Tem a finalidade de estabelecer fístulas entre o corpo cavernoso e o esponjoso, em geral na posição distal.

Priapismo de Alto Fluxo

Em geral, não requer tratamento imediato, pois pode ocorrer remissão espontânea.

TABELA 18.1 – Principais diferenças entre os dois tipos de priapismo

	VENOOCLUSIVO	ARTERIAL
Fluxo sangüíneo no pênis	Baixo	Alto
Mecanismo de formação	Oclusão venosa	Fístula arterial
Freqüência	Alta	Baixa
Causas	Drogas vasoativas Medicamentos Doenças hematológicas	Traumatismo perineal ou peniano
Necessidade de tratamento	Urgente	Eletivo
Objetivo do tratamento	Aumentar a drenagem de sangue do pênis para o corpo	Diminuir fluxo arterial para o pênis

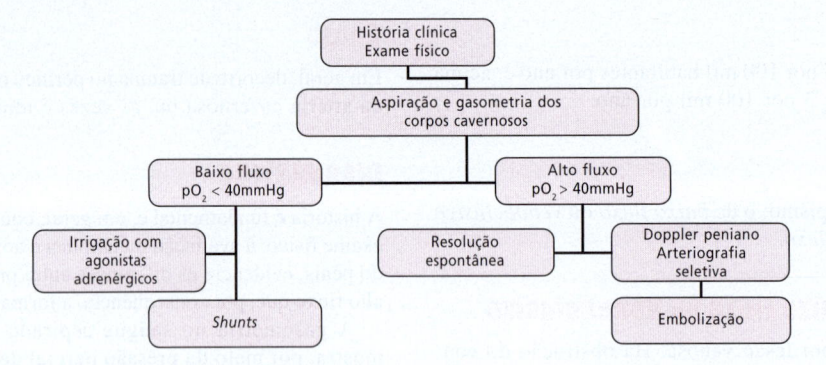

Figura 18.5 – Algoritmo no tratamento do priapismo.

Na fase inicial, o uso de gelo local pode ajudar, provocando espasmo e trombose na artéria lesada.

O tratamento de escolha é a embolização seletiva da artéria lesada.

Procedimentos no Pronto-socorro

Punção

É necessário bloqueio do nervo peniano, infiltrando-se a base do pênis com lidocaína, sem adrenalina, a 1%.

Punção do corpo cavernoso, lateralmente (às 2h), evitando-se a uretra, em geral com agulha 19 acoplada a uma seringa de 20mL, aspirando-se 20 ou 30mL de sangue, quando já se identifica, pela cor, o tipo (escuro, de baixo fluxo e claro, de alto).

Caso não haja êxito, repete-se a punção injetando 20 ou 30mL de solução com fenilefrina (10mg de fenilefrina = 1mL em 500mL de soro fisiológico a 0,9%).

Por fim, faz-se um curativo compressivo para manter o contínuo esvaziamento dos corpos cavernosos.

Para pacientes com anemia falciforme, poderá ser necessário reposição de sangue. Alguns centros estão experimentando o uso de câmara hiperbárica.

Em priapismo de alto fluxo, até que se iniciem as medidas efetivas, pode-se comprimir as regiões peniana e perineal com gelo.

As intervenções farmacológicas incluem agonista alfa (como o bitartarato de araminol) ou azul de metileno. Os agonistas alfa podem causar hipertensão significativa. O azul de metileno inibe o relaxamento da musculatura lisa, porém tem duração relativamente curta, havendo recorrência.

A embolização seletiva, apesar de procedimento relativamente novo, tem se mostrado eficaz.

Um terço dos pacientes se beneficia do uso oral de terbutalina na dose de 5mg, seguidos de mais 5mg, depois de 15min, se necessário. Caso não haja resolução, então se procede à infiltração.

Infiltração em priapismo de alto fluxo causado por uso de papaverina, fentolamina ou prostaglandina pode ser feita com fenilefrina (já descrita), usando-se 10 a 20mL da solução, em 5 a 10min.

Caso as medidas conservadoras fracassem, será preciso tratamento cirúrgico.

Os pacientes que empregam injeções intracavernosas devem ser orientados a procurar o urologista ou um pronto-socorro, se persistirem com ereção por mais de 3h.

Já os que têm crises repetitivas devem evitar distensão vesical prolongada, se hidratar, além de pesquisar e tratar infecções do trato urinário.

BIBLIOGRAFIA

LUE, T. F.; HELLSTROM, W. J. G.; MCANINCH, J. W. Priapism: a refined approach to diagnosis and treatment. *J. Urol.*, v. 136, p. 140-148, 1986

GOLDSTEIN, I.; BASTUBA, M. D.; TEJADAI, S.; DINLENC, C. Z.; SARAZEN, A.; KRANE, R. J. Arterial priapism: diagnosis treatment and long-term follow-up. *J. Urol.*, v. 161, p. 215-216, 1999.

ELAND, I. A.; VAN DER LEI, J.; STRIKER, B. H.; STURKENBOOM, M. J. Incidence of priapism in the general population. *Urology*; v. 57, n. 5, p. 970-972, May 2001.

Capítulo 19

Trombose Venosa Profunda

Raphael A. Tobias ♦ Reynaldo Fares Chaddad ♦ Olivério Neves Sanches

Introdução	222
Incidência e Fatores de Risco	222
Patologia e Patogenia	224
Diagnósticos Clínico e Diferencial	224
Métodos Diagnósticos Auxiliares	225
Tratamento	225

INTRODUÇÃO

Trombose venosa profunda (TVP) é uma doença que se caracteriza pela formação aguda de trombos nas veias profundas, mais comumente nos membros inferiores (cerca de 80 a 95% dos casos).

O quadro clínico é proporcional à extensão da trombose e às veias atingidas, podendo estar acompanhado de manifestações sistêmicas, sendo as duas complicações mais importantes a embolia pulmonar (EP) e a síndrome pós-trombótica.

Apesar de ser uma doença relativamente comum, o seu diagnóstico nem sempre é fácil. Relatam-se, nos Estados Unidos, mais de 2,5 milhões de casos de TVP anualmente, resultando em aproximadamente 600.000 casos de embolia pulmonar e cerca de 200.000 óbitos.

O primeiro passo na formação do trombo é a agregação plaquetária sobre a cúspide da válvula venosa. Camadas de fibrina se ligam a esse agregado plaquetário e atraem grandes quantidades de glóbulos brancos e vermelhos. Posteriormente, novas plaquetas se agregam sobre a superfície desses glóbulos, que mantêm o processo. O trombo se propaga anterógrada e retrogradamente. O segmento proximal, cabeça do trombo, pode estar livre (flutuante), tornando-se bastante instável, fragmentando-se e migrando para veias maiores e daí para o pulmão. Em 3 a 5 dias, os trombos se dissolvem (mecanismo de fibrinólise) ou se aderem à parede venosa.

A TVP dos membros inferiores pode ser dividida em proximal e distal. A proximal atinge as veias poplítea, femoral e ilíaca, com ou sem acometimento das veias da perna. É distal quando acomete somente as veias da perna. Essa diferenciação é de extrema importância, já que a chance de embolia pulmonar grave como conseqüência de TVP distal é muito baixa. Porém, é imprescindível o diagnóstico e o tratamento desta, pois em 25% dos casos há evolução para TVP proximal.

Menos grave que a embolia pulmonar, mas com muita significância socioeconômica, é a síndrome pós-trombótica (SPT) ou insuficiência venosa crônica (IVC).

Tardiamente, as veias profundas, sede de trombos, não se recompõem funcionalmente, havendo lesão valvular com refluxo e estase venosa. As manifestações mais comuns da IVC são edema, varizes, eczema, dermite ocre e úlceras de estase. Estima-se que a prevalência de úlcera de estase seja de 0,2% a 3,9% no mundo, sendo de cerca de 1,5% no nosso meio e 60% dessas alterações são decorrentes de TVP prévia.

INCIDÊNCIA E FATORES DE RISCO

A TVP é uma doença muito freqüente, ocorrendo em pessoas aparentemente saudáveis, mas principalmente como complicação de cirurgias ou afecções clínicas.

A incidência é de 0,6 a 0,9 caso por 1.000 habitantes/ano, sendo menor na população de origem oriental, possivelmente em razão de fatores genéticos.

Grande parte desses pacientes está internada, sofreu algum tipo de trauma ou, com maior freqüência, foi submetida a algum tipo de cirurgia (conforme a Tabela 19.1), correspondendo à TVP distal na maioria dos casos, identificados por métodos altamente sensíveis. Até 30% evoluem para TVP proximal, dos quais 50% exibem sintomas.

Considerada uma doença multicausal, em que fatores genéticos e ambientais interagem entre si para o desencadeamento da afecção, pode-se explicar por que pessoas desenvolvem a doença sem fator externo conhecido.

Estão claras as alterações herdadas que predispõem à hipercoagulabilidade e, assim, à TVP, como fator V de Leiden, deficiência de antitrombina III, proteínas C e S e atividade fibrinolítica, por exemplo.

Outro fator é a presença de neoplasia, desencadeando a TVP como doença paraneoplásica, muitas vezes antes do desenvolvimento de manifestações do próprio câncer.

A TVP é mais comum após os 40 anos, aumentando concomitantemente com a EP com o passar da idade. Isso pode ser explicado pela diminuição da resistência na parede venosa, por menor atividade fibrinolítica nas veias da perna ou pela diminuição do fluxo sangüíneo. Embora rara, a TVP existe

TABELA 19.1 – Incidência de trombose venosa profunda diagnosticada pelo teste de fibrinogênio marcado e/ou flebografia

TIPO DE DOENÇA	INCIDÊNCIA (%)
Cirúrgico	
Abdominal	10 – 42
Torácica	26 – 65
Histerectomia abdominal	23
Prostatectomia	24 – 47
Quadril	41 – 75
Parto	3
Otorrinolaringológica	11
Clínico	
Infarto agudo do miocárdio	19 – 38
Acidente vascular cerebral	60

Fonte: Maffei[1].

em crianças e adolescentes, tratando-se, em grande parte, de casos de trombofilia.

A imobilização no leito é fator clínico importante com trabalhos mostrando TVP em politraumatizados em 35% dos casos e em até 80%, em pacientes com mais de uma semana de restrição ao leito. Outro exemplo é o acidente vascular cerebral (AVC), tendo o membro paralisado chance nove vezes maior de desenvolvimento de TVP em relação ao membro contralateral.

O uso de contraceptivos orais vem chamando bastante a atenção quanto à chance de desenvolvimento da TVP. Várias alterações foram descritas associadas a estrógenos, como aumento nos níveis séricos de fatores de coagulação, alterações da viscosidade sangüínea e de parede vascular.

Entretanto, parece que o risco de TVP e EP está mais ligado ao emprego de altas doses de estrógeno, uma vez que os anticoncepcionais de nova geração, com menos estrógeno, são comprovadamente mais seguros.

Outros fatores adjuvantes para o aparecimento da TVP são obesidade, varizes prévias, quimioterapia, insuficiência cardíaca congestiva, gravidez e puerpério e doenças associadas, como policitemia vera, lúpus eritematoso sistêmico, hiper-homocisteinemia e certas vasculites, como doença de Behçet.

Outro dado interessante é que a TVP de membros inferiores parece ser mais comum à esquerda, o que pode ser explicado pela compressão da veia ilíaca esquerda pela artéria ilíaca esquerda. Muitas vezes existe, nesse local, constrição fibrosa causada pela compressão da artéria, suficiente para ocluir mais de dois terços da luz venosa.

Na literatura, há cerca de 33% de TVP bilateral em doentes submetidos à cirurgia abdominal. Como o achado de TVP bilateral é mais raro, é possível que ela seja subclínica em um dos membros, por se iniciar tardiamente ou por sua evolução ser tolhida pelo tratamento precoce do outro lado.

PATOLOGIA E PATOGENIA

Virchow, em 1856, descreveu pela primeira vez os fatores primários que predispõem pacientes à TVP, a chamada tríade de Virchow: alteração de coagulabilidade, lesão na parede vascular e estase venosa. Tão antigo também é o conceito de que esses fatores podem contribuir em diferentes níveis, podendo haver ação isolada de dois ou dos três fatores no desencadeamento da TVP.

O endotélio é uma superfície não trombogênica sobre a qual não aderem plaquetas, nem ocorre ativação de proteínas coagulantes. A lesão endotelial é bem evidente em situações em que a veia é utilizada para cateterismo ou, mesmo, punção. O traumatismo do cateter, a natureza e a osmolaridade das sustâncias administradas provocam lesão do endotélio que favorece a agregação plaquetária, a precipitação de fibrina e o início do processo trombótico. Entretanto, esse fator nem sempre está presente nas tromboses de panturrilha, sendo mais importante no mecanismo de TVP em fraturas, cirurgias ortopédicas e pélvicas.

A hipercoagulabilidade é uma condição em que o sangue é mais propício ao trombo que o sangue normal. Fazem parte desse tópico as trombofilias, podendo-se incluir nesse item o aumento de fatores pró-coagulantes que podem estar elevados em situações como câncer, gravidez, uso de esteróides etc., ou diminuição dos fatores inibitórios da coagulação como antitrombina III, proteínas C e S, reduzidos por alterações genéticas, estados fisiológicos ou uso de medicamentos como estrógenos, antivitaminas K e quimioterápicos.

O terceiro fator, e mais importante, é a estase venosa. Enquanto o fluxo de sangue se move livremente (por exemplo, durante o exercício físico), o trombo tem pouca chance de se formar, mas se imagina que um paciente submetido a uma cirurgia pélvica ou de extremidade inferior, provavelmente tenha sido imobilizado durante longo tempo de anestesia. O paciente cirúrgico corre o risco por várias razões: o fluxo sangüíneo é quase estagnado ao longo da operação, seja pelo repouso ou pela queda no débito cardíaco, e no pós-operatório imediato, quando o paciente fica restrito ao leito. É difícil encorajá-lo, em virtude da dor, à deambulação precoce com o objetivo de ativar os mecanismos de drenagem venosa. Conseqüentemente, esse estado de baixo fluxo promove condição ideal para a formação de TVP.

Como já foi dito, a estase venosa existe também em pacientes com paralisias pós-AVC, imobilização por fraturas ósseas e naqueles com história prévia de TVP (pela destruição valvular e baixa efetividade do mecanismo muscular de bomba da panturrilha).

Uma vez desenvolvido o trombo, este progride até a oclusão completa da veia e daí o processo trombótico acelera e se estende. Isso se deve à estagnação do fluxo sangüíneo pelo trombo. A drenagem venosa tenta compensar essa obstrução de duas maneiras: as veias colaterais não afetadas pela trombose se dilatam para ajudar no retorno venoso ao coração e o aumento da pressão distal à oclusão força o desvio de sangue, através das veias perfurantes, para facilitar a drenagem.

O aumento da pressão venosa, no sistema profundo e, secundariamente, no superficial, provocado pela obstrução venosa, se transmite ao capilar venoso dificultando a reabsorção do líquido tissular na microcirculação (lei de Starling), resultando, assim, o edema.

DIAGNÓSTICOS CLÍNICO E DIFERENCIAL

É muito importante cogitar a possibilidade de TVP em todo paciente que procura atendimento com queixas nos membros inferiores. As duas principais queixas são dor e edema do membro (Tabela 19.2).

A dor é espontânea, podendo ser permanente ou intermitente ao esforço com a marcha, tosse ou apenas ao ficar em posição ortostática. O local doloroso pode ser a panturrilha, a fossa poplítea, o triângulo de Scarpa, a pelve, o ombro todo o membro comprometido. Nas tromboses de veias pélvicas, podem eventualmente surgir sintomas como disúria, polaciúria ou tenesmo. Normalmente, a dor é causada pela distensão da própria veia, pelo processo inflamatório vascular e perivascular e pelo edema muscular que expande o volume do músculo no interior da fáscia muscular pouco distensível, pressionando as raízes nervosas.

O edema é sinal relevante e comum nas tromboses venosas. Surge quando o paciente começa a andar ou sentar, devido ao aumento da pressão hidrostática nos casos de TVP de membros inferiores. É do tipo tenso, nem sempre depressível,

TABELA 19.2 – Alterações em pacientes com trombose venosa profunda de membros inferiores

ALTERAÇÕES	INCIDÊNCIA (%)
Dor	86 – 90
Edema	86 – 98
Empastamento muscular	86 – 95
Dor à palpação muscular	70 – 85
Dor no trajeto venoso	10 – 63
Sinal de Homans	48 – 62
Dilatação de veias superficiais	48
Cianose	18

e a pele se torna pálida, lisa e brilhante. Às vezes, o edema apresenta o sinal de Godet. As tromboses surais acarretam edema de panturrilha; as de veia poplítea, de toda a perna e as do eixo femoroilíaco apresentam edema de coxa, perna e pé. A perda do balonamento da panturrilha (empastamento) caracteriza o edema muscular e provoca também o aumento abrupto da circunferência da coxa ou da panturrilha.

A dor provocada na panturrilha pela dorsoflexão ativa ou passiva do pé caracteriza o sinal de Homans. Outros sinais descritos, mas pouco utilizados, são os de Babcock (compressão dolorosa da panturrilha) e de Löwenberg (compressão com ajuda do manguito de pressão).

Outros sinais podem ser encontrados nas extremidades com TVP: cianose, dilatação de veias superficiais (aumento do retorno venoso pelo sistema superficial) ou temperatura elevada da região atingida.

Sintomas e sinais sistêmicos podem estar presentes: febre, mal-estar, taquicardia ou estado de angústia inexplicável.

Nos quadros mais graves, geralmente de TVP proximal, a dor costuma ser mais intensa, chegando a ser excruciante, como em *flegmasia cerulea*.

A *flegmasia alba dolens* (inflamação branca dolorosa) refere-se ao quadro no qual há edema e dor intensos de todo o membro, com palidez deste, cursando, inclusive, com vasoespasmo e, às vezes, diminuição dos pulsos distais.

A *flegmasia cerulea dolens* (inflamação azul dolorosa) deve-se à obstrução total ou quase total das veias das extremidades, incluindo as chamadas colaterais. Em metade dos pacientes, parece ser uma evolução da *flegmasia alba*. Formam-se rapidamente edema intenso e dor excruciante e o membro se torna frio, tenso e cianótico. Os dedos de pé podem atingir coloração enegrecida, com formação de bolhas de conteúdo sero-hemorrágico. A embolia pulmonar pode chegar a 22% e o óbito em até um terço das ocorrências de *flegmasia cerulea*, com mais de metade dos casos com gangrena do membro.

Alguns diagnósticos diferenciais devem ser pensados quando se suspeita de TVP: cisto de Baker roto, linfedema com celulite, isquemia arterial aguda, hematoma de panturrilha (síndrome da pedrada), compressões extrínsecas pélvicas ou abdominais, fraturas patológicas, tromboflebites superficiais, artrite aguda e lesões meniscais.

MÉTODOS DIAGNÓSTICOS AUXILIARES

Com o advento da ultra-sonografia e mais tarde do mapeamento duplex ou *duplex-scan*, firmou-se esse método diagnóstico como de escolha para confirmação de TVP.

Devido a seu uso universal, ao fato de ser um exame não-invasivo e não ter contra-indicações, ele vem sendo usado em escala progressiva a partir de 1990.

O teste de compressibilidade venosa é o critério mais confiável e simples para verificação de TVP em fase aguda, de modo que a não compressibilidade acusa trombo intraluminal. O *duplex-scan* colorido, mais recente, tem a vantagem de melhor avaliação do fluxo sanguíneo, acurácia maior na visualização de trombos parcialmente oclusivos e em veias de menor calibre, como na perna, por exemplo.

Na literatura, obtém-se sensibilidade de 94 a 95% com o mapeamento dúplex colorido. A única desvantagem é ser um exame examinador-dependente, o que o torna de caráter subjetivo, sendo importante a experiência do examinador na aplicação do exame.

Havendo dúvida diagnóstica com a ultra-sonografia, a flebografia ainda é considerada exame *gold standard*, mas por sua invasividade e pelo progresso nas técnicas não-invasivas, só é usada atualmente em casos de ultra-sonografia inconclusiva ou se não houver possibilidade da realização do ultra-som.

Outros exames semi-invasivos, nos quais é necessária a instilação de contraste em veia periférica, são a angiotomografia computadorizada e a angiorressonância magnética; apesar de terem pouca aplicabilidade, podem ser de grande valia no diagnóstico de TVP de veia cava inferior, superior e ramos, assim como de membros inferiores ou superiores.

Em relação aos exames laboratoriais, vale a pena lembrar que várias proteínas estão com níveis séricos elevados, produtos de degradação do fibrinogênio e fibrina, complexos da cascata de coagulação etc. Seria interessante, então, destacar o teste do dímero D (D-dímero). Graças à sua alta sensibilidade, quando os exames forem normais, pode-se descartar o diagnóstico de TVP ou EP. Portanto, é um meio eficaz de diagnóstico com menos de 1% de falso-negativos.

TRATAMENTO

O tratamento objetiva suprimir sintomas, prevenir embolia pulmonar, destruir trombos ou evitar sua progressão e diminuir riscos de síndrome pós-trombótica.

Nas TVP distais e proximais não complicadas, o tratamento clínico é o mais indicado, consistindo na terapêutica anticoagulante.

O tratamento pode ser intra-hospitalar ou ambulatorial. Neste último caso, devem ser feitas consultas e exames laboratoriais diários até que se consiga anticoagulação efetiva.

O paciente deverá ficar em repouso com elevação do membro acometido, na tentativa de se otimizar a drenagem venosa. A anticoagulação deverá ser iniciada o mais cedo possível, com heparina sódica não fracionada (HNF) ou, atualmente, com as heparinas de baixo peso molecular (HBPM).

Vários esquemas de heparinização plena com heparina sódica não fracionada foram propostos, sendo o normograma de Raschke o mais utilizado (Tabela 19.3).

Inicia-se a terapêutica com 5.000 a 10.000UI de HNF em *bolus*, mantendo infusão contínua em bomba de infusão com cerca de 10.000 a 15.000UI em 250 ou 500mL de solução glicosada a 5% ou fisiológica a cada 8h, de acordo com o normograma de Raschke. A dose deve então ser titulada com base no tempo de tromboplastina parcial ativada (TTPA), 6 a 12h após o início do tratamento e, diariamente, por 5 a 7 dias. Deve-se lembrar que a heparinização está contra-indicada a hipertensos graves, hemorragias digestivas, acidentes vasculares cerebral hemorrágicos, pós-operatório recente etc.

Em paralelo inicia-se, concomitantemente à heparina, o anticoagulante oral (Marevan® ou Marcoumar®), com 10mg

TABELA 19.3 – Normograma de Raschke para correção de doses de heparina

TTPA	DOSE DE HEPARINA IV
Dose inicial	80UI/kg em *bolus* e 18UI/kg/h após
TTPA < 35s (< 1,2 vez o controle)	80UI/kg em novo *bolus* e adicionar 4UI/kg/h
TTPA 35 – 45s (1,2 – 1,5 vez o controle)	40UI/kg em novo *bolus* e adicionar 2UI/kg/h
TTPA 46 – 70s (1,5 – 2,3 vezes o controle)	Sem mudanças
TTPA 71 – 90s (2,3 – 3 vezes o controle)	Reduzir 2UI/kg/h
TTPA > 90s (> 3 vezes o controle)	Interromper por 1h e reduzir 3UI/kg/h quando reiniciar

TTPA = Tempo de tromboplastina parcial ativada

nos primeiro e segundo dias, mantendo 5mg diários até que o INR (*international normalized ratio*) do tempo de protrombina esteja entre 2 e 3. Uma vez atingido esse valor, suspende-se a heparina e, após dois dias com INR estável, a alta hospitalar está autorizada. O controle do INR precisa ser regular, inicialmente a cada semana e aumentando o intervalo paulatinamente, mantendo-se sempre os níveis em duas a três vezes o controle para uma anticoagulação efetiva.

Outra precaução que se precisa ter em vista é a interação dos antagonistas da vitamina K com outras drogas. Deve-se orientar o paciente a sempre consultar os profissionais da saúde ao iniciar um tratamento concomitante com uma nova droga. A principal interação acontece com ácido acetilsalicílico, antiinflamatórios não hormonais, neurolépticos e também com alimentos ricos em vitamina K.

O tempo de tratamento varia de acordo com o fator desencadeante da TVP, como mostrado na Tabela 19.4.

Atualmente, difundiu-se o uso das heparinas de baixo peso molecular ou fracionadas. Devido à facilidade posológica e à segurança destas, vem-se, cada vez mais, utilizando essa nova modalidade de tratamento, sendo em muitos serviços a droga de escolha para heparinização do paciente com TVP. As grandes vantagens são não haver necessidade de controle laboratorial e a facilidade do uso domiciliar, sendo o custo ainda fator que onera o tratamento prolongado.

TABELA 19.4 – Orientação sobre o tempo de anticoagulação oral

EXTENSÃO TVP / FATOR CAUSAL	TEMPO
TVP distal com causa desencadeante	3 meses
TVP proximal com causa desencadeante	3 – 6 meses
TVP espontânea	6 meses
TVP em pacientes imobilizados	Enquanto houver imobilização
TVP em: imobilizados neoplasia / quimioterapia coagulopatias	Perene
1ª Recidiva de TVP	12 – 36 meses
2ª Recidiva de TVP	Perene

Fonte: Maffei[1].
TVP = Trombose venosa profunda

As HBPM mais usadas são enoxaparina (Clexane®) na dose de 1mg/kg, SC, de 12/12h ou 1,5mg/kg uma vez ao dia, e nadroparina (Fraxiparina®) na dose de 225UIC/kg, SC, de 12/12h, ou 450UIC/kg uma vez ao dia.

O uso deve ser feito como descrito para HNF, suspendo-o após anticoagulação oral adequada, ou optando-se pelo uso continuado, se houver alguma contra-indicação aos anticoagulantes orais.

As complicações do tratamento anticoagulante são as hemorragias. É prudente a orientação do paciente sobre sinais e sintomas que sugiram alargamento excessivo do tempo de protrombina, como hematúria, hematomas e equimoses e gengivorragia. Procura-se auxílio médico, com suspensão da medicação oral por três dias para retorno do nível de protrombina a um patamar seguro, e reintrodução *a posteriori* do tratamento.

Nos casos mais complicados de TVP proximal com evolução para *flegmasia alba* ou *cerulea*, deve-se tentar tratamento clínico com repouso e membro elevado e anticoagulação plena, inicialmente. Se não houver melhora precoce do quadro, indica-se tratamento fibrinolítico com cateter multiperfurado pela técnica de *pulse-spray*. As drogas mais usadas são estreptoquinase e rtPA, e o tratamento visa à dissolução do trombo intravenoso, restabelecendo-se o fluxo sangüíneo, eliminando-se o risco de gangrena do membro pelo edema.

Outra opção cirúrgica é a trombectomia venosa. Utilizada principalmente se houver contra-indicação ao uso de anticoagulantes ou fibrinolíticos e nos casos mais graves de *flegmasia cerulea dolens*. É mais invasiva e tem como vantagem a diminuição da morbidade pela preservação das válvulas, minimizando a incidência de síndrome pós-trombótica.

REFERÊNCIA BIBLIOGRÁFICA

1. MAFFEI, F. H. A.; LASTÓRIA, S.; YOSHIDA, W. B.; ROLLO, H. A. *Doenças Vasculares Periféricas*. 3. ed. São Paulo: Medsi. Vol. I. 2002.

BIBLIOGRAFIA COMPLEMENTAR

COLÉGIO BRASILEIRO DE CIRURGIÕES. *Trombose Venosa Profunda. Embolia Pulmonar* (Simpósio e Mesa Redonda). In: XXI CONGRESSO BRASILEIRO DE CIRURGIA, 1995. São Paulo.

PROFILAXIA da *Trombose Venosa Profunda e da Tromboembolia Pulmonar*. In: V FÓRUM NACIONAL DA SOCIEDADE BRASILEIRA DE ANGIOLOGIA E CIRURGIA VASCULAR. FÓRUM BRASIL SBACV. *Revista da Sociedade Brasileira de Angiologia e Cirurgia Vascular*, edição especial, 1999.

Tópicos sobre tromboembolismo venoso. *Revista da Sociedade Brasileira de Angiologia e Cirurgia Vascular*, v. 14, n. 4, Dez. 1998.

Capítulo 20

Infecções dos Espaços Cervicais

Fábio Luiz de Menezes Montenegro

Introdução	227
Bases Anatômicas: Fáscias Cervicais e Espaços Cervicais	227
Microbiologia das Infecções Cervicais	228
Principais Infecções Cervicais: Manifestações Clínicas e Terapêutica	228
Adenite Bacteriana	228
Cisto do Duto Tireoglosso	228
Cistos Branquiais	229
Infecção das Glândulas Salivares	229
Abscesso Peritonsilar	229
Abscesso Parafaríngeo	229
Abscesso Retrofaríngeo	229
Abscesso Pré-vertebral	230
Angina de Ludwig	230
Infecção Pós-cirúrgica	230
Considerações Finais	230

INTRODUÇÃO

As infecções cervicais podem ter seu desenvolvimento a partir de proliferação bacteriana em estruturas do pescoço, como linfonodos, cistos congênitos, perfuração da faringe ou do esôfago cervical (por trauma penetrante ou tumores perfurados) e após manipulação cirúrgica. Em outras situações, a origem da infecção está em locais próximos e há progressão para o pescoço, como em infecções orais, faríngeas, parotídeas e da pele e subcutâneo da face e couro cabeludo.

Embora o pescoço represente uma pequena área e um pequeno volume do organismo, ele agrupa várias estruturas importantes ao unir a cabeça com o restante do organismo. Essas estruturas estão agrupadas em compartimentos de forma complexa. O entendimento dessa compartimentalização é importante para a compreensão da progressão dos processos infecciosos da região e seu planejamento terapêutico. Por exemplo, a extensão dos espaços cervicais para o mediastino explica como uma infecção dentária pode determinar mediastinite.

BASES ANATÔMICAS: FÁSCIAS CERVICAIS E ESPAÇOS CERVICAIS

A classificação das fáscias cervicais é complexa e não homogênea. Essa diferença de opinião de diversos autores quanto à definição dessas fáscias é antiga e levou Malgaine a compará-las com a figura mitológica de Proteu[1]. Proteu era um deus marinho conhecedor de muitos segredos e, quando procurado por suas habilidades mânticas, transformava-se no que quisesse para fugir daqueles que vinham lhe fazer perguntas.

Uma classificação bastante utilizada pelos especialistas é a de Hollinshead[2]. De acordo com esse autor, há a fáscia superficial (que engloba o músculo platisma e o tecido celular subcutâneo) e a fáscia profunda.

A fáscia profunda, por sua vez, divide-se em três camadas: superficial, pré-traqueal (média) e pré-vertebral (profunda). Essas fáscias se delaminam e, por vezes, fundem-se, envolvendo músculos ou outras estruturas e vão determinar compartimentos da região cervical, denominados espaços cervicais (Fig. 20.1).

Na porção abaixo do osso hióide, há a loja visceral do pescoço. Constitui-se em uma área de tecido conjuntivo frouxo que envolve a glândula tireóide, a traquéia e o esôfago.

Envolvendo o feixe vasculonervoso do pescoço está a bainha carotídea. Essa bainha determinará o espaço vascular.

Anteriormente à traquéia, define-se o espaço pré-traqueal. Seu limite cranial está no osso hióide e, o caudal, próximo ao arco aórtico, ao redor da quarta vértebra torácica.

Posteriormente ao esôfago, há o espaço retrovisceral ou retroesofágico. Seu limite cranial estende-se até a base do crânio. Seu limite caudal mais provável é na altura da quarta vértebra torácica, no mediastino. É importante via de disseminação de infecções.

Mais posteriormente, encontra-se o denominado espaço perigoso (*danger space*), contido por uma delaminação da fáscia pré-vertebral. Esse espaço estende-se por todo o mediastino posterior, na sua porção inferior. Também é uma

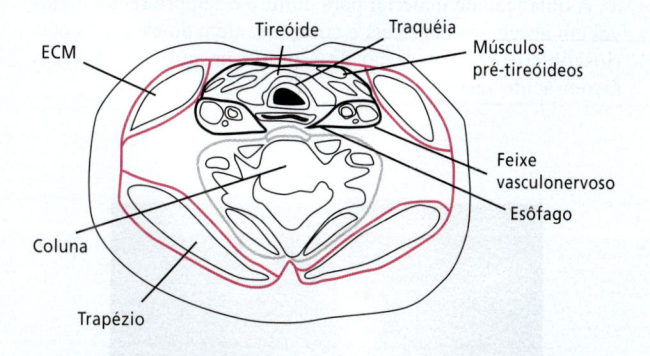

Figura 20.1 – Representação esquemática dos espaços cervicais na porção infra-hióidea, determinados pelas delaminações da fáscia cervical profunda, em corte axial. A delaminação superficial da fáscia profunda envolve os músculos trapézio e esternocleidomastóideo, representada pela linha rosa. A camada média está representada em preto e envolve o feixe vasculonervoso, a musculatura pré-tireóidea, a glândula tireóide, a traquéia e o esôfago. A camada pré-vertebral está representada em cinza-claro. Observe sua delaminação anteriormente à coluna vertebral, estando mais anteriormente à porção alar e mais posteriormente à porção pré-vertebral.
ECM = esternocleidomastóideo.

TABELA 20.1 – Limites dos espaços cervicais

ESPAÇO	LIMITES			
	ANTERIOR	POSTERIOR	SUPERIOR	INFERIOR
Retroesofágico	Fáscia bucofaríngea	Fáscia alar	Base do crânio	Mediastino (quarta vértebra torácica)
Danger space	Fáscia alar	Fáscia pré-vertebral	Base do crânio	Diafragma
Pré-vertebral	Fáscia pré-vertebral	Vértebra	Base do crânio	Cóccix

via importante para progressão de processos infecciosos para o mediastino.

Profundamente, está localizado o espaço pré-vertebral. Esse espaço, teoricamente, prolonga-se da base do crânio até o cóccix.

A Tabela 20.1 relaciona os limites dos espaços cervicais.

Na porção acima do osso hióide, os compartimentos formados são mais complexos e podem ser citados os espaços submandibular, mastigatório, parotídeo e perifaríngeos.

MICROBIOLOGIA DAS INFECÇÕES CERVICAIS

As infecções cervicais podem ter diversos agentes etiológicos, dependendo do tipo e da origem da infecção. Em grande parte dos casos, são causadas por mais de um tipo de bactéria e denominam-se polimicrobianas. São comuns as bactérias gram-positivas e anaeróbias. De acordo com Lee[3], as bactérias mais comuns são *Staphylococcus aureus, Streptococcus, Peptostreptococcus, Bacteroides melaninogenicus e Fusobacterium*.

A tuberculose cervical não pode ser esquecida. Mais freqüentemente, está associada ao aumento de linfonodos, com necrose e possível fistulização (Fig. 20.2), mas também pode ocorrer na coluna vertebral. Sua manifestação é de lenta evolução, mas em alguns casos pode haver contaminação secundária e manifestação clínica de processo infeccioso agudo.

A actinomicose também pode surgir na região cervicofacial, com formação de granulomas e fístulas. Sua progressão normalmente não respeita as fáscias e estende-se por diversos compartimentos cervicais.

A obtenção de material para cultura é sempre recomendável em abscessos cervicais e coleções, além do exame bacterioscópico pela coloração de Gram e pesquisa de bacilos álcool-ácido resistentes.

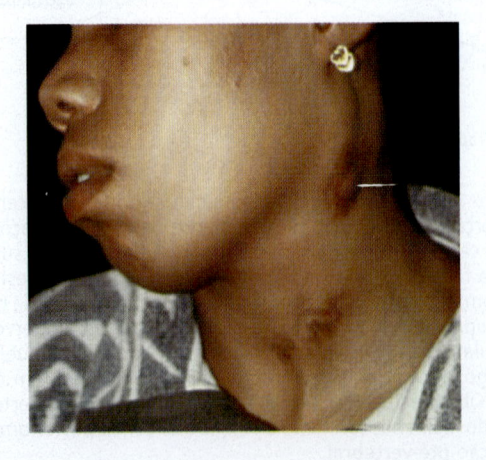

Figura 20.2 – Tuberculose linfonodal cervical com fistulização.

PRINCIPAIS INFECÇÕES CERVICAIS: MANIFESTAÇÕES CLÍNICAS E TERAPÊUTICA

O tratamento de algumas infecções cervicais demandará a atuação de um especialista, em muitas situações. Entretanto, a maioria dos pacientes procura o setor de urgência de um hospital para avaliação. Dessa forma, mesmo que não seja possível ao médico socorrista realizar o tratamento completo em alguns casos, sua atuação é sempre muito importante.

As principais infecções cervicais são descritas para orientar o médico não especialista sobre os cuidados iniciais.

Adenite Bacteriana

Em geral, manifesta-se após ou concomitantemente a quadro de infecção das vias aéreas superiores (VAS). O quadro clínico mostra aumento rápido e doloroso de linfonodo cervical, com endurecimento local. Deve-se enfatizar que o exame clínico da boca e da faringe é obrigatório para detecção de abscessos peritonsilares ou faríngeos. Essas condições têm orientação terapêutica específica.

O aumento pode ser apenas reacional ao processo infeccioso primário e, nessa condição, a terapêutica com antiinflamatório leva à reversão do processo em alguns dias. Em outras condições, pode haver contaminação bacteriana. Então, pode haver febre e prostração, sendo recomendada a associação de antibiótico. A cefalosporina pode controlar o quadro.

Caso não haja melhora em 48h, deve-se pensar em rever o esquema antibiótico. Havendo flutuação do linfonodo, poderá ser necessária a drenagem. A ultra-sonografia pode complementar essa avaliação.

Cisto do Duto Tireoglosso

A infecção é a principal complicação dessa anomalia congênita. Acomete mais crianças e adultos jovens. A manifestação clínica da infecção do cisto tireoglosso caracteriza-se por aumento de volume, dor e hiperemia na linha média do pescoço, na projeção ou pouco abaixo do osso hióide. O paciente se queixa de odinofagia e disfagia, dada a extensão para a base da língua, decorrente da formação embriológica. Em casos mais avançados, pode haver febre e queda do estado geral.

Caso ocorra dúvida diagnóstica, a ultra-sonografia da região cervical pode ser útil na avaliação complementar.

Nas manifestações iniciais, cefalosporinas orais e antiinflamatórios podem conter o processo infeccioso e possibilitar o tratamento definitivo em ocasião mais adequada, longe da fase aguda. Outras vezes, porém, há drenagem espontânea ou necessidade de drenagem de abscesso local, com o desenvolvimento de fístula do duto tireoglosso.

O tratamento definitivo do cisto ou da fístula do duto tireoglosso, que implica retirada parcial do osso hióide, deve ser realizado preferencialmente em tempo distante da fase aguda.

Cistos Branquiais

Os cistos branquiais também podem apresentar infecção aguda, com formação de abscesso. Sua localização é na borda anterior do músculo esternocleidomastóideo. Nessa condição, o diagnóstico diferencial entre abscesso linfonodal nem sempre é possível de imediato, mesmo com a utilização de exames complementares.

Os casos iniciais são tratados com antibioticoterapia oral. Para abscesso, deve-se realizar a drenagem cirúrgica. Também não é recomendável a tentativa de ressecção completa do cisto nesse tempo.

Infecção das Glândulas Salivares

A infecção das glândulas salivares tem origem diversa, de acordo com a faixa etária.

Nas crianças, a infecção da glândula parótida pelo vírus da parotidite epidêmica (caxumba) pode ocasionar aumento de volume na região parotídea, apagamento do ângulo da mandíbula e elevação do lóbulo da orelha, com dor e febre. Pode ser observada elevação da taxa da amilasemia e provas sorológicas para caxumba. Em geral, o quadro é limitado e recomenda-se apenas medicação sintomática. Pode ocorrer contaminação bacteriana secundária e formação de abscesso. A drenagem deve ser feita por especialista, dado o cuidado necessário com os ramos do nervo facial.

Em adultos, as sialoadenites agudas mais comuns estão relacionadas à formação prévia de cálculos nas glândulas salivares. Não devem ser esquecidas as sialoadenites alitiásicas observadas em pacientes mais idosos com quadros de desidratação e saliva espessa, processos auto-imunes (por exemplo, a síndrome de Sjögren) ou com seqüela de radioterapia. A manifestação clínica é de aumento de volume na projeção da glândula salivar, principalmente com alimentos estimuladores da salivação. Há queixa de dor e pode haver hiperemia local. A compressão leve do local afetado permitirá observar a saída de pus pelo duto excretor da glândula afetada na cavidade oral.

O tratamento da fase aguda compreende evitar alimentos que estimulem a secreção salivar, em associação com antiinflamatório e antibiótico. Nos casos de obstrução do duto por cálculo, este pode ser retirado se facilmente acessível na cavidade oral (Fig. 20.3). A retirada do fator obstrutivo permite melhor drenagem da secreção salivar infectada e controle do processo. Após controle da fase aguda, recomenda-se acompanhamento pela possibilidade de recidiva do quadro ou presença de outros cálculos, com necessidade de tratamento cirúrgico definitivo.

Algumas vezes o doente procura o serviço de emergência com queixa de aumento súbito em projeção da glândula salivar e melhora em cerca de 2 a 3 horas. Nessa condição, não há indicação de tratamento agudo, mas a consulta a médico especializado é recomendável, pela possibilidade de existência de fator desencadeante. Esse fator, se não corrigido, poderá ser a causa de infecção local no futuro.

Abscesso Peritonsilar

As infecções faríngeas virais e bacterianas são as mais comuns e em geral têm boa evolução. Em algumas situações, porém, pode haver formação de abscesso na faringe. É comum haver febre, com grande abaulamento da faringe ao exame clínico. O doente tem muita dor e dificuldade para deglutir, inclusive a saliva. Durante a evolução, pode haver progressão para o pescoço, com abaulamento e dor na região do trígono

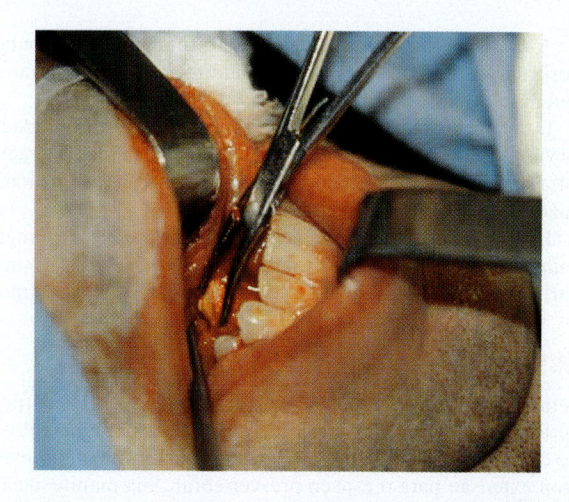

Figura 20.3 – Extração oral de cálculo do duto excretor da glândula submandibular, para descompressão.

carotídeo ipsilateral. Embora rara, pode ocorrer erosão da artéria carótida ou trombose séptica da veia jugular interna. Outras vias de progressão são possíveis, como a extensão para retrofaringe e mediastino. A infecção normalmente está associada a estreptococo, mas em geral é polimicrobiana.

O tratamento implica drenagem do abscesso ou apenas sua punção, quando pequeno e antibióticos como penicilina, cefalosporinas e clindamicina. A internação é indicada quando existem necessidade de hidratação, uso de antibiótico intravenoso, toxemia ou pacientes imunocomprometidos.

Abscesso Parafaríngeo

Compreende o desenvolvimento de abscesso na parte lateral da faringe e até o contato com a musculatura mastigatória (músculos pterigóideos), desde a base do crânio até o osso hióide. Há febre e calafrios, com aumento de volume cervical e dificuldade para deglutir. Pode haver trismo.

Devido à localização, faz-se necessária avaliação diagnóstica com tomografia computadorizada.

O tratamento deve observar, antes de tudo, a permeabilidade da via respiratória, com intubação, se preciso. A drenagem é feita preferencialmente por via externa e complementada com antibióticos por via intravenosa (penicilina, cefalosporinas em associação com clindamicina).

Abscesso Retrofaríngeo

Mais comum em crianças, por abscedação em linfonodos retrofaríngeos. A contaminação do linfonodo se dá por processos infecciosos da via respiratória alta (sinusite, faringite).

No adulto, a involução dos linfonodos retrofaríngeos na adolescência parece tornar menos comum essa causa. Nesses últimos indivíduos, a causa mais comum é traumática, por perfuração com deglutição de corpo estranho (CE) (espinha de peixe, osso de frango) ou lesão iatrogênica em intubação ou endoscopia.

Do ponto vista clínico, há febre, dor na garganta e cervical, com aspecto de toxemia. A movimentação do pescoço é dolorosa e há rigidez. A voz pode ser abafada (voz de "batata quente"). Pode haver dor torácica quando existe extensão para o mediastino. Na faringe, pode ser observado abaulamento unilateral da sua parede posterior.

A avaliação diagnóstica deve incluir tomografia computadorizada do pescoço e do tórax, para melhor caracterizar a extensão do abscesso.

O tratamento também implica manutenção de permeabilidade da via respiratória, com subseqüente drenagem e antibioticoterapia intravenosa (penicilina, cefalosporina em associação com metronidazol ou clindamicina).

Esse abscesso pode se estender em direção posterior e atingir o *danger space*. Dada a frouxidão do tecido nesse último compartimento, pode haver rápida contaminação do mediastino.

Abscesso Pré-vertebral

A infecção nesse local pode decorrer de processos dos corpos vertebrais ou ferimentos penetrantes (Fig. 20.4). A tuberculose do corpo vertebral (doença de Pott) pode determinar abscesso com extensão para o espaço pré-vertebral. Sua manifestação clínica é de abaulamento na linha média da parede posterior da faringe.

Angina de Ludwig

A palavra angina tem origem latina com significado de inflamação na garganta. Relaciona-se ao verbo latino *angere*, que significa apertar, estreitar, sufocar. O termo explica uma das principais manifestações dessa grave doença.

Na angina de Ludwig, há infecção grave acometendo o soalho bucal, o espaço submentoniano e submandibular, com progressão pelos espaços cervicais e não pelos linfáticos.

A progressão do processo inflamatório leva a edema e deslocamento posterior da língua, com comprometimento respiratório (sufocação). Pode haver rápida progressão da infecção com desenvolvimento de trismo, odinofagia e edema duro do pescoço. A progressão do quadro provoca a sepse e desidratação. A manutenção da via respiratória é o ponto inicial do tratamento e pode ser necessária traqueostomia. A causa mais comum de óbito é a asfixia.

A apresentação clínica mais freqüente é a progressão de processo infeccioso dos segundo e terceiro dentes molares inferiores, mais comumente após extração dentária e conseqüente infecção local. Nessa região, a raiz dos dentes está abaixo da linha de inserção do músculo milo-hióideo na mandíbula,

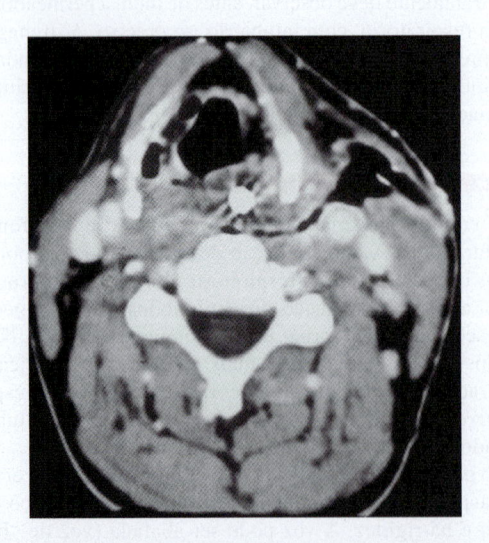

Figura 20.4 – Tomografia computadorizada do pescoço mostrando a drenagem dos espaços retrofaríngeo e pré-vertebral após ferimento penetrante. Corte axial.

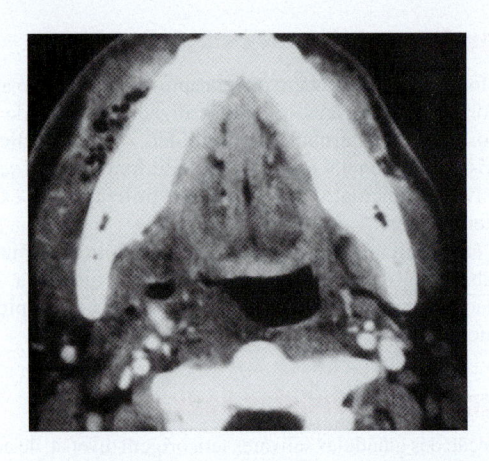

Figura 20.5 – Tomografia computadorizada do pescoço em corte axial mostrando gás em área de infecção cervical e da face.

que justifica sua rápida extensão para a região submandibular. Pode haver progressão caudal até o mediastino.

A infecção está associada a estreptococo beta-hemolítico, estafilococo e anaeróbios, com desenvolvimento de gás no local infectado (Figs. 20.5 e 20.6).

A tomografia computadorizada do pescoço e do tórax pode mostrar a extensão do abscesso (Fig. 20.7).

Em relação ao tratamento, após garantia da via aérea e introdução de antibiótico por via intravenosa (penicilina G, 2 milhões de unidades, cada 4h em associação com metronidazol, 500mg cada 6h, ou clindamicina, 600 a 900mg cada 8h, ou cefoxitina, 2g cada 8h, conforme Widell[4]), procede-se à drenagem cirúrgica. A ultra-sonografia pode ser empregada para análise evolutiva de áreas abscedadas e drenadas (Fig. 20.8).

Infecção Pós-cirúrgica

De acordo com Durazzo[5], a prevenção das infecções pós-operatórias é de grande importância. Assim, aos procedimentos em que há abertura da faringe está indicada antibioticoprofilaxia. A infecção pode se manifestar com febre, deiscência de suturas, fístula, hiperemia dos retalhos e secreção purulenta incisional.

CONSIDERAÇÕES FINAIS

As infecções dos espaços cervicais podem ter evolução variável. Em algumas situações, a rápida progressão exige suspeita diagnóstica e medidas terapêuticas rápidas. O médico do setor de emergência inicia a avaliação diagnóstica e a intervenção terapêutica. Seu contato com o especialista deve ser precoce,

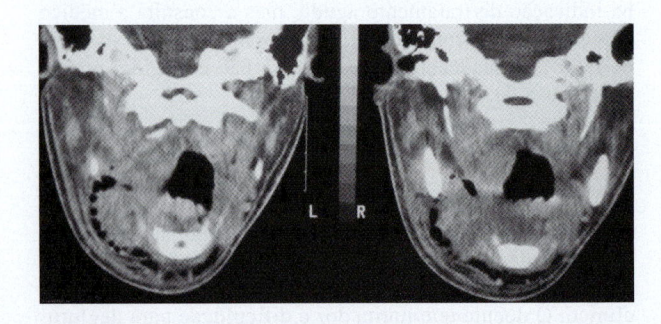

Figura 20.6 – Infecção cervical com conteúdo gasoso. Tomografia computadorizada do pescoço em corte coronal.

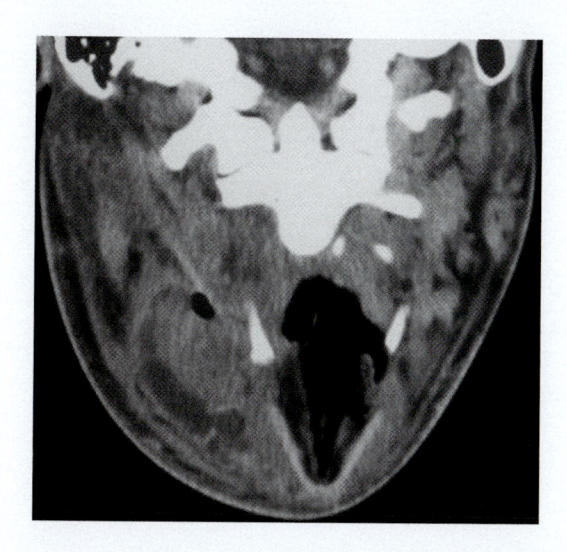

Figura 20.7 – Tomografia computadorizada em corte coronal. Abscesso submandibular com compressão da laringe.

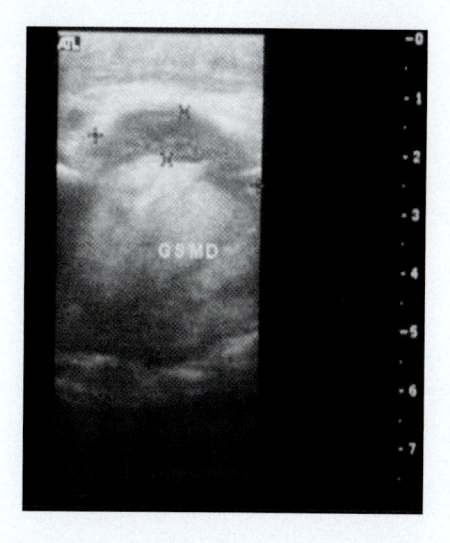

Figura 20.8 – Ultra-sonografia da região submandibular com coleção local.

mesmo antes do resultado dos exames solicitados. A preocupação com permeabilidade da via respiratória deve estar sempre presente.

REFERÊNCIAS BIBLIOGRÁFICAS

1. TESTUT, L.; LATARJET, A. *Tratado de Anatomia Humana*. Rio de Janeiro: Salvat Editores, 1951. Tomo I, p. 855.
2. HOLLINSHEAD, H. W. *Anatomy for Surgeons. The Head and Neck*. Philadelphia: JB Lippincott, 1982. p. 269-289.
3. LEE, K. J. *Essential Otolaryngology, Head and Neck Surgery*. 7. ed. Connecticut: Appleton and Lange, 1999. p. 437-454.
4. WIDELL, T. *Eye, Ear, Nose, Throat, and Dental Emergencies*. In: PLANTZ, S. H.; ADLER, J. N. *Emergency Medicine*. Baltimore: Williams and Wilkins, 1998. p. 355-394.
5. DURAZZO, M. D. Infecção em cabeça e pescoço. In: ARAÚJO FILHO, V. J. F.; BRANDÃO, L. G.; FERRAZ, A. R. *Manual do Residente de Cirurgia de Cabeça e Pescoço*. São Paulo: Keila e Rosenfeld, 1999. p.186-190.

Capítulo 21
Urgências Ortopédicas

Entorses e Contusões	**234**
Introdução	234
Fases da Cicatrização	234
Variáveis	234
Ligamentos	234
Contusão	234
Definição	234
Entorses	234
Definição	234
Diagnóstico	235
Diagnóstico por Imagens (Geral)	235
Contusões	235
Tratamento	235
Contusão Leve	235
Contusões Moderada e Grave	235
Entorses e Lesões Ligamentares	235
Lesões Ligamentares Específicas	236
Tornozelo	236
Joelho	237
Cotovelo	237
Punhos e Dedos (Mão)	238
Polegar	239
Punho	239
Fraturas	**240**
Definição	240
Diagnóstico	240
Clínico	240
Imagem	240
Tratamento	240
Terço Proximal do Úmero	241
Supracondileana de Úmero (em Criança)	241
Fratura de Punho	241
Fratura da Cintura Pélvica	242
Fratura do Terço Proximal do Fêmur	242
Fratura no Nível do Joelho	243
Fratura do Tornozelo	243
Fraturas Expostas	**244**
Introdução	244
Causas	244
Diagnóstico Clínico	244
Diagnóstico por Imagem	245
Lesões Associadas	245
Fratura Exposta	245
Tratamento	245
Complicações	246
Luxações Traumáticas	**247**
Conceito	247
Diagnóstico	247
Tratamento	247
Luxação Escapuloumeral	247
Luxação do Cotovelo	247
Luxação do Quadril	248
Luxação do Joelho	249
Luxação do Tornozelo	249
Técnicas de Imobilização em Traumato-ortopedia	**249**
Imobilizações Improvisadas	250
Tipóia	250
Apoio	250
Tração	250
Imobilizações Provisórias	250
Enfaixamento	250
Tração	251
Goteira ou Tala Gessada	251
Tala Metálica	253
Esparadrapagem	254
Imobilizações Definitivas	254
Aparelhos Gessados	254
Complicações do Uso do Gesso	254
Principais Tipos de Aparelhos Gessados	254
Osteomielite Aguda	**254**
Introdução	254
Patogênese	255
Osteomielite Aguda	255
Diagnóstico	255
Quadro Clínico	255
Laboratório	256
Imagem	256
Tratamento	257
Considerações Finais	257
Fraturas da Coluna Vertebral	**258**
Tratamento na Fase Aguda	258
Imobilização	258
Estabilização Clínica	258
Exame Neurológico	258
Exames Complementares de Imagem	259
Alinhamento da Coluna	259
Tratamento Cirúrgico	259
Tratamento Medicamentoso	259

Entorses e Contusões

Gerson Bauer ♦ Roberto Attilio Lima Santin

INTRODUÇÃO

Em geral, o tratamento do trauma musculoesquelético agudo é voltado para a ocorrência de fraturas, isto é, para a restauração da estrutura e da função óssea. Hoje, porém, assumindo papel tão importante quanto ao da restauração óssea, têm-se as lesões dos outros tecidos musculoesqueléticos (tendão, ligamento, cápsula articular e fáscia), associados ou não. Além disso, uma lesão associada pode danificar outros tecidos (nervos periféricos, vasos).

Torna-se importante, ao avaliar um paciente submetido a trauma, ter em mente os princípios gerais da cicatrização tecidual e os fatores que a alteram.

FASES DA CICATRIZAÇÃO

Após o trauma, os tecidos lesados sofrem hemorragia, que dá início à cicatrização com as fases de inflamação, reparação e remodelação, que ocorrem não como eventos isolados, e sim como seqüência (Fig. 21.1).

Variáveis

- Lesão:
  - Tipo.
  - Intensidade.
  - Duração.
- Paciente:
  - Idade.
  - Doenças associadas.
  - Medicamentos em uso.

LIGAMENTOS

Unem estruturas ósseas adjacentes com tecido fibroso denso, proporcionando estabilidade articular com movimentação. Consistem, principalmente, em fibras colágenas altamente orientadas e possuem inserções ósseas bem desenvolvidas.

A cicatrização dos ligamentos e das cápsulas articulares segue a seqüência descrita na Figura 21.1. A condição mais favorável para cicatrização de ligamentos e cápsula articular lesados é a aposição direta dos cotos. A aposição e a estabilização do local da lesão diminuem o volume de tecido de reparação necessário para curar a lesão, reduzindo, ao mínimo, a formação de tecido cicatricial.

Um ligamento suturado, quando testado sob tensão, mostra-se mais forte do que aqueles que cicatrizam com grande quantidade de tecido cicatricial. Ainda aqueles em que existe tecido cicatricial entre os cotos (extremidades lesadas) possuem capacidade ainda menor de estabilizar uma articulação em comparação com os anteriores. Essa instabilidade articular, em decorrência da frouxidão ligamentar, pode comprometer a função da articulação e aumentar a probabilidade de ocorrer lesão articular ou doença articular degenerativa. Por essas razões, a restauração ou a manutenção de comprimento ligamentar próximo ao normal e a manutenção da movimentação articular normal devem constituir os objetivos do tratamento.

CONTUSÃO

Definição

Lesões mecânicas agudas não penetrantes que comprimem e esmagam tecidos e variam de lesão branda até esmagamento grave.

Em geral, a extensão do dano tecidual pode ser avaliada de acordo com o edema, o grau de lesão vascular (hematoma) e existência ou não de lesão associada na vizinhança (compressão vascular ou nervosa, por exemplo).

O sangramento intramuscular é o evento mais danoso e mais demorado de se resolver devido à dificuldade de sua dispersão, podendo-se até indicar aspiração, drenagem e enfaixamento compressivo do local.

ENTORSES

Definição

Entorse é a lesão ligamentar provocada por movimento de uma articulação que exceda o fisiológico, isto é, sua capacidade elástica. A zona de transição entre a fibrocartilagem mineralizada e o osso é o local onde ocorre a maioria das lesões, porém a lesão na substância do ligamento também é freqüente (como exemplo, o ligamento colateral de joelho).

De acordo com o grau de comprometimento, a lesão ligamentar pode ser dividida em três graus:

- Estiramento leve, com algumas microlesões filamentares do ligamento, edema discreto, dor bem localizada.
- Estiramento moderado, com rotura parcial do ligamento, hematoma e edema difusos; dor intensa, localização da dor de acordo com o ligamento acometido.
- Estiramento grave (rotura ligamentar); o ligamento se encontra rompido ou avulsionado de sua inserção, acom-

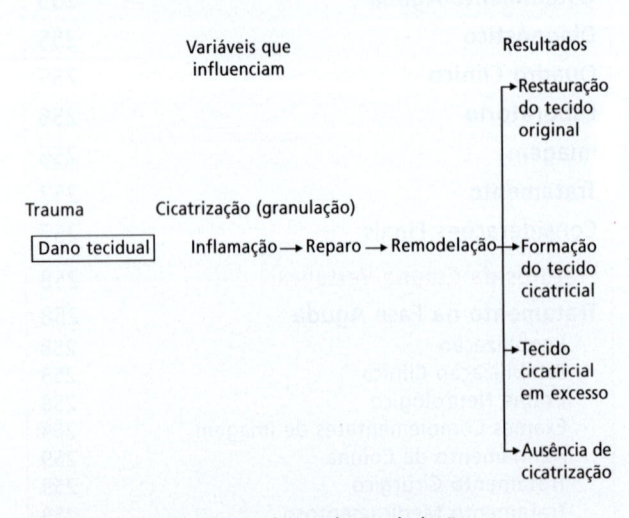

Figura 21.1 – Seqüência de resolução da lesão.

panhado de hematoma difuso; edema intenso; dor à mínima movimentação; pode existir instabilidade articular.

As lesões ligamentares podem ser classificadas de acordo com o tempo decorrido do trauma:

- *Agudas:* até 48h.
- *Subagudas:* 48h até 6 semanas.
- *Crônicas:* mais que 6 semanas.

A avaliação, de modo geral, deve levar em conta todos os aspectos varáveis, como atividade do paciente, idade, tipo e tempo de lesão.

As lesões com rotura parcial geralmente são dolorosas, acompanhadas de espasmo muscular e bloqueio da movimentação pela dor. Isso faz com que o exame clínico seja dificultado.

A história e os mecanismos das lesões são importantes durante o exame clínico para se fazer o diagnóstico correto e associá-lo aos exames radiográficos (ultra-sonografia, radiografias, ressonância nuclear magnética).

DIAGNÓSTICO

Diagnóstico por Imagens (Geral)

O diagnóstico com propedêutica armada é útil como confirmação do exame clínico, mostrando a natureza, a evolução da lesão e o diagnóstico diferencial entre outras afecções (como lesões tumorais, etc.).

- *Radiografia convencional:* pouco relevante, usada em alguns casos para descartar associação com trauma ósseo.
- *Ultra-sonografia:* Atualmente é o exame de referência. Possui numerosas vantagens: rápido, econômico, permite fácil comparação com o lado não afetado, não produz radiação (podendo ser repetido durante a evolução); o estudo, durante o exame, pode ser dinâmico. A principal desvantagem é que sua exatidão depende muito da experiência pessoal do realizador do exame.
- *Tomografia computadorizada:* em razão do custo e da melhor visualização de partes ósseas, pouca valia apresenta em contusões.
- *Ressonância nuclear magnética:* cada dia mais usada, porém ainda com custo elevado, apresenta várias vantagens quando indicada de maneira correta. Mostra excelente contraste dos tecidos, cortes possíveis em todos os planos (inclusive nos planos mais difíceis de se visualizar com ultra-sonografia). Excepcionalmente, é utilizada em casos de contusões.

Contusões

A história do trauma deve ser sempre obtida de maneira sistemática, a fim de facilitar o diagnóstico.

O interrogatório sobre o ocorrido permite reconstituir o trauma com exatidão (mecanismo; local) e os sinais associados, como dor, ferimento, incapacidade funcional e amplitude da lesão e seu aspecto.

A *inspeção* observa a anatomia local e as alterações presentes. Verificam-se deformidade local, hematoma, pulsação, etc.

A *palpação* mostra a existência de flutuação (hematoma), pontos de dor, edema etc.

A *movimentação* do local acometido visa analisar a amplitude passiva e ativa e o grau de incapacidade do membro.

TRATAMENTO

Contusão Leve

O tratamento, de maneira geral, por meio de compressas de gelo (inicialmente) e repouso relativo, é suficiente. Fisioterapia pode ser útil.

Após alguns dias, inicia-se movimentação ativa e passiva, além de alongamentos associados a contraste (compressas de gelo e calor), podendo o paciente realizar, de maneira progressiva, suas atividades após 1 a 2 semanas, dependendo de cada caso. O uso de analgésicos e antiinflamatórios é definido pelo médico.

Contusões Moderada e Grave

Nesses casos, o mais importante é colocar imediatamente compressas de gelo e, se necessário, enfaixamento compressivo, além de repouso. Quando preciso, imobilizar a região acometida é uma boa opção.

A punção do hematoma pode ser inútil, pois ele é intersticial e difuso e não encapsulado. Medicamentos analgésicos e antiinflamatórios são obrigatórios, assim como fisioterapia. A manipulação do local acometido, sob qualquer forma, está estritamente contra-indicada. Após melhora clínica, pode-se dar início a exercícios de alongamento ativos e passivos e retorno às atividades após 3 a 4 semanas.

Entorses e Lesões Ligamentares

O tratamento das lesões ligamentares e entorses ainda é motivo de controvérsias em ortopedia.

Estudos demonstram que entorses de tornozelo, por exemplo, tratadas com repouso inicial (durante a fase de granulação) e após movimentação precoce obtêm bons resultados; porém, estudos randomizados também mostram que imobilização precoce e mobilização até a cicatrização (4 a 6 semanas) e fisioterapia intensiva produzem ótimos resultados. No estágio agudo da lesão, indica-se elevação do membro, analgésicos e antiinflamatórios. Em alguns casos, a entorse produz frouxidão permanente, com ou sem interferência na estabilidade articular. Existe freqüência maior dessa ocorrência em complexos ligamentares não controlados por músculos (esternoclavicular, sacroilíaco, sínfise púbica).

- *Grau I:* o tratamento é muito simples – repouso relativo, enfaixamento compressivo, compressas de gelo nas primeiras 24/48h; fisioterapia, se necessário, analgésicos e antiinflamatórios. Tempo de tratamento – 1 a 2 semanas.
- *Grau II:* a partir desse grau, o tratamento deve ser rigoroso, para permitir plena cicatrização e evitar seqüelas. O repouso e a ausência de carga por 5 a 10 dias, associados à imobilização e à elevação do membro, são importantes. O uso de analgésicos e antiinflamatórios e carga parcial após 2 semanas podem variar, de acordo com o critério médico.

Após 4 semanas, fisioterapia com ultra-som e ondas curtas, associada a alongamentos, mostra bons resultados quando o paciente retorna às suas atividades habituais.

- *Grau III:* rotura importante exige necessariamente tratamento que permita cicatrização. A imobilização temporária com tala gessada, analgésicos e antiinflamatórios e ausência de carga se fazem necessários nos primeiros 10 dias. Após a melhora do edema, a troca da imobilização por gesso circular permite que seja dada carga parcial com muletas, a partir da terceira semana. Após 5 a 6 semanas, a imobilização é retirada, dando-se início à fisioterapia com exercícios passivos, ativos e cinesioterapia. Em muitos casos, há necessidade de reparação cirúrgica.

LESÕES LIGAMENTARES ESPECÍFICAS

Tornozelo

As entorses e lesões ligamentares de tornozelo representam cerca de 15 a 20% dos traumas em ortopedia (nos Estados Unidos, 23.000 por dia) e, na maioria, se produzem com o pé em inversão, afetando os ligamentos laterais (fibulotalar anterior e posterior, fibulocalcâneo e tibiofibular anterior). As lesões do complexo ligamentar medial representam 3 a 10% das lesões do tornozelo, acontecendo geralmente com traumas maiores (queda de altura; bloqueio mecânico do passo) e associados, em geral, a fraturas do maléolo lateral (Figs. 21.2 a 21.5).

Tratamento

De maneira geral, quase todas as lesões graus I e II podem ser tratadas de maneira convencional, com imobilização por 4 a 6 semanas e apoio após 1 a 3 semanas.

Nas lesões grau III, o tratamento cirúrgico é indicado à reparação do complexo lateral (alguns autores, como Cedele, Anderson e outros referem que o ligamento fibulotalar anterior é o mais importante estabilizador do tornozelo), porém a indicação cirúrgica se faz quando existe lesão associada (fibulotalar associada ao fibulocalcâneo).

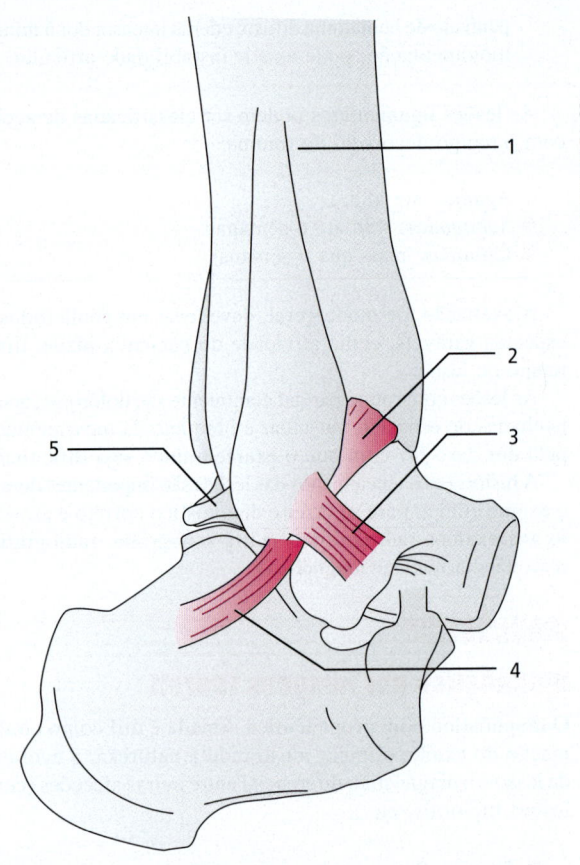

Figura 21.3 – Vista lateral do tornozelo: 1 = membrana interóssea; 2 = ligamento tibiofibular anterior; 3 = ligamento fibulotalar anterior; 4 = ligamento fibulocalcâneo; 5 = ligamento fibulotalar posterior.

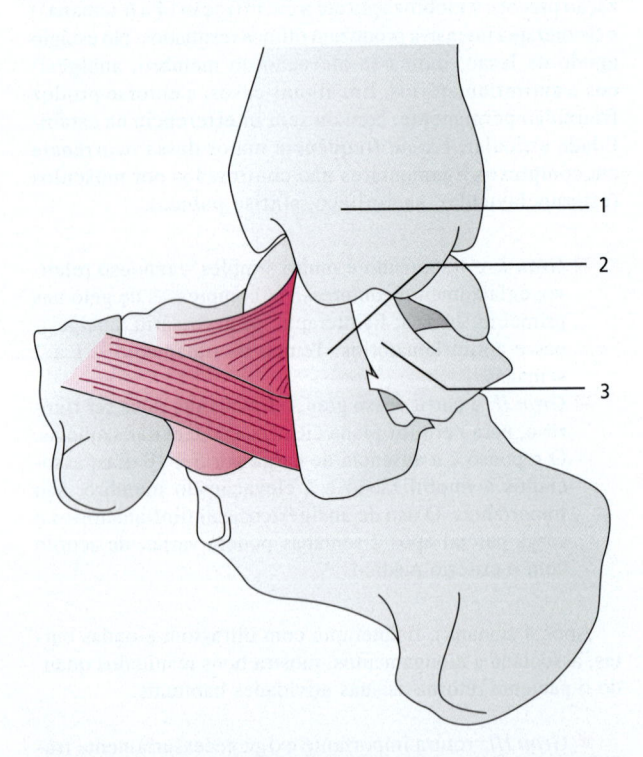

Figura 21.2 – Vista medial do tornozelo: 1 = maléolo medial; 2 = fascículo profundo do ligamento deltóide; 3 = fascículo superficial do ligamento deltóide.

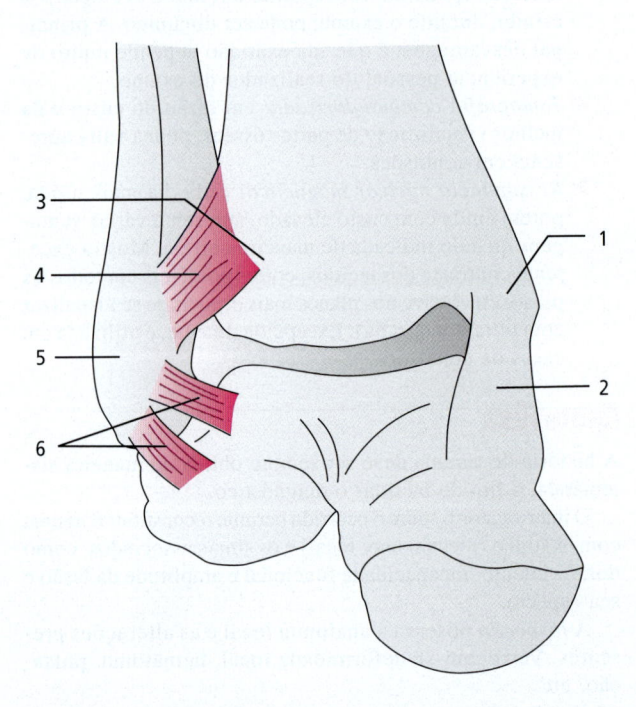

Figura 21.4 – Vista frontal do tornozelo: 1 = maléolo medial; 2 = ligamento tibiocalcâneo; 3 = tubérculo de Tillaux; 4 = ligamento tibiofibular anterior; 5 = maléolo lateral; 6 = ligamento fibulotalar anterior.

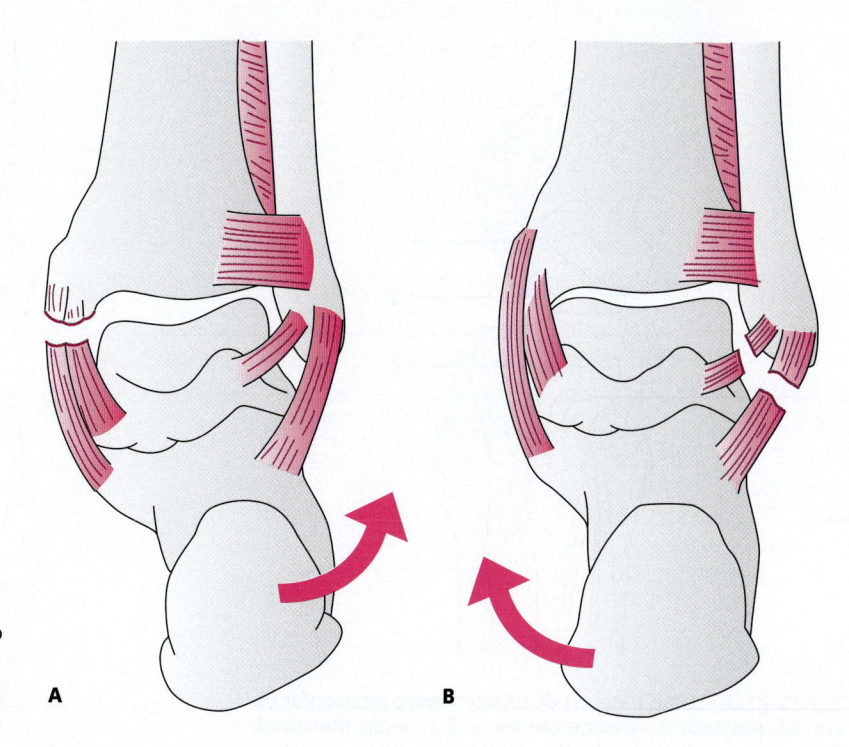

Figura 21.5 – (*A*) Mecanismo de lesão medial. (*B*) Mecanismo de lesão lateral.

A técnica mais usada atualmente é a de Stopler, Black e Bröstrom, com incisão em curva anterior ao maléolo lateral com reparação dos cotos e, se necessário, uso de âncoras para a reinserção dos ligamentos.

Joelho

Na atualidade, o joelho é uma das articulações mais acometida por traumas em virtude de sua estrutura anatômica, exposição a forças externas e exigências funcionais que suporta. As lesões podem acometer as estruturas extra-articulares (cápsula, ligamentos colaterais e os componentes musculotendíneos); estruturas ósseas (patela, côndilos femorais, planalto e côndilos tibiais) e, por fim, as estruturas intra-articulares (meniscos e ligamentos cruzados anteriores e posteriores) (Figs. 21.6 e 21.7).

Tratamento

As entorses graus I e II são tratadas de maneira usual, com gelo, analgésicos e antiinflamatórios e imobilização cruro-maleolar, por até 6 semanas (dependendo da gravidade). A punção articular se faz pouco necessária nesses casos.

As lesões ligamentares grau III (com rotura completa) podem exigir reparação cirúrgica, a menos que exista alguma contra-indicação. Durante o primeiro atendimento desses pacientes, analgésicos e compressas de gelo, ou mesmo punção articular para aliviar a dor, devem ser empregados assim que possível, enquanto se realizam o primeiro atendimento e a investigação diagnóstica (radiografias e, quando preciso, ressonância nuclear magnética). Deve-se levar em conta que esses pacientes com lesão ligamentar, devido à magnitude do trauma, podem ter outras lesões (fraturas, por exemplo), sendo importante investigação completa e rigorosa.

O objetivo da reparação ligamentar deve ser o restabelecimento da estrutura anatômica e a tensão normal do ligamento lesado. Em alguns casos, as lesões grau III isoladas dos ligamentos colaterais são passíveis de tratamento conservador, com os resultados comparáveis aos obtidos com tratamento cirúrgico.

Atualmente, a classificação de instabilidade do joelho orienta o tratamento e o grau de complexidade das lesões.

- Instabilidade uniplanar:
  - Interna (medial).
  - Externa (lateral).
  - Posterior.
  - Anterior.
- Instabilidade rotativa:
  - Ântero-medial.
  - Ântero-lateral:
    - Em flexão.
    - Em extensão.
  - Póstero-lateral.
  - Póstero-medial.
- Instabilidade combinada:
  - Rotatória ântero-lateral – póstero-lateral.
  - Rotatória ântero-lateral – ântero-medial.
  - Rotatória ântero-medial – póstero-medial.

Tratamento Cirúrgico. Por definição, reparação dos ligamentos se refere ao tratamento cirúrgico das lesões agudas que provocam instabilidade articular e reconstrução somente se refere ao tratamento cirúrgico da instabilidade crônica. Os procedimentos cirúrgicos são diversos e o melhor tratamento será indicado por um cirurgião experiente, com conhecimentos profundos da articulação e sua mecânica.

Cotovelo

As lesões ligamentares do cotovelo (Fig. 21.8) são freqüentes e representam cerca de 10% das lesões do cotovelo, geralmente em indivíduo jovem, na prática esportiva e em pacientes com mais de 50 anos que sofrem queda da própria altura.

Tratamento

As lesões isoladas dos ligamentos medial e lateral possuem incidência baixa. As lesões complexas geralmente provocam

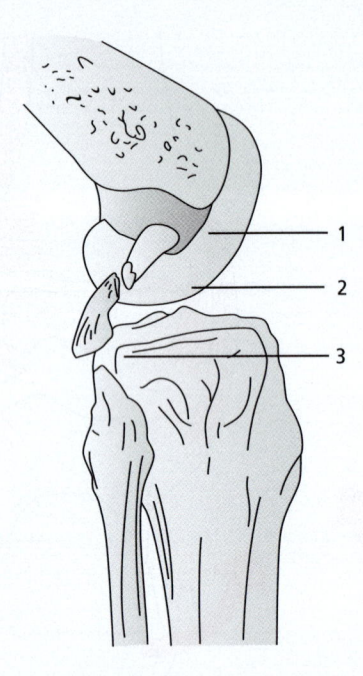

Figura 21.6 – Locais passíveis de sofrerem lesão ligamentar do cruzado posterior: 1 = desinserção femoral; 2 = lesão intersticial; 3 = arrancamento ósseo distal.

luxação, que sempre deverá ser reduzida, na emergência e avaliada *a posteriori*, caso a caso. Alguns autores defendem a reparação cirúrgica das lesões ligamentares associadas; entretanto, Josefsson estudou 30 pacientes em um prospectivo randomizado comparando o resultado do tratamento cirúrgico e o do não cirúrgico. Concluíram que, independentemente do grau de instabilidade aguda, nenhum benefício foi derivado do tratamento aberto nas lesões ligamentares mediais e nas luxações posteriores simples. O tempo de imobilização ainda é uma controvérsia. Loomis e Wadsworth orientam 3 a 4 semanas de imobilização; já Protzman e Mehloff, graças à disfunção pela imobilização, aconselham 1 semana de imobilização e movimentação precoce. É sempre importante afastar fraturas associadas.

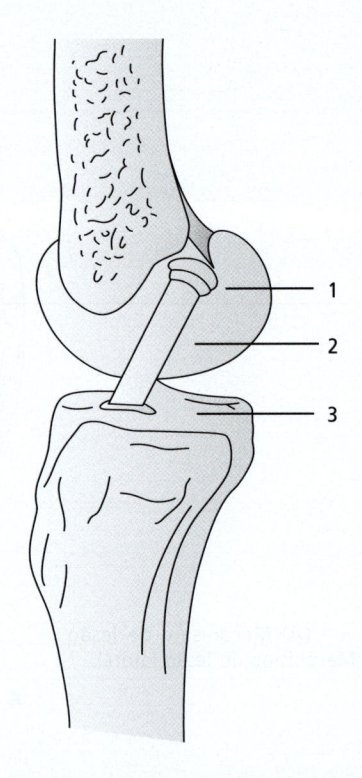

Figura 21.7 – Locais de possíveis ocorrência de lesão do ligamento cruzado anterior: 1 = lesão proximal à origem; 2 = lesão na porção intermédia; 3 = arrancamento ósseo da inserção.

Punhos e Dedos (Mão)

As luxações e as lesões ligamentares na mão são muito comuns, sendo a articulação interfalângica proximal a mais afetada (Fig. 21.9). Ao exame físico, é importante determinar se existe instabilidade articular, realizando delicadamente o teste de cada ligamento colateral (passivamente, com estresse lateral e medial) e testando a placa palmar com estresse dorsal e volar. Em caso de dúvida, a mão contralateral poderá ser usada para teste comparativo. A lesão ligamentar associada leva à luxação, que pode ser de três tipos: dorsal, palmar e lateral.

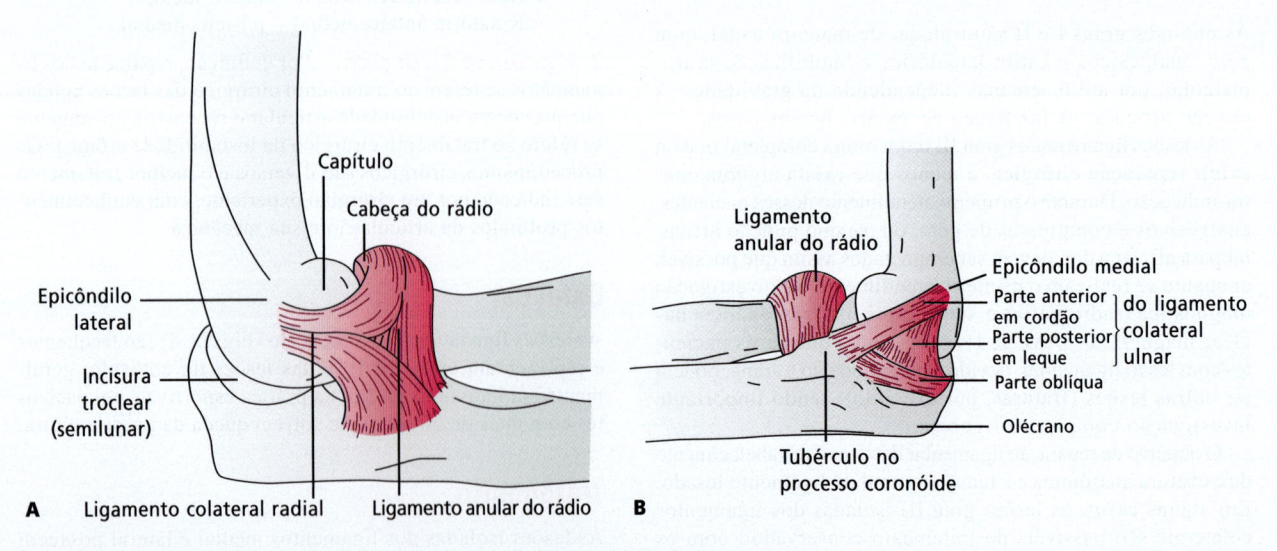

Figura 21.8 – Ligamentos do cotovelo. (*A*) Vista lateral; (*B*) Vista medial.

Tratamento

Redução fechada, com anestesia local ou locorregional, é o tratamento de escolha.

Após redução, faz-se necessária a documentação com radiografias; caso existam dúvidas sobre a redução (subluxação – pode haver interposição de partes moles), pode ser preciso redução aberta. Depois da redução, indica-se imobilização com tala metálica por 2 a 4 semanas.

As lesões da articulação interfalângica distal são mais dorsais que palmares, envolvendo rotura da inserção do tendão extensor e dos ligamentos colaterais e da placa palmar. Nesses casos, o período de mobilização após redução da luxação é de 8 semanas.

No caso das metacarpofalângicas, as lesões são incomuns e muito difíceis de tratar, pois a redução muitas vezes é bloqueada por interposição, sendo indicada a redução cirúrgica.

Polegar

Articulação metacarpofalângica é comumente atingida por lesões ligamentares e o ligamento colateral ulnar sofre maior incidência que o colateral radial. Suspeita-se de rotura ligamentar completa se a articulação puder ser forçada em uma direção radial 25 a 35° em extensão (estresse) (Fig. 21.10).

Tratamento

As lesões do colateral ulnar completas têm indicação cirúrgica e as incompletas são tratadas com tala metálica, por 4 a 6 semanas.

Punho

As lesões do carpo (entorses – lesões ligamentares e luxações) normalmente decorrem de quedas sobre a palma da mão, que resultam em lesão de hiperextensão do punho.

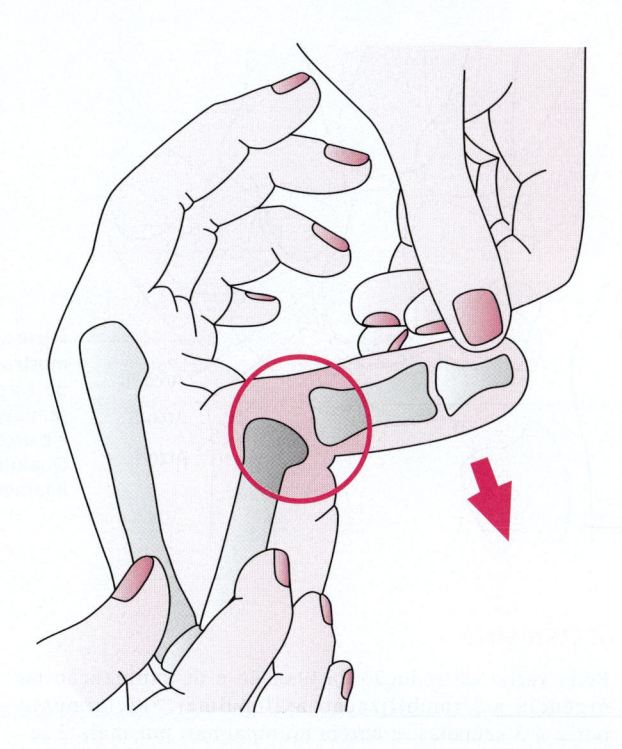

Figura 21.10 – Lesão do ligamento colateral ulnar da articulação metacarpofalângica do polegar.

As lesões mais graves são vistas em radiografias de rotina, porém existem aquelas que necessitam de pesquisa mais apurada. Algumas instabilidades não causam dor e o paciente refere alguns "cliques" durante a movimentação. Além das radiografias de rotina (ântero-posterior e oblíqua), as oblíquas a 45° (em pronação), ântero-posterior com desvio ulnar e radial e ântero-posterior com punho fechado mostram alguma alteração no alinhamento das fileiras do carpo (Fig. 21.11).

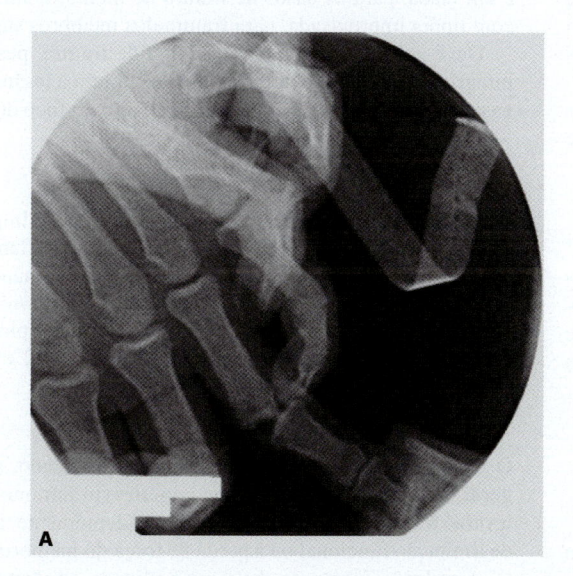

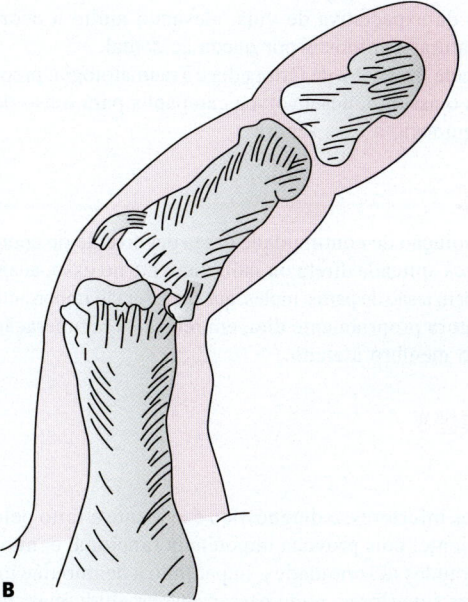

Figura 21.9 – (*A* e *B*) Lesão ligamentar interfalângica proximal do dedo da mão.

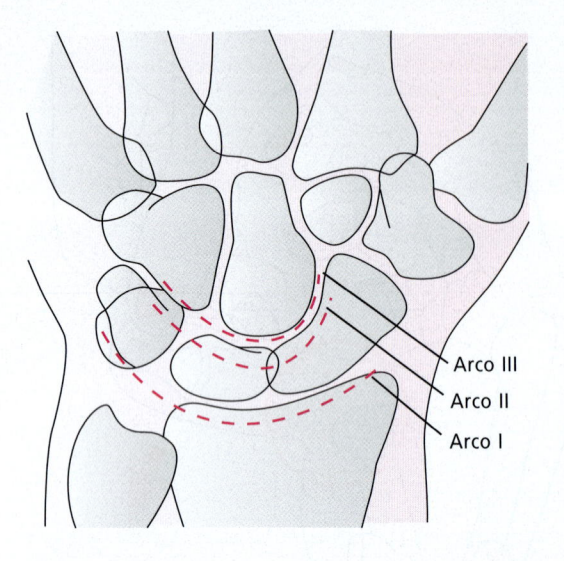

Figura 21.11 – Ilustração da incidência ântero-posterior (radiográfica) mostrando três arcos regulares que delineiam as fileiras proximal e distal do carpo (o arco I une as superfícies articulares proximais do escafóide, semilunar e piramidal; o arco II, as concavidades distais dos mesmos ossos e o arco III é formado pelas convexidades distais do capitato e do hamato). Qualquer alteração desse alinhamento pode significar lesão do complexo ligamentar do carpo.

Tratamento

Pode variar de redução da luxação e da subluxação na urgência até imobilização axilopalmar, inicialmente por 2 a 3 semanas, e antebraquiopalmar, por mais 2 semanas.

BIBLIOGRAFIA

BROWNER, B. D.; LEVINE, A. M.; JUPITER, J. B.; TRAFTON, P. G. *Traumatismos do Sistema Musculoesquelético*. W. B. Saunders, 2000.
CANALE, S. T. *Campbell's Operative Orthopaedics*. 10. ed. Mosby, 2003.
MULLER, M. E.; ALLGOWER, M.; SCHNEIDER, R.; WILLENEGGER, H. *Manual of Internal Fixation*. 3. ed. Springer-Verlag, 1991.

Fraturas

Reinaldo Garcia ♦ Roberto Attilio Lima Santin

Os traumas atendidos em pronto-socorro afetando os membros em geral estão se tornando cada vez mais freqüentes e graves, em virtude, principalmente, da violência urbana e também do aumento da expectativa de vida, elevando muito a ocorrência de fraturas em idosos por queda acidental.

A Sociedade Brasileira de Ortopedia e Traumatologia, preocupada com o assunto, desenvolveu campanha para o uso de cinto de segurança: a casa segura.

DEFINIÇÃO

Fratura é a solução de continuidade óssea decorrente de energia traumática aplicada direta ou indiretamente no osso, acarretando também lesão de partes moles, que pode ser tão importante quanto a fratura propriamente dita, em relação à recuperação funcional do membro afetado.

DIAGNÓSTICO

Clínico

Em membros inferiores, o diagnóstico é evidente e feito pelo próprio paciente, pois provoca impotência funcional e, muitas vezes, grandes deformidades, impedindo a deambulação. Em membros superiores, pode passar despercebida mas, na maioria das vezes, é percebida pela deformidade e pela impossibilidade de se fazer movimentos banais.

Assim, a chegada do paciente ao pronto-socorro normalmente é em maca, para os casos de fratura de membros inferiores e com tipóia improvisada, para fratura dos membros superiores.

Deve-se sempre, em qualquer tipo de fratura, pesquisar a integridade vascular e nervosa, pois é comum a lesão do feixe vasculonervoso que se apresenta no trajeto do foco de fratura.

Imagem

O comum é o diagnóstico por meio do raios X simples, padrão, em duas posições. Eventualmente, deve-se lançar mão de tomografia ou, mais apropriadamente, de ressonância magnética, para diagnósticos não evidenciados pelos raios X, mas com clínica evidente de fratura, como, por exemplo, fratura de colo ou transtrocantéria do fêmur (Figs. 21.12 e 21.13).

TRATAMENTO

O tratamento conservador das fraturas é indicado, de modo geral, às fraturas sem desvio ou com desvio mínimo que não levarão à consolidação viciosa e, conseqüentemente, à seqüela de limitação funcional ou à perda de força do membro afetado.

A redução incruenta deve ser realizada em fraturas com desvio importante, que seguramente provocará algum déficit funcional ou estético. Na maior parte das vezes, é feita sob anestesia local, no ambulatório, ou sob anestesia geral ou bloqueio regional, no centro cirúrgico.

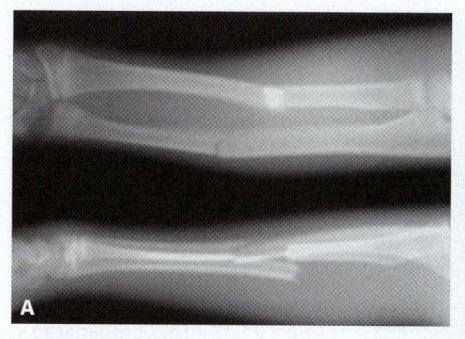

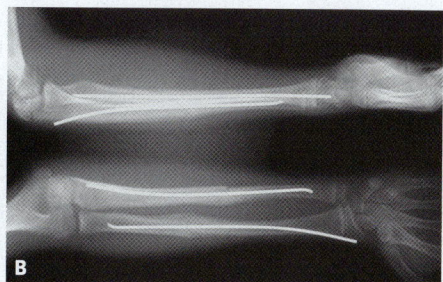

Figura 21.12 – (A) Fratura completa com desvio, diafisária, terço médio, completa, com desvio dos dois ossos do antebraço. (B) Após redução cirúrgica e fixação intramedular com fios de Kirschner.

A redução cruenta ou cirúrgica é indicada a adultos, sendo a cirurgia em crianças restrita a poucos casos, como fratura supracondilar do úmero ou fraturas com interposição de partes moles, no foco de fratura, que impede a redução incruenta.

As fraturas mais comuns (não em ordem de freqüência) encontradas em pronto-socorro são:

Terço Proximal do Úmero

São fraturas mais comuns em mulheres das sexta e sétima décadas de idade e que ocorrem por queda com o braço estendido e apoio na mão. Normalmente, a paciente chega com dor, impossibilidade de movimentar o membro e com tipóia improvisada.

O exame clínico deve ser gentil e o menos doloroso possível e enfatizar a pesquisa do feixe vasculonervoso. Raios X simples permitem o diagnóstico e o tratamento será de acordo com o grau de desvio (Fig. 21.14).

O tratamento conservador é indicado a fraturas sem desvio ou desvio mínimo, que não levarão a desvio de movimento ou síndrome do impacto, após consolidação.

O tratamento com redução incruenta está praticamente abandonado em decorrência do grande risco de lesar o feixe vasculonervoso do plexo axilar.

O tratamento cirúrgico é indicado a fraturas com desvio ou com lesão do plexo axilar estabelecida. Deve-se realizar a redução aberta, com pouco dano de partes moles, para não desvitalizar a cabeça do úmero e fixá-la com placa, haste ou fios, de acordo com a intimidade do cirurgião com o método escolhido.

Supracondilar de Úmero (em Criança)

É importante citar a gravidade dessa fratura porque pode provocar seqüelas irreparáveis e irreversíveis por lesão vascular.

A chamada síndrome de Volkmann pode decorrer de compressão dos vasos no foco de fratura ou da posição de flexão forçada do cotovelo para manutenção da redução obtida. Essa compressão provoca necrose muscular que, se não diagnosticada e tratada a tempo, produz retração tendinosa com deformidade fixa em flexão do punho e dedos.

O tratamento cirúrgico consiste em fixação da fratura, normalmente com fios de Kirschner. O alinhamento da fratura pode ser incruento e a fixação percutânea (mais perigosa; deve ser feita com muito critério e conhecimento de anatomia) ou redução aberta e fixação com visão direta do foco de fratura (mais segura, porém mais agressiva) (Fig. 21.15).

Fratura de Punho

Fratura de Colles

É comum em mulheres por causa da osteoporose pós-menopausa.

É a fratura do terço distal do rádio associada à fratura da apófise estilóide da ulna, normalmente com desvio dorsal e encurtamento, acarretando deformidade conhecida como dorso de garfo (Fig. 21.16).

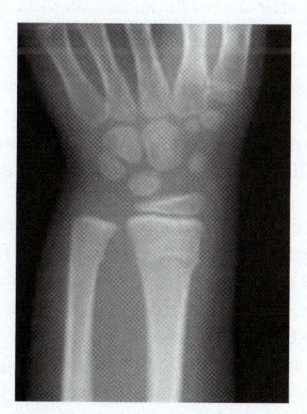

Figura 21.13 – Fratura metafisária distal dos ossos do antebraço sem desvio (fratura em "galho verde").

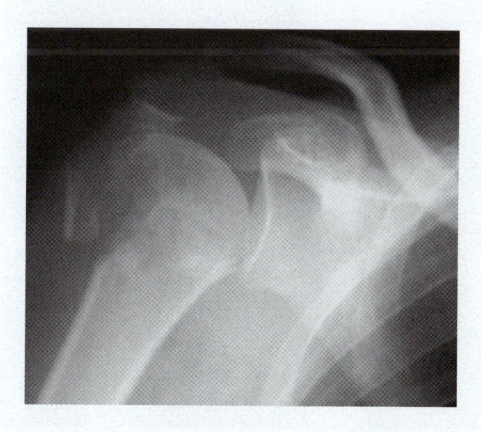

Figura 21.14 – Fratura proximal do úmero, três fragmentos, em valgo (chamada de "bola de sorvete").

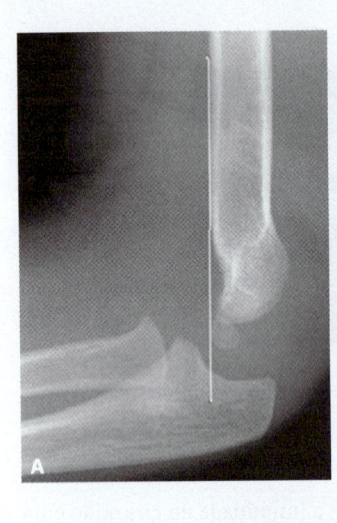

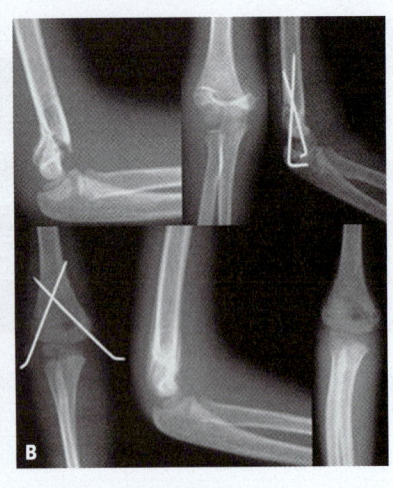

Figura 21.15 – (A) Consolidação viciosa em extensão de fratura supracondilar do cotovelo. (B) Fratura supracondilar do cotovelo, tratada com redução incruenta e fixação percutânea com fios cruzados.

O tratamento mais comum é a redução incruenta sob anestesia local, no ambulatório e manutenção da redução com gesso axilopalmar, por 4 semanas e com luva de gesso por mais 2 semanas. Após esse período, inicia-se o tratamento fisioterápico, visando à recuperação funcional.

Fratura de Barton

É o inverso da fratura de Colles, isto é, fratura do terço distal do rádio com desvio ventral. É importante porque o tratamento é eminentemente cirúrgico, pois, além da dificuldade para manutenção da redução obtida, a posição da imobilização deve ser com o punho em extensão exagerada, o que é péssimo para recuperação funcional após consolidação (Fig. 21.17).

Fratura da Cintura Pélvica

Fratura da articulação sacroilíaca, da asa do ilíaco e fratura do acetábulo.

São fraturas importantes do ponto de vista clínico, porque podem levar ao choque hipovolêmico, pois provocam acúmulo muito grande de sangue no retroperitônio, podendo seqüestrar de 2 a 3L de sangue nesse local.

Assim, o tratamento cirúrgico pode ser até mesmo de urgência, pois a estabilização e a fixação da fratura nessa região impedem a continuação do sangramento (Fig. 21.18).

Fratura do Terço Proximal do Fêmur

É freqüente a partir da sexta década da vida e assim como a fratura de Colles, em mulheres, em decorrência da osteoporose pós-menopausa.

O diagnóstico é relativamente fácil e a própria família ou acompanhante o faz, porque o quadro clínico é bastante evidente, com encurtamento do membro e atitude em rotação externa com impossibilidade de movimentação sem dor (Figs. 21.19 e 21.20).

Esse quadro é mais exuberante em fraturas transtrocantéricas do que em fraturas de colo. Uma forma de se fazer o diagnóstico diferencial clinicamente é pela menor rotação externa na fratura do colo, pois a integridade da cápsula articular impede a rotação externa.

Talvez seja a fratura de maior consenso quanto ao tratamento. É imperativo o tratamento cirúrgico para estabilização e conseqüente mobilização precoce do paciente, a fim de evitar complicações clínicas muito comuns nessa faixa etária.

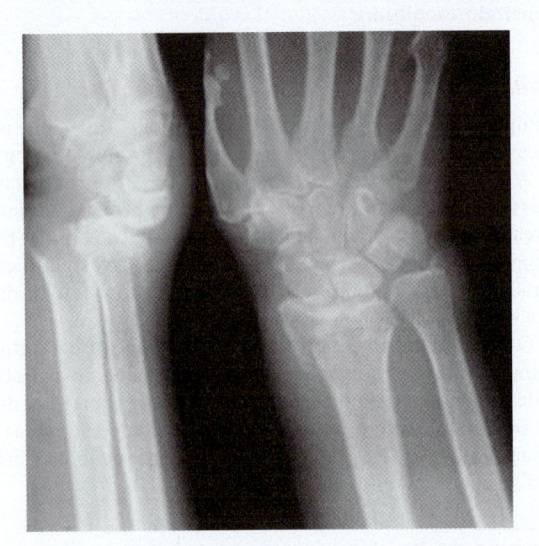

Figura 21.16 – Fratura de Colles cominutiva, com desvio da epífise distal do rádio e estilóide da ulna.

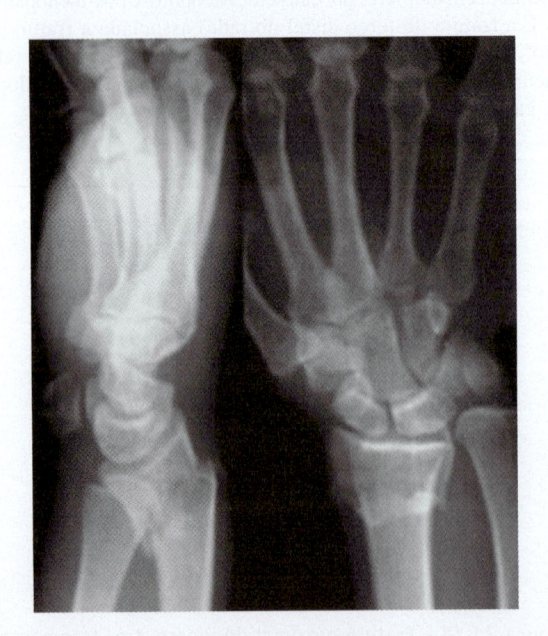

Figura 21.17 – Fratura de Colles com desvio.

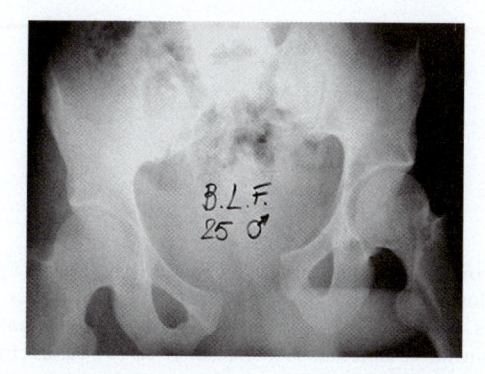

Figura 21.18 – Fratura-luxação de pelve.

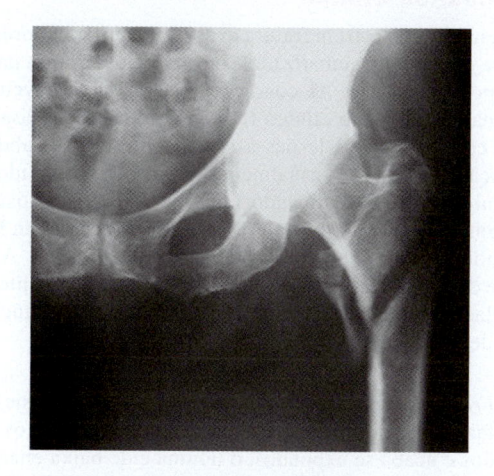

Figura 21.19 – Fratura transtrocantérica.

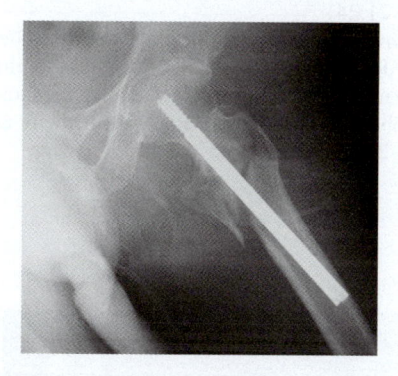

Figura 21.20 – Pós-operatório de fratura transtrocantérica.

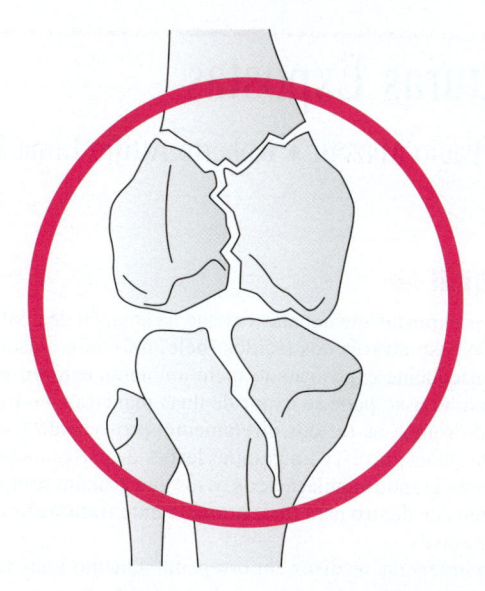

Figura 21.21 – Esquema de fratura dupla, articular do fêmur e da fíbia (joelho flutuante).

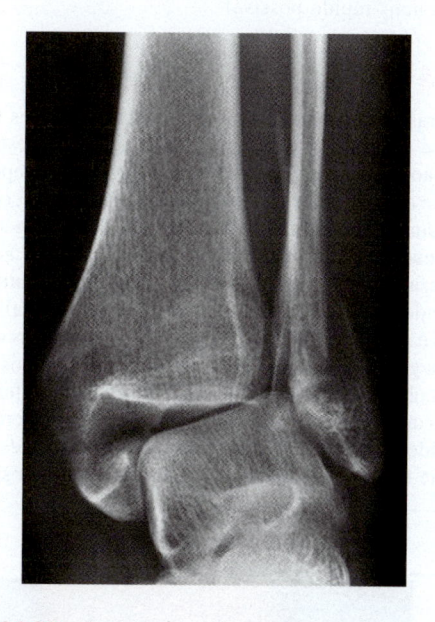

Figura 21.22 – Fratura-luxação do tornozelo denominada transdindesmal.

Fratura no Nível do Joelho

São fraturas importantes, pois geralmente acometem a superfície articular ou, quando isso não ocorre, podem acarretar deformidades em varo ou valgo do joelho. Em geral, acontecem por mecanismo associado de queda com torção e desvio de eixo do joelho, mais comuns durante a prática esportiva, mas também ocorrem por quedas acidentais. Não se pode esquecer dos acidentes automobilísticos, que causam as fraturas mais complexas devido ao alto grau de energia dissipado.

Por isso, a grande maioria dessas fraturas é de tratamento cirúrgico (Fig. 21.21).

Fratura do Tornozelo

São fraturas comuns, em razão das condições precárias de nossas vias de passeio, causadas mais por quedas acidentais, entorses e traumas esportivos. Essas fraturas devem ser bem analisadas, porque não se devem aceitar pequenos desvios que seriam aceitáveis em outras localizações, em virtude do alto índice de artrose tibiotársica pós-traumática (Fig. 21.22).

BIBLIOGRAFIA

BROWNER, B. D.; LEVINE, A. M.; JUPITER, J. B.; TRAFTON, P. G. *Traumatismos do Sistema Musculoesquelético*. W. B. Saunders, 2000.
CANALE, S. T. *Campbell's Operative Orthopaedics*. 10. ed. Mosby, 2003.
MULLER; M. E.; ALLGOWER, M.; SCHNEIDER, R.; WILLENEGGER, H. *Manual of Internal Fixation*. 3. ed. Springer-Verlag, 1991.

Fraturas Expostas

João Paulo Mazotti ♦ Roberto Attilio Lima Santin

INTRODUÇÃO

Fraturas expostas são aquelas em que há solução de continuidade do osso através dos tecidos (pele, músculos, fáscias) e sua conseqüente exposição ao meio ambiente externo ao organismo. O osso pode se expor de duas maneiras – o trauma aplicado rompe os tecidos diretamente, provocando fraturas expostas mais graves, com grandes lesões de partes moles, ou força uma grande angulação dos ossos que acabam rompendo os tecidos de dentro para fora, normalmente fraturas limpas e menos graves.

São urgências médicas em ortopedia. Quanto mais tempo o osso permanecer exposto ao meio ambiente, maior a contaminação da ferida e maior a probabilidade de infecção profunda e grave, comprometendo, definitivamente, o resultado do tratamento. Elas devem ser transformadas em fechadas e limpas o mais rápido possível.

CAUSAS

As fraturas expostas estão relacionadas a diferentes tipos de traumas e acidentes, desde simples acidentes domésticos até a explosão de bombas em atentados terroristas. Depende de uma série de características da população exposta, como idade predominante (idosos ou jovens), localização geográfica (cidade ou área rural), guerras ou violência social, acidentes da natureza (furacões, terremotos). Esses dados epidemiológicos têm grande importância para se dimensionar e qualificar os serviços e as equipes que farão o atendimento dessas ocorrências. Nas grandes cidades, as principais causas são os acidentes automobilísticos, motociclísticos, atropelamentos, ferimentos por arma de fogo e prática de esportes. São um problema social e de saúde muito sério. Acometem, geralmente, pessoas jovens, que ficarão afastadas do trabalho por períodos prolongados ou aposentadas definitivamente, dependendo da gravidade dos ferimentos e das seqüelas. O tratamento desses pacientes exige equipes completas com vários especialistas, equipamentos e antibióticos sofisticados e caros e várias cirurgias e internações hospitalares.

Diagnóstico Clínico

Os pacientes que sofrem fratura exposta devem ser abordados sempre como politraumatizados, mesmo que a fratura pareça ser a principal lesão. As condições neurológicas devem ser avaliadas com exame clínico (escala de coma de Glasgow), assim como possíveis lesões associadas de tórax e abdome (palpação, ausculta). Normalmente, o membro acometido tem deformidade óbvia, indicando falha na sustentação óssea e sangramento no local da fratura ou ferida de pele com lesão de tecidos moles, que pode ser de gravidade variável. A gravidade da fratura exposta pode ser avaliada, clinicamente, por uma classificação que leva em consideração a importância da lesão de partes moles.

- *Fraturas expostas grau I:* normalmente, a exposição se faz de dentro para fora (o osso angulado rompe os tecidos e acaba se expondo), o trauma é de baixa energia e tem as dimensões de aproximadamente 15mm (Fig. 21.23).
- *Fraturas expostas grau II:* a exposição se faz de fora para dentro, o trauma é de alta energia e maior que 15mm (Fig. 21.24).
- *Fraturas expostas grau III:* grandes exposições, com lesões de partes moles maciças, trauma de alta energia, lesão neurológica ou vascular associada, impossibilidade de cobertura apropriada de pele na primeira abordagem (Fig. 21.25).

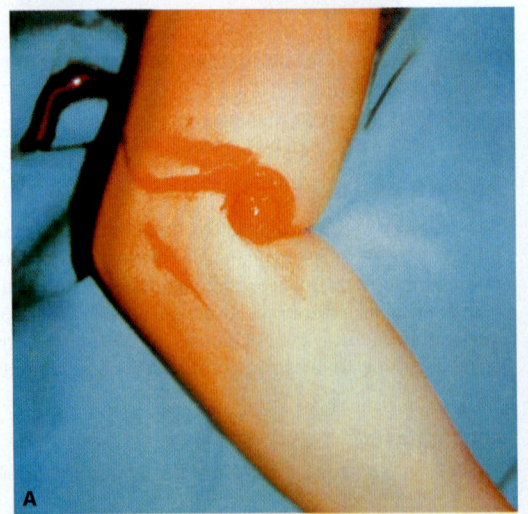

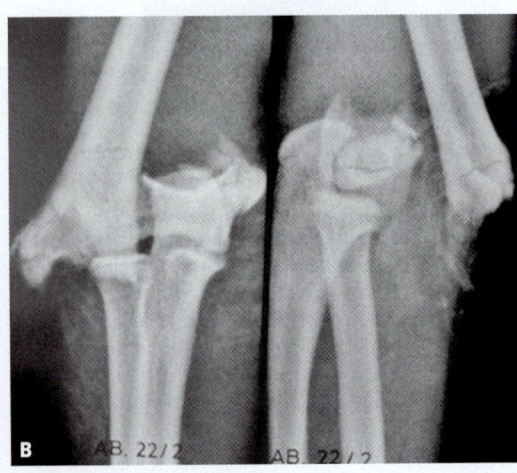

Figura 21.23 – Fratura exposta grau I de cotovelo. (*A*) Aspecto clínico. (*B*) Aspecto radiográfico.

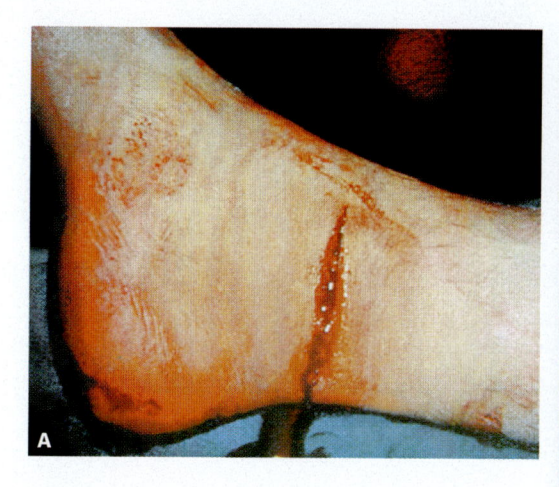

Figura 21.24 – Fratura exposta grau II de tornozelo. (*A*) Aspecto clínico. (*B*) Aspecto radiográfico.

A circulação sangüínea deve ser avaliada pela perfusão periférica e pulsos, assim como a função neurológica periférica pelas provas de sensibilidade e motricidade, quando possível. Nem sempre é fácil saber se uma fratura com lesão de pele adjacente é exposta ou não, sendo necessário, às vezes, explorar o ferimento para verificar se tem comunicação com o osso. Uma das características do sangramento da fratura exposta é que ele tem estrias de gordura da medula óssea. O sangramento deve ser quantificado, verificando-se se há algum vaso sangüíneo de grandes dimensões lesado. Outra variável importante é avaliar a quantidade e o tipo de sujeira no ferimento, se há terra, excrementos de animais, produtos químicos, fragmentos metálicos. O tempo de exposição do osso também é importantíssimo para orientar o tratamento e o prognóstico. Quanto mais tempo o osso ficar exposto, maior a multiplicação bacteriana e mais difícil transformá-la em fechada e limpa. As fraturas com até 12h de exposição são consideradas contaminadas, mas podem ser limpas e resolvidas definitivamente em um único tempo. Se a exposição tiver mais de 12h ou muita sujeira, é considerada infectada.

DIAGNÓSTICO POR IMAGEM

Lesões Associadas

Sempre fazer radiografias de tórax, bacia e coluna cervical, bem como tipagem sangüínea, hematócrito e hemoglobina. Outros exames podem ser solicitados, dependendo da existência de outros órgãos ou sistemas acometidos, como tomografia de crânio e tórax, ultra-sonografia de abdome etc.

Fratura Exposta

Radiografias em duas incidências do membro acometido são fundamentais para localizar a fratura e a gravidade da lesão óssea.

Outros exames podem ser solicitados:

- Para detalhar melhor a fratura e planejar o tratamento:
  - Tomografia axial computadorizada e ressonância magnética.

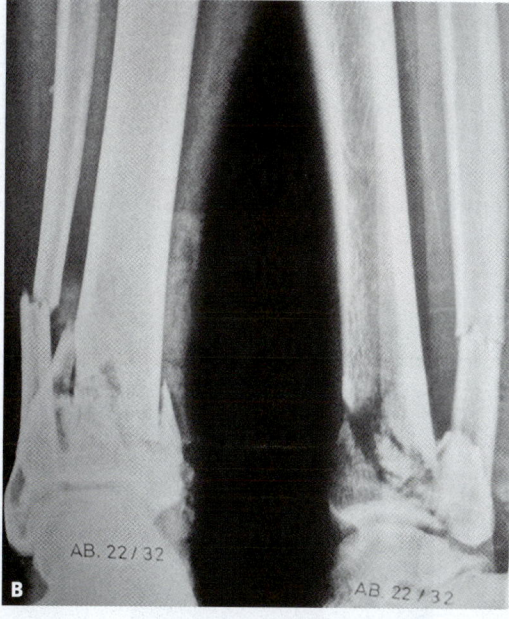

- Para diagnosticar complicações:
  - Lesões vasculares: arteriografia.
  - Trombose: ultra-som com Doppler.
  - Síndrome compartimental: medida da pressão dos compartimentos musculares.

TRATAMENTO

O objetivo inicial do tratamento da fratura exposta é transformá-la em fechada e limpa (Fig. 21.26).

- *Primeira fase:* atendimento na sala de emergência. Abordar sempre o paciente como politraumatizado, respeitando a seqüência permeabilidade das vias aéreas, respiração, circulação e, finalmente, as lesões associadas. O histórico do tipo de acidente e há quanto tempo ocorreu é importante para saber o tempo de exposição óssea e estimar a gravidade das lesões. Avalia-se o local acometido pela fratura, as dimensões da exposição óssea; quantifica-se a extensão da lesão de partes moles, o sangramento, a presença e o tipo de sujeira (terra, óleo etc.), a situação da circulação sangüínea e as lesões neurológicas associadas. Depois dessa primeira avaliação, faz-se a primeira limpeza com soro fisiológico e povidona, retirando a sujeira mais grosseira e fazendo um curativo estéril. Alinha-se o membro anatomicamente e faz-se uma imobilização provisória com talas ou *braces*. Inicia-se, imediatamente, antibioticoterapia intravenosa e profilaxia contra tétano.

- *Segunda fase:* tratamento ortopédico feito no centro cirúrgico. Limpeza exaustiva do ferimento com soro fisiológico e povidona. Retirar tecidos desvitalizados, fragmentos ósseos inviáveis e providenciar cobertura de pele adequada. Se for possível transformar a fratura em fechada e limpa com cobertura de pele adequada de imediato, continua-se o tratamento como se fosse uma fratura normal, fixando-a com algum tipo de síntese estável, como placas e parafusos ou hastes intramedulares. Geralmente, isso é possível em fraturas graus I ou II com ate 10h de evolução, sem grande cominuição ou perda óssea com feridas não muito sujas. As fraturas

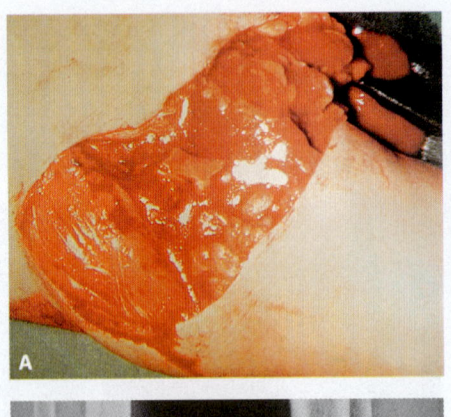

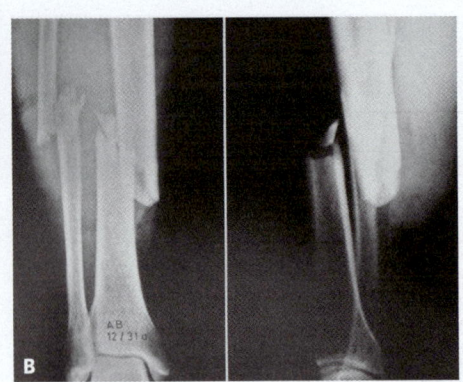

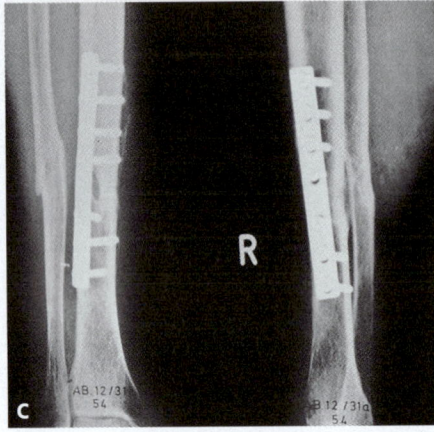

Figura 21.25 – Fratura exposta grau III de perna. (A) Aspecto clínico. (B) Aspecto radiográfico. (C) Pós-operatório.

expostas grau III, com grandes exposições e perda de osso, em que não é possível cobertura de pele adequada após o debridamento, exigem aparelhos de fixação externa, que estabilizam a fratura a distância, permitindo que se façam curativos na ferida, várias limpezas cirúrgicas e até cirurgias plásticas, como enxertos de pele e retalhos. Também permitem que se façam técnicas de enxerto ósseo, alongamento e transporte ósseo para cobrir grandes falhas. Normalmente, o fixador externo é tratamento de urgência e provisório, sendo trocado, em cirurgias posteriores, por placas e parafusos ou hastes intramedulares ou, ainda, por outras montagens de fixador externo com o objetivo de consolidar a fratura. A antibioticoterapia, nesses casos, é muito importante, devendo ser, inicialmente, intravenosa, usando-se combinações de antibióticos por períodos prolongados.

COMPLICAÇÕES

As complicações ortopédicas mais freqüentes são a osteomielite crônica e a pseudo-artrose (não-consolidação da fratura), às vezes acontecendo juntas. Seu tratamento é demorado, exigem várias cirurgias, participação de vários especialistas (ortopedista, cirurgião plástico, cirurgião vascular), uso de antibióticos por períodos prolongados e muitas sessões de fisioterapia e reabilitação. Muitas vezes, mesmo com o sucesso do tratamento (consolidação da fratura sem infecção), persistirão seqüelas definitivas, como cicatrizes profundas e antiestéticas, encurtamentos e deformidades de membros, atrofias musculares, déficits de movimentação e bloqueios articulares, alterações de circulação sangüínea, linfedemas e alterações de sensibilidade.

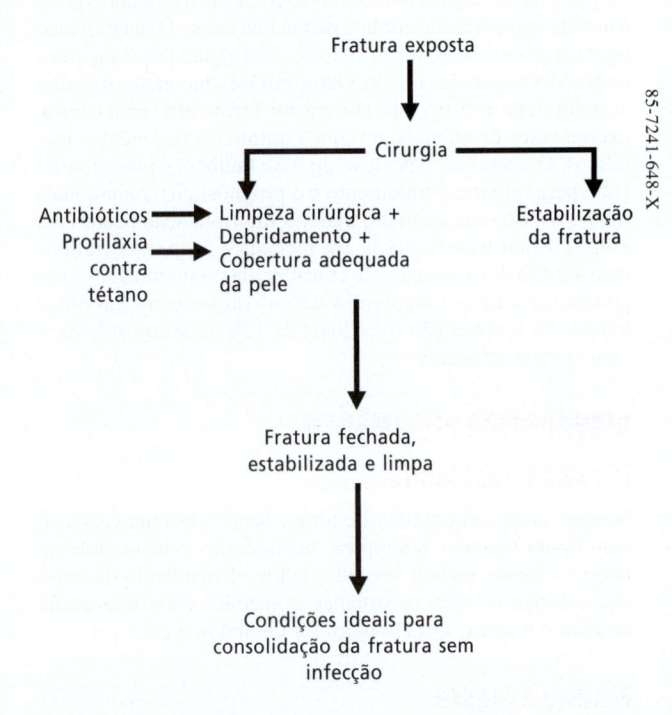

Figura 21.26 – Fluxograma para tratamento da fratura exposta.

BIBLIOGRAFIA

BROWNER, B. D.; LEVINE, A. M.; JUPITER, J. B.; TRAFTON, P. G. *Traumatismos do Sistema Musculoesquelético*. W. B. Saunders, 2000.
CANALE, S. T. *Campbell's Operative Orthopaedics*. 10. ed. Mosby, 2003.
MULLER; M. E.; ALLGOWER, M.; SCHNEIDER, R.; WILLENEGGER, H. *Manual of Internal Fixation*. 3. ed. Springer-Verlag, 1991.

Luxações Traumáticas

Roberto Attilio Lima Santin

CONCEITO

Luxação é a perda total da relação entre as superfícies articulares de dois ossos. Quando a perda é parcial, denomina-se subluxação. É uma lesão traumática grave causada por agentes de alta energia como quedas, impactos diretos e indiretos etc. Toda luxação implica lesão completa da cápsula articular e dos ligamentos. Com freqüência, é acompanhada de fraturas, sendo então denominada fratura-luxação.

Teoricamente, toda e qualquer articulação do nosso sistema musculoesquelético pode sofrer luxações, porém as mais freqüentes são a do ombro, a do cotovelo e, pela sua importância, as dos joelhos, dos quadris e dos tornozelos.

DIAGNÓSTICO

Nas luxações em geral, o paciente sente muita dor, protege o membro afetado não permitindo movimentos e, quando são nos membros inferiores, ele é incapaz de ficar em ortostase. O exame físico mostra deformidade, instabilidade e dor intensa à tentativa de imobilização. É sempre muito importante analisar a situação vascular e neurológica antes e depois do tratamento. Radiografias nas posições de frente e perfil geralmente são suficientes para o diagnóstico exato da luxação, seu tipo e de presença de pequenas fraturas e impacção de um fragmento osteocondral.

TRATAMENTO

É sempre de urgência. Toda luxação deve ser reduzida o mais rapidamente possível, em especial a do quadril, cuja demora pode determinar necrose da cabeça femoral por complicação vascular.

A redução das luxações pode ser feita sob anestesia local, regional ou geral, dependendo do seu tipo. Após redução, controle radiográfico e exame clínico, o membro deve ser imobilizado com tala gessada, enfaixamento, tipóia etc., dependendo do local afetado.

A seguir, serão analisadas as luxações mais comuns da prática de pronto atendimento.

LUXAÇÃO ESCAPULOUMERAL

Há dois tipos de luxação de ombro: a anterior, mais freqüente (Fig. 21.27) e a posterior, mais rara. A luxação anterior apresenta três tipos: a subglenóidea (rara), a subcoracóidea (mais freqüente) e a subclavicular (também incomum). As luxações dos ombros podem estar associadas a fraturas, a lesões vasculares (rotura da veia ou da artéria axilar, aneurismas arteriovenosos), a lesões neurológicas (a lesão do nervo axilar é a mais comum e a do plexo braquial, mais rara). Sempre há necessidade de avaliar as eventuais lesões vasculonervosas antes e depois da redução da luxação.

O quadro clínico mostra braço com discreta abdução e rotação interna. O acrômio fica saliente sob a pele e o ombro fica "achatado" (perde sua curvatura natural). Uma radiografia simples confirma o diagnóstico. É importante obter sempre radiografia de perfil, pois é a única capaz de evidenciar luxação posterior que, muitas vezes, apresenta dificuldade de diagnóstico clínico. A redução da luxação anterior é feita pela manobra de Kocher, embora outras manobras possam ser usadas. Essa manobra consta de tração longitudinal do braço, seguida de gentil rotação externa (lateral) até mais ou menos 80°. A seguir, o cotovelo é levado a uma posição de adução, até próximo da linha média do corpo e depois o braço é rodado internamente. As manobras de redução geralmente são feitas sob sedação, mas com anestesia geral ficam bem mais fáceis. Radiografia de controle pós-redução confirma a posição anatômica. Imobilização com Velpeau por três semanas, seguida de reabilitação funcional, completa o tratamento.

Existe um tipo especial de luxação do ombro denominada *luxatio erecta*, na qual o paciente exibe o braço completamente elevado, a radiografia mostrando a cabeça umeral situada abaixo da glenóide. A redução é com tração longitudinal na posição em que o paciente se apresentou, com contratração no ombro junto ao pescoço. Não é incomum a luxação do ombro se tornar recidivante, quando então é necessária intervenção cirúrgica.

LUXAÇÃO DO COTOVELO

A luxação do cotovelo quase sempre é posterior, podendo ser póstero-lateral, póstero-medial e, às vezes, acompanhada de fraturas (processo coronóide da ulna, cabeça do rádio etc.). A luxação anterior é bastante rara. Além da lesão das partes moles (cápsulas, ligamentos etc.), pode, em raras ocasiões, haver lesão dos vasos braquiais e dos nervos (radial ulnar e mediano).

O quadro clínico é característico, com saliência posterior do olécrano e aparente encurtamento do antebraço. A radiografia simples de frente e perfil confirma o diagnóstico (Fig. 21.28).

O tratamento dever ser feito sob anestesia geral, com manobra de tração longitudinal seguida de flexão gentil do antebraço. Após redução, deve-se testar a estabilidade do cotovelo no sentido de evidenciar lesões ligamentares. Tala gessada por 5 a 7 dias, seguida de fisioterapia bem orientada, completa o tratamento. O cuidado especial da fisioterapia é evitar movimentos forçados passivos, pois pode haver formação de miosite ossificante.

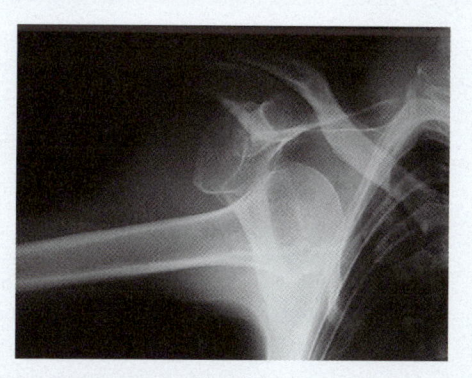

Figura 21.27 – Luxação anterior do ombro subcoracóidea – notar a perda completa das relações entre a cabeça do úmero e a cavidade glenóide.

LUXAÇÃO DO QUADRIL

A luxação traumática do quadril geralmente está associada a traumas de grande energia, como acidentes automobilísticos, quedas de grande altura etc., podendo, portanto, ligar-se a outras lesões. O exame clínico mostra membro fletido, em adução e rotação interna e aparentemente encurtado. A radiografia simples é fundamental para o diagnóstico do tipo da luxação e para afastar fraturas associadas da borda acetabular, que, nesse caso, exigem fixação cirúrgica (Fig. 21.29). A avaliação clínica pré e pós-operatória para diagnosticar lesão do nervo ciático é importante, inclusive do ponto de vista legal.

O tratamento deve ser sob anestesia geral, o mais rapidamente possível, pois a demora pode determinar complicações, sendo a necrose da cabeça femoral a mais grave. O paciente é colocado no chão, em decúbito dorsal e a manobra mais comum de redução é colocar o membro com o joelho e o quadril fletidos a 90°, seguida de forte tração manual no sentido superior, enquanto um auxiliar faz contratração com uma mão em cada asa do ilíaco, manobra esta que reduz a cabeça femoral no acetábulo. A seguir, o membro é levado à posição de extensão e se obtém uma radiografia para controle da redução. É fundamental verificar se algum corpo livre (fragmento de

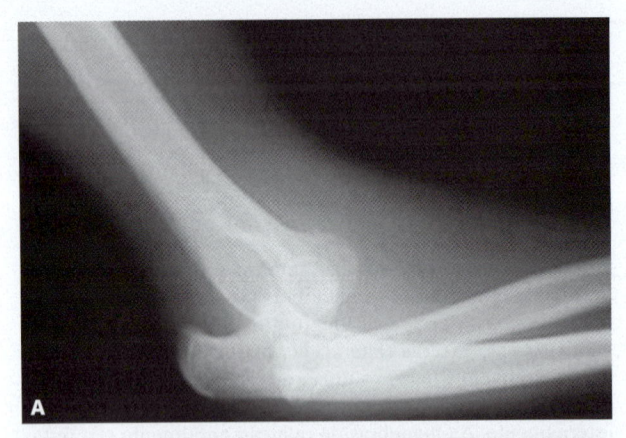

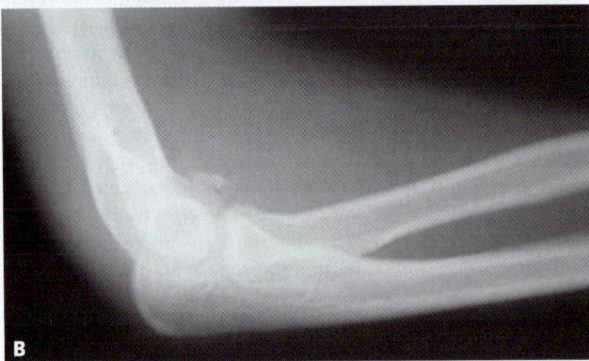

Figura 21.28 – Cotovelo. (A) Luxação posterior completa; (B) após redução, notar pequeno fragmento ósseo.

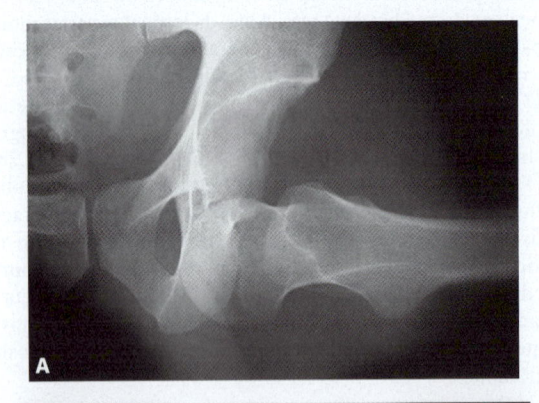

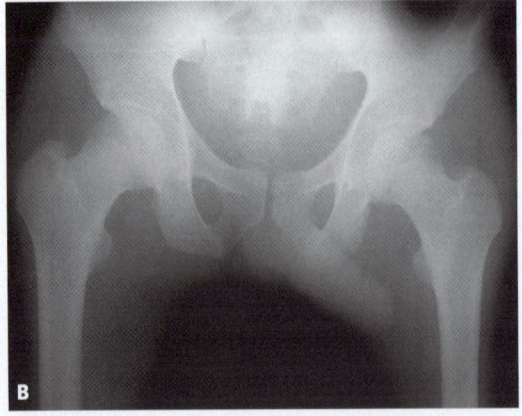

Figura 21.29 – Quadril. (A) Luxação ântero-inferior (rara); (B) notar as relações anatômicas após redução.

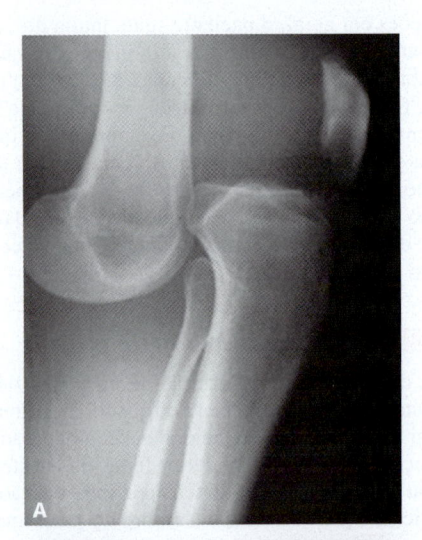

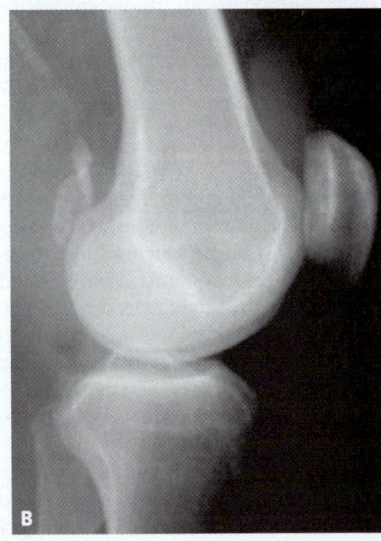

Figura 21.30 – Joelho. (A) Luxação anterior; (B) após redução, notar fragmento arrancado da face posterior da tíbia.

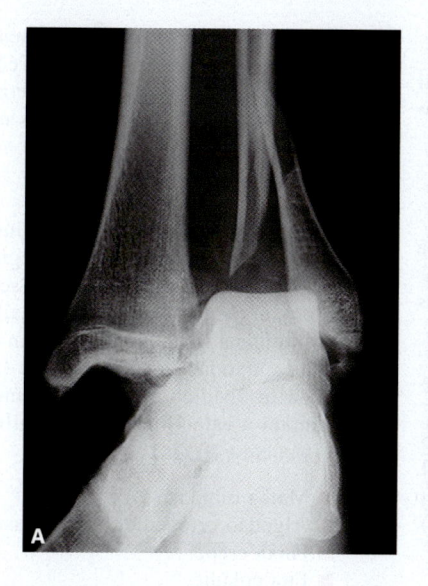

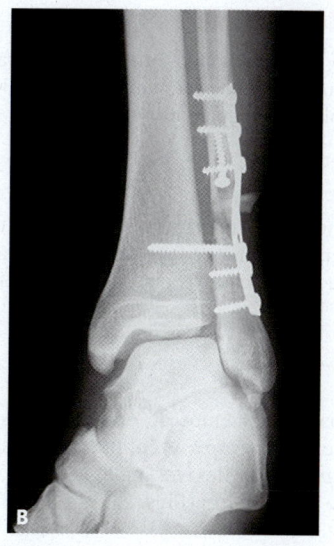

Figura 21.31 – Tornozelo. (A) Fratura-luxação do tornozelo; (B) após redução cirúrgica e fixação com placa e parafuso.

cartilagem, de *labrum* etc.) ficou interposto entre a cabeça e o acetábulo, sendo então necessária a exérese cirúrgica do fragmento.

A redução da luxação pura do quadril é *per se* estável, somente sendo preciso tração cutânea por alguns dias, seguida de recuperação cuidadosa da função.

LUXAÇÃO DO JOELHO

É lesão traumática das mais graves, afetando todos os ligamentos, a cápsula articular e os meniscos. Nessa luxação, pode ocorrer lesão da artéria poplítea, o que é muito grave, e pode levar à perda do membro. Lesões nervosas também podem determinar seqüelas importantes. Há quatro tipos: a anterior (Fig. 21.30), a posterior, a lateral e a medial, além de possíveis associações.

A redução deve ser de urgência, sob anestesia geral, com tração longitudinal e manipulação dos dois segmentos. Em geral, há redução com certa facilidade. Depois, deve-se imobilizar com tala de gesso. Se houver lesão vascular, deve-se imediatamente acionar um cirurgião especializado.

Sempre há necessidade de reparação ligamentar após estabilizar o quadro agudo.

LUXAÇÃO DO TORNOZELO

A luxação do tornozelo é pouco comum (Fig. 21.31). A mais freqüente, embora rara, é a luxação posterior. O outro tipo, a luxação anterior, é mais rara ainda e, quando acontece, costuma ser acompanhada de fratura marginal anterior da tíbia.

O tratamento deve ser o mais rápido possível, sob anestesia geral, com manobra de tração longitudinal, com o pé em flexão plantar, o joelho em flexão e, com uma mão no calcâneo, faz-se pressão no sentido anterior. A redução é fácil, a imobilização é mantida por 30 dias e o resultado, em geral, é bom.

BIBLIOGRAFIA

BROWNER, B. D.; LEVINE, A. M.; JUPITER, J. B.; TRAFTON, P. G. *Traumatismos do Sistema Musculoesquelético*. W. B. Saunders, 2000.
CANALE, S. T. *Campbell's Operative Orthopaedics*. 10. ed. Mosby, 2003.
MULLER; M. E.; ALLGOWER, M.; SCHNEIDER, R.; WILLENEGGER, H. *Manual of Internal Fixation*. 3. ed. Springer-Verlag, 1991.

Técnicas de Imobilização em Traumato-ortopedia

Carlos Eduardo Roncatto ♦ Roberto Attilio Lima Santin

Este texto visa, por meio de explanação simples, mostrar os princípios fundamentais das imobilizações em traumatismos do aparelho locomotor.

O tratamento de qualquer tipo de lesão traumática inicia-se imediatamente no local do acidente. O objetivo desses procedimentos é aliviar a dor e evitar o agravamento das lesões e dos danos adicionais às partes moles, até que o transporte apropriado proporcione o atendimento em local adequado.

Pode-se dividir as imobilizações em:

- Improvisadas
  - Tipóia.
  - Apoio.
  - Tração.
- Provisórias
  - Enfaixamento.
  - Tração.
  - Goteira gessada.
  - Tala metálica.
  - Esparadrapagem.
- Definitiva
  - Aparelho gessado.

IMOBILIZAÇÕES IMPROVISADAS

Esse tipo de imobilização habitualmente é utilizado no local do acidente. Facilita o transporte do paciente até o local do atendimento médico-hospitalar. As mais utilizadas são:

Tipóia

Para traumatismos dos membros superiores. Pode ser feita com vários tipos de materiais, como pedaço de tecido (gravata, lenço, camisa, calça etc.) ou outros materiais flexíveis como cinto e corda.

Apoio

Pode ser aplicado a todos os segmentos do corpo humano, como membros superiores e inferiores e coluna vertebral. Geralmente, utiliza-se *suporte* não flexível, onde se apóia o membro lesado, fixando-o com *tirantes* (Figs. 21.32 e 21.33).
Exemplos:

- *Suporte:* jornal dobrado, papelão, pedaços de madeira.
- *Tirante:* barbante, corda, fios.

Tração

É mais empregada em membros inferiores (fêmur e tíbia). Suas principais funções são minimizar a dor com o alinhamento do membro e evitar lesões adicionais durante o transporte. Aplica-se uma faixa amarrada no membro afetado, tracionando-a manualmente ou fixando-a em um elemento de apoio.

IMOBILIZAÇÕES PROVISÓRIAS

Esse tipo de imobilização geralmente é usado como forma transitória ou intermediária do tratamento. Em algumas situações, pode ser utilizado como tratamento definitivo. Tem como finalidade deixar um segmento do corpo ou o membro acometido em repouso na posição correta, proporcionando alívio da dor e evitando lesões adicionais nos tecidos moles.

Enfaixamento

Necessita-se basicamente de ataduras elásticas ou faixas crepe do tamanho apropriado ao segmento a ser imobilizado (4, 6, 8, 10, 12, 15 e 20cm). Pode-se ainda empregar malha tubular e algodão ortopédico. A malha tubular tem por função diminuir a irritação da pele em decorrência do contato direto do algodão ortopédico e da faixa crepe com esta. O algodão ortopédico e as fitas colantes adicionais cruzadas aumentam a estabilidade da imobilização. A seqüência do enfaixamento é:

- Malha tubular.
- Algodão ortopédico (se necessário).
- Faixa crepe.
- Fita colante.

Alguns cuidados devem ser observados nos enfaixamentos:

- Colocação do membro em posição funcional.
- Não garrotear o membro, evitando complicações vasculonervosas.
- Verificar a perfusão periférica e os pulsos distais após imobilização.
- Somente liberar o paciente após orientá-lo sobre os cuidados com o enfaixamento e possíveis sinais de complicação.

Tipos de Enfaixamento

Enfaixamento Mentoniano. Utilizado principalmente em fraturas da mandíbula e distúrbios da articulação temporomandibular (por exemplo, luxação da articulação temporomandibular, após redução). Pode-se utilizar faixa crepe ou malha tubular. Faz-se um orifício na região central, onde se encaixa o mento e fendem-se as extremidades, amarrando-as na região superior da cabeça e posteriormente, na região occipital.

Enfaixamento Cervical (Colar de Schanz). Tem a finalidade de imobilizar a coluna cervical em contusões, entorses leves, torcicolo e, provisoriamente, em fraturas estáveis. Para sua realização, aplicam-se várias camadas de algodão ortopédico recobertas por malha tubular, a qual é cruzada na região posterior e amarrada na região anterior do pescoço (Fig. 21.34).

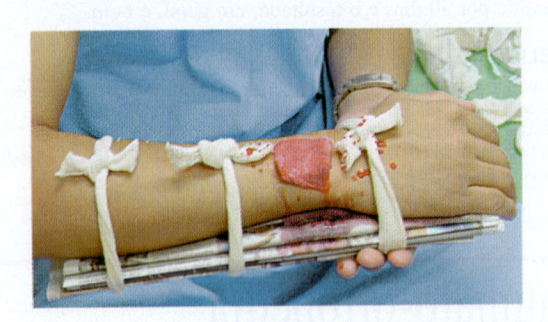

Figura 21.32 – Tala provisória para antebraço.

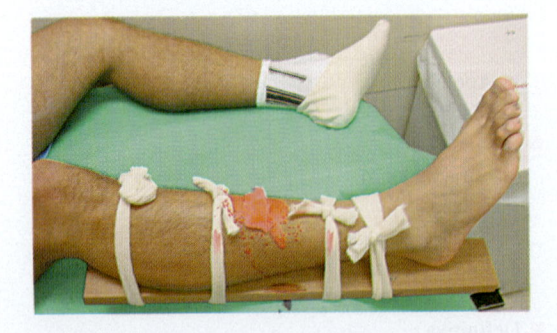

Figura 21.33 – Tala provisória para membro inferior.

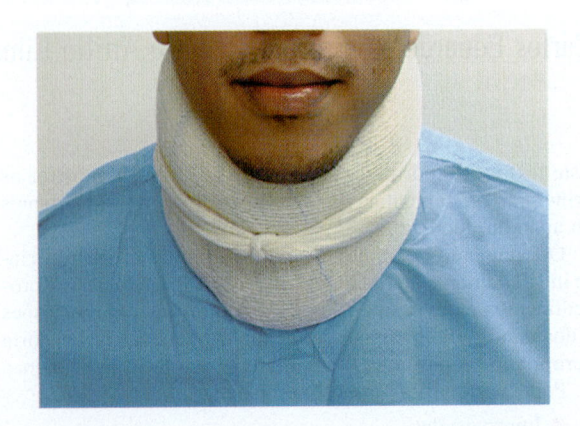

Figura 21.34 – Colar cervical.

Enfaixamento Clavicular em "8". Para imobilizar lesões da clavícula. Exemplos: fratura, luxação acromioclavicular etc.

Passam-se várias camadas de algodão ortopédico envoltas por uma camada de malha tubular.

Cuidado especial deve ser observado para evitar a compressão do feixe vasculonervoso na região axilar. É necessária a palpação do pulso radial bilateralmente após sua realização. Nos casos de compressão tardia, o paciente pode apresentar palidez, edema e formigamento nos membros superiores, situação que exige afrouxamento da imobilização.

Enfaixamento Torácico. Destina-se a restringir a amplitude dos movimentos da caixa torácica, aliviando a dor em contusões e fraturas das costelas. Atenção especial deve ser dada a pacientes com afecções crônicas do sistema respiratório (doença pulmonar obstrutiva crônica), não se apertando demasiadamente o enfaixamento. Aplica-se malha tubular larga sobre a parede torácica e, com o paciente em expiração máxima forçada, realiza-se o enfaixamento.

Enfaixamento Toracobraquial (Velpeau). Para imobilizar a região escapuloumeral (ombro). Exemplo: fraturas proximais do úmero, luxação escapuloumeral (pós-redução) e fraturas da escápula.

Para sua confecção, usa-se inicialmente uma malha tubular sobre o tórax e sobre o membro superior a ser imobilizado. O braço deve permanecer estendido junto à face ântero-lateral do tórax e o antebraço na sua região anterior, com o cotovelo fletido em aproximadamente 120º.

Proteção adicional deve ser colocada na região axilar e no contato do antebraço com o tórax ou com as mamas. Nesse momento, procede-se ao enfaixamento desse membro ao tórax com várias camadas circulares de faixa crepe, deixando a mão livre para observação da perfusão periférica.

Eventualmente, para aumentar a estabilidade da imobilização, pode-se envolvê-la com várias camadas circulares de fita adesiva ou uma fina camada de gesso (Fig. 21.35).

Uma variação mais leve dessa imobilização pode empregar somente malha tubular.

Enfaixamento Compressivo dos Membros Superiores e Inferiores (cotovelo, punho, joelho e tornozelo). Tem a finalidade de imobilizar uma articulação exercendo, concomitantemente, compressão para evitar edema ou sangramento. É mais utilizado em contusões, entorses e após alguns procedimentos cirúrgicos. Devem-se inicialmente colocar malha tubular e, em seguida, várias camadas circulares de algodão ortopédico. A seguir, enfaixar sempre no sentido distal para proximal.

Cuidados:

- Evitar compressão excessiva e conseqüente garroteamento do membro.
- Observar perfusão e pulsos distais.
- Observar queixas de parestesias.

Tração

Tração Cutânea

Utilizada mais em fraturas do fêmur. Sua função principal é proporcionar alívio da dor enquanto se aguarda o momento da cirurgia; é também usada no transporte de pacientes com fraturas do fêmur. É boa opção para crianças pequenas com fraturas do fêmur.

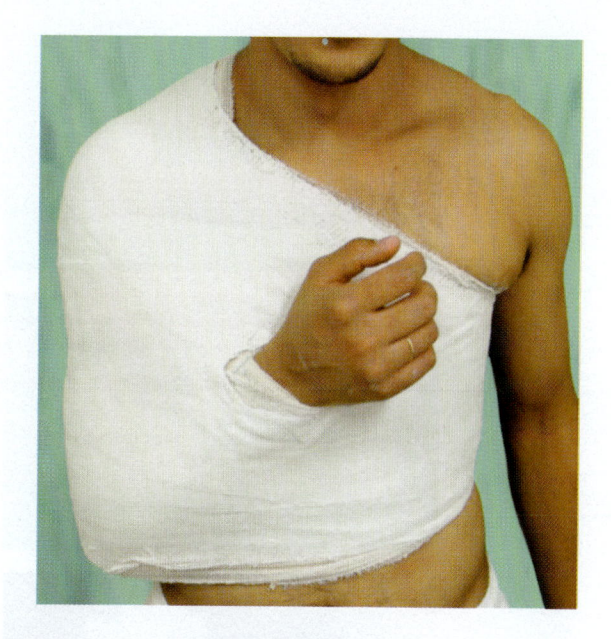

Figura 21.35 – Velpeau gessado.

Tração Esquelética

É um método para obter alinhamento ósseo e imobilização do membro. Nesses casos, fios metálicos (Kirschner ou Steinmann) são passados através dos ossos. Nas trações cranianas, os pinos apenas se apóiam na tábua óssea externa, sem penetrá-la.

Exemplos:

- *Halo craniano:* para fraturas e luxações da coluna cervical.
- *Tração olecraniana (cotovelo):* fratura do úmero.
- *Tração digital (dedo):* fraturas dos metacarpos e das falanges.
- *Tração femoral:* fraturas do acetábulo, do fêmur e em fraturas-luxações do quadril pós-redução.
- *Tração tibial:* fraturas de quadril, fêmur e joelho.
- *Tração calcânea:* fraturas de joelho, perna e tornozelo.

Goteira ou Tala Gessada

É o tipo de imobilização mais comum em ortopedia. Empregam-se malha tubular, algodão ortopédico e gesso. Recobre parcialmente a circunferência do membro. É útil em contusões, entorses, fraturas e luxações, após redução. Nas fraturas, pode ser utilizada como tratamento inicial ou definitivo. Em geral, nas fraturas, opta-se, inicialmente, pela goteira gessada para prevenir as complicações vasculonervosas que podem aparecer com o gesso circular. Primeiro recobre-se o membro com malha tubular. Em seguida, aplicam-se camadas circulares de algodão ortopédico, tendo o cuidado de evitar excesso nas pregas cutâneas flexoras das articulações. Deve-se ainda proporcionar proteção adicional com algodão ortopédico nas saliências ósseas, principalmente cotovelo, punho, joelho e tornozelo. Isso pode prevenir a compressão pelo gesso e o aparecimento de escaras. Depois, aplica-se goteira gessada, a qual deve englobar 50 a 75% da circunferência do membro. A goteira deve ter, em média, 8 a 12 camadas de gesso. Após molhar a goteira, esta é fixada ao membro sobre o algodão com camadas circulares de atadura de crepe (Fig. 21.36).

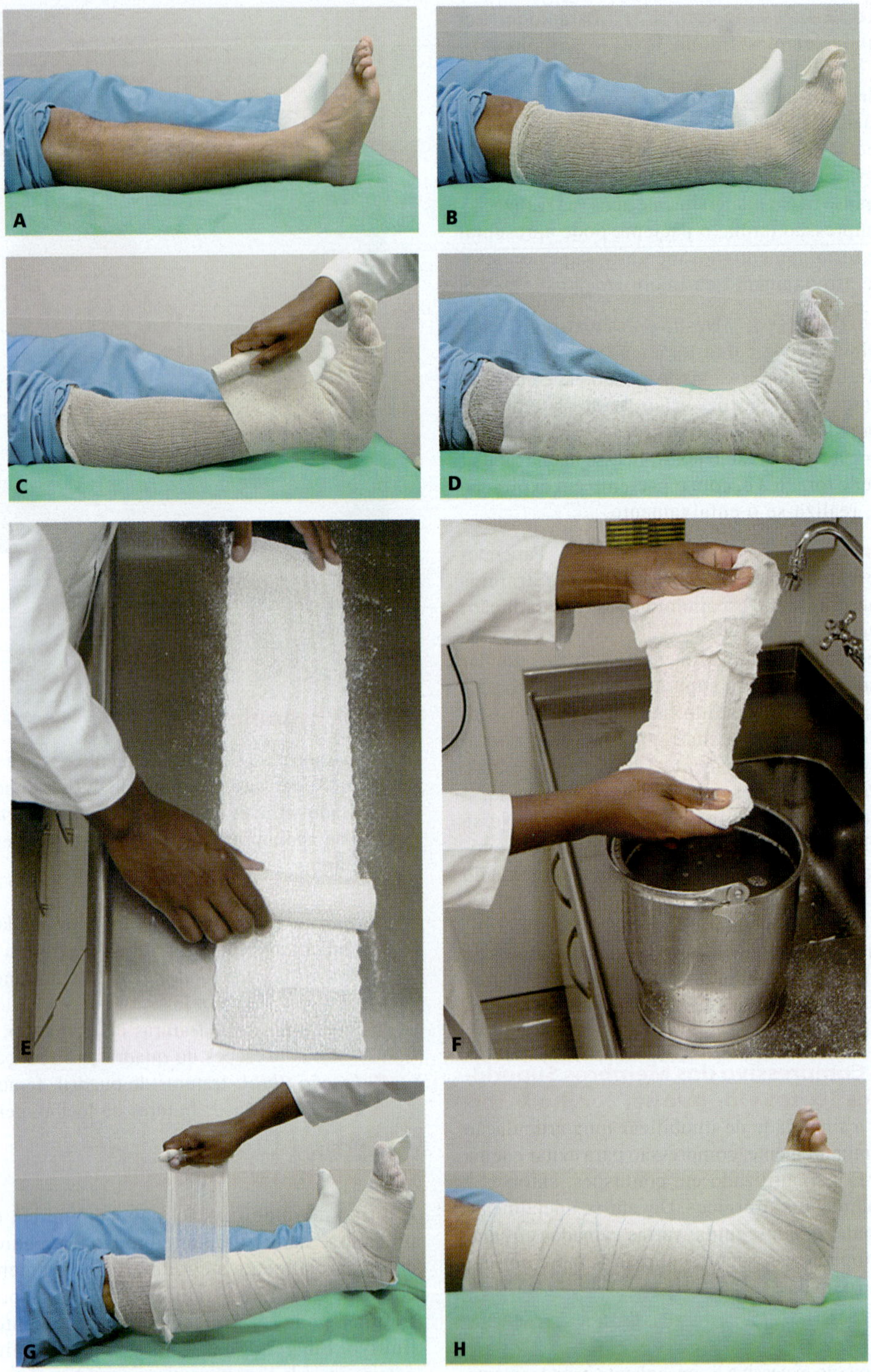

Figura 21.36 – Confecção de tala gessada para perna/pé.

Goteira Antebraquiopalmar (Tipo Luva)

Imobiliza a região do punho em fraturas, entorses e contusões. Os dedos devem permanecer livres para movimentação. O punho deve estar em posição funcional, com 10 a 20° de extensão (Fig. 21.37).

Variações:

- *Com inclusão dos dedos (tipo garrafa):* é indicada a fraturas dos metacarpos e falanges, luxações e ferimentos da mão e dos dedos. O punho e os dedos devem permanecer em posição funcional.
- *Com inclusão do polegar (tipo escafóide):* é utilizada em casos de fraturas, entorses, contusões e luxações do polegar, bem como em fraturas do escafóide.

Goteira Axilopalmar (Braquiopalmar)

Nas lesões de braço, cotovelo, antebraço e punho. O cotovelo deve permanecer com flexão de 90° e o punho, em posição funcional (Fig. 21.38).

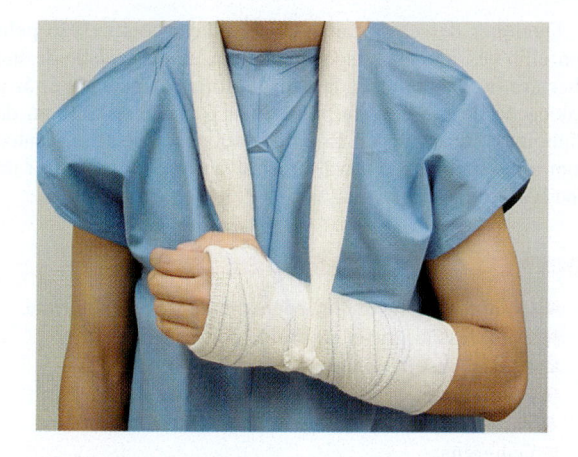

Figura 21.37 – Luva gessada.

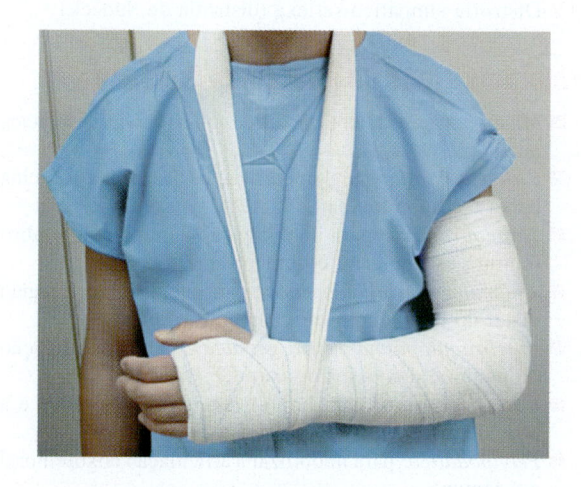

Figura 21.38 – Gesso braquiodigital.

Goteira Suropodálica (Tipo Bota)

Para lesões de pé, tornozelo e terço distal da perna. O tornozelo e o pé devem permanecer em ângulo reto (90°) com a perna. Proteger com camadas adicionais de algodão as saliências ósseas do tornozelo (maléolos), pé (base do 5º metatarso) e joelho (cabeça da fíbula). Evitar o garroteamento com a faixa crepe na região anterior do tornozelo (Fig. 21.39).

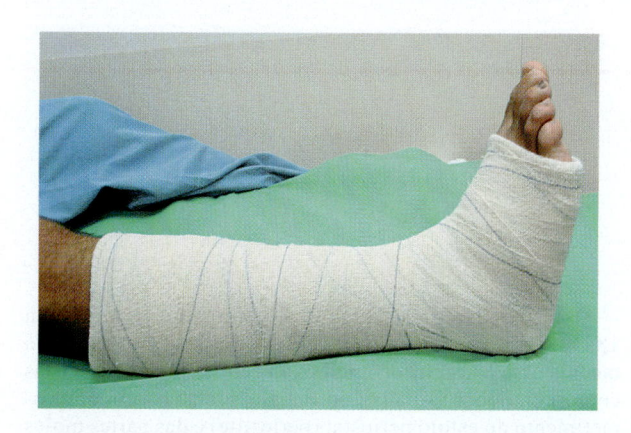

Figura 21.39 – Bota gessada.

Goteira Inguinopodálica (Cruropodálica)

É indicada às fraturas e luxações do joelho e da patela e às fraturas proximais dos ossos da perna. O joelho deve permanecer em flexão de aproximadamente 20° e o tornozelo com flexão de 90°. Em fraturas e luxações da patela, o joelho deve permanecer em extensão completa (Fig. 21.40).

Goteira Inguinomaleolar ou Cruromaleolar (Tipo Tubo)

Usada principalmente em lesões ligamentares (entorses) do joelho (Fig. 21.41).

Tala Metálica

Apropriada para as lesões dos dedos das mãos, como entorses, fraturas, contusões e luxações. Os dedos devem permanecer em posição funcional. Outras posições podem ser necessárias, dependendo do tipo de lesão (Fig. 21.42).

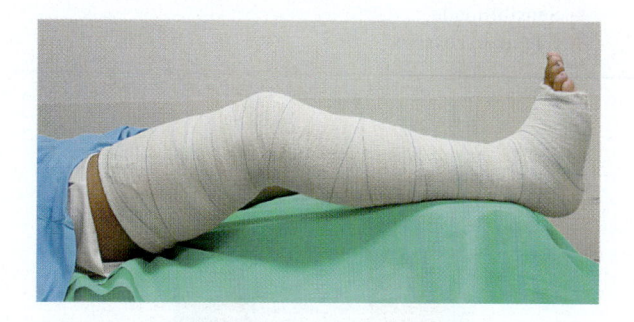

Figura 21.40 – Gesso coxopodálico.

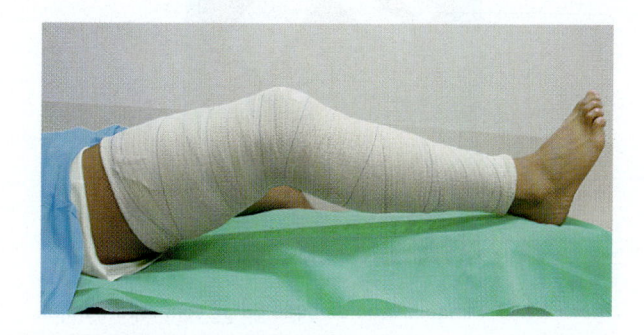

Figura 21.41 – Perneira gessada.

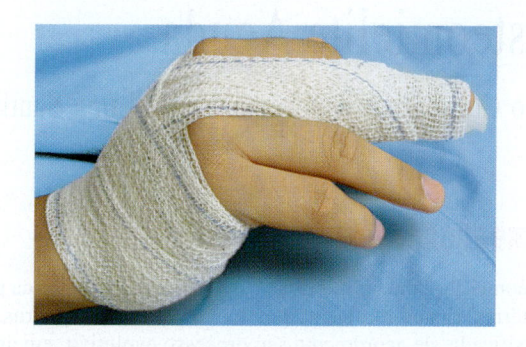

Figura 21.42 – Tala.

Esparadrapagem

Própria para fraturas, entorses e luxações dos dedos do pé. Seu princípio consiste em utilizar os dedos não afetados laterais ao dedo acometido. Os dedos íntegros funcionam como guias ou tutores, proporcionando menor movimentação, alívio da dor e condições para a sua cura. Deve-se proteger a região interdigital com gaze para evitar a maceração da pele. Para a imobilização específica, utilizam-se fitas finas de esparadrapo ou micropore cruzadas, circundando os dedos obliquamente. Dessa maneira, evita-se o garroteamento do conjunto (Fig. 21.43).

IMOBILIZAÇÕES DEFINITIVAS

Aparelhos Gessados

São geralmente utilizados como tratamento definitivo em contusões, entorses, fraturas ou luxações. Podem ser trocados quantas vezes forem necessárias. Antes de liberar o paciente para casa, é muito importante orientá-lo sobre possíveis complicações:

- Cor da pele: isquemia ou cianose.
- Intensidade da dor.
- Sensibilidade.
- Edema excessivo.

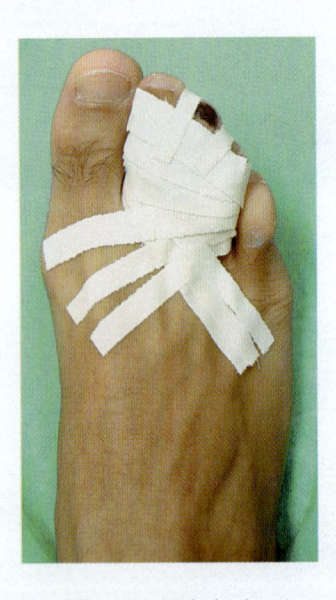

Figura 21.43 – Imobilização de dedo do pé com esparadrapo.

Qualquer desses sintomas pode indicar compressão pelo aparelho gessado e, conseqüentemente, a necessidade de sua abertura ou de sua retirada. Dor de forte intensidade após a colocação de gesso pode representar o primeiro sintoma de síndrome compartimental. Esse tipo de dor geralmente se acentua com a movimentação ativa ou passiva dos dedos. Retirar de imediato o gesso.

Complicações do Uso do Gesso

- Compressão leve: dor, edema, cianose e hipotermia.
- Compressão grave: síndrome compartimental.
- Escara, úlcera e dermatite de contato.
- Piodermites.
- Paresias, parestesias e paralisias.
- Gangrena.
- Rigidez articular.
- Atrofia muscular.
- Distrofia simpático-reflexa (distrofia de Sudeck).

Principais Tipos de Aparelhos Gessados

- *Minerva:* para as imobilizações da coluna cervical e torácica alta.
- *Colete gessado:* para imobilização da coluna torácica baixa e coluna lombar.
- *Toracobraquial:* para imobilização da região do ombro (cintura escapular) e do braço (úmero).
- *Axilopalmar ou braquiopalmar:* para imobilização da região distal do braço, cotovelo, antebraço e punho.
- *Antebraquiopalmar (luva gessada):* para imobilização do punho e dos ossos do carpo.
- *Calção gessado:* para imobilizar a cintura pélvica e a articulação coxofemoral.
- *Pelvipodálico:* para imobilizar a articulação coxofemoral e o fêmur.
- *Inguinomaleolar (tubo gessado):* para imobilizar a articulação do joelho.
- *Suropodálico (bota gessada):* para imobilizar a articulação do tornozelo, ossos do tarso e metatarsais. Variação: com salto para descarga do peso.

BIBLIOGRAFIA

BROWNER, B. D.; LEVINE, A. M.; JUPITER, J. B.; TRAFTON, P. G. *Traumatismos do Sistema Musculoesquelético.* W. B. Saunders, 2000.

CANALE, S. T. *Campbell's Operative Orthopaedics.* 10. ed. Mosby, 2003.

MULLER; M. E.; ALLGOWER, M.; SCHNEIDER, R.; WILLENEGGER, H. *Manual of Internal Fixation.* 3. ed. Springer-Verlag, 1991.

Osteomielite Aguda

Elio Consentino ♦ Roberto Attilio Lima Santin

INTRODUÇÃO

Osteomielite é uma inflamação óssea usualmente causada por bactérias e mais raramente por fungos, parasitas e vírus. É classificada, de acordo com seu processo evolutivo, em aguda, subaguda e crônica.

O termo osteomielite, introduzido por Nelaton em 1844, significa processo infeccioso do osso cortical e da medula óssea. Osteíte ou mielite infecciosas podem ser vistas como condições isoladas ou mais associadas ao comprometimento do estojo periostal (periostite) e das partes moles contíguas.

É importante assinalar que o termo osteíte pode também ser utilizado, na literatura médica, para inúmeras condições inflamatórias não infecciosas da cortical (espondilite anquilosante, psoríase etc.), da mesma maneira que o termo periostite pode ser empregado na ausência de infecção, como, por exemplo, em lesões ósseas pseudotumorais, em neoplasias ósseas agressivas, doenças metabólicas, processos inflamatórios de causa traumática etc.

PATOGÊNESE

São três as principais vias de contaminação das estruturas ósseas (e articulares):

- *Via hematogênica:* a infecção atinge o osso (ou articulação) por intermédio da corrente sangüínea.
- *Por contigüidade:* a infecção atinge o osso (ou articulação) em conseqüência de um tecido adjacente contaminado, como, por exemplo, nas infecções dentárias, de partes moles ou dos seios da face.
- *Por implantação direta:* por ferimentos perfurantes profundos, mordidas de animais etc.

A infecção pós-operatória ocorre por um (ou mais) dos mecanismos citados.

OSTEOMIELITE AGUDA

Embora possa ter origem exógena (implantação direta ou por contigüidade), habitualmente significa inflamação óssea causada por bactérias (ou outros tipos de organismos) que atingem o osso pela corrente sangüínea. Esses organismos entram nos vasos sangüíneos (ou nos linfáticos e depois nos vasos) por extensão direta nos sítios extravasculares de infecção (pele e outros tecidos moles, trato respiratório, gastrointestinal, sistema geniturinário, biliar etc.).

O processo mórbido se inicia com a deposição desses organismos na metáfise do osso, em conseqüência de uma irrigação abundante, mas relativamente lenta, pelo leito capilar, permitindo que esses microorganismos migrem através das paredes dos vasos (Fig. 21.44).

DIAGNÓSTICO

O diagnóstico se baseia na avaliação correta e concomitante dos quadros clínicos, laboratorial e de achados de imagem.

QUADRO CLÍNICO

A osteomielite aguda hematogênica tem sido considerada uma doença da infância e adolescência (3 a 15 anos), embora ela possa afetar também recém-nascidos e adultos.

Existem significativas diferenças clínicas e radiológicas na apresentação e na evolução da osteomielite aguda nessas faixas etárias, explicadas, em grande parte, pelas características da anatomia vascular dos ossos tubulares nesses três grupos.

Essas diferenças não devem ser esquecidas ao se diagnosticar e tratar osteomielite aguda.

O quadro clínico clássico é visto na infância e na adolescência. Os sinais e sintomas cobrem um amplo espectro de achados físicos e queixas que nem sempre são diretamente proporcionais à gravidade do comprometimento ósseo. Febre alta de início abrupto, anorexia, cefaléia e vômitos são sintomas freqüentes e revelam comprometimento sistêmico. Ao exame físico, dor importante e sinais evidentes de inflamação (calor, rubor, tumefação) localizados comumente nas metáfises de maior crescimento dos ossos longos (distal do fêmur, proximal do úmero e da tíbia) (Fig. 21.45).

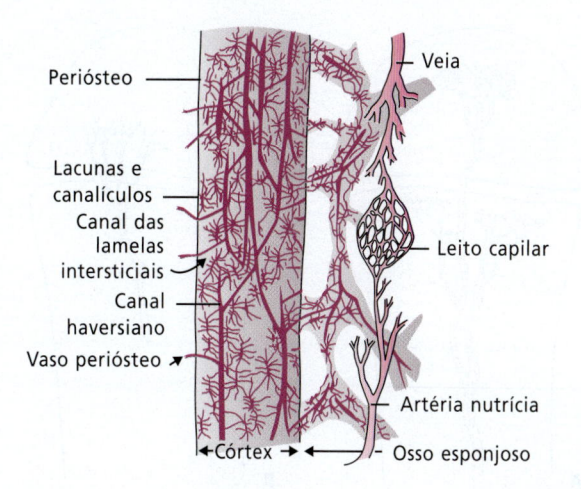

Figura 21.44 – Arquiteturas vascular e óssea normais da área metafisária de um osso longo.

Pode-se detectar derrame na articulação adjacente, mas este é quase sempre reacional e estéril. Conseqüentemente, não se deve, de rotina, realizar punção-aspiração, a fim de evitar contaminação iatrogênica, exceto no quadril, no qual a placa de crescimento é intra-articular.

Nessa eventualidade, artrite séptica pode complicar osteomielite do fêmur proximal (e vice-versa), sendo obrigatória a drenagem cirúrgica da articulação. Na anamnese de um caso com osteomielite aguda, habitualmente encontram-se antecedentes recentes de processo séptico a distância (pele, garganta, sistema urinário etc.).

No período neonatal, muitas vezes o quadro clínico é menos dramático, podendo, não obstante, ser mais grave.

Clinicamente, recém-nascidos com osteomielite aguda ou artrite séptica mostram irritabilidade, perda de apetite e febre. Sintomas locais e outros sinais podem ser mínimos ou ausentes, dificultando o diagnóstico precoce. Por vezes, uma pseudoparalisia pode se manifestar no membro afetado.

Diferentemente do que ocorre na infância e na adolescência, a infecção pode atingir as articulações diretamente através das epífises, pelos canais vasculares, que, nesse grupo etário, cruzam a placa de crescimento (Fig. 21.46).

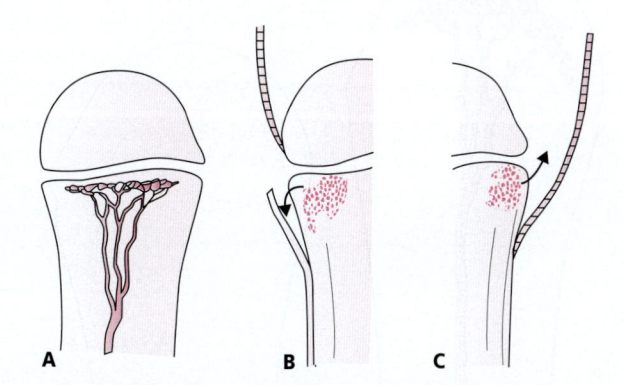

Figura 21.45 – Infância e adolescência: padrão vascular (1 a 16 anos): capilares metafisários de crescimento (*A*). Penetração cortical de um foco metafisário pode resultar em abscesso subperiostal nas localizações em que a placa de crescimento for extra-articular (*B*) ou em artrite séptica naquelas em que a placa de crescimento for intra-articular (*C*).

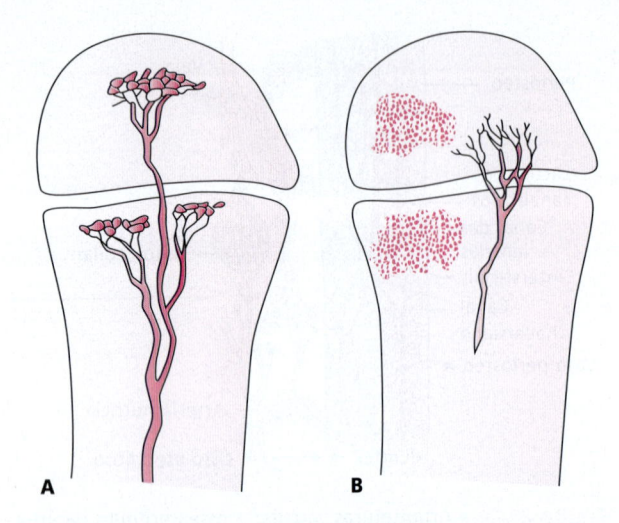

Figura 21.46 – Recém-nascido (0 a 2 anos): padrão vascular 0 a 1 ano. Alguns vasos podem penetrar ou na cartilagem de crescimento, prolongar-se em torno, ramificando-se na epífise (A). No período neonatal (no recém-nascido), um foco metafisário pode complicar-se com comprometimento da epífise em razão da anatomia vascular (B).

O quadril é, de longe, a articulação mais afetada. A infecção atinge a articulação, seja por disseminação de um foco metafisário de osteomielite (no quadril, a placa de crescimento é intra-articular) ou, como visto, diretamente através da epífise. A atitude de flexão, abdução e rotação externa é importante sinal de alerta para o diagnóstico. Se a infecção não for precoce e corretamente tratada, o acúmulo de pus na articulação provoca subluxação ou luxação completa da cabeça femoral e destrói não só a cartilagem articular, como também pode destruir toda a epífise, a fise e, por vezes, a metáfise, com resultados devastadores para a função e que permanecerão durante toda a vida do paciente.

O fato de não se visualizar radiograficamente o núcleo da ossificação da cabeça femoral nos primeiros meses de vida faz com que, em fases iniciais, essas graves complicações possam passar despercebidas.

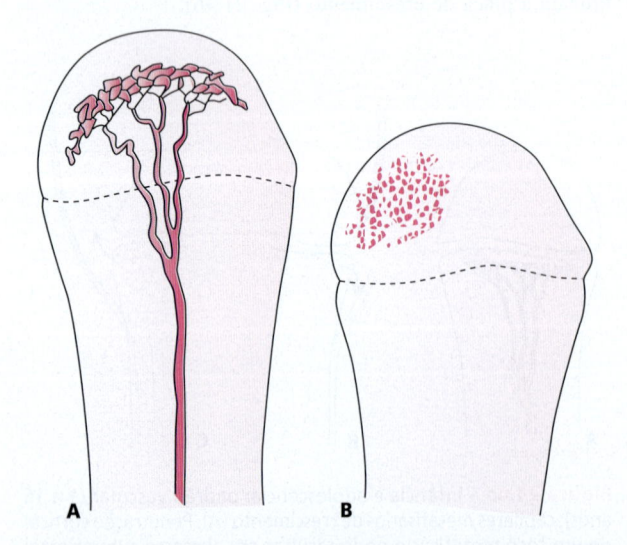

Figura 21.47 – Idade adulta: padrão vascular nos vasos longos (A). Nessa localização, um foco subcondral na epífise não é incomum e pode contaminar a articulação (B).

No adulto, a osteomielite hematogênica costuma ter evolução insidiosa e, em decorrência, existe longo intervalo entre o aparecimento dos primeiros sintomas e sinais e o diagnóstico definitivo. Ela compromete mais a coluna vertebral, os ossos chatos, os ossos curtos e, quando afeta ossos longos, a localização epifisária não é rara, devido à anatomia vascular própria desse grupo (Fig. 21.47).

LABORATÓRIO

Em geral, o hemograma completo mostra anemia e leucocitose com desvio à esquerda. A velocidade de hemossedimentação (VHS) é sinal inespecífico da inflamação e quase sempre está elevada. Tende a diminuir em uma ou duas semanas após tratamento adequado, enquanto a proteína C-reativa, outro indicador inespecífico, começa a declinar após 6h. A eletroforese da hemoglobina deve ser efetuada em qualquer paciente que apresente osteomielite por germe gram-negativo, particularmente por *Salmonella*.

As culturas de material retirado do osso, cirurgicamente ou por punção-aspiração com agulha, são positivas em 80% dos casos, enquanto as hemoculturas são positivas em 50 a 60%. *Staphylococcus aureus* é o agente mais comum, ficando o *Streptococcus* grupo A em distante segundo lugar. Nos pacientes com hemoglobinopatias, são relativamente comuns osteomielites com bactérias gram-negativas (*Salmonella, Escherichia coli* etc.).

IMAGEM

A radiologia convencional é, sabidamente, um método tardio de diagnóstico, pois somente após duas semanas, no mínimo, é que o quadro radiográfico dará a idéia da real extensão do processo. Conseqüentemente, não serve para diagnóstico precoce. Esperar pelos sinais radiológicos característicos retardará o tratamento imediato e intensivo que a enfermidade requer. Apesar disso, quando história, quadro clínico e exame físico sugerirem diagnóstico de osteomielite aguda, a radiografia simples deve ser o primeiro exame de imagem a ser pedido. Ainda que não sejam evidentes nos primeiros dias as alterações ósseas (rarefação metafisária – visível após 7 dias – e reação periostal – visível após 15 dias) e as de partes moles (deslocamento do plano muscular e apagamento dos septos gordurosos intermusculares, 3 a 7 dias), o exame radiográfico permite eliminar muitos dos diagnósticos diferenciais (fratura, infarto ósseo secundário à hemoglobinopatia, leucemia, sarcoma de Ewing, outras neoplasias primitivas agressivas, neuroblastoma metastático etc.).

Cintilografia com tecnécio é o método mais sensível e mais rápido para diagnóstico da osteomielite. As imagens podem ser obtidas e analisadas em 2 a 3h.

O mapeamento com tecnécio, em três fases (fluxo, equilíbrio e tardia ou metabólica), mostra, em osteomielites, aumento de captação nas três, ao passo que em celulite ou infecção das partes moles ele mostrará aumento de captação nas duas primeiras e tendência à normalização na fase tardia (Fig. 21.48).

Na fase de fluxo, imagens seriadas a cada 3s são obtidas durante os primeiros 3min após injeção intravenosa do tecnécio. Aumento de captação significa maior fluxo sangüíneo (arterial e venoso). Na fase de equilíbrio, realizada no quinto minuto, o aumento de captação revela acúmulo precoce do radiotraçador no osso, em razão da hiperemia no segmento ósseo afetado.

Na fase tardia, esse aumento de captação demonstra maior reação osteogênica (aumento localizado do metabolismo ósseo).

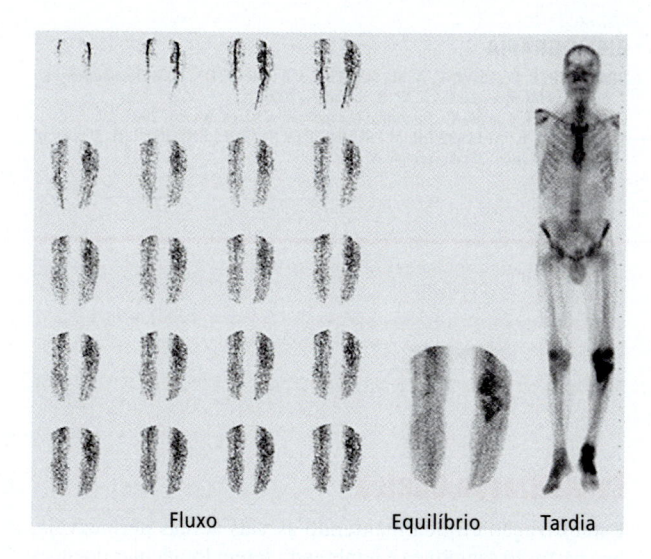

Figura 21.48 – Cintilografia trifásica com MDP-Tc^{99m}.

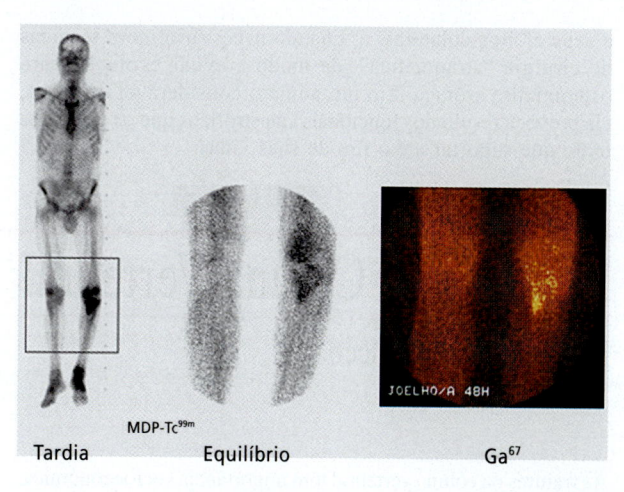

Figura 21.49 – Mapeamento combinado (tecnécio e gálio).

Na osteomielite aguda, o mapeamento com gálio, apesar de exigir espera em torno de 10h a 24h, pode ser importante para avaliar a resposta a um determinado esquema terapêutico, pois o aumento de captação está mais relacionado à atividade do processo inflamatório. Com tecnécio, esse aumento está relacionado ao aumento do metabolismo ósseo e pode permanecer aumentado mesmo em doença inativa (Fig. 21.49).

Portanto, o estudo do mapeamento com tecnécio em três fases, suplementado com o mapeamento com gálio, pode ser válido do ponto de vista diagnóstico e evolutivo nos casos de osteomielite aguda.

A ressonância magnética é tão sensível quanto a medicina nuclear, sendo positiva desde a instalação do quadro clínico. Apesar de um pouco mais específica que esta, a correlação com a clínica é sempre necessária. Ela permite, além do diagnóstico, evidenciar coleções, tanto na medular, como no estojo periostal e nas partes moles, para o que se indica drenagem cirúrgica. Ela, portanto, é decisiva quando se está em dúvida entre o tratamento puramente medicamentoso e cirurgia imediata. Uma desvantagem é a exigência de sedação em um número considerável de casos.

A tomografia computadorizada é menos precoce que a cintilografia e a ressonância magnética, sendo útil para análise das áreas em que a superposição de estruturas dificulta o estudo radiológico convencional (bacia, sacro, coluna).

A ultra-sonografia é de fácil realização e permite a análise das partes moles adjacentes à cortical. Portanto, nos casos em que a infecção se estenda para o espaço subperiostal, ela pode ajudar no diagnóstico e guiar punções para coleta de material.

TRATAMENTO

Deve ser o mais cedo possível, visando à cura definitiva e à prevenção das seqüelas osteoarticulares. Diante de um diagnóstico de osteomielite aguda hematogênica, deve-se tentar isolar o agente etiológico com cultura do material retirado do osso ou de estruturas justa-ósseas (por aspiração com agulha ou trepanação), hemocultura ou cultura de qualquer possível foco séptico a distância.

Contudo, antibioticoterapia intravenosa, eficaz contra *Staphylococcus aureus* (de longe o agente mais comum), *Streptococcus* grupo A, *Haemophilus influenzae*, deve ser iniciada nas doses máximas antes mesmo da identificação do agente etiológico. Quando isolado um germe específico, o tratamento deve ser adaptado ao perfil de suscetibilidade antibacteriana e mantida a antibioticoterapia intravenosa pelo prazo de 4 a 6 semanas.

Durante o tratamento, o paciente deve ser monitorado de perto, dando-se atenção especial à temperatura corporal, ao comprometimento do estado geral, aos sinais inflamatórios locais (dor, calor, rubor, tumefação) e à mobilidade da articulação adjacente. Os dados laboratoriais, como hemograma, VHS, proteína C-reativa, devem ser acompanhados seriadamente. Podem ser necessários outros exames laboratoriais para monitoração dos efeitos colaterais dos antibióticos utilizados.

Não se obtendo resposta rápida ao tratamento conservador ou aparecendo algum sinal de abscesso, indica-se drenagem cirúrgica.

Faz-se um incisão longitudinal no ponto de maior tumefação e dor e também se incisa o periósteo longitudinalmente.

Caso não seja encontrado pus no espaço subperiostal, faz-se trepanação do osso com broca (em várias direções) até que a coleção purulenta seja localizada. Uma pequena janela cortical é aberta para permitir a descompressão e a livre drenagem do abscesso e retirada do material necrótico. A técnica cirúrgica deve ser a mais "atraumática" possível para não disseminar a infecção dentro do osso e não desvitalizar ainda mais a cortical óssea, provocando, com isso, necrose de extensas áreas do osso cortical (seqüestro).

Após a drenagem, a ferida cirúrgica deverá ficar aberta, de modo a cicatrizar por segunda intenção. Uma alternativa é a instalação de irrigação contínua, o que permite a sutura da incisão. Quando utilizada irrigação contínua (ou drenagem aspirativa), esta deve ser retirada após alguns dias para evitar contaminação bacteriana secundária. Antibioticoterapia intravenosa, durante 6 semanas, com os cuidados já mencionados completa o tratamento cirúrgico.

CONSIDERAÇÕES FINAIS

Completo conhecimento das peculiaridades da anatomia regional dos ossos, nos diversos grupos etários, da patogênese do processo infeccioso, dos sintomas, dos sinais, dos achados laboratoriais e de imagem são fundamentais para um diagnóstico precoce, condição *sine qua non* para o sucesso do tratamento.

Além disso, a equipe médica responsável pelo tratamento (clínico, pediatra, infectologista, radiologista, cirurgião) deve estar familiarizada com a antibioticoterapia em doses máximas e seus efeitos colaterais e, quando necessário, com técnicas de cirurgia "atraumática", de modo a evitar evolução para osteomielite crônica. Em um número considerável de casos, ela provoca resultados funcionais catastróficos que os pacientes terão que suportar até o fim de suas vidas.

BIBLIOGRAFIA

BROWNER, B. D.; LEVINE, A. M.; JUPITER, J. B.; TRAFTON, P. G. *Traumatismos do Sistema Musculoesquelético*. W. B. Saunders, 2000.
CANALE, S. T. *Campbell's Operative Orthopaedics*. 10. ed. Mosby, 2003.
MULLER; M. E.; ALLGOWER, M.; SCHNEIDER, R.; WILLENEGGER, H. *Manual of Internal Fixation*. 3. ed. Springer-Verlag, 1991.

Fraturas da Coluna Vertebral

Mario Augusto Taricco

As fraturas da coluna vertebral têm importância socioeconômica, porque costumam acometer pessoas jovens (70% com menos de 40 anos), com conseqüentes lesões neurológicas que irão incapacitá-las. Destas, 90% sobrevivem ao acidente, necessitando de auxílio de terceiros e cuidados médicos freqüentes[1]. Daí a necessidade das campanhas elucidativas transmitindo a gravidade da lesão, ressaltando os acidentes mais freqüentes e os cuidados que devem ser tomados para evitá-los, na tentativa de diminuir sua incidência na população geral.

Outro fator importante é o diagnóstico precoce para evitar iatrogenia ou piora do quadro neurológico. Mesmo em centros médicos desenvolvidos, acredita-se que 10 a 25% das lesões neurológicas – infelizmente, na maioria das vezes irreversíveis – podem ocorrer ou ser agravadas pelo manuseio inadequado do paciente, na fase pré-hospitalar e durante sua admissão no local em que será atendido.

A suspeita diagnóstica de fratura da coluna vertebral é feita em todo paciente que foi vítima de acidente e está[2]:

- Com dor em algum segmento da coluna vertebral.
- Com quadro neurológico caracterizado por déficit motor ou sensitivo.
- Sem condições de informar, devido ao comprometimento do nível de consciência.

Sabe-se que 25% dos portadores de fratura da coluna vertebral tiveram traumatismo cranioencefálico (TCE). Dos pacientes com traumatismos cranioencefálicos graves (escala de Glasgow ≤ a 8), 2 a 3% têm traumatismo raquimedular. Portanto, todo paciente que sofreu traumatismo e não tenha condições de informar em razão do comprometimento do nível de consciência, deverá ser tratado como portador de lesão traumática da coluna vertebral, com todos os cuidados necessários, até prova em contrário.

TRATAMENTO NA FASE AGUDA

Uma vez levantada a suspeita de traumatismo raquimedular, o médico deve seguir uma seqüência de procedimentos para evitar iatrogenia ou piora do quadro neurológico[3].

Imobilização

Imobilização do paciente, deixando-o na posição mais funcional e utilizando imobilização cervical (colar). O ideal é que isso seja feito o mais cedo possível, de preferência no local do acidente. Só será retirado o sistema de imobilização quando for afastada a possibilidade de afecção osteoarticular traumática da coluna vertebral.

Estabilização Clínica

Estabilização clínica mantendo as vias aéreas permeáveis, boa perfusão sangüínea e lembrando serem freqüentes doenças traumáticas associadas, como hemotórax, lesão de vísceras abdominais, com urgência de diagnóstico preciso e conduta, pois são lesões que põem em risco a vida do paciente.

Exame Neurológico

Exame neurológico deverá ser realizado quando o paciente estiver clinicamente estável e após se ter examinado clinicamente os demais órgãos.

A motricidade pode ser avaliada por manobras de oposição. Solicita-se que o paciente realize determinado movimento e o examinador faz resistência a esse movimento, comparando um lado com o outro.

Sabendo-se que determinados grupos musculares executam preferencialmente um movimento e que têm inervação preferencial de determinada raiz e seguindo a padronização do exame neurológico proposto pela ASIA (*American Spinal Injury Association*), pode-se determinar o nível motor da lesão neurológica (Quadro 21.1).

A sensibilidade dolorosa é avaliada com algum instrumento fino, como a ponta de uma lapiseira e, a sensibilidade tátil, com um chumaço de algodão, que deverão estimular determinados pontos do corpo, comparando um lado com o outro (Figs. 21.50 e 21.51). Dessa maneira, sabe-se se há comprometimento da sensibilidade e em que nível está a lesão medular.

Conforme o comprometimento medular, se completo ou não, utiliza-se a classificação funcional da escala de deficiência da ASIA (Quadro 21.2).

QUADRO 21.1 – Raízes com respectivos grupos musculares

- *C5*: flexores do cotovelo (bíceps, braquial)
- *C6*: extensores do punho (*extensor carpi radialis longus and brevis*)
- *C7*: extensores do cotovelo (tríceps)
- *C8*: flexores dos dedos (flexores profundos) do dedo médio
- *T1*: abdutores do dedo mínimo (*abductor digiti minimi*)
- *L2*: flexores do quadril (iliopsoas)
- *L3*: extensores do joelho (quadríceps)
- *L4*: dorsoflexores do tornozelo (*tibialis anterior*)
- *L5*: extensores longos dos dedos do pé (*extensor hallusis longus*)
- *S1*: flexores plantares do tornozelo (*gastrocnemius, soleus*)

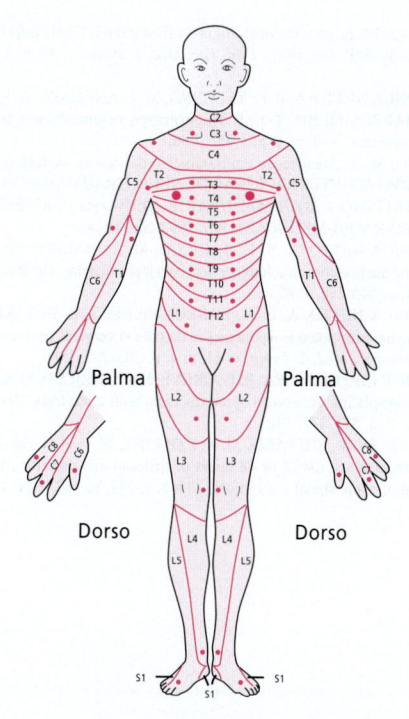

Figura 21.50 – Pontos sensitivos-chave que devem ser estimulados para pesquisa da sensibilidade dolorosa e tátil.

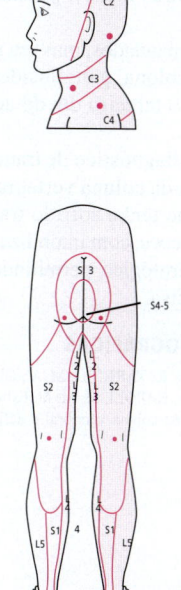

Figura 21.51 – Pontos sensitivos-chave que devem ser estimulados para pesquisa da sensibilidade dolorosa e tátil.

Exames Complementares de Imagem

Desde que o paciente esteja estabilizado clinicamente, será submetido a exames de imagem, lembrando que pode haver lesões em mais de um nível da coluna vertebral e que as transições craniocervical e cervical torácica devem ser sempre visualizadas, apesar da dificuldade inicial de fazê-lo.

Em portadores de traumatismo cranioencefálico que serão submetidos à tomografia computadorizada de crânio, aconselha-se que já seja feita tomografia computadorizada da coluna cervical.

A pacientes com déficit neurológico recomenda-se ressonância magnética. Nos casos em que se diagnostica compressão medular, o estudo deverá ser complementado, se possível, com radiografias simples e tomografia computadorizada, a fim de se obter melhor estudo do comprometimento ósseo.

Em pacientes com dor na região cervical, nos quais não foi detectada nenhuma anormalidade nos exames de imagem, deverá ser realizado estudo radiográfico dinâmico. Esse estudo consiste em radiografia simples da coluna cervical em perfil neutro, em flexão e em extensão, com o objetivo de diagnosticar instabilidade conseqüente à lesão ligamentar, sem fratura óssea.

Dessa forma, verifica-se que os exames de imagem se complementam, permitindo diagnóstico preciso e completo e uma conduta terapêutica mais adequada.

Alinhamento da Coluna

Nos casos com luxação da coluna cervical, existe a indicação de tração craniana. Ela é feita com instalação de um halo craniano, iniciando-se com 3kg, promovendo controle radiológico a cada 30min e acrescentando 0,5kg até conseguir a redução ou até atingir os 15kg, mesmo que não tenha reduzido. Para luxações cervicais irredutíveis e luxações da região toracolombar, indica-se redução cirúrgica[4].

QUADRO 21.2 – Escala de deficiência da *American Spinal Injury Association**

- **A** = *Completa*: não há função motora ou sensitiva preservada nos segmentos sacros S4-S5.
- **B** = *Incompleta*: há função sensitiva, porém não motora, preservada abaixo do nível neurológico, estendendo-se até os segmentos sacros S4-S5.
- **C** = *Incompleta*: há função motora preservada abaixo do nível neurológico e a maioria dos músculos-chave abaixo do nível neurológico tem grau muscular inferior a 3.
- **D** = *Incompleta*: há função motora preservada abaixo do nível neurológico e pelo menos a metade dos músculos-chave abaixo do nível neurológico tem grau muscular maior ou igual a 3.
- **E** = *Normal*: as funções sensitivas e motoras são normais.

* Com base na escala de Frankel. Tradução: Prof. Dr. Tarcisio E. P. Barros Filho.

Tratamento Cirúrgico

O tratamento cirúrgico[5,6] é indicado a casos de luxação cervical irredutível ou luxação toracolombar, de hérnia discal traumática com comprometimento medular, às fraturas de corpo vertebral com compressão medular e às instabilidades francas em que a fixação cirúrgica poderá trazer mais conforto do que a estabilização externa com halogesso ou coletes. Discute-se, na literatura, qual seria o melhor momento de realizar o procedimento.

Tratamento Medicamentoso

Trabalhos em estudos cooperativos provaram a eficácia do uso da metilprednisolona nos pacientes com lesão medular (completa ou incompleta)[7]. A medicação tem indicação nas primeiras 8h após o acidente, na dose inicial de 30mg/kg em *bolus* e 5,4mg/kg/h nas próximas 23h. Não se deve administrar medicação a pacientes sem lesão medular, diabéticos, gestantes, vítimas de ferimentos perfurocortantes ou que, em razão de outras lesões, possam desenvolver quadro infeccioso.

Também são recomendados, mas seu uso não é tão difundido como a metilprednisolona, gangliosídeos (GM-1), que deverão ser usados após o terceiro dia do acidente e pelo período de 30 dias.

Em conclusão, o diagnóstico de traumatismo raquimedular com possível fratura da coluna vertebral deve ser investigado em todo paciente que tenha sofrido traumatismo, lembrando que o diagnóstico precoce, com imobilização do paciente, evitará a piora do quadro neurológico, permitindo avaliação mais segura e conduta mais precisa.

REFERÊNCIAS BIBLIOGRÁFICAS

1. BARROS FILHO, T. E. P.; TARICCO, M. A.; OLIVEIRA, R. P.; GREVE, J. M. A.; SANTOS, L. C. R.; NAPOLI, M. M. M. Estudo epidemiológico dos pacientes com traumatismo da coluna vertebral e déficit neurológico, internados no Instituto de Ortopedia e Traumatologia do Hospital das Clínicas da Faculdade de Medicina da USP. *Rev. Hosp. Clín. Fac. Med. S. Paulo*, v. 45, n. 3, p. 123-126, 1990.
2. MENDONÇA NETTO, A. B. F.; TEIXEIRA, M. J.; ANDRADE, A. F.; TARICCO, M. A.; BARROS FILHO, T. E. P. Traumatismos raquimedulares fechados. *Arq. Bras. Neurocirur.*, v. 5, n. 1, p. 1-35, 1986.
3. TARICCO, M. A. Atualização em tratamento das lesões medulares traumáticas. In: II SIMPÓSIO INTERNACIONAL DE NEUROTRAUMATOLOGIA (SESSÃO TRAUMATISMO RAQUI-MEDULAR E NERVOSO PERIFÉRICO TRAUMATISMO RAQUI-MEDULAR), Jun. 1992. São Paulo.
4. MENDONÇA NETTO, A. B. F.; TARICCO, M. A.; BARROS FILHO, T. E. P. Tratamento das luxações da coluna cervical com lesão medular. *Arq. Bras. Neurocirur.*, v. 1, n. 4, p. 245-256, 1982.
5. MENDONÇA NETTO, A. B. F.; BARROS FILHO, T. E. P.; TARICCO, M. A. Artrodese anterior precoce nas luxações da coluna cervical com tetraplegia. *Rev. Hosp. Clín. Fac. Med. S. Paulo*, v. 41, n. 4, p. 203-205, 1986.
6. BARROS, T. E. P.; OLIVEIRA, R. P.; GREVE, J. M.; TARICCO, M. A. Corpectomy and anterior plating in cervical spine fractures with tetraplegia. *Rev. Paul. Med.*, v. 111, n. 2, p. 375-377, 1993.
7. BRACKEN, M. B.; SHEPARD, M. J.; COLLINS, W. F. et al. Administration of methylprednisolone for 24 or 48 hours or tirilazad mesylate for 24 hours in the treatment of acute spinal cord injury. *JAMA*, v. 277, p. 1597-604, 1997.

Capítulo 22

Urgências Cirúrgicas em Ginecologia

Nilson Roberto de Melo ♦ Marcos Desidério Ricci

Urgências Decorrentes de Anomalias Genitais Congênitas	261
Hímen Imperfurado	261
Septo Vaginal Transverso	261
Trauma Genital	261
Trauma Vulvar	261
Trauma Vaginal	261
Dor Pélvica Aguda	261
Torção Anexial	262
Rotura de Cistos Ovarianos	262
Doença Inflamatória Pélvica Aguda	262
Urgências Decorrentes do Mioma Uterino	263
Sangramento e Fenômenos Vasculares	263
Mioma Parido	263
Hemorragia Uterina Disfuncional	263
Hemorragia Genital de Causa Neoplásica	263

URGÊNCIAS DECORRENTES DE ANOMALIAS GENITAIS CONGÊNITAS

Hímen Imperfurado

Anomalias himenais são resultado da degeneração incompleta da porção central do hímen[1]. Estas podem se apresentar de diferentes formas, dentre elas, hímen imperfurado, microperfurado, septado e cribriforme. O hímen imperfurado constitui persistência da porção da membrana urogenital, sendo uma das mais comuns lesões obstrutivas do trato genital feminino. O hematocolpo pode se desenvolver por acúmulo de sangue menstrual na vagina, distendendo-a de modo a ter efeito de massa comprimindo as vias urinárias (uretra e bexiga) e reto, e ao ultra-som pélvico, mimetizar tumor abdominal. O sangue pode também distender o útero (hematométrio) e refluir para as tubas e o peritônio, determinando quadro de abdome agudo hemorrágico.

A suspeita clínica de hímen imperfurado pode se dar diante de adolescente com amenorréia primária e dor pélvica cíclica. Ao exame clínico dos genitais externos, é possível ver, por transparência, o sangue distendendo a membrana himenal.

O tratamento é sempre cirúrgico. Quando o diagnóstico é feito na infância, a porção central da membrana himenal deve ser apenas excisada[2]. Após a menarca, uma porção da membrana deve ser removida, evitando a coalescência dos bordos himenais.

Septo Vaginal Transverso

Os septos vaginais resultam das anomalias de fusão dos dutos paramesonéfricos de Müller[1]. O septo vaginal transverso completo pode causar sinais e sintomas similares aos do hímen imperfurado. Quando o diagnóstico não é feito precocemente, pode provocar formação de um hematocolpo na menarca. A incisão completa do septo é facilmente realizada quando a porção superior da vagina se distende e se visualiza a membrana, reduzindo o risco de lesão de estruturas adjacentes. A finalidade, nesse instante, é permitir a drenagem do sangue menstrual. A correção cirúrgica adequada pode ser postergada para a época de início da atividade sexual.

TRAUMA GENITAL

A maioria dos traumas genitais decorre de causas acidentais[3]. Em geral, são de tratamento conservador, embora alguns necessitem de intervenção cirúrgica[4]. O exame físico pode, em alguns casos, esclarecer se a criança foi vítima de abuso físico ou sexual.

Trauma Vulvar

A contusão da vulva usualmente não requer tratamento cirúrgico. Os hematomas pequenos podem ser controlados com compressas de gelo. Os maiores, ou aqueles que obstruam o meato uretral, devem ser tratados cirurgicamente. A cirurgia se baseia na incisão e na drenagem do sangue coletado, com inserção de dreno laminar por 24h. A radiografia da pelve deve ser solicitada para excluir a associação com fraturas. A antibioticoterapia profilática deve ser instituída, pelo risco de infecção secundária.

Trauma Vaginal

Em geral, o trauma himenal causa apenas pequeno sangramento. Todavia, quando o hímen é lacerado, ou quando há evidência de penetração de objetos na vagina ou no períneo, é necessário exame detalhado para excluir lesões no terço superior da vagina ou em víscera intrapélvica. As lacerações que acometem as paredes laterais da vagina limitam-se à mucosa e à submucosa, podendo ser reparadas com sutura simples de fio absorvível. Quando a laceração se estende ao fundo de saco vaginal, é preciso exploração cirúrgica (laparotomia ou laparoscopia diagnóstica), pelo risco de acometimento do ligamento largo ou das estruturas retroperitoneais.

DOR PÉLVICA AGUDA

A dor pélvica aguda ginecológica é causa freqüente de abdome agudo de difícil distinção de causas intestinais ou urinárias (Quadro 22.1). A fisiologia da dor ajuda o reconhecimento da estrutura acometida, enumerada a seguir:

> **QUADRO 22.1 – Tipo de dor associada ao quadro pélvico abdominal agudo**
>
> - *Dor em cólica:* obstrução de víscera oca (intestino, ureter, bexiga, apêndice)
> - *Dor de início súbito:* torção ovariana, perfuração de víscera oca
> - *Dor de início insidioso:* inflamação visceral (salpingite, apendicite)
> - *Dor localizada:* origem em um ovário, tuba ou parte do útero
> - *Dor abdominal difusa:* peritonite generalizada (decorrente de extravasamento de sangue, pus ou conteúdo intestinal na cavidade peritoneal)
> - *Dor com vômitos:* apendicite aguda, colecistite, salpingite, pielonefrite, obstrução intestinal
> - *Dor com massa anexial palpável:* cisto ovariano, prenhez ectópica rota, torção anexial

- *Contração muscular intensa:* os músculos lisos e esqueléticos podem produzir dor forte ou contrações contínuas, resultantes de obstrução intestinal, isquemia ou tetania.
- *Irritação direta dos nervos:* trauma agudo ou crônico, fibrose, inflamação intraperitoneal.

Torção Anexial

A torção ovariana, ou anexial, é definida como rotação de parte ou todo o anexo em torno do seu eixo em mais de 360°. É entidade pouco freqüente, embora represente uma das principais causas de abdome agudo de causa ginecológica[5]. Os dados clínicos são inespecíficos, o que comumente retarda o diagnóstico e o manejo cirúrgico adequado.

A torção anexial usualmente é unilateral e ocorre na presença de cistos ovarianos funcionais de grande volume ou hidrossalpinge. A torção bilateral é rara. Todavia, pode acometer anexos de volume normais.

Os tumores ovarianos que costumam ser causas de torção são os teratomas e os cistadenomas mucinosos e serosos. Tradicionalmente, o tratamento se baseia na salpingooforectomia sem a destorção de seu pedículo, visando prevenir o tromboembolismo decorrente de tal prática. Por outro lado, não havendo sinais de necrose do anexo, estando a paciente em idade reprodutiva, é possível a destorção seguida pela instituição da cirurgia conservadora – ooforoplastia ou cistectomia. Após a destorção, antes do término da cirurgia, o aspecto da vitalidade do tecido ovariano deve ser garantido. A cirurgia pode ser por laparoscopia ou laparotomia.

O intervalo entre o diagnóstico e a instituição da terapêutica cirúrgica é fator relevante na preservação do ovário. O ovário recebe dupla irrigação, proveniente tanto de ramos da artéria uterina como da ovárica, o que favorece a cirurgia conservadora.

Rotura de Cistos Ovarianos

Os cistos ovarianos, funcionais ou neoplásicos, podem se romper, determinando quadro de abdome agudo[6]. Na maioria das vezes, a paciente experimenta quadro de dor aguda que tende à resolução sem intervenção cirúrgica.

O diagnóstico é confirmado por dados clínicos, exame físico e ultra-sonografia. Após a confirmação do diagnóstico do cisto ovariano roto, estando a paciente hemodinamicamente estável, opta-se pela conduta expectante, com administração de sintomáticos. Havendo persistência do quadro clínico ou repercussão hemodinâmica, deve-se considerar a cirurgia preferencialmente urgente pela via laparoscópica. A laparoscopia, por outro lado, tem como contra-indicação o choque hemorrágico[7]. Estando a paciente em idade reprodutiva, deve ser feito o manejo conservador do ovário.

Doença Inflamatória Pélvica Aguda

A doença inflamatória pélvica é a complicação mais séria da infecção endocervical por *Neisseria gonorrhoeae*, *Chlamydia trachomatis* e bactérias da flora intestinal[8]. É causa freqüente de internação hospitalar, faz diagnóstico diferencial com apendicite e tem como principal seqüela a esterilidade feminina.

O tratamento cirúrgico da doença inflamatória pélvica mudou de forma drástica nos últimos tempos. A abordagem atual dá ênfase cada vez maior à confirmação laparoscópica do diagnóstico e à abordagem conservadora do tratamento, com base, principalmente, na administração de antibióticos.

Na história clínica, registra-se paciente com vida sexual ativa que apresenta dor abdominal preferencialmente pélvica, metrorragia, uretrite, leucorréia ou mucopus cervical, náuseas e vômitos, proctite e febre. Ao exame físico, nota-se hipersensibilidade ao movimento cervical e anexial bilateral, tumoração anexial palpável e febre. O hemograma pode demonstrar leucocitose com desvio à esquerda. Nem todos esses sinais e sintomas podem estar presentes.

O diagnóstico *gold standard* é feito pela laparoscopia com visualização da inflamação tubária[9]. Os achados mínimos necessários para a confirmação visual de salpingite são hiperemia da superfície tubária, edema da parede e exsudato fibrinoleucocitário sobre a superfície serosa da tuba. O uso sistemático da laparoscopia diagnóstica para confirmar salpingite aguda permite a determinação da gravidade da doença, sendo útil para acompanhar sua evolução clínica. A laparoscopia possibilita também a coleta de material para cultura com antibiograma[10]. A abordagem inicial, por laparoscopia, tem como benefício adicional a lise de aderências, a aspiração de piossalpinges, a dissecação e a drenagem das loculações de pus, bem como a irrigação da cavidade pélvica e abdominal.

A laparoscopia deve ser substituída pela laparotomia em três condições:

- Peritonite generalizada associada aos sinais de sepse combinada com rotura de abscesso tubovariano.
- Doença inflamatória pélvica descoberta durante a cirurgia exploradora, indicada por outro diagnóstico.
- Doença inflamatória pélvica grave com formação de abscesso tubovariano resistente ao tratamento clínico.

A síndrome de Fitz-Hugh e Curtis também pode ser diagnosticada durante a laparoscopia, por meio da visualização de finos septos esbranquiçados entre o fígado e o diafragma. A salpingite aguda produz periepatite aguda e resulta na formação de aderências periepáticas. Os gonococos e a clamídia foram isolados em culturas da cápsula hepática nesses pacientes. As pacientes respondem ao mesmo esquema terapêutico prescrito para a doença inflamatória pélvica.

As pacientes candidatas à hospitalização para tratamento são:

- Diagnóstico incerto, com necessidade de diferenciação entre apendicite aguda ou visando excluir prenhez ectópica.
- Febre acima de 38°C.
- Peritonite difusa.
- Suspeita de infecção anaeróbica: abscesso tubovariano.
- Náuseas e vômitos que impedem o tratamento com medicação por via oral.

O tratamento antibacteriano pode ser pode ser com cefoxitina com doxiciclina, tendo como alternativa a clindamicina com gentamicina.

Portanto, a laparoscopia deve ser empregada sempre que o diagnóstico for duvidoso ou na ausência de resposta clínica à terapêutica antimicrobiana. Tem indicação também ao tratamento dos abscessos pélvicos[9].

URGÊNCIAS DECORRENTES DO MIOMA UTERINO
Sangramento e Fenômenos Vasculares

Os miomas uterinos, particularmente os pediculados – subserosos ou submucosos – podem sofrer isquemia ou trombose, sendo uma das causas de abdome agudo[11]. O diagnóstico pode ser confirmado pela clínica e ultra-sonografia com Doppler. O manejo inicial é conservador, com antiinflamatórios não hormonais. A cirurgia é indicada se houver persistência do quadro clínico.

Os miomas que produzem sangramento significativo, a ponto de repercutir hemodinamicamente com hipotensão, choque e perdas sangüíneas que provocam a queda da hemoglobina abaixo de 7g/dL, podem necessitar de intervenção cirúrgica, sendo a manobra inicial a curetagem uterina fracionada. Em pacientes com sangramento persistente, pode-se realizar histerectomia ou, conservadoramente, a embolização seletiva da artéria uterina ou ligadura da artéria hipogástrica[12].

Mioma Parido

Os miomas submucosos em processo de parturição determinam sangramento e dor tipo cólica[11]. Habitualmente, pela exposição à flora vaginal, são acompanhados de infecção secundária, adquirindo odor fétido. Exceto os casos de leiomiomas com pedículo estreito, os demais devem ser removidos por torção, seguida da curetagem uterina em centro cirúrgico, sob analgesia. Mesmo que esteja indicada a histerectomia total abdominal, é prudente a retirada do mioma parido associado ao foco infeccioso, programando a cirurgia para um segundo tempo. Tal prática visa evitar a contaminação da cavidade peritoneal. O procedimento, realizado em dois tempos, permite ainda programar a cirurgia de acordo com o tipo histológico da lesão. O carcinossarcoma, ou tumor misto mülleriano maligno, pode se apresentar como um pólipo de grandes proporções em parturição, à semelhança do mioma parido.

HEMORRAGIA UTERINA DISFUNCIONAL

A hemorragia uterina disfuncional, definida como sangramento uterino anormal não decorrente de causa orgânica, que se repete por mais de três meses, pode ser causa de anemia aguda, provocando importante repercussão hemodinâmica. A causa principal são alterações no eixo hipotálamo-hipófise-ovário, com variações nas taxas hormonais que levam à deficiência na regulação dos mecanismos que controlam o ciclo menstrual.

O tratamento inicial é eminentemente clínico e se baseia em antiinflamatórios não hormonais e progestágenos, embora, nos casos de insucesso, o tratamento cirúrgico, visando coibir o sangramento, tenda a ser instituído. A primeira escolha é a curetagem uterina fracionada, que vem sendo substituída pela histeroscopia com ablação endometrial ou utilização de balão térmico (Terma-choice®). A histerectomia estaria reservada às pacientes que não respondessem às medidas conservadoras.

HEMORRAGIA GENITAL DE CAUSA NEOPLÁSICA

A hemorragia decorrente de grandes lesões tumorais pode precisar de medidas de urgência para conter as repercussões hemodinâmicas[13]. Sendo a paciente "virgem" de tratamento, todas as medidas conservadoras devem ser utilizadas, uma vez que esta pode ter uma boa resposta, sendo o tumor radiossensível. A medida inicial é a manutenção da homeostase, mantendo-se o equilíbrio hidroeletrolítico e utilizando-se hemotransfusão de forma liberal, uma vez que a paciente somente poderá iniciar o tratamento radioterápico quando a hemoglobina sérica estiver com valores acima de 10g/dL. Medida concomitante é o uso de tampões vaginais. O insucesso dessa manobra requer radioterapia com finalidade hemostática. Não tendo a paciente sido submetida a qualquer tratamento, ou seja, não sendo recidiva tumoral, deve-se adiar ao máximo a ligadura das artérias hipogástrica e ovárica ou a embolização da artéria uterina guiada por radioscopia, uma vez que tal conduta pode determinar redução da perfusão tumoral, com hipóxia local e conseqüente diminuição da resposta ao tratamento radioterápico. Entretanto, em instituições nas quais a única forma de resguardar a vida da paciente dependa desse procedimento, ele deve ser realizado. A ligadura da artéria hipogástrica, ou ilíaca interna, que pode ser acrescida também da ligadura da artéria ovárica do ligamento infundíbulo pélvico, é feita de forma rápida, pela via extraperitoneal, com pronta recuperação pós-operatória.

REFERÊNCIAS BIBLIOGRÁFICAS

1. HERRERA PUERTO, J.; CASTANO CASASECA, J. L.; SOLER FERNANDEZ, J. et al. Imperforated hymen with hematocolpos diagnosed by urinary symptoms. *Actas Urol. Esp.*, v. 14, n. 1, p. 50-51, 1990.
2. YANZA, M. C.; SEPOU, A.; NGUEMBI, E. et al. Imperforate hymen: undiagnosed at birth, surgical emergency in adolescence. *Sante*, v. 14, n. 1, p. 31-35, 2004.
3. MERRITT, D. F. Vulvar and genital trauma in pediatric and adolescent gynecology. *Curr. Opin. Obstet. Gynecol.*, v. 16, n. 5, p. 371-381, 2004.
4. LYNCH, T. H.; MARTINEZ-PINERO, L.; PLAS, E. et al. EAU guidelines on urological trauma. *Eur. Urol.*, v. 47, n. 1, p. 1-15, 2005.
5. WEBB, E. M.; GREEN, G. E.; SCOUTT, L. M. Adnexal mass with pelvic pain. *Radiol. Clin. North Am.*, v. 42, n. 2, p. 329-348, 2004.
6. FLOCK, F.; SAUER, G. Gynecological aspects of pain in the lower abdomen. *MMW Fortschr. Med.*, v. 146, n. 19, p. 38-41, 2004.
7. SAMRAJ, G. P.; CURRY JR., R. W. Acute pelvic pain: evaluation and management. *Compr. Ther.*, v. 30, n. 3, p. 173-184, 2004.
8. SOPER, D. E. Considerações cirúrgicas acerca do diagnóstico e tratamento da doença inflamatória pélvica. *Surg. Clin. North Am.*, v. 5, p. 1007-1023, 1991.
9. MOTTA, E. V.; VALLE NETO, A. C.; CEZERESNIA, C. et al. Moléstia inflamatória pélvica. In: DONADIO, N.; ALBUQUERQUE NETO, L. C. *Videolaparoscopia*. São Paulo: Artes Médicas, 2001. p. 247-250.
10. SUMIDA, L. Y.; CORREIA, M. P. R.; KUTEKEN, F. K. et al. Outras indicações ginecológicas de videolaparoscopia no abdome agudo. In: DONADIO, N.; ALBUQUERQUE NETO, L. C. *Videolaparoscopia*. São Paulo: Artes Médicas, 2001. p. 251-253.
11. LEFEBVRE, J.; VILOS, G.; ALLAIRE, C. et al. The management of uterine leiomyomas. *J. Obstet. Gynaecol. Can.*, v. 25, n. 5, p. 396-418, 2003.
12. MELO, N. R.; RICCI, M. D.; GIRIBELA, A. H. G.; BOZZINI, N. Embolização da artéria uterina no tratamento do mioma uterino. *Femina*, v. 30, n. 7, p. 445-448, 2002.
13. RICCI, M. D.; PINOTTI, J. A. Câncer do colo uterino. In: PINOTTI, J. A.; BARROS, A. C. S. D. *Ginecologia Moderna*. Rio de Janeiro: Revinter, 2004. p. 439-460.

Capítulo 23

Urgências em Obstetrícia

Entre as urgências obstétricas, merecem destaque, em virtude de sua alta taxa de morbidade e mortalidade, as de natureza hemorrágica, infecciosa e os estados hipertensivos. As urgências obstétricas podem estar presentes nas três etapas do ciclo gravídico puerperal.

Prenhez Ectópica	265
Diagnóstico	266
Clínico	266
Laboratorial	266
Ultra-sonográfico	266
Associação β-hCG e Ultra-sonografia	266
Laparoscopia	266
Tratamento	266
Tratamento Cirúrgico	266
Tratamento Clínico	267
Conduta Expectante	267
Abortamento	268
Incidência	268
Etiologia	268
Formas Clínicas	268
Ameaça de Abortamento	268
Abortamento Inevitável	268
Abortamento Incompleto	268
Abortamento Completo	268
Aborto Retido	268
Abortamento Infectado	268
Tratamento	269
Placenta Prévia	269

Classificação	269
Etiologia	269
Diagnóstico	269
Clínico	269
Ultra-sonográfico	269
Conduta	270
No Feto Pré-termo	270
No Feto de Termo	270
Descolamento Prematuro da Placenta	270
Fatores Predisponentes	270
Diagnóstico	270
Clínico	270
Ultra-sonográfico	270
Tratamento	270
Clínico	270
Obstétrico	270
Pré-eclâmpsia e Eclâmpsia	271
Conceito	271
Classificação	271
Fatores Etiopatogênicos	271
Tratamento	271
Clínico	271
Conduta Obstétrica	272

Prenhez Ectópica

Pedro Paulo Pereira

Considera-se prenhez ectópica (PE) sempre que a implantação e o desenvolvimento do ovo ocorrem fora de seu sítio normal, isto é, na cavidade corporal do útero. O termo prenhez ectópica é mais abrangente que prenhez extra-uterina, por incluir a prenhez intersticial e a cervical.

O estudo da PE representa tema relevante da obstetrícia moderna, em virtude de sua alta incidência, morbidade e mortalidade. Os avanços nos métodos diagnósticos, sobretudo a dosagem da fração beta da gonadotrofina coriônica humana (β-hCG) e da ultra-sonografia transvaginal (USTV), têm permitido o diagnóstico precoce dessa enfermidade, possibilitando o emprego de modalidades terapêuticas mais conservadoras.

O local mais freqüente de PE é na tuba, em aproximadamente 98% dos casos. Implantação na região ampular ocorre em 80% das prenhezes tubárias, 12% se localizam no istmo, 6% na região infundibular e 2% na porção intersticial da tuba. Prenhez ectópica de localização extratubária é entidade rara, somente 1,4% é ovariana, 0,15% abdominal e 0,15% cervical. Em se tratando de gravidez após fertilização assistida, algumas formas raras de PE apresentam maior prevalência, como prenhez intersticial (7,3%) e prenhez cervical (1,5%).

São considerados fatores de risco para desenvolvimento de PE: antecedente de doença inflamatória pélvica, gravidez após falha de dispositivo intra-uterino ou minipílula, antecedente de cirurgia tubária, antecedente de prenhez ectópica, gravidez após reprodução assistida.

DIAGNÓSTICO

A PE manifesta-se de várias formas, desde um quadro assintomático ou com leve dor abdominal acompanhada ou não de sangramento vaginal, até um dramático quadro hemorrágico com instabilidade hemodinâmica. Para que se possa fazer um diagnóstico precoce de PE, é fundamental "pensar em ectópica". Para tanto, devem-se associar manifestações clínicas, fatores de risco, exame físico e exames laboratoriais.

Clínico

Dor abdominal, sangramento vaginal e atraso menstrual são considerados os principais sinais e sintomas que compõem o quadro clínico da PE. Contudo, na maioria das vezes, não se encontra a tríade clássica simultaneamente. Porém, pelo menos um deles estará presente em praticamente todos os casos.

- *Dor abdominal:* 95 a 100%.
- *Atraso menstrual:* 75 a 95%.
- *Sangramento vaginal:* 50 a 80%.
- *Massa anexial dolorosa:* 30 a 50%.
- *Mobilização dolorosa do colo uterino:* 50 a 75%.

Laboratorial

A dosagem da β-hCG sérica é fundamental para o diagnóstico de atividade trofoblástica. O emprego de testes cada vez mais sensíveis e específicos tornou a identificação de β-hCG positiva em praticamente 100% dos casos de PE.

A concentração sérica de β-hCG em casos de PE tende a ser menor daquela observada em gestação intra-uterina de mesma idade gestacional. A gestação tópica inicial exibe a capacidade de duplicar o título de β-hCG entre 1,4 e 3,5 dias. Se em duas dosagens consecutivas, com intervalo de 48h, a elevação no título de β-hCG for inferior a 66%, em 85% das vezes trata-se de PE ou tópica que terminará em abortamento.

A dosagem sérica da progesterona, em casos suspeitos de PE, representa exame valioso, especialmente quando existem dúvidas diagnósticas. Tratando-se dessa doença, os valores sorológicos desse hormônio são significativamente inferiores aos encontrados em gestações tópicas de mesma idade gestacional. Valores de progesterona acima de 25ng/mL estão sobremaneira associados à gestação intra-uterina viável. Apenas 1,5 a 2,5% das ectópicas apresentam níveis de progesterona superiores a 25ng/mL. Ademais, quando a progesterona se encontra abaixo de 5ng/mL, identifica-se, com grande probabilidade, gravidez tópica inviável ou ectópica.

Ultra-sonográfico

A sensibilidade da ultra-sonografia no diagnóstico de PE varia de 54 a 94%. As principais imagens descritas são presença de saco gestacional extra-uterino com embrião com atividade cardíaca, saco gestacional extra-uterino com embrião sem atividade cardíaca, saco gestacional extra-uterino com vesícula vitelina, anel tubário (formação anecóide circundada por halo hiperecogênico), massa sólida ou complexa (hematossalpinge) e líquido livre na pelve. A observação de líquido livre na cavidade peritoneal também constitui importante sinal ultra-sonográfico dessa enfermidade. Líquido livre pode ser observado como imagem anecóica ou com ecos, sendo o ecogênico mais representativo de hemorragia peritoneal. O risco de se tratar de PE aumenta apreciavelmente quando a quantidade de líquido na pelve é considerada moderada ou grande, ou ainda quando o líquido ecogênico está associado a uma imagem de formação sólida anexial.

Associação β-hCG e Ultra-sonografia

O uso combinado da dosagem sérica da β-hCG e da ultra-sonografia representa, atualmente, o *gold standard* para o diagnóstico dessa enfermidade. Para tanto, faz-se necessário o conhecimento do tempo de duplicação de β-hCG na gestação inicial e do valor discriminatório de β-hCG, acima do qual se torna obrigatória a visualização do saco gestacional intra-útero. Atualmente, com o emprego da USTV, o valor discriminatório encontra-se entre 1.000 e 2.000mUI/mL de molécula intacta da hCG ou β-hCG (TPI)* (Fig. 23.1).

Laparoscopia

Por vezes, torna-se necessário o emprego de métodos invasivos. Geralmente, a laparoscopia permite excelente exploração da pelve, possibilitando certeza diagnóstica de prenhez ectópica. Contudo, se realizada em fases muito iniciais, pode proporcionar até 4% de resultados falso-negativos. Resultados falso-positivos também são descritos em torno de 5%.

TRATAMENTO

O tratamento da PE depende fundamentalmente do estado hemodinâmico da paciente, da integridade da tuba e do desejo de procriação da paciente. Pode ser cirúrgico (laparotomia, laparoscopia) ou clínico (medicamentoso, expectante).

O tratamento cirúrgico por via laparoscópica representa, nos dias atuais, a escolha para casos de PE. O tratamento clínico (medicamentoso, expectante) pode ser empregado em casos selecionados, após informação detalhada dos riscos e dos benefícios dessas opções terapêuticas.

Tratamento Cirúrgico

Dá-se preferência à via laparoscópica, salvo se houver instabilidade hemodinâmica.

- *Prenhez ectópica rota:* a salpingectomia é o tratamento de escolha. As cirurgias conservadoras (salpingostomia e ressecção parcial) podem ser tentadas em casos de pequena rotura com sangramento controlado e desejo de procriação.
- *Prenhez ectópica íntegra:* quando há prole constituída, opta-se pela salpingectomia. Entretanto, se houver desejo reprodutivo, prefere-se a salpingostomia para as localizações ampulares e a ressecção parcial e posterior anastomose para as ectópicas localizadas em região ístmica. Após cirurgia conservadora, é necessária a monitoração de hCG sérica semanal até a sua negativação, visto que a possibilidade de PE persistente após cirurgia conservadora ocorre em cerca de 3 a 5%.

---

* 1mUI/mL de β-hCG pelo Segundo Padrão Internacional [SPI] equivale a 2mUI/mL pelo Terceiro Padrão Internacional [TPI], antigamente conhecido como Preparação de Referência Internacional [PRI].

Tratamento Clínico

Medicamentoso

Metotrexato (MTX) intramuscular (50mg/m^2) em dose única, MTX dose-variável e MTX local (1mg/kg).

Na Clínica Obstétrica do Hospital das Clínicas da Faculdade de Medicina da Universidade de São Paulo, indica-se o tratamento conservador da prenhez tubária com MTX às seguintes condições:

- Prenhez ectópica íntegra com até 4cm de maior diâmetro.
- Estabilidade hemodinâmica.
- Desejo de procriação.
- β-hCG sérica menor ou igual a 10.000mUI/mL e crescente (acima de 10%) em duas dosagens consecutivas (24 a 48h).
- Líquido livre limitado à pelve.
- Normalidade de hemograma completo, creatinina e enzimas hepáticas.
- Autorização, por escrito, após esclarecimento de riscos e benefícios do tratamento proposto.

O tratamento é contra-indicado na presença de:

- Sensibilidade reconhecida ao MTX.
- Necessidade de laparoscopia para o diagnóstico.
- Úlcera péptica ativa.
- Impossibilidade de seguimento ambulatorial adequado.
- Compreensão insatisfatória a respeito do tratamento proposto.

A forma de tratamento medicamentoso empregada no Hospital das Clínicas da Faculdade de Medicina da Universidade de São Paulo depende, fundamentalmente, da concentração inicial da β-hCG sérica.

- *MTX intramuscular (50mg/m^2) dose única:* β-hCG sérica menor ou igual a 5.000mUI/mL.
  - *Dia 1:* dosagem de β-hCG mais administração de MTX.
  - *Dia 4:* dosagem de β-hCG.
  - *Dia 7:* dosagem da β-hCG, hemograma completo, enzimas hepáticas e creatinina.

A elevação da β-hCG sérica no dia 4 não é indicativa de falha terapêutica, podendo se dever à destruição de células trofoblásticas e liberação de gonadotrofina na circulação.

Caso não haja queda de β-hCG superior a 15% entre os dias 4 e 7, pode-se administrar uma segunda dose de MTX. Declínio de β-hCG superior a 15% entre os dias 4 e 7 permite acompanhamento semanal até a negativação da β-hCG sérica.

- *MTX dose-variável:* β-hCG sérica maior que 5.000mUI/mL e menor ou igual a 10.000mUI/mL:
  - MTX 1mg/kg intramuscular (dias 1, 3, 5, 7) alternado com ácido folínico 0,1mg/kg intramuscular (dias 2, 4, 6, 8), no máximo de quatro doses.
  - *Dia 1:* MTX 1mg/kg intramuscular mais dosagem da β-hCG.
  - *Dia 2:* ácido folínico 0,1mg/kg intramuscular.
  - *Dia 3:* se a dosagem da β-hCG sérica evidenciar queda de, pelo menos, 15%, não se aplica MTX e se acompanha a paciente com dosagem semanal de β-hCG até a negativação. Do contrário, repete-se o esquema de MTX alternado com ácido folínico até queda de 15% de β-hCG, no máximo de quatro doses. Antes de cada dose suplementar de MTX, e após sete dias da última dose de MTX, deve-se averiguar a normalidade dos seguintes exames: hemograma completo, creatinina e enzimas hepáticas.

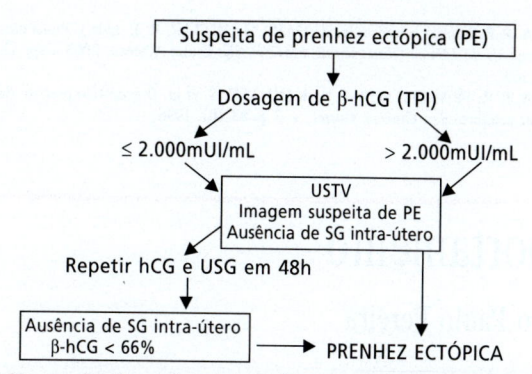

Figura 23.1 – Algoritmo para o diagnóstico de prenhez ectópica.

O tratamento local com MTX (1mg/kg), guiado por USTV, é opção válida em casos de prenhez tubária com atividade cardíaca do produto conceptual, prenhez cervical e prenhez intersticial, podendo ser exclusivo ou associado ao tratamento sistêmico.

CONDUTA EXPECTANTE

Dentro da evolução natural da PE, alguns casos podem terminar em abortamento tubário ou em reabsorção completa do tecido trofoblástico. As pacientes com PE de pequeno tamanho e β-hCG com baixas concentrações e em declínio são candidatas a esse tipo de conduta. As taxas de sucesso variam de 48 a 98%. Após conduta expectante, de forma semelhante ao tratamento medicamentoso, a paciente deve seguir rigoroso acompanhamento com dosagens semanais da β-hCG sérica até sua negativação. Deve, também, evitar esforço físico que aumente a pressão intra-abdominal, até a negativação da β-hCG sérica.

No Hospital das Clínicas da Faculdade de Medicina da Universidade de São Paulo indica-se conduta expectante às seguintes condições:

- PE íntegra com até 4cm de maior diâmetro.
- Estabilidade hemodinâmica.
- Desejo de procriação.
- Ausência de atividade cardíaca do produto conceptual.
- β-hCG sérica menor ou igual a 10.000mUI/mL e decrescente (acima de 10%) ou estável (variação até 10%), em duas dosagens consecutivas (24 a 48h).
- Líquido livre limitado à pelve.
- Autorização, por escrito, após esclarecimento de riscos e benefícios do tratamento proposto.

Esse tipo de tratamento é contra-indicado se houver:

- Impossibilidade de seguimento ambulatorial adequado.
- Compreensão insatisfatória a respeito do tratamento proposto.

BIBLIOGRAFIA

HAJENIUS, P. J.; MOL, B. W. J.; BOSSUYT, P. M. M. et al. Interventions for tubal ectopic pregnancy (Cochrane Review). In: *The Cochrane Library*. Oxford: Update Software, 2005. Issue 1.

KADAR, N.; CALDWELL, B. V.; ROMERO, R. A method of screening for ectopic pregnancy and its indications. *Obstet. Gynecol.*, v. 58, p. 162-166, 1981.

PEREIRA, P. P. Prenhez ectópica. In: ZUGAIB, M.; BITTAR, R. E. (eds.). *Protocolos Assistenciais da Clínica Obstétrica da FMUSP*. São Paulo: Atheneu, 2003. Cap. 43, p.261-265.

PEREIRA, P. P.; FRANCISCO, R. P. V.; KAHHALE, S. et al. Diagnóstico precoce da prenhez ectópica. *Rev. Ginecol. Obstet.*, v. 7, p. 98-101, 1996.

PISARSKA, M., CARSON, S. Incidence and risk factors for ectopic pregnancy. *Clin. Obstet. Gynecol.*, v. 42, p. 2-8, 1999.

STOVALL, T. G.; LING, F. W.; CARSON, S. A. et al. Serum progesterone and uterine curettage in differential diagnosis of ectopic pregnancy. *Fertil. Steril.*, v. 57, p. 456-458, 1992.

Abortamento

Pedro Paulo Pereira

Denomina-se abortamento a interrupção espontânea ou induzida da gestação antes da vigésima semana de gravidez ou com o produto conceptual com menos de 500g. O abortamento espontâneo é a complicação mais freqüente da gravidez. Pelo menos uma em cada quatro mulheres terá um abortamento durante sua vida reprodutiva.

INCIDÊNCIA

Embora a verdadeira incidência do abortamento seja desconhecida, cerca de 15% das gestações clinicamente reconhecidas terminarão em abortamento e 80% dos abortamentos espontâneos ocorrerão no primeiro trimestre de gravidez.

ETIOLOGIA

As alterações cromossômicas são responsáveis por aproximadamente 50% dos abortamentos no primeiro trimestre de gravidez. A incidência de alteração cromossômica diminui para 10 a 20% nos abortamentos tardios. A trissomia autossômica representa a alteração cromossômica mais freqüente no abortamento. Outras causas são alterações anatômicas, infecções, fatores endócrinos, fatores imunológicos e doenças maternas. Entretanto, uma grande porcentagem dos abortamentos não tem causa conhecida.

FORMAS CLÍNICAS

Ameaça de Abortamento

Caracteriza-se por sangramento vaginal escasso, acompanhado ou não de cólicas abdominais. Ao exame tocoginecológico, a cérvice apresenta-se fechada. A ultra-sonografia é exame fundamental em casos de ameaça de abortamento, pois, a partir de 4,5 a 5 semanas de gravidez, já se pode visualizar o saco gestacional por ultra-sonografia transvaginal (USTV). Cerca da metade das pacientes que apresentam sangramento no primeiro trimestre da gravidez abortará.

Abortamento Inevitável

Clinicamente, caracteriza-se por cólicas de forte intensidade e sangramento vaginal, por vezes de grande intensidade. O exame tocoginecológico evidencia o colo uterino pérvio. O exame ultra-sonográfico pode evidenciar descolamento placentário e saco gestacional em posição mais baixa, com a cérvice dilatada.

Abortamento Incompleto

Mais freqüente após a décima semana de gravidez, caracteriza-se por apresentar sangramento vaginal intermitente com cólicas de forte intensidade. O exame de toque vaginal revela colo uterino aberto e saída de restos ovulares. A ultra-sonografia evidencia ecos intra-uterinos que representam restos ovulares. Atualmente, à luz da USTV, considera-se o abortamento incompleto a visualização de eco endometrial maior ou igual a 15mm de diâmetro ântero-posterior, no corte longitudinal do útero.

Abortamento Completo

Geralmente ocorre nas primeiras dez semanas de gravidez, com eliminação completa dos produtos da concepção. Após abortamento completo, as cólicas abdominais e o sangramento vaginal diminuem rapidamente e logo desaparecem. O exame tocoginecológico revela volume uterino diminuído e, em geral, o colo uterino encontra-se fechado. A USTV evidencia eco endometrial menor que 15mm de diâmetro ântero-posterior, no corte longitudinal do útero.

Aborto Retido

O aborto é considerado retido se, apesar de não haver vitalidade do produto conceptual, o útero o retenha, assim como o saco gestacional e o tecido placentário. Na maioria das vezes, não é possível determinar com exatidão o momento da morte do produto conceptual; portanto, à luz da moderna obstetrícia, carece de valor prático a exigência de retenção dos produtos da concepção por período de tempo superior a quatro semanas para conceituação de aborto retido. Mulheres com diagnóstico de aborto retido podem cursar com sua condição inalterada, mantendo intra-útero o produto conceptual morto ou evoluir para aborto completo ou incompleto, porém não há possibilidade de previsão de tempo para que esse processo ocorra. Em ultra-sonografia, considera-se aborto retido a visualização de produto conceptual cujo comprimento cabeça-nádega (CCN) seja superior a 5mm e não se evidencie atividade cardíaca à ultra-sonografia transvaginal, independentemente do tempo de óbito do produto conceptual.

Abortamento Infectado

A infecção uterina é polimicrobiana com envolvimento de germes aeróbicos e anaeróbicos. Os aeróbicos mais freqüentes são estreptococos e enterobactérias, em especial *Escherichia coli*. Entre os anaeróbicos, merecem destaque *Peptostreptococcus, Bacteroides fragilis e Clostridium welchii*. Muitas vezes, o abortamento infectado está associado à interrupção voluntária da gravidez, especialmente se foram empregadas técnicas inadequadas com grande potencial de contaminação.

O quadro clínico dependerá da gravidade da infecção. Freqüentemente, ao exame físico, a paciente apresenta febre, calafrios, abdome dolorido, dor à mobilização do colo uterino e saída de secreção vaginal com odor fétido. A ultra-sonografia é exame valioso, pois pode evidenciar restos ovulares infectados intra-útero e abscessos na cavidade abdominal. A coleta de material do canal cervical para cultura carece de importância, pois quase sempre se encontra contaminada pela flora bacteriana cervical e vaginal.

TRATAMENTO

Felizmente é pouco freqüente hemorragia volumosa ou infecção. Há sangramento exagerado em abortamento tardio. Os casos de abortamento infectado costumam estar associados a interrupções provocadas da gravidez.

No abortamento tardio, pode ocorrer retenção placentária que impossibilita a involução uterina eficaz. Deve-se, após anestesia, extrair a placenta por curagem uterina seguida de curetagem da cavidade uterina. Durante o ato cirúrgico, é fundamental a infusão venosa de ocitocina de forma rápida. Reposição de sangue e cristalóides será feita na dependência do estado hemodinâmico da paciente.

Nos casos de abortamento infectado, deve-se providenciar o esvaziamento uterino após a introdução de antibioticoterapia apropriada. A terapêutica antibiótica deverá ser abrangente, uma vez que, na maioria das vezes, a infecção é polimicrobiana com bactérias aeróbicas e anaeróbicas provenientes da flora intestinal e genital. As doses mais empregadas estão sumariadas na Tabela 23.1.

Em nosso meio, as combinações mais utilizadas são: (1) ampicilina ou penicilina associada a aminoglicosídeo (gentamicina ou amicacina) e metronidazol e (2) clindamicina em associação com aminoglicosídeo.

Em geral, a escolha do aminoglicosídeo recai sobre a gentamicina. Em pacientes com comprometimento da função renal, pode-se substituí-la por cefalosporina de terceira geração (ceftriaxona) ou por aztreonam.

TABELA 23.1 – Principais antibióticos empregados na endometrite e suas dosagens habituais

AGENTE	DOSE - INTERVALO/ VIA DE ADMINISTRAÇÃO
Ampicilina	1 – 2g/cada 6h, IV
Penicilina G cristalina	4 milhões UI/cada 4h, IV
Gentamicina	1,5mg/kg cada 8h/IV ou 3,5 – 5mg/kg/cada 24h, IV
Amicacina	7,5mg/kg/cada 12h, IV
Aztreonam	2g/cada 8h, IV
Ceftriaxona	1g/cada 12h, IV
Metronidazol	500mg/cada 8h, IV
Clindamicina	600mg/cada 6h ou 900mg/cada 8h, IV

Em casos de endometrite não complicada, a antibioticoterapia parenteral deve ser administrada até a paciente se encontrar afebril e assintomática por, pelo menos, 48h. Após esse período, não há necessidade de manutenção de antibióticos, sequer por via oral, tampouco de internação, podendo a paciente ser liberada para controle ambulatorial.

Laparotomia, histerectomia e drenagem de abscessos dependerão do grau de comprometimento uterino, anexial e abdominal.

BIBLIOGRAFIA

HARPER, C. C.; HENDERSON, J. T.; DARNEY, P. D. Abortion in the United States. *Ann. Rev. Public Health*, v. 26, p. 501-512, 2005.
HOELDTKE, N. Late sequelae of induced abortion. *Ann. Intern. Med.*, v. 141, p. 161; author reply 161-162, 2004.
KEDER, L. M. Best practices in surgical abortion. *Am. J. Obstet. Gynecol.*, v. 189, p. 418-422, 2003.
STONE, W. J. Late sequelae of induced abortion. *Ann. Intern. Med.*, v. 141, p. 161; author reply 161-162, 2004.

Placenta Prévia

Pedro Paulo Pereira

Placenta prévia é aquela que se insere parcial ou totalmente no segmento inferior do útero. Apresenta incidência de um caso para cada duzentas gestações.

CLASSIFICAÇÃO

- *Centro-total:* a placenta recobre totalmente o orifício interno do colo do útero.
- *Centro-parcial:* a placenta recobre parcialmente o orifício interno do colo do útero.
- *Marginal:* a borda placentária margeia o orifício interno do colo do útero.
- *Lateral:* atinge o segmento inferior, porém não atinge o segmento inferior do útero.

ETIOLOGIA

A placenta prévia ocorre por impropriedade do leito placentário (decídua alterada em conseqüência de alterações inflamatórias ou atróficas) ou por imaturidade do ovo, que retarda sua implantação, a qual se dará numa porção mais baixa do útero.

Constituem fatores associados à placenta prévia: idade materna avançada, multiparidade, antecedente de curetagens, infecção puerperal, gemelaridade, antecedente de placenta prévia, tabagismo e antecedente de operação cesariana.

DIAGNÓSTICO
Clínico

Caracteriza-se por sangramento vaginal indolor, imotivado, de coloração vermelha rutilante, de início e cessar súbitos, em episódios que tendem a se repetir e a se agravar.

As apresentações fetais muitas vezes são anômalas (pélvica e córmica), uma vez que a inserção anormal da placenta proporciona alteração na forma uterina.

O toque vaginal, para o diagnóstico de placenta prévia, só pode ser realizado por obstetra experiente e dentro de ambiente cirúrgico, uma vez que pode ocasionar hemorragia significativa.

Ultra-sonográfico

A ultra-sonografia transabdominal ou transvaginal permite o diagnóstico da placenta prévia com grande acurácia. As implantações baixas de placenta diagnosticadas antes da vigésima semana de gravidez deverão ser confirmadas no terceiro trimestre. Aproximadamente 90% desses casos não terão o diagnóstico confirmado. Trata-se do fenômeno inapropriadamente denominado "migração placentária".

CONDUTA

No Feto Pré-termo

Com sangramento controlável:

- Internação hospitalar é recomendável.
- Controle do bem-estar materno: avaliação da concentração de hemoglobina (Hb) materna. Aquelas com Hb acima de 11g/dL são candidatas à reserva autóloga de sangue.
- Avaliação da vitalidade fetal: por cardiotocografia e dopplervelocimetria.
- Administração de corticoterapia, com o intuito de acelerar a maturidade pulmonar fetal, para gestantes entre a vigésima quarta e a trigésima quarta semana de gestação. A corticoterapia deve ser empregada em um único ciclo.

Com hemorragia incontrolável, deve-se interromper a gestação por indicação materna.

No Feto de Termo

Nas variedades centro-total e centro-parcial, deve-se interromper a gestação com 37 semanas. Na maioria das vezes, os casos de placenta prévia devem ser resolvidos por cesariana. Em casos selecionados de placenta prévia lateral, pode-se permitir a via baixa com controle rigoroso do sangramento.

BIBLIOGRAFIA

COMSTOCK, C. H.; LOVE JR., J. J.; BRONSTEEN, R. A. et al. Sonographic detection of placenta accreta in the second and third trimesters of pregnancy. *Am. J. Obstet. Gynecol.*, v. 190, p. 1135-1140, 2004.
HENDRICKS, M. S.; CHOW, Y. H.; BHAGAVATH, B.; SINGH, K. Previous cesarean section and abortion as risk factors for developing placenta previa. *J. Obstet. Gynaecol. Res.*, v. 25, p. 137-142, 1999.
RASMUSSEN, S.; ALBRECHTSEN, S.; DALAKER, K. Obstetric history and the risk of placenta previa. *Acta Obstet. Gynecol. Scand.*, v. 79, p. 502-507, 2000.
SHEINER, E.; SHOHAM-VARDI, I.; HALLAK, M.; HERSHKOWITZ, R.; KATZ, M.; MAZOR, M. Placenta previa: obstetric risk factors and pregnancy outcome. *J. Matern Fetal Med.*, v. 10, p. 414-419, 2001.
YAMADA, T.; MORI, H.; UEKI, M. Autologous blood transfusion in patients with placenta previa. *Acta Obstet. Gynecol. Scand.*, v. 84, p. 255-259, 2005.

Descolamento Prematuro da Placenta

Pedro Paulo Pereira

Denomina-se descolamento prematuro de placenta (DPP) a separação da placenta normalmente inserida, antes da expulsão fetal, acima da vigésima semana de gravidez. A incidência de DPP é de cerca de 1% das gestações.

FATORES PREDISPONENTES

Merecem destaque a hipertensão arterial, a descompressão uterina abrupta, a multiparidade, a idade materna avançada, o uso de drogas lícitas (fumo, álcool) e ilícitas (cocaína), o antecedente de DPP e a presença de trombofilias.

DIAGNÓSTICO

Clínico

O diagnóstico de DPP é basicamente clínico. Em geral, a paciente refere dor abdominal súbita e de forte intensidade, acompanhada de sangramento vaginal.

Ao exame físico, notam-se sinais de hipovolemia incompatíveis com a perda sangüínea externa. Nos casos mais graves, percebem-se sinais de coagulação intravascular disseminada (hematomas, equimoses e petéquias).

No exame obstétrico, evidencia-se hipertonia uterina e, com freqüência, os batimentos cardíacos fetais encontram-se ausentes. Ao exame de toque, a bolsa das águas mostra-se tensa.

Ultra-sonográfico

Os principais sinais ultra-sonográficos são coágulo retroplacentário e elevação da placa coriônica. A medida do coágulo retroplacentário guarda relação direta com a gravidade do caso.

TRATAMENTO

Clínico

- Providenciar acesso venoso de grosso calibre para corrigir a hipovolemia. O ideal é repor a volemia com sangue fresco, que é rico em fatores de coagulação. Entretanto, como o sangue fresco é de difícil obtenção, pode ser substituído por plasma fresco e concentrado de hemácias.
- Monitorar pressão sangüínea, freqüência cardíaca e diurese.
- Avaliar o grau de anemia com dosagem de hemoglobina e hematócrito.
- Avaliar a coagulação sangüínea por coagulograma com plaquetas, dosagem de fibrinogênio e produtos da degradação da fibrina.

Obstétrico

Havendo feto vivo e viável (gestação de pelo menos 26 semanas), deve-se interromper a gestação imediatamente. A não ser que o parto seja iminente, a operação cesariana é indicada.

Diante de feto morto ou feto vivo inviável (gestação com menos de 26 semanas) e desde que as condições maternas o permitam e não exista contra-indicação a parto vaginal, pode-se tentar a via baixa. Faz-se amniotomia acompanhada de sedação da paciente, infundindo-se ocitocina, se houver necessidade. Geralmente, o parto é rápido; entretanto, se não ocorrer o parto vaginal no período de 4 a 6h, ou, ainda, se não houver progressão das condições obstétricas após 2h, indica-se a operação cesariana para salvaguardar a vida materna.

BIBLIOGRAFIA

ANANTH, C. V.; BERKOWITZ, G. S.; SAVITZ, D. A.; LAPINSKI, R. H. Placental abruption and adverse perinatal outcomes. *JAMA*, v. 282, p. 1646-1651, 1999.

ANANTH, C. V.; OYELESE, Y.; YEO, L.; PRADHAN, A.; VINTZILEOS, A. M. Placental abruption in the United States, 1979 through 2001: temporal trends and potential determinants. *Am. J. Obstet. Gynecol.*, v. 192, p. 191-198, 2005.

RASMUSSEN, S.; IRGENS, L. M.; ALBRECHTSEN, S.; DALAKER, K. Women with a history of placental abruption: when in a subsequent pregnancy should special surveillance for a recurrent placental abruption be initiated? *Acta Obstet. Gynecol. Scand.*, v. 80, p. 708-712, 2001.

SHEVELL, T.; MALONE, F. D. Management of obstetric hemorrhage. *Semin. Perinatol.*, v. 27, p. 86-104, 2003.

Pré-eclâmpsia e Eclâmpsia

Pedro Paulo Pereira

A hipertensão arterial representa, ainda nos dias atuais, a primeira causa de morte materna no Brasil. Também é a principal causa de obituário perinatal, sendo, da mesma forma, responsável por inúmeros neonatos comprometidos por hipóxia perinatal.

CONCEITO

Define-se pré-eclâmpsia como a ocorrência de hipertensão arterial, proteinúria e/ou edema de mãos e face após a vigésima semana de gravidez. Pré-eclâmpsia anterior a esse período só acontece em doença trofoblástica gestacional. Apresenta incidência de 5 a 10% das gestações.

Considera-se hipertensão arterial na gravidez a pressão arterial maior ou igual a 140/90mmHg. Proteinúria é definida como a excreção acima de 0,3g em urina de 24h ou maior ou igual a 1,0g/L em amostra isolada de urina.

CLASSIFICAÇÃO

- Pré-eclâmpsia grave
  - Pressão arterial maior ou igual a 160/110mmHg, confirmada em, pelo menos, duas aferições com intervalo de 4h.
  - Proteinúria maior ou igual a 5,0g em urina de 24h.
  - Oligúria (diurese inferior a 400mL em 24h).
  - Sinais de iminência de eclâmpsia (cefaléia, dor epigástrica e transtornos visuais).
  - Cianose e/ou edema pulmonar.
  - Trombocitopenia (plaquetas abaixo de 100.000/mm^3).
  - Anemia hemolítica microangiopática: esquizócitos e equinócitos em esfregaço de sangue periférico, desidrogenase láctica (DHL) maior ou igual a 600U/L.
  - Icterícia e/ou elevação de enzimas hepáticas: bilirrubina total maior ou igual a 1,2mg/dL, aspartato aminotransferase (AST) / alanina aminotransferase (ALT) maior ou igual a 70U/L.

Na ausência desses sinais e sintomas, denomina-se o quadro como pré-eclâmpsia leve.

- Eclâmpsia: caracteriza-se pelo aparecimento de convulsões em gestantes com pré-eclâmpsia, após exclusão de epilepsia e outras causas de convulsão.
- Síndrome HELLP: o termo síndrome HELLP caracteriza pacientes com pré-eclâmpsia ou eclâmpsia com hemólise (H, *Hemolysis*), elevação de enzimas hepáticas (EL, *elevated liver function tests*) e plaquetopenia grave (LP, *low platelets count*).

FATORES ETIOPATOGÊNICOS

A etiologia da pré-eclâmpsia ainda é desconhecida. Alguns fatores são considerados de risco para seu desenvolvimento: primigesta jovem, antecedente familiar de pré-eclâmpsia e eclâmpsia, antecedente pessoal de pré-eclâmpsia e gestante com aumento de massa trofoblástica.

TRATAMENTO

Clínico

Pré-eclâmpsia

Após o diagnóstico de pré-eclâmpsia, a gestante deve permanecer em repouso relativo, em decúbito lateral esquerdo, com a finalidade de favorecer o retorno venoso, aumentando o débito cardíaco e a perfusão uteroplacentária. Nos casos de pré-eclâmpsia grave, a gestante deverá ser internada. Prefere-se a dieta com pouco sal, em virtude da maior dificuldade na excreção salina na pré-eclâmpsia.

A sedação é fundamental, com o intuito de diminuir a labilidade vasculoemocional. Em paciente internada, dá-se preferência à levomepromazina na dose de 3mg (três gotas), por via oral a cada 8h. Para paciente acompanhada ambulatorialmente, opta-se por benzodiazepínicos, 5 a 10mg a cada 8 ou 12h.

Eclâmpsia

Medidas Gerais. A paciente deverá ser mantida em ambiente tranqüilo, em posição semi-sentada para facilitar a ventilação e descomprimir a veia cava inferior. Deve-se proteger a língua com cânula de Guedel e controlar a diurese com sondagem vesical. É fundamental a aferição da pressão venosa central em casos mais graves.

Medicação Anticonvulsivante. Após o diagnóstico de eclâmpsia, deve-se administrar medicação anticonvulsivante. A preferência recai sobre o sulfato de magnésio ($MgSO_4$-$7H_2O$).

- Esquemas de Pritchard: $MgSO_4$-$7H_2O$
  - Dose de ataque:
    - $MgSO_4$-$7H_2O$ (20%)-20mL IV lento – 4g.
    - $MgSO_4$-$7H_2O$ (50%)-20mL IM profundo – 10g (5g em cada nádega).
  - Dose de manutenção: $MgSO_4$-$7H_2O$ (50%)-10mL IM profundo – a cada 4h, por 24h após o parto ou da última convulsão.

Antes de cada injeção, deve-se atentar para a presença de reflexo patelar, débito urinário acima de 25mL/h e freqüência respiratória normal.

- Esquema de Zuspan
  - Dose de ataque: $MgSO_4$-$7H_2O$ IV lento – 4g.
  - Dose de manutenção: $MgSO_4$-$7H_2O$ – 1 a 2g IV/h.

No caso de toxicidade por sulfato de magnésio (o primeiro sinal é perda de reflexo patelar), administra-se gluconato de cálcio a 10% na dose de 10mL, por 3min.

Medicação Anti-hipertensiva. Se a pressão arterial diastólica for maior ou igual a 110mmHg, administra-se hidralazina 5mg IV a cada 15min até controle dos níveis pressores.

Se não houver resposta satisfatória com hidralazina, pode-se utilizar o nitroprussiato de sódio na dose de 0,5 a 2µg/kg/min. O nitroprussiato pode desencadear metaemoglobinemia no neonato, portanto não deve ser mantido por período superior a 6h.

Conduta Obstétrica

Pré-eclâmpsia Leve

Estudo da vitalidade fetal a partir do diagnóstico. Se normal, deve-se repeti-lo semanalmente até o parto. Se alterada a vitalidade fetal, interrompe-se a gestação. Não se permite que a gravidez ultrapasse a 40ª semana.

Pré-eclâmpsia Grave

Havendo viabilidade fetal, inicia-se a pesquisa de vitalidade e maturidade fetais. Se a vitalidade fetal estiver comprometida, ou se houver maturidade do produto conceptual, indica-se o parto terapêutico.

Com vitalidade fetal adequada, porém com imaturidade do produto conceptual, deve-se ater às condições maternas. Para aquelas pacientes em que as condições clínicas não melhoram, apesar da terapêutica adequada, propõe-se a administração de corticosteróide para aceleração da maturidade pulmonar fetal e interrupção da gestação. Entretanto, se após a terapêutica inicial ocorrer melhora das condições clínicas maternas, pode-se aguardar a maturidade do produto conceptual.

Eclâmpsia

Deve-se interromper a gestação, uma vez que só a retirada dos produtos da concepção removerá o fator causal dessa enfermidade. Exceto nos casos de sofrimento fetal, não se deve interromper a gravidez logo após a convulsão. Devem-se aguardar 2h, quando a depressão fetal por hipóxia e pelo sulfato de magnésio estará minimizada.

BIBLIOGRAFIA

AAGAARD-TILLERY, K. M.; BELFORT, M. A. Eclampsia: morbidity, mortality, and management. *Clin. Obstet. Gynecol.*, v. 48, p. 12-23, 2005.
BAXTER, J. K.; WEINSTEIN, L. HELLP syndrome: the state of the art. *Obstet. Gynecol. Surv.*, v. 59, p. 838-845, 2004.
KAHHALE, S.; ZUGAIB, M. Síndrome hipertensiva. In: PEIXOTO, S. (ed.). *Pré-natal.* São Paulo: Roca, 2004. Cap. 31, p. 677-686.
SIBAI, B.; DEKKER, G.; KUPFERMINC, M. Pre-eclampsia. *Lancet*, v. 365, p. 785-799, 2005.
SIBAI, B. M. Diagnosis, prevention, and management of eclampsia. *Obstet. Gynecol.*, v. 105, p. 402-410, 2005.

Capítulo 24

Afecções Anorretais

José Marcio Neves Jorge ♦ Detlev Mauri Bellandi

Introdução	273
Doença Hemorroidária	273
Classificação	273
Quadro Clínico	274
Diagnóstico	274
Tratamento	275
Técnica Cirúrgica	275
Abscessos Anorretais	276
Gangrena De Fournier	276
Etiologia	276
Fatores Predisponentes	277
Quadro Clínico	277

Exames Complementares	277
Tratamento	277
Fissura Anal	278
Etiologia	278
Quadro Clínico	278
Diagnóstico	278
Tratamento	279
Doenças Sexualmente Transmissíveis	279
Gonorréia	279
Linfogranuloma Venéreo	280
Cancróide	280
Donovanose	280
Sífilis	280
Condiloma Acuminado	281
Trauma Anorretal	281

INTRODUÇÃO

As afecções anorretais são causas freqüentes de atendimento nos serviços de emergência, devendo ser diagnosticadas e tratadas por equipe de urgência multidisciplinar qualificada. A própria equipe deve avaliar a gravidade da afecção, determinar o grau de complexidade de seu tratamento, permitindo imediata intervenção ou encaminhamento para serviço especializado em cirurgia coloproctológica. O encaminhamento para unidade especializada permite seguimento apropriado em nível ambulatorial ou em unidade de internação, promovendo abordagem diagnóstica mais pormenorizada com exames endoscópicos, radiológicos e de anatomia patológica, bem como tratamento definitivo.

DOENÇA HEMORROIDÁRIA

A doença hemorroidária é a causa mais prevalente de atendimento de urgência entre as afecções anorretais, sendo provavelmente a causa mais comum de hematoquezia. Entre as diversas formas clínicas da doença, a trombose hemorroidária é a principal manifestação aguda, determinando dor importante e sangramento.

Anatomicamente, o plexo hemorroidário é classificado em superior ou interno e inferior ou externo. O plexo hemorroidário superior apresenta uma rica rede de arteríolas e vênulas localizadas no espaço submucoso do canal anal, acima da linha pectínea. As veias presentes nesse plexo drenam para a veia retal superior, que é tributária da veia mesentérica inferior, a qual contribui para a formação do sistema porta. O plexo hemorroidário inferior ou externo está situado no espaço subcutâneo do canal anal, distalmente à linha pectínea. Diferentemente do plexo hemorroidário interno, o plexo hemorroidário externo, composto das veias retais inferiores e médias, drena diretamente para a veia cava inferior, através das veias pudendas e ilíacas internas. A comunicação entre as veias retais médias e a superior forma uma rica rede vascular entre o sistema porta e o sistema.

Diversas teorias foram propostas na tentativa de se explicar a etiopatogenia da doença hemorroidária: varicosidade venosa, hiperplasia vascular, hemodinâmica, mecânica e disfunção do esfíncter interno do ânus. A teoria da varicosidade venosa é atribuída ao aumento da pressão intra-abdominal e à posição ortostática. Essa teoria tem sido pouco aceita atualmente, com base no fato de que o plexo venoso representa tecido normalmente encontrado no homem, assumindo importância clínica apenas quando há perda do tecido de sustentação local. Da mesma forma, a teoria da hiperplasia vascular, que admite que a doença hemorroidária decorra de metaplasia e hiperplasia das veias hemorroidárias, também foi refutada. Outra teoria proposta é a da disfunção do esfíncter interno do ânus. Por estudos de manometria anorretal, tem-se demonstrado que pacientes com doença hemorroidária apresentam hiperatividade do esfíncter anal interno, o que propiciaria a manutenção do ingurgitamento venoso[1,2].

A teoria atualmente mais aceita para explicar a etiopatogenia de doença hemorroidária está relacionada à degeneração e ao enfraquecimento dos tecidos de sustentação-suporte dos coxins anais, ocorrendo o deslizamento de parte do revestimento do canal anal, provocando o prolapso dos mamilos hemorroidários[3].

Classificação

O conhecimento da classificação da doença hemorroidária permite a abordagem diagnóstica adequada e determina seu tratamento. Ela é dividida em interna, quando aparecem sintomas decorrentes de dilatações vasculares localizadas acima da linha pectínea e externa, quando surgem abaixo da linha pectínea. Doenças hemorroidárias mistas decorrem do envolvimento de ambos os plexos hemorroidários.

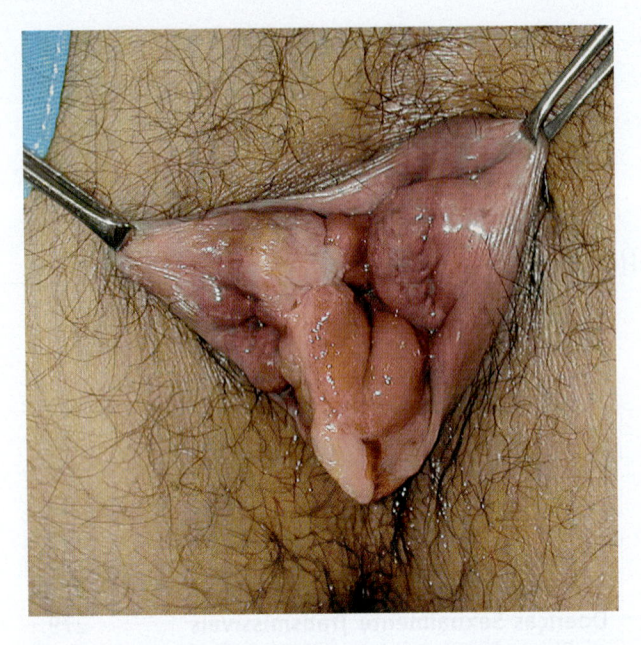

Figura 24.1 – Doença hemorroidária interna apresentando prolapso hemorroidário de 3º grau.

As hemorroidárias internas são classificadas em quatro graus, de acordo com o prolapso e sangramento:

- *Primeiro grau:* apenas sangramento anal durante a evacuação ou aos esforços, sem prolapso abaixo da linha pectínea.
- *Segundo grau:* prolapso abaixo da linha pectínea durante o esforço evacuatório, com exteriorização de mamilo pelo ânus, com retorno espontâneo para dentro do canal anal, podendo ou não ocorrer sangramento.
- *Terceiro grau:* prolapso durante a evacuação e/ou aos esforços, não ocorrendo retorno do mamilo, necessitando de ajuda manual, podendo ou não ocorrer sangramento anal (Fig. 24.1).
- *Quarto grau:* prolapso de mamilo hemorroidário interno, sem retorno ao interior do canal anal, permanecendo sempre exteriorizado, podendo ou não ocorrer sangramento.

Outra forma de apresentação da doença hemorroidária é a trombose hemorroidária, caracterizada por estase sangüínea volumosa nos plexos hemorroidários interno e/ou externo, evoluindo para endoflebite local com formação de trombo (Fig. 24.2). Esse quadro é de instalação súbita, associada freqüentemente a fatores desencadeantes, como esforço físico, grande esforço evacuatório ou diarréia.

Quadro Clínico

A doença hemorroidária pode ser assintomática, encontrada apenas como um achado durante o exame proctológico. Nos pacientes sintomáticos, o quadro clínico é muito variado. A principal queixa é o sangramento anal vermelho rutilante que, dependendo de sua intensidade, pode ser visto no papel higiênico, gotejando no vaso sanitário ou em jato, geralmente após as evacuações. É associado ao traumatismo dos mamilos hemorroidários durante a passagem de fezes endurecidas pelo canal anal. O sangramento costuma ser intermitente, ocorrendo sob a forma de estrias, em crises de poucos dias.

Outras queixas, também bastante encontradas, são: sensação de desconforto anal, prolapso, prurido, edema anal e mucorréia. A dor anal é pouco freqüente, surgindo em complicações, como hematoma perianal, trombose hemorroidária. Em muitos casos, a dor está associada a outras afecções anorretais, como fissura anal, abscessos, papilites, criptites, lesões inflamatórias e tumores. Na trombose hemorroidária, a dor costuma ser intensa associada ao edema local, podendo evoluir para necrose e infecção local, bem como se propagar para tecidos adjacentes, levando a um quadro toxêmico grave, caso não seja tratada de forma rápida e adequada.

Diagnóstico

Após investigar os sintomas apresentados, a anamnese deve ser dirigida especialmente para os hábitos alimentares desses pacientes, identificando a presença ou não de constipação intestinal e maior esforço evacuatório. Esses fatores devem ser investigados e tratados, pois estão intimamente relacionados à gênese da doença hemorroidária.

Outro fato que deve ser lembrado durante a investigação diagnóstica é que raramente existe doença hemorroidária em crianças e adolescentes; portanto, diante de quadros de enteror-

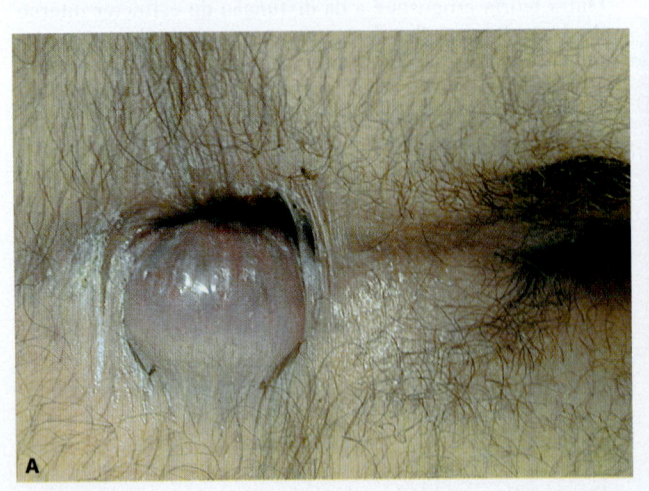

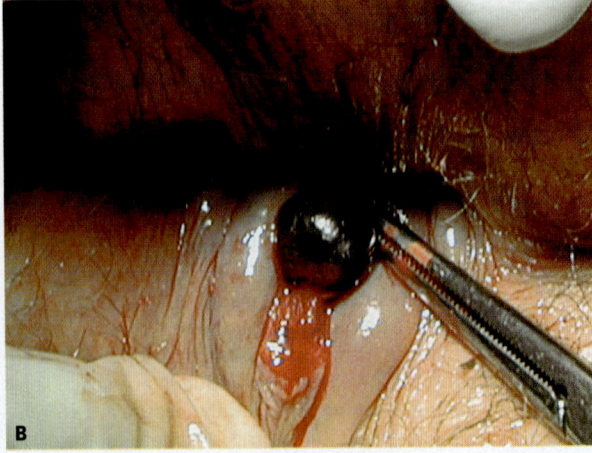

Figura 24.2 – (*A* e *B*) Doença hemorroidária com trombose hemorroidária.

ragia nessa faixa etária, torna-se primordial a investigação de pólipos ou fissuras anais.

Por outro lado, em pacientes com mais de 60 anos de idade ou com maior risco de neoplasia de cólon, com sangramento anal, devem ser afastadas outras causas de sangramento. Diante da suspeita clínica, deve ser feito exame proctológico completo, para a confirmação diagnóstica. São fundamentais a inspeção estática e dinâmica, o toque retal e a retossigmoidoscopia para exclusão de doenças associadas, necessitando, muitas vezes, de colonoscopia, especialmente em pacientes com mais de 50 anos de idade.

A inspeção estática promove a identificação de trombose hemorroidária externa e de hemorróidas de terceiro e quarto graus. Durante a inspeção dinâmica, realiza-se a manobra de Valsalva, permitindo a identificação de hemorróidas de segundo grau.

É importante a diferenciação dos prolapsos hemorroidários volumosos, tanto prolapso mucoso circular, quanto com procedência retal. Diante dessa dúvida, o paciente deve ser examinado de cócoras ou sentado, realizando-se, concomitantemente, a manobra de Valsalva.

O toque retal permite a avaliação do tônus esfincteriano, a presença ou não de pólipos ou tumorações e de trombos locais. Mamilos hemorroidários internos não são detectados pelo toque, e sim pela anoscopia, que permite a observação da mucosa anal.

Tratamento

A doença hemorroidária assintomática não necessita de tratamento. Em pacientes com pouca sintomatologia, devem ser instituídas medidas terapêuticas não cirúrgicas, pela mudança dos hábitos alimentares, estimulando-se a ingestão de 20 a 30g/dia de fibras alimentares e de 1,5 a 2,0L de líquidos por dia, a supressão de alimentos muito condimentados e constipantes. Deve ser estimulado o uso de suplementos de fibras, como o farelo de trigo, sobretudo na refeição matinal, cuja importância no reflexo gastrocólico deve ser enfatizada ao doente. Também com o intuito de regularizar o hábito evacuatório, destaca-se a atenção à chamada da evacuação. Banhos de assento com água morna e higiene com água corrente devem ser empregados, substituindo o uso de papel higiênico. Pomadas e supositórios à base de analgésicos e antiinflamatórios podem ser utilizados como medida de alívio temporário do desconforto anal, não devendo ser empregados por períodos prolongados, pois podem produzir hipersensibilidade local.

No caso de trombose hemorroidária aguda, se o paciente se encontrar nos primeiros dois dias de evolução do quadro, período esse de intensa dor e desconforto, utiliza-se uma pequena incisão e remoção do coágulo sob anestesia local[4,5]. Pacientes com trombose hemorroidária que procuram atendimento após três dias de evolução já se apresentam com melhora significativa dos sintomas, devendo, nesses casos, ser tomada uma conduta mais conservadora, com banhos de assento, antiinflamatórios por via oral e tópicos, correção alimentar e analgésicos.

Diante do quadro de doença hemorroidária interna sintomática de primeiro e segundo graus, que não respondem ao tratamento clínico, os métodos de escolha são ligadura elástica e fotocoagulação. Na ligadura elástica, procede-se ao estrangulamento dos mamilos com um anel de borracha em sua base, acima da linha pectínea. Quando realizado de forma adequada, o método é indolor, podendo ser efetuado em ambulatório, sem anestesia. A fotocoagulação por radiação infravermelha, ou Infrared®, é outro método usado em mamilos hemorroidários internos de primeiro e segundo graus, que se baseia na aplicação de raios infravermelhos na mucosa e na submucosa, o que provoca necrose dos mamilos. Esse método apresenta resultados semelhantes, quanto ao número de complicações, dor e eficácia terapêutica, aos da ligadura elástica[6].

A escleroterapia é método ainda utilizado em alguns serviços para tratamento das hemorróidas sintomáticas de primeiro e segundo graus. Consiste na injeção de 1 a 3mL de óleo de amêndoas com solução de fenol a 5% ou cloridrato duplo de quinino-uréia a 5%, infiltrando-se de forma cranial ao mamilo, provocando a fixação por fibrose. O tratamento é efetuado em duas a três aplicações, em intervalos de duas a três semanas. O risco de complicações, como trombose hemorroidária, abscesso e estenose anal, contribuiu para a menor utilização desse método na atualidade.

Estima-se que 10 a 20% dos pacientes com hemorróidas sintomáticas necessitam de tratamento cirúrgico. No entanto, a maioria tratada com os métodos conservadores mencionados apresenta melhora clínica[7]. O tratamento cirúrgico é indicado àqueles pacientes que apresentam hemorróidas internas de terceiro e quarto graus, bem como aos com hemorróidas internas de segundo grau, que não obtiveram resposta ao tratamento conservador.

A hemorroidectomia pode ser sob raquianestesia ou anestesia geral associada à infiltração local de anestésico ou anestesia local associada à sedação. A infiltração local é feita com solução anestésica à base de lidocaína a 1% ou com bupivacaína a 0,25%, associada a epinefrina 1:200.000. A sedação pode ser feita com meperidina associada a benzodiazepínico.

Técnica Cirúrgica

Existem diferentes técnicas cirúrgicas de hemorroidectomia descritas na literatura, sendo classificadas em abertas, fechadas, submucosas, semifechadas, amputativas ou radicais e por grampeamento. Neste capítulo, serão abordadas as mais utilizadas.

Entre as técnicas de hemorroidectomia aberta, a mais difundida é a técnica de Milligan Morgan, descrita em 1937[8], a qual se baseia na excisão do tecido hemorroidário com ligadura de seu pedículo. Permanecendo aberto o leito de ressecção, a ferida fecha por segunda intenção. Entre as áreas cruentas remanescentes, deve-se preservar as pontes cutaneomucosas.

A técnica fechada mais utilizada, proposta por Ferguson e Heaton[9], baseia-se no fechamento da ferida operatória por sutura contínua com fio absorvível, promovendo cicatrização mais rápida, com menor secreção local e, possivelmente, melhor resultado estético.

A técnica de hemorroidectomia submucosa, preconizada inicialmente por Parks[10], associa infiltração de solução com vasoconstritor no plano submucoso, permitindo a ressecção do mamilo hemorroidário sem qualquer incisão na anoderme.

A hemorroidectomia amputativa, desenvolvida por Whitehead em 1882[11], é raramente utilizada em razão da maior possibilidade de complicações, como estenose ou ectrópio. Essa técnica consiste na remoção de todo o tecido hemorroidário, através de incisão circunferencial no nível da linha pectínea.

A técnica mais recentemente proposta, descrita por Longo em 1998[12], baseia-se no reposicionamento da mucosa anorretal prolapsada em sua posição anatômica e na redução do fluxo sanguíneo para os vasos hemorroidários, por excisão e grampeamento da mucosa acima da linha pectínea, utilizando um grampeador circular. Com essa técnica, espera-se menor dor e desconforto no pós-operatório, promovendo retorno precoce ao trabalho e às atividades físicas. Entretanto, os resultados a longo prazo ainda não estão bem estabelecidos, existindo relatos de recidiva do prolapso, sangramento intenso na linha de grampeamento e dor prolongada[13].

ABSCESSOS ANORRETAIS

Os abscessos anorretais são coleções purulentas que podem se instalar nos tecidos perianais e/ou perirretais extraperitoneais, tendo como principal origem a região criptoglandular do canal anal, no nível da linha pectínea, em 90% dos casos. Apresenta como fator desencadeante o traumatismo local, que acaba provocando processo inflamatório associado à solução de continuidade, permitindo a entrada de microorganismos da própria flora intestinal. Esse processo infeccioso acaba atingindo as glândulas anais, evoluindo com a formação do abscesso anorretal, com instalação em quatro possíveis locais anatômicos: região interesfincteriana, submucosa, perianal, isquiorretal e pelvirretal.

Os abscessos perianais, acometendo a região da borda anal, também denominados subcutâneos, são os mais freqüentes. O abscesso de localização isquiorretal é o segundo em freqüência, se estendendo do músculo elevador do ânus até o períneo, apresentando os seguintes limites anatômicos: musculatura transversa do períneo anteriormente; o ligamento sacrotuberal e o glúteo máximo, na região posterior; esfíncter externo medialmente e músculo obturador interno formando o limite lateral. Os abscessos isquiorretais podem se propagar através do espaço retroesfincteriano, originando as fístulas em ferradura.

Além da inflamação criptoglandular, causas menos comuns podem estar associadas à gênese dos abscessos anorretais, destacando-se as doenças inflamatórias intestinais, como a retocolite ulcerativa e a doença de Crohn. Outras causas: tuberculose intestinal; hidradenite supurativa; actinomicose; linfogranuloma venéreo; pós-operatório de doenças orificiais; neoplasias, como carcinomas, leucemias; radioterapia pélvica; traumas provocados por corpos estranhos, quedas, empalamento.

O quadro clínico é caracterizado por dor contínua, com piora à deambulação ou ao sentar, associada a febre, mal-estar e tumoração perianal com flutuação, podendo ocorrer tenesmo, hematoquezia, drenagem de secreção purulenta e calafrios. Os abscessos superficiais costumam apresentar sinais flogísticos com hiperemia, calor e abaulamento local. Os abscessos mais profundos muitas vezes não são identificados à inspeção e à palpação da região perineal, mas por meio de abaulamento, dor e flutuação durante o toque retal. O exame proctológico completo deve ser realizado sempre que possível, incluindo a retossigmoidoscopia, permitindo o diagnóstico de afecções associadas.

Diante de casos duvidosos, quando o paciente apresenta dor intensa em região perianal ou retal e o exame físico não demonstra de forma adequada o local do abscesso, deve ser empregado o ultra-som transretal, permitindo a identificação de possíveis lojas e as suas relações anatômicas[14].

O diagnóstico diferencial deve ser feito entre as doenças que costumam provocar dor perianal ou anal, como é o caso da fissura anal, doenças sexualmente transmissíveis, neoplasias, doença hemorroidária, especialmente os quadros de trombose hemorroidária.

O tratamento dos abscessos anorretais é cirúrgico, devendo ser realizado por incisão e drenagem. A drenagem em centro cirúrgico sob bloqueio anestésico proporciona menor desconforto para o paciente e drenagem mais ampla. A ferida operatória deve permanecer aberta até a completa cicatrização, para evitar recidivas.

A história natural de muitos abscessos perianais é a evolução para fístula perianal. Diante desses casos, deve-se preferir, na fase aguda, apenas a drenagem do abscesso, devendo ser realizada a correção da fístula após melhora do quadro agudo (Fig. 24.3). Atualmente, alguns autores têm empregado a fistulectomia nos quadros agudos, alegando menos recidivas de abscessos e fístulas; porém, nessa situação, a possibilidade de ocorrer incontinência anal é maior[15].

GANGRENA DE FOURNIER

A gangrena de Fournier, também chamada de síndrome de Fournier, foi descrita inicialmente por Jean Alfred Fournier, em 1883, como uma gangrena fulminante do pênis e do escroto[16], que se iniciava pela formação de um abscesso em região perineal, de desenvolvimento abrupto, rapidamente progressivo, evoluindo com necrose das regiões genital, perineal e perianal.

Atualmente, é definida como uma fasciite necrosante, polimicrobiana, acometendo sinergicamente o períneo, os genitais e a região perirretal, caracterizada por endarterite obliterante de pequenos vasos do subcutâneo, resultando em gangrena do tecido subcutâneo e da pele subjacente[17].

Apesar do melhor conhecimento atual da fisiopatologia da doença e da melhora da antibioticoterapia, a mortalidade permanece elevada. Cerca de 95% dos casos de gangrena de Fournier são de origem anorretal[18], decorrente de abscessos que se espalham para fora de seus limites anatômicos, alastrando-se, muitas vezes, para as regiões glútea, inguinal, coxas, parede abdominal e espaço retroperitoneal.

O tratamento da síndrome de Fournier deve ser individualizado, necessitando, em alguns casos, de terapia conservadora com antibioticoterapia de amplo espectro. Em outros casos, a terapia deve ser mais agressiva, com a necessidade de intervenção cirúrgica de emergência e de derivações digestivas ou urinárias e emprego de amplos debridamentos[19].

Etiologia

As causas mais comuns da gangrena de Fournier são as infecções anorretais e geniturinárias e lesões traumáticas[20,21]. Entre as causas anorretais, as mais comuns são os abscessos isquiorretais, perineais e os interesfincterianos. São também encontrados, com menor freqüência, casos da gangrena de Fournier após biópsias de mucosa retal, dilatações anais, hemorroidectomias e outros procedimentos cirúrgicos anorretais de rotina.

Outras causas colorretais são as neoplasias de reto e sigmóide, deiscências de anastomose, perfurações de reto e doença diverticular.

Tradicionalmente, a gangrena de Fournier era considerada como uma doença do trato urinário. A estenose de uretra

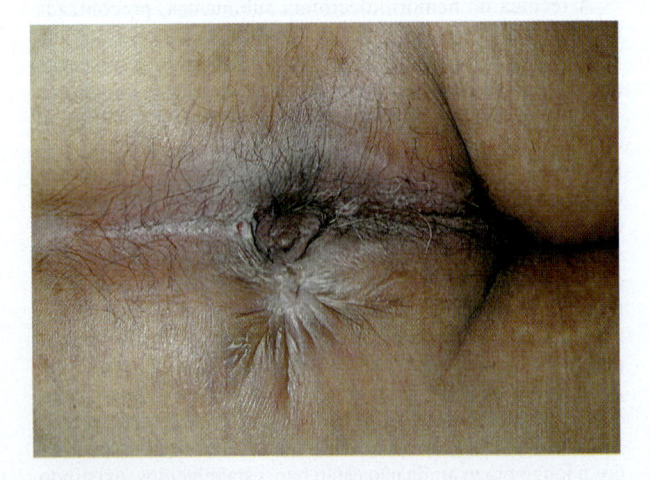

Figura 24.3 – Orifício externo de fístula perianal, após drenagem de abscesso perianal.

proximal com extravasamento de urina é relatada, por diversos autores, como a principal causa urológica da doença[22]. Outras causas urológicas são infecções do trato urinário, traumas urológicos, lesões iatrogênicas e neoplasias.

Na mulher, a gangrena de Fournier se apresenta como uma infecção necrosante da vulva ou do períneo, de início mais comum pela formação de abscesso de vulva ou inflamação das glândulas de Bartolin, podendo ser também causada por procedimentos ginecológicos, como histerectomia, episiotomia e aborto[23].

A gangrena de Fournier está relacionada à presença de flora bacteriana mista, em que, em quase todos os casos, ocorre o envolvimento de bactérias aeróbicas e anaeróbicas. Os microorganismos mais encontrados são: *Escherichia coli*, *Bacteroides* e *Streptococcus*.

Fatores Predisponentes

Os pacientes que desenvolvem gangrena de Fournier freqüentemente apresentam co-morbidades associadas, que levam a alterações imunológicas, propiciando o desenvolvimento da doença[20,24].

O *diabetes mellitus* é a associação mais comum. É considerado principal fator prognóstico isolado, estando associado à morbidade e à mortalidade elevada[25]. Outros fatores predisponentes são idade avançada, tempo prolongado de hospitalização, doença maligna associada, alcoolismo, corticoterapia, desnutrição, radioterapia, quimioterapia, vasculites, lúpus, hemodiálise, insuficiência renal e síndrome de imunodeficiência adquirida (AIDS)[18].

Quadro Clínico

Os sintomas iniciais geralmente são dor na região perineal e inchaço local, podendo a pele subjacente estar normal ou levemente hiperemiada, muitas vezes exibindo equimoses e bolhas[26]. Evolui para celulite local, com manchas necróticas, crepitação e rápida invasão de estruturas vizinhas, levando à queda do estado geral, com sinais de toxemia (Fig. 24.4). Em muitos casos, não há supuração evidente e pode não ocorrer crepitação, mesmo naqueles provocados por *Clostridium perfringens*.

Entre os sintomas sistêmicos estão febre, taquicardia, desidratação e hipovolemia. A leucocitose costuma estar presente, podendo não aparecer em pacientes idosos ou em imunossuprimidos. Outros exames podem evidenciar hipocalcemia, anemia, hipoalbuminemia, trombocitopenia, hiperglicemia, elevação de creatinina sérica e distúrbio hidroeletrolítico.

Exames Complementares

A presença de ar subcutâneo, constatado pela palpação de crepitação local ou por radiografia simples do abdome e da pelve, tem sido demonstrada em mais de 90% dos pacientes com infecção perineal necrosante. Outro método diagnóstico que deve ser utilizado é a ultra-sonografia escrotal, determinando o diagnóstico e a extensão do processo infeccioso, permitindo também o diagnóstico diferencial entre hematomas, torção testicular, abscessos, tumores e epididimites.

A tomografia computadorizada da pelve e da região testicular permite avaliar a extensão da inflamação e do enfisema subcutâneo, sendo útil especialmente para identificar se a origem da infecção é intra-abdominal ou retroperitoneal[27].

A ressonância magnética delimita mais claramente a extensão do processo inflamatório, determinando com mais precisão

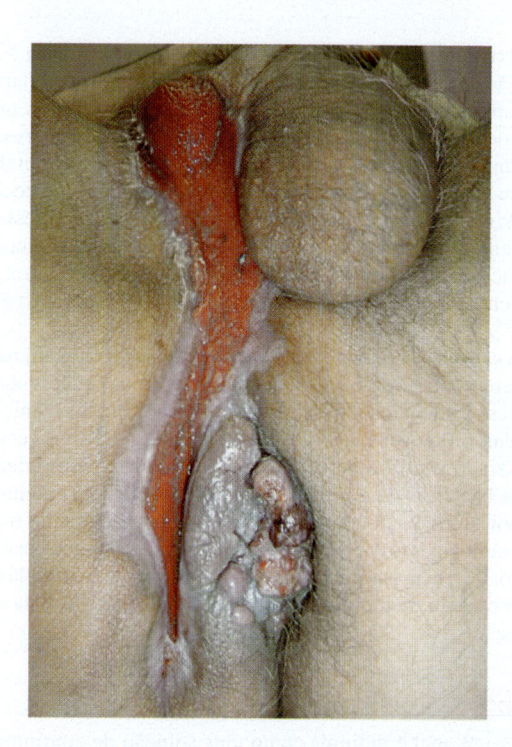

Figura 24.4 – Gangrena de Fournier apresentando lesão extensa perineal em fase de granulação após amplo debridamento local.

o plano de acometimento dos tecidos envolvidos pela gangrena de Fournier[28].

Tratamento

A gangrena de Fournier deve ser tratada prontamente, assim que surgirem os primeiros sintomas, pois a precocidade na indicação da intervenção cirúrgica é o fator prognóstico mais importante.

O tratamento inicial deve ser instituído com medidas que permitam a estabilização hemodinâmica e a rápida correção de possíveis doenças sistêmicas associadas, como controle de distúrbios hidroeletrolíticos, controle glicêmico, especialmente nos pacientes diabéticos, e a reposição volêmica adequada com cristalóides. Soluções colóides e transfusão sangüínea podem ser necessárias. Devem ser corrigidas possíveis coagulopatias associadas, insuficiências renal e respiratória, com o emprego eventual de monitoração invasiva e suporte ventilatório.

Deve ser instituída, precocemente, antibioticoterapia empírica de amplo espectro, oferecendo cobertura contra bactérias gram-negativas, estafilococos e estreptococos, *Pseudomonas*, *Bacteroides* e *Clostridium*.

O tratamento cirúrgico deve ser por debridamento radical e amplo de todas as áreas que apresentem gangrena e necrose. A necrose testicular está relacionada à trombose de artéria testicular, o que indica provável sítio infeccioso intra-abdominal ou retroperitoneal, devendo ser considerada a possibilidade de exploração cirúrgica da cavidade abdominal.

Com a utilização adequada de amplos debridamentos de forma precoce, há rápida melhora da febre, do estado geral e da leucocitose. Caso o paciente, pós-debridamento, não apresente melhora clínica, deve-se suspeitar de tratamento cirúrgico inadequado, necessitando de provável revisão do debridamento e melhor investigação e exploração da cavidade abdominal e do retroperitônio.

Existem muitas controvérsias na literatura quanto à realização de colostomia para tratamento da gangrena de Fournier. Alguns autores recomendam a colostomia em todos ou na grande maioria dos casos em que ocorra infecção necrosante perianal, em especial quando acometem a região anorretal[29,30], o que facilitaria a limpeza e a cicatrização mais precoce da ferida operatória perineal. Outros autores advogam a colostomia somente nos casos em que a musculatura esfincteriana estiver acometida, houver perfuração do reto ou do cólon, em pacientes imunossuprimidos e na presença de incontinência anal[24].

A câmara hiperbárica pode ser indicada como terapia adjuvante, por efeito direto sobre as bactérias anaeróbicas envolvidas no processo infeccioso. As altas concentrações de oxigênio utilizadas promovem níveis elevados de oxigênio nos tecidos, reduzindo o efeito de endotoxinas liberadas, especialmente pelas bactérias do gênero *Clostridium*, e, conseqüentemente, menor agressão aos tecidos. Esses níveis elevados de oxigênio também provocam adequada função de fagocitose dos leucócitos, bem como a facilitação da proliferação fibroblástica, promovendo melhora no combate à infecção local e na cicatrização[31].

FISSURA ANAL

A fissura anal é definida como uma solução de continuidade na anoderme do canal anal, superficial ou profunda, raramente ultrapassando a linha pectínea ou a linha anocutânea. Pode se apresentar de forma aguda ou crônica, sendo a forma aguda facilmente tratada, enquanto a forma crônica apresenta tendência à recidiva.

Tem incidência elevada na população geral, acometendo ambos os sexos, em todas as idades, sendo queixa comum nos serviços de urgência e nos ambulatórios especializados em coloproctologia. Os pacientes afetados pelo quadro de fissura anal costumam sofrer intensa dor anal associada a quadros prévios de constipação intestinal. Não se conhece a real incidência da fissura anal no Brasil e no mundo[32].

A localização mais comum da fissura anal é a linha média posterior do canal anal, correspondendo à, aproximadamente, 85% dos casos (Fig. 24.5). A região anterior do canal anal é acometida em 10 a 15% e raramente a fissura se localiza na região lateral. Existe também a forma mista, com duas ou mais lesões. As fissuras mistas, ou aquelas que se encontram fora da linha média, devem ser consideradas suspeitas de possíveis doenças associadas, como doença de Crohn, AIDS, tuberculose, sífilis, carcinoma de canal anal e tuberculose.

Etiologia

A etiologia da fissura anal ainda é controversa, não tendo sido compreendido por que alguns pacientes desenvolvem fissuras agudas de fácil resolução e outros acabam desenvolvendo fissuras crônicas de difícil resposta ao tratamento.

A primeira observação a ser feita é o fato de que pacientes com fissura anal costumam apresentar pressões de repouso anal aumentadas, como observado por diferentes autores na década de 1970[33,34] e em estudos mais recentes, por manometria e fluxometria anorretal[35,36].

Em 1986, Gibbisons e Read[37] estudaram a irrigação do canal anal por de arteriografia da artéria retal inferior em cadáveres e demonstraram menor irrigação da região medial posterior do canal anal em cerca de 85% de sua casuística, aventando possível teoria isquêmica para explicar o surgimento das fissuras anais. Schouten et al.[38] efetuaram um estudo utilizando Doppler mensurando o fluxo sanguíneo na região da anoderme, encontrando, em indivíduos saudáveis, menos fluxo sanguíneo na linha média posterior da anoderme em relação aos demais quadrantes. Outro dado observado foi a redução do fluxo sanguíneo com o aumento da pressão intra-anal de repouso e maior associação dessas alterações com os quadros de fissura anal[36]. Segundo esses autores, a isquemia da região posterior contribuiria para o aparecimento das fissuras anais nessa região do canal anal.

Subseqüentemente, demonstrou-se que a esfincterotomia lateral provocava melhora da hipertonia esfincteriana, o que levava à melhora do fluxo sanguíneo na região da comissura posterior[38]. Outra etiologia envolvida na gênese da fissura anal é o fator traumático decorrente do esforço evacuatório intenso ou prolongado. A dor decorrente da passagem de fezes endurecidas pelo canal anal provoca inibição voluntária e involuntária da evacuação, causando formação de fezes mais endurecidas, provocando maior trauma e maior dor local e conseqüente hipertonia da musculatura do canal anal. Porém, apenas um terço dos pacientes com fissura anal apresenta queixas relacionadas à consistência das fezes[38].

Quadro Clínico

O principal sintoma encontrado é dor anal geralmente intensa, em queimação ou latejante, durante e/ou após a evacuação, podendo se irradiar para genitais, membros inferiores e região lombar.

Outro sintoma comumente presente é o sangramento vermelho-vivo, visível no papel higiênico e que pode ocorrer em gotas no vaso sanitário.

A fissura anal aguda é caracterizada por lesão superficial, em fenda, estreita, com poucos dias de história de dor anal. A forma crônica caracteriza-se por lesões mais profundas, associadas ao plicoma sentinela e à papila hipertrófica.

Diagnóstico

Além da história clínica, à inspeção anal observam-se lesão ulcerada elíptica, associada ou não a processo inflamatório local e plicoma anal. O toque retal costuma ser doloroso, devendo ser realizado, de preferência, após analgesia local. Nota-se também tônus de repouso aumentado. A anoscopia e a retossigmoidoscopia, em busca de possíveis lesões associadas como neoplasias, devem ser feitas após melhora dos sintomas ou sob analgesia.

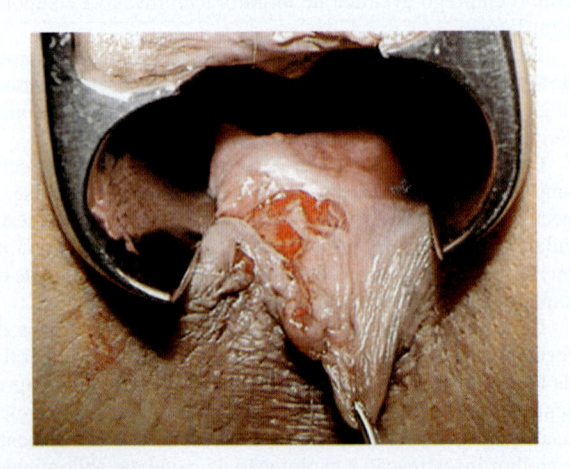

Figura 24.5 – Fissura anal posterior.

É importante que se faça o diagnóstico diferencial entre outras lesões que se assemelham à fissura anal, como sífilis, que costuma provocar lesões ulceradas em sua fase primária, carcinomas ulcerados de canal anal, lesões causadas por doença inflamatória intestinal.

Tratamento

Pacientes com quadro de fissura anal aguda devem ser tratados com a combinação de analgésicos tópicos associados a antiinflamatórios locais na forma de pomadas ou cremes, banhos de assento com água morna. Devem ser acrescentados à dieta suplementos de fibras alimentares formadoras de bolo fecal, de preferência fibras insolúveis como farelo de trigo, em dose de 20g/dia. Esse tratamento resulta em índices de cicatrização ao redor de 80% para as fissuras agudas, diferentemente das fissuras crônicas, que apresentam índice de cicatrização que pode variar de 40 a 60%.

Estudos demonstraram que o índice de sucesso do tratamento é maior com a utilização de fibras alimentares do que apenas com o uso local de cremes ou pomadas à base de antiinflamatórios[39].

Diante dos casos crônicos de fissura anal, sem resposta ao tratamento conservador, durante muito tempo foi empregada a esfincterotomia anal cirúrgica como principal forma de tratamento. Esse tratamento pode ser causa de incontinência fecal e de lesões irreversíveis da musculatura anal, o que estimulou diversos estudos buscando alternativas menos agressivas de tratamento, como medicações que provocam a redução do tônus do esfíncter interno do ânus. Atualmente, são utilizadas medicações tópicas, como nitratos, bloqueadores de canal de cálcio e injeção tópica de toxina botulínica.

Os nitratos são substâncias doadoras de óxido nítrico, neurotransmissor responsável pelo relaxamento do esfíncter interno do ânus. O tratamento deve ser com creme de gliceril trinitrato a 0,2%, aplicado na região anal duas a três vezes ao dia, por 4 semanas, que resulta na diminuição das pressões de repouso e melhora da microcirculação da anoderme[40]. O creme de dinitrato de isossorbida a 0,2%, utilizado duas a três vezes ao dia, por 6 a 12 semanas, parece determinar, na primeira semana, melhora importante da dor e índices de até 88,2% de cicatrização da fissura após 12 semanas[41]. Como essas medicações podem ser responsáveis por efeitos colaterais, como cefaléia e hipotensão postural, o aumento da dose deve ser gradativo até os níveis recomendados.

Os bloqueadores de canal de cálcio para tratamento da fissura anal crônica apresentam resultados semelhantes aos nitratos, com a vantagem de causar menor índice de cefaléia. Entretanto, faltam estudos na literatura com seguimento a longo prazo desses pacientes, bem como estudos randomizados comparando os bloqueadores de canal de cálcio tópicos com os nitratos. Os bloqueadores de canal de cálcio são usados como solução tópica de nifedipina gel a 0,2% ou diltiazem tópico como gel a 2%. Outra forma é nifedipina oral na dose de 20mg, duas vezes ao dia, por 8 semanas.

Jost e Schimrigk[42] foram os primeiros a relatar o uso da toxina botulínica para tratamento da fissura anal, em 1993. Infiltra-se a toxina no esfíncter externo em cada lado da fissura, provocando a denervação química temporária das terminações nervosas pré-sinápticas na junção neuromuscular do esfíncter anal, que dura de 3 a 6 meses[43]. Essa terapia promove melhora do espasmo esfincteriano, permitindo a cicatrização da fissura sem causar dano permanente da musculatura esfincteriana, como ocorre na cirurgia. A dose utilizada é variável entre os diferentes estudos, indo de 5 a 20 unidades, injetadas no esfíncter anal externo de cada lado da fissura.

Jost[44] sugeriu dose de 5 unidades. Havendo recorrência da fissura, deve-se utilizar a mesma dose de 5 unidades. Maria et al.[45] relataram a utilização de 15 ou 20 unidades de toxina botulínica dentro do esfíncter interno do ânus, ocorrendo a cura da fissura após duas semanas em 43% dos casos submetidos à injeção de dose menor da toxina. Já o grupo de pacientes submetidos a doses maiores de injeção de toxina botulínica apresentou 68% de cura.

O emprego da toxina botulínica pode apresentar, como principais complicações, trombose de região perineal, incontinência anal transitória para gases e escape de fezes. O desenvolvimento de anticorpos contra a toxina se dá em, aproximadamente, 10% dos casos[44].

O tratamento cirúrgico da fissura anal pode ser por dilatação anal ou esfincterotomia. A técnica de dilatação anal foi reintroduzida em 1964, com sucesso variável de 87 a 100%[46]. Sohn et al.[47], em 1992, utilizaram dilatação anal pneumática com balão e a dilatação com retrator anal, com melhora da fissura anal em 94% dos casos. Essa técnica atualmente é pouco empregada em nosso meio, pois vários trabalhos demonstram índices variáveis de incontinência anal[48]. Além disso, a dilatação anal tem sido associada a defeitos esfincterianos, por vezes multifocais, demonstrados à ultra-sonografia endoanal, em índices de até 65%[48].

A técnica cirúrgica preconizada para o tratamento da fissura anal é a esfincterotomia lateral interna. Entre todos os tratamentos propostos, é ainda o que apresenta maior incidência de sucesso, com incidência de recidiva por volta de 3%[49], bem como com menor índice de incontinência anal.

DOENÇAS SEXUALMENTE TRANSMISSÍVEIS

As doenças sexualmente transmissíveis (DST) constituem grupo de doenças provocadas por patógenos que costumam acometer as estruturas genitais humanas, sendo transmitidas por contato sexual. Até pouco tempo, as DST eram relacionadas à prostituição, afetando, com maior freqüência, indivíduos do sexo masculino, adultos jovens, e também ligadas a níveis socioeconômicos mais baixos.

Com o crescimento da promiscuidade, independentemente do nível sociocultural, com as mudanças atuais no comportamento sexual e a própria falta de políticas mundiais adequadas de prevenção, surgiram novas doenças, como AIDS e reapareceram doenças que foram facilmente controladas no passado com o uso de antimicrobianos, como sífilis, cancro mole, gonorréia e herpes simples genital, todas encontradas em região anal.

A liberação da prática sexual associada ao coito por via anal (sodomia) e aos contatos oroanal e orogenital permitiu o aparecimento de flora bacteriana mista, surgindo bactérias em região anal ou genital que não eram anteriormente encontradas. Muitas doenças que não eram consideradas como DST passaram a o ser, como é o caso de amebíase, salmonelose e hepatite B.

A relação sexual anal é a forma mais comum de transmissão das DST em países ocidentais, acometendo não apenas indivíduos homossexuais. Nos Estados Unidos, estima-se que mais de 10% das mulheres utilizam a prática regular de sodomia[50].

O diagnóstico dessas doenças muitas vezes é difícil, pela presença de grande quantidade de microorganismos, sendo apenas alguns deles patogênicos.

Gonorréia

A gonorréia é causada por *Neisseria gonorrhoeae*, bactéria diplococa gram-negativa aeróbia intracelular, sendo assintomática em grande parte dos infectados. Apresenta período de incubação de 5 a 7 dias, provocando proctites e criptites. Nas mulheres, pode ocorrer auto-inoculação anorretal por infecção vaginal. Apenas 6% das mulheres apresentam gonorréia anorretal isolada[51].

Quando existem sintomas, eles podem se apresentar como tenesmo, prurido, quadro caracterizado por proctite inespecífica. De forma mais rara, pode-se evidenciar proctite intensa associada à criptite aguda mucopurulenta, restrita ao reto baixo, observada por anoscopia, o que permite a coleta de material para pesquisa de Gram, que costuma estar positivo em 34 a 79% dos casos[52]. A gonorréia pode-se manifestar mais raramente de forma disseminada, incluindo periepatite, meningite (síndrome de Waterhouse-Friderichsen), endocardite, pericardite e artrite gonocócica, sendo esta última a forma disseminada mais comum.

O tratamento deve ser iniciado de forma empírica com penicilina benzatina, 2.400.000 unidades, intramuscular, semanalmente, por duas semanas. Outra medicação que pode ser utilizada é a doxiciclina, 100mg por via oral, duas vezes ao dia por 7 dias[53]. A ciprofloxacina também pode ser empregada, bem como a eritromicina e a tetraciclina, 500mg de 6 em 6h, por via oral, por 15 dias. Os pacientes devem se abster de relação sexual durante o período de tratamento, em razão do alto risco de transmissão. Após uma semana do término do tratamento, os pacientes devem ser reexaminados para a confirmação da cura.

Linfogranuloma Venéreo

Doença causada pela bactéria intracelular gram-negativa *Chlamydia tracomatis,* o linfogranuloma venéreo (LGV) é a doença sexualmente transmissível mais comum nos Estados Unidos, com 3 milhões de infectados ao ano[54,55].

A proctite causada pela *Chlamydia* costuma ocorrer após 10 dias de contato sexual anal, podendo estar associada a outras DST, comumente à gonorréia. Tem 15 sorotipos conhecidos, sendo causadores de proctite os sorotipos D até K, enquanto os sorotipos L1, L2 e L3 são responsáveis pelo LGV[56]. Os pacientes que apresentam proctite por LGV costumam ter dor, tenesmo, febre e ulcerações de mucosa geralmente friável, semelhantes às da proctite por doença de Crohn. Apresentando propagação para as cadeias linfáticas regionais, promove a formação de adenites repletas de material purulento que drenam de forma espontânea, permitindo a formação de trajetos fistulosos. Quando não tratadas, as ulcerações retais podem provocar fístulas retovaginais ou retovesicais, estenoses e abscessos perianais.

A sigmoidoscopia permite a observação de mucosa retal com proctite granulomatosa não específica com eritema e ulcerações de mucosa, com secreção mucopurulenta de odor fétido e, mais tardiamente, estenose anal.

Deve-se sempre coletar material para exame bacteriológico de Frei, sendo inoculado o material purulento em meio de cultura. Outro exame a ser realizado é o teste de fixação do complemento, que se eleva apenas por volta de um mês após início dos sintomas. O diagnóstico diferencial do LGV deve ser feito entre abscesso de cripta, tuberculose, doença de Crohn, cancróide, sífilis e carcinoma.

O tratamento deve empregar tetraciclina por via oral, 500mg de 6 em 6h por, no mínimo, 21 dias[57]. Outra opção é a doxiciclina, 100mg por via oral, duas vezes ao dia[58].

Os abscessos devem ser drenados e as fístulas corrigidas após melhora do quadro agudo, da forma mais conservadora possível. As estenoses apresentam, muitas vezes, maior dificuldade de tratamento, em razão da ocorrência de estenoses múltiplas e podem eventualmente se estender até a flexura esplênica do cólon esquerdo, sendo confundidas com doença inflamatória ou neoplasia. Devem ser tratadas com antibioticoterapia e dilatações, podendo, em casos extremos, ser realizadas ressecções ou colostomias derivativas.

Cancróide

O cancróide ou cancro mole é causado por bacilos aeróbios gram-negativos denominados *Haemophilus ducreyi*. A doença pode acometer tanto a região anal como a genital externa, tendo como período de incubação de 2 a 7 dias.

O quadro clínico se inicia com a formação de múltiplas lesões vesiculares ou pústulas, evoluindo, em poucos dias, para lesões ulceradas dolorosas, de fundo purulento. Em aproximadamente 50% dos casos, pode haver linfadenomegalia inguinal dolorosa, geralmente unilateral, bem como linfonodos supurados[59].

O diagnóstico é feito pelo quadro clínico e confirmado por cultura e bacterioscopia das secreções, além do teste imunológico de intradermorreação (teste de Ito-Reenstierna).

O diagnóstico diferencial deve ser feito entre linfogranuloma venéreo, sífilis e donovanose.

O tratamento consiste na utilização de anti-sépticos locais, efetuando-se a limpeza das lesões com permanganato de potássio. Deve ser instituída antibioticoterapia sistêmica, podendo ser utilizada eritromicina na dose de 600mg, por via oral, duas vezes por dia, por período de 7 dias. Outra medicação que pode ser usada é o trimetoprim associado ao sulfametoxazol por via oral, duas vezes ao dia, também por 7 dias[60]. A tetraciclina também pode ser usada no tratamento do cancróide na dosagem de 500mg por via oral, de 6 em 6h, por 10 dias.

Donovanose

A donovanose, também denominada granuloma venéreo, é causada pelo bacilo gram-negativo *Calymmatobacterium granulomatis*, antes *Donovania granulomatis*, chamada de bactéria descoberta por Charles Donovan em 1905.

A doença tem período de incubação que varia de 7 a 80 dias. Apresenta, inicialmente, formação de nódulos subcutâneos que ulceram através da pele perianal e perineal, lesões indolores, que evoluem com intensa secreção purulenta local, associadas a infecções secundárias. Posteriormente, há formação de lesão granulomatosa vegetante, exuberante. Essas lesões podem levar à formação de fibrose local, causando, com freqüência, estenoses anorretais.

A biopsia das lesões confirma o diagnóstico, apresentando corpúsculos de Donovan, que são patognomônicos da doença.

O tratamento é com tetraciclina 500mg, por via oral, quatro vezes ao dia, por 7 dias. Pode ser utilizada gentamicina, 80mg, de 12 em 12h, por via intramuscular, por 7 dias[61].

Sífilis

A sífilis é uma DST endêmica de incidência crescente entre homossexuais, tendo como agente etiológico o *Treponema pallidum*, espiroqueta aeróbia[59]. Apresenta período de incubação que varia de 2 a 6 semanas, mas que pode ocorrer por período superior a 3 meses, mais raramente. Após a penetração do microorganismo por contato sexual anal, há disseminação sangüínea e linfática em poucas horas, sendo essa uma doença sistêmica.

A afecção pode se apresentar clinicamente de três formas. A primeira é denominada sífilis primária ou aguda. Caracteriza-se por quadro localizado, com lesões anorretais, acometendo mais a pele perianal e a borda anal, dificilmente afetando o canal anal e o reto. É observada pápula eritematosa de base endurecida denominada cancro duro (10 a 20% dos pacientes com sífilis primária podem não exibir essa lesão). Posteriormente, o cancro duro sofre necrose isquêmica, evoluindo para a formação de lesões ulceradas. Esse quadro promove pouca sintomatologia caracterizada por exsudação e pouca dor local, podendo ser confundida com quadros de fissura anal. Caso não se efetue o tratamento, as lesões ulceradas desaparecem de forma espontânea em 3 a 4 semanas.

A sífilis secundária, também chamada de subaguda, manifestando-se de um a dois meses após a forma aguda, corresponde à fase clínica sistêmica da doença, quando se formam lesões epidérmicas exantemáticas denominadas roséolas, mais evidentes em regiões plantares e palmares. Nessa fase da doença, podem surgir erupções maculopapulares em região perineal, que coalescem formando condilomas planos em região perianal, podendo ser confundidos com o condiloma acuminado. Proctite sem lesão anogenital também pode ser encontrada nessa fase[62]. Tanto a sífilis primária quanto a secundária se caracterizam por lesões infectantes.

A sífilis terciária é a forma mais rara de apresentação da doença, em razão do tratamento prévio ou da auto-imunidade adquirida pelos pacientes. Aparece mais de um ano após a fase subaguda da doença, podendo se apresentar por lesões ósseas, dermatológicas (lesões nodulares da derme), neurológica, por meio de meningites e lesões parenquimatosas, manifestações cardiovasculares (insuficiência aórtica, aneurisma de aorta torácica) e manifestações viscerais, como hepatite sifilítica.

O diagnóstico pode ser efetuado na fase primária por exame direto da secreção sob iluminação em campo escuro, sendo identificado o *Treponema pallidum*, ou por exame histopatológico das lesões.

Outra forma de diagnóstico é a sorologia, por reação do complemento ou pelo teste de VDRL (Venereal Disease Research Laboratories), na fase secundária da doença. O teste de anticorpo treponêmico fluorescente absorvido (FTAabs) é mais específico, detectando-se anticorpos grupo-específicos.

O tratamento deve ser realizado com penicilina benzatina, na dose 2,4 milhões de unidades intramusculares, uma vez por semana, por 4 semanas. Outra opção de tratamento é tetraciclina ou eritromicina na dose de 500mg, por via oral, a cada 6h, por 2 semanas. Os pacientes devem se abster de atividades sexuais durante o tratamento.

Após o tratamento, deve haver seguimento por VDRL a cada 3 meses, por um ano, devendo-se tornar soronegativo em até 12 semanas, se não ocorrer reinfecção.

Condiloma Acuminado

Condiloma acuminado é uma afecção provocada pelo papilomavírus humano (HPV, *human papillomavirus*), um DNA vírus de dupla-hélice, do grupo Papova, responsável por lesões de aspecto verrucoso. A principal forma de transmissão é o contato sexual. O HPV pode ser transmitido de forma não venérea, provocando lesões em outras partes do corpo, como verrugas em dedos e região plantar. Para o vírus infectar o hospedeiro, é necessário algum traumatismo do epitélio da pele ou da mucosa. O período de incubação da doença pode variar de 2 semanas a 8 meses.

O HPV apresenta mais de cinquenta subtipos identificados, sendo os subtipos 6, 11, 16 e 18 os mais comuns associados ao condiloma perianal. Os subtipos 6 e 11 estão relacionados a lesões benignas, enquanto os subtipos 16 e 18 estão associados a formas mais graves de lesões displásicas, bem como ao carcinoma invasivo[63]. Nos carcinomas anorretais em que o HPV é isolado, o gene do HPV está integrado ao cromossomo da célula maligna, ao passo que nos condilomas benignos o gene do HPV pode ser encontrado fora do cromossomo das células do hospedeiro[64].

O condiloma de região perianal é transmitido por contato sexual. A maioria dos casos de contaminação é de homens homossexuais[65], mas nem sempre a prática da sodomia é necessária para a transmissão do vírus. As lesões costumam ter aspecto verrucoso, muitas vezes desaparecendo espontaneamente, ou podem crescer e formar grandes massas vegetantes, avermelhadas ou esbranquiçadas, formando lesões em espelho, acometendo ambos os lados da região perianal. Essas lesões podem causar quadro clínico de desconforto perianal, associadas ou não a prurido, secreção ou sangramento.

O diagnóstico se faz por exame proctológico, devendo ser realizadas inspeção anal, anoscopia e retoscopia. Podem ser encontradas lesões em região perianal, canal anal e/ou retal. O exame histopatológico das lesões permite confirmação diagnóstica.

Nos serviços de urgência, é importante o diagnóstico diferencial do condiloma entre condiloma plano da sífilis secundária e neoplasias anorretais.

O tratamento do condiloma acuminado pode ser pelo método ablativo, por agentes químicos cáusticos e imunoterápicos.

As lesões pequenas podem ser tratadas com aplicação diária de podofilina a 20% em solução alcoólica, método químico que deve ser aplicado até o desaparecimento das lesões. Outra forma de tratamento químico é a aplicação local de 5-fluorouracila a 5% em creme[66].

As lesões extensas devem ser tratadas com laserterapia com dióxido de carbono, eletrocoagulação ou crioterapia sob anestesia local. A ressecção cirúrgica é reservada aos casos de condiloma gigante.

O tratamento imunoterápico pode ser com autovacinas ou aplicação de interferon-alfa intramuscular, diretamente sobre a lesão, ou associado à crioterapia ou outros métodos ablativos. A utilização de interferon-alfa 2 milhões de unidades intramusculares apresenta índices de remissão ao redor de 82%[41].

Trauma Anorretal

A incidência de lesões do intestino grosso corresponde a 15 a 20% dos casos de trauma abdominal em geral. O reto e o canal anal são menos acometidos por estarem em posição posterior, sob proteção dos ossos da pelve. Apesar dessa condição anatômica favorável, essa é uma região envolvida por importante estrutura muscular responsável pela continência fecal, que, quando lesada, promove repercussões desastrosas à qualidade de vida desses doentes. Outro fator relevante é ser uma região de passagem de conteúdo fecal, com diversos espaços perirretais, que, quando lesados, se tornam facilmente suscetíveis a infecções graves.

As causas dos traumas anorretais são variadas, freqüentemente associadas a traumatismos pélvicos por acidentes automobilísticos, queda, esmagamentos, lesões provocadas por grandes impactos, ocasionando extensas lacerações e avulsões perineais com grande destruição do assoalho pélvico. Outras lesões são atribuídas aos traumatismos penetrantes de abdome, pelve e períneo, causados por arma branca e arma de fogo. As lesões penetrantes por arma de fogo com freqüência provocam lesões concomitantes, como em trato geniturinário, artérias, veias e nervos adjacentes.

Os ferimentos anorretais podem ser por introdução de objetos através do ânus, pela prática do auto-erotismo ou empalamento, causando lesão mucosa ou perfuração de reto.

Os corpos estranhos ingeridos também podem provocar perfurações de reto, produzindo quadros de abdome agudo. Exemplo disso é a ingestão acidental de ossos de galinha, palitos e próteses dentárias. Pacientes psiquiátricos podem também apresentar quadros de perfuração de reto por ingestão de pregos, agulhas, parafusos e grampos.

Muitos traumas surgem por iatrogenia durante procedimentos proctológicos, urológicos, radiológicos, endoscópicos e tocoginecológicos.

Diagnóstico

A conduta diagnóstica e o tratamento dos pacientes com trauma anorretal requerem abordagem sistemática de forma rápida e eficiente, independentemente de ser trauma fechado ou penetrante. Esse atendimento é dividido em quatro fases de abordagem, preconizados pelo Comitê de Trauma do Colégio Americano de Cirurgiões[67]: (1) avaliação primária; (2) reanimação; (3) avaliação secundária e (4) cuidados definitivos.

Apenas após ter completado a avaliação primária, a reanimação e a reavaliação do paciente, deve-se iniciar a avaliação secundária, que consiste na verificação minuciosa dos pés à cabeça, permitindo a detecção de lesões que passaram despercebidas. Nessa fase, devem-se examinar as regiões abdominal e perineal. Se for possível, identificar, na anamnese, os prováveis mecanismos de trauma, o tempo decorrido do trauma até a chegada do paciente ao hospital, determinando a provável conduta a ser adotada.

Pacientes com trauma anorretal costumam apresentar dor de caráter contínuo, muitas vezes latejante, localizada no períneo, no canal anal, no reto e/ou no abdome. A dor também está associada às lesões intraperitoneais, em região infra-umbilical.

A dor abdominal difusa, nesses quadros, é mais rara e, quando presente, é freqüentemente associada à peritonite generalizada, sendo intensa, contínua e com sinais de reação peritoneal.

O exame físico deve incluir a inspeção minuciosa do períneo, do ânus e das nádegas, identificando lesões penetrantes, presença ou não de solução de continuidade, crepitações e hematomas. Deve ser realizado exame proctológico completo para identificação de ferimentos anorretais. Dos pacientes com ferimentos por arma de fogo que apresentam sangue ao toque retal, 80% portam lesões anorretais[68].

A maioria dos pacientes com lesões perianais tem intensa dor ao exame proctológico, que deve ser realizado sob anestesia, permitindo avaliação mais pormenorizada dessas lesões. O exame ginecológico deve ser realizado, em trauma de períneo, diante da suspeita de lesões anorretais, vulvares e vaginais, permitindo a identificação de lesões concomitantes.

Na investigação radiológica, deve-se obter radiografia simples de abdome, devendo ser incluídas as incidências: decúbito dorsal horizontal, ortostática, abrangendo cúpulas frênicas, bacia panorâmica e perfil da pelve, avaliando sempre possível pneumoperitônio, que pode ocorrer em perfuração de reto intraperitoneal. As diastases de sínfise púbica ou fraturas pélvicas devem ser identificadas, pois, em alguns casos, estão associadas a lesões retais[69].

Estudos contrastados com bário não são indicados a traumas anorretais, pois, havendo perfurações, pode surgir extravasamento de contraste baritado e fezes no retroperitônio ou na cavidade peritoneal, provocando casos graves de sepse.

A tomografia computadorizada helicoidal vem sendo utilizada com maior freqüência nos traumas pélvicos e anorretais, permitindo melhor identificação de fraturas e contusões, principalmente nos traumas complexos de pelve. Podem ser utilizados contrastes hidrossolúveis por via anal, sendo identificadas lesões e possíveis extravasamentos.

Tratamento

A maior parte das lesões do cólon é provocada por ferimentos penetrantes, atingindo cerca de 90% dos casos[70]. Os pacientes com diagnóstico ou suspeita de trauma de reto intraperitoneal devem ser submetidos à laparotomia exploradora. Diante da confirmação de perfuração do reto, o reparo primário dessas lesões é defendido pela maioria dos autores, podendo ser indicado a pacientes jovens que se apresentem em bom estado geral, com período de tempo transcorrido entre o trauma e a cirurgia inferior a 8h, em ferimentos pequenos que não necessitam de ressecção de parte do cólon e com vascularização preservada e não existindo contaminação fecal.

A colostomia de proteção deve ser indicada diante de peritonite fecal, lesões de múltiplos órgãos, lesões lacerantes ou externas do reto. A preferência é por colostomia em alça, quando possível. Essa colostomia de proteção permite o desvio do trânsito fecal da área que sofreu reparo, evitando possíveis complicações, como deiscências, fístulas e infecções locais.

A ressecção cirúrgica é reservada aos casos de lesões graves, com destruição da parede do reto, múltiplas perfurações, contaminação fecal maciça ou trauma vascular mesentérico. Essas ressecções podem ser seguidas por anastomose primária, fístula mucosa ou ressecção à Hartmann, esta última reservada às grandes lesões de sigmóide e reto alto, em razão de não ser possível a exteriorização da extremidade distal.

O tratamento clássico para as lesões de reto extraperitoneal é por colostomia proximal associada à drenagem pré-sacral. Atualmente, com o emprego de antibioticoterapia de amplo espectro, a conduta pode variar de acordo com o tamanho, a profundidade e o grau de contaminação dessas lesões.

Lesão de reto extraperitoneal menor que 3cm, superficial, única, atingindo até a camada muscular circular do reto, pode ser suturada primariamente após limpeza e reavivamento de suas bordas sem colostomia. As lesões extensas, maiores que 3cm, que ultrapassam a camada muscular circular do reto, devem ser debridadas, suturadas e com sigmoidostomia protetora.

Em lesões perineais complexas, deve ser priorizado o controle de hemorragias, com abordagem direta dos vasos sangrantes. Em casos de sangramentos maciços e incontroláveis, deve ser efetuada a compressão local com compressas, que devem ser retiradas após 24 a 48h. Após o controle do sangramento, deve-se realizar amplo debridamento dos tecidos desvitalizados e necróticos, associado à limpeza rigorosa de toda a região acometida pelo trauma. Faz-se colostomia derivativa, visando ao desvio do trânsito intestinal[71]. Outro aspecto importante a ser mencionado é a necessidade de revisões cirúrgicas programadas a cada dois dias, com nova limpeza e novos debridamentos, quando necessário[72].

Depois desses procedimentos, deve ser efetuada a estabilização das fraturas ósseas, sendo bem difundida a utilização de fixações externas em diáfises de sínfise púbica[73].

A antibioticoterapia também deve ser prontamente instituída, com antibióticos de amplo espectro, cobrindo bactérias gram-negativas, gram-positivas e anaeróbios.

REFERÊNCIAS BIBLIOGRÁFICAS

1. HANCOCK, B. D. Internal sphincter and the nature of hemorrhoids. *Gut*, v. 18, p. 651-655, 1977.
2. ARABI, Y.; ALEXANDER WILLIAMS, J.; KEIGHLEY, M. R. B. Anal pressures in hemorrhoids and anal fissure. *Am. J. Surg.*, v. 134, p. 608-610, 1987.
3. THOMPSON, W. H. F. The nature of hemorrhoids. *Br. J. Surg.*, v. 62, p. 529-552, 1975.
4. CORMAN, M. *Colon and Rectal Surgery*. Philadelphia: Lippincort Raven, 1998.

5. MAZIER, W. P.; LEVIEN, D. H.; LUCHTEFELD, M. A.; SENAGORE, A. J. *Surgery of the Colon, Rectum and Anus*. Philadelphia: WB Saunders, 1995.
6. MARQUES, C. F. Resultados imediatos do tratamento da doença hemorroidária interna pela fotocoagulação por radiação infravermelha e ligadura elástica: estudo prospectivo e randômico. São Paulo, 2001. Dissertação (Mestrado) – Faculdade de Medicina da Universidade de São Paulo, 2001.
7. STERN, H.; MCLEOD, R.; COHEN, Z.; ROSS, T. Ambulatory procedures in anorectal surgery. *Adv. Surg.*, v. 20, p. 217-244, 1987.
8. MILLIGAN, E. T.; MORGAN, C. N.; JONES, L. E. Surgical anatomy of the anal canal and the operative treatment of haemouhoids. *Lancet*, v. 2, p. 1119-1124, 1937.
9. FERGUSON, J. A.; HEATON, J. R. Closed haemouhoidectomy. *Dir. Colon Rectum*, v. 2, p. 176-179, 1959.
10. PARKS, A. G. The surgical treatment of haemorrhoids. *Br. J. Surg.*, v. 43, p. 337-351, 1956.
11. WHITEHEAD, W. The surgical treatment of haemorrhoids. *Br. Med. J.*, v. 1, p. 148-150, 1882.
12. LONGO, A. Treatment of hemorrhoids disease by reduction of mucosa and hemorroidal prolapse with circular suturing device: a new produce. Surgical treatment of mucosal prolapse and haemrrhoids by stapler. In: 6TH WORLD CONGRESS OF ENDOSCOPIC SURGERY, Jun. 1998. Rome. *Proceedings...*, 1998.
13. GANIO, E.; ALTOMARE, D. F.; GABRIELLI, F.; MILITO, G.; CAMITI, S. Prospective randomized multicentre trial comparing stapled with open haemouhoidectomy. *Br. J. Surg.*, v. 88, p. 669-674, 2001.
14. LINDSEY, I.; SMILGIN-HUMPHREYS, M. M.; GEORGE, B. D.; MONTENSEN, N. J. The role of anal ultrasound in the management of anal fistulas. *Colorectal Dis.*, v. 4, p. 118-124, 2002.
15. SCHOUTEN, W. R.; VAN VROONHOVEN. Treatment of anorectal abscesses with or without primary fistulotomy: results of a prospective randomized trial. *Dis. Colon Rectum*, P. 34, p. 60-63, 1991.
16. FOURNIER, J. A. Gangrene foudroyante de la verge. *Medecin Practique*, v. 4, p. 589-597, 1883.
17. VICK, R.; CARSON, C. C. Fournier's disease. *Urol. Clin. North Am.*, v. 26, p. 841-849, 1999.
18. LAUCKS II, S. S. Fourner's gangrene. *Surg. Clin. North Am.*, v. 74, p. 1339-1352, 1994.
19. EKE, N. Fournier's gangrene: a review of 1726 cases. *Br. J. Surg.*, v. 87, p. 718-728, 2000.
20. BEVANS, D.; WESBROOK, K.; THOMPSON, B. et al. Perirectal abscess: a potencially fatal illness. *Am. J. Surg.*, v. 126, p. 765, 1973.
21. HUBER, P.; KINACK, A.; SIMONTON, C. Necrozing soft-tissue infection from rectal abscess. *Dis. Colon Rectum*, v. 26, p. 507, 1983.
22. ENRIQUEZ, J.; MORENO, S.; DEVESA, M. et al. Fournier's syndrome of urogenital and anorrectal origin. *Dis. Colon Rectum*, v. 30, p. 33, 1987.
23. AHRENHOLZ, D. Necrozing soft-tissue infections. *Surg. Clin. North Am.*, v. 68, p. 199, 1988.
24. DIFALCO, G.; GUCCIONE, C.; D'ANNIBALE, A. et al. Fournier's gangrene following a perianal abscess. *Dis. Colon Rectum*, v. 29, p. 582, 1986.
25. KORKUT, M.; İÇOZ, G.; DAYANGAÇ, M.; AKGUN, E.; YENIANY, L.; ERDOGAN, O. Outcome analysis in patients with Fournier's gangrene: report of 45 cases. *Dis. Colon Rectum*, v. 46, p. 649-652, 2003.
26. DELLINGER, E. Severe necrotizing soft-tissue infections. *JAMA*, v. 246, p. 1717, 1981.
27. GAETA, M.; VOLTA, S.; MINUTOLI, A. Fournier gangrene caused by a perforated retroperitoneal appendix: CT demonstration. *AJR*, v. 156, p. 341, 1991.
28. OKIZUKA, H.; SUGIMURA, K.; YOSHIZAKO, T. et al. Fournier's gangrene: diagnosis based on MR findings. *AJR*, v. 158, p. 1173, 1992.
29. BARKEL, D.; VILLALBA, M. A reppraisal of surgical management in necrotizing perineal infections. *Am. Surg.*, v. 52, p. 395, 1986.
30. KHAN, S.; SMITH, N.; GONDER, M. et al. Gangrene of male external genitalia in a patient with colorectal disease. *Dis. Colon Rectum*, v. 28, p. 519, 1985.
31. LUCCA, M.; UNGER, H.; DEVENNY, A. Treatment of Fournier's gangrene with adjunctive hyperbaric oxygen therapy. *Am. J. Emerg. Med.*, v. 8, p. 385, 1990.
32. AGA. Technical review on the diagnosis and care of patients with anal fissure. *Gastroenterology*, v. 124, p. 235-245, 2003.
33. NORTHMANN, B. J.; SCHUSTER, M. M. Internal anal sphincter derangement with anal fissures. *Gastroenterology*, v. 67, p. 216-220, 1974.
34. HANCOCK, B. D. The internal sphincter and anal fissure. *Br. J. Surg.*, v. 64, p. 92-95, 1977.
35. FAROUK, R.; DUTHIE, G. S.; MACGREGOR, A. B.; BARTOLO, D. C. Sustained internal sphincter hypertonia in patients with chronic anal fissure. *Dis. Colon Rectum*, v. 37, p. 424-429, 1994.
36. SCHOUTEN, W. R.; BRIEL, J. W.; AUWERDA, J. J. Relationship between anal pressure and anodermal blood flow. The vascular pathogenesis of anal fissure. *Dis. Colon Rectum*, v. 37, p. 664-669, 1994.
37. GIBBISONS, C. P.; READ, N. W. Anal hypertonia in fissures: cause or effect? *Br. J. Surg.*, v. 73, p. 443-445, 1986.
38. SCHOUTEN, W. R.; BRIEL, J. W.; AUWERDA, J. J. Ischaemic nature of anal fissure. *Br. J. Surg.*, v. 83, p. 63-65, 1996.
39. JENSEN, S. L. Treatment of first episodes of acute anal fissure: prospective randomized study of lignocaine ointment versus hydrocortisone ointment or warm sitz baths plus bran. *Br. Med. J. (Clin. Res. Ed.)*, v. 292, p. 1167-1169, 1986.
40. LODER, P. B.; KAMM, M. A.; NICHOLLS, R. J.; PHILLIPS, R. K. Reversible chemical sphincterotomy by local application of glyceryl trinitrate. *Br. J. Surg.*, v. 81, p. 1386-1389, 1994.
41. SCHOUTEN, W. R.; BRIEL, J. W.; BOERMA, M. O.; AUWERDA, J. J.; WILMS, E. B.; GRAATSMA, B. H. Pathophysiological aspects and clinical outcome of intra-anal application of isosorbide dinitrate in patients with chronic anal fissure. *Gut*, v. 39, p. 465-469, 1996.
42. JOST, W. H.; SCHIMRIGK, K. Use of botulinum toxin in anal fissure [letter]. *Dis. Colon Rectum*, v. 36, p. 974, 1993.
43. JOST, W. H.; SCHIMRIGK, K. Therapy of anal fissure using botulin toxin. *Dis. Colon Rectum*, v. 37, p. 1321-1324, 1994.
44. JOST, W. H.; SCHRANK, B. Repeat botulin toxin injections in anal fissure. *Dig. Dis. Sci.*, v. 44, p. 1588-1589, 1999.
45. MARIA, G.; BRISINDA, G.; BENTIVOGLIO, A. R.; CASSETTA, E.; GUI, D.; ALBANESE, A. Botulinum toxin injections in the internal anal sphincter for the treatment of chronic anal fissure: long-term results after two different dosage regimens. *Ann. Surg.*, v. 228, p. 664-669, 1998.
46. WATTS, J. M.; BENNETT, R. C.; GOLIGHER, J. C. Stretching of anal sphincters in treatment of fissure-in-ano. *BMJ*, v. 342-343, 1964.
47. SOHN, N.; EISENBERG, M. M.; WEINSTEIN, M. A.; LUGO, R. N.; ADER, J. Precise anorectal sphincter dilatation – its role in the therapy of anal fissures. *Dis. Colon Rectum*, v. 35, p. 322-327, 1992.
48. NILSEN, M. B.; RASMUSSEN, O. O.; PEDERSEN, J. F.; CHRISTIANSEN, J. Risk of sphincter damage and anal incontinence after anal dilatation for fissure-in-ano. An endosonographic study. *Dis. Colon Rectum*, v. 36, p. 677-680, 1993.
49. JENSEN, S. L.; LUND, F.; NIELSEN, O. V.; TANGE, G. Lateral subcutaneous sphincterotomy versus anal dilatation in the treatment of fissure in ano in outpatients: a prospective randomized study. *BMJ (Clin. Res. Ed.)*, v. 289, p. 528-530, 1984.
50. VOELLER, B; AIDS and heterosexual anal intercourse. *Arch. Sex Behav.*, v. 20, p. 233-276, 1991.
51. STANSFIELD, V. A. Diagnosis and management of anorectal gonorrhea in women. *Br. J. Vener. Dis.*, v. 56, p. 319-321, 1980.
52. DEHERAGODA, P. Diagnosis of rectal gonorrhea by blind anorectal swabs compared with direct vision swabs taken via a proctoscope. *Br. J. Vener. Dis.*, v. 53, p. 311-313, 1977.
53. SCHWARCZ, S. K.; ZENILMAN, J. M.; SCHNELL, D. et al. National surveillance of antimicrobial resistance in Neisseria gonorrhoeae. *JAMA*, v. 264, p. 1413-1417, 1990.
54. MCCORMICK, W. M.; MARDH, P. Fifth international symposium on chlamydial infections. *Sex Transm. Dis.*, v. 9, p. 216-232, 1982.
55. SEXUALLY transmitted diseases: 1980 status report. *US Department of Health and Human Services Publication*, n. 81, p. 2213, 1981.
56. QUINN, T. C.; GOODELL, S. E.; MKRTICHIAN, E. E. et al. Chlamydia trachomatis proctitis. *N. Engl. J. Med.*, v. 305, p. 195-200, 1981.
57. HANSFIELD, H. H. Sexually transmitted disease. *Hosp. Pract.*, v. 17, p. 99-116, 1982.
58. RODIER, B.; CATALAN, F.; HARBAUN, A. Severe proctitis due to Chlamydia of serotype D. *Coloproctology*, v. 9, p. 341-344, 1987.
59. CATTERALL, R. D. Sexually transmitted diseases of the anus and rectum. *Clin. Gastroenterol.*, v. 4, p. 659-669, 1975.
60. BECK, D. E.; WEXNER, S. D. *Fundamentals of Anorectal Surgery*. New York: McGraw-Hill, 1992. p. 402-422.
61. BAKER, D. A. *Clinical Management of Sexually Transmitted Diseases*. Charlotte: Burroughs Welcome, 1989. Vol. 2 (Treatment and Management of STD's).
62. AKDAMARR, K.; MARTIN, R. J.; ICHINASE, H. Syphilitic proctitis. *Dig. Dis.*, v. 22, p. 701-704, 1977.
63. ERON, L. J. Human papillomavirus and anogenital disease. In: GORBACH, S. L.; BARTLETT, J. G.; BLACKLOW, N. R. (eds.). *Infectious Disease*. Philadelphia: WB Saunders, 1992. p. 852- 856.
64. MARCET, J. E. Human papiloma virus. *Seminars in Colon and Rectal Surgery*, v. 3, p. 239-246, 1992.
65. BROWN, D. R.; FIFE, K. H. Human papilloavirus infections of the genital tract. *Med. Clin. North Am.*, v. 74, p. 1455-1485, 1990.
66. WALLIN, J. 5-Fluoracil in the treatment of penile and urethral condylomata acuminate. *BMJ*, v. 53, p. 527-528, 1977.
67. COMMITTEE ON TRAUMA, AMERICAN COLLEGE OF SURGEONS. *Advanced Trauma Life Support*. Chicago: American College of Surgeons, 1981.
68. MANGEANTE, E. C.; GRAHA, A. D.; FABIAN, T. C. Rectal gunshot wounds. *Am. Surg.*, v. 52, p. 37, 1986.
69. BERMAN, A. T.; TOM, L. Traumatic separation of the pubic symphysis with associated fatal rectal tear: a case report and analysis of mechanism of injury. *J. Trauma*, v. 14, p. 1060, 1974.
70. HADDAD, J. Ferimentos do intestino grosso. *Ars Curandi*, Out. 1973.
71. BIROLINI, D.; STEINMAN, E.; UTIYAMA, E. et al. Open pelvicperineal trauma. *J. Trauma*, v. 30, p. 492-495, 1990.
72. MAULL, K. L.; SACHATELLO, C. R.; ERNEST, C. B. The deep perineal laceration and injury frequently associated with open pelvic fractures: a need for aggressive surgical management. *J. Trauma*, v. 17, p. 185, 1977.
73. MUCHA JR., P.; TIMOTHY, J. W. Hemorrhage in major pelvic fractures. *Surgical Clinics of North America*, v. 68, 757, 1988.

BIBLIOGRAFIA COMPLEMENTAR

SCHONFELD, A.; SCHATTNER, A.; CRESPI, M. Intramuscular human interferon-beta injections in treatment of condyloma acuminate. *Lancet*, v. 1, p. 1038-1041, 1984.
STEIN, H.; MC LEOD, R.; COHEN, Z.; ROSS, T. Ambulatory procedures in anorretal surgery. *Adv. Surg.*, v. 20, p. 217-244, 1987.

Capítulo 25

Urgências Cirúrgicas em Doenças Inflamatórias Intestinais

Magaly Gemio Teixeira

Apêndice Normal ou Doente Associado a Ileíte Grave	285
Apêndice Doente sem Ileíte Grave	285
Apêndice Normal com Ileíte Discreta	285

As doenças inflamatórias intestinais, em geral, têm evolução lenta. O diagnóstico é estabelecido, em média, dois a três anos após o início da sintomatologia, mesmo em centros médicos especializados. A maioria dos doentes é submetida a tratamento cirúrgico, quando indicado, em caráter eletivo. No entanto, as doenças inflamatórias intestinais podem se manifestar pela primeira vez como quadro agudo, situação em que o diagnóstico é estabelecido no intra-operatório. Outros doentes desenvolvem complicações ao longo do tratamento que obrigam a intervenções de urgência.

Há alguma diferença entre a doença de Crohn e a retocolite ulcerativa quanto às indicações para tratamento cirúrgico de urgência.

Na doença de Crohn, a indicação, em caráter de urgência, mais freqüente é abdome agudo inflamatório. O diagnóstico diferencial com apendicite, quer se saiba ou não do diagnóstico prévio de doença inflamatória intestinal, é extremamente difícil, senão impossível, justificando em alguns casos a laparotomia exploradora. O diagnóstico é estabelecido na apendicectomia em 20% dos doentes com enterite de Crohn[1]. A conduta nessa situação varia de acordo com os achados cirúrgicos. Pode-se deparar com uma das seguintes situações.

APÊNDICE NORMAL OU DOENTE ASSOCIADO A ILEÍTE GRAVE

A conduta consiste em ressecção do íleo terminal, apêndice e ceco com anastomose primária entre íleo e cólon ascendente. A morbidade desse procedimento é baixa. Opta-se pela anastomose látero-lateral com grampeador. O procedimento é rápido, a contaminação mínima e, a anastomose, ampla. A recorrência macroscópica no intestino delgado pode ser detectada em 6 meses e, a do cólon, em até 2 anos. A anastomose ampla impedirá que o doente desenvolva sinais de suboclusão durante a evolução. Aspecto importante a ser comentado é a necessidade de examinar todo o intestino delgado e o grosso no intra-operatório, antes da anastomose. A doença de Crohn caracteriza-se pelo acometimento salteado e a associação com eventual estenose no cólon poria em risco a anastomose íleo-cólica.

APÊNDICE DOENTE SEM ILEÍTE GRAVE

Procede-se à apendicectomia. A doença de Crohn restrita ao apêndice é rara, mas apresenta bom prognóstico. O quadro caracteriza-se por dor no quadrante inferior direito do abdome, náuseas, febre e leucocitose. Excepcionalmente, pode ser causa de enterorragia[2]. Eventualmente, pode-se palpar massa na fossa ilíaca direita. O curso clínico pode ser protraído.

APÊNDICE NORMAL COM ILEÍTE DISCRETA

Pode-se proceder à apendicectomia ou não. A realização de apendicectomia pode implicar eventual deiscência do coto apendicular. Por outro lado, a não realização, principalmente com incisão de McBurney, pode trazer problemas para o doente, no futuro, caso desenvolva apendicite. Essa conduta só poderá ser adotada se o médico fizer um laudo para que o doente possa apresentar quando procurar serviço de emergência, se manifestar novos surtos de abdome agudo.

Outra complicação freqüente na doença de Crohn é a formação de abscessos, que pode ocorrer em até 10% dos doentes[3]. Se possível, deve-se proceder à drenagem percutânea por ultra-sonografia ou tomografia computadorizada, para se operar ulteriormente o doente em condições eletivas. Quando essa drenagem não for possível ou satisfatória, o doente deverá ser submetido à laparotomia exploradora.

As demais causas de abdome agudo são comuns às duas doenças, embora com incidências variáveis.

A hemorragia maciça tende a ser mais freqüente na doença de Crohn. Pode surgir de lesões no intestino delgado ou no cólon. O grande problema nesse caso é a identificação do local de sangramento, principalmente em doentes que apresentam enterocolite. A colonoscopia é considerada o método de escolha para a identificação do sangramento colônico. No sangramento agudo, seu êxito depende do grau de preparo intestinal e da experiência do endoscopista. O preparo do cólon pode ser feito rapidamente com manitol a 10% por via oral ou por sonda, por lavagem retrógrada ou transcolonoscópica. Eventualmente, o exame poderá ser realizado sem preparo, uma vez que o sangue é catártico. A colonoscopia poderá mostrar a lesão com sangramento ativo ou coágulo aderido à lesão com sangue fresco ao redor. Na doença inflamatória intestinal, a intensidade das lesões dificulta a avaliação do ponto de sangramento e, na doença de Crohn, eventuais áreas de estenose podem impedir a progressão do aparelho. Caso a colonoscopia não consiga identificar o local de sangramento, e este persistir, indica-se a angiografia. A acurácia do método é de 40 a 60%. No entanto, depende de profissionais experientes, nem sempre disponíveis na urgência e de sangramento mínimo de 0,2 a 0,5mL/min. Exames contrastados, como enema opaco e/ou trânsito intestinal, são contra-indicados à hemorragia digestiva baixa (HDB), uma vez que impossibilitam a realização de outros exames, não identificam a lesão sangrante e podem induzir a erro diagnóstico, devendo ser utilizados apenas na elucidação diagnóstica do sangramento crônico. Caso não se consiga a identificação das áreas de sangramento antes da operação, pode-se fazer enteroscopia intra-operatória. Quanto ao uso da cápsula endoscópica para identificação da área de sangramento, é importante lembrar que, na doença de Crohn, as estenoses são freqüentes e a cápsula pode impactar em uma dessas áreas, resultando em quadro obstrutivo.

Na retocolite ulcerativa, a conduta é mais fácil de ser tomada. Em geral, o sangramento é difuso e implicará colectomia total, sepultamento do reto e ileostomia terminal. O único cuidado é avaliar se o segmento retal remanescente apresenta sangramento importante o bastante para justificar sua ressecção. Pode-se realizar retocolectomia total com reservatório ileal e anastomose íleo-anal na urgência, mas essa conduta implica ter, à disposição, equipe familiarizada com o procedimento, devendo o doente apresentar condições clínicas mínimas para suportar o procedimento.

As estomias devem ser indicadas apenas nos casos de peritonite, uma vez que são acompanhadas de grande número de complicações. Em se tratando de doença de Crohn, são sede de recorrência da doença obrigando a reintervenções cirúrgicas. Após resolução da urgência, deve-se programar a reconstrução do trânsito intestinal no menor espaço de tempo possível para evitar que se instale colite e/ou retite de desuso. Esta pode dificultar o diagnóstico diferencial entre doença de Crohn e retocolite ulcerativa e, pela sua intensidade, deixar o cirurgião temeroso de proceder à reconstrução do trânsito, obrigando o doente a conviver com a estomia indefinidamente. A persistência do reto doente produz dor e perda de secreção purulenta, obrigando à proctectomia. Quando se optar pela não realização da proctectomia, o cirurgião deve ter sempre em mente a possibilidade da malignidade e, portanto, proceder a exame proctológico de rotina.

O abdome agudo obstrutivo é complicação pouco freqüente. Pode ser resultado de áreas de estenose em qualquer localização e, portanto, mais comumente encontrado em doença de Crohn. Mas não devem ser esquecidas outras causas de obstrução, como tentativa do intestino delgado de bloquear áreas perfuradas, obstrução por câncer associado à doença inflamatória intestinal de longa duração ou mesmo aderências por operações prévias.

O megacólon tóxico caracteriza-se por dilatação total ou segmentar do cólon associada à toxemia sistêmica. Trata-se de complicação potencialmente letal conseqüente à agressão intensa ao intestino grosso. Ocorre com maior freqüência em associação com retocolite ulcerativa e doença de Crohn. A forma fulminante pode se constituir na primeira manifestação da doença ou ser resultante da progressão do processo inflamatório colônico prévio. A incidência de megacólon tóxico em doentes com retocolite ulcerativa é de aproximadamente 10%[4]. A dificuldade diagnóstica entre colite de Crohn e retocolite ulcerativa impede a avaliação exata da incidência do megacólon tóxico na doença de Crohn.

Outras causas de megacólon tóxico têm sido descritas em associação com infecção bacteriana, parasitária, viral, neoplásica e outras causas diversas menos freqüentes. Entre as causas bacterianas relatadas na literatura, estão a colite pseudomembranosa por *C. difficile*, salmonelose, shigelose, infecção por *Campylobacter jejuni*[5] e por *Yersinia*. A etiologia parasitária inclui *Entamoeba histolytica* e *Cryptosporidium*. Como causa viral, devem-se destacar a colite induzida por citomegalovírus e a associação em doentes com síndrome de imunodeficiência adquirida (AIDS). Estudo recente em dezoito doentes com megacólon tóxico demonstrou que doze apresentavam colite pseudomembranosa; quatro, retocolite ulcerativa e dois, colite por citomegalovírus. Desses dezoito doentes, onze eram portadores de AIDS[6]. A infecção por citomegalovírus também é responsável pela precipitação de megacólon tóxico em doentes com doença inflamatória intestinal. As neoplasias relacionadas ao megacólon tóxico são o sarcoma de Kaposi e os linfomas. Entre causas diversas pouco freqüentes, estão a colite pseudomembranosa secundária a tratamento com metotrexato e a colite isquêmica[7].

Os sinais e sintomas incluem aumento do número das evacuações, que se tornam líquidas e acompanhadas de sangue, febre superior a 38,6°C, taquicardia acima de 100bpm, dor abdominal em cólica, tenesmo, palidez, leucocitose, desidratação ou choque. O exame abdominal pode mostrar distensão, dor à palpação, localizada ou difusa, com ruídos ou não, dependendo da fase evolutiva em que o doente for examinado. Ocorre dilatação do cólon transverso superior a 7cm conseqüente a inflamação e destruição da musculatura colônica e/ou plexos nervosos mioentéricos e submucosos. O estudo histológico mostra inflamação aguda de todas as camadas do cólon com graus variáveis de degeneração de miócitos, necrose e substituição por tecido de granulação infiltrado por linfócitos, neutrófilos, linfócitos e plasmócitos[7]. As fibras musculares estão encurtadas e arredondadas. Pode haver preservação da submucosa e dos plexos mioentéricos.

A ulceração transmural pode determinar perfuração do cólon mesmo na ausência de dilatação colônica, podendo ou não ser bloqueada pelo epíplon ou outras estruturas próximas ou extravasar para a cavidade peritoneal, determinando peritonite.

A endotoxemia ou choque é conseqüência das toxinas liberadas na circulação sistêmica e resulta em hipoperfusão, isquemia tecidual, falência de múltiplos órgãos, hipotensão e estado hiperdinâmico.

Os achados laboratoriais mais comuns são anemia, leucocitose maior que 10.500/mm³, hipoalbuminemia menor que 3,0g/dL, hipogamaglobulinemia, hiponatremia, hipocalemia, hipocloremia e hipoprotrombinemia.

A radiografia simples do abdome fornece informações importantes. É possível caracterizar o espessamento das haustrações que tendem a desaparecer à medida que se acentua a dilatação do cólon. Essa dilatação inicia-se normalmente na flexura esplênica e se estende em direção proximal ao cólon transverso, podendo ou não chegar até o ceco. A perfuração, se já tiver ocorrido, poderá ser diagnosticada pelo ar livre ou delineando os bordos do cólon, indicando perfuração tamponada.

Em face da suspeita de megacólon tóxico, o enema opaco é contra-indicado, porque poderá ser a causa de perfuração ou, se esta já estiver presente, determinar peritonite por bário, de conseqüências gravíssimas.

A colonoscopia tem sido contra-indicada, pelo risco de perfuração. Nota-se, entretanto, tendência moderna a indicá-la a casos especiais. Deve ser realizada por especialistas altamente treinados depois de confirmada a ausência de perfuração, detectável por radiografia simples do abdome.

Quanto à colonoscopia virtual, desconhece-se qual será seu papel na avaliação do megacólon tóxico[8].

A retossigmoidoscopia cuidadosa e sem insuflação de ar poderá ser realizada. Úlceras, friabilidade, sangramento e supuração corroboram o diagnóstico. O exame permite a coleta de biopsias e culturas, principalmente para se estabelecer o diagnóstico diferencial com colite por *C. difficile*. O diagnóstico diferencial entre retocolite ulcerativa e colite de Crohn é desnecessário, uma vez que o tratamento na fase aguda é o mesmo.

A tomografia computadorizada pode mostrar dilatação colônica com ar ou líquido intraluminal, contornos colônicos distorcidos, perda de haustrações, perfuração e complicações, como trombose séptica do sistema porta[6]. A tomografia computadorizada é útil na detecção de complicações abdominais contribuindo, portanto, para o manejo desses doentes.

O tratamento imediato será sempre clínico, com o objetivo de estabilizar o doente. Deve-se passar sonda nasogástrica, com o intuito de tentar diminuir ou, pelo menos, impedir que se acentue a distensão abdominal. É importante obter acesso venoso central para hidratação, correção das alterações hidroeletrolíticas e transfusão sangüínea, se necessário. A antibioticoterapia de amplo espectro objetiva reduzir as complicações sépticas e da peritonite, caso ocorra perfuração intestinal. Confirmando-se doença inflamatória intestinal, deve-se introduzir terapêutica com corticosteróides. É importante lembrar que o uso de corticosteróides em doses altas pode mascarar eventual perfuração do cólon.

A introdução da ciclosporina no tratamento da retocolite fulminante representou marco importante no tratamento clínico, conseguindo adiar a operação em número significativo de doentes. É preciso lembrar que o tratamento com ciclosporina pode apresentar efeitos colaterais relevantes se o doente apresentar hipocolesterolemia, hipomagnesemia e/ou insuficiência renal. Mesmo na ausência dessas situações, o tratamento com ciclosporina pode se associar a riscos. Não há consenso na literatura, até o momento, sobre esses riscos serem válidos ou se seria melhor indicar tratamento cirúrgico precoce aos doentes não responsivos ao tratamento clínico convencional.

Medidas profiláticas devem ser administradas para proteção gástrica, com bloqueadores de hidrogênio e para trombose venosa profunda (TVP), com o uso de botas pneumáticas ou heparina subcutânea em baixa dose.

A monitoração contínua do doente é obrigatória. Deve incluir exames clínico, laboratorial e radiológico, de 12/12h.

Os resultados atuais similares dos tratamentos clínico e cirúrgico trouxeram novo problema ao manejo desses doentes: predizer quais deles se beneficiariam mais com um ou outro tratamento.

O objetivo do tratamento cirúrgico é remover a causa do quadro clínico, ou seja, o cólon, de forma a produzir mínimas morbidade e mortalidade. O tratamento cirúrgico ideal consiste na colectomia total, fechamento do reto remanescente e ileostomia terminal. Se possível, o epíplon deve ser preservado, para evitar que o intestino delgado se fixe à incisão cirúrgica, dificultando a laparotomia ulterior. Eventualmente, ele pode colaborar para bloquear deiscência do reto remanescente. Caso esteja aderido ao cólon, deve-se evitar seu descolamento, pela probabilidade de estar bloqueando perfuração, para não contaminar a cavidade. Durante a colectomia, deve-se preservar a artéria íleo-cólica, para tornar possível a feitura de reservatório ileal e anastomose íleo-anal em procedimento futuro. Quando o segmento distal está muito alterado e não há possibilidade de seu fechamento, pode-se exteriorizar o cólon sigmóide como fístula mucosa, com maturação precoce ou não, dependendo da sua viabilidade[9].

Colectomia total, fechamento do reto e ileostomia terminal têm a vantagem de preservar as opções para reconstrução do trânsito em segundo tempo, além de permitir estudo cuidadoso da peça, com o objetivo de selecionar a operação mais indicada ao doente. Por outro lado, implica necessidade de outro procedimento cirúrgico, além de representar maior risco de complicações pelo reto preservado[9].

As complicações desse procedimento cirúrgico são, em geral, de natureza infecciosa, na incisão e/ou como sepse intra-abdominal. O reto remanescente pode continuar sangrando, drenando secreções e causando tenesmo. Raramente o sangramento é importante o suficiente para colocar a vida do doente em risco. São complicações que causam desconforto, mas que serão resolvidas quando se restabelecer o trânsito intestinal.

A reconstrução do trânsito será feita ulteriormente em condições eletivas. A reconstrução poderá ser feita por anastomose íleo-retal, se o reto estiver preservado, situação raramente encontrada, ou por reservatório ileal e anastomose íleo-anal. Caso seja impossível a reconstrução do trânsito intestinal, deve-se ressecar o reto remanescente, permanecendo o doente com ileostomia definitiva.

Alguns autores, no entanto, advogam a feitura da retocolectomia com anastomose íleo-anal e reservatório ileal em doentes com colite fulminante, hemodinamicamente estáveis e sem megacólon tóxico[10].

Em conclusão, pode-se afirmar que o tratamento ideal para o megacólon tóxico ainda não existe. Não há meio seguro de predizer qual a melhor opção inicial de tratamento, clínico ou cirúrgico, para um determinado doente. No entanto, deve-se iniciar o tratamento pelas medidas medicamentosas, desde que o doente não apresente enterorragia maciça ou perfuração colônica. O paciente deve ser cuidadosamente observado e a operação realizada assim que se diagnosticar piora do quadro clínico.

A segunda causa mais comum de indicação de tratamento cirúrgico na urgência são as complicações dos procedimentos cirúrgicos realizados. Esse número elevado justifica-se pela gravidade da doença, estado geral ruim dos doentes e condutas inadequadas.

Finalmente, devem-se citar as complicações motivadas pelas manifestações perianais da doença de Crohn. Havendo abscessos, deve-se proceder à drenagem, sem o intuito de localizar trajetos fistulosos. Se o doente já tiver sido submetido à proctectomia, a drenagem deve ser superficial, pelo risco de perfurar alça intestinal aderida à pelve.

REFERÊNCIAS BIBLIOGRÁFICAS

1. LINDHAGEN, T.; EKELUND, G.; LEANDOER, L. et al. Crohn's disease in a defined population: course and results of surgical treatment. I. Small bowel disease. *Acta Chir. Scand.*, v. 149, p. 407-413, 1983.
2. LIMA JR., S. E.; SPERANZINI, M. B.; GUIRO, M. P. Doença de Crohn isolada do apêndice cecal como causa de enterorragia. *Arq. Gastroenterol.*, v. 41, p. 60-63, 2004.
3. YAMAGUCHI, A.; MATSUI, T.; SAKURAI, T. et al. The clinical characteristics and outcome of intraabdominal abscess in Crohn's disease. *J. Gastroenterol.*, v. 39, p. 441-448, 2004.
4. MARION, J. F.; PRESENT, D. H. The modern medical management of acute, severe ulcerative colitis. *Eur. J. Gastroenterol. Hepatol.*, v. 9, p. 831-835, 1997.
5. SCHNEIDER, A.; RUNZI, M.; PEITGEN, K. et al. Campylobacter jejuni-induced severe colitis- a rare cause of toxic megacolon. *Z. Gastroenterol.*, v. 38, p. 307-309, 2000.
6. IMBRIACO, M.; BALTHAZAR, E. J. Toxic megacolon: role of CT in evaluation and detection of complications. *Clin. Imaging*, v. 25, p. 349-354, 2001.
7. SHEH, S. G.; LAMONT, J. T. Toxic megacolon. *Lancet*, v. 35, p. 509-513, 1998.
8. MODIGLIANI, R. Medical management of fulminant colitis. *Inflam. Bowel Dis.*, v. 8, p. 129-134, 2002.
9. TEIXEIRA, M. G.; MÜLLER, M. P. Cirurgia na retocolite ulcerativa grave: primeira ou última opção? In: CASTRO, L. P.; SAVASSI-ROCHA, P. R.; LACERDA FILHO, A.; CONCEIÇÃO, A. S. *Tópicos em Gastroenterologia*. Rio de Janeiro: Medsi, 2001. p. 95-99.
10. ZIV, Y.; FAZIO, V. W.; CHURCH, J. M. et al. Safety of urgent restorative proctocolectomy with ileal pouch-anal anastomosis for fulminant colitis. *Dis. Colon Rectum*, v. 38, p. 345-349, 1995.

Capítulo 26

Urgências Cirúrgicas em Pediatria

Luiz Augusto Romão ♦ Fausto Archero Ferrari

Introdução	289
Trauma Pediátrico	**289**
Características Individuais da Infância	289
Características Anatômicas e Funcionais	290
Princípios Gerais do Atendimento da Criança Politraumatizada	290
Exames Auxiliares para Diagnóstico	293
Equipamentos	293
Conclusão	293
Afecções Cirúrgicas de Urgência em Crianças	**294**
Criança com Vômitos	294
Criança com Dor Abdominal	295
Criança com Sangue nas Fezes	296
Criança com Massa Abdominal	297
Neoplasias	297

INTRODUÇÃO

As urgências cirúrgicas em crianças constituem grande capítulo que, por si só, poderiam ser o escopo para se escrever um livro bastante volumoso. Procurar-se-á abordar as afecções mais freqüentes que aparecem em pronto-socorro geral, a fim de propiciar ao médico plantonista, não especializado, uma visão prática para conduzir e orientar tais casos.

Assim, será feita uma análise das afecções por faixas etárias, uma vez que há relação estreita entre os vários tipos de doenças e a idade das crianças. As faixas etárias compreendem: (1) período neonatal (do nascimento ao primeiro mês); (2) lactente (1 mês a 2 anos); (3) primeira infância (2 a 5 anos) e (4) segunda infância (5 a 18 anos).

Inicialmente, será abordado o trauma na criança de maneira geral, procurando enfatizar os cuidados iniciais – diagnóstico e tratamento de urgência. Posteriormente, serão tratadas as afecções de urgência cirúrgica em Pediatria.

TRAUMA PEDIÁTRICO

O conceito de que traumatismos são secundários ao acaso e ao infortúnio é errôneo e prejudicial. Ao contrário, na maioria das vezes estes são previsíveis e seguem padrões determinados, influenciados pelo meio ambiente e pelo tipo de atividade do indivíduo.

Os traumatismos na infância, da mesma forma, seguem padrões específicos, influenciados pela idade, pelo sexo, pelo local de moradia, pela hora do dia e pelo clima.

O trauma continua sendo a causa mais freqüente de morte e invalidez na infância. Aproximadamente 22 milhões de crianças são vítimas de trauma a cada ano nos Estados Unidos, ou seja, uma em cada três crianças norte-americanas sofre algum tipo de traumatismo durante a infância.

Nos países desenvolvidos, os acidentes automobilísticos e os atropelamentos são as principais causas dos traumatismos na infância, sendo responsáveis por metade das mortes. Também com grande participação aparecem os afogamentos, os incêndios domésticos e os homicídios. Embora as quedas sejam causas comuns de trauma, elas raramente resultam em morte.

Nos grandes centros urbanos, é possível identificar dois tipos distintos de violência na infância: um que atinge a criança menor, representado pelo espancamento infantil e outro, atingindo adolescentes e adultos jovens, representado pelo homicídio e pelos acidentes com armas de fogo. Assustadoramente, os homicídios são a principal causa de óbito na população brasileira acima dos quinze anos.

Características Individuais da Infância

Tamanho e Forma

Em razão da menor massa corporal da criança, a energia de impacto ocasionado pelo agente agressor é maior; além disso, a criança apresenta menos tecido adiposo, menos tecido conectivo elástico e maior proximidade entre os órgãos. Com isso, justifica-se a freqüência elevada de lesões de múltiplos órgãos observadas na população pediátrica.

Esqueleto

O esqueleto das crianças tem calcificação incompleta, contém múltiplos núcleos de crescimento ativo e é mais flexível. Por essas razões, freqüentemente ocorrem lesões de órgãos internos sem fraturas concomitantes dos ossos que os envolvem.

Superfície Corporal

A relação entre a superfície corporal e o volume da criança é maior ao nascimento e diminui com o desenvolvimento. Conseqüentemente, a energia térmica perdida é importante fator de agressão. A hipotermia pode se instalar rapidamente e complicar o atendimento da criança com hipotensão.

Estado Psicológico

A criança, em razão de sua instabilidade emocional, apresenta regressão de comportamento psicológico quando o estresse, a dor ou outras ameaças passam a fazer parte do seu ambiente.

A capacidade que ela tem de interagir com indivíduos estranhos ao seu convívio em situações difíceis é muito limitada, de forma que é extremamente difícil obter história adequada da criança e fazer com que ela colabore durante o exame físico, principalmente quando a manipulação ocasiona dor. O médico que compreender essas características e estiver disposto a agradar e a acalmar a criança traumatizada terá melhores condições de estabelecer um bom relacionamento. Isso facilitará a melhor avaliação do trauma psíquico, bem como do físico.

Características Anatômicas e Funcionais

A criança apresenta peculiaridades anatômicas e fisiológicas que diferem das do adulto. A cabeça é proporcionalmente maior que a de um adulto, em relação a tronco e membros. O ponto médio de sua altura é o umbigo, enquanto, no adulto, é a sínfise púbica. Em conseqüência, as forças geradas por um impacto são distribuídas por uma superfície menor, mas que comporta maior número de tecidos e órgãos. Nos traumatismos múltiplos de crianças, o cranioencefálico (TCE) está presente em mais de 50% dos casos.

O pescoço da criança é curto, possuindo musculatura pouco desenvolvida para a sustentação do segmento cefálico de grandes proporções. As facetas cervicais são orientadas horizontalmente e os ligamentos cervicais são mais elásticos. Essas características levam a uma mobilidade excessiva da coluna, favorecendo o aparecimento de lesões da medula espinal, por vezes sem anormalidades visíveis à radiografia da coluna cervical.

O conhecimento das diferenças anatômicas das vias aéreas é de fundamental importância, pois sua manipulação adequada é fator decisivo para a sobrevida da criança gravemente acidentada. Existem basicamente cinco diferenças anatômicas da via aérea de uma criança comparada com a de um adulto.

- Na criança, a laringe é mais alta, localizada entre C3 e C4, enquanto no adulto localiza-se no nível de C5. Como conseqüência, as cordas vocais aparecerão mais anteriorizadas à laringoscopia.
- A língua, na criança, ocupa espaço maior na orofaringe, favorecendo a obstrução alta da via aérea quando ela é posicionada em decúbito dorsal ou se a mandíbula for manipulada de forma imprópria para administração da máscara de oxigênio.
- A epiglote da criança é mais curta e flexível, possuindo angulação mais aguda com o eixo da traquéia, o que dificulta a adequada visualização das cordas vocais.
- As cordas vocais são mais cartilaginosas e distensíveis, sendo facilmente lesadas durante a intubação.
- O menor diâmetro da via aérea da criança é o anel cricóide, portanto, um tubo endotraqueal aparentemente adequado no nível das cordas vocais, poderá estar apertado na região subglótica e provocar estenose da região.

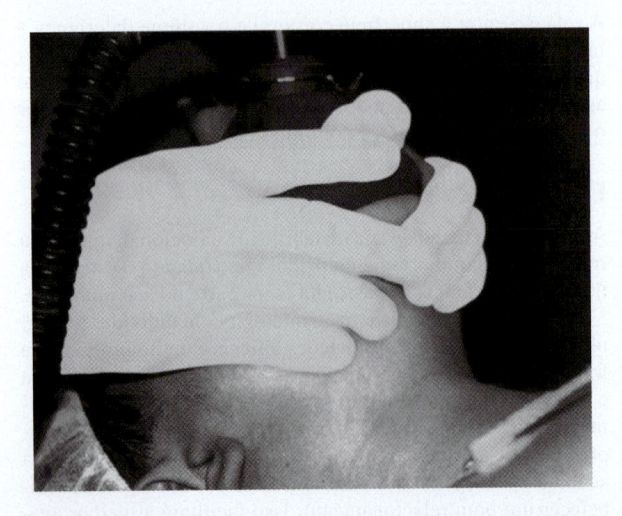

Figura 26.1 – Manutenção das vias aéreas (elevação da mandíbula).

Princípios Gerais do Atendimento da Criança Politraumatizada

Os princípios e a seqüência lógica e ordenada para realizar o primeiro atendimento são bem estabelecidos e ensinados em cursos que seguem os moldes do Advanced Trauma Life Support (ATLS) e Pediatric Advanced Life Support (PALS).

Essa seqüência ordenada de atendimento é muito importante para que não haja perda de tempo e sobreposição de funções e tarefas. A seqüência básica é a mesma para criança e adulto, sendo conhecida pela sigla mnemônica ABCDE, ou seja:

- Via aérea.
- *Breathing* (ventilação).
- Circulação.
- Dano neurológico.
- Exposição.

Vias Aéreas: Avaliação e Tratamento

O primeiro objetivo é estabelecer uma via aérea pérvia a fim de oferecer oxigenação tecidual adequada. A causa mais comum de parada cardíaca em criança é a incapacidade de se estabelecer e/ou manter a via aérea pérvia com conseqüente falta de oxigenação e ventilação. Os principais sinais de obstrução das vias aéreas são: agitação ou torpor, estridor, retração torácica, batimentos nasais, cianose.

Toda criança politraumatizada deve ser considerada portadora de traumatismo da coluna cervical até que se prove o contrário. A coluna deve ser protegida mantendo-se o alinhamento da cabeça em posição neutra pela colocação do colar cervical.

As manobras para a manutenção da via aérea são em seqüência: anteriorização da língua pela manobra de sustentação da mandíbula (Fig. 26.1), sucção da orofaringe para remoção de secreções e detritos e aplicação de oxigênio suplementar (5 a 10L/min).

Nas crianças inconscientes ou comatosas, pode se tornar necessário método mecânico de manutenção da permeabilidade da via aérea, ou seja, a intubação orotraqueal.

A cânula de Guedel não é indicada à infância, pois pode induzir ao vômito, provocar sangramento à introdução ou, por si só, agravar a obstrução da via aérea. Em crianças, deve-se usar cânulas sem *cuff*, para evitar lesões das cordas vocais e subglóticas: o tamanho adequado das cânulas pode ser calculado de acordo com a idade, usando-se a fórmula:

$$N^\circ \text{ da cânula} = \frac{16 + \text{idade em anos}}{4}$$

Outra maneira prática para escolha do tamanho da cânula é compará-la com o diâmetro da narina ou do dedo mínimo da criança.

A maioria dos centros de trauma utiliza um protocolo para intubação de urgência, denominado intubação de seqüência rápida (ISR). Deve-se prestar cuidadosa atenção ao peso, aos sinais vitais e ao nível de consciência da criança para determinar qual o braço do algoritmo a ser utilizado (Fig. 26.2).

Como primeira medida, toda criança que necessite de intubação endotraqueal para controle da via aérea deve ser ventilada com mistura rica em oxigênio. Deve receber sulfato de atropina para garantir que a freqüência cardíaca permaneça alta, pois essa é a maior determinante do débito cardíaco na criança.

Em seguida, a criança é sedada com tiopental, se estiver normotensa ou com midazolam, se estiver hipotensa. O antídoto específico para o midazolam é o flumazenil, que deve estar prontamente disponível. Após a sedação, pressiona-se continuamente a cricóide para evitar aspiração do conteúdo gástrico, seguindo-se

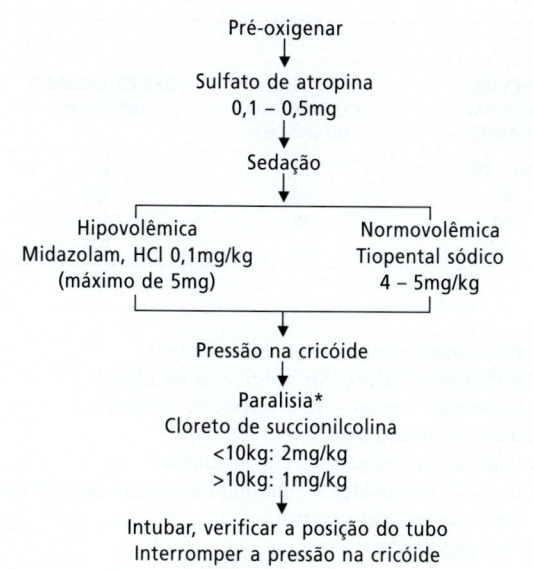

```
Pré-oxigenar
    ↓
Sulfato de atropina
   0,1 – 0,5mg
    ↓
  Sedação
    ↓
┌─────────────────┬─────────────────┐
Hipovolêmica       Normovolêmica
Midazolam, HCl    Tiopental sódico
0,1mg/kg            4 – 5mg/kg
(máximo de 5mg)
└─────────────────┴─────────────────┘
    ↓
Pressão na cricóide
    ↓
  Paralisia*
Cloreto de succinilcolina
  <10kg: 2mg/kg
  >10kg: 1mg/kg
    ↓
Intubar, verificar a posição do tubo
Interromper a pressão na cricóide
```

* Proceder de acordo com julgamento clínico e nível de treinamento/experiência

Figura 26.2 – Intubação de seqüência rápida (ISR) para o doente pediátrico.

o uso de agentes paralisantes e relaxantes de ação curta, como, por exemplo, a succinilcolina. Depois que o tubo endotraqueal tiver sido inserido, sua posição deve ser avaliada e, se correta, pode-se interromper a pressão no cricóide. Após a intubação, deve-se proceder à ausculta de ambos os hemitóraces na região axilar, para se certificar de que não houve intubação seletiva do brônquio-fonte direito. Uma radiografia de tórax pode ser útil para identificar precisamente a posição da cânula endotraqueal.

Respiração: Avaliação e Tratamento

Assegurado o controle da via aérea, a próxima prioridade consiste em se avaliar a eficiência da respiração. A atenção deve ser voltada a identificar e corrigir causas mecânicas que possam interferir na ventilação adequada da criança.

Como dito anteriormente, deve-se certificar de que a causa da expansão inadequada de um pulmão não seja o posicionamento incorreto da cânula de intubação. Descartada essa possibilidade, a primeira causa a ser considerada para a falta de expansão do pulmão é pneumotórax. O diagnóstico deve ser feito rapidamente e se basear apenas em achados clínicos. Ausência de murmúrios, desvio da traquéia, percussão timpânica do hemitórax e presença de enfisema subcutâneo são sinais claros de pneumotórax hipertensivo que requer pronta intervenção terapêutica.

Uma agulha de grosso calibre deve ser introduzida no quarto espaço intercostal, linha axilar média, sem que a comprovação radiológica seja necessária, até ser instalado o tratamento definitivo.

Lesões que resultam em acúmulo de fluidos entre as pleuras, por exemplo o hemitórax, o pneumotórax ou o hemopneumotórax, ocorrem tanto em crianças como em adultos e têm as mesmas conseqüências fisiológicas. Essas lesões são tratadas com a descompressão pleural, por inserção de um dreno tubular de tórax no quinto espaço intercostal, anteriormente à linha axilar média.

Circulação e Choque: Avaliação e Tratamento

É de fundamental importância o reconhecimento do choque e suas causas nas crianças, bem como o tratamento rápido e adequado.

O trauma na infância costuma resultar em perdas sangüíneas significativas. A maior reserva fisiológica da criança faz com que a maioria dos sinais vitais se mantenha em valores próximos ao normal, mesmo em choque grave. Freqüentemente, a taquicardia e a má perfusão da pele são os únicos sinais que permitem logo reconhecer a hipovolemia e instituir rapidamente a reanimação com soluções cristalóides.

Para que o tratamento da criança traumatizada seja adequado, é essencial que ela seja avaliada precocemente por um cirurgião. Os sinais mais sutis de choque manifestam-se apenas quando tiver ocorrido redução de 25% de volume de sangue circulante. A resposta inicial da criança à hipovolemia é a taquicardia. Entretanto, deve-se tomar cuidado quando se monitora apenas a freqüência cardíaca, porque a taquicardia pode ser também causada por dor, medo e estresse psicológico. As principais modificações das funções orgânicas vitais estão representadas na Tabela 26.1.

A pressão arterial sistólica da criança deve ser igual a 80mmHg, mais o dobro da idade em anos, enquanto a diastólica deve ser igual a dois terços da pressão sistólica. Na criança, hipotensão implica estado de choque não compensado e indica perda grave de sangue, maior do que 45% do volume sangüíneo circulante. Quando há hipotensão freqüente, a taquicardia pode ser substituída por bradicardia. Essas mudanças fisiológicas devem ser tratadas com infusão rápida tanto de cristalóides como de sangue (Tabela 26.2).

A meta da reanimação da criança com soluções salinas é a rápida reposição de volume circulante. O volume sangüíneo infantil pode ser estimado em 80mL/kg. Havendo suspeita de choque, o procedimento inicial é a administração rápida de um *volume de 20mL/kg de solução cristalóide aquecida, o qual pode ser repetido três vezes*. Na terceira vez, deve-se considerar a conveniência de administrar concentrado de hemácias. A reposição volêmica da criança com soluções salinas baseia-se

TABELA 26.1 – Alterações orgânicas na perda aguda de sangue

SISTEMA	PERDA VOLÊMICA < 25%	PERDA VOLÊMICA 25 – 45%	PERDA VOLÊMICA > 45%
Cardíaco	Pulso fraco, filiforme, taquicardia	Taquicardia	Hipotensão, taquicardia ou braquicardia
Nervoso central	Letargia, irritabilidade, confusão	Mudança no nível de consciência, fraca resposta à dor	Estado comatoso
Pele	Frio, umidade	Cianose, enchimento capilar retardado, extremidades frias	Palidez, muito frio
Rins	Redução mínima do débito urinário, aumento da densidade urinária	Diminuição acentuada do débito urinário	Ausência de débito urinário

TABELA 26.2 – Sinais vitais na criança normal					
GRUPO ETÁRIO	PESO (KG)	FREQÜÊNCIA CARDÍACA (BAT/MIN)	PRESSÃO ARTERIAL (MMHG)	FREQÜÊNCIA RESPIRATÓRIA (RESP/MIN)	DÉBITO URINÁRIO (ML/KG/H)
Nascimento até 6 meses	3 – 6	180 – 160	60 – 80	60	2
Lactente	12	160	80	40	1,5
Pré-escolar	16	120	90	30	1
Adolescente	35	100	100	20	0,5

em seu peso. A resposta à reanimação com soluções salinas e a tendência à normalização da perfusão orgânica devem ser monitoradas cuidadosamente em toda criança traumatizada. O retorno à estabilidade hemodinâmica é indicado por:

- Diminuição da freqüência cardíaca (FC < 130bat/min com melhora de outros sinais fisiológicos).
- Aumento na pressão de pulso (> 20mmHg).
- Retorno de cor normal da pele.
- Reaquecimento das extremidades.
- Melhora do nível de consciência.
- Aumento da pressão arterial sistólica (> 80mmHg).
- Débito urinário de 1 a 2mL/kg/h.

As crianças geralmente apresentam uma de três respostas à reanimação com soluções salinas. A maioria tem suas condições estabilizadas apenas com o uso de cristalóides e não necessita de sangue. Algumas respondem bem à reanimação com cristalóides e sangue. Outras não respondem a soluções salinas ou respondem inicialmente para, em seguida, deteriorar. Estas últimas são candidatas à transfusão rápida de sangue, assim como a um provável procedimento cirúrgico.

O fluxograma para reanimação oferece grande ajuda no atendimento inicial da criança traumatizada (Fig. 26.3).

O choque hipovolêmico grave geralmente ocorre em razão da rotura de órgãos intratorácicos ou intra-abdominais. O acesso venoso deve ser, preferencialmente, por punção periférica percutânea.

Os locais para acesso venoso em criança são os seguintes:

- Percutâneo periférico (duas tentativas).
- Intra-ósseo (criança de até 6 anos de idade).
- Dissecção venosa – veia safena do tornozelo.
- Inserção percutânea – veia femoral.
- Inserção percutânea – veia subclávia.
- Inserção percutânea – veia jugular externa (somente se não houver colar cervical).
- Veia jugular interna.

O acesso venoso em criança hipovolêmica abaixo de 6 anos de idade é um problema controverso e difícil, mesmo em mãos experientes. A infusão intra-óssea por punção da medula de um osso longo em um membro não traumatizado é procedimento de emergência que pode ser adotado para crianças abaixo de 6 anos com traumas graves ou em estado crítico, sendo o local preferencial para fazê-lo o terço proximal da tíbia, abaixo da tuberosidade.

Dano Neurológico

O traumatismo do sistema nervoso central é o componente mais devastador em trauma pediátrico. Embora a sobrevida geral seja melhor em traumatismo craniano infantil, lesão neurológica grave é fator determinante da mortalidade ou da incapacidade funcional permanente dessas crianças.

O cérebro infantil é mais suscetível a lesões do tipo desaceleração que, normalmente, produzem edema cerebral difuso. Como a caixa craniana da criança é mais complacente, raramente uma lesão expansiva como um hematoma extradural estará presente. Portanto, com menos freqüência encontram-se lesões cerebrais passíveis de tratamento cirúrgico.

Nas lesões difusas, que são as mais comuns, os princípios da assistência inicial são manter adequada pressão de perfusão cerebral e evitar a hipóxia. Em traumatismo craniano, pode haver perda do controle vascular cerebral, passando a pressão de perfusão cerebral a depender exclusivamente da pressão sistêmica. Portanto, o tratamento adequado do choque hipovolêmico tem importância crucial na manutenção da perfusão cerebral. A gravidade da lesão neurológica deve ser investigada com exame neurológico sumário e simples, interessando o nível de consciência e a resposta a estímulos.

Uma maneira excelente de se avaliar esses parâmetros é aplicar a escala de coma de Glasgow clássica e modificada para crianças (Tabela 26.3).

Exposição

A criança deve ser totalmente examinada, de forma a se identificarem todas as lesões. Deve-se evitar a exposição excessiva do paciente ao meio ambiente, realizando-a por etapas. As crianças politraumatizadas estão facilmente sujeitas aos efeitos da hipotermia, como coagulopatia, acidose e maior consumo de oxigênio. Indicam-se lâmpadas de aquecimento, colchões térmicos e aquecedores de fluidos.

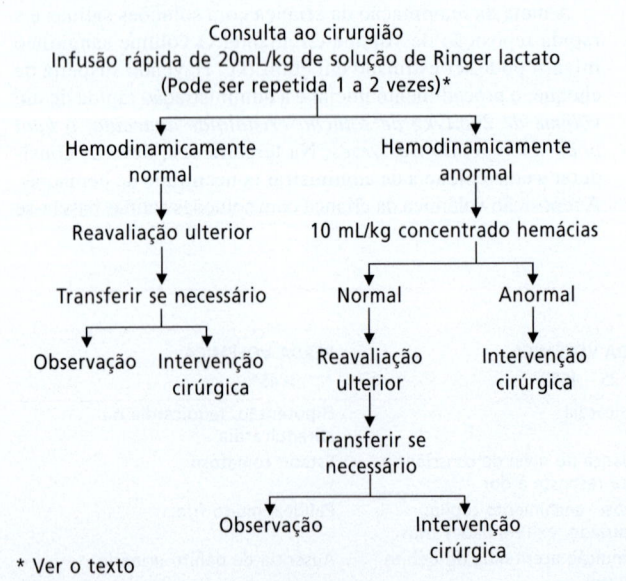

* Ver o texto

Figura 26.3 – Conduta no tratamento da criança traumatizada.

TABELA 26.3 – Avaliação neurológica (Glasgow)

ESCALA DE COMA DE GLASGOW (CLÁSSICA)		PEDIÁTRICA	
Abertura ocular			
Espontânea	4	Semelhante ao adulto	
Ordem verbal	3		
Estímulo doloroso	2		
Nenhuma	1		
Melhor resposta verbal			
Orientada	5	Orientada	5
Confusa	4	Palavras	4
Palavras inapropriadas	3	Sons	3
Sons	2	Choro	2
Nenhuma	1	Nenhuma	1
Melhor resposta motora			
Obedece a comandos	6	Semelhante ao adulto	
Localiza dor	5		
Retira membro	4		
Flexão do membro	3		
Extensão do membro	2		
Nenhuma	1		

Após a estabilização é que se procede ao atendimento complementar da criança, incluindo, nessa hora, profilaxia contra tétano, antibioticoterapia profilática, coleta de exames laboratoriais e realização de exames diagnósticos complementares.

Exames Auxiliares para Diagnóstico

Tomografia Computadorizada

Em centros de excelência para atendimento ao doente traumatizado, é o primeiro exame a ser realizado. Em geral, está disponível 24h por dia, com a assistência de técnicos e médicos especializados, pois sua precisão e rapidez no diagnóstico de lesões neurológicas, torácicas e abdominais são muito importantes. As crianças com suspeita de lesão neurológica têm indicação absoluta ao exame assim que se obtenha estabilidade hemodinâmica. A identificação de lesões intra-abdominais pela tomografia computadorizada em criança hemodinamicamente normal pode permitir tratamento não cirúrgico sob supervisão de um cirurgião.

Ultra-sonografia

Nos centros de traumas mais simples e em centros da Europa e da América do Sul, a ultra-sonografia é o exame mais usado para avaliação de trauma fechado. É de realização fácil, custo reduzido e permite diagnóstico de lesões de vísceras parenquimatosas, bem como evidencia presença e quantidade de sangue ou líquido livre na cavidade abdominal. Pode ser feito na área de reanimação, evitando o transporte da criança para a realização da tomografia computadorizada.

Equipamentos

Os equipamentos para o atendimento da criança traumatizada são praticamente os mesmos usados para atendimento do adulto traumatizado, diferenciando-se modelos e tamanhos. A Tabela 26.4 mostra qual material usar nas diferentes crianças traumatizadas, com relação a peso e idade.

Conclusão

A identificação das lesões e a conduta no atendimento da criança traumatizada requerem a mesma prática e o bom senso usados no atendimento do adulto. O médico inexperiente pode cometer sérios erros, a não ser que tenha conhecimento das particularidades do doente pediátrico traumatizado. Estas incluem a anatomia da via aérea e o seu manuseio, as necessidades de fluidos, o reconhecimento de lesão do sistema nervoso central e também de lesões torácicas e abdominais, os diagnósticos e as fraturas de extremidades e o reconhecimento de criança vítima de abuso. É de importância sumária que a criança portadora de trauma multissistêmico, incluindo trauma de crânio, seja reanimada rápida e adequadamente, a fim de se evitarem os efeitos adversos da hipovolemia e da lesão cerebral secundária. A participação precoce do cirurgião ou do cirurgião pediátrico é imperativa no atendimento da criança traumatizada. Hospitais que não possuem Unidade de Terapia Intensiva (UTI) pediátrica ou recursos essenciais para o tratamento de crianças acidentadas devem solicitar a transferência destas após estabilização inicial. É fundamental o contato prévio com a instituição receptora para fornecimento de informações, preparo adequado para o recebimento do doente e outras orientações. Nesses casos, não se deve prosseguir com investigações diagnósticas que possam retardar a transferência das crianças.

TABELA 26.4 – Equipamentos para utilização em pediatria

IDADE PESO (KG)	MÁSCARA DE OXIGÊNIO	CÂNULA ORAL	VIA AÉREA/VENTILAÇÃO MÁSCARA E BALÃO	LÂMINAS DE LARINGOSCÓPIO	CÂNULA IET (F)	MANDRIL (F)	ASPIRADOR (F)	CIRCULAÇÃO MANGUITO	CATETER VENOSO G	EQUIPAMENTOS COMPLEMENTARES SNG (F)	DRENO TÓRAX (F)	SONDA VESICAL (F)	COLAR CERVICAL
Pré-termo 3	Pré-termo/ RN	Lactente	Lactente	0 Reta	2,5 – 3,0 Sem cuff	6	6 – 8	Pré-termo/ RN	22	12	10 – 14	5	–
0 – 6 meses 3,5	RN	Lactente Pequena	Lactente	1 Reta	3,0 – 3,5 Sem cuff	6	8	RN Lactente	22	12	12 – 18	5 – 8	–
6 – 12 meses 7	Pediátrica	Pequena	Pediátrica	1 Reta	3,5 – 4,0 Sem cuff	6	8 – 10	Lactente Criança	22	12	14 – 20	8	Pequeno
1 – 3 anos 10 – 12	Pediátrica	Pequena	Pediátrica	1 Reta	4,0 – 4,5 Sem cuff	6	10	Criança	20 – 22	12	14 – 24	10	Pequeno
4 – 7 anos 16 – 18	Pediátrica	Média	Pediátrica	2 Reta ou curva	5,0 – 5,5 Sem cuff	14	14	Criança	20	12	20 – 32	10 – 12	Pequeno
8 – 10 anos 24 – 30	Pediátrica	Média Grande	Pediátrica Adulto	2 – 3 Reta ou curva	5,5 – 6,5 Com cuff	14	14	Criança	18 – 20	12 Adulto	28 – 38	12	Médio

F = french; G = gauge; IET = intubação endotraqueal; RN = recém-nascido; SNG = sonda nasogástrica.

AFECÇÕES CIRÚRGICAS DE URGÊNCIA EM CRIANÇAS

Criança com Vômitos

Várias afecções podem ocasionar vômitos em criança pequena, como estenose hipertrófica do piloro, volvo do intestino médio, refluxo gastroesofágico e gastroenterite viral. Deve-se atentar para o aspecto e a freqüência do vômito e, fundamentalmente, para a idade do paciente.

Estenose Hipertrófica de Piloro

Se o vômito ocorrer logo após as mamadas e apresentar aspecto claro, não bilioso, em lactente entre um e dois meses de vida, deve-se pensar, como primeira hipótese, em estenose hipertrófica de piloro (EHP).

Caracteristicamente, essa afecção é insidiosa, começando com vômitos esparsos entre as mamadas para logo se tornar importante, causando desnutrição e desidratação grave. Normalmente, essas crianças já experimentaram várias fórmulas lácticas, uma vez que o pediatra, inicialmente, raciocina sobre a possibilidade de intolerância ao leite no início do quadro. O vômito, às vezes, pode ocorrer em jato e sempre claro. Em casos mais avançados, pode estar mais escuro ou mesmo com sangue, em razão das alterações inflamatórias no esôfago e no estômago.

A EHP, como o próprio nome define, é uma hipertrofia das fibras musculares do piloro, provocando, assim, uma obstrução progressiva da via de saída do estômago. Acomete mais os pacientes do sexo masculino (5:1). É rara na raça negra. A etiologia da EHP ainda não é totalmente conhecida, porém estudos genéticos parecem indicar herança de traço dominante poligênico. Alguns casos podem apresentar icterícia (aumento de bilirrubina indireta), que melhora após o tratamento.

O diagnóstico da EHP é feito basicamente com a história clínica, a palpação de uma pequena tumoração em formato de azeitona no quadrante superior direito do abdome, logo abaixo da borda hepática ("oliva pilórica") e a presença de distensão do andar superior do abdome, às vezes com ondas peristálticas visíveis causadas pelas contrações gástricas (sinal de Kussmaul). Como exame auxiliar, quando necessário, a ultra-sonografia, em mãos experientes, constitui-se no melhor método laboratorial para diagnosticar essa afecção (parede muscular do piloro com 4mm ou mais de espessura e canal pilórico com 18mm ou mais de comprimento). O exame radiológico contrastado (esôfago, estômago e duodeno, EED) também pode ser considerado quando não se disponha de ultra-sonografia. O exame radiológico mostrará estômago dilatado e dificuldade de passagem do contraste para o duodeno ("sinal do barbante ou fio", "sinal do ombro", "sinal do bico" etc.). O EED pode ser útil para diagnóstico diferencial entre refluxo gastroesofágico (RGE).

Tratamento. O ponto fundamental do tratamento é o preparo pré-operatório, uma vez que essas crianças apresentam desidratação associada a alcalose hipoclorêmica e déficit de sódio e potássio em razão dos vômitos de conteúdo fundamentalmente gástrico (perda de ácido clorídrico). A reposição ideal é feita com soro glicosado a 5% mais soro fisiológico a 0,9% na proporção de 3:1 ou 4:1, acrescido de cloreto de potássio (KCl) 10 a 20 mEq/L da solução (100mL/kg/dia).

Após preparo adequado, hidratação, reposição eletrolítica e sonda nasogástrica aberta para aliviar o estômago, o procedimento cirúrgico, de maneira eletiva, com piloromiotomia (cirurgia de Fredet-Ramstedt), produz excelentes resultados e morbi-mortalidade operatória praticamente nula. Após 6 a 12h do término da operação, já pode ser iniciada a alimentação por via oral com líquidos claros e progressão para a dieta própria para a idade.

Refluxo Gastroesofágico

Outra condição que pode causar vômitos no lactente é o refluxo gastroesofágico, cujas características consistem em vômitos ou regurgitação durante ou logo após as mamadas e mesmo mais tardiamente. Caracteristicamente, o vômito ocorre sem esforço, podendo, não raro, ser em jato (dependendo da quantidade de alimento ingerida). O conteúdo do vômito pode mostrar bile ou não. Em lactentes normais, pode haver refluxo não patológico nos primeiros meses de vida, em decorrência da imaturidade do esfíncter inferior do esôfago. A evolução de um refluxo gastroesofágico patológico leva à desnutrição significativa, com baixo desenvolvimento pondoestatural. Associado a esse quadro, há esofagite péptica, principalmente no terço distal do esôfago, em razão do conteúdo ácido gástrico ou alcalino da secreção biliar. A complicação principal da esofagite, a longo prazo, é a transformação metaplásica do epitélio de revestimento culminando no esôfago de Barrett, que pode causar estenose, ulceração e adenocarcinoma do esôfago. O RGE pode, em casos mais avançados, produzir doenças respiratórias, como infecções (pneumonias), bronquite crônica, abscessos de pulmão, bronquiolite e outras, principalmente durante episódios noturnos. A apnéia do lactente algumas vezes pode estar relacionada ao RGE. Outros sintomas, como soluços, eructação, rouquidão e tosse do tipo irritativo, podem também estar presentes nesses pacientes. O diagnóstico do RGE é feito com história clínica e exames complementares. O estudo radiológico contrastado (EED), a cintilografia (gastroesofagografia com radionuclídeos), a endoscopia digestiva alta e a manometria esofágica são alguns dos exames mais utilizados nos últimos anos. Porém, a pHmetria esofágica de 24h parece ser o exame de eleição para o diagnóstico do RGE. O tratamento, inicialmente clínico, consiste em melhorar o esvaziamento gástrico, com dieta espessada e fracionada, drogas pró-cinéticas e antiácidos, postura elevada (mais ou menos 30°). O tratamento cirúrgico tem dois tipos de indicação: absoluta e relativa. No primeiro caso, estão os pacientes com estenose péptica, hérnia de hiato grande, bem como os que necessitam de gastrostomia para se alimentar. Indicações relativas são os casos que não evoluem satisfatoriamente com tratamento clínico adequado. A cirurgia consiste em se fazer a fundoplicatura gástrica (há várias técnicas exeqüíveis: Nissen, Thal, Boix-Ochoa, Toupet), por via aberta (laparotomia) ou laparoscópica, tendência atual do tratamento.

Gastroenterite Viral

Moléstia comum, raramente com causa identificável, porque tem evolução benigna e quase sempre é tratada em casa. Em geral, tem caráter epidêmico, com familiares apresentando as mesmas queixas. Inicia-se com vômitos e, depois, aparecem diarréia e febre baixa. O tratamento consiste em reposição hídrica adequada e sintomáticos para febre e dor.

Volvo do Intestino Médio

A causa básica dessa afecção é a má rotação intestinal intra-útero provocando quadro de suboclusão ou de oclusão intestinal. A principal manifestação é o vômito bilioso nas três primeiras semanas de vida. O vômito pode, com a evolução, tornar-se fecalóide. Pode haver distensão abdominal ou não, dependendo do grau de comprometimento vascular. Pode ocorrer volvo intermitente e, com isso, os sinais também serão intermitentes. O exame radiológico para o diagnóstico é o EED (dilatação de duodeno proximal, padrão em saca-rolhas no intestino delgado proximal). O enema baritado também pode ser útil. O tratamento é cirúrgico, com retificação do delgado após lise das bandas de Ladd, que são as causas mais freqüentes de obstrução do intestino médio.

Criança com Dor Abdominal

A dor abdominal em crianças pequenas é bastante comum e pode decorrer de uma variada gama de condições. Há três tipos de dor em razão da doença abdominal: dor visceral, parietal e a dor referida. A dor visceral, originada nos órgãos internos, é mal localizada, sendo referida na linha média. Comumente, é acompanhada de náuseas, vômitos e palidez (efeitos do sistema autônomo). A dor parietal é proveniente do peritônio parietal, sendo bem localizada no dermátomo afetado. A dor referida também é localizada em um dermátomo, porém só é percebida quando a estimulação visceral é muito intensa. O local referido da dor acompanha a origem embrionária das vísceras: a dor epigástrica está relacionada à doença dos órgãos derivados do intestino anterior (estômago, duodeno, fígado, sistema biliar e pâncreas). A dor periumbilical provém dos derivados do intestino médio (intestino delgado e cólon proximal). A dor infra-umbilical refere-se ao intestino posterior (dois terços distais do cólon, útero, bexiga e rins).

O estresse agudo de qualquer causa na criança provoca distensão importante no trato gastrointestinal, mais acentuadamente no estômago e no cólon, em razão da deglutição de ar e do íleo paralítico resultante dos efeitos da estimulação simpática.

O abdome agudo geralmente está relacionado à afecção abdominal aguda em que o tratamento cirúrgico deve ser aventado. Na criança, etiologias diferentes ocorrem conforme a faixa etária e podem ser subdivididas em causas clínicas ou as que necessitam de tratamento cirúrgico.

Nos prematuros, a causa cirúrgica mais comum é a enterocolite necrosante.

Nos recém-nascidos de termo, a causa cirúrgica mais comum é a obstrução intestinal em razão de atresias, ficando a septicemia como a causa clínica mais freqüente de abdome agudo nessa faixa etária.

Nos lactentes, as causas cirúrgicas habituais são: *intussuscepção*, hérnia inguinal encarcerada ou estrangulada, divertículo de Meckel complicado e apendicite aguda, mais raramente. As causas não cirúrgicas são representadas por: peritonite primária (síndrome nefrótica), cólicas do lactente e gastroenterites.

As crianças maiores, acima de 2 anos de idade, apresentam mais *apendicite aguda* (cerca de 70 a 80% dos casos com abdome agudo cirúrgico). Condições mais raras são representadas por colecistite aguda, tumores abdominais e retroperitoneais. As causas clínicas de abdome agudo nessa faixa de idade estão relacionadas a dor intra-abdominal inespecífica, gastroenterites, peritonite primária, enterocolite bacteriana, adenite mesentérica, hepatite viral, infecção do trato urinário, pancreatite, sacroileíte, obstipação intestinal. Pneumonia de lobo inferior do pulmão, derrame pleural e pericardite podem ocasionar dor abdominal aguda. Afecções hematológicas que podem causar dor abdominal incluem crise de falcização, púrpura de Henoch-Schönlein, síndrome hemolítico-urêmica e inflamação do ceco em discrasia sangüínea e, finalmente, as causas metabólicas por cetoacidose diabética e envenenamento por metais pesados, como o chumbo.

A dor abdominal crônica recorrente é bastante comum em Pediatria. Pode ser definida como: criança com três episódios ou mais de dor intensa que interfira em suas atividades habituais durante período igual ou superior a 3 meses. No entanto, a incidência de doença orgânica é menor que 10% nesses pacientes. Quando há doença orgânica, ela está relacionada, principalmente, aos sistemas gastrointestinal e geniturinário.

Invaginação Intestinal (Intussuscepção)

Afecção freqüente em lactentes, principalmente a partir dos 5 meses de idade, sendo 90% dos casos considerados idiopáticos (sem causa aparente). Em geral, ela ocorre pela invaginação do íleo no ceco e cólon (ileocecocólica), causando tumoração palpável no abdome, dor abdominal em cólica, palidez cutânea, sudorese, irritabilidade, vômitos e evacuações com muco e sangue, que, classicamente, são comparáveis à geléia de morango (Fig. 26.4). Quadro de letargia e torpor pode ocorrer em casos mais avançados, confundindo o diagnóstico com doenças tipo meningites ou encefalites. O toque retal é obrigatório nesses casos, pois possibilita a palpação bimanual da "massa abdominal", bem como a exploração retal da eliminação de muco e sangue. O exame subsidiário de escolha é a ultra-sonografia, que mostra imagem em alvo da alça intestinal ou imagem de "pseudo-rim" (Fig. 26.5). Quando a ultra-sonografia não é conclusiva, deve-se lançar mão do enema baritado, que mostra parada da progressão do contraste pelo cólon, desenhando a imagem típica de "casca de cebola" ou da "taça". O tratamento pode ser feito pelo próprio enema baritado, que, com pressão adequada, pode desinvaginar a alça acometida. Também pode ser usada a desinvaginação com ar, sendo o controle da progressão feito por ultra-sonografia. O tratamento cirúrgico deve ser realizado sempre que houver dúvida sobre a viabilidade das alças intestinais (tempo prolongado de intussuscepção > 36h), insucesso na redução com bário ou ar, em crianças abaixo de 3 meses, pelo risco do procedimento e acima de 2 anos de idade, quando podem coexistir outras afecções que induzam à invaginação, como divertículo de Meckel, linfomas, tumores intestinais etc. A cirurgia consiste em redução da alça invaginada e, se necessário, ressecções de segmentos intestinais não viáveis. Geralmente, associa-se também à apendicectomia. Quando presentes, as lesões associadas devem ser tratadas. Alguns autores advogam a fixação do ceco e do íleo terminal para evitar a recidiva da invaginação.

Apendicite Aguda

Afecção mais freqüente como causa de cirurgia abdominal de emergência em crianças. É ocasionada por obstrução da luz do apêndice cecal, provocando inflamação bacteriana secundária e conseqüente edema e ingurgitação vascular, que evolui para necrose, gangrena e perfuração do órgão, causando peritonite

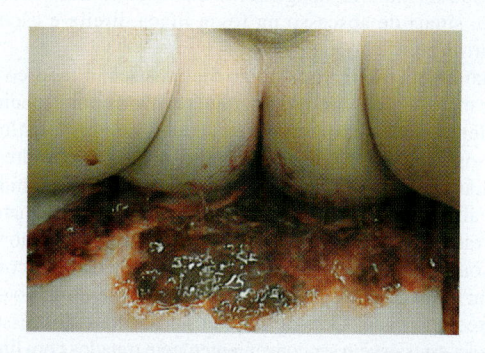

Figura 26.4 – Aspecto de geléia de morango das fezes.

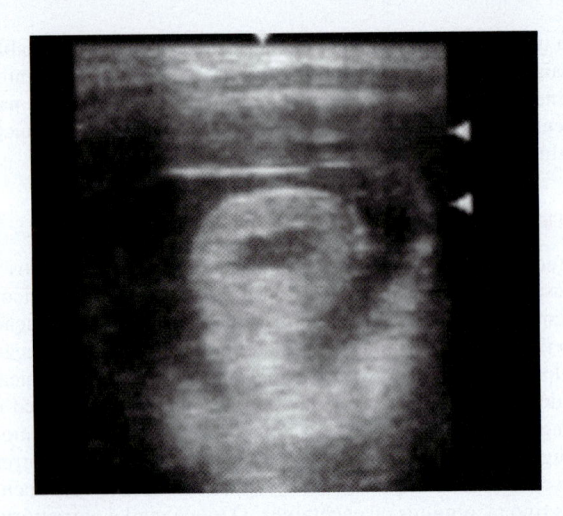

Figura 26.5 – Ultra-sonografia: imagem em alvo na invaginação intestinal.

localizada ou abscesso e, nos casos mais avançados, peritonite difusa com septicemia. Quanto menor a criança, maior a chance de perfuração do apêndice comprometido. Os lactentes podem manifestar peritonite como primeiro sinal clínico da doença.

O quadro clínico se caracteriza por dor pouco intensa, inicialmente periumbilical, que, depois, ser localizará na fossa ilíaca direita, febre não muito elevada, vômitos e certo grau de anorexia. Crianças que já tenham abscesso localizado em região pélvica podem ter diarréia ou sintomas urinários, como disúria e polaciúria, em razão da proximidade da bexiga e dos ureteres.

O exame clínico é bastante sensível para o diagnóstico. A palpação abdominal suave, com a descompressão brusca dolorosa (que não deve ser feita com muita afoiteza, pois a criança está com dor e reage muito ao meio ambiente adverso) e a palpação de "plastrão" abdominal praticamente fecham o diagnóstico. Os exames subsidiários, como radiografia do abdome, ultra-sonografia e hemograma, são pouco específicos para o diagnóstico. A experiência clínica e a observação cuidadosa do paciente por período não inferior a 12h em geral são altamente eficazes para o diagnóstico dessa afecção. A radiologia, solicitada rotineiramente, tem baixas especificidade e sensibilidade para o diagnóstico, porém tem algum valor prático no sentido de afastar outras doenças que podem cursar com sintomas semelhantes e confundir a conclusão médica como, por exemplo, pneumonia de lobo inferior do pulmão, perfuração intestinal, obstrução intestinal e outras. Alguns sinais radiológicos classicamente descritos em apendicite aguda são: fecálito em fossa ilíaca direita, níveis hidroaéreos no ceco e no íleo terminal, íleo paralítico secundário, apagamento da borda do músculo psoas direito, sinais de abscesso na fossa ilíaca direita e escoliose lombar direita.

Quando em dúvida quanto ao diagnóstico, o médico pode lançar mão da ultra-sonografia, que, realizada por especialista experiente, pode auxiliar muito na conclusão, principalmente em casos iniciais, mostrando estrutura tubular não compressível com diâmetro externo superior a 6mm, com luz preenchida por material anecóico ou hipoecóico (pus ou exsudato inflamatório).

O tratamento consiste em apendicectomia com incisão transversa ou oblíqua (McBurney) na fossa ilíaca direita, com sutura em bolsa de tabaco na base apendicular, sepultando o coto na parede do ceco. Quando houver peritonite e abscessos na cavidade, estes devem ser convenientemente tratados com limpeza rigorosa e drenagem da cavidade.

O tratamento clínico pós-operatório envolve antibioticoterapia contra germes gram-negativos, anaeróbios e alguns cocos gram-positivos. Por isso, deve ser usado esquema de associação de antibióticos para tal finalidade, principalmente nos casos mais complicados com peritonite e abscessos intraperitoneais.

Criança com Sangue nas Fezes

O sangramento retal é relativamente comum em criança e gera situação de estresse nos pais, que procuram auxílio médico quase sempre alarmados com a possibilidade de haver doenças graves. Porém, a possibilidade de doenças malignas é muito pequena, contrariamente ao que ocorre em adultos. As causas mais importantes de sangramento retal incluem: intussuscepção (ver anteriormente), fissuras anais, divertículo de Meckel e pólipos juvenis.

Fissura Anal

Em crianças pequenas, é a principal causa de sangramento retal. A mãe relata eliminação de pequeno volume de sangue vermelho-vivo, em geral na superfície das fezes ou em pequenas gotas que mancham o papel ou as fraldas. A causa dessa afecção está intimamente relacionada à obstipação intestinal e fezes mais endurecidas. Ao exame físico, é observada pequena lesão em mucosa anal, lacerações longitudinais abaixo da linha pectínea, que, nos casos mais crônicos, pode estar recoberta por um plicoma (edema da pele próxima à fissura) chamado de "sentinela". Pode haver mais de uma fissura, dependendo do paciente. O sintoma predominante é sangramento seguido de dor no ato da evacuação. O medo da defecação provocará maior retenção das fezes e, conseqüentemente, piora da obstipação intestinal. Esse fato promove maior endurecimento das fezes, provocando um círculo vicioso que prejudica cada vez mais a mucosa retal, levando à cronicidade das lesões.

O tratamento consiste no rompimento desse círculo vicioso, com banhos de assento com água morna, para relaxamento do esfíncter anal, pomadas cicatrizantes locais, dieta laxativa e medicamentos à base de fibras que ajudem a melhorar a consistência das fezes.

Divertículo de Meckel

Resulta da involução incompleta do duto vitelino, também chamado de duto onfalomesentérico, que conecta o intestino primitivo ao saco vitelino. É um divertículo verdadeiro situado no íleo, aproximadamente 60cm antes da válvula ileocecal. O divertículo de Meckel costuma conter mucosa gástrica ectópica que pode provocar ulceração péptica e hemorragia em 25% dos casos. Clinicamente, o paciente apresenta sangramento retal indolor e importante, que pode representar risco à vida. Algumas vezes, a criança exibe quadro de intussuscepção, sendo o divertículo a "cabeça" da invaginação (ponto de apoio para o início da doença). O diagnóstico da doença é confirmado com cintilografia com pertecnetato de tecnécio 99m (o isótopo é captado na mucosa gástrica ectópica).

O tratamento consiste na ressecção cirúrgica do divertículo, em geral com ressecção segmentar da alça de delgado e anastomose término-terminal em um ou dois planos de sutura. A cirurgia por laparoscopia tem sido utilizada nos últimos anos. Nos casos duvidosos, apresenta como vantagem adicional a possibilidade de um exame do abdome e confirmação do diagnóstico. O divertículo de Meckel, descoberto incidentalmente durante uma laparotomia por qualquer outra moléstia, deve ser extirpado cirurgicamente.

Pólipos Intestinais

Em geral são benignos, ocorrem com mais freqüência no reto e no sigmóide, acometem crianças na segunda infância e quase sempre são únicos. São também chamados de pólipos juvenis ou hamartomas. Apresentam sangramento em razão da inflamação e da ulceração da lesão em contato com as fezes. O diagnóstico é feito com um simples toque retal, raramente sendo necessário lançar mão de retossigmoidoscopia ou colonoscopia. Estas, quando realizadas, são diagnósticas e terapêuticas, pois já podem ressecar o pólipo no ato do exame. O tratamento é por exérese cirúrgica da lesão. Mais raramente, alguns casos podem apresentar polipose múltipla, por exemplo, síndrome de Peutz-Jeghers, que tem como características lesões pigmentares em mucosas, mãos, pés e polipose. Esses casos devem ser acompanhados por especialista.

Os pólipos adenomatosos são raros em crianças pequenas, tendo maior incidência na adolescência e em adultos jovens. Em geral, são múltiplos, com caráter potencial de malignidade e devem ser tratados com cirurgias mais radicais, como colectomia parcial ou total.

Criança com Massa Abdominal

De maneira geral, os tumores abdominais em criança originam-se do trato urinário em 60% dos casos, sendo a *hidronefrose* o principal diagnóstico.

A hidronefrose é causada principalmente pela obstrução da junção ureteropélvica (JUP) renal, levando à dilatação da pelve renal e causando o efeito de massa palpável em flanco. Pode ocorrer em qualquer idade, sendo mais comum no período neonatal e lactente. Outras alterações que podem provocar hidronefrose são o refluxo vesicoureteral e a válvula de uretra posterior. Esta última condição caracteristicamente apresenta hidronefrose bilateral. O diagnóstico é feito com exame clínico e ultra-sonografia. Exames radiológicos específicos, como urografia excretora, uretrocistografia miccional e cintilografia renal com ácido dimercaptossuccínico e ácido dietileno-triamino-pentacético são de grande valor para o diagnóstico final das alterações mencionadas, bem como para avaliação da função renal e do prognóstico desses pacientes. O tratamento consiste na reparação da anomalia – correção da estenose de junção, correção do refluxo vesicoureteral, ressecção da válvula de uretra posterior – e o seguimento desses pacientes, com atenção especial para a função renal, deve ser feito a longo prazo.

Outra condição que pode se assemelhar à hidronefrose é o rim displásico multicístico, que aparece no período neonatal. É facilmente diagnosticável com ultra-sonografia e o tratamento consiste na retirada do rim comprometido por nefrectomia.

Neoplasias

Tumor de Wilms

É a neoplasia renal mais freqüente na criança, correspondendo a cerca de 6 a 8% de todas as doenças neoplásicas na infância. A idade mais comum do diagnóstico é entre 1 e 3 anos, não havendo diferença na incidência quanto ao sexo. Em geral, a criança chega ao pronto-socorro com dor abdominal e, em alguns casos, podem aparecer febre, hematúria e até infecção urinária. Na absoluta maioria das crianças com tumor de Wilms é possível palpar uma massa abdominal.

A ultra-sonografia abdominal detecta massa tumoral intra-renal e pode detectar também acometimento de grandes vasos, como as veias renal e cava. A tomografia computadorizada do abdome e do tórax tem papel importante no estadiamento e na avaliação do rim contralateral (Fig. 26.6). O tratamento é com cirurgia mais quimioterapia, o que proporciona mais de 90% de cura, dependendo do estadiamento do tumor. A radioterapia é usada apenas em casos mais avançados de tumor de Wilms.

Neuroblastoma

É o mais freqüente, na criança, depois dos tumores intracranianos. Corresponde à cerca de 10% de todas as doenças malignas na infância. Geralmente é diagnosticado entre 2 e 5 anos de idade. O paciente chega ao médico com massa abdominal encontrada pelos pais, ou ela pode ser um achado durante exame clínico ou radiológico por outras queixas. Raramente a criança refere dor abdominal. Infelizmente, quando o tumor é detectado, a probabilidade de metástases chega a quase 80% dos casos, sendo os sítios mais comuns: linfonodos regionais, fígado, pele e ossos. Um sinal bastante característico é o aspecto de face de "guaxinim" em decorrência da metástase para a órbita. O estadiamento é bastante importante, uma vez que o prognóstico é muito ruim em estádios mais altos.

A ultra-sonografia, a tomografia e a ressonância magnética são importantes para diagnóstico e estadiamento. A radiografia de tórax e crânio e a cintilografia óssea têm papel fundamental no estadiamento do neuroblastoma. O estudo da medula óssea deve ser realizado logo de início, pois norteia o tratamento desses pacientes.

O tratamento é cirúrgico associado à quimio e radioterapia. Crianças mais jovens, com menos de 1 ano de idade, têm melhor prognóstico de cura e sobrevida. Às vezes, em tumores avançados, é necessária a neoadjuvância (quimioterapia ou radioterapia inicial) e posteriormente, com a diminuição da massa, realiza-se a cirurgia. Trabalhos recentes relatam que há alguma ligação entre neuroblastoma e códons de genes específicos (Ret), o que, em futuro próximo, poderá ser de grande valor para diagnóstico precoce e prevenção desse tumor.

Outros Tumores

Não menos importante, porém em menor incidência, outros tumores podem ocorrer nas diversas etapas da vida: linfomas, teratomas, tumores hepáticos, tumores de ovário, rabdomiossarcomas, hemangiomas e linfangiomas.

A pesquisa inicial sempre começa pelo exame clínico e pela ultra-sonografia. Posteriormente, a avaliação por especialistas determinará o diagnóstico e a conduta terapêutica.

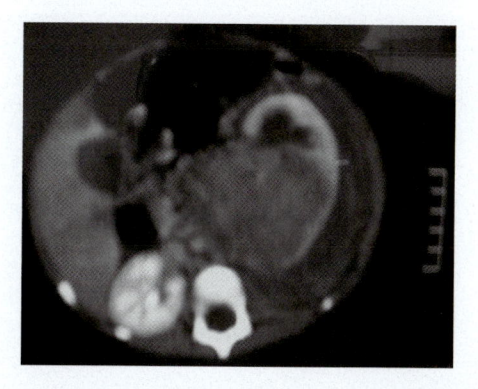

Figura 26.6 – Tomografia: tumor de Wilms (grande massa no rim esquerdo).

BIBLIOGRAFIA

ACCIDENT FACTS. I TOSCA, IL, National Safety Council, 1994.

AMERICAN COLLEGE OF SURGEONS. THE COMMITTEE OF TRAUMA. *Advanced Trauma Life Support Course*. Chicago: American College of Surgeons, 1993.

AMERICAN HEART ASSOCIATION. *Pediatric Advanced Life Support*. Dallas: American Heart Association, 1998.

AYOUB, A. A. R. Invaginação Intestinal. In: MAKSOUD, J. G. *Cirurgia Pediátrica*. 2. ed. São Paulo: Revinter, 2003. Cap 68, p. 780-790.

BERGMEIJER, J. H. L. J.; TIBBOEL, D.; HAZEBROEK, F. W. J. Nissen fundopliction in the management of gastroesophageal reflux ocurring after repair of esophageal atresia. *J. Ped. Surg.*, v. 35, n. 4, p. 573-576, 2000.

BRUCE, D. A.; ALANI, A.; BILONUIK, L. et al. Diffuse cerebral swelling following head injuries in children: the syndrome of malignant brain edema. *J. Neurosurg.*, v. 54, p. 170-174, 1981.

BRUCE, D. A. Outcome following severe head injuries in children. *J. Neurosurg.*, v. 48, p. 697, 1978.

CARRICO, C. J. Interhospital transfer. In: AMERICAN COLLEGE OF SURGEONS, COMMITTEE OF TRAUMA (eds). *Resources for Optimal Care of the Injured Patient*. USA: Library of Congress Cataloging – Publication Data, 1993.

CHESNUT, R. M.; MARSHAL, L. F. et al. The role of secondary brain injury in determining out came from severe head injury. *J. Trauma*, v. 43, p. 216-222, 1993.

CHRISTOFFEL, K. Violent death and injury in US Children and adolescent. *Am. J. Des. Child*, v. 144, p. 697, 1990.

DICKMAN, C. A.; REKATE, H. L.; SONTANG, V. K. et al. Pediatric spinal trauma: vertebral column and spinal cord injuries in children. *Pediatr. Neuroscience*, v. 15, p. 237, 1989.

EICHELBERG, M. R. *Pediatric Trauma: prevention, acute care and rehabilitation*. Philadelphia: Mosby, 1993.

GARCIA, V. F.; GOTSCHALL, C. S. et al. Rib fractures in children: a marker of severe trauma. *J. Trauma*, v. 30, p. 695-700, 1990.

HARRIS, B. H.; SCHWAITZBERG, S. D.; SEMAN, T. M. et al. The Hedden morbidity of pediatric trauma. *J. Pediatr. Surg.*, v. 24, p. 103-106, 1989.

HILTON, S. W.; EDWARDS, D. K. *Practical Pediatric Radiology*. 2. ed. Philadelphia: WB Saunders, 1996.

KELLER, M. S.; VANE, D. W. Management of blunt splenic injury: comparison of pediatric and adult. *J. Pediatr. Surg.*, v. 153, p. 462-468, 1987.

LUERSSON, T. G.; KLAUBER, M. R.; MARSHAL, L. F. Outcome from head injury related to a patient age: a longitudinal prospective study of adult and pediatric injury. *J. Neurosurg.*, v. 68, p. 405, 1988.

LUERSSON, T. G.; KLAUBER, M. R.; MARSHAL, L. F. Outcome from head injury related to a patient's age: a longitudinal prospective study of adult and pediatric injury. *J. Neurosurg.*, v. 68, p. 409-416, 1988.

LUKS, F. L.; LEMIERE, A.; DICKENS, S. V. et al. Blunt abdominal trauma in children: the practical value of ultrassonography. *J. Trauma*, v. 34, p. 516, 1993.

LUNA, G. K.; DELLINGER, E. P. Nonoperative observation therapy for splenic injuries: a safe therapeutic option. *Am. J. Surg.*, v. 153, p. 462- 468, 1987.

MAZZIOTTI, M. V.; MINKES, R. K.; SKINNER, M. A. Pediatric surgery. In: DOHERTY, G. M.; MEKO, J. B.; OLSON, J. A. et al. *The Washington Manual of Surgery*. 2. ed. St Louis: Lippincott Williams & Wilkins, 1999. Cap. 37, p. 558-578.

MC GILL, W. A. Airway management. In: EICHELBERG, M. R.; PRATSCH, G. L. (eds.). *Pediatric Airway Management*. Rockwille: Grune e Straton, 1998.

MCCARTHY, D. L.; SURPURE, J. S. Pediatric trauma: initial evolution and stabilization. *Pediatr. Ann.*, v. 19, p. 584, 1990.

MORONT, M.; EICHELBERGER, M. R. Pediatric trauma. *Pediatr. Ann.*, v. 23, p. 186, 1994.

MOSS, R. L. et al. *Case Studies in Pediatric Surgery*. USA: McGraw-Hill, 2000.

NAKYAMA, D. K.; RAMENOFSKY, M. L.; ROWE, M. I. Chest injuries in children. *Ann. Surg.*, v. 210, p. 770-775, 1989.

NEUFELD, C. B.; TOPOROVSKI, M. S.; MAGNI, A. M. et al. contribuição ao estudo do refluxo gastroesofágico em crianças: correlação entre cortejo de sinais e sintomas clínicos e a prova de pHmetria esofágica de 24 horas. *Rev. Paul. Pediatria*, v. 21, n. 3, p. 143-151, Set. 2003.

O'NEILL, J. A.; MEACHOW, W. F.; GRIFFEN, P. O. et al. Patterns of injury in the battered children syndrome. *Journal of Trauma*, v. 13, p. 332, 1973.

PANG, D.; WILBERGER, J. E. Spinal cord injury without radiographic abnormalities in children. *J. Neurosurg.*, v. 57, p. 114-129, 1982.

PECKLET, M. H.; NEWMAN, K. D.; EICHELBERG, M. R. et al. Paterns of injury in children. *J. Pediatr. Surg.*, v. 25, p. 85, 1990.

PECKLET, M. H.; NEWMAN, K. D. et al. Thoracic trauma in children: an indictor of increased mortality. *J. Pediatr. Surg.*, v. 25, p. 961-966, 1990.

PECKLET, M. H.; NEWMAN, K. D.; EICHELBERG, M. R. et al. Thoracic trauma in children: the practical value of ultrasonography. *J. Trauma*, v. 34, p. 516, 1993.

PUGULA, F. A.; WAD, S. L.; SHOCKFORD, S. R. et al. The effect of hypotension and hypoxia on children with severe head Injuries. *J. Pediatr. Surg.*, v. 28, n. 3, p. 310-316, 1993.

ROZICKY, G. S.; OCHNER, M. G.; JAFFIN, V. H. Prospective evaluation of Surgeon's use of ultrasound in the evaluation of trauma patients. *J. Trauma*, v. 34, p. 516, 1993.

SANDRITTER, T. Gastroesophageal reflux disease in infants and children. *J. Pediatr. Health Care*, v. 17, n. 4, p. 198-205, 2003.

SHOUSEAL, M. J.; ROUSE, T.; EICHELBERG, M. R. Childhood injury: a current perspective. *Pediatr. Emerg. Care*, v. 9, p. 159, 1993.

SILVERMAN, B. *Advanced Pediatric Life Support*. Rlk Grave Village: American Academy of Pediatrics, 1993.

SWISCHUK, L. E.; SWISCHUK, P. N.; JOHN, S. D. Wedging of c-3 in Infants and children: usually a normal finding and not a fracture. *Radiology*, v. 188, p. 523-526. 1993.

TEPAS, J. J.; DI SCALLA, C.; RAMENOFSKY, M. L. et al.. Mortality and head injury: the pediatric perspective. *J. Pediatr. Surg.*, v. 25, p. 92, 1990.

TEPAS, J. J.; RAMENOFSKY, M. L. et al. The pediatric trauma score as a prediction of injury severity: are objective assessment. *J. Trauma*, v. 28, p. 425-429, 1987.

TUBINO, P. J.; ALVES, E. Estenose hipertrófica do piloro. in: MAKSOUD, J. G. *Cirurgia Pediátrica*. 2. ed. São Paulo: Revinter, 2003. Cap. 63, p. 740-746.

VAN DEN ABBEELE, T.; COULOIGNER, V.; FAURE, C. et al. The role of 24h pH-recording in pediatric otolaryngologic gastro-esophageal reflux disease. *Int. J. Ped. Otorhino.*, v. 6751, p. S95-S100, 2003.

Capítulo 27

Urgências Cirúrgicas em Geriatria

Nadim Farid Safatle ♦ Ulysses Ribeiro Júnior ♦ Ettore Ferrari Franciulli

Introdução	299
Fisiopatologia	299
Pulmões	299
Rins	299
Vasos Sangüíneos	300
Coração	300
Sangue	300
Diabetes Mellitus	300
Desnutrição	300
Delirium	300
Diagnóstico	300
Anamnese e Exame Físico	300
Tratamento	302
Relação Médico-Paciente	302
American Society of Anesthesiology	302
Exames Pré-operatórios e Avaliação Nutricional	302
Tipos de Anestesia	303
Tempo Cirúrgico	303
Drenagem da Cavidade	303
Fechamento da Parede Abdominal	303
Conduta Cirúrgica	303
Complicações	305
Considerações Finais	305

INTRODUÇÃO

A população mundial vem crescendo rapidamente. Dados da ONU (Organização das Nações Unidas) revelam que, em 1950, havia cerca de 2 bilhões de habitantes; em 2000, por volta de 6,2 bilhões, com previsão de 8,2 bilhões em 2025. Destaca-se, nesse crescimento, a elevação significativa e progressiva da população geriátrica que, de 200 milhões em 1950, passou para 585 milhões em 2000, com a estimativa de chegar a 1,1 bilhão em 2025. Dessa forma, a ONU considera o período de 1975 a 2025 como a Era do Envelhecimento, influenciada diretamente pelos avanços na prevenção e no tratamento das doenças degenerativas e oncológicas, além da melhora da qualidade de vida, levando ao amadurecimento da população mundial e conseqüente aumento no número de procedimentos cirúrgicos em idosos. Para se ter uma idéia do aumento da sobrevida populacional, a esperança de vida no Brasil aumentou de 33 anos, em 1900 para atuais 68 anos contabilizados pelo Instituto Brasileiro de Geografia e Estatística (IBGE) no último senso, em 2000. O recorde de longevidade registrado até o momento é de 122 anos e 164 dias, idade com que a francesa Jeanne Calment morreu, em 1997[1].

Segundo a Organização Mundial de Saúde (OMS), considera-se idoso todo ser humano com idade superior a 65 anos, correspondendo hoje a 11% da população geral no Brasil (16 milhões de pessoas, com previsão de 30 milhões em 2020) e a 14% nos Estados Unidos[2].

Urgências cirúrgicas em geriatria são as doenças organofuncionais que se instalam nos idosos de maneira abrupta, levando-os ao tratamento cirúrgico inevitável, imediatamente após o diagnóstico clínico e seguido de tratamento oportuno em relação ao fator tempo[3-6].

FISIOPATOLOGIA

O idoso apresenta morbi-mortalidade cinco a seis vezes maior que a população geral, representando verdadeiro desafio diagnóstico e terapêutico. No Brasil, segundo Branco et al.[7], a taxa de óbito global em operações eletivas gira em torno de 5 a 10% dos casos, subindo para 15 a 30% em cirurgias de urgência (até 24h da chegada do paciente) e emergência (até 2h da chegada do paciente). Entre os fatores de risco cirúrgico, os de maior relevância são: tipo de cirurgia (eletiva ou urgência), local da incisão, porte da cirurgia e tempo cirúrgico. De acordo com Fry et al.[8], a falência de quatro sistemas ou de dois sistemas aliados à sepse é igual a 100% de óbito pós-operatório. Várias alterações no organismo do paciente idoso contribuem para o aumento das complicações cirúrgicas.

Pulmões

A capacidade respiratória máxima diminui cerca de 40% entre os 20 e 65 anos de idade, em razão da perda da elasticidade pulmonar (existe um desajuste nas ligações cruzadas de elastina), redução da superfície alveolar (4% por década) e diminuição da capacidade de difusão (decresce 60%). Cerca de 40% dos pacientes submetidos a procedimentos cirúrgicos por período maior que 3 a 4h apresentam maior incidência de complicações pulmonares. Os indivíduos idosos têm maior suscetibilidade às pneumonias e às infecções respiratórias, principalmente às doenças pulmonares obstrutivas crônicas (DPOC), tolerando menos seus efeitos. O cigarro contribui muito para o aumento dessas complicações, promovendo a redução da capacidade mucociliar do aparelho respiratório, com o conseqüente aumento de secreções na árvore brônquica[9].

Rins

Há diminuição de 30 a 40% do número de néfrons (responsáveis pela filtração do sangue), ocasionando insuficiência renal, com conseqüente retenção de metabólitos, como uréia, potássio, fosfatos, sulfatos e creatinina. As artérias renais e seus ramos principais exibem sinais de esclerose, diminuindo a luz vascular e, como conseqüência, o fluxo sangüíneo renal. Segundo Costa et al.[10], a incidência da insuficiência renal aguda varia de 2 a 5% em pacientes hospitalizados, influenciados por diversas co-morbidades, como choque séptico, hipovolemia, uso de aminoglicosídeos, soluções contrastadas e insuficiência cardíaca. A causa mais comum de insuficiência renal é a de origem pré-renal, em decorrência da má perfusão sangüínea, à medida que a pressão arterial média diminui.

Vasos Sangüíneos

Ficam menos flexíveis e menos elásticos, aumentando a pressão sangüínea e, por conseqüência, o trabalho cardíaco. Dados de diversas fontes reunidas por Maciel e Achutti[11] mostram que 40% dos idosos brasileiros são hipertensos. A hipertensão arterial sistêmica (pressão sistólica acima de 140mmHg e diastólica acima de 90mmHg) só é considerada fator de risco quando existe lesão de órgãos-alvo.

Coração

O músculo cardíaco se degenera. As válvulas cardíacas perdem eficiência, há diminuição da reserva cardíaca e menor resposta aos estímulos beta-adrenérgicos. É comum a incidência de sopro e insuficiência cardíaca nesses pacientes[15].

Sangue

Há perda natural de água, com diminuição do volume sangüíneo. Também ocorre perda de grande quantidade de leucócitos responsáveis pelo sistema imunológico, deixando o idoso mais suscetível às infecções (15%).

Diabetes Mellitus

Existe diminuição do metabolismo e da captação periférica de glicose no idoso. O diabetes pode levar a complicações crônicas, como neuropatias, nefropatias e macroangiopatias, que podem elevar o risco cirúrgico do paciente. Além disso, existe maior suscetibilidade às infecções, aumentando a chance de fístulas, abscessos intracavitários e de parede no pós-operatório, principalmente em procedimentos de urgência, quando não há tempo hábil para a correção adequada da descompensação glicêmica[12].

Desnutrição

A desnutrição reduz os níveis de imunoglobulina A (IgA) secretora, além de alterar a estrutura pulmonar, diminuindo a resposta ventilatória à hipóxia. A redução da massa muscular e da contratilidade de suas células, assim como o desequilíbrio hormonal e a linfopenia, aumentam o risco de infecção[13].

Studley[13] relatou taxa de mortalidade de 33% em pacientes com perda de peso maior que 20% no período pré-operatório, em comparação com a mortalidade de 3,5% naqueles pacientes sem perda de peso significante no mesmo período, confirmando os prejuízos pós-operatórios determinados pela hipoproteinemia.

Delirium

É encontrado em cerca de 14 a 24% dos pacientes à admissão hospitalar. Cerca de 6 a 56% dos idosos desenvolvem *delirium* durante a hospitalização. A prevalência de *delirium* pós-operatório é estimada em 10 a 54%. As principais causas são infecções (pneumonia, septicemia, infecção urinária), alterações metabólicas (distúrbio hidroeletrolítico, hipóxia, uremia, febre, insuficiência hepática), toxicidade por drogas (anticolinérgicos, antidepressivos tricíclicos e neurolépticos, corticosteróides), redução do débito cardíaco (desidratação, hemorragia, insuficiência cardíaca congestiva), hipotermia, hipertermia, acidente vascular cerebral (AVC), multifatorial[14].

DIAGNÓSTICO

Na tentativa de um diagnóstico preciso de afecção potencialmente cirúrgica, é importante padronizar o atendimento ao idoso da seguinte forma.

Anamnese e Exame Físico

Com os avanços tecnológicos da medicina, há tendência cada vez maior à valorização dos exames subsidiários (laboratoriais e de imagem), deixando em segundo plano a história e o exame físico do doente. Por outro lado, uma boa anamnese acompanhada de adequado exame físico assumem importante papel no diagnóstico das afecções, além de tornar a medicina mais barata, evitando a requisição de exames complementares caros e dispensáveis. Entretanto, o paciente idoso possui a peculiaridade de, parte das vezes, apresentar história clínica pobre e sintomas inespecíficos. Nesses casos, são imprescindíveis os exames complementares para auxiliar o diagnóstico das doenças.

As doenças que mais ocasionam tratamento cirúrgico de urgência são as listadas a seguir, conforme experiência pessoal (Tabela 27.1).

Colecistite Aguda

Principal causa de cirurgia de urgência no idoso.

- *Quadro clínico:* dor em hipocôndrio direito há mais de 24h, desencadeada após alimentação, febre contínua com recrudescimento vespertino, náuseas, vômitos.
- *Exame físico:* sinal de Murphy positivo (parada brusca da inspiração durante a palpação profunda do hipocôndrio direito).
- *Exames laboratoriais:* leucocitose em 85% dos casos.
- *Exames de imagem:* radiografia de abdome, cintilografia com tecnécio-DISIDA (vesícula não é visualizada), ultra-sonografia de abdome superior (exame de escolha-espessamento vesicular), tomografia computadorizada de abdome (Fig. 27.1).

Neoplasia de Cólon

É a segunda maior causa de cirurgia de urgência no paciente idoso, sendo a perfuração a principal indicação cirúrgica, seguida pela obstrução (Fig. 27.2).

TABELA 27.1 – Doenças com tratamento cirúrgico de urgência mais comuns no idoso (casuística pessoal)

DOENÇA	PORCENTAGEM
Colecistite aguda	41,1
Neoplasia de cólon	17,64
Hérnia encarcerada	14,7
Diverticulite perfurada	5,88
Apendicite aguda	2,94
Úlcera duodenal estenosante	2,94
Hérnia interna	2,94
Necrose de reto por fecaloma	1,96
Colangite	1,96
Trombose mesentérica	1,96
Volvo de sigmóide	1,96
Icterícia obstrutiva	0,98
Neoplasia gástrica	0,98
Neoplasia hepática hemorrágica	0,98
Neoplasia de esôfago	0,98
Total	100

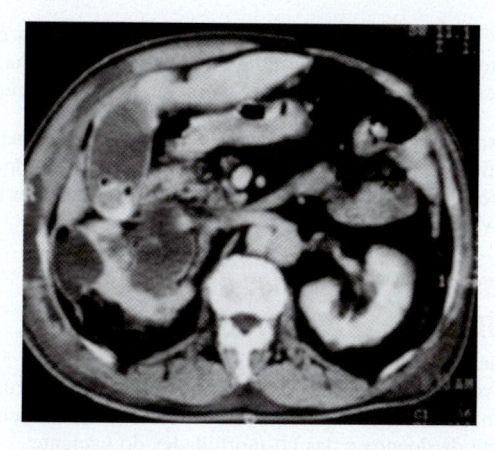

Figura 27.1 – Tomografia computadorizada de abdome indicando quadro de colecistite aguda. Reparar na presença de cálculo e espessamento da vesícula na região que está em contato com a parede abdominal.

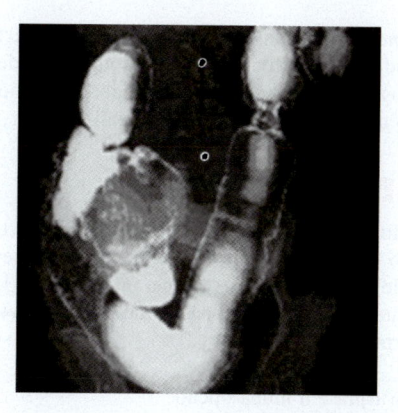

Figura 27.3 – Enema opaco evidenciando tumor de cólon ascendente.

- *Quadro clínico:* emagrecimento, alteração do hábito intestinal com parada da evacuação (obstrução intestinal – mais comum no cólon esquerdo), enterorragia (carcinomas do sigmóide e reto), vômitos fecalóides tardios (obstrução), dor abdominal difusa (perfuração) e diarréia paradoxal.
- *Exame físico:* massa palpável (principalmente em cólon direito), descompressão brusca positiva (perfuração), distensão abdominal, sinal de Jobert positivo (perda da macicez hepática à percussão abdominal – perfuração), de massa palpável ao toque retal.
- *Exames laboratoriais:* antígeno carcinoembrionário (CEA, *carcinoembryonic antigen*), leucocitose (perfurações e translocação bacteriana causada pela obstrução), hemoglobina (Hb) e hematócrito (Ht) (sangramento).
- *Exames complementares:* radiografia de abdome (distensão abdominal em obstrução com ausência de ar na ampola retal), sigmoidoscopia, colonoscopia, tomografia computadorizada de abdome, enema opaco (desaconselhável pela possibilidade de o intestino estar perfurado) (Fig. 27.3).

Hérnia Encarcerada

A hérnia inguinal é a mais comum (66,6%), seguida pela incisional (20%) e pela umbilical (13,3%).

- *Quadro clínico:* dor aguda contínua no local da hérnia, vômitos fecalóides, parada da evacuação.
- *Exame físico:* hiperemia no local da hérnia, ruídos hidroaéreos ausentes, descompressão brusca positiva.
- *Exames laboratoriais:* leucocitose.
- *Exames de imagem:* radiografia de abdome (distensão abdominal com ausência de ar na ampola retal), ultra-sonografia de abdome, tomografia computadorizada.

Geralmente o diagnóstico é clínico.

Diverticulite Aguda

A principal complicação que leva o paciente idoso à cirurgia de urgência é a perfuração.

- *Quadro clínico:* dor em fossa ilíaca esquerda (FIE) em 70% das vezes, anorexia, náuseas, vômitos (20%), massa abdominal, constipação intestinal.
- *Exame físico:* febre, descompressão brusca positiva (peritonite).
- *Exames laboratoriais:* leucocitose.
- *Exames de imagem:* radiografia de abdome (inespecífico); tomografia computadorizada de abdome (melhor exame); enema opaco e colonoscopia devem ser evitados (risco de ocorrer perfuração).

Apendicite Aguda

É a maior indicação à cirurgia de urgência em paciente jovem. No idoso não é tão comum, porém seu diagnóstico é mais difícil e tardio, já que a história e o exame físico geralmente são inespecíficos.

- *Quadro clínico:* dor periumbilical que se localiza posteriormente em fossa ilíaca direita (FID), anorexia, náuseas.
- *Exame físico:* febre baixa, sinal de Blumberg positivo (dor à descompressão brusca em ponto de McBurney), sinal de Rovsing positivo (pressão aplicada no quadrante inferior esquerdo reflete a dor no quadrante inferior direito), sinal de Lapinsky positivo (dor em FID pela extensão da coxa direita), sinal do obturador positivo (rotação passiva da coxa direita fletida), sinal de Lennander positivo (diferença da temperatura áxilo-retal maior que 1°C).
- *Exames laboratoriais:* leucocitose, urina I (pode haver leucocitúria em caso de o apêndice ser retrocecal).

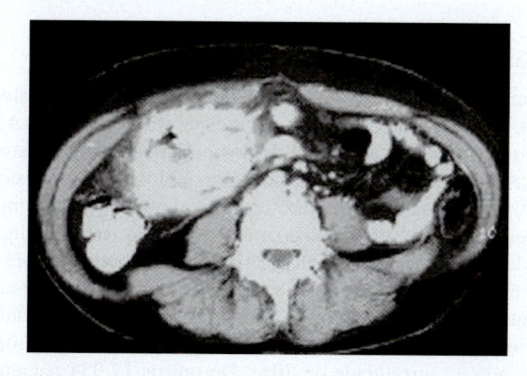

Figura 27.2 – Tomografia computadorizada de abdome indicando neoplasia obstrutiva de cólon direito.

- *Exames de imagem:* radiografia de abdome (fecálito, nível líquido e ceco dilatado), ultra-sonografia de abdome, tomografia computadorizada de abdome, enema opaco (ausência do enchimento do apêndice).

TRATAMENTO

Alguns fatores são considerados de extrema importância para tratamento cirúrgico correto e eficaz em paciente idoso, na tentativa de obter o menor risco operatório possível, com conseqüente diminuição de mortalidade e morbidade. Deve-se sempre ter em mente:

- A cirurgia é a única opção?
- Trará benefícios para o paciente?
- O paciente apresenta condições imediatas para a cirurgia?
- A cirurgia deve ser realizada após melhores condições clínicas?
- O ambiente e a equipe cirúrgica oferecem segurança?
- Há consenso familiar em relação à conduta cirúrgica?
- A cirurgia é indicada com finalidade diagnóstica, curativa, paliativa ou como única tentativa terapêutica?

Relação Médico-Paciente

É muito importante o bom relacionamento entre o médico e seu paciente. Deve existir afinidade e confiança total no cirurgião escolhido pelo doente, já que essa condição é bastante favorável para a recuperação pós-operatória. O médico deve explicar detalhadamente ao paciente e seus familiares o procedimento cirúrgico a ser realizado, decidindo de forma conjunta, após avaliação dos riscos e dos benefícios, o tratamento mais adequado naquele momento.

Exemplo

Paciente de 93 anos com neoplasia pancreática, em bom estado clínico e sem queixas, deve ser submetido a uma gastroduodenopancreatectomia, a uma derivação biliodigestiva ou se lhe deve oferecer apenas suporte clínico, já que o risco cirúrgico desse tipo de cirurgia em pacientes dessa faixa etária é alto, além de não haver garantias de cura da doença?

American Society of Anestesiology

De acordo com a *American Society of Anesthesiology* (ASA), os pacientes podem ser divididos conforme o risco cirúrgico em:

- *ASA I:* paciente saudável sem doença sistêmica, cujo processo patológico é localizado. Por exemplo, artroscopia em paciente hígido.
- *ASA II:* distúrbio sistêmico leve a moderado não incapacitante. Por exemplo, extremos etários. Paciente com hipertensão arterial sistêmica leve sem controle medicamentoso submetido à herniorrafia.
- *ASA III:* distúrbio sistêmico moderado a grave incapacitante. Por exemplo, paciente diabético com controle medicamentoso que se submete a uma colecistectomia.
- *ASA IV:* distúrbio sistêmico grave que ameaça a vida e pode não ser passível de correção antes da operação. Por exemplo, angina instável, insuficiência cardíaca congestiva descompensada.
- *ASA V:* paciente moribundo, com pouca chance de sobrevivência, submetido à operação por desespero. Por exemplo, aneurisma cerebral roto, traumatismo cerebral grave, trombose mesentérica.
- *Cirurgia de Emergência:* deve-se colocar a letra *E* em todo paciente submetido à cirurgia de emergência. Por exemplo, colecistite aguda, hérnia inguinal encarcerada.

Essa avaliação é muito importante, já que, quanto maior a classificação pela *ASA*, maior é o risco cirúrgico do doente. Dos três óbitos (2,94%) dessa casuística, dois pacientes eram ASA V e um, ASA IV.

Exames Pré-operatórios e Avaliação Nutricional

A solicitação dos exames pré-operatórios na urgência é bastante variável de um serviço para outro. Porém, é de comum acordo que os seguintes deverão ser realizados, independentemente da doença e das co-morbidades do paciente.

- *Hemograma completo:* avalia se o paciente apresenta algum tipo de anemia ou perda sangüínea, além de infecções sistêmicas.
- *Coagulograma:* com TP (tempo de protrombina) e TC (tempo de coagulação) normais evita-se o risco indesejável do sangramento anormal intra-operatório. Importante para pacientes em uso de ácido acetilsalicílico (AAS) (antiagregante plaquetário) e anticoagulantes (heparina, Clexane®, Marevan® etc.).
- *Uréia e creatinina:* estudo da função renal do paciente.
- *Ionograma (sódio, potássio, cálcio, magnésio, cloro):* analisa prováveis distúrbios hidroeletrolíticos do paciente, principalmente nos desidratados e submetidos a preparo de cólon, além de poder ser causa de arritmias cardíacas (hipercalemia, hipocalcemia etc.).
- *Glicemia:* avaliação do estado glicêmico do doente. Em alguns casos, pode contribuir para a indicação cirúrgica na urgência da afecção. Por exemplo, paciente diabético com colecistite aguda requer intervenção cirúrgica de urgência.
- *Radiografia de tórax:* estuda a área cardíaca e alterações pulmonares do paciente. Por exemplo, doente hipertenso com aumento do ventrículo esquerdo, pneumonias com condensação de base pulmonar direita, aerobroncograma.
- *Eletrocardiograma:* proporciona análise rápida e segura de prováveis alterações cardíacas do paciente idoso na urgência. Por exemplo, arritmias, sobrecarga de câmaras cardíacas, extra-sístoles.
- *Proteínas totais e frações:* análise parcial do estado nutricional do paciente. Em alguns casos, opta-se pela nutrição parenteral pré e/ou pós-operatória, na tentativa de diminuir a desnutrição, já que esse é um importante fator de risco para o desencadeamento de fístulas.

Tipos de Anestesia

Nas cirurgias de urgência, quase sempre é realizada a anestesia geral, com exceção de alguns casos específicos (paciente ASA IV ou V submetido a procedimentos paliativos, como gastrostomias ou jejunostomias: pode-se optar por bloqueios ou anestesia local). A administração da anestesia geral pode levar a complicações graves (infarto agudo do miocárdio, hipertermia maligna, intoxicação medicamentosa etc.). Um estudo realizado por Topkins e Artusio[15] mostrou que de 658 pacientes com mais de 50 anos submetidos à anestesia geral, com infarto agudo do miocárdio prévio, 6,5% tiveram reincidência no período pós-operatório, associado à mortalidade de 70%. De outros 12.054 pacientes sem história prévia de infarto agudo do miocárdio, somente 0,6% infartou após a cirurgia, com taxa de óbito de 26,5% dos casos.

Tempo Cirúrgico

O tempo operatório é fator importante que contribui diretamente para a evolução pós-operatória do paciente. Cerca de 40% dos pacientes que são submetidos a procedimentos cirúrgicos por tempo superior a 210min apresentam algum tipo de complicação pulmonar[8]. Dessa forma, a cirurgia realizada no paciente idoso na urgência deve ser a mais simples e breve possível, na tentativa de tirá-lo dessa condição, evitando-se medidas heróicas que prolonguem o ato cirúrgico (por exemplo, deve-se promover a rafia de úlcera perfurada ou fazer colostomia em paciente grave, hemodinamicamente instável).

Drenagem da Cavidade

Em casos duvidosos quanto à evolução, deve-se drenar a cavidade abdominal, de preferência com um dreno túbulo-laminar. Dessa forma, consegue-se avaliar e quantificar sangramentos, além de orientar para fora da cavidade abdominal fístulas de anastomoses, evitando-se, em muitos casos, a reoperação do paciente.

Fechamento da Parede Abdominal

Para o fechamento das incisões abdominais, preferem-se fios inabsorvíveis. Em pacientes com desnutrição intensa, obesos ou reoperados, pode-se optar pela utilização de pontos subtotais externos ou internos.

Conduta Cirúrgica

Deve ser avaliada de acordo com cada afecção, como será visto a seguir.

Colecistite Aguda

Nesse tipo de afecção, deve-se sempre tentar realizar colecistectomia videolaparoscópica com colangiografia intra-operatória (29,5%). Pacientes com contra-indicações à videolaparoscopia (insuficiência cardíaca, DPOC grave) ou dificuldades para a colecistectomia por videolaparoscopia devem ser submetidos à colecistectomia convencional (34,1%) ou por minilaparotomia[16] (27,2%), somente por cirurgiões com treinamento para essa técnica (Fig. 27.4). Doentes com quadro de colangite (4,5%) devem ser submetidos à colangiopancreatografia endoscópica retrógrada pré ou intra-operatória, associada à colecistectomia convencional e drenagem à Kehr, quando necessário.

Neoplasia Colorretal

O tratamento dessa doença consiste na ressecção do tumor, juntamente com uma linfadenectomia (pelo menos quinze linfonodos ressecados), associada à anastomose primária, quando possível (bom preparo de cólon e paciente estável hemodinamicamente). Em nossa casuística, 61,5% dos tumores de cólon localizavam-se em cólon esquerdo, contra 7,7% em cólon transverso, e 30,7% em cólon ascendente (Fig. 27.5). Observou-se que dezessete pacientes apresentavam obstrução intestinal, contra um paciente com hemorragia digestiva baixa. Todos os casos foram tratados com ressecção tumoral e anastomose primária. Os tumores de reto ocorreram em 4,9% do total das cirurgias de urgência e a cirurgia de Miles (amputação abdominoperineal) foi realizada em todos os casos (Fig. 27.6).

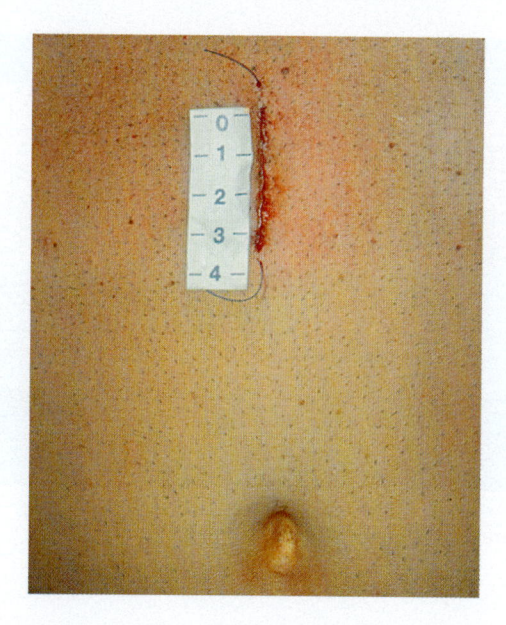

Figura 27.4 – Resultado final de uma miniincisão mediana para colecistectomia.

Hérnia Encarcerada

Um paciente idoso com hérnia encarcerada deve ser tratado com a redução da estrutura encarcerada e correção da hérnia (73,3%). A enterectomia (26,6%) só é feita quando há necrose de alça intestinal, com parada do peristaltismo e ausência da recuperação do aspecto de vitalidade após a descompressão da estrutura com compressa úmida aquecida. Houve três casos de hérnia interna por brida congênita com torção de todo o mesentério e isquemia intestinal tratada com distorção das alças intestinais.

Diverticulite

Para tratamento da diverticulite, a ressecção do segmento acometido, seguida de anastomose primária, deve ser a conduta de escolha. Dos seis casos (5,88% do total) operados na urgência, todos foram em razão da perfuração de divertículo de cólon esquerdo, optando-se por anastomose primária em 83,3% deles. A colostomia à Hartmann foi realizada em um único paciente, em razão do longo tempo de perfuração e conseqüente contaminação maciça da cavidade. A colectomia por videolaparoscopia, assim como a reconstrução do trânsito intestinal, tem sido efetuada recentemente por nossa equipe, com grande sucesso, podendo ser opção cirúrgica interessante.

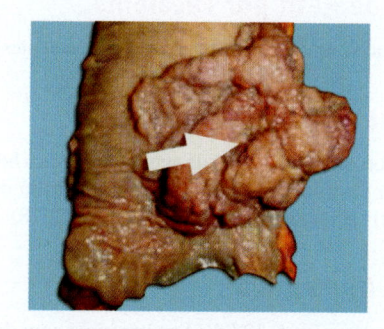

Figura 27.5 – Tumor obstrutivo de cólon sigmóide.

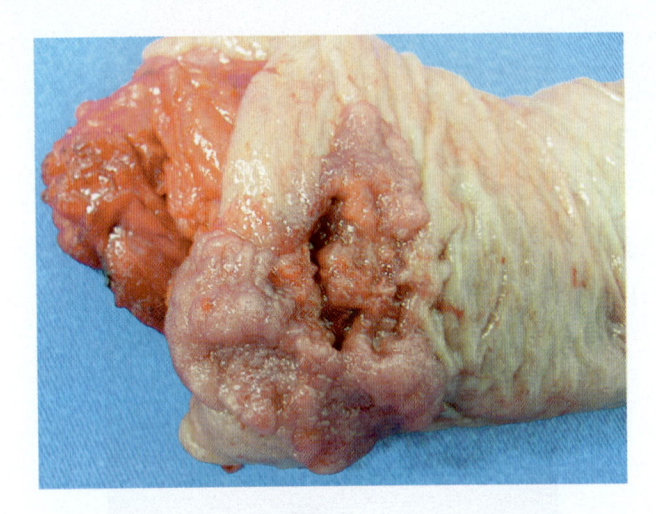

Figura 27.6 – Tumor de reto.

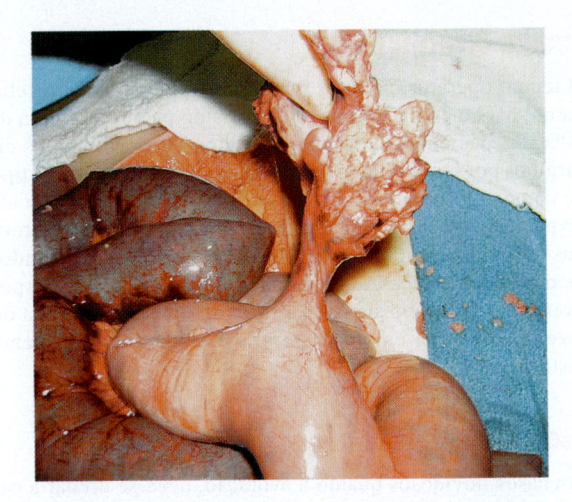

Figura 27.7 – Trombose mesentérica de intestino delgado.

Apendicite Aguda

No idoso, prefere-se a apendicectomia convencional (66,6%) com incisão de McBurney, pois se acredita que a videolaparoscopia (33,3%) prolonga o tempo cirúrgico sem benefício pós-operatório (em colecistectomia, a laparoscopia permite recuperação menos dolorosa para o idoso, beneficiando sua recuperação).

Úlcera Duodenal

Os três casos (2,9% do total) foram operados em razão da estenose pilórica e optou-se por gastrectomia subtotal com reconstrução à Safatle (um caso), com exceção dos casos em que o duodeno estava deformado, sendo realizada, então, reconstrução em Y-de-Roux (dois casos).

Trombose Mesentérica

Nos dois casos (1,96%), houve necrose de todo o delgado, tornando inviável a ressecção cirúrgica, optando-se pelo suporte clínico do paciente (Fig. 27.7).

Volvo de Sigmóide

Nos dois pacientes operados (1,96%), fez-se a ressecção do segmento volvulado que apresentava sinais de sofrimento vascular. No primeiro caso, foi feita colostomia à Hartmann (contaminação maciça da cavidade e instabilidade hemodinâmica do paciente) e, no segundo, anastomose primária.

Necrose de Reto por Fecaloma

Utilizou-se a cirurgia de Hartmann nos dois pacientes operados.

Neoplasia Gástrica

Houve uma ocorrência (0,98%) de neoplasia gástrica hemorrágica tratada com gastrectomia subtotal, acompanhada de linfadenectomia DII e reconstrução à Safatle (Fig. 27.8).

Icterícia Obstrutiva

Operou-se um paciente (0,98%) na urgência com diagnóstico intra-operatório de neoplasia de cabeça de pâncreas irressecável, sendo optado por derivação biliodigestiva em Y-de-Roux. Raramente, aconselha-se a ressecção do tumor na urgência, em razão da extensão da cirurgia, fator que aumenta o risco cirúrgico.

Tumor Hepático Hemorrágico

Houve um caso (0,98%) em que foi realizada a hepatectomia esquerda regrada.

Neoplasia de Esôfago

Esse paciente apresentava tumor sangrante de terço médio de esôfago tratado com ressecção (esofagectomia) e reconstrução com tubo gástrico.

COMPLICAÇÕES

Dos cento e dois pacientes idosos operados na urgência (média de idade de 74,05 anos; 65 a 94 anos), 90 (88,23%) não tiveram complicações; doze pacientes (11,77%) tiveram complicações (dois AVC, dois choques sépticos, duas fístulas biliares, uma insuficiência renal aguda, uma broncopneumonia, uma hidrocele, uma deiscência de pele, uma suboclusão intestinal

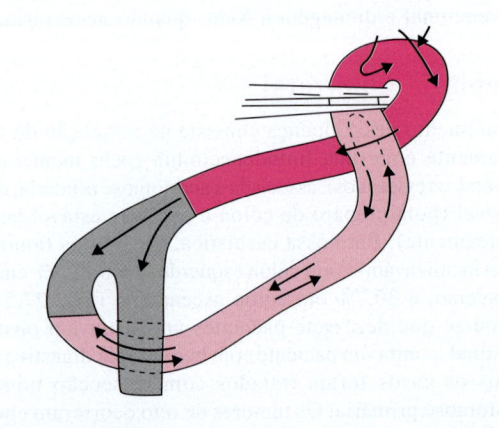

Figura 27.8 – Técnica de Safatle para reconstrução gástrica. São realizadas duas anastomoses (esofagojejunal e duodeno-jejunal [cinza]). Em coloração rosa-claro, vê-se a bolsa duodenojejunal.

por brida, um hematoma de parede abdominal). Desses pacientes, apenas um foi reoperado (lise de bridas) e houve três óbitos (2,94%), sendo dois por choque séptico e um por broncopneumonia.

CONSIDERAÇÕES FINAIS

Os idosos, em momento incerto, podem se transformar em vítimas de urgência clínica ou cirúrgica. Operados em regime de urgência, apenas 20% dos idosos conseguem recuperação completa, voltando às atividades habituais sem dano. Os 80% restantes seguem evolução clínica apreensiva entre melhorados, inalterados, piorados e até óbito precoce em 10% dos casos[6].

Desse modo, a adequada avaliação pré-operatória, o reconhecimento do *status* fisiológico que antecede o ato cirúrgico, o desempenho do cirurgião e da equipe anestésica, a escolha do melhor momento para a operação e um rigoroso acompanhamento pós-operatório são, todos, imprescindíveis para o sucesso terapêutico das urgências cirúrgicas do paciente idoso.

REFERÊNCIAS BIBLIOGRÁFICAS

1. ORGANIZAÇÃO DAS NAÇÕES UNIDAS. ASSEMBLÉIA GERAL DAS NAÇÕES UNIDAS. *Relatório do Secretário-Geral: problemas dos idosos e velhos.* Mar. 2002.
2. KALACHE, A.; VERAS, R. P.; RAMOS, L. R. Envelhecimento da população mundial: um desafio novo. *Revista de Saúde Pública,* v. 21, p. 200-210, 1987.
3. BLAKE, R.; LYNN, J. Emergency abdominal surgery in the aged. *Br. J. Surg.,* v. 63, p. 956-960, 1976.
4. LINN, B. S. et al. Evaluation of results of surgical procedures in the elderly. *Ann. Surg.,* v. 195, p. 90-96, 1982.
5. SALEM, R. et al. Emergency geriatric surgical admissions. *Brit. Med. J.,* v. 2, p. 416-417, 1978.
6. SARGOS, P. et al. Information du malade par le chirurgien. *Chirurgie,* v. 123, p. 85-95, 1998.
7. BRANCO, P. D. et al. *Terapêutica Cirúrgica – Cerro Azul Clínica do Indivíduo Idoso.* Rio de Janeiro: Guabnabara-Koogan, 1981. p.282-299.
8. FRY, D. E. et al. Multiple system organ failure. *Arch. Surg.,* v. 115, p. 136-140, 1980.
9. SAAD, I. A. B.; ZAMBOM, L. Variáveis clínicas de risco pós-operatório. *Revista da Associação Médica Brasileira,* v. 47, n. 2, Abr.-Jun. 2001.
10. COSTA, J. A. C.; MOYSÉS NETO, M.; VIEIRA NETO, O. M. Insuficiência renal aguda na Terapia Intensiva. *Revista Virtual de Medicina,* n. 6, ano II, 1999.
11. MACIEL, R. M. G.; ACHUTTI, A. Hipertensão arterial no Brasil: aspectos epidemiológicos e médico-sociais. In: *Cardiologia.* Rio de Janeiro: Livro Médico, 1981. v. 2.
12. ANDRES, R. Aging and diabetes. *Med. Clin. North Am.,* v. 55, p. 835, 1971.
13. STUDLEY, H. O. Percentage of weight loss: a basic indicator of surgical risk in patients with chronic peptic ulcer. *JAMA,* v. 106, p. 458, 1936.
14. INOYE, S. K. Delirium in hospitalized older patients. *Clin. Geriatr. Med.,* v. 14, n. 4, p. 745-762, 1998.
15. TOPKINS, M. J.; ARTUSIO, J. F. Myocardial infarction and surgery. *Anesth. Analg.,* v. 43, p. 716-720, 1964.
16. SAFATLE, N. F. et al. Colecistectomia por minilaparotomia: nova metodização. *Arq. de Gastroenterologia,* v. 28, n. 4, p. 119-143, 1991.

Capítulo 28

Emergências em Radioterapia

Maria José Alves ♦ Géser Vinícius Silva Soares

Introdução	307
Síndrome da Veia Cava Superior	307
Síndrome de Compressão Medular	308
Obstrução Traqueobrônquica Aguda	308
Hemorragia de Difícil Controle	308
Dor de Difícil Controle	309

INTRODUÇÃO

De maneira geral, a apresentação clínica do câncer se faz por sinais e sintomas persistentes e progressivos de evolução variável que permitem, porém, investigação e diagnóstico em tempo hábil para tratamento eletivo. Situações especiais que colocam a vida do paciente ou sua qualidade abruptamente em risco, durante a fase de investigação diagnóstica ou até mesmo na fase de escolha terapêutica, podem exigir abordagens imediatas. Muitas dessas situações exigem cirurgia ou tratamento medicamentoso específico. Em radioterapia, as seguintes situações oncológicas clássicas são consideradas de emergência:

- Síndrome da veia cava superior (SVCS).
- Síndrome de compressão medular.
- Obstrução traqueobrônquica aguda.
- Hemorragia de difícil controle.
- Dor de difícil controle.

O reconhecimento, a avaliação diagnóstica e o pronto encaminhamento dos pacientes nessas situações influenciam a qualidade e os resultados da radioterapia que será oferecida.

A intenção deste capítulo é abordar situações em que, embora com quadros bastante diferentes, suspeita diagnóstica e investigação peculiares e distintas, a conduta terapêutica de emergência quase sempre envolverá a avaliação de um radioterapeuta.

SÍNDROME DA VEIA CAVA SUPERIOR

Descrita em 1757 em uma situação benigna[1], atualmente 95% dos quadros de SVCS decorrem de câncer, sendo o câncer de pulmão broncogênico de pequenas células, seguido pelos carcinomas de células escamosas, adenocarcinoma, linfoma não-Hodgkin e carcinoma de grandes células os principais tipos histológicos causadores dessa síndrome[2].

Na avaliação diagnóstica, devem-se investigar também causas não oncológicas da SVCS, como trombose associada a cateteres[3], aneurismas, bócio, mediastinite fibrosante, doenças infectocontagiosas[4] e doença pericárdica.

O quadro clínico que compõe a síndrome advém da obstrução do fluxo sangüíneo da veia cava superior para o átrio direito. O paciente pode apresentar dispnéia, tosse, edema de face, pescoço, porção superior do tórax e membros superiores, referindo ainda rouquidão, dor torácica, disfagia e hemoptise. Devem-se investigar distensão da drenagem venosa do pescoço e do tórax, edema, pletora, cianose, taquipnéia e paralisia de corda vocal[5].

A gravidade do quadro está relacionada a seu tempo de instalação e local da interrupção do fluxo. Obstruções agudas produzem sintomas mais exuberantes, uma vez que a circulação colateral não sofreu dilatação e adaptação ao aumento repentino de fluxo. Se o assoreamento ocorrer acima da entrada da veia ázigo, os sintomas são menos pronunciados, uma vez que parte do fluxo se acomoda no sistema ázigo, causando menor aumento de pressão em membros superiores, cabeça e tórax[6].

A avaliação da SVCS deve incluir radiografia do tórax. A tomografia de tórax é extremamente útil para avaliação anatômica do mediastino e, em sua fase contrastada, pode auxiliar na localização da obstrução ao fluxo venoso[7]. Outros exames, como venografia, ultra-som e ressonância nuclear magnética contribuem para avaliação da natureza da obstrução. O diagnóstico deve ser confirmado por cito ou histologia por meio de exame de escarro ou biopsia do local mais acessível à coleta de material, respeitando o estado geral do paciente e a localização da doença. Broncoscopia, punção-biopsia de linfonodos supraclaviculares, aspiração por agulha de massa pulmonar ou mediastinal guiada por tomografia computadorizada, mediastinoscopia, esternotomia, toracoscopia ou até mesmo a toracotomia devem ser empregadas, se necessário, para o esclarecimento diagnóstico que definirá a melhor abordagem terapêutica[8].

O tratamento da SVCS causada por câncer inclui tratamentos clínicos, quimio e/ou radioterapia, dependendo do tipo histológico, que, se não definido previamente, deve ser buscado antes do início do tratamento, a menos que haja obstrução de vias aéreas ou sinais de edema cerebral[9]. O uso de corticosteróide, apesar de seu potencial efeito protetor sobre vias aéreas e de ser amplamente aceito na rotina clínica, não dispõe de trabalhos na literatura que lhe confirmem a efetividade. Por outro lado, diuréticos podem oferecer alívio sintomático do edema, porém à custa de risco de complicações sistêmicas, como distúrbios hidroeletrolíticos[10].

Quimioterapia é o tratamento de escolha para a SVCS causada por neoplasia maligna sensível, como os tumores de células pequenas de pulmão e os linfomas. O pronto início da quimioterapia resulta em respostas parcial e completa em torno de 80% dos pacientes com câncer de pulmão de pequenas células[11,12].

A radioterapia, tratamento de escolha para os tumores não responsivos à quimioterapia, geralmente é feita em esquemas hipofracionados, com poucas frações e uma dose alta por aplicação. Os esquemas de dose e fracionamento utilizados são variáveis, de 30 a 50Gy em 10 a 25 frações. Fracionamentos menos convencionais podem empregar doses semanais de 8Gy, no total de 3 semanas de tratamento[13]. Obtém-se melhora clínica em 62 a 80% dos pacientes com câncer de pulmão de pequenas células. Dos pacientes com câncer de pulmão não de pequenas células, em aproximadamente 45%[11,12].

Em crianças, apesar da SVCS ser rara, ocorrendo em 12% daquelas com tumores mediastinais malignos[14], sendo os mais incidentes os linfomas não-Hodgkin, sua abordagem é geralmente de urgência, uma vez que as vias respiratórias dos pacientes pediátricos são mais frágeis, flexíveis e de menor calibre, estando mais suscetíveis à obstrução[15]. Nessa situação, nem sempre anestesia e intubação são procedimentos possíveis, podendo ser necessário iniciar o tratamento sem que haja diagnóstico histopatológico.

O tratamento empírico tradicional da SVCS é a radioterapia. Dose e fracionamento devem ser norteados pela radiossensibilidade presumida do tumor. Cuidados especiais devem ser tomados na prevenção do edema pós-radioterapia, quase sempre prevenido com altas doses de corticosteróide. Quimioterapia empírica também pode ser associada a radio e corticoterapia. Ciclofosfamida, antraciclina e vincristina são alguns agentes utilizados[16].

SÍNDROME DE COMPRESSÃO MEDULAR

A compressão neoplásica da medula espinal é uma das mais mórbidas complicações da doença primária ou metastática, aparecendo em cerca de 2,5% dos pacientes com câncer, variando conforme o tipo histológico e a localização do tumor inicial[17]. Apesar dos avanços tecnológicos e dos novos meios diagnósticos, a maioria dos pacientes só é diagnosticada após estar incapaz de andar[18].

O diagnóstico e a definição da síndrome de compressão medular abrangem critérios radiológicos e clínicos, sendo necessária comprovada compressão do saco dural e de seu conteúdo por massa tumoral, mesmo que mínima, associada à sintomatologia compatível com aquele nível de lesão neurológica[19]. À apresentação, a dor lombar é o sintoma mais comum e mais ou menos metade dos pacientes tem dificuldade para deambular, disfunção esfincteriana ou alteração de sensibilidade[20]. Os exames de escolha para o estabelecimento do nível de lesão são a ressonância nuclear magnética (RNM) e a mielografia, tendo ambas altas sensibilidade e especificidade[21-23]; porém, com a mielografia sendo muito mais invasiva, a RNM se torna o exame *gold standard* para investigação da compressão medular[24]. Em razão da incapacidade de regeneração do tecido nervoso, há urgência no diagnóstico e no início do tratamento, com a intenção de evitar dano irreversível aos neurônios.

O uso de corticosteróides em alta dose melhora o prognóstico dos pacientes em relação à deambulação, porém com aumento significativo de efeitos adversos graves associados à medicação[25].

A radioterapia oferece boa paliação para pacientes com síndrome de compressão medular sem instabilidade da coluna espinal ou compressão por estruturas ósseas, sendo, nesses casos, indicado, se possível, tratamento cirúrgico[26,27]. Pacientes com lesão única e condições cirúrgicas podem ser tratados com radioterapia ou cirurgia, porém a associação entre cirurgia e radioterapia oferece benefício quanto à deambulação e ao controle mais eficiente da dor, quando comparada com a radioterapia exclusiva[28].

A radioterapia em lesões diagnosticadas por imagem, mas sem sintomas de compressão, quadro subclínico, pode ser oferecida com intuito profilático. Múltiplos esquemas de dose de radioterapia são executados, incluindo 30Gy em dez frações, 37,5Gy em quinze frações, 40Gy em vinte frações, 28Gy em sete frações e fracionamentos menos comuns como 15Gy em três frações com intervalos, seguido por 15Gy com cinco frações, com resultados semelhantes.

OBSTRUÇÃO TRAQUEOBRÔNQUICA AGUDA

A obstrução traqueobrônquica por câncer pode ser causada por lesão primária da árvore respiratória, do parênquima pulmonar e dos grandes vasos mediastinais, levando a graves quadros de insuficiência respiratória rapidamente progressiva, caracterizando-se como emergência oncológica, na qual a suspeita diagnóstica, sua pronta investigação e conduta são fundamentais para o efetivo controle da situação.

Na investigação, diagnóstico diferencial deve ser feito entre outras causas obstrutivas benignas de vias aéreas, como tromboembolismo, infecção e até mesmo situação de base oncológica afetando indiretamente as vias aéreas, como a síndrome de veia cava superior, entre outras. Reações agudas à radioterapia, com edema ou tardias, com fibrose, são descritas como causas possíveis de obstrução ao fluxo respiratório[29]. O quadro clínico apresenta, além da grave insuficiência respiratória, sinais, como estridor, quando a obstrução ocorre acima do manúbrio e pode ser complicado por hemoptise[30].

O tratamento dependerá da gravidade do quadro, da causa da obstrução, da localização, da extensão, do prognóstico e do estado geral do paciente e sempre objetivará a recuperação da via aérea.

Obstruções altas, supra-esternais, devem ser tratadas, sempre que possível, com cirurgia. Um bom suporte ventilatório, corticosteróides e sedação apropriada podem, por si só, melhorar a ventilação e a saturação do paciente. Algumas outras opções para desobstrução, na impossibilidade cirúrgica, são a colocação de *stents*, *laser*, dilatação – mais utilizada em situações benignas e braquiterapia.

A braquiterapia isolada, associada à teleterapia ou após outro procedimento como a ressecção por *laser*, por exemplo, consegue bons resultados, principalmente em lesões mais periféricas. A braquiterapia com alta taxa de dose com irídio-192 tem resposta sintomática em pacientes com obstrução de 87% para a dispnéia, 79% para a tosse, 95% para a hemoptise e 88% para as pneumonias obstrutivas, com complicações como fístula e pneumonite actínica, principalmente naqueles pacientes que receberam teleterapia associada[31].

HEMORRAGIA DE DIFÍCIL CONTROLE

A infiltração dos tecidos adjacentes ao tumor comprometendo a vascularização normal e a proliferação desorganizada de células e vasos na massa neoplásica são fatores locais que predispõem o paciente a episódios de sangramento. Processos hemorrágicos originários de tumor de pulmão, esôfago, estômago, bexiga, útero e reto irressecáveis ou inoperáveis, se não responsivos a medidas clínicas de contenção do sangramento, têm com a radioterapia a possibilidade de controle do sangramento. Outras lesões avançadas com ulceração e sangramento em pequena quantidade, porém profuso, também são situações nas quais a indicação de radioterapia hemostática pode ser avaliada.

Para sangramento endobrônquico, a broncoscopia é o método de diagnóstico e tratamento de escolha. O balão, o *laser*, a embolização e a cirurgia são procedimentos também avaliáveis. A radioterapia é vastamente utilizada para controle da hemoptise leve e moderada, beneficiando 60 a 80% dos pacientes[32], porém sua utilidade para sangramento maciço é nula.

Doses geralmente altas são feitas nas frações iniciais. Após obter controle do sangramento, deve-se avaliar, na dependência da localização, do tipo histológico, do prognóstico e do estado geral do paciente, a necessidade de se atingir dose biológica usualmente utilizada com fracionamento padrão.

DOR DE DIFÍCIL CONTROLE

A dor oncológica pode ser tratada de forma adequada com medidas relativamente simples em mais de 90% dos casos, porém, com freqüência é subtratada[33]. Em geral, se apresenta como situação grave, prejudicando a qualidade de vida dos pacientes e exigindo pronto atendimento.

Relaciona-se à compressão ou à invasão tumoral em ossos, nervos ou partes moles. Necessita ter estabelecidos fisiopatologia, intensidade e impacto sobre a qualidade de vida. Anamnese detalhada, exame físico criterioso e avaliação psicológica são indispensáveis para a abordagem inicial. Escalas numéricas, verbais, por cor e gravuras podem auxiliar na graduação da dor. Pedir ao paciente que aponte, em seu próprio corpo ou em um diagrama, o local exato da dor e sua irradiação pode evitar dúvidas e enganos na localização.

A Organização Mundial de Saúde (OMS) descreve três passos de analgesia para tratamento da dor[34]. O primeiro passo seria o uso de analgésicos, como o acetaminofen e os antiinflamatórios não hormonais. Em dor oncológica, são necessários, quase sempre, analgésicos de níveis 2 ou 3, opióides, devendo ser considerada a associação de medicamentos e modalidades, como a radioterapia, em cada caso. A medicação deve ser, sempre que possível, prescrita pelo médico para uso por via oral, com intervalos regulares e doses individuais, devendo-se evitar o uso condicional adicionando, em seu lugar, doses de resgate.

Os opióides são a principal classe de analgésicos utilizados no controle da dor moderada a grave, são efetivos e oferecem risco-benefício favorável. A tolerância e a dependência física do uso, a longo prazo, em geral são confundidas com dependência psicológica e uso abusivo. Os principais efeitos colaterais são gastrointestinais. A obstipação deve ser tratada profilaticamente com medidas dietéticas laxativas e medicamentos, quando necessário. Náusea e vômitos ocorrem em aproximadamente metade dos pacientes, quase sempre na primeira semana de uso dos opióides[35]. Antieméticos são fundamentais para que não haja interrupção do tratamento nessa etapa. A depressão respiratória, efeito tóxico bastante temido, é rara em pacientes em uso crônico de opióides, devido à tolerância. Em casos de intoxicação subaguda, na qual o paciente se apresenta sonolento e em depressão respiratória, deve-se avaliar se o quadro não faz parte da evolução fatal da doença. Suspender uma ou duas tomadas pode ser o suficiente. Monitoração e, quando indicada, reversão da depressão respiratória com naloxona em doses crescentes devem ser utilizadas. Lembrando que naloxona tem tempo curto de meia-vida, doses repetidas devem ser feitas até excreção suficiente do opióide[36].

Outras drogas usadas junto com opióides podem auxiliar no efeito analgésico ou tratar sintomas concorrentes. Anticonvulsivantes, antidepressivos, corticosteróides e bifosfonatos são algumas delas.

Muitas vezes, em paciente com neoplasia a abordagem apenas sintomática da dor não é conduta adequada e suficiente para seu controle satisfatório. O tratamento do câncer com radioterapia, cirurgia ablativa ou ablação por radiofreqüência (e até mesmo a quimioterapia), podem providenciar alívio da dor e conforto para o paciente[37].

A radioterapia é tratamento de escolha para dor localizada de difícil controle, por progressão de doença maligna. Usualmente utilizada em pacientes com doença metastática cerebral, óssea, epidural ou em plexos nervosos[38]. Aplicação localizada ou de campos grandes, como metade do corpo e corpo inteiro, podem ser feitas com intuito analgésico[39]. Esquemas de hipofracionamento, até em dose única, são descritos e parecem tão efetivos quanto o fracionamento convencional, porém com menor tempo livre de dor e necessidade de reirradiação mais freqüente[40]. A dose de cada fração e a dose total de tratamento devem levar em conta a quantidade de radiação necessária para destruir as células neoplásicas, considerando a capacidade de reparo e a toxicidade sobre as células normais circunvizinhas.

Quando não é possível uma cirurgia excisional curativa, a redução do volume tumoral pode diminuir a dor e aliviar sintomas compressivos e obstrutivos. Procedimentos neurocirúrgicos, como cordotomias e mielotomias, são infreqüentes, apresentam morbi-mortalidade considerável e necessitam de equipe experiente para sua realização.

REFERÊNCIAS BIBLIOGRÁFICAS

1. HUNTER, W. History of aneurysm of the aorta with some remark on aneurysms in general. *Med. Obs. Inq.*, v. 1, p. 323-357, 1757.
2. YELLIN, A.; ROSEN, A.; REICHERT, N. et al. Superior vena cava syndrome. The myth—the facts. *Am. Rev. Respir. Dis.*, v. 141, n. 5, pt. 1, p. 1114-1118, 1990.
3. GRAY, B. H.; OLIN, J. W.; GRAOR, R. A. et al. Safety and efficacy of thrombolytic therapy for superior vena cava syndrome. *Chest*, v. 99, n. 1, p. 54-59, 1991.
4. GOODWIN, R. A.; NICKELL, J. A.; DES PREZ, R. M. Mediastinal fibrosis complicating healed primary histoplasmosis and tuberculosis. *Medicine (Baltimore)*, v. 51, n. 3, p. 227-246, 1972.
5. GAUDEN, S. J. Superior vena cava syndrome induced by bronchogenic carcinoma: is this an oncological emergency? *Australas Radiol.*, v. 37, n. 4, p. 363-366, 1993.
6. NETTER, F. H. Superior vena cava syndrome. In: NETTER, F. H. *The CIBA Collection of Medical Illustrations: respiratory system.* Newark: CIBA Pharmaceutical Company, 1980. p. 164.
7. ABNER, A. Approach to the patient who presents with superior vena cava obstruction. *Chest*, v. 103, suppl. 4, p. 394S-397S, 1993.
8. HSU, J. W.; CHIANG, C. D.; HSU, W. H. et al. Superior vena cava syndrome in lung cancer: an analysis of 54 cases. *Gaoxiong Yi Xue Ke Xue Za Zhi*, v. 11, n. 10, p. 568-573, 1995.
9. CHEN, J. C.; BONGARD, F.; KLEIN, S. R. A contemporary perspective on superior vena cava syndrome. *Am. J. Surg.*, v. 160, n. 2, p. 207-211, 1990.
10. BAKER, G. L.; BARNES, H. J. Superior vena cava syndrome: etiology, diagnosis, and treatment. *Am. J. Crit. Care*, v. 1, n. 1, p. 54-64, 1992.
11. WÜRSCHMIDT, F.; BÜNEMANN, H.; HEILMANN, H. P. Small cell lung cancer with and without superior vena cava syndrome: a multivariate analysis of prognostic factors in 408 cases. *Int. J. Radiat. Oncol. Biol. Phys.*, v. 33, n. 1, p. 77-82, 1995.
12. URBAN, T.; LEBEAU, B.; CHASTANG, C. et al. Superior vena cava syndrome in small-cell lung cancer. *Arch. Intern. Med.*, v. 153, n. 3, p. 384-387, 1993.
13. RODRIGUES, C. I.; NJO, K. H.; KARIM, A. B. Hypofractionated radiation therapy in the treatment of superior vena cava syndrome. *Lung Cancer*, v. 10, n. 3-4, p. 221-228, 1993.
14. KING, R. M.; TELANDER, R. L.; SMITHSON, W. A. et al. Primary mediastinal tumors in children. *J. Pediatr. Surg.*, v. 17, n. 5, p. 512-520, 1982.
15. INGRAM, L.; RIVERA, G. K.; SHAPIRO, D. N. Superior vena cava syndrome associated with childhood malignancy: analysis of 24 cases. *Med. Pediatr. Oncol.*, v. 18, n. 6, p. 476-481, 1990.
16. LANGE, B.; O'NEILL, J. A.; D'ANGIO, G. et al. Oncologic emergencies. In: PIZZO, P. A.; POPLACK, D. G. *Principles and Practice of Pediatric Oncology.* 2. ed. Philadelphia: JB Lippincott, 1993. p. 951-972.
17. LOBLAW, D. A.; LAPERRIERE, N. J.; MACKILLOP, W. J. A population-based study of malignant spinal cord compression in Ontario cancer patients. *Clin. Oncol. (R. Coll. Radiol.)*, v. 15, p. 211-217, 2003.
18. PRASAD, D.; SCHIFF, D. Malignant spinal-cord compression. *Lancet Oncol.*, v. 6, n. 1, p. 15-24, 2005.
19. LOBLAW, D. A.; LAPERRIERE, N. J. Emergency treatment of malignant extradural spinal cord compression: an evidence-based guideline. *J. Clin. Oncol.*, v. 16, p. 1613-1624, 1998.
20. PERRIN, R. G. Metastatic tumors of the axial spine. *Curr. Opin. Oncol.*, v. 4, p. 525-532, 1992.
21. HUSBAND, D. J.; GRANT, K. A.; ROMANIUK, C. S. MRI in the diagnosis and treatment of suspected malignant spinal cord compression. *Br. J. Radiol.*, v. 74, p. 15-23, 2001.
22. HAGENAU, C.; GROSH, W.; CURRIE, M. et al. Comparison of spinal magnetic resonance imaging and myelography in cancer patients. *J. Clin. Oncol.*, v. 5, p. 1663-1669, 1987.
23. CARMODY, R. F.; YANG, P. J.; SEELEY, G. W.; et al. Spinal cord compression due to metastatic disease: diagnosis with MR imaging versus myelography. *Radiology*, v. 173, p. 225-229, 1989.
24. ABRAHAM, J. L. Assessment and treatment of patients with malignant spinal cord compression. *Support Oncol.*, v. 2, n. 5, p. 377-388, 391; discussion 391-393, 398, 401, 2004.

25. SORENSEN, S.; HELWEG-LARSEN, S.; MOURIDSEN, H. et al. Effect of high-dose dexamethasone in carcinomatous metastatic spinal cord compression treated with radiotherapy: a randomized trial. *Eur. J. Cancer*, v. 30A, p. 22-27, 1994.
26. MARANZANO, E.; LATINI, P. Effectiveness of radiation therapy without surgery in metastatic spinal cord compression: Final results from a prospective trial. *Int. J. Radiat. Oncol. Biol. Phys.*, v. 32, p. 959-967, 1995.
27. ARBIT, E.; GALICICH, J. H. Vertebral body reconstruction with a modified Harrington rod distraction system for stabilization of the spine affected with metastatic disease. *J. Neurosurg.*, v. 83, p. 617-620, 1995.
28. PATCHELL, R.; TIBBS, P. A.; REGINE, F. et al. A randomized trial of direct decompressive surgical resection in the treatment of spinal cord compression caused by metastasis. *Proc. Am. Soc. Clin. Oncol.*, v. 21, p. 1, 2003.
29. CHAN, C.; ELAZAR-POPOVIC, E.; FARVER, C. Endobronchial involvement in uncommon diseases. *J. Bronchology*, v. 3, p. 53-63, 1996.
30. MARTÍNEZ, E.; MARTÍNEZ, M.; ROMERO, P. et al. Respiratory emergencies. *An. Sist. Sanit. Navar.*, v. 27, suppl. 3, p. 87-97, 2004.
31. TREDANIEL, J. H.; ZALCMAN, G.; WALTER, S. et al. Prolonged survival after high-dose rate endobronquial radiation for malignant airway obstruction. *Chest*, v. 105, p. 767-772, 1994.
32. MATHISEN, D. J.; GRILLO, H. C. Endoscopic relief of malignant airway obstruction. *Ann. Thorac. Surg.*, v. 48, p. 469, 1989.
33. WEISS, S. C.; EMANUEL, L. L.; FAIRCLOUGH, D. L. et al. Understanding the experience of pain in terminally ill patients. *Lancet*, v. 357, n. 9265, p. 1311-1315, 2001.
34. WORLD HEALTH ORGANIZATION. *Cancer Pain Relief*. 2. ed. Geneva: World Health Organization, 1996.
35. MOULIN, D. E.; IEZZI, A.; AMIREH, R. et al. Randomised trial of oral morphine for chronic non-cancer pain. *Lancet*, v. 347, n. 8995, p. 143-147, 1996.
36. O'MAHONY, S.; COYLE, N.; PAYNE, R. Current management of opioid-related side effects. *Oncology (Huntingt)*, v. 15, n. 1, p. 61-73, 77; discussion 77-78, 80-82, 2001.
37. MACDONALD, N. Role of medical and surgical oncology in the management of cancer pain. *Adv. Pain Res. Ther.*, v. 16, p. 27-44, 1990.
38. KAGAN, A. R. Radiation theraphy in paliative cancer management. In: PEREZ, C. A.; BRADY, L. W. (eds.). *Principles and Practice of Radiation Oncology*. Philadelphia: JB Lippincott, 1992, p. 1495.
39. SALAZAR, O. M.; SANDHU, T.; DA MOTTA, N. W. et al. Fractionated half-body irradiation (HBI) for the rapid palliation of widespread, symptomatic, metastatic bone disease: a randomized Phase III trial of the International Atomic Energy Agency (IAEA). *Int. J. Radiat. Oncol. Biol. Phys.*, v. 50, n. 3, p. 765-775, 2001.
40. SAARTO, T.; JANES, R.; TENHUNEN, M. et al. Palliative radiotherapy in the treatment of skeletal metastases. *Eur. J. Pain*, v. 6, n. 5, p. 323-330, 2002.

Capítulo 29

Anestesia e Sedação para Procedimentos Diagnósticos e Terapêuticos em Pronto Atendimento

Mauricio Nunes Nogueira ◆ Adriana Marcondes Bassi

Angiografia	311
Tomografia	312
Ressonância Magnética	312
Cateterismo Cardíaco, Coronarioplastia e Cardioversão	313
Endoscopia Digestiva Alta	313
Colonoscopia	313
Broncoscopia	314

Com o rápido desenvolvimento tecnológico da medicina, inúmeros procedimentos diagnósticos e terapêuticos, por vezes complexos, têm sido realizados em vários setores hospitalares, fora do centro cirúrgico. Alguns poderão ser desconfortáveis, demorados ou exigir imobilidade completa do paciente.

A participação do anestesiologista tornou-se muito freqüente para a realização desses diferentes tipos de exames que, não raro, exigem dele técnica, habilidade e criatividade, além daquelas solicitadas em seu ambiente normal de trabalho.

O Quadro 29.1 apresenta uma relação dos procedimentos que comumente necessitam do anestesiologista para acompanhamento de assistência ventilatória, sedação ou mesmo anestesia geral de pacientes provenientes do pronto atendimento.

QUADRO 29.1 – Principais procedimentos diagnósticos e terapêuticos que requerem anestesiologista e são realizados fora do centro cirúrgico

- *Radiologia*
  - Angiografia
  - Tomografia
  - Ressonância magnética
- *Cardiologia*
  - Coronarioplastia
  - Cardioversão
- *Gastroenterologia*
  - Endoscopia digestiva alta
  - Colonoscopia
- *Pneumologia*
  - Broncoscopia

É extremamente importante ter em mente que pacientes admitidos para exames de urgência e aqueles que receberam contraste por via oral ou sonda gástrica serão considerados como tendo o estômago cheio, devendo ser extubados somente após a segura recuperação de seus reflexos.

ANGIOGRAFIA

Os estudos angiográficos podem ser realizados, na maioria dos casos, com anestesia local. Em procedimentos radioangiográficos intervencionistas, para pacientes ansiosos, exames de maior duração, más condições clínicas ou para aqueles que não cooperam, poderá ser necessária a assistência anestésica monitorada ou, mesmo, a anestesia geral.

Deve-se observar a acomodação da cabeça e dos membros, ajustar a hidratação conforme o tempo de jejum e o uso de contrastes hiperosmolares (procedimentos mais prolongados devem ser feitos com cateter vesical, devido à diurese osmótica), verificar a posição do aparelho de anestesia e monitores (extensões para cabos elétricos, tubos de ventilação e suprimentos de gases).

Pacientes provenientes do pronto atendimento devem ser considerados como tendo o estômago cheio, indicando-se a intubação traqueal para evitar o risco de regurgitação e aspiração do conteúdo gástrico. A escolha da técnica anestésica e do tipo de ventilação dependerá de uma série de fatores, como:

- Crianças.
- Pacientes debilitados e com instabilidade hemodinâmica.
- Pacientes confusos e agitados.

Quando o acompanhamento neurológico é importante, a indução deverá ser suave, com drogas de curta duração (midazolam e propofol). A manutenção pode ser feita com propofol em bomba de infusão contínua. Naqueles com hipertensão intracraniana, a hiperventilação, que causa diminuição da pressão parcial de gás carbônico e do fluxo sangüíneo cerebral, melhora a qualidade do exame, por tornar lenta a remoção do meio de contraste dos vasos intracranianos. No entanto, em pacientes com aneurisma, não se deve realizar hiperventilação, pois esta diminui a pressão ao redor do aneurisma, o que leva ao aumento da pressão transmural e do risco de rotura espontânea. O posicionamento inadequado do paciente (cefalodeclive), com prejuízo do retorno venoso, ou a manobra de intubação traqueal em plano superficial de anestesia provocam elevações da pressão intracraniana, com possível comprometimento das condições neurológicas.

A angiografia cerebral envolve maiores riscos em razão das doenças preexistentes, bem como das complicações próprias do procedimento.

Entre os fatores de risco da angiografia cerebral estão:

- Diabetes.
- Hipertensão arterial (> 160mmHg sistólico).
- Acidente vascular cerebral (AVC) hemorrágico (menos de 30 dias).
- Crises isquêmicas transitórias (mais de 1/dia).
- Creatinina > 1,2mg/dL.

As principais complicações associadas ao procedimento são:

- Convulsões (passagem do meio de contraste pela barreira hematoencefálica).
- Embolização por placas de ateroma.
- Hipotensão arterial.
- Bradicardia (efeito vagal por ação direta do meio de contraste no cérebro).

A atropina não deve ser administrada como medicação pré-anestésica, mas quando necessária durante o exame, já que antecedentes cardiovasculares são freqüentes.

A incidência das complicações nas angiografias é de 8 a 14%, sendo 2,6% para as neurológicas. Os fatores associados ao aumento da incidência de complicações neurológicas incluem:

- Idade avançada.
- Elevada creatinina sérica.
- Manipulação do cateter (uso de mais de um cateter).
- Tempo de permanência no tubo.
- Hipertensão sistólica.
- Experiência do radiologista.

TOMOGRAFIA

Os modernos tomógrafos computadorizados formam imagens de corte em poucos segundos, com alto grau de resolução, reduzindo assim a necessidade de imobilizações prolongadas durante o procedimento. Dependendo do exame solicitado para determinada região e do uso ou não de contraste, a duração do procedimento é muito curta. Em decorrência, muitos dos pacientes adultos não mais precisam de assistência do anestesiologista.

Pacientes pediátricos, adultos incapazes de se manter imóveis ou aqueles que necessitam de cuidados intensivos decorrentes de trauma ou não, provenientes do pronto atendimento, exigem certo grau de cuidado porque devem ser considerados como tendo o estômago cheio e ser intubados. A indução em adultos pode ser feita com etomidato ou propofol e mantida com isoflurano ou sevoflurano.

Em crianças, a anestesia geral inalatória tornou-se rotineiramente a mais adequada, promovendo hipnose, analgesia e melhor controle do plano anestésico nas diferentes fases do exame.

A indução anestésica inalatória pode ser feita na própria sala, se as condições para tal forem adequadas, ou em sala anexa.

O sevoflurano constitui boa opção como agente inalatório, por sua capacidade de rápidas indução e recuperação.

Para crianças de pouca idade, a monitoração da temperatura é necessária durante procedimentos prolongados, em razão do ambiente agressivo da sala.

Equipo de soro, tubos de ventilação e cabos de monitores deverão estar corretamente dispostos, de modo a permitir a livre movimentação da mesa, durante todo o procedimento, para os diversos cortes tomográficos necessários.

O anestesiologista, quando fora da sala, deverá ter acesso visual a todos os monitores. Quando se utiliza contraste, deve-se redobrar a atenção para evitar complicações.

RESSONÂNCIA MAGNÉTICA

A ressonância magnética é um exame diagnóstico não-invasivo e proporciona boa definição de imagem para lesões de partes moles, encéfalo e medula espinal, além de, por si só, estabelecer bom contraste vascular.

As vantagens do exame são ausência de radiação ionizante, excelente contraste entre tecidos normais e entre estes e tecidos patológicos.

As desvantagens são o tempo prolongado do exame (duração média de 1 a 2h) e a exigência de imobilidade do paciente (movimentos respiratórios profundos, peristalse e bocejo podem causar artefatos na imagem, comprometendo sua qualidade). A ressonância magnética, por ser feita em um túnel fechado e em razão de sua estreita abertura, torna-se um problema para pacientes com claustrofobia e adultos com obesidade mórbida.

É contra-indicada a pacientes com marca-passo cardíaco, com desfibriladores cardíacos automáticos implantados, neuroestimuladores, bombas de infusão implantadas, pacientes com próteses dentárias, aparelhos ortodônticos, clipes de aneurisma, prótese peniana e a gestantes no primeiro trimestre. Pacientes com clipes utilizados em colecistectomias videolaparoscópicas podem ser submetidos ao exame.

Para pacientes provenientes do pronto atendimento, quer estejam em situações críticas ou não, a anestesia geral está indicada e, em geral, com intubação traqueal, para melhor proteção das vias aéreas, evitando-se, assim, o risco de regurgitação e aspiração do conteúdo gástrico. A máscara laríngea é uma opção a ser estudada.

Os pacientes com indicação de anestesia geral para o exame são:

- Recém-nascidos, lactentes ou crianças.
- Adultos confusos, com retardo mental, claustrofóbicos ou com síndrome do pânico.
- Em situações clinicamente críticas.

A indução da anestesia pode ser inalatória sob máscara, principalmente para crianças e a venosa com propofol, para adultos.

Os pacientes podem ser mantidos em respiração espontânea ou controlada, dependendo do caso. Pacientes com hipertensão intracraniana serão beneficiados pela redução forçada da pressão parcial de gás carbônico.

Aqueles doentes com dificuldades respiratórias que ocasionem movimentos do pescoço e da cabeça serão mais bem conduzidos com bloqueador neuromuscular e ventilação controlada, permitindo melhor formação da imagem. Para manutenção da anestesia, a infusão venosa contínua de propofol ou inalação de agente de rápida recuperação (como o sevoflurano) são boas opções. Não se deve esquecer que o procedimento é indolor e que se tem de atingir nível de sedação apenas para que o paciente suporte a máscara laríngea ou o tubo traqueal.

O equipo de soro, os tubos de ventilação e os cabos de monitores deverão estar corretamente dispostos, de modo a permitir a livre movimentação da mesa durante todo o procedimento.

O anestesiologista, quando fora da sala, deverá ter acesso visual a todos os monitores. Quando se utiliza contraste, o estado de alerta deve ser redobrado para evitar possíveis complicações. É importante que se incorpore algum tipo de alarme de desconexão ao sistema (pressão de vias aéreas).

Os meios de contraste empregados em ressonância magnética são substâncias essencialmente diferentes daquelas utilizadas na tomografia, com muito menor incidência de efeitos colaterais e reações anafilactóides. Os problemas mais comuns são cefaléia, ardência à injeção, náuseas e vômitos. A incidência de reações fatais em razão do uso de contrastes é de 1/100.000 procedimentos, com contrastes não iônicos e de baixa osmolaridade.

CATETERISMO CARDÍACO, CORONARIOPLASTIA E CARDIOVERSÃO

O cateterismo cardíaco é realizado fora do centro cirúrgico, pois o próprio procedimento exige equipamento de monitoração, além de material e medicamentos para reanimação cardiorrespiratória.

O cateterismo destina-se a visualizar as artérias coronárias, medir as pressões das câmaras cardíacas e o gradiente de pressão entre as válvulas. Por isso, é essencial a manutenção do estado hemodinâmico.

A cardioversão pode ser feita tanto dentro como fora do centro cirúrgico (unidades coronarianas). É indicada a taquicardias ventriculares ou supraventriculares e à fibrilação atrial. Pode ser realizada em casos crônicos ou em situações de emergência. Quando eletiva, é possível estabelecer tempo de jejum e estudar de forma adequada cada paciente. Em emergências, o paciente pode estar com o estômago cheio e apresentar instabilidade hemodinâmica.

Os procedimentos que costumam necessitar de anestesiologista para pacientes do pronto atendimento são:

- Cardioversão.
- Cateterismo cardíaco.
- Coronarioplastia.

Nos casos eletivos, a cardioversão pode ser efetuada com sedação profunda, com drogas de curta duração, com despertar rápido e suave. O etomidato é um hipnótico que pode ser usado em razão de sua estabilidade hemodinâmica, mas tem o inconveniente de provocar mioclonias e interferir na interpretação do eletrocardiograma. O propofol é outro hipnótico que pode ser usado, mas é contra-indicado àqueles pacientes com instabilidade hemodinâmica. O midazolam produz hipnose e amnésia anterógrada, mas o tempo de regressão é maior quando comparado com o dos dois anteriores.

Em situações de emergência, deve-se considerar os pacientes como estando com o estômago cheio. A indução seqüencial rápida com intubação traqueal é mais segura, se as condições hemodinâmicas permitirem.

O cateterismo cardíaco e a coronarioplastia em adultos são realizados com anestesia no local da introdução do cateter (braquial ou femoral) e sedação leve, que pode ser feita com benzodiazepínicos (diazepam ou midazolam) ou propofol em bomba de infusão por via venosa.

Em crianças, a indução anestésica deve ser com agentes inalatórios em baixas concentrações. Serão observadas as condições ventilatórias e hemodinâmicas para o aumento progressivo da concentração. Estudos com sevoflurano mostraram que ele pode ser utilizado como agente único para cateterismo cardíaco em crianças. Alterações hemodinâmicas e ventilatórias somente ocorreram em alguns casos em que existiam doenças pulmonares associadas.

A escolha da técnica anestésica e do tipo de ventilação dependerá do estado físico do paciente, da gravidade do caso e da hipótese diagnóstica clínica, considerando os vários tipos de doenças cardíacas, os diversos estágios de evolução e a idade da criança.

ENDOSCOPIA DIGESTIVA ALTA

A endoscopia gastrointestinal representa papel fundamental no diagnóstico e no tratamento de doenças do trato digestivo, sendo indispensável que seja realizada com o máximo de comodidade e segurança para o paciente.

A maioria dos atos endoscópicos pode ser efetuada com poucas medidas farmacológicas concomitantes. No entanto, algumas vezes a investigação é mal tolerada, alguns procedimentos são dolorosos e, por vezes, é necessária a repetição do exame a curto ou médio prazo.

A sedação é um estado de depressão da consciência medicamente controlado. É normalmente conseguida com hipnóticos e benzodiazepínicos (diazepam, midazolam). O midazolam apresenta reduzido tempo de ação, é três a quatro vezes mais potente que o diazepam e produz amnésia significativa. O hipnótico propofol produz despertar rápido, depressão respiratória dose-dependente e baixa incidência de náusea e vômito.

A sedação pode ser dividida em quatro graus:

- Ligeira (doente acordado e calmo).
- Média (doente sonolento, facilmente despertado).
- Profunda (doente adormecido, com resposta a estímulos).
- Narcose (estado de anestesia).

Os doentes em nos três primeiros graus mantêm seus reflexos de proteção, permitindo a manutenção da respiração espontânea, com resposta adequada à estimulação ou aos comandos verbais simples. Esse tipo de sedação possibilita a manutenção da estabilidade dos sinais vitais, pode proporcionar analgesia, provocar amnésia do procedimento, não necessita de muito tempo na sala de recuperação e possui baixo risco de complicações. É um tipo de sedação aceitável para doentes que colaboram.

Na sedação de grau 4, os doentes estarão inconscientes, com perda significativa dos seus reflexos de proteção, podendo ocorrer obstrução de vias aéreas com hipóxia, hipercapnia, bradicardia ou taquicardia. A dor é eliminada centralmente e existe sempre amnésia do procedimento. O risco de complicações é mais elevado do que nos grupos anteriores. Será a única forma de sedação para doentes que não colaboram ou com deficiência mental.

Complicações significativas podem resultar da técnica endoscópica (hemorragia, perfuração, infecção), por falência orgânica associada ou por medidas farmacológicas utilizadas durante o procedimento. As complicações cardiopulmonares podem representar cerca de 50%, sendo a maioria por aspiração pulmonar do conteúdo gástrico, hipersedação, hipoventilação pulmonar, episódios vasovagais e obstrução das vias aéreas.

Com a evolução dos procedimentos endoscópicos terapêuticos (colangiopancreatografia retrógrada endoscópica e terapêutica endoscópica das vias biliares e do pâncreas, terapêutica de urgência) em doentes idosos ou com afecções associadas importantes, a incidência de complicações é mais elevada do que a citada e o ato de proporcionar sedação efetiva e segura é quase sempre um desafio. Isso nos obriga a repensar a atitude mais adequada em relação a medidas de sedação e monitoração para doentes submetidos a procedimentos endoscópicos digestivos, principalmente aqueles provenientes do pronto atendimento.

COLONOSCOPIA

Na colonoscopia total, o desconforto gerado pelo procedimento justifica o uso de sedação ou analgesia mais profunda. Rotineiramente, não se exige um anestesiologista para acompanhamento desses pacientes, mas é necessário que todos sejam monitorados em relação a:

- Eletrocardiograma.
- Pressão arterial e freqüência cardíaca.
- Oximetria digital.
- Oxigenação por meio de cateter nasal ou máscara facial.

Para situações de emergência, é necessária a presença do anestesiologista quando se tratar de crianças, pacientes debilitados e com afecções associadas graves, idosos, obesos, pacientes confusos e situações em que haja dor, impedindo o procedimento. O exame deve ser realizado em ambiente que ofereça segurança quanto ao aparecimento de qualquer complicação vigente.

Para pacientes provenientes do pronto atendimento, é recomendável considerá-los como tendo o estômago cheio. Assim, indica-se anestesia geral com intubação. A extubação deve ser feita com o paciente bem acordado e com todos os reflexos presentes.

A escolha da técnica de sedação e analgesia depende dos conhecimentos sobre a farmacologia dos produtos utilizados, devendo estar adaptada à situação clínica do doente e ao tipo de exame.

A dose única permite facilidade de administração e rapidez de ação, mas tem o inconveniente de poder provocar subdose ou sobredose, neste último caso acarretando sedação demasiadamente profunda e prolongada.

As drogas para sedação, indução e manutenção da anestesia geral obedecem aos mesmos padrões daqueles citados para a endoscopia digestiva alta.

BRONCOSCOPIA

A broncoscopia é praticada para coleta de material (lavado brônquico), biopsias, localização de lesões e retirada de corpo estranho de brônquio. As biopsias e o lavado brônquico em adultos são obtidos com anestesia tópica e cricotiróidea, associada à sedação leve (diazepam ou midazolam).

Alguns pacientes podem não suportar o procedimento (estresse, tosse, alterações respiratórias e hemodinâmicas), necessitando de sedação profunda ou anestesia geral. O broncoscópio de fibra óptica pode ser passado através do tubo traqueal, permitindo a realização segura de técnica de anestesia geral, venosa ou inalatória. Os problemas decorrem do estado físico do paciente, especialmente relacionados à doença respiratória (obstrutiva ou restritiva) e a doenças cardiocirculatórias preexistentes.

Em crianças, a anestesia geral é sempre necessária. A inalatória (isoflurano ou sevoflurano), com ventilação espontânea e intubação traqueal, principalmente para pacientes provenientes do pronto atendimento, considerados com estômago cheio, é fundamental, se as condições assim o permitirem. Segura monitoração da saturação sangüínea de oxigênio indicará o momento da interrupção do exame para adequada ventilação. Em pacientes adultos, pode-se utilizar propofol ou midazolam em doses adequadas para sedação ou indução e sevoflurano para manutenção da anestesia.

As broncoscopias podem apresentar complicações, como hemorragia, broncoespasmo e laringoespasmo. Destas, a mais séria é a hemorragia.

Broncoscopia para retirada de corpo estranho representa a mais difícil situação enfrentada pelo anestesiologista nesses tipos de procedimentos.

Retirada de corpo estranho de brônquio se dá principalmente em crianças com idades entre 6 meses e 10 anos, raramente em adultos. É alarmante a sintomatologia que se segue à aspiração de corpo estranho para a traquéia ou os brônquios; a tosse é intensa, acompanhada de insuficiência respiratória.

Os corpos estranhos podem se fixar nos brônquios ou ficar livres na traquéia.

Aqueles que permanecem na traquéia movimentam-se à inspiração e à expiração, podendo permanecer encravados entre as cordas vocais, causando asfixia. Os que se fixam nos brônquios levam a três variedades de obstrução:

- Parcial (o ar entra e sai do pulmão).
- O ar penetra pelo brônquio, mas fica impedido de sair, causando enfisema obstrutivo.
- Oclusão total do brônquio, provocando atelectasia.

Nos casos de corpo estranho valvular, a radiografia de tórax mostra sinais de hiperinsuflação em inspiração e presença de enfisema obstrutivo em expiração. Assim, é extremamente importante o estudo radiográfico em inspiração e expiração, especialmente quando não radiopaco.

Um corpo estranho do tipo valvular contra-indica qualquer manobra de ventilação controlada com pressão positiva devido à possibilidade de pneumotórax hipertensivo conseqüente à hiperinsuflação. A ventilação espontânea deve ser mantida.

BIBLIOGRAFIA

AMERICAN SOCIETY FOR GASTROINTESTINAL ENDOSCOPY. Guidelines for conscious sedation and monitoring during gastrointestinal endoscopy. *Gastrointestinal Endoscopy*, v. 58, n. 3, p. 317-322, 2003.

GOODEN, C. K.; DILOS, B. Anesthesia for magnetic resonance imaging. *Int. Anesthesiol. Clin.*, v. 41, n. 2, p. 29-37, 2003.

HATZIDAKIS, A. A.; CHARONITAKIS, E.; ATHANASIOU, A.; TSETIS, D.; CHLOUVERAKIS, G.; PAPAMASTORAKIS, G. et al. Sedations and analgesia in patients undergoing percutaneous transhepatic biliary drainage. *Clinical Radiology*, v. 58, p. 121-127, 2003.

KING, C. P.; SHARAR, S. R. Sedation and anesthesia for diagnostic and therapeutic procedures in acute trauma patients outside the operating room. *Int. Anesthesiol. Clin.*, v. 40, n. 3, p. 53-68, 2002.

KOTOB, F.; TWERSKY, R. S. Anesthesia outside the operating room: general overview and monitoring standards. *Int. Anesthesiol. Clin.*, v. 41, n. 2, p. 1-15, 2003.

HUNG, C. T.; CHOW, Y. F.; FUNG, C. F.; KOO, C. H.; LUI, K. C.; LAM, A. Safety and comfort during sedation for diagnostic or therapeutic procedures. *HKMJ*, v. 8, n. 2, p. 114-122, 2002.

JAGGAR, S. I.; HAXBY, E. Sedation, anaesthesia and monitoring for broncoscopy. *Pediatric Respiratory Reviews*, v. 3, p. 321-327, 2002.

MESSICK, J. M. J.; MACKENZIE, R. A.; NUGENT, M. Anestesia em locais remotos. In: MILLER, R. D. Miller's Anesthesia. 3. ed. Elsevier, 1993. v. 2, p. 2061-2088.

PEREIRA, A. M. S. A.; GONÇALVES, T. A. M.; CANGIANI, L. M. Anestesia fora do centro cirúrgico e para procedimentos diagnósticos e terapêuticos. *Revista Brasileira de Anestesiologia*, v. 50, n. 2, p. 149-166, 2000.

RAYMONDOS, K.; PANNING, B.; BACHEM, I.; MANNS, M. P.; PIEPENBROCK, S.; MEIER, P. N. Evaluation of endoscopic retrograde cholangiopancreatography under conscious sedation and general anesthesia. *Endoscopy*, v. 34, n. 9, p. 721-726, 2002.

RUDNER, R.; JALOWIECKI, P.; KAWECKI, P.; GONCIARZ, M.; MULARCZYK, A.; PETELENZ, M. Conscious analgesia/sedation with remifentanil and propofol versus total intravenous anesthesia with fentanyl, midazolam, and propofol for outpatient colonoscopy. *Gastrointestinal Endoscopy*, v. 57, n. 6, p. 657-663, 2003.

Capítulo 30

Diagnóstico por Imagem em Urgências Cirúrgicas

Ruy Rodrigues Galves Jr. ♦ Serli Kiyomi Nakao Ueda ♦ Flávio Ferrarini de Oliveira Pimentel ♦ Walther Yoshiraru Ishikawa ♦ Leandro Tavares Lucato

Afecções Traumáticas do Sistema Nervoso Central	**315**
Traumatismo Cranioencefálico	315
Trauma da Coluna Cervical	317
Abdome Agudo Perfurativo	**317**
Abdome Agudo Obstrutivo	**317**
Abdome Agudo Inflamatório	**318**
Apendicite Aguda	318
Diverticulite Aguda	319
Colecistite Aguda	319
Pancreatite Aguda	320
Colangite Aguda	**321**
Diagnóstico por Imagem	321
Abscesso Hepático	**321**
Diagnóstico por Imagem	321
Urolitíase	**322**
Diagnóstico por Imagem	322
Escroto Agudo	**324**
Torção Testicular	324
Urgências Cirúrgicas não Traumáticas da Aorta – Investigação por Exames de Imagem	**324**
Introdução	324
Dissecção de Aorta Clássica	324
Variantes da Dissecção da Aorta: Hematoma Intramural da Aorta e Úlcera Aterosclerótica Penetrante	325
Rotura de Aneurisma Aórtico	325
Tromboembolia Pulmonar / Trombose Venosa Profunda	**326**
Pesquisa de Trombose Venosa Profunda	326
Pesquisa de Tromboembolia Pulmonar	326
Radiologia em Trauma Torácico	**326**
Radiologia em Trauma Abdominal Fechado	**329**
Radiologia em Dor Pélvica Aguda Feminina	**332**

AFECÇÕES TRAUMÁTICAS DO SISTEMA NERVOSO CENTRAL

Traumatismo Cranioencefálico

O conceito de traumatismo cranioencefálico (TCE) é o de qualquer agressão que acarrete lesão anatômica ou comprometimento funcional do couro cabeludo, do crânio, das meninges ou do encéfalo.

Os pacientes podem apresentar uma variada gama de sinais e sintomas neurológicos, de déficits neurológicos focais (causados por hematomas intra ou extracerebrais), sinais de edema cerebral focal ou generalizado a episódios de concussão (perda da consciência pós-traumática).

Tomografia Computadorizada do Crânio

Exame de escolha para detecção de fraturas ósseas cranianas, sangramentos intraparenquimatosos e hemorragia extra-axial (hematomas agudos subdural e epidural).

O uso de ajustes de janela mais abertos melhora a possibilidade de detecção de hematomas extracerebrais isodensos.

Detecção de desvio das estruturas da linha mediana e apagamento de sulcos são achados sutis que devem levantar a possibilidade de um hematoma subdural isodenso.

Ressonância Magnética do Crânio

Indicada apenas a casos raros em que a tomografia computadorizada não demonstra anormalidade e há grande suspeita clínica de hemorragia intracraniana (principalmente na fossa posterior e na convexidade alta, locais em que a tomografia computadorizada pode ser menos sensível em virtude da atenuação dos raios X pelas estruturas ósseas que envolvem essas regiões).

Particularmente valiosa em fases subaguda e tardia do trauma de crânio, para definir contusões hemorrágicas da porção inferior dos lobos frontal e temporal, bem como sinais de lesão axonal difusa (caracterizada por hemorragias petequiais sutis vistas como hipossinal em seqüências T2 gradiente eco ou por áreas de hipersinal na seqüência pesada em difusão) observados na junção entre a substância branca e a cinzenta e no corpo caloso.

Observação: não há indicação à radiografia simples do crânio nessa condição. A detecção de fratura de crânio determina pequeno efeito sobre as condutas clínicas e cirúrgicas a serem tomadas. Além disso, as fraturas costumam ser facilmente caracterizadas pela tomografia computadorizada, que também detectará as possíveis anormalidades presentes no encéfalo subjacente.

Hematoma Epidural

O quadro clínico é caracterizado por sintomas que se desenvolvem minutos ou horas após o evento traumático (em geral após um intervalo lúcido em que o paciente se apresenta assintomático).

Sinais progressivos de hipertensão intracraniana e de localização (anisocoria e hemiparesia contralateral) denotam situação emergencial.

Tomografia Computadorizada do Crânio. É o estudo de escolha para demonstrar a aparência característica de uma coleção que é hiperdensa, porquanto hemorrágica na convexidade cerebral, localizada na região temporal (em relação à artéria meníngea média) e associada a uma fratura óssea. Sua morfologia é biconvexa (Fig. 30.1).

Mais raramente pode ser encontrado na fossa posterior, associado à laceração dos grandes seios venosos, em especial na faixa etária pediátrica.

Hematoma Subdural Agudo

Comumente associado a lesões contusionais nos lobos temporais e frontais. A causa da lesão é a rotura traumática de veias córtico-meníngeas que vão do córtex aos seios durais.

O quadro clínico é determinado pela lesão primária, com deterioração progressiva devido à da hipertensão intracraniana.

Tomografia Computadorizada do Crânio. É o estudo de escolha para demonstrar a aparência característica de uma coleção hemorrágica que é hiperintensa, côncava em sua porção medial, indicando sangue no espaço subdural.

Os hematomas subdurais podem ser obscurecidos pelas estruturas ósseas subjacentes. Uma opção em casos de hematomas subfrontais ou subtemporais pode ser a utilização de reformatações coronais das imagens axiais ou, mesmo, imagens obtidas diretamente no plano coronal, além de possíveis ajustes de janela.

Outros achados incluem apagamento dos sulcos corticais em três ou mais imagens adjacentes.

Os hematomas podem ser isodensos, se o paciente apresentar redução das taxas de hemoglobina ao hemograma.

Ressonância Magnética do Crânio. Não é tão sensível quanto a tomografia computadorizada para detecção de hemorragia, mas a possibilidade de obtenção de imagens coronais diretamente pode ser valiosa se a tomografia computadorizada não mostrar hematoma subdural e os achados clínicos forem muito sugestivos.

Hematoma Subdural Crônico

Existe história de trauma de crânio (em geral duas a quatro semanas antes da apresentação clínica) que pode ser relativamente banal e nem sempre relatada de início. O quadro clínico é caracterizado por cefaléia progressiva, confusão mental, redução progressiva do nível de consciência, hemiparesia leve a moderada.

Tipicamente, ocorre em pacientes acima de 50 anos de idade.

Tomografia Computadorizada do Crânio. É o estudo de escolha para demonstrar a aparência característica de uma coleção extra-axial côncava em sua porção medial. A atenuação da coleção varia, dependendo do intervalo de tempo entre o trauma e o exame; em geral são hipoatenuantes (Fig. 30.2). Bilateralidade é uma característica relativamente comum.

Ressonância Magnética do Crânio. Demonstra, de forma inequívoca, hemorragias com alguns dias de idade, hiperintensa nas seqüências ponderadas em T1 e T2.

Importante para detectar hemorragias na fossa posterior e na convexidade alta (áreas de análise difícil em tomografia computadorizada, como já ressaltado).

Define claramente achados secundários (contusão cerebral, hematomas, lesão axonal difusa, infartos occipitais secundários à herniação transtentorial prévia, hidrocefalia comunicante, atrofia).

Lesão axonal difusa sutil pode ser detectada somente em seqüências gradiente eco (T2*).

Fratura da Órbita

Existe história de trauma, em geral com movimentação anormal do globo ocular (relacionada à musculatura extrínseca).

Radiografia Simples. É o melhor método para avaliação inicial, demonstrando descontinuidade óssea e presença de massa com densidade de partes moles.

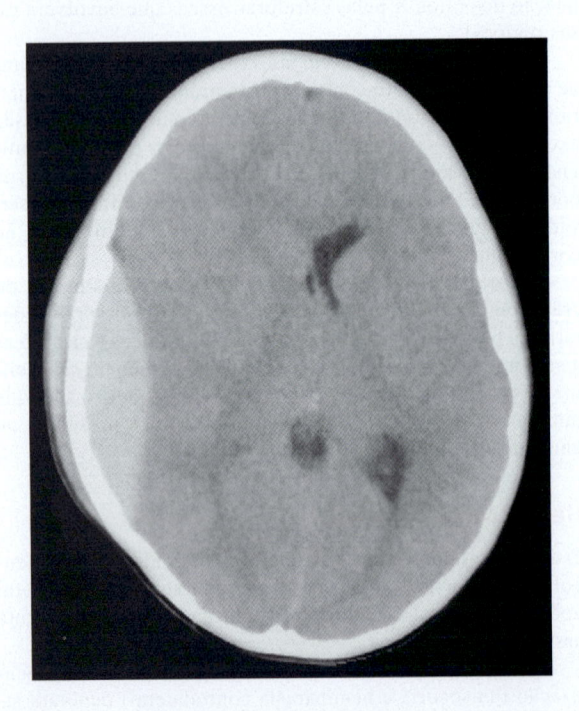

Figura 30.1 – Hematoma epidural à direita.

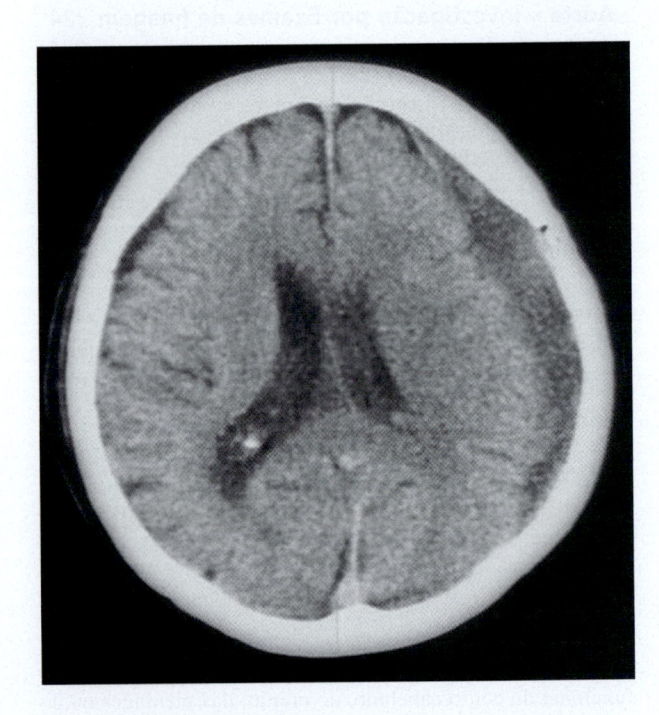

Figura 30.2 – Hematoma subdural crônico à esquerda.

As fraturas do assoalho da órbita são especialmente bem identificadas na incidência de Waters, em que os achados descritos são observados na porção superior do antro maxilar.

Tomografia Computadorizada. Estudo definitivo para demonstrar a fratura e a extensão da herniação dos tecidos orbitários através do defeito em direção ao aspecto superior do antro maxilar.

Observação: Se houver, suspeita clínica de fratura da órbita, a tomografia computadorizada pode ser o procedimento inicial (prescindindo-se da radiografia simples).

Fratura Facial

Quadro de edema e equimoses faciais.

Radiografia Simples. Método mais adequado para avaliação inicial, demonstrando fraturas faciais (em geral envolvendo nariz, arcos zigomáticos, paredes laterais dos seios maxilares e do assoalho das órbitas).

Tomografia Computadorizada. Indicada se as radiografias demonstrarem fratura complexa que precisa ser mais bem definida ou se houver possibilidade de fratura do assoalho da órbita.

Observação: São, em geral, necessárias imagens axiais e coronais com, pelo menos, 3mm de espessura para análise completa da fratura. O posicionamento para a obtenção de imagens no plano coronal pode não ser possível em pacientes politraumatizados, portanto se pode lançar mão de reformatações no plano coronal de imagens adquiridas no plano axial. Recentemente, a introdução de aparelhos multidetectores (*multislice*) resolveu esse problema, com a aquisição de reformatações no plano coronal com resolução idêntica à do plano axial.

Fratura do Osso Temporal

Quadro clínico variado, relacionado ao local da fratura (perda auditiva, vertigem, nistagmo, paralisia facial).

Sinais de hemorragia retrotimpânica à otoscopia.

Tomografia Computadorizada. Além de demonstrar a linha de fratura hipoatenuante (em geral necessitando de cortes finos), a tomografia computadorizada pode mostrar sinais secundários de fratura, como líquido no interior das células mastóides ou na cavidade timpânica, gás intracraniano e desalinhamento da cadeia ossicular.

Observação: Sempre avaliar a articulação temporomandibular em busca de luxação e subluxação.

Trauma da Coluna Cervical

Radiografia Simples

É o melhor método para avaliação inicial, sendo rápido e podendo ser feito sem atrapalhar de forma significativa o atendimento inicial ao paciente.

Observação: A primeira incidência a ser obtida é o perfil, para evitar a mobilização de um paciente com possibilidade de apresentar fratura cervical. Em caso de radiografia normal, incidências adicionais (incluindo estudo do odontóide, oblíquas, flexão e extensão) devem ser obtidas.

É imprescindível que *todas* as sete vértebras cervicais sejam analisadas, a fim de evitar que uma fratura de vértebra cervical inferior não seja vista em razão da superposição com os ombros. Se a coluna cervical não for totalmente visualizada na radiografia, esta deve ser repetida.

Tomografia Computadorizada

Indicada se houver dúvidas nas radiografias simples, impossibilidade de analisar de forma adequada as porções da coluna ou se houver fratura complexa da coluna cervical (especialmente se existir lesão envolvendo os forames transversais por onde passa a artéria vertebral, que pode ser lesada em traumas cervicais).

Pode ser necessária em pacientes com radiografias negativas, mas que apresentem dor cervical substancial ou déficits neurológicos.

Ressonância Magnética

É o melhor exame para detectar edema e contusão da medula cervical (e, na fase crônica, atrofia com mielomalacia), hérnias discais traumáticas, comprometimento do canal vertebral ou hematomas epidurais complicando traumas da coluna cervical.

Observação: Se clinicamente houver suspeita de avulsão de raízes nervosas, com formação de pseudomeningocele, a tomografia computadorizada, a mielografia e a ressonância magnética podem confirmar o diagnóstico.

ABDOME AGUDO PERFURATIVO

Trata-se de afecção aguda por perfuração de víscera oca, cujas causas principais podem ser de natureza infecciosa, inflamatória, neoplásica ou traumática.

O primeiro exame de imagem é a radiografia do abdome, com o objetivo de pesquisa de pneumoperitônio. A radiografia deve ser em posição ortostática com o raio central no nível das hemicúpulas. Pode-se também fazer a radiografia em decúbito lateral esquerdo com raios horizontais. Nesta, podem-se detectar até 2mL de ar livre na cavidade se o paciente permanecer na posição por cerca de 20 a 30min. A radiografia tem a vantagem de ser um exame não-invasivo, de fácil acesso, porém é diagnóstica em menos de 50% dos casos.

A sensibilidade da radiografia pode ser aumentada com administração de contraste por via oral ou retal, dependendo da suspeita do local de perfuração. Nesses casos, deve ser administrado contraste hidrossolúvel, já que o baritado tem o risco de acarretar peritonite.

Havendo dúvida ou na tentativa de avaliar o local da perfuração e os órgãos adjacentes, pode-se realizar tomografia computadorizada. O local da perfuração pode ser diagnosticado em até 80% dos casos. Deve haver preparo para o exame de contraste com 20 a 30min antes do início do exame.

A localização do pneumoperitônio pode ajudar no diagnóstico do sítio da perfuração. Na perfuração da parede posterior do reto, pode-se encontrar ar no espaço pararrenal posterior, por exemplo.

A utilidade da ultra-sonografia nessas afecções é reduzida. Ocasionalmente, pode-se identificar ar entre a parede abdominal anterior e a superfície hepática. Porém, na maior parte das vezes, a avaliação é prejudicada pela distensão gasosa das alças intestinais.

ABDOME AGUDO OBSTRUTIVO

O abdome agudo obstrutivo é uma síndrome por obstrução do trânsito intestinal. É dividida em dois grandes grupos: mecânico, por obstrução propriamente dita do trânsito intestinal, seja por tumorações, torções, herniações etc., e por distúrbio de motilidade intestinal.

As causas mais comuns de obstrução intestinal são as aderências, as hérnias inguinais complicadas e as neoplasias intestinais, somando quase 80% das causas. Cerca de 80% das obstruções ocorrem no intestino delgado.

A radiografia simples novamente é o primeiro método de imagem para avaliação dessa síndrome. Pelos motivos antes citados, como a facilidade e a rapidez do exame, ela pode fornecer dados como distensão de alças, localização etc.

Em obstruções de delgado na sua porção mais proximal, demonstram-se dilatações com nível hidroaéreo no hemiabdome superior.

Aderências intestinais pós-operatórias podem surgir a partir do terceiro dia pós-cirúrgico. Em radiografia contrastada ou tomografia, pode-se ver diferença abrupta do calibre da alça intestinal normal e do da dilatada.

Quando não há antecedentes cirúrgicos, deve-se pensar na possibilidade de outras obstruções, como hérnias, sejam externas ou internas.

As obstruções cólicas têm como causa principal as neoplasias. Nesses casos, um enema pode auxiliar no diagnóstico, individualizando a lesão.

A tomografia computadorizada também pode auxiliar tanto no diagnóstico da causa obstrutiva, quanto no estadiamento, sendo a causa neoplásica. O exame pode ser realizado sem contraste oral, já que há lentidão no trânsito e, em geral, tais pacientes se apresentam bastantes nauseados e vomitando, o que dificulta esse preparo. Caso se opte por oferecer contraste oral, este deve ser hidrossolúvel, pois pode haver perfuração associada e, portanto, risco de peritonite. O contraste venoso deve ser empregado para estudo de perfusão das vísceras ocas. Outra vantagem da tomografia é a de melhor identificar ar no sistema porta, que demonstraria maior gravidade do quadro.

A ultra-sonografia, por ser um estudo dinâmico, pode ajudar na diferenciação entre íleo adinâmico e obstrução, graças à caracterização de movimentos peristálticos.

ABDOME AGUDO INFLAMATÓRIO

O abdome agudo inflamatório é caracterizado por quadro de dor abdominal aguda causada por processos inflamatórios. Entre esses processos, podem-se destacar como mais freqüentes a apendicite, a diverticulite, a colecistite aguda e a pancreatite.

Apendicite Aguda

É a causa mais comum de abdome agudo, cerca de 30% das ocorrências. Tem maior incidência na segunda década de vida, sem distinção por sexo.

A causa mais freqüente é a obstrução de sua luz, com conseqüente inflamação local. Não sendo diagnosticado e tratado, o processo evolui para oclusão vascular, infarto, perfuração e formação de abscesso; 25 a 65% dos apêndices têm situação retrocecal. Assim, a depender de sua localização, intra ou retroperitoneal, pode haver extensão do processo inflamatório, se não tratado, para diferentes localizações: se a perfuração for intraperitoneal, o processo inflamatório pode se estender pelo cólon ascendente e atingir o espaço hepatorrenal (espaço de Morison) e a região subfrênica ou o fundo-de-saco. Se a localização for retroperitoneal, a inflamação pode atingir o espaço pararrenal anterior e a parede posterior do cólon ascendente.

Como métodos de imagem para seu diagnóstico, há a radiografia convencional, a ultra-sonografia e a tomografia computadorizada. A radiografia simples é um método pouco específico, porém está presente em quase todos os serviços. Em menos de 50% dos pacientes com apendicite aguda, pode-se observar algum sinal específico na radiografia convencional. Como achado específico, pode-se ter o apendicolito. O apendicolito calcificado é visualizado em até um terço das crianças e cerca de 10% dos adultos com apendicite. Apesar desse achado, juntamente com quadro clínico típico, ser específico, o apendicolito pode ser encontrado incidentalmente em pessoas normais. Outro achado, porém não específico, é a distensão de alças ileais e ceco, com nível hidroaéreo. A atonia generalizada só é observada em casos mais avançados, com formação de abscesso ou por peritonite após perfuração. A perfuração do apêndice raramente leva a pneumoperitônio. Porém, bolha gasosa fixa ou múltiplas bolhas em região paracólica sugerem perfuração do apêndice. A presença de coleção na região pode se manifestar na radiografia por afastamento do cólon ascendente da parede abdominal ou deformidade do contorno dessa alça. Ainda, pode-se encontrar na radiografia convencional o apagamento da margem inferior dos músculos psoas e obturador interno desse lado e a escoliose lombar antálgica.

Outro método de imagem que auxilia no diagnóstico dessa situação clínica é a ultra-sonografia, uma técnica rápida, não-invasiva e de custo reduzido. Apêndices com medida ântero-posterior igual ou maior que 7mm e não compressíveis ao transdutor são considerados patológicos. A individualização do apendicolito geralmente sugere o diagnóstico. Em apêndices com dimensões limítrofes (6 a 7mm), pode-se fazer o estudo Dopplerfluxométrico. A caracterização de aumento perfusional também sugere apendicite. Deve-se salientar que, em apendicite gangrenosa, não há fluxo na camada submucosa do apêndice e hipoecogenicidade da submucosa, o que representa ulceração profunda e necrose deste. Resultados falso-negativos podem decorrer do preenchimento de ar no apêndice, dilatação intensa do órgão podendo ser confundido com alça ileal ou quadro muito precoce, com dilatação apenas da porção mais distal do apêndice, sendo caracterizada a porção proximal normal. Não se deve esquecer que o método é operador-dependente, o que também pode levar a falso-negativos. O exame pode ainda ser prejudicado em pacientes obesos e naqueles não colaborativos com o exame para análise local em razão da dor intensa. A ultra-sonografia tem seu valor na caracterização de abscessos, atonia do íleo terminal, líquido em fundo-de-saco (mais em crianças) e espessamento da parede do ceco, bem como na caracterização de outras afecções que podem ter quadro clínico semelhante, como algumas doenças do íleo terminal (por exemplo, doença de Crohn), adenite mesentérica e algumas afecções ginecológicas.

A tomografia computadorizada é outro método de imagem utilizado para investigação diagnóstica de apendicite. Sempre que possível, com contraste oral e venoso, havendo, porém, estudos que demonstram 95% de acurácia para esse diagnóstico realizando-se estudo em tomógrafo helicoidal com apenas contraste retal. A tomografia helicoidal tem sensibilidade de 90 a 100% e especificidade de 83 a 97% para o diagnóstico de apendicite. O diagnóstico tomográfico é feito com a demonstração do apêndice aumentado ou com a individualização do apendicolito e processo inflamatório pericecal. O apêndice inflamado na tomografia aparece como estrutura tubular com diâmetro variando entre 6 e 20mm com líquido no interior e parede espessada, com realce após o contraste venoso. O processo inflamatório pericecal pode ser caracterizado por densificação da gordura adjacente e/ou presença de coleções ou líquido livre ao redor. Esses sinais, porém, são individualizados em 98% dos pacientes. Outros sinais descritos são o da ponta da seta (ao contraste retal, há contrastação apenas do óstio apendicular) e da barra cecal (há uma separação entre a luz do ceco e a base do apêndice, em razão do processo inflamatório local) (Figs. 30.3 e 30.4).

A escolha do método de imagem para investigação de apendicite deve levar em conta tanto o acesso a cada método, quanto o custo. A ultra-sonografia é um método mais barato, menos invasivo, mais rápido, porém é operador-dependente. A tomografia, por sua vez, apesar de não ser operador-dependente, é mais invasiva (no sentido de o paciente ser submetido à radiação), de custo maior e não está disponível em todos os serviços.

Diverticulite Aguda

Trata-se de processo inflamatório em divertículos cólicos. Estes são mais freqüentes em sigmóide, sendo, portanto, seu maior acometimento retroperitoneal. A maior incidência é em pessoas idosas. Indivíduos com doença diverticular dos cólons têm 25% de chance de desenvolver diverticulite durante a vida.

Como nas outras afecções, o primeiro método de imagem para diagnóstico de diverticulite é a radiografia simples. Devem ser tomadas radiografias em pé e deitado e, se necessário, específicas de cúpulas frênicas para pesquisa de pneumoperitônio e de obstrução intestinal, que pode ocorrer por edema parietal local ou compressão extrínseca por abscesso, individualizado, nesse método, pela presença de bolhas gasosas fora de alças. Ainda dentro da radiologia convencional, pode-se fazer enema baritado ou com contraste hidrossolúvel, quando os sintomas são leves, com acurácia de 90% quando realizado por radiologistas habilitados. Os achados nesse exame incluem: divertículos, fístulas, abscessos ou extravasamento do contraste, irritabilidade e espasticidade cólica segmentar (vista em radioscopia) e estreitamento segmentar do cólon (difícil diferenciação de tumores cólicos).

As características ultra-sonográficas descritas são: espessamento parietal da alça acometida (> 5mm), abscessos intramurais ou pericólicos, divertículo com alterações inflamatórias e infiltração da gordura pericólica. Para o diagnóstico, deve-se ter, pelo menos, dois desses achados. A especificidade e a sensibilidade desse método podem chegar a 80%.

O exame tomográfico apresenta alta sensibilidade (93%) e especificidade (100%). Deve-se, sempre que possível, administrar contraste por via retal para melhor opacificação da luz intestinal. O contraste venoso melhora a caracterização da inflamação local. Os sinais tomográficos incluem: espessamento parietal cólico (> 4mm), divertículos, alterações inflamatórias da gordura pericólica, líquido livre na cavidade abdominal, gás extra-luminal e trajetos fistulosos com extravasamento de contraste.

Entre os diagnósticos diferenciais, deve-se lembrar da apendagite, que seria a inflamação do apêndice epiplóico, que também pode ocorrer por torção ou isquemia. O diagnóstico de imagem, nesse caso, deve incluir a caracterização tanto ultra-sonográfica, quanto tomográfica do apêndice epiplóico (tecido gorduroso) inflamado.

Colecistite Aguda

Aproximadamente 85 a 90% dos casos de colecistite aguda se desenvolvem por complicação de colecistolitíase. O evento patogênico fundamental é a migração de um cálculo para o duto cístico. O aumento da pressão intraluminal resulta em dilatação da vesícula biliar e, eventualmente, isquemia da mucosa induzida mecanicamente. Fatores químicos e especialmente bacterianos assumem papel crítico na progressão da colecistite.

Colecistite acalculosa (alitiásica) representa 5 a 15% dos casos, geralmente em pacientes imunossuprimidos.

Diagnóstico por Imagem

Radiografia Simples do Abdome. Densidades projetadas na topografia da vesícula biliar, como cálculos, são indicativas de colecistite. Calcificações lineares parietais são identificadas em colecistite crônica (vesícula em porcelana). Hidropsia vesicular determina aumento da sombra da vesícula. A presença de imagens gasosas nas paredes da vesícula é patognomônica de colecistite enfisematosa. Múltiplas pequenas coleções gasosas na luz da vesícula indicam empiema devido a organismos anaeróbios formadores de gás. Grande nível líquido (hidroaéreo) intraluminal pode representar perfuração da vesícula biliar com fístula para o sistema gastrointestinal, geralmente acometendo o duodeno. Aerobilia, intra ou extra-hepática, pode decorrer de perfuração, papilotomia ou anastomose biliodigestiva.

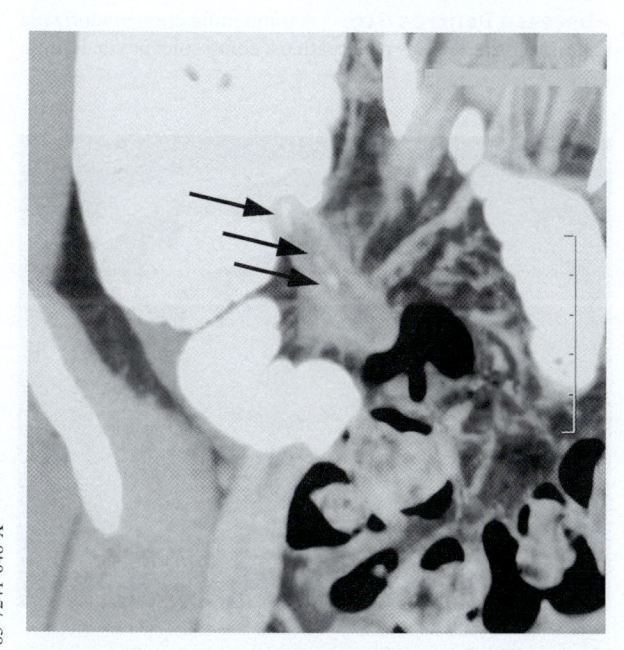

Figura 30.3 – Reconstrução no plano coronal de tomografia computadorizada com multidetectores. Apendicite aguda. Setas indicando apendicolitos.

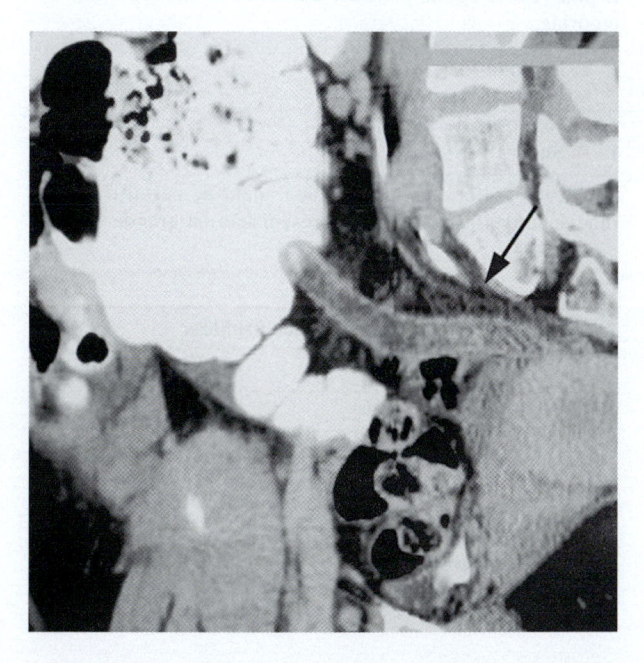

Figura 30.4 – Reconstrução no plano coronal de tomografia computadorizada com multidetectores. Apendicite aguda. Setas indicando densificação da gordura periapendicular.

A combinação de níveis líquidos do intestino delgado, cálculo biliar ectópico no intestino e aerobilia é diagnóstica de íleo biliar.

Ultra-sonografia. Ultra-sonografia é a principal modalidade diagnóstica por imagem em paciente com dor aguda no quadrante superior direito, tanto para rastreamento quanto para diagnóstico definitivo.

Os sinais ultra-sonográficos, quando correlacionados aos achados clínicos e laboratoriais, podem estabelecer o diagnóstico de colecistite aguda. Os principais sinais ultra-sonográficos são:

- Cálculos impactados, imóveis, no colo/infundíbulo vesicular ou no duto cístico.
- "Sinal de Murphy sonográfico", que corresponde ao ponto mais doloroso na região vesicular.
- Espessamento da parede vesicular, mais de 3mm, associado ou não a halo sonoluzente.

Em empiema, o conteúdo vesicular geralmente é hiperecogênico e heterogêneo. O diagnóstico ultra-sonográfico de colecistite alitiásica se diferencia da colecistite calculosa apenas pela não detecção de cálculos.

Colecistite gangrenosa leva a descolamento da mucosa, que pode aparecer como fina membrana intraluminal.

Complicações da Colecistite Aguda. Abscesso perivesicular apresenta-se como coleção líquida heterogênea.

Perfuração pode ser observada, ocasionalmente, como um defeito focal na parede. Colangite supurativa não exibe padrão ultra-sonográfico específico. Fístulas bilioentéricas podem ser sugeridas por aerobilia.

Tomografia Computadorizada. A tomografia computadorizada contribui pouco para o diagnóstico de colecistite aguda. É utilizada principalmente na investigação de complicações, como abscessos perivesiculares e empiema da vesícula.

Pancreatite Aguda

A pancreatite aguda pode ser classificada nas seguintes categorias:

- Edematosa.
- Flegmonosa.
- Necro-hemorrágica.
- Supurativa.

A tomografia computadorizada, além de permitir a diferenciação dessas formas de apresentação na grande maioria dos casos, classifica as pancreatites em leve, moderada e grave, em função do acometimento inflamatório peripancreático e da necrose do parênquima.

Classificação Tomográfica da Pancreatite Aguda

Estadiamento Segundo Balthazar (1990). Ver Tabela 30.1.

A diferenciação entre pancreatite aguda edematosa e necrosante é de grande importância terapêutica e prognóstica. A forma edematosa é mais prevalente, representando cerca de 85% dos casos. A mortalidade, nesse grupo, é menor que 2%. Em contrapartida, quando há extensas zonas de liquefação pancreática e peripancreática, na forma necrosante da pancreatite, estão associadas a complicações graves e índice de mortalidade entre 20 e 30%.

Pancreatite Aguda Moderada. Definida com evolução favorável e resolução nas primeiras 72h, quando o quadro clínico é duvidoso. A tomografia computadorizada, quando realizada, pode demonstrar contornos pancreáticos pouco precisos e, eventualmente, aumento do volume do pâncreas (Fig. 30.5).

Pancreatite Aguda Grave. A principal característica da pancreatite aguda grave é a necrose do parênquima pancreático e dos tecidos gordurosos adjacentes. A tomografia computadorizada é o método de escolha para demonstração da necrose, que é caracterizada por zonas não captantes pelo meio de contraste, hipoatenuantes. Geralmente, há densificação da gordura peripancreática decorrente de edema, processo inflamatório, necrose e hemorragia (Fig. 30.6).

Complicações da Pancreatite Aguda

Pseudocisto Pancreático. Coleção líquida de origem pancreática delimitada por cápsula fibrótica. O pseudocisto pode ser extra ou intrapancreático. Estão descritas complicações como hemorragia ou infecção desses pseudocistos.

Abscesso Pancreático. A tomografia computadorizada identifica os abscessos pancreáticos, como coleções de líquido

TABELA 30.1 – Estadiamento segundo Balthazar

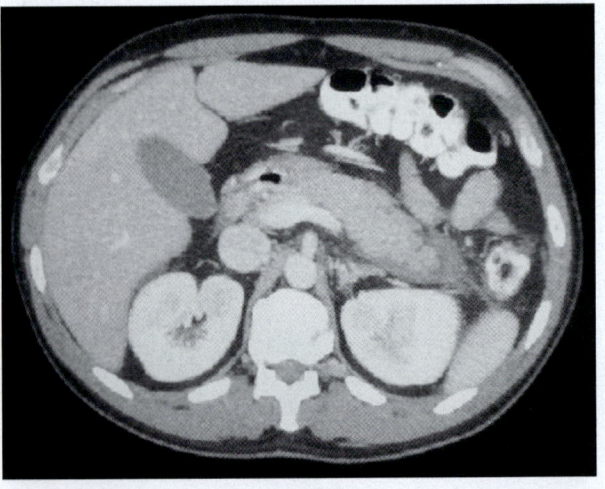

		ÍNDICE
Grau A	Pâncreas normal	0
Grau B	Aumento do pâncreas	1
Grau C	Flegmão peripancreático	2
Grau D	Coleção líquida única	3
Grau E	Coleção líquida múltipla com gás	4
Pâncreas	Sem necrose	0
	Necrose < 30%	2
	Necrose 30 – 50%	4
	Necrose > 50%	6

Índice de pancreatite: 0 – 3 : discreta
4 – 6 : moderada
7 – 10: grave

Figura 30.5 – Tomografia computadorizada com administração de meio de contraste iodado pelas vias venosa e oral. Pancreatite aguda. Discreto aumento do pâncreas. Densificação dos planos gordurosos junto à cauda do pâncreas.

espesso, intra ou peripancreáticas, podendo apresentar imagens gasosas em seu interior.

Complicações Vasculares da Pancreatite Aguda

Trombose da veia esplênica, que pode se estender às veias mesentérica e porta. A caracterização das tromboses é feita pela tomografia computadorizada como falhas de enchimento nos vasos, nas séries obtidas após a administração do meio de contraste (Fig. 30.7).

A tomografia computadorizada também é de grande utilidade para selecionar os pacientes que devem ser submetidos à drenagem de coleções líquidas de origem pancreática e orientar a drenagem percutânea destas (Fig. 30.8).

COLANGITE AGUDA

Inflamação aguda dos dutos biliares é caracterizada clinicamente pela tríade de Charcot: cólica biliar, icterícia e febre com calafrios. Colangite supurativa geralmente evolui com sepse e choque.

Diagnóstico por Imagem

Ultra-sonografia

Dilatação, espessamento parietal e, ocasionalmente, hiperecogenicidade dos dutos biliares são achados freqüentes em colangite. Complicações, como abscesso hepático, podem ser demonstradas.

Tomografia Computadorizada

A tomografia computadorizada pode mostrar dilatação, espessamento parietal e, eventualmente, hiperatenuação dos dutos biliares.

ABSCESSO HEPÁTICO

Há dois tipos principais de abscessos hepáticos.

- Piogênico (bacteriano).
- Amebiano.

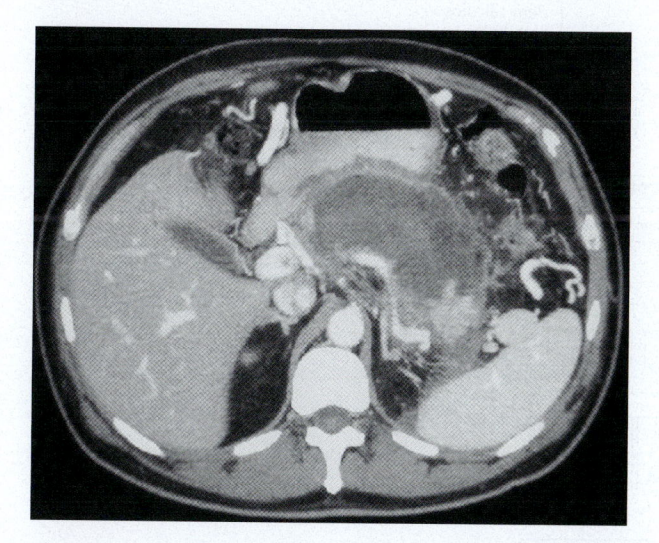

Figura 30.6 – Pancreatite aguda com extensa necrose corpocaudal. Falha de enchimento no tronco portal, caracterizando trombo. Tomografia computadorizada com meio de contraste iodado administrado por via venosa.

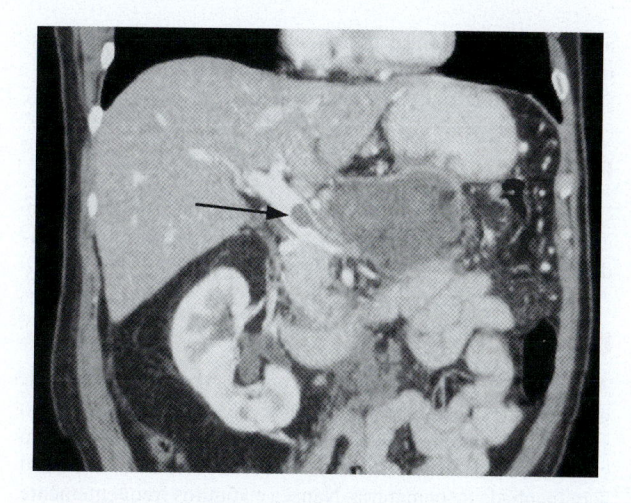

Figura 30.7 – Tomografia computadorizada helicoidal de multidetectores, reformatação multiplanar coronal. Pancreatite aguda com extensa necrose do parênquima e coleção líquida heterogênea peripancreática. Trombose da veia porta (*seta*).

Diagnóstico por Imagem

Radiografia Simples do Abdome

Achados:

- Aumento da sombra hepática.
- Imagens gasosas projetadas no fígado, não relacionadas à árvore biliar ou ao sistema porta.
- Elevação do diafragma.
- Atelectasias basais pulmonares.
- Derrame pleural.

Ultra-sonografia

Os abscessos hepáticos apresentam-se como lesões arredondadas ou ovaladas com ecogenicidade heterogênea, em geral com reforço acústico posterior. Os abscessos piogênicos podem ser isoecogênicos com o fígado, dificultando o diagnóstico.

Tomografia Computadorizada

Os abscessos vistos à tomografia computadorizada são lesões hipodensas com atenuação variável. Costuma haver impreg-

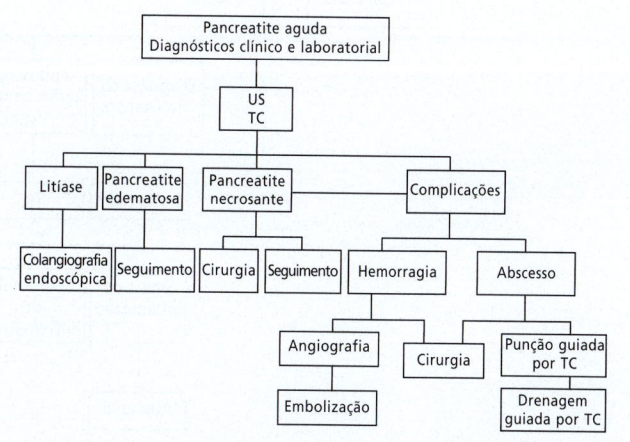

Figura 30.8 – Algoritmo de investigação da pancreatite aguda. TC = tomografia computadorizada; US = ultra-sonografia.

nação anelar periférica contínua pelo meio de contraste administrado por via venosa. Imagens gasosas no interior do abscesso indicam microorganismos produtores de gás.

Punção Percutânea

O diagnóstico definitivo pode ser estabelecido por punção percutânea guiada por ultra-sonografia ou tomografia computadorizada.

UROLITÍASE

A litíase urinária é a causa mais comum de cólica renal. Alguns cálculos ureterais não são obstrutivos. Cálculos fixos no sistema pielocalicinal podem ser assintomáticos. A migração do cálculo no ureter determina dor lombar em cólica, em geral acompanhada de hematúria. Náusea e vômitos freqüentemente estão associados a ureterolitíase obstrutiva. A cólica renal e/ou ureteral pode causar irritação peritoneal, produzindo quadro clínico de abdome agudo.

Diagnóstico por Imagem

Radiografia Simples do Abdome

O cálculo ureteral apresenta as seguintes características radiológicas:

- Densidade homogênea.
- Forma alongada, contornos lisos ou espiculados.
- Projeta-se no trajeto ureteral, com as seguintes orientações:
  – Vertical, no segmento lombar.
  – Oblíqua, no segmento pélvico inferior.
  – Horizontal, no segmento intramural.

Noventa por cento dos cálculos urinários têm cálcio na sua composição e são radiopacos.

A radiografia simples do abdome apresenta sensibilidade variável entre 45 e 95% e especificidade entre 65 e 90% na avaliação de cálculos urinários.

Vantagem:

- Método diagnóstico simples e acessível.

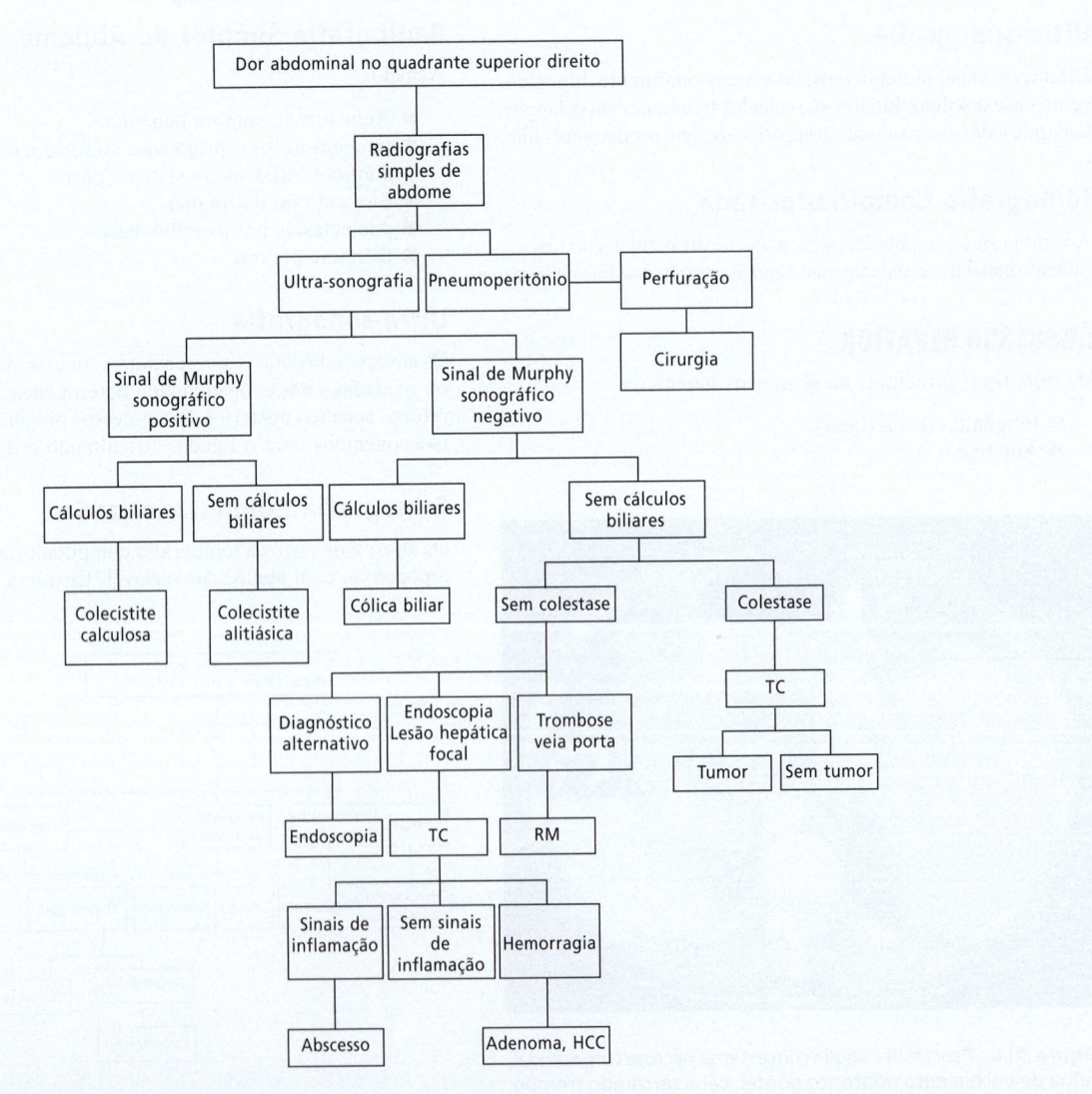

Figura 30.9 – Algoritmo de imagem – dor abdominal no quadrante superior direito. HCC = hepatocarcinoma; RM = ressonância magnética; TC = tomografia computadorizada.

Inconvenientes:

- Sensibilidade e especificidade baixas. Não oferece informações sobre eventual uropatia obstrutiva associada.

Ultra-sonografia

Em geral, detecta cálculos renais com facilidade em sistemas pielocalicinais dilatados. Entretanto, quando não há dilatação das vias urinárias, é difícil a identificação de cálculos (< 0,5cm). O aspecto ultra-sonográfico característico do cálculo é um foco de alta ecogenicidade com sombra acústica bem demar-cada. A sensibilidade varia entre 10 e 90%, dependendo dos critérios diagnósticos utilizados: dilatação do sistema pielocalicinal e/ou individualização do cálculo e/ou utilização de sinais adicionais do Doppler.

Ultra-som é menos sensível na detecção do cálculo ureteral, embora cálculos no segmento distal, pré-vesical, sejam bem visíveis quando há repleção vesical.

Vantagens:

- Acessibilidade e não utilização de irradiação ionizante. A ultra-sonografia permite, em torno de 50% dos casos, diagnosticar o cálculo e avaliar seu caráter obstrutivo.

Inconveniente:

- Mesmo associada à radiografia simples do abdome, a ultra-sonografia tem desempenho inferior ao da tomografia computadorizada na detecção dos cálculos urinários.

Urografia Excretora

O papel da urografia excretora no diagnóstico da cólica nefrética está em decréscimo de importância por ser uma técnica mais invasiva que as demais (ultra-sonografia e tomografia computadorizada helicoidal sem contraste) e apresentar acurácia inferior à da tomografia computadorizada.

Tomografia Computadorizada Helicoidal em Litíase Urinária

A tomografia computadorizada helicoidal sem contraste é um método de alta sensibilidade (96 a 100%) e alta especificidade (95 a 100%) para avaliação de cálculos urinários.

As vantagens principais do método são: rapidez, não necessidade de preparo específico, detecção de causas extra-urinárias de dor lombar e possibilidade de ser realizada em pacientes com alteração da função renal ou com história alérgica ao meio de contraste iodado.

Sinais diretos da urolitíase em tomografia computadorizada (Figs. 30.10 e 30.11):

- Identificação do cálculo.
- Localização.
- Avaliação do tamanho.

Sinais secundários da litíase em tomografia computadorizada:

- Hidronefrose.
- Hidroureter.
- Nefromegalia unilateral.
- Hipoatenuação renal.
- Edema perirrenal.
- Densificação da gordura perirrenal.

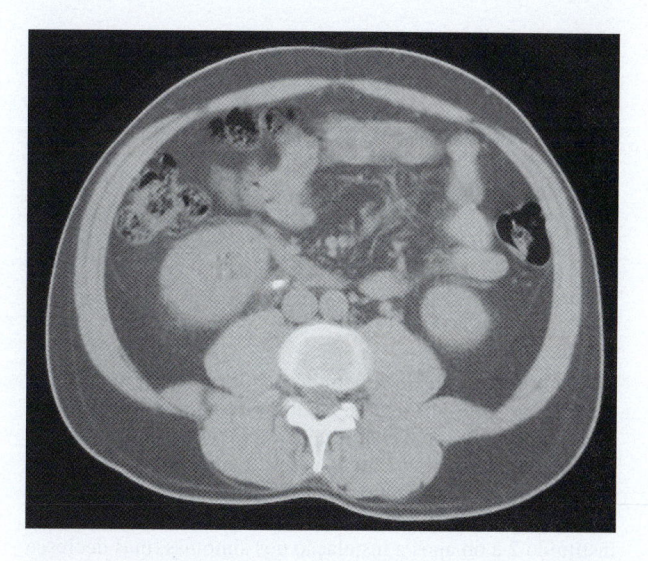

Figura 30.10 – Tomografia computadorizada helicoidal do abdome sem meio de contraste. Cálculo no ureter direito, associado a edema da parede ureteral e periureteral.

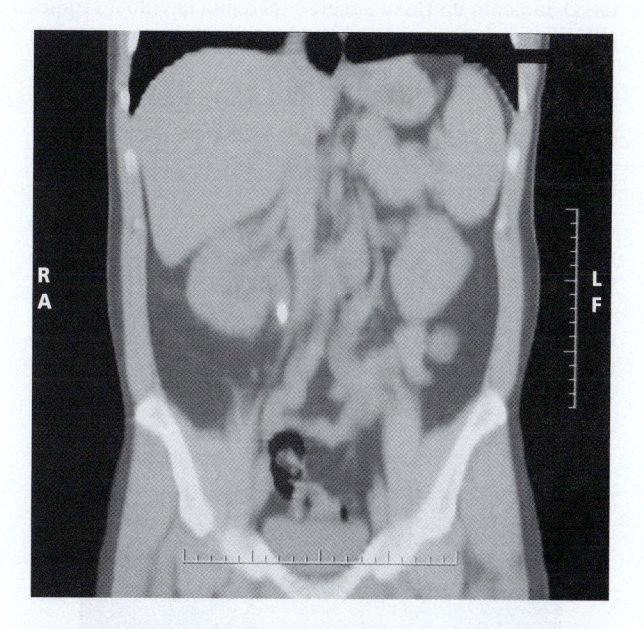

Figura 30.11 – Tomografia computadorizada helicoidal sem meio de contraste. Reformatação coronal. Cálculo no ureter proximal direito, associado à discreta uropatia obstrutiva.

- Espessamento de septos perirrenais.
- Edema periureteral.
- Coleções líquidas perirrenais.

Estratégia Diagnóstica

- Em um serviço de urgência equipado com tomografia helicoidal, esta, sem utilização do meio de contraste, é o exame de escolha, por ser o método mais sensível e específico para avaliação da litíase urinária.
- Se a tomografia computadorizada helicoidal não estiver disponível, associar radiografia simples de abdome e ultra-sonografia.

ESCROTO AGUDO

Torção Testicular

Tipos

- *Torção intravaginal:* torção do testículo dentro da túnica vaginal.
- *Torção extravaginal:* testículo e túnica vaginal, ambos se torcem no cordão espermático.

Achados Radiológicos

O papel fundamental dos métodos de diagnóstico por imagem é a confirmação da torção e exclusão e outras causas de dor testicular aguda, como epididimite, orquiepididimite ou torção do apêndice testicular. Muitas vezes, a apresentação clínica é pouco precisa. A investigação deve ser rápida, pois a porcentagem de preservação testicular é alta quando o tratamento é instituído 2 a 6h após a instalação dos sintomas, mas decresce para menos de 20% após 12h.

A ultra-sonografia pode apresentar hiperecogenicidade testicular difusa. *Color Doppler* tem importante papel, melhor que a cintilografia. A falta de fluxo indica torção testicular. O aumento do fluxo sugere hiperemia devido à orquiepididimite.

URGÊNCIAS CIRÚRGICAS NÃO TRAUMÁTICAS DA AORTA – INVESTIGAÇÃO POR EXAMES DE IMAGEM

Introdução

As urgências cirúrgicas da aorta abrangem basicamente dois grupos de doenças: a dissecção aórtica clássica e suas variantes e a rotura de aneurismas aórticos.

A tomografia computadorizada é o método de investigação por imagem mais empregado atualmente, como será visto a seguir.

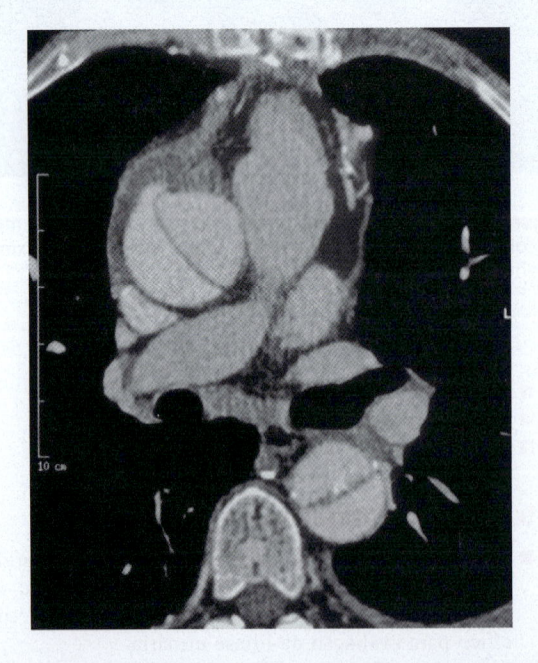

Figura 30.12 – Dissecção de aorta tipo Stanford A. Delaminação intimal com caracterização de duas luzes, na aorta ascendente e descendente.

Dissecção de Aorta Clássica

A dissecção da aorta (DA) é a entidade mais freqüente entre as causas de emergências aórticas, sua prevalência excedendo aquela da rotura de aneurisma de aorta. É potencialmente fatal, se não diagnosticada e tratada rapidamente (Fig. 30.12).

Em geral, a radiografia de tórax não mostra alterações. Quando presentes, os achados de DA em radiografia simples de tórax são inespecíficos, como alargamento mediastinal à custa da dilatação da silhueta aórtica ou deslocamento interno de calcificações intimais. Podem ser vistos ainda sinais de derrame pleural ou cardiomegalia decorrente de hemopericárdio. Entretanto, a grande utilidade da radiografia é detectar outras causas não relacionadas à aorta que expliquem os sintomas do paciente, como pneumotórax e consolidações pulmonares.

Várias modalidades de diagnóstico por imagem podem ser utilizadas para o estudo da DA, como arteriografia, tomografia computadorizada, ressonância magnética e ecocardiografia. São métodos excelentes para sua avaliação, tendo sensibilidades muito próximas.

A tomografia computadorizada permite o diagnóstico com sensibilidade e especificidade próximas a 100%. Atualmente, é o método mais utilizado para esse estudo, em razão de sua disponibilidade e velocidade. É pouco operador-dependente, é menos influenciado por características biotípicas e é pouco invasivo.

A tomografia computadorizada é útil também para diagnosticar outras entidades com apresentações clínicas semelhantes, como as suas variantes (hematoma intramural da aorta e úlcera aterosclerótica penetrante). Essas três entidades são indistinguíveis do ponto de vista clínico: todas produzem intensa dor torácica ou dorsal em pacientes hipertensos.

A tomografia computadorizada permite ainda avaliar outras estruturas torácicas ou abdominais. Mais de um terço dos pacientes com DA apresenta sinais clínicos e sintomas de acometimento sistêmico. Possibilita ainda avaliar outras causas não relacionadas aos sintomas apresentados pelo paciente, como alterações no parênquima pulmonar, na caixa torácica ou na circulação pulmonar.

Não radiologistas também consideram a imagem da tomografia computadorizada mais fácil de compreender do que os demais métodos, em especial com os atuais recursos de reconstrução multiplanar e tridimensional.

Importante ressaltar que a tomografia computadorizada não permite detectar ou quantificar insuficiência aórtica, tamponamento pericárdico (apesar de detectar o derrame, não avalia a função ventricular) e o acometimento de óstios coronarianos (exceto em aparelhos de múltiplos detectores). Seu uso é muito limitado em pacientes que, por qualquer motivo, não podem receber contraste iodado.

A ecocardiografia também é excelente método diagnóstico, com sensibilidade e especificidade semelhantes no segmento torácico, tendo a grande vantagem de ser portátil, assim podendo ser realizada à beira do leito. É um método disponível e barato, além de não utilizar radiação ionizante. Avalia de forma adequada a raiz da aorta, detectando a insuficiência valvar aórtica e a disfunção ventricular. Entretanto, possui baixa acurácia na detecção de outras complicações, como em órgãos periaórticos e rotura mediastinal. Desnecessário dizer que avalia somente o segmento torácico da aorta e, ainda assim, é muito dependente de características de biótipo. Seu caráter operador-dependente também é desvantagem. E, finalmente, a ecocardiografia não fornece imagens anatômicas que possam ser utilizadas pelos cirurgiões para guiar um eventual procedimento cirúrgico.

A ressonância magnética é um ótimo exame, mas tem capacidade limitada de diagnosticar lesões agudas da aorta, sendo, em geral, usada para avaliar pacientes estáveis ou DA crônicas. É demorada, não sendo, assim, indicada a pacientes instáveis. Sua disponibilidade também é menor, principalmente no contexto de pronto-socorros, além de ser mais cara e mais operador-dependente. Por outro lado, é um método que não utiliza radiação ionizante ou contraste iodado e avalia de forma excelente, disfunção do ventrículo esquerdo e insuficiência aórtica, ao contrário da tomografia computadorizada.

Com o avanço dos demais métodos não-invasivos, a arteriografia tem sido cada vez menos utilizada como método diagnóstico, em razão do caráter invasivo, custo e disponibilidade. Entretanto, permanece como método de escolha para avaliação de acometimento de óstios coronarianos e, em menor grau, dos ramos abdominais da aorta.

Variantes da Dissecção da Aorta: Hematoma Intramural da Aorta e Úlcera Aterosclerótica Penetrante

As três entidades possuem apresentação clínica semelhante. Assim, os pacientes com suspeita clínica de DA são primeiro estudados por tomografia computadorizada.

A tomografia computadorizada é excelente método para estudo do hematoma intramural da aorta (HIA), mas a sensibilidade da ressonância magnética é um pouco maior para sua identificação. A aortografia muitas vezes não detecta os HIA, principalmente se pequenos e localizados. Em tomografia computadorizada, a identificação de HIA é mais fácil na série sem contraste, por isso a importância de se obter imagens tomográficas antes da injeção venosa do contraste iodado (Fig. 30.13).

Na úlcera aterosclerótica penetrante (UAP), os exames mostram imagem sacular que se opacifica com o meio de contraste, além do plano da parede do vaso. Essa imagem é facilmente detectada em tomografia computadorizada ou ressonância magnética, sendo comum a concomitância de HIA. A UAP pode ser mais difícil de ser detectada pela ecocardiografia do que por tomografia computadorizada e ressonância magnética, mas o hematoma parietal é visto com facilidade. A aortografia detecta facilmente a úlcera, mas somente quando a projeção de imagem adotada tangencia o local da UAP. O exame pode não detectar a lesão, particularmente em úlceras pequenas (Fig. 30.14).

Rotura de Aneurisma Aórtico

A radiografia simples de abdome pode mostrar as calcificações murais do aneurisma aórtico (AA) abdominal ou o efeito de massa decorrente do próprio AA ou hematomas compressivos. Não é indicada para a avaliação da sua rotura, sendo importante somente para investigar outras causas não relacionadas que possam provocar sintomas semelhantes, como pneumoperitônio, distensão de alças ou cálculos urinários. O mesmo raciocínio é válido para AA torácicos.

A aortografia permite avaliar somente a luz do vaso. Dessa forma, pode subestimar ou não detectar o AA, em razão da presença de trombose mural. Além disso, não permite a avaliação de tecidos adjacentes, não sendo indicada, desse modo, para detectar rotura. Sua grande indicação é para avaliação dos ramos aórticos, em especial das artérias renais e coronárias.

O exame de escolha em suspeitas de AA abdominal roto é a tomografia computadorizada, que tem sensibilidade e especificidade próximas a 100%. Permite também detectar sinais de iminência de rotura, como hematomas frescos no trombo mural, ulcerações e fenestrações no trombo (Fig. 30.15).

A ressonância magnética não é indicada e tem sensibilidade menor para detectar hematomas retroperitoneais, além das demais desvantagens já descritas.

O ultra-som abdominal, mesmo com Dopplerfluxometria, tem sensibilidade muito baixa para detectar rotura de AA. Alguns

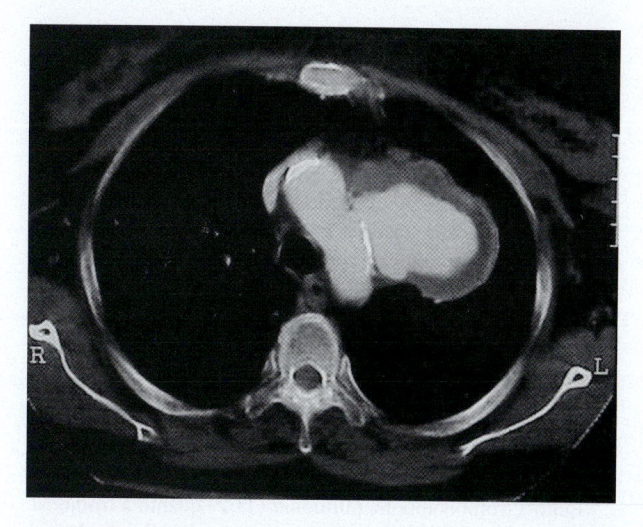

Figura 30.14 – Úlcera aterosclerótica penetrante de arco aórtico, com pseudo-aneurisma.

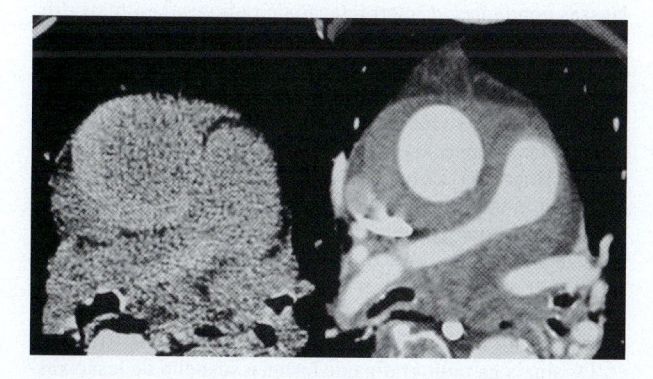

Figura 30.13 – Hematoma intramural da aorta, tipo Stanford A, com rotura. Hematoma hiperatenuante sem fluxo (imagem sem contraste, à esquerda e com contraste, à direita) associado a hematoma mediastinal.

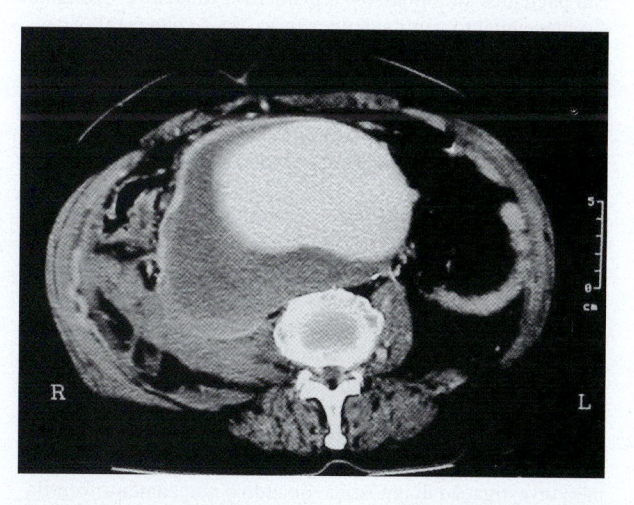

Figura 30.15 – Aneurisma roto de aorta abdominal. Hematoma retroperitoneal à direita, junto ao músculo psoas.

grupos defendem o papel do ultra-som somente em pacientes em choque hipovolêmico, apenas para se detectar o AA, não a rotura. Em contexto adequado de alta suspeita clínica e franca instabilidade, o ultra-som é realizado durante o primeiro atendimento do paciente, na sala de emergência, sendo a detecção do AA suficiente para indicar cirurgia de emergência.

No segmento torácico, a tomografia computadorizada também é o método de escolha para avaliação de suspeitas de rotura de AA. Como mencionado, o método tem alta acurácia na detecção de hemopericárdio ou hemotórax.

TROMBOEMBOLIA PULMONAR / TROMBOSE VENOSA PROFUNDA

Tromboembolia pulmonar é a emergência torácica aguda mais comum em pacientes hospitalizados, com mortalidade de cerca de 30% em pacientes não tratados.

Tanto a tromboembolia pulmonar (TEP) quanto a trombose venosa profunda (TVP) fazem parte da mesma entidade clínica, devendo-se, portanto, fazer diagnóstico precoce para iniciar tratamento e evitar conseqüências mais graves ou letais.

Vários são os métodos de estudo e pesquisa dessas entidades, que incluem de radiografias a angiografias, passando por ultra-sonografia, tomografia e ressonância magnética. Os exames de imagem devem ser realizados em 1h em TEP maciça e, idealmente, dentro de 24h em não maciças.

Segundo protocolo utilizado pela *American Thoracic Society*, publicado em 1999 e pela Sociedade Torácica Britânica, em 2003:

Pesquisa de Trombose Venosa Profunda

Em pacientes sintomáticos, os primeiros exames a serem solicitados são ultra-sonografia com compressão ou pletismografia por impedância. A primeira é mais difundida em nosso meio e de mais fácil acesso. Desde que o exame ultra-sonográfico seja feito com compressão, não existem vantagens comprovadas em relação à realização em modo B, Doppler pulsado ou colorido. Caso seja negativo para TVP, o exame deve ser repetido em 5 a 7 dias. Dois estudos negativos com esse intervalo de tempo já demonstraram baixa taxa de complicações tromboembólicas. Caso ainda haja dúvidas, deve-se realizar flebografia contrastada.

Pesquisa de Tromboembolia Pulmonar

Em pacientes sintomáticos, o primeiro exame a ser realizado é o mapeamento ventilação/perfusão, desde que esteja disponível no serviço e a radiografia de tórax inicial seja normal e não haja doença cardiopulmonar sintomática atual. O resultado negativo do mapeamento é confiável para a exclusão do diagnóstico. Caso haja alta probabilidade para TEP, o estudo é considerado diagnóstico. Todos os outros resultados são considerados duvidosos.

O estudo da perfusão sem a ventilação tem valor se demonstrar alta ou muito baixa probabilidade.

A angiografia pulmonar será tida como estudo apropriado se o mapeamento ventilação/perfusão não for diagnóstico mas, em razão do alto custo e do fato de ser invasivo, deve-se pensar em outros métodos diagnósticos. Primeiramente, deve ser feito estudo ultra-sonográfico dos membros inferiores para pesquisa de TVP. Confirmada a trombose, o tratamento deve ser iniciado. Sendo negativo para trombose, indica-se angiografia pulmonar.

O uso da tomografia helicoidal e da ressonância magnética para investigação diagnóstica, quando o mapeamento ventilação/perfusão não é diagnóstico, tem sido demonstrado em vários trabalhos.

A tomografia pode mostrar êmbolos nas artérias pulmonares principais, lobares e segmentares com moderado para alto grau de sensibilidade, próximo a 100% em tomógrafos de múltiplos detectores, permitindo quantificação do processo. Pacientes com tomografia de boa qualidade negativa para TEP não necessitam de maiores investigações ou tratamento.

A ressonância magnética também demonstrou potencial para diagnóstico, tendo, porém, baixa sensibilidade para diagnóstico de trombos subsegmentares.

Porém, o papel desses dois métodos no algoritmo de estudo da doença tromboembólica ainda deve ser comprovado.

O uso do ecocardiograma ainda é indefinido. Em pacientes com achados clínicos sugestivos e com eco evidenciando hipocinesia do ventrículo direito inexplicável e/ou dilatação, pode ser fortemente sugestivo, mas não diagnóstico de embolia pulmonar. A visualização de trombo no átrio ou ventrículo direito também ajuda fortemente no diagnóstico. O eco transesofágico poderia ajudar ainda na caracterização de opacidades pulmonares bem definidas por hemorragia pulmonar ou infarto, particularmente em pacientes com dor pleurítica.

RADIOLOGIA EM TRAUMA TORÁCICO

A maioria dos traumas torácicos fechados (TTF) acontece em acidentes com veículos e em quedas de grande altura[1]. Também há os traumas torácicos (TT) penetrantes. Entre eles, os provocados por armas de fogo, estes mais prevalentes em zonas de guerra e centros urbanos (como os nossos, infelizmente).

As lesões torácicas traumáticas mais freqüentes são pneumotórax, contusões pulmonares, fratura de costelas e hemotórax[2]. As lesões vasculares mediastinais são mais raras, porém provocam mais mortes no local do acidente. Trauma na aorta torácica é responsável por 16% das mortes em acidentes com veículos. Das pessoas que sofrem trauma na aorta torácica, 80 a 85% morrem no local ou durante o transporte, 50% dos que chegam ao hospital sobrevivem e a maioria dos óbitos hospitalares acontece nas primeiras 24h. Daí a importância do diagnóstico precoce das lesões aórticas[1-3].

A radiologia tem papel fundamental na avaliação de vítimas de TT, uma vez que condições graves que podem levar rapidamente ao óbito são, muitas vezes, de difícil ou impossível observação clínica.

A radiografia de tórax é o método mais utilizado para avaliação do tórax em pacientes traumatizados. Idealmente, ela deveria ser obtida em PA (incidência póstero-anterior), posição ortostática; porém, muitas vezes, as condições clínicas não permitem a mobilização do paciente e, então, é feita radiografia em AP (incidência ântero-posterior) com o paciente deitado. Nessas condições, a interpretação da radiografia é mais difícil, em especial para detecção de pneumotórax (que tende a se acumular anteriormente com o paciente deitado) e alargamento mediastinal (aumenta o número de falso-positivos em razão da magnificação das estruturas mediastinais em AP, por estarem mais longe do filme radiográfico). Deve-se tentar obter radiografia de tórax em boas condições técnicas, uma vez que uma radiografia considerada normal tem valor preditivo negativo de 98% para exclusão de lesões vasculares mediastinais relevantes[4,5]. Além disso, a radiografia de tórax pode identificar outras lesões, como pneumotórax, derrame pleural (hemotórax), fraturas (de costelas e de outros componentes ósseos do tórax) e contusões pulmonares (Fig. 30.16).

Os sinais na radiografia que levam à suspeita de lesão vascular mediastinal são pouco específicos. Entre eles, há o alargamento mediastinal (8cm ou acima de 25% da largura do tórax no plano acima da carina), que é o sinal mais utilizado (porém tem sensibilidade variando entre 53 e 100% e especificidade

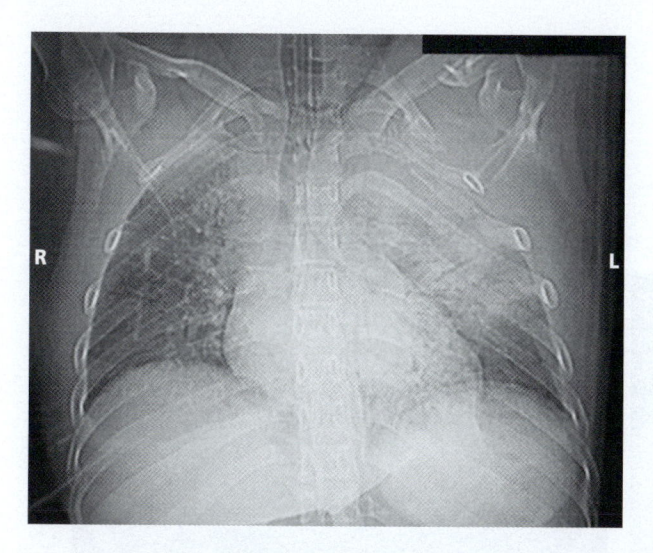

Figura 30.16 – Radiografia digital do tórax evidencia fraturas em arcos costais e consolidação alveolar (contusão) à esquerda.

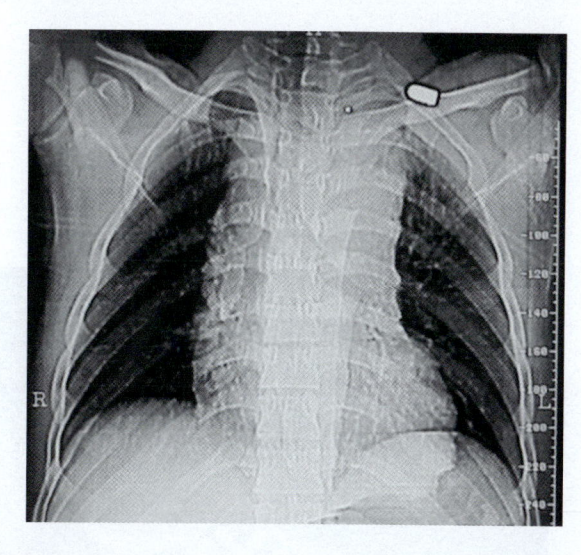

Figura 30.17 – Radiografia digital do tórax mostra alargamento mediastinal, capuz pleural à esquerda e projétil de arma de fogo.

entre 1 e 60%) (Fig. 30.17). Outros sinais que podem ser observados na radiografia são indefinição do botão aórtico, desvio da traquéia ou sonda nasogástrica para a direita do processo espinhoso de T4, capuz pleural esquerdo ou *apical cap* (sangue extrapleural dissecando no ápice do tórax), depressão do brônquio-fonte esquerdo em mais de 40° abaixo da horizontal, alargamento de linhas paraespinais direita (> 5mm) e esquerda e espessamento da faixa paratraqueal direita (> 4mm)[4,6].

Se a radiografia de tórax estiver normal, o paciente pode ficar em observação, sendo necessária investigação adicional apenas se houver mudança no quadro clínico ou forte suspeita de lesão torácica pelo mecanismo/energia do trauma.

Caso a radiografia do tórax não seja normal, em especial se houver suspeita de lesão vascular mediastinal, deve-se prosseguir com a investigação.

Se o paciente estiver instável hemodinamicamente, ele deverá ir direto para a cirurgia ou para angiografia de emergência[2], se houver tempo e equipe prontamente disponível.

Com o paciente estável, o exame ideal é a tomografia de tórax helicoidal, preferencialmente com múltiplos detectores, se disponível. Artigos recentes sugerem que a tomografia computadorizada helicoidal, em especial a de multidetectores, pode substituir a aortografia com vantagens em quase todas as situações[7,8] pois, além da análise da aorta em múltiplos planos e tridimensional, ela permite a análise de todas as estruturas torácicas (parede, espaços pleurais, pulmões, mediastino e diafragma). Muitos serviços públicos e privados de nossa cidade já possuem o equipamento de multidetectores (*multislice*), que possibilita exames extremamente rápidos, reduzindo artefatos e o tempo do paciente fora da sala de cuidados emergenciais. Além disso, com único deslocamento do paciente (e única injeção do meio de contraste, reduzindo riscos, entre outros de nefrotoxicidade), podem-se avaliar todos os segmentos traumatizados do paciente (crânio, colunas cervical, torácica e lombar, tórax, abdome e extremidades).

Uma tomografia com mediastino absolutamente normal exclui lesão vascular.

Uma tomografia anormal pode exibir sinais diretos e indiretos de lesão aórtica. Os sinais diretos são rotura franca (raro), *flaps* intimais (resultado de dissecções focais), pseudo-aneurismas (Fig. 30.18), dissecções (Fig. 30.19), falhas de enchimento luminares (trombos aderidos) e pseudocoarctações. A tomografia computadorizada (de multidetectores) tem sensibilidade e valor preditivo negativo de 100% para lesões aórticas, segundo alguns autores, equivalentes aos da arteriografia[7]. Havendo sinal direto de lesão na tomografia computadorizada, o paciente segue para tratamento definitivo.

O sinal indireto de lesão aórtica na tomografia computadorizada é o hematoma mediastinal (Fig. 30.20), porém a minoria é por lesão da aorta e, a maioria, decorrente de lesões venosas. O local do hematoma mediastinal e seu contato com a aorta têm importância na predição de lesão aórtica[9]. Em caso de dúvida diagnóstica à tomografia computadorizada, deve-se prosseguir para a aortografia, que é *gold standard*. Porém, a arteriografia pode apresentar dificuldades, em raros casos[10].

Alguns estudos recentes sugerem que a tomografia computadorizada de multidetectores pode substituir a angiografia em quase todas as situações na exclusão de lesão traumática aórtica e de seus grandes ramos[11]. A tomografia também identifica, com facilidade, derrames pericárdicos, que podem estar presentes em contusões cardíacas.

Além de lesões aórticas, também deve-se atentar para outras lesões traumáticas torácicas.

O pneumotórax é bastante freqüente, acontecendo em 20 a 30% dos TT fechados e entre 50 e 60% de TT penetrantes. A radiografia de tórax em AP apresenta dificuldades para detecção do pneumotórax, pela distribuição do ar no paciente deitado (ele se acumula ínfero-anteriormente). São sinais de pneumotórax em radiografia AP com o paciente deitado: hipertransparência da base pulmonar, seio costofrênico profundo, continuidade das cúpulas diafragmáticas abaixo da imagem cardíaca (diafragma contínuo) e coleção de gás subpulmonar, nesse caso aceitando diagnóstico diferencial entre pneumoperitônio[12]. Deve-se ter cuidado mesmo com os pequenos pneumotóraces, pois eles podem progredir para pneumotóraces hipertensivos. Fatores como ventilação mecânica e menor reserva pulmonar por lesões concomitantes podem levar, respectivamente, a aumento do pneumotórax e comprometimento da função respiratória.

A tomografia computadorizada é o método de escolha na avaliação do pneumotórax, com sensibilidade de até 100%[13].

O hemotórax acontece em cerca de 50% dos TT, em especial naqueles penetrantes[14]. Muitas vezes é drenado antes dos raios X, na avaliação inicial, em que pode ser identificado cli-

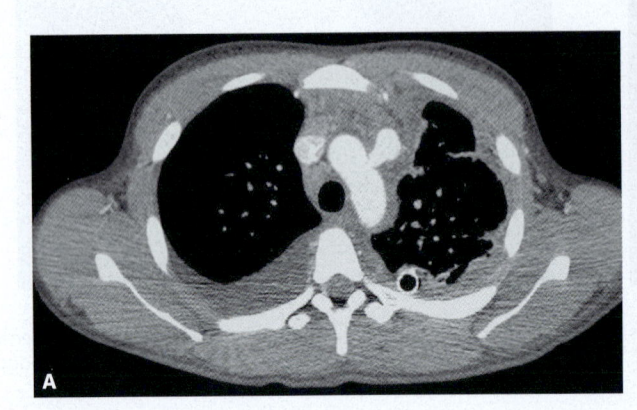

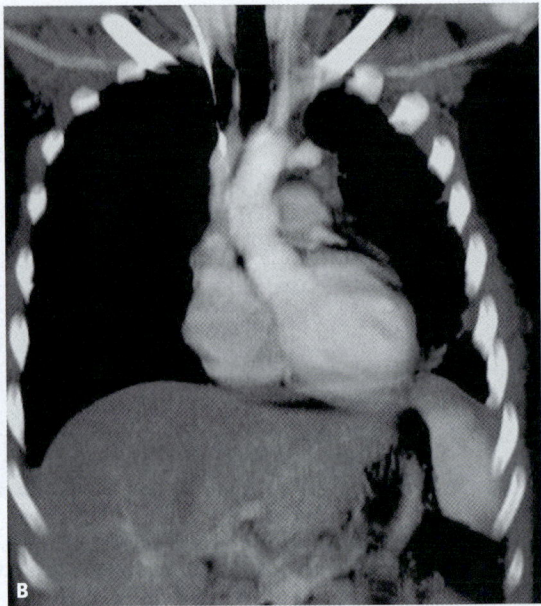

Figura 30.18 – (A) Tomografia computadorizada de tórax com contraste. Imagem axial evidencia pseudo-aneurisma no arco aórtico em vítima de ferimento por arma branca. (B) Reformatação tridimensional do mesmo caso (tomografia computadorizada de multidetectores).

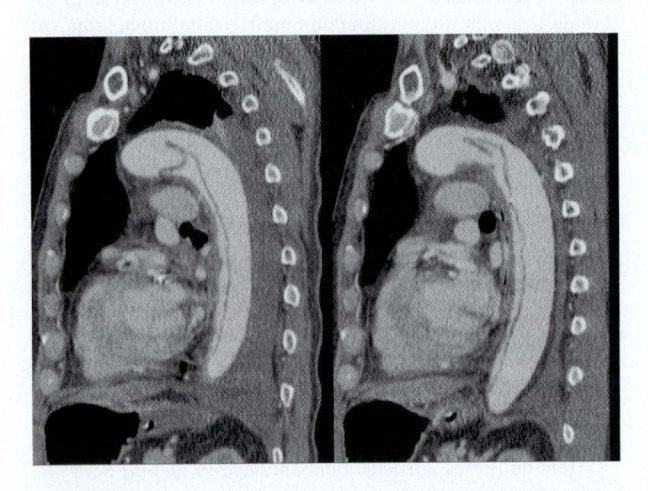

Figura 30.19 – Tomografia computadorizada de tórax de multidetectores pós-contraste; planos sagitais oblíquos evidenciam dissecção traumática da aorta torácica.

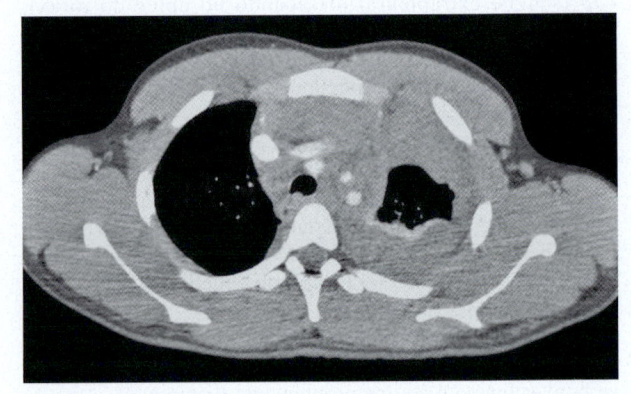

Figura 30.20 – Tomografia computadorizada de tórax com contraste mostra extenso hematoma mediastinal em paciente com trauma torácico fechado.

nicamente ou pelo ultra-som (ultra-sonografia abdominal dirigida para o trauma, ver adiante). Em radiografia, apresenta-se como derrame pleural (sinal do menisco, obliteração do seio costofrênico e cúpula frênica). Com o paciente em decúbito dorsal, pode-se ter apenas uma redução da transparência de um hemitórax (escorre posteriormente) ou velamento. Em tomografia, apresenta-se como líquido no espaço pleural, que pode ser denso devido a coágulos e alta concentração protéica (hemoglobina)[14].

A contusão é a lesão parenquimatosa pulmonar mais comum, ocorrendo em até 70% dos pacientes com traumas graves[15], havendo preenchimento alveolar por sangue, originando, aos raios X e à tomografia computadorizada, consolidações alveolares. Não apenas contusões dão origem ao padrão de consolidação alveolar no paciente traumatizado. Atelectasias (secundárias a hemotórax, pneumotórax, aspiração, lesão brônquica e lesão do diafragma), pneumonia aspirativa, edema pulmonar (cardiogênico ou não), síndrome da angústia respiratória do adulto e embolia gordurosa são outras condições que podem ser de difícil distinção pela imagem, sendo importante a correlação com dados clínico-laboratoriais.

A síndrome da embolia gordurosa cursa como complicador em pacientes politraumatizados (incidência estimada em 5 a 10% dos polifraturados) e queimados, geralmente após 24 a 72h do trauma ou da manipulação de fraturas (em especial nos membros e bacia). Cursa com insuficiência respiratória (de início súbito, discreta dor torácica e hipoxemia), disfunção cere-bral (confusão, delírios e coma) e petéquias (na metade superior do corpo, conjuntiva, retina e mucosa oral). A radiografia é normal ou apresenta focos de consolidação que predominam nos lobos superiores e nas regiões posteriores dos lobos inferiores. A tomografia computadorizada identifica melhor essas consolidações e opacidades em vidro fosco, tendo maior sensibilidade que os raios X. Existe, nessa entidade, uma concordância clínico-radiológica. Cursa com 10 a 15% de mortalidade[16].

Lacerações pulmonares são soluções de continuidade do parênquima causadas por perfurações por costelas, aumento repentino da pressão e colisão do pulmão contra as estruturas da parede. Em geral são arredondadas pelas forças elásticas do parênquima pulmonar adjacente. Quando preenchidas por sangue, apresentam-se como consolidações arredondadas e configuram verdadeiros hematomas. Quando preenchidas por gás, formam cavitações ou cistos e são chamadas de pneumatoceles[15]. Assim como as outras lesões pulmonares, são muito mais bem caracterizadas à tomografia computadorizada (Fig. 30.21).

Lesões traqueobrônquicas e esofágicas são raras em TT fechado (respectivamente, cerca de 1,5 e 1%) e ocasionam pneumomediastino. São mais freqüentes em traumas penetrantes. A lesão traqueobrônquica é, em geral, próxima à carina e deve ser levada em consideração em casos de pneumomediastino, enfisema de subcutâneo e pneumotóraces extensos e recorrentes/persistentes. A lesão do esôfago aparece mais na sua porção cervical e torácica superior e pode ser diagnosticada por endoscopia e tomografia computadorizada com contraste por via oral (embora nem sempre haja extravasamento do contraste para o mediastino e a cavidade pleural). Fonte muito mais comum de pneumomediastino é o próprio pulmão. Na ocasião do trauma, o aumento de pressão provoca pequenas lacerações (muitas vezes imperceptíveis) e o ar disseca pelo interstício pulmonar em direção ao mediastino. Ar proveniente do retroperitônio, da cavidade peritoneal e da cabeça e do pescoço (fratura de seios da face, por exemplo) são causas mais raras de pneumomediastino[17].

Muitas vezes, o diagnóstico de lesão diafragmática, que é mais comum à esquerda, na radiografia, é difícil e o diagnóstico tardio pode levar a encarceramentos viscerais. Deve-se suspeitar de lesão do diafragma em traumas penetrantes toracoabdominais, traumas de alta energia, quando houver elevação da cúpula, indefinição do contorno e redução da mobilidade. Entretanto, o sinal mais específico é a presença de bolha gasosa e víscera oca intratorácica[5]. Contudo, os melhores exames para a identificação de lesões diafragmáticas, em especial quando existe herniação de víscera parenquimatosa abdominal, são a tomografia computadorizada helicoidal (reformatações coronais e sagitais) (Fig. 30.22) e a ressonância magnética, que permitem análise multiplanar e caracterização das vísceras abaixo do diafragma[14,18].

Fraturas costais podem estar inaparentes na radiografia inicial do tórax, em especial aquelas incompletas e sem desvios. O local das fraturas pode assinalar lesões associadas nos órgãos adjacentes e a intensidade do trauma, uma vez que fraturas nas três primeiras costelas indicam traumas de grande energia[5]. A tomografia computadorizada, em especial a helicoidal, é mais sensível que os raios X na detecção de fraturas (e de suas complicações). Fraturas esternais e de vértebras também são mais bem caracterizadas na tomografia computadorizada, em especial a de multidetectores[14].

RADIOLOGIA EM TRAUMA ABDOMINAL FECHADO

Trauma é a principal causa de mortes na população dos Estados Unidos e da Europa ocidental abaixo de 40 anos de idade. Cerca de 10% das mortes decorrem de lesões abdominais[19,20].

O estudo radiológico do paciente com trauma abdominal pode ser iniciado já na sala de primeiro atendimento do pronto-socorro, com ultra-sonografia abdominal dirigida para o trauma (FAST, *focused assessment sonography in trauma*). Esse exame, já realizado de rotina em algumas instituições no Brasil (como o pronto-socorro do Hospital das Clínicas da Faculdade de Medicina da Universidade de São Paulo, em que há disponibilidade 24h de radiologistas e residentes em radiologia) dentro do pronto-socorro, tem como principal objetivo a pesquisa de líquido livre intraperitoneal, nos fundos-de-saco pleurais e no pericárdio. É um exame bastante rápido (entre 2 e 5min) e pode ser realizado concomitantemente com procedimentos da equipe de emergência (como intubação e medidas de reanimação). Esse exame substituiu a lavagem peritoneal diagnóstica nos serviços em que esteja disponível por ser mais rápido, não-invasivo, mais barato e também detectar lesões em vísceras abdominais (em especial as parenquimatosas). O ultra-som também pode ser repetido sempre que necessário[21,22].

A ultra-sonografia é valiosa para análise inicial do trauma, indicando lesões graves que necessitam de cirurgia de emergência. Tem boa sensibilidade e especificidade (acima de 80

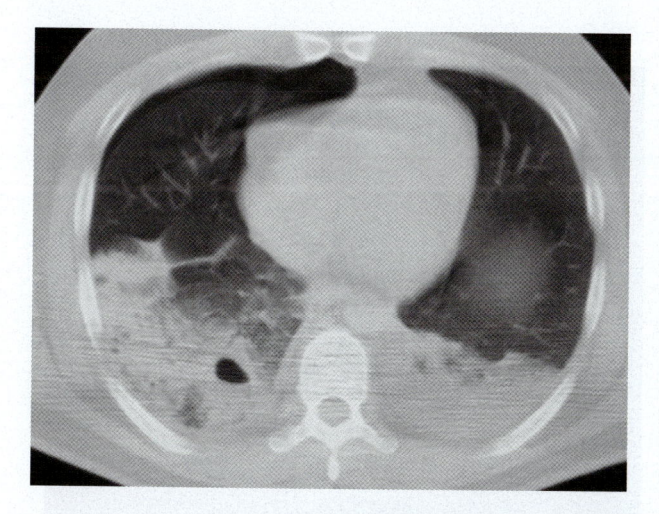

Figura 30.21 – Tomografia computadorizada de tórax, janela para pulmão, mostra pneumotórax anterior (direita), consolidações pulmonares bilaterais (contusões) e pneumatocele traumática à direita.

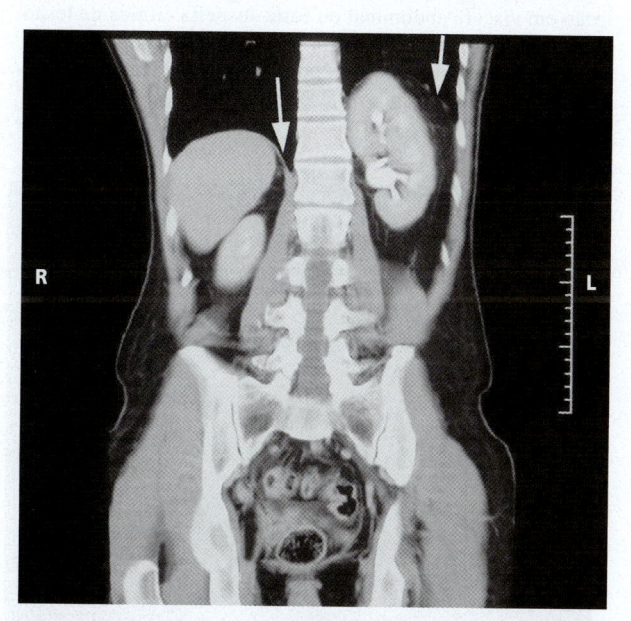

Figura 30.22 – Tomografia computadorizada de multidetectores do tórax com contraste. Hérnia diafragmática à esquerda com elevação do rim. Notar o diafragma à direita e sua ausência, à esquerda (*setas*).

e 90%, respectivamente) na detecção de líquido livre no paciente traumatizado, principalmente se a bexiga estiver cheia, facilitando a pesquisa de líquido livre na pelve[23,24].

Se o paciente estiver instável e o FAST for positivo (ou seja, houver líquido livre intraperitoneal), ele deverá ser encaminhado diretamente para a cirurgia[25].

Caso o paciente esteja estável e o FAST seja negativo, ele deve ser observado clinicamente, tendo em mente que podem existir traumas significativos ocultos à ultra-sonografia, sem líquido livre[26]. Existem alguns fatores descritos como de alerta, na presença dos quais se deve pensar em lesão oculta quando o ultra-som for negativo: hematúria e fraturas costais inferiores (6ª à 12ª), em vértebras lombares e na pelve. Esses pacientes podem se beneficiar de uma tomografia computadorizada[27].

Na terceira condição (paciente estável, FAST positivo), ele deverá ser avaliado por tomografia computadorizada.

A ultra-sonografia pode ser utilizada também como ferramenta diagnóstica na procura ativa de lesões em órgãos intraperitoneais, um exame um pouco mais demorado, realizado quando as condições do paciente permitirem. Deve-se salientar que a ultra-sonografia tem sensibilidade bastante inferior à da tomografia computadorizada para detecção de lesões em vísceras parenquimatosas abdominais, até 41%[28] e, quando positiva, costuma subestimar a extensão da lesão. De qualquer forma, se a ultra-sonografia detectar lesões em vísceras abdominais, mesmo que não houver líquido livre, está indicada a tomografia computadorizada.

Ela também tem grandes limitações na detecção de lesões retroperitoneais, em pâncreas, rins e adrenais, mesentério e em alças intestinais[28,29].

São causas de resultados falso-positivos na ultra-sonografia: pequena quantidade de líquido livre isolado na pelve em mulheres em idade reprodutiva (que pode ser fisiológico), lesões preexistentes em órgãos parenquimatosos (tumores simulando hematomas), gordura perirrenal simulando hematomas, ascite (em hepatopatas, por exemplo) e alças intestinais com líquido no interior[23,30].

Quando for indicada a tomografia computadorizada (paciente estável com FAST positivo, ultra-sonografia com suspeita de lesão em víscera abdominal ou forte suspeita clínica de lesão oculta ao ultra-som), ela deverá ser realizada idealmente com contraste iodado hidrossolúvel por via oral/sonda nasogástrica, para facilitar o diagnóstico de lesões em vísceras ocas proximais (cerca de 600mL, imediatamente antes da aquisição das imagens, com o intuito de contrastar estômago, duodeno e jejuno proximal). Há ainda certa controvérsia sobre o uso e a necessidade do contraste por via oral, não empregado em alguns centros pelo eventual atraso em caso de necessidade de cirurgia, porém rotineiramente utilizado em muitos outros[19,20].

Em tomografia computadorizada, são obtidas imagens antes e após a administração de contraste iodado intravenoso. As imagens pré-contraste são úteis para detecção de coleções densas que podem representar coágulos/hemoperitônio. Geralmente, o líquido é mais denso próximo ao local do sangramento, sendo esse o sinal do coágulo sentinela[31] (Fig. 30.23).

Após administração do contraste intravenoso, são obtidas imagens nas fases arterial (cerca de 20s após o início da injeção, para análise das estruturas vasculares arteriais), porta ou venosa (70s para análise de vísceras parenquimatosas, como o fígado e o baço) e equilíbrio/tardia (entre 3 e 5min, para análise, em especial, das vias excretoras renais). Deve-se incluir também a pelve, ao menos na última fase do exame, para análise dos órgãos aí situados e para estadiamento/quantificação de eventuais hemoperitônios. O radiologista pode também mudar as características das imagens no pós-processamento (mudando o nível e a janela) para análise das estruturas ósseas e pesquisa de pneumoperitônio sem necessidade de aquisição de novas imagens.

A lesão hepática é a segunda mais freqüente em trauma abdominal fechado (TAF). Podem ser contusões, lacerações (Fig. 30.24), hematomas subcapsulares e fraturas, mais bem identificadas na série porta do estudo pós-contraste intravenoso, como áreas hipoatenuantes. Sinais de sangramento ativo arterial e lesões parenquimatosas próximas a grandes veias são sinais de alerta. Esses pacientes estão mais sujeitos à necessidade de intervenção (angiografia/embolização e/ou cirurgia), devendo ser monitorados com bastante cuidado, embora, de maneira geral, seja o estado hemodinâmico do paciente e suas condições clínicas que ditem a conduta final[2].

As lesões de vias biliares intra-hepáticas ocorrem em associação com trauma hepático. A resolução é espontânea na maioria das vezes, porém podem acontecer bilomas e fístulas biliares. A lesão de vias biliares extra-hepáticas é muito rara, geralmente associada a lesões hilares hepáticas e pancreáticas. A lesão da vesícula biliar (VB) ocorre em menos de 2% dos TAF. Pode-se ter laceração/rotura (VB vazia, líquido livre intraperitoneal),

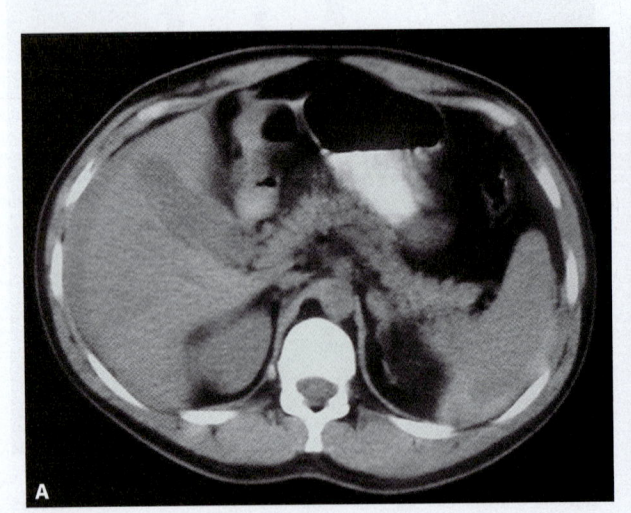

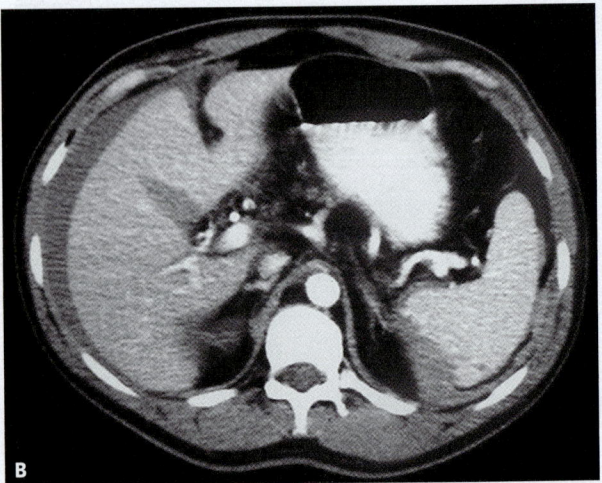

Figura 30.23 – (A) Tomografia computadorizada de abdome sem contraste: líquido intraperitoneal, mais denso próximo ao baço. (B) Tomografia computadorizada de abdome com contraste: evidencia pequena laceração esplênica.

avulsão completa (rara, com hematoma no leito da VB, hemoperitônio extenso) e contusão/hematoma (espessamento parietal, conteúdo denso na VB)[32].

O baço é o órgão lesado com maior freqüência no TAF (Fig. 30.25). Podem ocorrer contusões, lacerações, hematomas subcapsulares e lesões vasculares. Novamente é o estado hemodinâmico que dita a conduta. Entretanto, o achado de sangramento ativo e pseudo-aneurismas indica tratamento por embolização ou cirurgia[20].

As lesões pancreáticas aparecem em 3 a 12% dos TAF, cursando com alta morbidade/mortalidade. Os sinais podem ser sutis de início e o atraso no diagnóstico pode causar a complicações sérias, como pancreatites, pseudocistos e abscessos. O ultrasom, como já foi dito, tem baixa sensibilidade para detecção do trauma pancreático agudo. Há grande percentual de lesões associadas. Em tomografia computadorizada, pode-se ver lesão do parênquima (laceração [Fig. 30.26]/fratura/parênquima heterogêneo), líquido entre a veia esplênica e o pâncreas, densificação da gordura peripancreática e hematomas na retrocavidade dos epíplons[32].

As lesões das adrenais (hematomas) aparecem em tomografia computadorizada como lesões redondas ou ovaladas mais densas que a musculatura na fase pré-contraste intravenoso, geralmente associadas a densificação/estriações da gordura adjacente. A grande maioria dos pacientes com lesão de adrenal tem outras lesões associadas e apresenta maior mortalidade[33].

As lesões traumáticas renais são as mais comuns no sistema urinário e acontecem em até 10% dos pacientes com trauma abdominal significativo; muitas estão associadas a lesões em outros órgãos. Pacientes com hematúria macroscópica, hipotensão, hematúria microscópica e lesões como fraturas em vértebras lombares e costelas inferiores, devem ser submetidos à tomografia computadorizada, mesmo com ultra-som negativo, tendo em vista a baixa sensibilidade desse método, como já citado. É importante lembrar que podem existir lesões graves sem hematúria, como lesões do pedículo vascular e avulsões da junção ureteropiélica (JUP). A TC é o método de escolha para detecção e estadiamento dos traumas renais, sendo fundamental a realização de todas as fases já descritas do exame. As lesões renais são bem caracterizadas em tomografia computadorizada e incluem pequenas contusões e hematomas subcapsulares (as mais freqüentes), hematomas perirrenais, lacerações superficiais e profundas, lesões com extensão para o sistema coletor (há

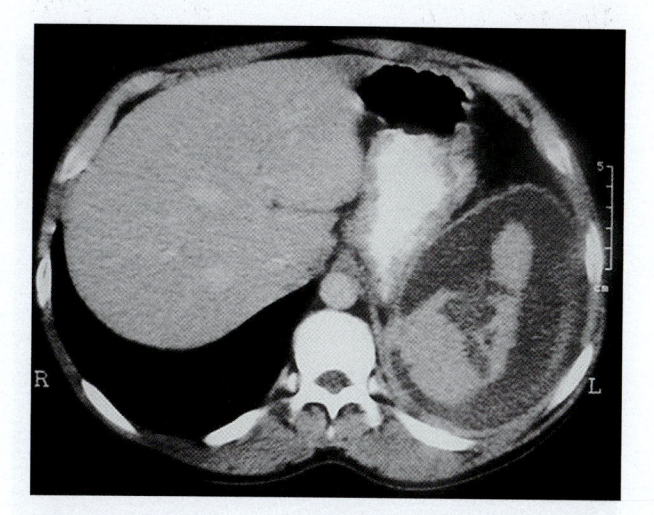

Figura 30.25 – Tomografia computadorizada de abdome com contraste: lacerações profundas no pólo superior do baço.

extravasamento do meio de contraste excretado pelo rim), infartos, lesões dos vasos do pedículo (artéria e veia) e lesões da JUP (Fig. 30.27). A maioria dos traumas renais é tratada conservadoramente pois, dessa forma, há menor prejuízo da função renal. Entretanto, quando há infartos extensos, hemorragias ativas e grandes lesões do sistema coletor renal, muitas vezes a cirurgia é necessária[34].

As lesões de vísceras ocas e mesentério estão se tornando mais freqüentes com o uso sistemático do cinto de segurança. As mais comuns são hematoma mesentérico e lacerações/hematomas/perfurações no jejuno proximal/duodeno, próximas ao ângulo de Treitz. São menos freqüentes as lesões do cólon. O diagnóstico radiológico é difícil, em especial nas primeiras horas, pois, dependendo do segmento lesado, pode haver pouco ou nenhum pneumoperitônio/líquido livre. Em razão disso, caso haja suspeita clínica, deve-se prosseguir com a investigação, mesmo com ultra-sonografia e tomografia computadorizada inicial negativas. Extravasamento do contraste por via oral para fora da alça é sinal específico de lesão, porém tem baixa sensibilidade. Pneumoperitônio é outro sinal de lesão de alça,

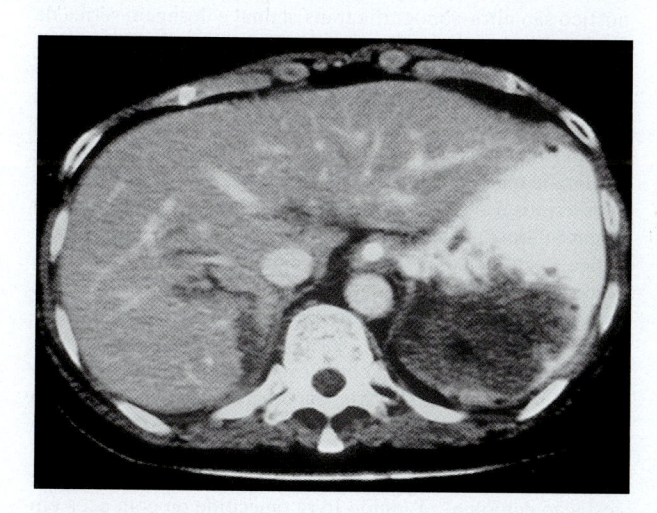

Figura 30.24 – Tomografia computadorizada de abdome com contraste: imagens lineares hipoatenuantes no fígado, compatíveis com lacerações.

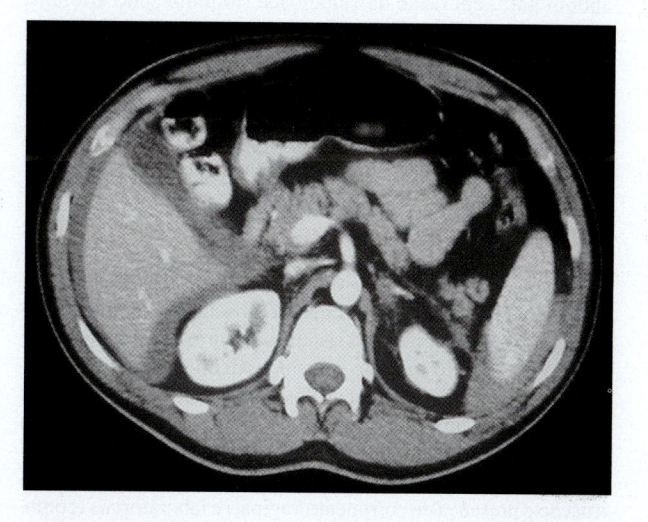

Figura 30.26 – Tomografia computadorizada de abdome com contraste: líquido livre periepático e laceração no corpo pancreático.

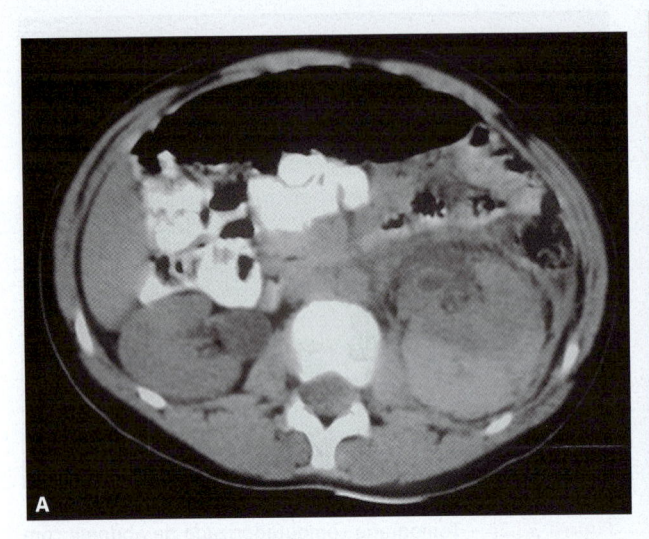

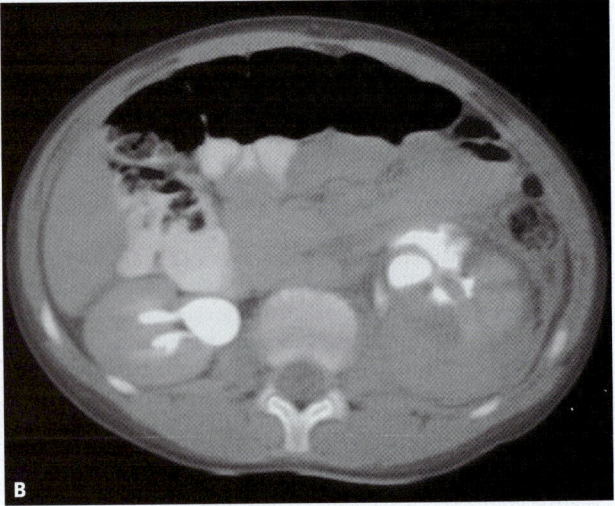

Figura 30.27 – (A) Tomografia computadorizada de abdome sem contraste mostra coleção densa posteriormente ao rim esquerdo (hematoma). (B) Tomografia computadorizada de abdome com contraste, fase tardia, evidencia extravasamento do meio de contraste excretado pelo rim esquerdo por lesão do sistema coletor.

contudo pode ocorrer em outras situações (pneumotórax, enfisema de subcutâneo, barotrauma) e nem sempre está presente. Líquido livre interalças, não acompanhado de líquido nas goteiras parietocólicas ou sinais de lesões em vísceras parenquimatosas também podem indicar lesão em alça intestinal ou no mesentério[32,35].

As lesões traumáticas da bexiga urinária são as contusões e as roturas. Estas podem ser intra ou extraperitoneais, mais associadas, respectivamente, a TAF em paciente com a bexiga repleta e fraturas de bacia. Ambas são caracterizadas por extravasamento do meio de contraste em tomografia computadorizada; porém, muitas vezes, é preciso que se atinja grande repleção vesical para o diagnóstico. Em algumas situações, é necessária a introdução, por via retrógrada (uretral), de cerca de 300mL de contraste diluído para o diagnóstico. As lesões intraperitoneais são de tratamento cirúrgico, enquanto as extraperitoneais são de tratamento conservador[19,20].

Como já citado em trauma torácico, a tomografia computadorizada de multidetectores também é superior em trauma abdominal[36], em razão da velocidade (minimizando artefatos de movimentação), aquisição volumétrica (permitindo reformatações multiplanares com definição semelhante à das imagens axiais) e por permitir o estudo do paciente inteiro em um único exame (um só deslocamento ao setor de imagem e menor quantidade de contraste intravenoso, que tem nefrotoxicidade potencializada em paciente hipovolêmico).

RADIOLOGIA EM DOR PÉLVICA AGUDA FEMININA

O diagnóstico radiológico (e clínico) da dor pélvica aguda em mulheres em idade reprodutiva é bastante complexo, envolvendo desde afecções dos sistemas urinário e digestivo (como infecções do trato urinário inferior, cálculos ureterais, apendicite e diverticulite, já discutidos neste capítulo) até doenças ginecológicas propriamente ditas e complicações que podem ocorrer na fase inicial da gestação. É de extrema importância a correlação com dados clínicos (como data da última menstruação e presença de corrimento vaginal) e laboratoriais (como, por exemplo, a β-hCG sérica e o hemograma) para a correta interpretação das imagens que, em algumas situações, são superponíveis.

Em geral, o estudo por imagem nessa situação é iniciado com a ultra-sonografia, sempre que possível por via suprapúbica e transvaginal. A via suprapúbica serve para análise da bexiga, localização do útero e anexos e pesquisa de coleções pélvicas e espessamentos de segmentos intestinais pélvicos, em especial aquelas alterações localizadas em situação alta na pelve, em local por vezes inacessível por via transvaginal. Após o esvaziamento vesical, executa-se o exame transvaginal que, devido à proximidade do transdutor com as estruturas de interesse (em especial útero e anexos), possibilita sua análise com sondas de freqüência maior, mostrando-as com maior resolução. Além disso, por via transvaginal geralmente há menor interposição gasosa intestinal, fator que sabidamente prejudica a análise pela ultra-sonografia.

A ultra-sonografia é útil no diagnóstico de algumas causas de dor pélvica aguda, como prenhez ectópica, cisto ovariano complicado, torção anexial e doença inflamatória pélvica (DIP)[37].

Em gestação ectópica, que é a implantação do óvulo fecundado fora do corpo uterino, os exames mais importantes para o diagnóstico são ultra-sonografia transvaginal e dosagem sérica da β-hCG. Idealmente, a ultra-sonografia deve ser interpretada à luz da idade gestacional a partir da data da última menstruação e do valor da β-hCG. A maioria das gestações ectópicas (cerca de 95%) ocorre nas trompas, sendo bem mais raras no ovário, no colo uterino e na cavidade peritoneal. Os sinais à ultra-sonografia transvaginal da gestação ectópica podem ser divididos em uterinos e extra-uterinos[37-39]. São os uterinos: ausência de gestação tópica normal (uma vez que gestação heterotópica – tópica e ectópica concomitante – é muito rara) e pseudo-saco gestacional (fluido na cavidade uterina). Os sinais extra-uterinos são: saco gestacional extra-uterino com embrião vivo (diagnóstico de certeza em até cerca de 28% dos casos), massa ecogênica em forma de anel e massa complexa sólido-cística distinta do ovário. Em uma análise de várias publicações, a presença de massa complexa extra-ovariana (excluídos os cistos simples) em paciente clinicamente suspeita de gestação ectópica tem boa sensibilidade (84,4%) e alta especificidade (98,9%) no diagnóstico de gestação ectópica[40]. Líquido livre (anecóide ou com ecos em suspensão) em paciente com suspeita de gestação ectópica e sem gestação tópica sugere a possibilidade desse diagnóstico, mas não permite concluir que a gestação ectópica esteja rota[32].

Cistos foliculares ovarianos podem romper e ter componente hemorrágico levando à dor de início súbito (o sangue irrita o peritônio). À ultra-sonografia, pode-se ter um cisto de conteúdo não homogêneo (com ecos no interior – *debris*), sem fluxo ao Doppler colorido e líquido livre em quantidade variável (Figs. 30.28 e 30.29). Algumas vezes, o cisto que rompeu colaba e a única alteração na ultra-sonografia pode ser a presença de líquido livre, que pode ser anecóide ou com áreas ecogênicas secundárias a coágulos[41].

Outra causa de dor pélvica intensa e aguda é a torção anexial, que acontece mais em adolescentes e em ovários com tumores (geralmente benignos) ou cistos[37]. O diagnóstico pode ser difícil, provocando retardo no tratamento e perda do ovário. A ultra-sonografia mostra o ovário aumentado e o padrão é variável (sólido/complexo/cistos periféricos). No estudo com Doppler, também não há padrão característico, podendo haver ausência de fluxo arterial e venoso, redução destes ou, eventualmente, até fluxo normal, pois a torção pode ser intermitente, além do fato de o ovário ter duplo suprimento sangüíneo: além da artéria ovariana, recebe também ramos da artéria uterina[37,42].

A DIP é presumida em pacientes com dor pélvica, febre e corrimento vaginal; mas, na maioria das vezes, o diagnóstico clínico é difícil. À ultra-sonografia, pode-se ter aumento uterino, líquido na cavidade uterina, na trompa e na pelve, além de espessamento tubário (Fig. 30.30). Em casos que evoluem para abscessos tubovarianos, haverá massa complexa anexial, sólido-cística, com hiperecogenicidade dos planos adiposos adjacentes secundários a inflamação/edema[37,41].

Existe estudo que mostrou melhora dos sintomas na maioria das pacientes com dor pélvica aguda e com ultra-sonografia normal sem que fosse o feito diagnóstico. A maioria dos exames adicionais realizados não mostrou alteração significativa[43].

A tomografia computadorizada também pode demonstrar alterações ginecológicas, sendo, entretanto, realizada mais quando há suspeita de causa não ginecológica de dor pélvica ou quando a ultra-sonografia, exame de eleição, não esclarece a causa da dor ou mostra alterações que necessitem de estadiamento do abdome (por exemplo, em grandes abscessos). Apesar de não ser o exame de escolha e o mais sensível, alterações uterinas, torções anexiais, cistos hemorrágicos, endometriomas e DIP podem ser presumidos/diagnosticados pela tomografia computadorizada[44,45].

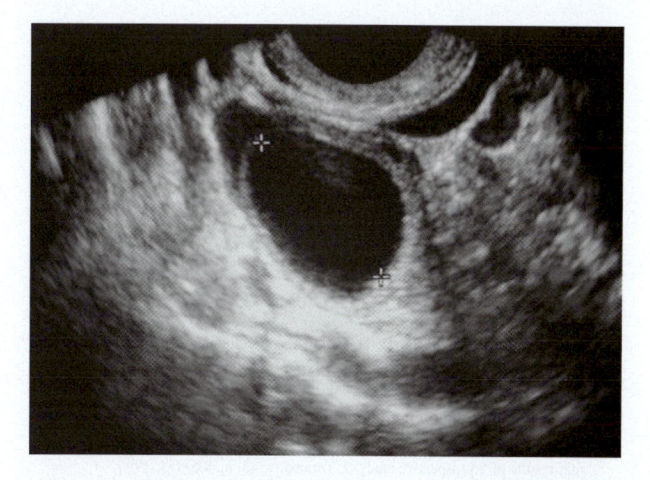

Figura 30.29 – Ultra-sonografia transvaginal. Controle após duas semanas mostra redução do cisto e desaparecimento das septações. Cisto hemorrágico em absorção.

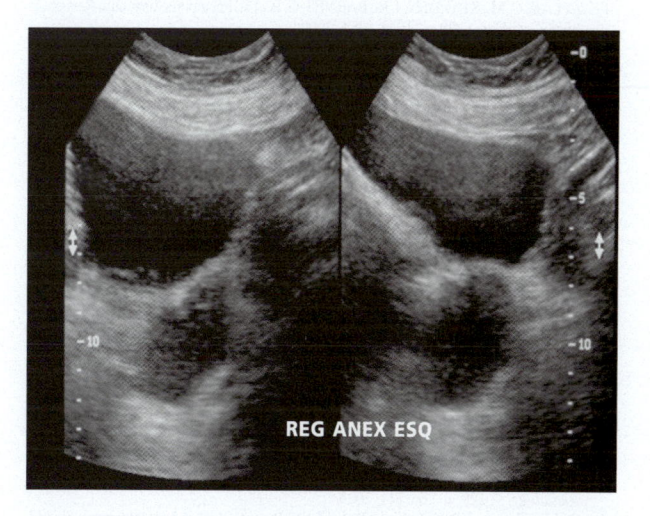

Figura 30.30 – Ultra-sonografia suprapúbica evidencia formação cística alongada com *debris* na região anexial esquerda em paciente com dor e febre. Piossalpinge (DIP).

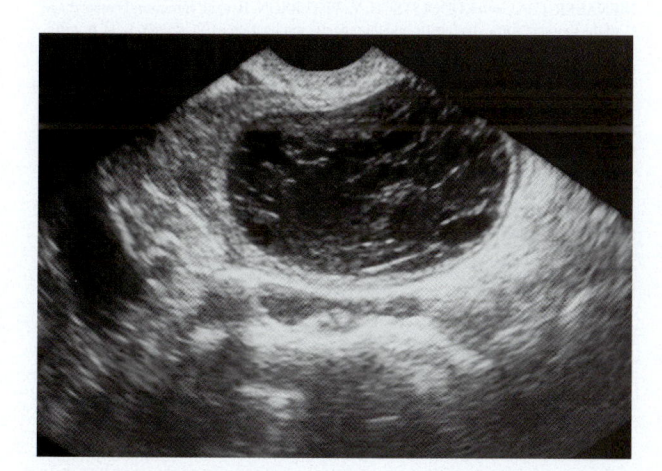

Figura 30.28 – Ultra-sonografia transvaginal em paciente com dor pélvica de início súbito: cisto com múltiplos finos septos internos.

Da mesma forma que a tomografia computadorizada, a ressonância magnética também pode ser utilizada para investigação da dor pélvica aguda em casos selecionados, aqueles em que houver dúvida clínica e/ou pelo ultra-som. Ela consegue determinar melhor a anatomia pélvica que os outros métodos. Com seqüências adequadas, a ressonância magnética pode detectar, com facilidade, componentes hemorrágicos/hemoperitônio e tem boa sensibilidade para alterações inflamatórias[46,47]. Um estudo que comparou ressonância magnética e ultra-sonografia com achados de laparoscopia mostrou que a ressonância magnética tem maior acurácia no diagnóstico de DIP que a ultra-sonografia[48].

REFERÊNCIAS BIBLIOGRÁFICAS

1. ZINCK, S. E.; PRIMACK, S. L. Radiographic and CT findings in blunt chest trauma. *J. Thorac. Imag.*, v. 15, n. 2, p. 87-96, 2000.
2. KUHLMAN, J. E.; POZNIAK, M. A.; COLLINS, J. et al. Radiographic and CT findings of blunt chest trauma: aortic injuries and looking beyond them. *Radiographics*, v. 18, p. 1085-1106, 1998.
3. PARMLEY, L. F.; MATTINGLY, T. W.; MANION, W. C. et al. Non-penetrating traumatic injury of the aorta. *Circulation*, v. 17, p. 1086-1101, 1958.

4. MIRVIS, S. E.; BIDWELL, J. K. et at. Value of chest radiography in excluding traumatic aortic rupture. *Radiology*, v. 163, p. 487-493, 1987.
5. MIRVIS, S. E.; TEMPLETON, P. Imaging in acute thoracic trauma. *Seminars in Roentgenology*, v. 27, p. 184-210, 1992.
6. SELTZER, S. E.; D'ORSI, C.; KIRSHNER, R. et al. Traumatic aortic rupture: plain radiographic findings. *AJR*, v. 137, p. 1011-1014, 1981.
7. PARKER, M. S.; MATHESON, T. L.; RAO, A.V. et al. The Role of Helical CT in the Evaluation of Potentially Acute Thoracic Aortic Injuries. *AJR*, v. 176, p. 1267-1272, 2001.
8. NOVELLINE, R. A.; RHEA, J. T.; RAO, P. M. et al. Helical CT in emergency radiology. *Radiology*, v. 213, p. 321-339, 1999.
9. WONG, Y. C.; WANG, L. J.; LIM, K. E. et al. Periaortic hematoma on helical CT of the chest: a criterion for predicting blunt traumatic aortic rupture. *AJR*, v. 170, p. 1523-1525, 1998.
10. ORRON, D. E.; PORTER, D. H.; KIM, D. et al. False-positive aortography for chest trauma: case report. *Cardiovasc. Intervent Radiol.*, v. 11, p. 132-135, 1988.
11. MULLINIX, A. J.; FOLEY, W. D. Multidetector computed tomography and blunt thoracoabdominal trauma. *J. Comput. Assist. Tomogr.*, v. 28, p. S20-27, 2004.
12. CHILES, C.; RAVIN, C. E. Radiographic recognition of pneumothorax in the intensive care unit. *Crit. Care Med.*, v. 14, p. 677-680, 1986.
13. TRUPKA, A.; WAYDHAS, C.; HALLFELDT, K. K. et al. Value of thoracic computed tomography in the first assessment of severely injured patients with blunt chest trauma: results of a prospective study. *J. Trauma*, v. 43, p. 405-411, 1997.
14. RIVAS, L. A.; FISHMAN, J. E.; MÚNERA, F. et al. Multislice CT in thoracic trauma. *Radiol. Clin. N. Am.*, v. 41, n. 3, p. 599-616, May 2003.
15. GAVELLI, G.; CANINI, R.; BERTACCINI, P. et al. Traumatic injuries: imaging of thoracic injuries. *Eur. Radiol.*, v. 12, p. 1273-1294, 2002.
16. ARAKAWA, H.; KURIHARA, Y.; NAKAJIMA, Y. Pulmonary fat embolism syndrome: CT findings in six patients. *J. Comput. Assist. Tomogr.*, v. 24, n. 1, p. 24-29, 2000.
17. ZYLAK, C. M.; STANDEN, J. R.; BARNES, G. R. et al. Pneumomediastinum Revisited. *RadioGraphics*, v. 20, p. 1043-1057, 2000.
18. MURREY, J. G.; CAOILI, E. et al. Acute rupture of the diaphragm due to blunt trauma: diagnostic sensitivity and specificity. *AJR*, v. 66, p. 1035-1039, 1996.
19. NOVELLINE, R. A.; RHEA, J. T.; RAO, P. M. et al. Helical CT in emergency radiology. *Radiology*, v. 213, p. 321-339, 1999.
20. MULLINIX, A. J.; FOLEY, W. D. Multidetector computed tomography and blunt thoracoabdominal trauma. *J. Comput. Assist. Tomogr.*, v. 28, p. S20-27, 2004.
21. MCKENNEY, M.; LENTZ, K.; NUNEZ, D. et al. Can ultrasound replace diagnostic peritoneal lavage in the assessment of blunt trauma? *J. Trauma*, v. 37, p. 439-441, 1994.
22. LIU, M.; LEE, C. H.; P'ENG, F. K. Prospective comparison of diagnostic peritoneal lavage, computed tomography scanning, and ultrasonography for the diagnosis of blunt abdominal trauma. *J. Trauma*, v. 35, p. 267-270, 1993.
23. BROWN, M. A.; CASOLA, G.; SIRLIN, C. B. et al. Blunt abdominal trauma: screening US in 2693 patients. *Radiology*, v. 218, p. 352-358, 2001.
24. MCGAHAN, J. P.; WANG, L.; RICHARDS, J. R. Focused abdominal US for trauma. *Radiographics*, v. 21, p. S191-S199, 2001.
25. MCGAHAN, J. P.; RICHARDS, J. R. Blunt abdominal trauma: the role of emergent sonography and a review of the literature. *AJR*, v. 172, p. 897-903, 1999.
26. SHANMUGANATHAN, K.; MIRVIS, S. E.; SHERBOURNE, C. D. et al. Hemoperitoneum as the sole indicator of abdominal visceral injuries: a potential limitation of screening abdominal US for trauma. *Radiology*, v. 212, p. 423-430, 1999.
27. SIRLIN, C. B.; BROWN, M. A.; DEUTSCH, R. et al. Screening US for blunt abdominal trauma: objective predictors of false-negative findings and missed injuries. *Radiology*, v. 229, p. 766-774, 2003.
28. POLETTI, P. A.; KINKEL, K.; VERMEULEN, B. et al. Blunt abdominal trauma: Should US be used to detect both free fluid and organ injuries? *Radiology*, v. 227, p. 95-103, 2003.
29. RICHARDS, J. R.; MCGAHAN, J. P. Bowel and mesenteric injury: evaluation with emergency abdominal US. *Radiology*, v. 211, p. 399-403, 1999.
30. SIRLIN, C. B.; CASOLA, G.; BROWN, M. A. et al. US of blunt abdominal trauma: importance of free pelvic fluid in women of reproductive age. *Radiology*, v. 219, p. 229-235, 2001.
31. ORWIG, D.; FEDERLE, M. P. Localized clotted blood as evidence of visceral trauma on CT: the sentinel clot sign. *AJR*, v. 153, p. 747-749, 1989.
32. JEFFREY, R. B.; RALLS, P. H. *CT and sonography of the acute abdomen*. 2. ed. Philadelphia. New York: Lippincott-Raven. 1996.
33. RANA, A. J.; KENNEY, P. J.; LOCKHART, M. E. et al. Adrenal gland hematomas in trauma patients. *Radiology*, v. 230, p. 669-675, 2004.
34. SMITH, J. K.; KENNEY, P. J. Imaging of renal trauma. *Radiol. Clin. N. Am.*, v. 41, p. 1019-1035, 2003.
35. BRODY, J. M.; LEIGHTON, D. B.; MURPHY, B. L. et al. CT of blunt trauma bowel and mesenteric injury: typical findings and pitfalls in diagnosis. *Radiographics*, v. 20, p. 1525-1536, 2000.
36. HARRIS, J. P.; NELSON, R. C. Abdominal imaging with multidetector computed tomography. State of the art. *J. Comput. Assist. Tomogr.*, v. 28, p. S17-S19, 2004.
37. IGNACIO, E. A.; HILL, M. C. Ultrasound of the acute female pelvis. *Ultrasound Quarterly*, v. 19, p. 86-98, 2003.
38. PASTORE, A. R.; CERRI, G. G. *Ultra-sonografia: Obstetrícia e Ginecologia*. São Paulo: Sarvier, 1997.
39. FLEISCHER, A. C.; PENNEL, R. G.; MCKEE, M. S. et al. Ectopic pregnancy: features at transvaginal sonography. *Radiology*, v. 174, p. 375-378, 1990.
40. BROWN, D. L.; DOUBILET, P. M. Transvaginal sonography for diagnosing EP: positivity criteria and performance characteristics. *J. Ultrasound Med.*, v. 13, p. 259-266, 1994.
41. BAU, A.; ATRI, M. Acute female pelvic pain: ultrasound evaluation. *Seminars in Ultrasound, CT, and MRI*, v. 21, p. 78-93, 2000.
42. ALBAYRAM, F.; HAMPER, U. M. Ovarian and adnexal torsion. Spectrum of sonographic findings with patologic correlation. *J. Ultrasound. Med.*, v. 20, p. 1083-1089, 2001.
43. HARRIS, R. D.; HOLTZMAN, S. R.; POPPE, A. M. Clinical outcome in female patients with pelvic pain and normal pelvic US findings. *Radiology*, v. 216, p. 440-443, 2000.
44. BENNETT, G. L.; SLYWOTZKY, C. M.; GIOVANNIELLO, G. Gynecologic causes of acute pelvic pain: spectrum of CT findings. *Radiographics*, v. 22, p. 785-801, 2002.
45. SAM, J. W.; JACOBS, J. E.; BIRNBAUM, B. A. Spectrum of CT findings in acute pyogenic pelvic inflammatory disease. *Radiographics*, v. 22, p. 1327-1334, 2002.
46. NISHINO, M.; HAYAKAWA, K.; IWASAKU, K. et al. Magnetic Resonance Imaging findings in gynecologic emergencies. *J. Comput. Assist. Tomogr.*, v. 27, p. 564-570, 2003.
47. DOHKE, M.; WATANABE, Y.; OKUMURA, A. et al. Comprehensive MR imaging of acute gynecologic diseases. *Radiographics*, v. 20, p. 1551-1566, 2000.
48. TUKEVA, T. A.; ARONEN, H. J.; KARJALAINEN, P. T. et al. MR imaging in pelvic inflammatory disease: comparison with laparoscopy and US. *Radiology*, v. 210, p. 209-216, 1999.

BIBLIOGRAFIA COMPLEMENTAR

ARITA, T.; MATSUNAGA, N.; TAKANO, K.; NAGAOKA, S.; NAKAMURA, H.; KATAYAMA, S. et al. Abdominal aortic aneurysm: rupture associated with the high-attenuating crescent sign. *Radiology*, v. 204, p. 765-768, 1997.
ATLAS, S. W. (ed.). *Magnetic Resonance Imaging of the Brain and Spine*. 3. ed. Philadelphia: Lippincott Williams & Wilkins, 2002.
BACHESCHI, L. A.; NITRINI, R. (eds.). *A Neurologia que Todo Médico Deve Saber*. São Paulo: Santos, 1993.
BARBANIC, Z. L. *Principles of Genitourinary Radiology*. 2. ed. New York: Thieme, 1994. Cap. 24, p. 450-462.
CASTANER, E.; ANDREU, M.; GALLARDO, X.; MATA, J. M.; CABEZUELO, M. A.; PALLARDO, Y. CT in nontraumatic acute thoracic aortic disease: typical and atypical features and complications. *RadioGraphics*, v. 23, n. 90001, p. S93-110, 2003.
DRAYER, B. P. Neurologic. In: *What to Order When: pocket guide to diagnostic imaging*. Philadelphia: Lippincott Williams & Wilkins, 2000. Cap. 6.
FISHER, E. R.; STERN, E. J.; GODWIN, J. D.; OTTO, C. M.; JOHNSON, J. A. Acute aortic dissection: typical and atypical imaging features. *RadioGraphics*, v. 14, p. 1263-1271, 1994.
GREMIER, N. et al. Imagerie e obstrution urinaire aigüe: scanner sans injection ou couple ASP – ecographie? *J. Radiol.*, v. 85, p. 186-194, 2004.
HAYASHI, H.; MATSUOKA, Y.; SAKAMOTO, I. et al. Penetrating atherosclerotic ulcer of the aorta: imaging features and disease concept. *RadioGraphics*, v. 20, p. 995-1005, 2000. http://radiographics.rsnajnls.org/cgi/ijlink?linkType=ABST&journalCode=radiographics&resid=20/4/995
JONES, D. K.; DARDIS, R.; ERVINE M. et al. Cluster analysis of diffusion tensor magnetic resonance images in human head injury. *Neurosurgery*, v. 47, p. 306-314, 2000.
KRESTIN, G. P.; CHOYKE, P. L. *Acute abdomen*. 1996.
KRESTIN, G. P.; CHOYKE, P. L. *Acute Abdomen*. New York: Thieme, 1996. Cap. 3, p. 17-38.
KUCICH, V. A.; VOGELZANG, R. L.; HARTZ, R. S.; LOCICERO III, J.; DALTON, D. Ruptured thoracic aneurysm: unusual manifestation and early diagnosis using CT. *Radiology*, v. 160, p. 87-89, 1986.
LEDBETTER, S.; STUK, J. L.; KAUFMAN, J. A. Helical (spiral) CT in the evaluation of emergent thoracic aortic syndromes. *Radiol. Clin. North Am.*, v. 37, p. 575-589, 1999.
LEVY, J. R.; HEIKEN, J. P.; GUTIERREZ, F. R. Imaging of penetrating atherosclerotic ulcers of the aorta. *Am. J. Roentgenol.*, v. 173, p. 151-154, 1999. http://radiographics.rsnajnls.org/cgi/external_refaccess_num=10397117&link_type=MED
LOPES, A. C.; REIBSCHEID, S.; SZEJNFELD, J. *Abdome agudo: clínica e imagem*. São Paulo: Atheneu, 2004.
MILLER, A. C. British Thoracic Society guidelines for the management of suspected acute pulmonary embolism. *Thorax*, v. 58, p. 470-484, 2003.
MINCIS, M. *Gastroenterologia e Hepatologia: diagnóstico e tratamento*. São Paulo: Lemos, 1997. Cap. 8, p. 81-106.
NIENABER, C. A., Von KODOLITSCH, Y.; PETERSON, B. et al. Intramural hemorrhage of the thoracic aorta: diagnostic and therapeutic implications. *Circulation*, v. 92, p. 1465-1472, 1995.
NIENABER, C. A.; EAGLE, K. A. Aortic dissection: new frontiers in diagnosis and management: part I: from etiology to diagnostic strategies. *Circulation*, v. 108, n. 5, p. 628-635, 2003.
OSBORN, A. G. *Diagnostic Neuroradiology*. St. Louis: Mosby Year Book, 1994.
ROCHA, M. S. *Tomografia Computadorizada, Ressonância Magnética: gastroenterologia*. São Paulo: Sarvier, 1997. Cap. 4, p. 141-179.
SCHAEFER, P. W.; GRANT, P. E.; GONZALEZ, R. G. Diffusion-weighted MR imaging of the brain. *Radiology*, v. 217, p. 331-345, 2000.
SEBASTIÀ, C.; PALLISA, E.; QUIROGA, S.; ALVAREZ-CASTELLS, A.; DOMINGUEZ, R.; EVANGELISTA, A. Aortic dissection: diagnosis and follow-up with helical CT. *RadioGraphics*, v. 19, p. 45-60, 1999.
WELCH, T. J.; STANSON, A. W.; SHEEDY, P. F.; JOHNSON, C. M.; MCKUSICK, M. A. Radiologic evaluation of penetrating aortic atherosclerotic ulcer. *RadioGraphics*, v. 10, p. 675-850, 1990.
YOSHIDA, S.; AKIBA, H.; TAMAKAWA, M.; YAMA, N.; HAREYAMA, M.; MORISHITA, K.; ABE, T. Thoracic involvement of type A aortic dissection and intramural hematoma: diagnostic accuracy—comparison of emergency helical CT and surgical findings. *Radiology*, v. 228, n. 2, p. 430-435, 2003.

Capítulo 31

Complicações Pós-operatórias Agudas

Fernando A. M. Herbella ♦ Jacques Matone ♦ José Carlos Del Grande

Introdução	335
Complicações Clínicas	335
Febre	335
Complicações Infecciosas	336
Complicações Respiratórias Não infecciosas	338
Complicações Tromboembólicas	338
Complicações Psiquiátricas	339
Complicações Renais	340
Outras Complicações	341
Complicações Cirúrgicas	341
Ferida Operatória e Parede	341
Cavidade	344
Anastomose	345

INTRODUÇÃO

As complicações pós-operatórias fazem parte da rotina de qualquer serviço cirúrgico, devendo ser de conhecimento dos cirurgiões sua identificação e seu tratamento. Contudo, o tema é pouco estudado, havendo mais dados de experiências pessoais que de evidência científica. O presente capítulo resume as principais complicações pós-operatórias agudas, com destaque para as cirurgias abdominais, sem que, entretanto, todos os aspectos sejam minuciosamente discutidos.

COMPLICAÇÕES CLÍNICAS

Febre

Em cerca de 80% dos pacientes que apresentam elevação da temperatura no período pós-operatório, não há qualquer evidência de infecção, não sendo necessária investigação diagnóstica extensa, uma vez que a resolução ocorre espontaneamente. Nessa grande maioria, a febre pode ser interpretada como uma resposta normal ao trauma cirúrgico, decorrente, principalmente, de estímulo endócrino agudo, aumento da atividade muscular, disseminação de toxinas e pirogênios pela manipulação cirúrgica, desidratação ou disfunções do hipotálamo anterior. Nos restantes 20% dos pacientes, uma causa específica pode e deve ser identificada[1]. Deve-se salientar que a febre pós-operatória pode ser a primeira manifestação de infecção grave. Investigação clínica precoce é essencial para que o diagnóstico apropriado possa ser realizado[2].

Embora a avaliação da etiologia da febre deva ser holística, o padrão temporal de evolução da pirexia propicia dados que podem apontar para sua origem, seja ela infecciosa ou não. Nesse contexto, temperaturas elevadas nas seis primeiras horas após cirurgia de grande porte derivam geralmente de anormalidades metabólicas ou endócrinas (crises tireotóxicas, insuficiência adrenocortical etc.), hipotensão prolongada com hipoperfusão periférica (tecido desvitalizado com áreas necróticas), atelectasia ou reação pirogênica transfusional. Destas, as afecções pulmonares são, sem dúvida, as causas mais comuns. A atelectasia pulmonar pode ser responsável pelo quadro febril até as primeiras 48h. O mecanismo não é bem esclarecido, mas a reexpansão pulmonar normaliza a temperatura. O início do processo febril no segundo até o quarto dia pós-operatório sugere tromboflebite, infecção das vias urinárias ou pneumonia. Deve-se suspeitar de infecção da ferida operatória em caso de febre após 72h. Os pacientes sem infecção raramente permanecem raramente febris após o quinto dia pós-operatório[3].

Nos extremos da idade, esses parâmetros tornam-se menos confiáveis. Assim, em crianças, lesões menores podem provocar febre elevada. Em idosos, por outro lado, mesmo durante graves infecções, a temperatura pode não sofrer oscilações. Nesses casos específicos, cuidadosa observação no período de convalescença é fundamental para o diagnóstico precoce de complicações.

O tratamento da febre pós-operatória, além da terapia específica para a causa primária, consiste na reposição volêmica, no emprego de analgésicos e antipiréticos e, em casos especiais, emprego de colchões de refrigeração e banho com toalhas umedecidas ou embebidas em álcool. Na reposição volêmica, deve-se levar em conta que as perdas sensíveis (suor) aumentam aproximadamente 250mL/dia/grau de febre, enquanto as perdas insensíveis (evaporação da pele e pulmões) crescem 50 a 75mL/dia/grau. As exigências calóricas se elevam 5 a 8% por grau de elevação da temperatura, por dia.

Causas Não Infecciosas

São as principais responsáveis pelo aumento da temperatura corporal. Suas causas são diversas e, na maioria das vezes, não identificadas. Em razão de seu caráter benigno e resolução espontânea, costumam ser pouco estudadas. Podem-se citar como principais causas:

- Hipertermia maligna, decorrente da administração de relaxantes musculares, como a succinilcolina ou o emprego de anestésicos inalatórios. Cursa com febre elevada, taquicardia, cianose e rigidez muscular, desde 30min até várias horas após indução anestésica. Como há aumento da liberação de cálcio do sarcoplasma da musculatura esquelética, seu tratamento é feito com uma droga chamada dantroleno, que bloqueia essa liberação de cálcio, reduzindo a acidose metabólica e a hipercalemia resultante. É ocorrência extremamente grave, com mortalidade superior a 30%[4].
- Pancreatite aguda pós-operatória, geralmente conseqüente a cirurgias no andar superior do abdome, associada à dor e distensão abdominal.
- Presença de hematoma.
- Manifestação de neoplasia maligna disseminada.
- Transfusões de hemoderivados.

- Trombose venosa profunda e/ou tromboembolia pulmonar, cursando com pirexia após o quinto dia pós-operatório.
- Crise tireotóxica, associada a taquicardia, arritmias, hipotensão e diaforese em paciente com tireoidopatia desconhecida ou inadequadamente preparado para o ato cirúrgico.
- Feocromocitoma descompensado pelo estresse cirúrgico ou anestésico, cursando com hipertensão lábil e taquicardia, episódios de rubor, náuseas, vômitos e cefaléia.
- Tromboflebite química (ver adiante).

Complicações Infecciosas

As complicações infecciosas são extremamente comuns, especialmente em situações de urgência. Sua prevenção depende de fatores diretamente ligados ao paciente, como adequado preparo pré-operatório, correção de co-morbidades etc., mas também de fatores ligados à equipe multidisciplinar, como higiene das mãos, uso judicioso de antibióticos, tempo de internação anterior à cirurgia etc., que devem ser identificados por comissões locais de prevenção à infecção hospitalar e divulgados a todos os profissionais.

Complicações infecciosas pós-operatórias podem ocorrer em qualquer paciente. No entanto, existem alguns fatores sistêmicos, bem como condições patológicas prévias, que tornam os pacientes mais suscetíveis ao quadro infeccioso. Pacientes com declínio de imunocompetência por desnutrição, imunossupressão medicamentosa, hepatopatia, diabetes ou neoplasias malignas têm maior risco. Os neonatos e pacientes idosos também cursam com sistema imunológico mais frágil. Outras condições, como obesidade e etilismo, parecem apresentar efeito imunoinibidor[5].

A detecção precoce dessas complicações advém de minuciosa observação do paciente no *status* pós-cirúrgico, visto que a febre não representa o único sinal de processo infeccioso. As manifestações clínicas da infecção resultam em sinais e sintomas locais ou sistêmicos. Entre os locais, citam-se: dor, calor, rubor e aumento do volume, sinais cardinais do processo inflamatório. Calafrios e tremores, como conseqüência da resposta febril correspondem às manifestações sistêmicas.

Tromboflebite

Diagnóstico. Pode ser dividida em infecciosa e não infecciosa. Pacientes em uso prolongado de soluções intravenosas ou que recebem drogas localmente tóxicas ou cáusticas são bastante suscetíveis ao tipo não infeccioso. Ocorre, assim, tromboflebite química, gerando quadro de hiperemia local e febre, principalmente em casos de canulação de veias dos membros inferiores (Fig. 31.1).

A tromboflebite infecciosa decorre da infecção por cateter venoso, estando associada à complicação séptica em cerca de 1% dos casos[6].

Prevenção. A profilaxia das infecções de acessos vasculares visa à eliminação dos fatores de risco, entre os quais mínima permanência do cateter venoso, troca de cateter, quando houver sinais de infecção (com cultura da extremidade intravascular do cateter) e cuidados assépticos na passagem e manipulação destes.

Podem-se dividir os mecanismos de infecção dos acessos vasculares em:

- Contaminação do líquido infundido: acontece em 3 a 40% das soluções infundidas, sendo o tipo de solução empregada relacionado ao processo infeccioso. Soluções para nutrição parenteral associam-se à infecção por *Candida* e emulsões lipídicas propiciam crescimento de várias bactérias, como *Escherichia coli, Klebsiella, Pseudomonas, Staphylococcus aureus* e *Streptococcus faecalis*. As soluções preparadas devem ser utilizadas imediatamente ou estocadas a 4°C por período não superior a 24h. Adição de medicamentos à solução e sua manipulação fora dos preceitos técnicos corroboram para a contaminação do líquido.
- Contaminação por manipulação do cateter.
- Contaminação pela pele: é o mecanismo mais comum, geralmente causado por *Staphylococcus aureus* e *Staphylococcus coagulase-negativo*. O rigor técnico no contato com o cateter e o curativo oclusivo apropriado previnem essas contaminações.
- Contaminação endógena: resultante de bacteremia transitória por manipulação cirúrgica ou em pacientes graves, com localização dos microorganismos em pontas de cateteres vasculares.

Tratamento. O ponto-chave do tratamento é a retirada do cateter. A antibioticoterapia e o uso de antifúngicos devem ser empregados sempre que necessário, empiricamente num primeiro momento e direcionado pela bacteriologia, assim que possível[7].

Pneumonia

Diagnóstico. A pneumonia no pós-operatório não deve, tanto do ponto de vista do diagnóstico, como da prevenção e do tratamento, ser encarada semelhantemente à pneumonia comunitária; além das alterações provocadas pelo ato operatório, os microorganismos envolvidos são aqueles da pneumonia nosocomial.

Critérios clínicos, como febre, alterações ao exame físico, leucocitose e escarro purulento ou alterações radiológicas não são fidedignos, pois podem estar alterados na ausência da pneumonia, em situações como pacientes intubados, com outras doenças pulmonares etc.[8,9] Mesmo causas não infecciosas podem cursar no pós-operatório com febre, leucocitose e alterações radiológicas[9,10] (Fig. 31.2).

O achado mais comum aos raios X é um infiltrado pulmonar novo, progressivo ou persistente[9] (Fig. 31.3). Outros achados são cavitações e aerobroncogramas[11]. Contudo, a radiografia simples apresenta sensibilidade de, no máximo, 60%[11]. A tomografia computadorizada tem o inconveniente do trans-

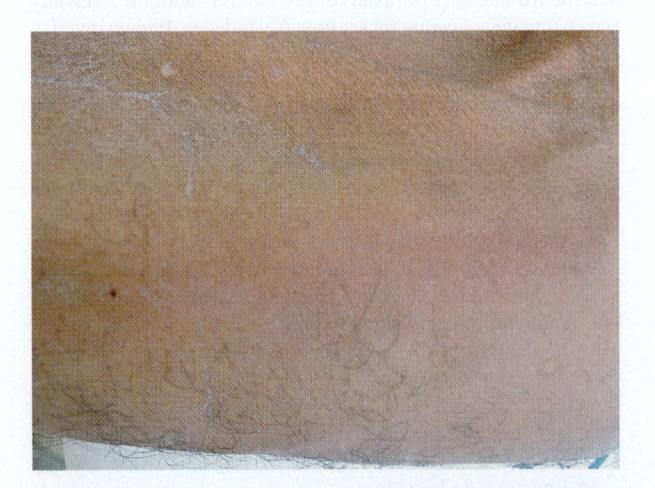

Figura 31.1 – Tromboflebite. Observar a venopunção e hiperemia no trajeto do vaso.

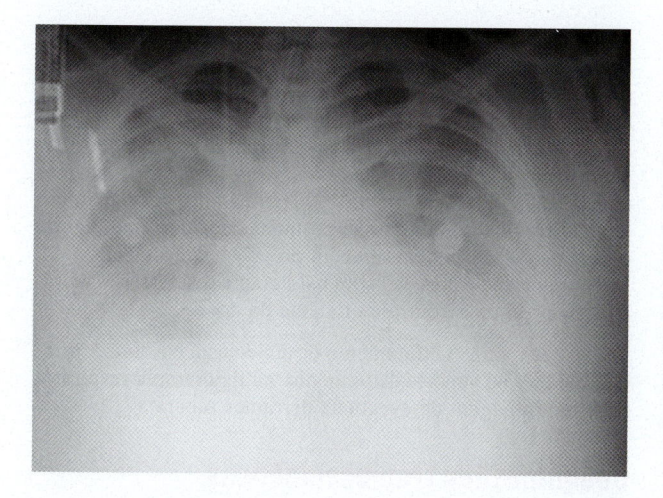

Figura 31.2 – Infiltrado pulmonar radiológico não pneumônico em paciente com síndrome da angústia respiratória do adulto (SARA).

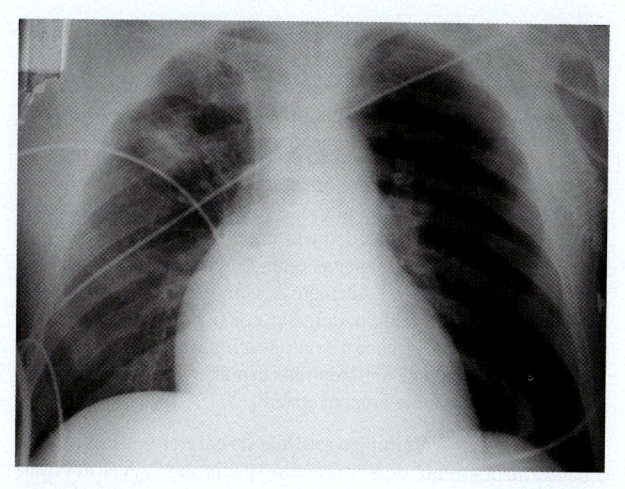

Figura 31.3 – Achado radiológico de pneumonia. Observar a condensação em hemitórax direito.

porte do doente ao serviço de radiologia, que pode ser problemático em casos mais graves, contudo oferece melhor sensibilidade para o diagnóstico[12].

O lavado brônquico por broncoscopia parece ser o método mais eficiente para detecção de pneumonia em ambiente hospitalar[9], porém a contagem de polimorfonucleares no lavado brônquico e a cultura deste esbarram em baixa sensibilidade e controvérsias quanto aos valores de referência[9].

Pode ser difícil a diferenciação entre pneumonia e algumas doenças, como por exemplo atelectasia, embolia, insuficiência cardíaca congestiva, infarto pulmonar, síndrome da angústia respiratória do adulto, contusão pulmonar etc., cujos achados clínicos e radiológicos são semelhantes e podem estar concomitantes ao quadro[9,13].

Prevenção. Vários fatores no pós-operatório favoráveis à aspiração (sondagens gástrica e traqueal, anestesia, consciência alterada, cirurgias em cabeça e pescoço, nutrição enteral em *bolus*, posição supina etc.), à inibição de reflexos de tosse e inspiração (dor, trauma) e à diminuição da capacidade de defesa natural dos pulmões (edema pulmonar) estão envolvidos na gênese da pneumonia[14].

Fatores de risco dependem da condição clínica do doente (principalmente idade avançada, desnutrição, imunossupressão, trauma, coma e doença pulmonar obstrutiva crônica), da técnica cirúrgica (incisões torácica e abdominal superior, uso de sondagem nasogástrica) e da ventilação mecânica prolongada, sendo a infecção mais freqüente nesses pacientes, atingindo valores próximos a 100%, aquela por intubações além de uma semana[8-10].

O uso de inibidores de bomba de prótons e bloqueadores de hidrogênio, como prevenção às úlceras de estresse em pacientes graves, é controverso, porém parece aumentar a incidência de pneumonia em pacientes de terapia intensiva[9,10].

Fisioterapia respiratória realizada por profissional competente, adequada nutrição e eficaz controle da dor são também fundamentais para a prevenção das infecções respiratórias[9].

Tratamento. Medidas gerais, como oxigenoterapia, broncodilatadores, hidratação, mucolíticos ou mesmo intubação podem ser necessárias, além de intenso trabalho fisioterápico[9]. Broncoscopia como terapêutica é discutível, podendo ser indicada aos casos com atelectasia, se a fisioterapia falhar em restabelecer a insuflação pulmonar após 24h ou for contra-indicada[9]. A pacientes intubados por tempo prolongado, a traqueostomia facilita a remoção de secreções, além do efeito profilático de estenoses de traquéia, mas seu uso é muito controverso[9].

O tratamento deve, sempre que possível, ser direcionado ao agente etiológico, porém há dificuldades, como a baixa sensibilidade de Gram e culturas de escarro ou de lavados brônquicos obtidos por broncoscopia[14], pois é difícil diferenciar os microorganismos patogênicos daqueles de colonização e flora normal de vias aéreas superiores[9]. O método mais comum de obtenção do diagnóstico talvez seja a cultura de aspirado traqueal, porém há discrepâncias entre a presença de patógenos na cultura e a presença de pneumonia, especialmente em razão da colonização em pacientes internados, especialmente os intubados[8].

Hemoculturas estão associadas à sensibilidade inferior a 10%[9].

O tratamento empírico deve ser direcionado aos microorganismos mais detectados na unidade em questão e baseado na sensibilidade destes[9]. Por ordem de freqüência, os agentes mais encontrados são os gram-negativos, especialmente *Pseudomonas, Enterobacter, Acinetobacter, Klebsiella, Proteus e Escherichia coli* (60% dos casos), gram-positivos, S*treptococcus* e *Staphylococcus* (20%), e, em menor número, fungos e anaeróbios. Em casos considerados mais graves, a infecção polimicrobiana é realidade[10].

Há controvérsias quanto ao uso de monoterapia ou associação de antibióticos, sendo a monoterapia direcionada a gram-negativos com cobertura para *Pseudomonas* e *Enterobacter* a escolha da maior parte dos autores[9], visto serem os germes mais freqüentes aqueles oriundos do trato gastrointestinal[9]. Vários são os esquemas terapêuticos empíricos. De forma simplista, podem-se utilizar as cefalosporinas de terceira ou quarta geração, como monoterapia para os casos mais simples, sendo associado outro antibiótico em casos mais graves e quando houver fatores de risco[10].

Infecção do Trato Urinário

Diagnóstico. A infecção do trato urinário no pós-operatório tem como causas principais a iatrogênica por cirurgia na via urinária e obstrução (litíase, coágulos etc.) e, especialmente, a cateterização vesical. O risco de infecção em pacientes sondados pode aumentar em 10% por dia de cateterização[15]. Pode atingir 40% das infecções nosocomiais[15], levando à mortalidade três vezes maior de pacientes com bacteriúria.

O diagnóstico em pacientes sondados pode não ser fácil, pois os sintomas estão presentes em menos de 15% dos casos[15]. A leucocitúria também apresenta baixa sensibilidade em pacientes cateterizados, obrigando a realização de uroculturas.

Prevenção. Fatores de risco identificados são sexo feminino, anomalias urológicas, gravidez, idade avançada e debilidade e insuficiência renal[14,15]. Contudo, o uso judicioso da sondagem vesical é a principal forma de profilaxia da infecção urinária. A sondagem deve ser feita apenas quando realmente necessário e pelo menor tempo possível. Alternativas, como cistostomia e sistemas externos, como "uripen", podem ser considerados[14]. Trocas repetidas do cateter parecem não proporcionar menos infecção[15]. Antibioticoprofilaxia e anti-sépticos urinários sistêmicos e tópicos são temas bastante controversos[15].

Tratamento. A simples retirada do cateter pode extinguir a bacteriúria em até dois terços dos pacientes[15]. Assim como em outras complicações infecciosas, o tratamento deve idealmente ser direcionado ao agente causador. *Escherichia coli* é responsável por cerca de metade das infecções, seguida por outros gram-negativos intestinais e, em menor escala, gram-positivos e fungos[15].

Complicações Respiratórias Não Infecciosas
Atelectasia

Diagnóstico. Atelectasia é uma das principais complicações operatórias e muitas vezes precede a pneumonia em muitos casos, ocorrendo de forma clinicamente significante em cerca de 20% das cirurgias abdominais[13,16]. Em pacientes com ventilação mecânica, a complicação pode aparecer em qualquer período, porém é mais comum nas primeiras 24h após o ato operatório[13].

O quadro clínico caracteriza-se por dispnéia com taquipnéia, taquicardia e graus variáveis de hipoxemia, estando presente ao exame físico ruídos diminuídos ou macicez do lado afetado[13]. Pode ser, por si só, causa de febre, às vezes sendo erroneamente tratada como pneumonia[16].

O exame radiológico demonstra densidades lineares em bases pulmonares, com elevação do diafragma e pinçamento de arcos costais[11,13]. Acontece com maior freqüência no lobo inferior esquerdo (Fig. 31.4).

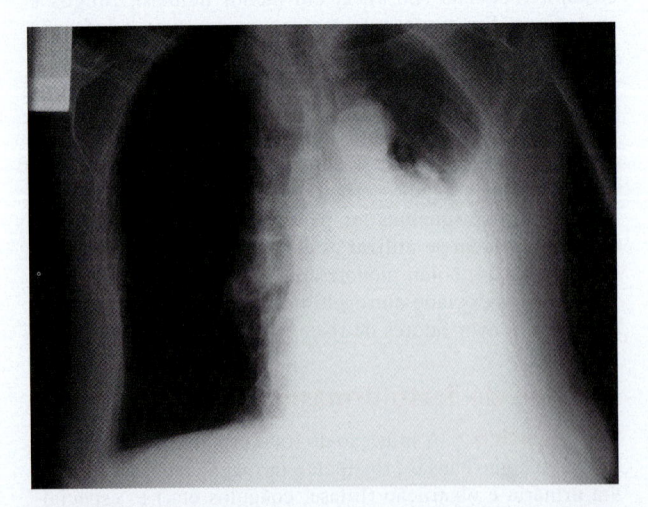

Figura 31.4 – Achado radiológico de atelectasia. Observar a condensação de base esquerda associada a pinçamento de arcos costais e desvio de estruturas mediastinais ipsilateral à atelectasia. (Imagem gentilmente cedida por Alexandra Cristhiane Nogueira.)

Prevenção. O principal fator de risco é a própria anestesia (especialmente a geral). Outros fatores descritos são a dor levando à imobilização e limitando a incursão respiratória (incisões torácicas e de abdome superior), opióides limitando o reflexo de tosse e sondagem nasogástrica[16]. Os pacientes mais suscetíveis são os obesos, os idosos, os fumantes e aqueles com doença pulmonar prévia[13,16]. Trauma pulmonar, manipulação cirúrgica e compressão pulmonar por derrame pleural ou pneumotórax podem também provocar atelectasia[13].

A prevenção é possível com fisioterapia respiratória, mobilização precoce e controle eficiente da dor[16].

Tratamento. O tratamento da atelectasia baseia-se, principalmente, no suporte de oxigênio, na fisioterapia respiratória e na drenagem de eventuais derrames pleurais[13].

Complicações Tromboembólicas
Trombose Venosa Profunda

O leitor deve consultar o capítulo específico.

Tromboembolia Pulmonar

Diagnóstico. Apesar de ser uma complicação cirúrgica pós-operatória, a tromboembolia pulmonar (TEP) aparece em muitos pacientes não cirúrgicos, como portadores de insuficiência cardíaca congestiva, acidente vascular cerebral (AVC), doença pulmonar crônica, infecções sistêmicas e carcinomatose. Constitui complicação de alta morbi-mortalidade, sendo encontrada, algumas vezes, durante autopsias. No entanto, em grande parte das vezes está intimamente relacionada à causa do óbito. Necropsias de rotina em pacientes hospitalizados e com mais de 40 anos de idade mostraram que 64% têm evidência macro ou microscópica de êmbolos pulmonares[17]. Esses êmbolos geralmente têm de 1 a 1,5cm de diâmetro, com comprimento de até 50cm.

A embolia pulmonar é causa freqüente de morte súbita no ambiente hospitalar, como resultado de obstrução quase total do circuito da artéria pulmonar. Alguns trombos apresentam resolução espontânea intravascular, gerando somente alterações histológicas que, na maioria das vezes, desaparecem. Observações mostram que êmbolos pulmonares com redução acentuada do fluxo sangüíneo pulmonar são, às vezes, muito bem tolerados pelo paciente[18]. A embolia pulmonar assintomática é atualmente interpretada como fato comum na evolução de pacientes no período pós-operatório. Pela ação da via lítica intrínseca, grandes trombos são resolvidos. Estudos têm mostrado que a história natural da TEP, na maioria dos pacientes, é a resolução[19].

Cerca de 10% dos óbitos resultantes de TEP ocorrem na primeira hora[20]. A mortalidade por TEP, quando o tratamento é instituído precocemente, chega a 8 a 10%. Em casos não tratados, os índices de mortalidade aproximam-se de 30%. No entanto, o subdiagnóstico do TEP parece ser de até 70%, falseando as estatísticas. A incidência atual do TEP vem aumentando, juntamente com as taxas de infarto do miocárdio. As explicações para esse fato concentram-se na idade mais avançada da população, no maior número e porte de procedimentos operatórios, no crescente uso de anticoncepcionais orais e, sem dúvida, no diagnóstico mais preciso do quadro tromboembólico.

O quadro clínico é composto de sintomas não específicos, semelhantes aos de numerosas outras doenças cardiorrespiratórias. Os pacientes classicamente apresentam dispnéia (77%), dor torácica (63%), taquicardia (59%), estertores pulmonares (42%), taquipnéia (38%), hemoptise (26%), cianose (9%) e choque

(11%)[21]. A clássica tríade dor torácica, dispnéia e hemoptise surge em somente 11% dos casos. A acentuação da segunda bulha no foco pulmonar é comum. Outros sinais sugestivos incluem atrito pleural, ritmo de galope e imobilidade torácica. Em apenas 30% dos pacientes é possível a evidência clínica de trombose venosa profunda.

A radiografia de tórax costuma ser normal. A diminuição da trama vascular pulmonar no local do êmbolo recebe o nome de sinal de Westermark e sua visualização é pouco freqüente[22]. As alterações eletrocardiográficas mais comuns são taquicardia sinusal e depressão do segmento ST. O padrão clássico de S1-Q3-T3 é altamente sugestivo de TEP, embora não esteja sempre presente[23]. A ultra-sonografia com Doppler tem sensibilidade de 95% e alta especificidade para pesquisa de trombose venosa profunda.

A cintilografia pulmonar com isótopos radioativos permanece a técnica empregada com maior freqüência para diagnóstico de TEP. O exame da cintigrafia ventilação-perfusão aponta a probabilidade de embolia. Tem especificidade de 97%, mas sensibilidade de apenas 41%. A cintilografia pulmonar possui alto valor preditivo negativo. Assim, padrões normais desse exame afastam, com eficiência, o diagnóstico de TEP. Alguns serviços têm como rotina o emprego da tomografia helicoidal, embora sua superioridade em relação à cintilografia não esteja comprovada[24]. Se ainda persistir dúvida diagnóstica, a arteriografia pulmonar é o método definitivo (*gold standard*), apesar de ser mais invasiva. Incidências oblíquas trazem maior acurácia para esse exame[25].

Prevenção. A prevenção da trombose venosa profunda é, de fato, o melhor método profilático para evitar TEP no pós-operatório e foi mais bem discutida em capítulo específico.

Comumente, a artéria pulmonar direita é mais acometida que a esquerda, sendo os lobos inferiores mais comprometidos do que os superiores. Entre os principais fatores predisponentes da TEP no período pós-operatório, podem-se citar:

- Idade avançada.
- Repouso no leito e pacientes com paralisia de membros inferiores.
- Insuficiência cardíaca congestiva e fibrilação atrial.
- Neoplasias, principalmente rins, pâncreas, próstata e carcinomatose.
- Gravidez.
- Uso de anticoncepcionais orais.

Estudo prospectivo relacionando à trombose venosa profunda e ao risco relativo de TEP após traumatismo importante evidenciou cinco fatores de risco independentes: idade, história de transfusão sangüínea, presença de intervenção cirúrgica, fratura de fêmur e lesão da medula espinal.

A profilaxia em embolias de repetição pode ser feita com a colocação de filtro de veia cava inferior para conter grandes êmbolos provenientes dos seus ramos. É um dispositivo com formato de guarda-chuva cônico, introduzido sob anestesia local pela veia jugular ou femoral, desenvolvido por Greenfield. Sua mais grave complicação é a migração do filtro para veia ilíaca ou renal, átrio direito, ventrículo direito ou artéria pulmonar, podendo ser fatal. Apresenta índices de sucesso de 75%, principalmente indicado a pacientes com contra-indicação à anticoagulação e terapia lítica[26].

Controles preditivos de mortalidade estão em estudo. Recentemente, o aumento na dosagem de troponina cardíaca I foi tido como principal fator independente correlacionado à mortalidade[27].

Tratamento. O tratamento da TEP é clínico, com anticoagulantes e/ou agentes trombolíticos, ou cirúrgica, pela embolectomia pulmonar. A eliminação dos fatores de risco é imprescindível.

O tratamento clínico é o mais empregado, sendo a terapia de anticoagulação o principal foco da terapêutica.

A heparina inibe a ativação do fator IX da cascata da coagulação e funciona como uma potente antitrombina. Em altas doses, tem ação inibitória sobre as plaquetas. Ela inibe as vias intrínseca e extrínseca da coagulação, prevenindo a extensão do trombo no sistema venoso e a formação de trombo distal nas artérias pulmonares. Visa prolongar o tempo de tromboplastina parcialmente ativada (TTPA) em cerca de duas a três vezes o valor normal do paciente. A administração em *bolus* de 80 unidades/kg, seguida de infusão em bomba de 18 a 24 unidades/kg/h, é recomendada.

Assim que alcançados valores de TTPA aceitáveis, introduz-se o anticoagulante oral dicumarínico, que será mantido entre 6 e 12 meses. A suspensão da heparina somente é possível quando alcançados valores da atividade de protrombina com relação normatizada internacional (RNI) entre 2 e 3. O anticoagulante oral inibe quatro fatores envolvidos na transformação da protrombina em trombina: XII, IX, X e a protrombina. O principal efeito colateral é o sangramento. Portanto, um controle laboratorial rigoroso da atividade de protrombina pode prevenir essa temida complicação. A administração de vitamina K neutraliza o dicumarínico, porém seu efeito em 24h ou mais. Se houver sangramento ativo, indica-se a administração de plasma fresco congelado.

O tratamento trombolítico da embolia aguda maciça pode ser indicado segundo os seguintes critérios: menos de 7 dias de duração dos sintomas de trombose venosa profunda, ausência de uso recente de estreptoquinase, cirurgia de grande porte recente e reanimação cardiopulmonar. Estaria então recomendado o agente trombolítico (estreptoquinase ou rtPA) em quadros extremos de comprometimento hemodinâmico refratário ao apoio inotrópico, com monitoração hemodinâmica invasiva e ventilação mecânica. As doses preconizadas são: estreptoquinase – ataque 250.000U em 30min e 100.000U/h em infusão contínua durante 72h com controle de TTPA; rtPA – 100mg infundidos em 2h.

O tratamento cirúrgico tem indicação em alguns casos de falha do tratamento medicamentoso. A embolectomia pulmonar de emergência é indicada a quadros de hipotensão persistente e refratária, apesar da reanimação máxima em um paciente com embolia maciça claramente documentada. Mesmo nessas situações, a terapia de anticoagulação e trombolítica deve ser a primeira abordagem.

Complicações Psiquiátricas

Diagnóstico

A principal complicação psiquiátrica pós-operatória é o delírio, que se caracteriza por perda aguda da atenção e cognição[28], seguido da demência, depressão e psicoses funcionais[13]. Sua ocorrência está associada ao aumento do tempo de internação, da morbidade e mortalidade[29]. As manifestações podem acontecer rapidamente após a cirurgia ou após intervalo lúcido variável[13], em formas hiperativas com agitação, irritabilidade e alucinações ou formas hipoativas, com apatia e sonolência[13].

Prevenção

Ocorre principalmente em pacientes idosos[28], em especial em ambiente de unidade de terapia intensiva, média de 20% dos pós-operatórios nesse grupo etário. Fatores de risco são, além da idade, história de alcoolismo ou drogadição, alteração cognitiva ou psiquiátrica prévia, déficit físico prévio, tipo de cirurgia (maior em cirurgias cardíacas, ortopédicas e oftalmológicas e que cursem com hipotensão ou hipoxemia no intra-operatório), uso de medicações (psicotrópicos, analgésicos etc.) e alterações metabólicas[28].

Sua prevenção baseia-se em correção de eventuais alterações metabólicas e utilização limitada de medicamentos.

A orientação temporoespacial dos doentes, especialmente idosos, também faz parte da profilaxia de complicações psiquiátricas. Assim, relógios e calendários expostos, ciclos de 24h de luz-escuro, mobilização precoce e até o uso de óculos e aparelhos de audição são úteis.

Tratamento

Causas orgânicas e funcionais devem ser diferenciadas[13], destacando-se síndromes de abstinência[28].

Em pacientes agitados, quando o comportamento traz risco à própria integridade física, pode-se utilizar haloperidol, já que contenção física pode oferecer riscos[28].

Complicações Renais

Insuficiência Renal

A insuficiência renal aguda (IRA) representa uma das mais sérias complicações pós-operatórias, com incidências variando de 5 a 30%[29]. Durante o período pós-operatório, há maior predisposição para a ocorrência de IRA, tanto pelo trauma cirúrgico como pela presença de co-morbidades preexistentes e eventual quadro séptico.

A definição de IRA é controversa, fato esse que dificulta a análise de verdadeira incidência, já que diferentes critérios são utilizados para defini-la. Genericamente, pode-se definir IRA como redução abrupta e sustentada da taxa de filtração glomerular levando ao acúmulo de resíduos nitrogenados e outras toxinas. A Associação Britânica de Estudos do Rim define a IRA com base em exames laboratoriais: creatinina acima de $300\mu mol/L$ (< 3,3mg/dL) e/ou uréia superior a 40mmol/L (> 240mg/dL) com valores prévios normais conceitua IRA. O sistema de escore APACHE III entende o quadro de IRA como elevação dos níveis de creatinina além de 1,5mg/dL, por dia, com débito urinário menor que 410mL/dia sem nefropatia preexistente[30].

Para fins diagnósticos, a IRA pode ser dividida em três categorias: pré-renal (30 a 60% dos casos), renal (20 a 40%) e pós-renal (1 a 10%). As principais causas de IRA estão resumidas na Tabela 31.1. Na IRA pré-renal, as funções tubular e glomerular são normais, porém o *clearance* está reduzido em decorrência do hipofluxo renal. O aumento do balanço nitrogenado de uréia é maior que o da creatinina. A capacidade renal de concentrar a urina está preservada e a osmolaridade urinária é, portanto, normal (> 500mOsm).

A IRA renal geralmente é causada por isquemia ou toxinas. Pacientes com nefropatia prévia ou diabetes são mais suscetíveis. A osmolaridade urinária está reduzida (< 300mOsm) pela perda da capacidade de concentração de urina.

As causas pós-renais incluem fatores obstrutivos, como lesões iatrogênicas intra-operatórias, hipertrofia prostática benigna, compressão extrínseca ou coágulos em sonda vesical. Em casos mais avançados, pode cursar com hidronefrose. A síndrome compartimental abdominal deve ser incluída como possível causa de IRA, que, por mecanismo compressivo, retarda o fluxo venoso e urinário do rim. Esta pode ser monitorada com medida indireta pela sonda de Foley intravesical.

A IRA pode também ser classificada em oligúrica (diurese < 400mL/dia) e não oligúrica (diurese > 400mL/dia). A diferenciação entre IRA e insuficiência renal crônica nem sempre é fácil, podendo estar presente, nesta última, anemia normocrômica e normocítica, rins bilateralmente diminuídos ao ultrasom e doença crônica.

O *status* pós-operatório é considerado a segunda causa de IRA intra-hospitalar, sendo a causa pré-renal responsável por 90% desses casos[31]. Destes, cerca de 25% ocorrem no período perioperatório, principalmente quando existe algum fator de risco como nefropatia prévia, hipertensão arterial, cardiopatia, diabetes, vasculopatia periférica e idade avançada[32]. O paciente idoso (> 70 anos) apresenta taxa de filtração glomerular de cerca de 60mL/min (adulto: 125mL/min), sendo mais suscetível à perda volêmica, com menor capacidade de concentração de urina e com menor chance de retenção de sódio.

Em relação ao procedimento cirúrgico, sabe-se que são fatores de risco IRA: cirurgias cardíacas (valvulopatia ou coronariopatia), aneurismas de aorta torácica ou abdominal, transplante hepático e cirurgias de urgência. A mortalidade de IRA pós-operatória atinge 20 a 90%, dependendo do quadro clínico prévio e do porte cirúrgico. Naqueles que sobrevivem, cerca de 16,6% necessitam de tratamento dialítico crônico[33]. A associação entre IRA e falência de outros órgãos estatisticamente aumenta a mortalidade dessa afecção.

Diagnóstico

A história clínica detalhada e o exame físico minucioso podem mostrar sinais de perda volêmica e desidratação. Deve-se descartar perda do turgor da pele, vasoconstrição periférica, juntamente com extremidades frias. Pulso fino e acelerado, hipotensão postural são outros sinais relevantes. A monitoração de pressão venosa central e a pressão de oclusão da artéria pulmonar, apesar de mais invasivo, têm aplicabilidade incontestável na detecção precoce da IRA. Devem-se pesquisar perda de líquido para o terceiro espaço, falência cardíaca, sepse, lesão tubular renal por isquemia ou toxinas, bem como obstrução do trato urinário. O exame de urina I pode revelar lesão glomerular.

A análise de eletrólitos na urina pode diferenciar quadro de IRA pré-renal e renal, embora fatores como glicosúria, doença renal prévia e uso de diuréticos possam gerar falsa interpretação. A fração de excreção de sódio (FeNa) é o principal exame

TABELA 31.1 – Causas comuns de insuficiência renal aguda pós-operatória

PRÉ-RENAL	RENAL	PÓS-RENAL
Hipotensão Hipovolemia	*Drogas*: aminoglicosídeos, antiinflamatórios não hormonais, anfotericina B, contraste iônico	*Obstrução ureteral*: litíase; cirúrgica ou traumática
Sepse	Endotoxinas	*Disfunção vesical*: anestésicos, lesão neural
Falência cardíaca	Mioglobinúria/ Hemoglobinúria	*Obstrução uretral*: trauma, hiperplasia prostática benigna, neoplasia

para diferenciar IRA pré-renal das outras causas. Se a FeNa for maior que 1, o diagnóstico será direcionado para necrose tubular aguda, oligúrica ou não, ou obstrução de trato urinário. Quando a FeNa for menor que 1, causa pré-renal e glomerulonefrite aguda serão mais prováveis.

Exame ultra-sonográfico de vias urinárias pode ser usado para descartar quadro obstrutivo.

Prevenção

A identificação dos pacientes com fatores de risco para o desenvolvimento de IRA pós-operatória é fundamental para a adoção de estratégias profiláticas. O cálculo do *clearance* de creatinina em pacientes com mais de 70 anos é recomendado. Portadores de nefropatia prévia necessitam de acompanhamento com nefrologista, antes da cirurgia, principalmente se for cirurgia cardiovascular. Esses pacientes apresentam risco de IRA de 14 a 30%[34]. O controle pressor pré-operatório deve ser minucioso.

Um aspecto importante na prevenção pré-operatória da IRA é a hidratação intravenosa. A reposição volêmica garante o fluxo sangüíneo renal, reduz o estímulo de vasoconstrição e diminui a exposição a agentes nefrotóxicos pelo aumento da diurese. O débito urinário é considerado bom indicativo da função renal, porém pacientes com algum grau de falência cardíaca necessitam de monitoração mais específica. A monitoração e a manutenção da pressão do capilar pulmonar em níveis normais reduziram a incidência de IRA em pacientes submetidos à cirurgia de aorta abdominal, de 33 para 10%[35].

Algumas medidas para profilaxia da IRA no pós-operatório:

- Otimização da hidratação visando a uma pressão venosa central maior que 10cmH$_2$O e débito urinário superior a 40mL/min.
- Monitoração invasiva em pacientes de alto risco ou cirurgias cardíacas, com manutenção da pressão de capilar pulmonar entre 10 e 12mmHg.
- Pressão arterial média acima de 80mmHg, mantida com reposição volêmica, com ou sem drogas inotrópicas.
- Prevenção de infecções nosocomiais, com retirada precoce de sondas vesicais e cateteres intravenosos.
- Uso racional de antibióticos.
- Investigação precoce e tratamento agressivo de quadro séptico.
- Restringir, e se possível evitar, agentes nefrotóxicos.
- Uso cauteloso e criterioso do manitol e de dopamina, empiricamente utilizados para prevenção da IRA.
- Parcimônia no emprego de diuréticos de alça nos casos de IRA oligúrica com parcimônia, sempre atentando para o grau de hidratação do paciente.

Embora a mortalidade por IRA em pós-operatório seja cerca de 40 a 90%, a gravidade da doença de base e os fatores agravantes do quadro são mais responsáveis pelo prognóstico adverso do que a IRA. Na maioria dos estudos, raramente ela é a causa do óbito. Os fatores de mau prognóstico são: idade avançada, necessidade de ventilação mecânica, falência de múltiplos órgãos, doença crônica preexistente e escore APACHE II[36].

Tratamento
Suporte. O tratamento inicial visa corrigir o fator causal da IRA. Assim, a correção de um quadro de hipovolemia se faz com reposição volêmica. A hipotensão deve ser combatida rapidamente e, quando necessário, drogas vasoativas compõem o arsenal terapêutico. Monitoração hemodinâmica invasiva deve ser empregada, com medida da pressão venosa central e cateter de Swan-Ganz, caso não seja possível manter o débito urinário superior a 0,5mL/kg/h. Deve-se restabelecer o equilíbrio hidroeletrolítico, geralmente alterado nesses quadros. A suspensão de agentes nefrotóxicos deve ser obrigatória. Qualquer fator obstrutivo deve ser corrigido se a causa for pós-renal. Quanto antes for instituída a terapêutica, menor o grau de lesão renal e, conseqüentemente, menores seqüelas para o paciente.

A perda da função renal devido à necrose tubular aguda é, na maioria das vezes, reversível. Isso se deve ao mecanismo de auto-reparo desenvolvido pelo rim. Esse processo de recuperação é intimamente controlado por genes específicos, incluindo os fatores de crescimento. Três fatores estão implicados nesse processo: fator de crescimento epidérmico (EGF, *epidermal growth factor*), fator de crescimento de hepatócito (HGF, *hepatocyte growth factor*) e fator de crescimento semelhante à insulina (IGF-1, *insulin-like growth factor*)[37] tipo 1. Enquanto os primeiros estão relacionados à proliferação celular inicial, o IGF-1 desempenha importante papel na proliferação celular tardia. Apesar da boa resposta na manutenção da taxa de filtração glomerular em estudos experimentais, estudos clínicos com IGF-1 não apresentaram benefício em relação à função renal[38]. O mesmo acontece com o fator atrial natriurético, utilizado empiricamente para melhorar a função renal no período perioperatório[39].

Diálise. Cerca de 5% dos pacientes cirúrgicos em unidade de terapia intensiva necessitam de diálise. As indicações indiscutíveis para o tratamento dialítico incluem: hipercalemia não passível de tratamento clínico, edema pulmonar e síndrome urêmica. Na ausência dessas complicações, o momento ideal para a instituição da diálise ainda é motivo de discussão. Há uma tendência de iniciá-la logo, evitando maiores complicações. Os métodos dialíticos são diversos, desde hemodiálise intermitente até hemofiltração contínua. Até hoje nenhum método ofereceu melhor sobrevida, quando comparado aos demais[40]. A hemodiálise intermitente costuma ser a técnica de escolha. Em pacientes instáveis hemodinamicamente, opta-se pela hemofiltração contínua, que permite menor desequilíbrio volêmico e controle mais preciso dos eletrólitos. No entanto, necessita de anticoagulação permanente e requer rigorosa supervisão. A diálise peritoneal, em paciente cirúrgico, tem pouca aplicabilidade.

Retenção Urinária

O leitor deve consultar capítulo específico.

Outras Complicações

Foram descritas as principais complicações clínicas pós-operatórias; entretanto, inúmeras outras podem estar presentes, relacionadas ao ato operatório, como insuficiência adrenal ou descompensações de co-morbidades manifestas antes da cirurgia ou em fase subclínica. O cirurgião deve estar atento a seu reconhecimento, recorrendo ao concurso de especialistas, quando necessário.

COMPLICAÇÕES CIRÚRGICAS
Ferida Operatória e Parede
Seroma

Diagnóstico. Define-se o seroma como coleção periincisional, indolor, de fluido seroso em qualquer tecido, espaço potencial ou cavidade[13,42]. Seu diagnóstico baseia-se na suspeição da condição e no exame físico da região afetada, que deve demonstrar inchaço firme, porém não tensão periincisional. A pele adjacente de aspecto normal o diferencia do hematoma e da infecção de ferida. A ultra-sonografia pode ajudar em casos duvidosos[41].

Prevenção. O seroma ocorre em áreas com drenagem linfática rica e em espaços mortos, devendo, nessas áreas, ser mais intensos os cuidados de prevenção[13].

A prevenção se inicia no intra-operatório, com emprego de técnica cirúrgica adequada, respeitando detalhes, como obliteração de espaços mortos. A colocação de drenos é controversa. A despeito de seu amplo emprego, o dreno é fator de desconforto, dor, hospitalização prolongada, delonga do tempo de drenagem, aumento dos custos e de infecções secundárias, devendo seu uso ser judicioso. No pós-operatório, repouso e curativos compressivos são descritos como profiláticos à formação do seroma[41].

Tratamento. O seroma deve ser considerado como complicação apenas se produzir sintomas, aumentar de tamanho ou persistir por mais de 6 semanas[41].

A principal e mais difundida forma de tratamento é a aspiração com agulha com técnica estéril[13,41]. Sua taxa de recorrência, entretanto, parece ser alta, além do risco de infecção. Várias substâncias podem ser injetadas para obliterar o espaço, porém nenhuma delas demonstrou alta eficácia. Se houver sinais de infecção, a drenagem deverá ser aberta[13]. Raramente, a colocação de drenos é necessária[13].

A conduta expectante é preconizada por vários autores[41].

Hematoma

Diagnóstico. A formação de hematoma na ferida operatória propicia infecção e impede a aproximação das margens, dificultando a cicatrização[13], podendo também comprimir estruturas e provocar fibrose.

O hematoma pode aparecer logo após a cirurgia, com dor e inchaço no local e drenagem serosa ou sero-hemática, ou horas após[13] (Fig. 31.5).

Prevenção. O hematoma acontece mais em dissecções maiores do tecido celular subcutâneo e em espaços mortos, quando há aumento da pressão na área operada logo após a cirurgia (tosse, espirro etc.) e por vasos mal controlados, demonstrando a importância da adequada técnica cirúrgica em sua profilaxia.

Eventuais coagulopatias também devem ser corrigidas[13].

Tratamento. O tratamento é expectante na maior parte das vezes. A evacuação do hematoma é obrigatória quando houver compressão de estruturas ou infecção. Em outras situações, não há consenso[13].

Infecção

A infecção da ferida operatória (FO) é uma complicação comum, com aumento significativo de morbi-mortalidade, prolongamento do tempo de internação hospitalar e aumento de custos hospitalares em cerca de 10 a 20% dos casos[42]. Apesar de não ser possível eliminar a ocorrência da infecção da FO, a redução de suas taxas para níveis mínimos promove benefícios para o paciente e para as fontes médicas.

A infecção de ferida corresponde a qualquer secreção purulenta exteriorizada por uma incisão fechada, associada a sinais inflamatórios do tecido circundante, independentemente de haver ou não cultura evidenciada de microorganismos (Fig. 31.6). Há uma categoria intermediária que pode ou não corresponder à infecção: existência de secreção abundante pela ferida cirúrgica, mas não purulenta. Nesses casos, são classificadas feridas "possivelmente" ou "provavelmente" infectadas. A infecção da incisão pode ocorrer até 30 após a cirurgia, porém após a primeira semana os riscos diminuem substancialmente.

Clinicamente, os sinais iniciais de infecção de FO são similares aos da resposta inflamatória normal. No entanto, a persistência da secreção abundante após os primeiros dias indica infecção.

O processo de cicatrização de uma ferida operatória segue uma seqüência celular e bioquímica específica. Imediatamente após a incisão operatória, há degranulação de mastócitos e liberação de mediadores inflamatórios, permitindo vasodilatação local. Os neutrófilos penetram nessa área para digerir as bactérias, sendo sucedidos por macrófagos que, mediante liberação de fatores de crescimento e de prostaglandinas, influenciam o processo de cicatrização. Essa fase é, em geral, caracterizada por rubor e edema local, acompanhados de calor e dor. Esse processo pode durar de 3 a 7 dias. A segunda fase, chamada de proliferativa, consiste em neoformação de tecido de granulação e vascular. Há migração de fibroblastos e síntese de colágeno, que preenche a ferida, promovendo o fechamento da incisão. A última fase recebe o nome de reparação, com recuperação da força de tensão assim que as fibras de colágeno são reorganizadas. A ferida perde a pigmentação avermelhada, terminando o processo da cicatrização. Essa fase pode durar até 18 meses para se completar.

Os principais patógenos envolvidos são: *Staphylococcus aureus, Enterococcus* sp., *Staphylococcus coagulase-negativos, Enterobacteriaceae, Pseudomonas* sp. e anaeróbios.

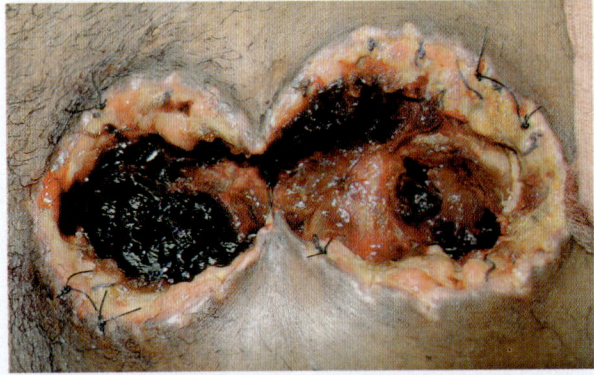

Figura 31.5 – Hematoma de ferida operatória.

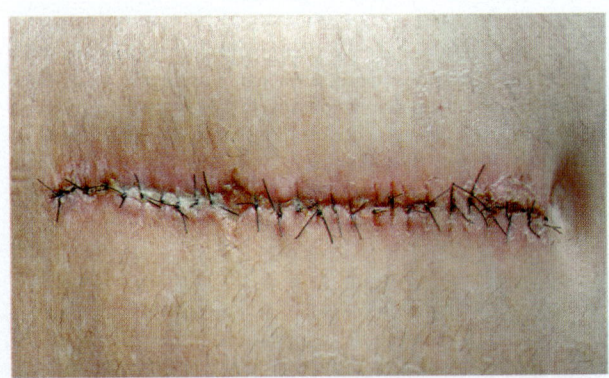

Figura 31.6 – Infecção de ferida operatória.

Alguns fatores são considerados como predisponentes para ocorrência de infecção de FO: doença preexistente, duração prolongada do tempo operatório, tipo de incisão e contaminação da ferida. Outros fatores, como idade avançada, doença maligna, patologia metabólica, imunossupressão, tabagismo, cirurgias de emergência e prolongado tempo de internação hospitalar não são considerados como fatores de risco independentes[43].

Os fatores independentes apresentam algumas peculiaridades:

- *Doença preexistente:* a taxa de infecção de FO está relacionada à classificação da ASA (*American Society of Anesthesiology*). Assim, o índice de infecção em paciente ASA I ou II foi de 1,9%, enquanto pacientes ASA III e IV tiveram taxa de 4,3%[44].
- *Duração da cirurgia:* considera-se que o risco de infecção de FO dobra a cada hora de procedimento operatório. Cirurgias com duração de até uma hora têm risco de 1,3% de infecção, ao passo que após 3h esse risco aumenta para 4%[45]. Cirurgias com mais de 2h são consideradas como segundo principal fator de risco independente para infecção, só perdendo para a contaminação da ferida cirúrgica[46].
- *Classificação da FO:* as taxas de infecção variam da seguinte forma – feridas limpas, 1,5%; potencialmente contaminadas, 7,7%; contaminadas, 15,2 a 40%.
- *Contaminação da FO:* a cultura positiva do líquido do intra-operatório é fator preditivo de contaminação e posterior infecção da incisão. Cultura positiva com mais de 30 unidades formadoras de colônia isoladas na cultura de líquido intracavitário é importante co-fator de infecção, independentemente da classificação da FO. A contaminação da ferida aumenta índices de infecção de 1,2 para 6,4%[47].

Tratamento e Prevenção. A maioria das incisões cirúrgicas recebe fechamento primário. Algumas técnicas, no entanto, implicam fechamento por segunda intenção, como a exérese de cisto pilonidal e drenagem de abscessos. Seja qual for técnica empregada, o objetivo do tratamento é reduzir ao máximo a agressão à ferida cirúrgica, promovendo boa cicatrização e prevenindo invasão bacteriana.

Em caso de infecção, a limpeza exaustiva da ferida é obrigatória e um curativo deve manter a ferida seca. Cultura da secreção pode orientar antibioticoterapia mais específica. Suporte clínico e nutricional é fundamental para a recuperação em infecção. Se a secreção for abundante ou purulenta, a drenagem deve ser facilitada com pequena abertura dos pontos de sutura e expressão exaustiva.

O curativo pós-operatório propicia um meio seco e promove uma barreira para agressões ou agentes infecciosos. Em feridas fechadas, sua principal função é a absorção de sangue e secreção sero-hemática. A duração do uso do curativo ainda é controversa. Existe consenso de que nas primeiras 48h a FO deve ser ocluída, por não haver ainda coagulação para funcionar como barreira.

O emprego de antibioticoterapia profilática e o controle rigoroso da evolução pós-operatória da ferida cirúrgica são os fatores mais eficazes para redução da taxa de infecção[48]. Outros fatores também importantes para a prevenção são tricotomia na sala de cirurgia, limpeza da ferida, tanto no intra como no pós-operatório e retirada precoce de fios de sutura, que funcionam como corpo estranho na incisão, dificultando a cicatrização.

A antibioticoprofilaxia pode reduzir a morbidade pós-operatória, diminuir o tempo de internação hospitalar e reduzir custos relacionados à infecção[42]. O antibiótico de escolha é o menos tóxico e mais efetivo possível. As feridas limpas, com chance de infecção inferior à 2%, em geral não requerem profilaxia. Exceções incluem colocação de próteses, cirurgias do sistema nervoso central ou *bypass* cardiopulmonar. Cefalosporinas de primeira geração, como cefalotina ou cefazolina, são recomendadas. Feridas potencialmente contaminadas têm índices de infecção reduzidos em um terço com antibioticoprofilaxia[43]. Cirurgias colorretais devem incluir administração de aminoglicosídeo ou cefalosporina de terceira geração com metronidazol, além de preparo de cólon pré-operatório. Feridas contaminadas devem receber antibióticos durante a cirurgia e mantidos como tratamento. Cobertura para gram-negativos e anaeróbios deve ser alcançada. O risco de infecção, nesses casos, se reduz de 60 para cerca de 40%.

A administração do antibiótico não deve preceder nem suceder a cirurgia em mais de 2h, pelo maior risco de infecção. A via intravenosa propicia altos picos plasmáticos, sendo a via de escolha. Em algumas cirurgias ortopédicas também se empregam antibióticos tópicos. A duração recomendada é de 24 a 48h, embora dose única na indução anestésica tenha sido advogada por alguns autores.

Deiscência

Uma complicação da infecção de FO é a deiscência. O termo compreende desde a separação das bordas da pele de uma incisão até a disjunção completa da estrutura musculoaponeurótica, com exposição de vísceras (Fig. 31.7). Em algumas situações, a pele permanece íntegra, com abertura das camadas subjacentes.

Prevenção. Entre os fatores relacionados à deiscência, podem-se citar: idade avançada, desnutrição e uso de antiinflamatórios por períodos prolongados. A obesidade pode reduzir oxigenação tecidual e aumentar chances de hematoma e seroma pelo grande espaço morto da FO. O diabetes diminui a microcirculação, aumentando a chance de deiscência da incisão.

Fatores decorrentes da técnica operatória são suturas muito apertadas com redução da vascularização e necrose das bordas. Não utilização de eletrocautério aumenta as chances de sangramento e hematoma de FO, com conseqüente infecção.

A profilaxia é a mesma da infecção de FO e o tratamento, além do combate à infecção já descrito, consiste na ressutura, só da pele ou de todas as camadas da incisão.

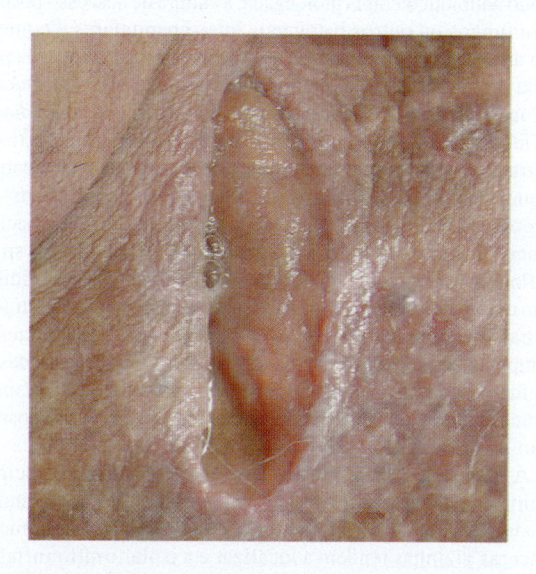

Figura 31.7 – Deiscência de ferida operatória.

Cavidade

Abscessos

Diagnóstico. Abscessos intracavitários são coleções localizadas na cavidade peritoneal, contidas por uma barreira inflamatória. Essa barreira pode incluir o epíplon, as aderências operatórias ou as vísceras, por contigüidade. Em geral, contém flora bacteriana mista em seu interior. Um abscesso intra-abdominal no período pós-operatório é responsável por aumento significativo da morbi-mortalidade, gerando custos hospitalares acentuados com prolongado tempo de internação. O diagnóstico tardio, resultante da natureza obscura da afecção, associada a manifestações clínicas inespecíficas, juntamente com o retardo no início da terapêutica, aumenta a gravidade do quadro. Uma boa compreensão da fisiopatologia dos abscessos intracavitários e o alto índice de suspeita clínica colaboram para o diagnóstico precoce e pronto tratamento, reduzindo a morbidade pós-operatória.

Clinicamente, os abscessos intracavitários apresentam-se com febre, dor abdominal, anorexia e perda de peso. Dor referida no ombro e clínica de derrame pleural podem estar presentes em abscessos subfrênicos[13].

Exames laboratoriais são compatíveis com quadro infeccioso, como leucocitose. A função de outros órgãos também pode estar deteriorada.

Os exames de imagem são diagnósticos, além de permitir sua exata localização e proporções, sendo os locais mais comuns os espaços subfrênicos, subepático, fundo-de-saco, entre alças, pelve e retroperitônio. Raios X simples de abdome são capazes de sugerir o diagnóstico pela presença de íleo localizado, gás extraluminal, níveis hidroaéreos, apagamento do músculo psoas e deslocamento de vísceras, que são alguns dos principais sinais radiológicos. Em abscessos subfrênicos, derrame pleural e elevação da cúpula diafragmática, infiltrados basais ou atelectasias são freqüentes[49,50]. A tomografia computadorizada e a ultra-sonografia são amplamente utilizadas para o diagnóstico dos abscessos[50], sendo a tomografia claramente superior em certas localizações, como no retroperitônio[49,51].

A microbiologia consiste em associação de agentes aeróbios e anaeróbios. A bactéria aeróbia mais comum isolada em exames de cultura é *Escherichia coli*, enquanto *Bacteroides fragilis* e *Peptostreptococcus* spp. correspondem aos anaeróbios mais identificados, havendo uma relação sinérgica entre si[52]. Havendo antibioticoterapia prolongada, a cultura de abscesso positiva para fungos ou outros patógenos intra-hospitalares é comum. Em abscessos conseqüentes a trauma penetrante, a flora da pele pode ser identificada no interior deles. Se decorrentes de doença inflamatória pélvica, culturas positivas para *Neisseria gonorrhoeae* e *Chlamydia* sp. são freqüentes. A microflora do trato gastrointestinal varia de pequenas colônias de *Streptococcus* aeróbios (como enterococo e bacilos gram-negativos facultativos) no estômago e delgado proximal até grande quantidade de bacilos anaeróbios gram-negativos (especialmente *Bacteroides* sp.) e de flora de anaeróbios gram-positivos (*Clostridium*) no íleo terminal e no cólon. As diferenças entre os microorganismos encontrados no trato gastrointestinal alto e baixo são responsáveis por diferentes complicações sépticas relacionadas a lesões ou afecções desses segmentos. Assim, a sepse decorrente de perfurações ou fístulas do trato alto cursa com menor morbi-mortalidade quando comparada com as lesões colônicas[52].

A presença de bactérias na cavidade peritoneal, principalmente aquelas provenientes de segmento colônico, estimula a produção de células inflamatórias. Tanto o epíplon como as vísceras vizinhas tendem a localizar e a isolar o sítio inflamatório, gerando o flegmão (plastrão). Há uma área de hipóxia local, propiciando a proliferação de anaeróbios, juntamente com maior dificuldade de penetração de granulócitos. Estes degradam *debris* celulares e bacterianos, pela sua atividade fagocítica, criando um meio hipertônico que, por sua vez, expande a cavidade do abscesso em resposta a forças osmóticas. Esse processo, se não tratado, evolui com bacteremia até choque séptico.

O emprego de radioisótopos, como gálio-67 ou índio-111, assim como leucócitos marcados, é indicado a pacientes com forte suspeita clínica de abscesso intracavitário, porém com resultados inconclusivos após ultra-sonografia e tomografia computadorizada. Os resultados envolvem grande número de falso-positivos, decorrentes de processo inflamatório não piogênico, drenos cirúrgicos e incisões operatórias.

As causas mais freqüentes de abscessos intracavitários estão descritas na Tabela 31.2.

Tratamento

Drenagem Percutânea. A drenagem percutânea guiada por imagem é tratamento de escolha para a maior parte dos abscessos[51]. Apresenta bons resultados e baixas complicações[51].

Drenos devem permanecer até que não haja mais drenagem ou que esta se torne clara, devendo-se verificar se não há obstrução do dreno, por meio de lavagem diária. Exame contrastado (sinograma) pode ser realizado pelo dreno antes de sua retirada, especialmente se houver suspeita de comunicação com vísceras[50,51].

Reposicionamento dos drenos, colocação de drenos adicionais e exames de controle são freqüentes durante a evolução[51].

Drenagem Aberta. Utilizada quando há falha ou impossibilidade da drenagem percutânea (múltiplos abscessos, especialmente interalças, difícil acesso percutâneo, associado a fístulas). Tecnicamente, a operação visa localizar, drenar as coleções e debridar tecidos necróticos. Culturas dos líquidos devem ser sempre coletadas. Se possível, o acesso extraperitoneal deve ser o de escolha, para evitar contaminação da cavidade. Alternativas são a drenagem de abscessos pélvicos pela vagina ou pelo reto e a laparoscopia[50]. Obviamente, a retirada da fonte de contaminação, como apêndices inflamados, tratamento de perfurações de vísceras etc., é obrigatória[51]. A lavagem peritoneal exagerada, o uso de antibióticos na lavagem e a retirada extensiva de fibrina de vísceras parece ser acompanhados de maior índice de complicações, a despeito de seu uso disseminado[51]. O uso de drenos também é cercado de controvérsias[51].

O manejo dos drenos é igual ao da punção percutânea.

Antibioticoterapia deve acompanhar a drenagem, baseando-se em culturas obtidas no intra-operatório, de drenagens e no uso prévio de antibióticos, devendo ter cobertura para organismos anaeróbios e gram-negativos. O tratamento deve ser continuado até não haver mais sinais de sepse. A simples presença do dreno não implica seu uso[50].

TABELA 31.2 – Causas mais freqüentes de abscessos intra-abdominais

Subfrênico esquerdo	Pós-esplenectomia
Subfrênico direito	Abscesso hepático, cirurgia gastroduodenal
Subepático	Cirurgia gástrica, biliar ou colônica
Pélvico	Diverticulite, moléstia inflamatória pélvica, apendicite
Retroperitoneal	Pancreatite, osteomielite de coluna, pielonefrite

Anastomose

Fístula

As fístulas gastrointestinais pós-operatórias representam complicações importantes, associadas a altos índices de morbidade e mortalidade. Têm como principais seqüelas: formação de coleções líquidas, abscessos, hemorragia, sepse, desnutrição e óbito. As fístulas gastrointestinais permitem o contato de secreções do trato alimentar, como enzimas digestivas, água, eletrólitos e nutrientes, de uma víscera oca para outra ou para a pele, causando uma ampla variedade de efeitos fisiopatológicos.

A ocorrência dessa complicação prolonga o tempo de internação hospitalar e, como conseqüência, aumenta os custos financeiros. Traz também conseqüências psicológicas para o paciente, pelo impacto estético negativo da ferida operatória, dificultando a higiene local e os cuidados com o curativo, dor e maior limitação de retorno às atividades habituais.

No passado, a mortalidade associada a essa complicação era de 43%[53]. Na atualidade, no entanto, esses índices são bem menores, principalmente pelo emprego de nutrição parenteral e acompanhamento em unidades de terapia intensiva, porém o tempo de internação hospitalar é ainda bastante prolongado. A mortalidade atual é estimada em 5,3 a 21,3%[54].

Podem-se classificar as fístulas pós-operatórias em alguns subtipos. Primeiramente, podem ser internas ou externas. A maioria das fístulas após cirurgias é externa, ou seja, dirigida para o exterior da cavidade abdominal. A presença de dreno facilita a exteriorização da fístula. As fístulas internas comunicam o trato gastrointestinal com outro órgão: cavidade peritoneal, espaço retroperitoneal ou tórax (espaço pleural ou mediastinal). As fístulas podem também ser divididas em laterais ou terminais, sendo as primeiras passíveis de fechamento espontâneo, enquanto as terminais geralmente necessitam de correção cirúrgica. Elas podem ser simples ou complexas, sendo as últimas compostas de múltiplas fístulas provenientes de vários órgãos, com fechamento espontâneo mais raro. Em relação ao débito, são divididas em alto e baixo débito de secreção intestinal. O débito é dependente da topografia da fístula, sendo as de alto débito mais difíceis de tratar. Embora haja variações numéricas, fístulas com débito nas 24h inferior a 500mL são consideradas de baixo débito; 500mL ou mais por dia indicam alto débito[55]. Mesmo que não seja considerado fator independente de fechamento espontâneo, o alto débito é preditivo de morbidade e mortalidade. As fístulas de alto débito apresentam, ainda hoje em dia, mortalidade de aproximadamente 35%[54].

Os principais fatores preditivos de fechamento espontâneo da fístula estão resumidos na Tabela 31.3[55].

Diagnóstico. Os sintomas clínicos incluem dor inicialmente local e depois difusa e febre, conquanto a fístula possa ser assintomática. As fístulas externas são mais fáceis de ser diagnosticadas, por débito purulento ou entérico, celulite local e sepse (Fig. 31.8). As fístulas internas podem cursar com diarréia, dispnéia, leucocitose, pneumatúria, fecalúria ou piúria e sepse. O teste com azul de metileno pode ser útil para detecção e confirmação da fístula pós-operatória.

O período de maior probabilidade de aparecimento da fístula é do terceiro ao décimo dia pós-operatório, com maior prevalência entre o quarto e sétimo dia. Fístulas que surgem até 48h do procedimento operatório são consideradas precoces, resultantes, principalmente, de erro técnico. Em boa parte das vezes, sua correção é cirúrgica.

É fundamental a identificação do local da fístula e dos fatores etiológicos, bem como presença de obstruções, abscessos ou pseudocistos pancreáticos. Os aspectos anatômicos das fístulas são estudados por exames de radiologia contrastados, tomografia computadorizada e ressonância magnética. A fistulografia pela injeção de contraste pelo orifício fistuloso visualiza todo o trajeto da fístula. O contraste baritado deve ser substituído pelo iodado, de menor densidade radiográfica, se houver suspeita de perfuração.

Prevenção. Cerca de 80% das fístulas gastrointestinais ocorrem após procedimentos cirúrgicos[56]. Procedimentos como correção cirúrgica de afecção ulcerosa péptica, pancreatite e cirurgia de emergência estão intimamente relacionados à ocorrência dessa complicação. Cerca de 15 a 25% das fístulas gastrointestinais formam-se de forma espontânea. Os principais fatores predisponentes são doença inflamatória intestinal, abscesso intracavitário, isquemia intestinal, neoplasia maligna e radioterapia. Outros fatores, como doença diverticular e erosões causadas por drenos abdominais, são considerados co-responsáveis[57].

Fatores locais e sistêmicos contribuem para a formação da fístula no período pós-operatório, como infecção, deiscência de anastomose por isquemia, tensão ou obstrução distal. Lesões de serosa ou total da parede de uma alça intestinal, lesão inadvertida de vasos mesentéricos, hematoma perissutura por hemostasia incompleta e defeitos da linha de sutura favorecem essa complicação. Fatores sistêmicos abrangem desnutrição e imunossupressão medicamentosa ou por afecção específica.

TABELA 31.3 – Fatores preditivos de fechamento espontâneo da fístula digestiva (segundo Falconi et al.[55])

FAVORÁVEIS	DESFAVORÁVEIS
Continuidade da parede da alça	Separação completa das bordas
Fístula lateral	Fístula terminal
Sem abscesso intracavitário	Com abscesso intracavitário
Intestino hígido	Doença intestinal
Bom fluxo distal à fístula	Obstrução distal
Bordas não epitelizadas	Bordas epitelizadas
Orifício da fístula < 1cm	Orifício da fístula > 1cm
Localização	*Localização*
• Orofaríngea	• Gástrica
• Esofágica	• Duodenal lateral
• Pancreatobiliar	• Ileal
• Jejunal	

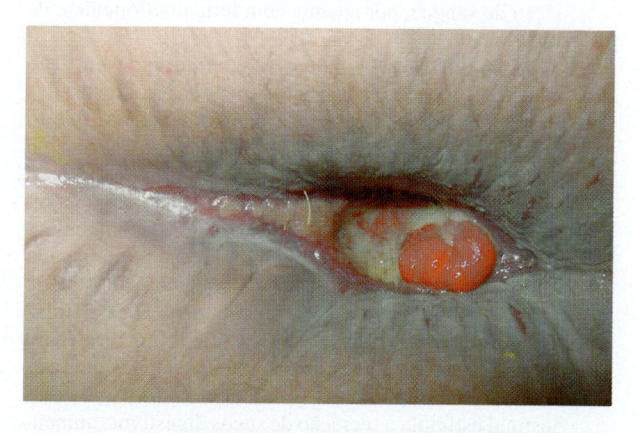

Figura 31.8 – Fístula enterocutânea.

Tratamento

Conservador. Os principais responsáveis pelos índices de morbidade são desnutrição, distúrbio hidroeletrolítico e sepse. Alterações nutricionais estão presentes em 55 a 90% dos portadores de fístula enterocutânea, sendo mais prevalentes nas fístulas gastrointestinais altas, devido ao grande volume de perda líquida contendo secreções pancreáticas, jejunais e biliares, além de perda de proteínas e eletrólitos[56]. O suco pancreático e a bile são hipertônicos em relação ao plasma e as perdas de potássio e bicarbonato têm conseqüências negativas para o paciente.

O tratamento conservador visa à redução do débito da fístula, ao suporte nutricional e à correção de eventuais distúrbios hidroeletrolíticos. As principais medidas de suporte para a estabilização do paciente são:

- *Drenagem:* a colocação de um dreno vigiando anastomoses de maior risco propicia método adequado para a detecção precoce de fístulas, podendo evitar complicações, como abscessos, íleo prolongado e sepse. Em geral, os drenos são locados próximos a anastomoses esofagojejunais, gastrojejunais, coledocoduodenais ou coledocojejunais, pancreáticojejunais e nas rafias duodenais laterais e pancreáticas. No entanto, não existe regra. Em situações em que a anastomose se mostrar segura, a indicação da drenagem varia da experiência de cada equipe cirúrgica. Na ausência de drenagem ou se a drenagem for insuficiente, havendo coleção líquida intracavitária, a punção percutânea guiada por imagem pode esvaziar o conteúdo e até locar um dreno na coleção e no abscesso. Na falência desse método ou se houver peritonite difusa, está indicada a correção cirúrgica.
- *Proteção cutânea:* a irritação na pele causada pelo fluxo contínuo de secreções enzimáticas compromete a integridade cutânea, levando à infecção e ao retardo na cicatrização. Um débito pela fístula de até 50mL/dia pode ser contido pelo uso de curativos, enquanto débitos maiores necessitam de bolsas coletoras. Infecções e ulcerações cutâneas dificultam a fixação de bolsas e curativos, prejudicando o controle rigoroso do débito. A bolsa deve ser esvaziada quantas vezes forem necessárias, evitando o extravasamento. O curativo deve ser trocado conforme o débito.
- *Reposição hidroeletrolítica:* grandes volumes de secreção gastrointestinal podem ser perdidos pela fístula, gerando distúrbios, como desidratação, hiponatremia, hipocalemia e acidose metabólica. O líquido da fístula deve ser analisado para documentação das perdas diárias. Exames laboratoriais devem monitorar os eventuais distúrbios e a correção deve ser precoce e eficaz. Pode ser necessária a reposição de sangue, por anemia com reticulocitopenia e de bicarbonato.
- *Suporte nutricional e repouso intestinal:* a desnutrição é uma das maiores preocupações em portadores de fístulas gastrointestinais. Decorre, principalmente, do débito protéico da secreção, da restrição alimentar e do catabolismo associado à sepse. A hipoproteinemia provoca retardo no esvaziamento gástrico e íleo prolongado, aumentando a chance de deiscência da FO e maior risco de infecção. Diminui a atividade dos fibroblastos, prejudicando a cicatrização. O suporte nutricional deve ser instalado o mais breve possível para o tratamento das fístulas gastrointestinais[57]. Deve-se instituir jejum oral para portadores de fístulas gástricas, duodenais, pancreáticas e de delgado. A presença de alimentos no trato gastrointestinal estimula a secreção de sucos digestivos, aumentando o débito da fístula. Os pacientes com fístula de baixo débito devem receber aporte de 1 a 1,5g de proteínas/kg/dia, sendo pelo menos 30% da ingesta calórica composta de lipídeos. Em fístulas de alto débito, aumenta-se o gasto de metabolismo basal em cerca de 1,5 a 2 vezes e o aporte protéico deve ser 1,5 a 2,5g/kg/dia. Deve-se suplementar a ingesta de vitaminas com duas vezes o valor recomendado, sendo a de zinco e vitamina C acrescida em até dez vezes. O tratamento conservador com nutrição parenteral total mostrou reduzir a secreção do trato gastrointestinal em 30 a 50%, induzindo a síntese protéica e facilitando o fechamento da fístula[57]. As principais complicações relacionadas à nutrição parenteral incluem infecções do cateter central e translocação bacteriana. Em alguns casos, a nutrição parenteral não necessita ser total, pois certos pacientes podem manter alguma ingesta oral. Sempre que possível, a nutrição enteral é o método nutricional de escolha, sendo o mais eficaz e mais seguro, dependendo do local da fístula. Pode cursar com estase gástrica, cólicas abdominais e diarréia.
- *Cuidados locais e antibioticoterapia:* os pacientes com fístula têm maior incidência de infecção como por cateter venoso, flebite, pneumonia e infecção do trato urinário, sendo a infecção da ferida e abscessos intracavitários os mais comuns. A retirada de suturas ou corpo estranho dos locais infectados, limpeza exaustiva do local, curativos e antibioticoterapia são obrigatórios.
- *Inibição da secreção gastrointestinal:* o emprego do suporte nutricional, por via enteral ou parenteral, tem resultado comprovado na melhora do prognóstico do paciente com fístula. No entanto, essa terapia necessita de cerca de até 45 dias para o fechamento da fístula[58]. A redução medicamentosa do débito da fístula vem sendo estudada recentemente, com o emprego do octreotídeo, um octapeptídeo sintético análogo da somatostatina, com meia-vida de cerca de 2h. A somatostatina é reconhecida pela inibição das secreções exócrina e endócrina do pâncreas, diminuindo a irrigação pancreática. Ela reduz a motilidade gastrointestinal, a secreção gástrica, o esvaziamento da vesícula biliar e reduz a secreção de hormônios, como a colecistoquinina, peptídeo intestinal vasoativo e a secretina[57]. A eficácia do octreotídeo na redução do débito da fístula vem sendo estudada, com resultados ainda controversos quanto ao aumento na velocidade de fechamento espontâneo da fístula. Sabe-se que em determinados pacientes o emprego do análogo da somatostatina reduz de maneira significativa o tempo de cicatrização da fístula, em comparação com a terapia nutricional parenteral isolada[59]. Pela redução no tempo de fechamento da fístula, nesses casos, o uso do octreotídeo pode gerar redução nos custos do tratamento. O octreotídeo também pode ser empregado para estabilizar o paciente, facilitar a reversão de quadro séptico e reduzir a desnutrição, antes da correção cirúrgica da fístula.

Cirúrgico. As principais indicações para a correção cirúrgica das fístulas gastrointestinais pós-operatórias são:

- Presença de fator obstrutivo distal ao orifício fistuloso.
- Presença de fatores desfavoráveis ao fechamento espontâneo.
- Peritonite difusa.
- Falência do tratamento conservador, sendo o tempo ideal não definido. Em geral, indica-se cirurgia se não houver fechamento espontâneo após 30 a 60 dias de nutrição parenteral na ausência de quadro séptico. No entanto, em alguns casos a cirurgia pode ser postergada por, pelo menos, 3 meses.

A falência do tratamento conservador tem maior incidência em fístulas ileais. A preparação pré-operatória envolve a resolução de qualquer processo inflamatório da parede da alça e da parede abdominal. Antibioticoterapia profilática intraluminal é recomendada. A ressecção cirúrgica deve ser realizada em área hígida do trato gastrointestinal e a anastomose, preferencialmente, término-terminal. *Bypass* pela fístula somente é recomendada a fístulas duodenais.

Havendo doença neoplásica ou radiação prévia, a falência do tratamento cirúrgico é alta e, em alguns casos, a manutenção prolongada do tratamento conservador pode trazer melhor qualidade de vida para o paciente.

REFERÊNCIAS BIBLIOGRÁFICAS

1. PERLINO, C. A. Postoperative fever. *Med. Clin. North Am.*, v. 85, n. 5, p. 1141-1149, 2001.
2. LEON, R. M.; GIL, P. S.; CASTRO, S. P. et al. Postoperative fever. *Rev. Enferm.*, v. 26, n. 7-8, p. 68-71, 2003.
3. LARSEN, J. W.; HAGER, W. D.; CHET, L. et al. Guidelines for the diagnosis, treatment and prevention of postoperative infections. *Infect. Dis. Obstet. Gynecol.*, v. 11, n. 1, p. 65-70, 2003.
4. KRAUSE, T.; GERBERSHAGEN, M. U.; FIEGE, M. et al. Dantrolene – a review of its pharmacology, therapeutic use and new developments. *Anaesthesia*, v. 59, n. 4, p. 364-373, 2004.
5. DE LA TORRE, S. H.; MANDEL, L.; GOFF, B. A. Evaluation of postoperative fever: usefulness and cost-effectiveness of routine workup. *Am. J. Obstet. Gynecol.*, v. 188, n. 6, p. 1642-1647, 2003.
6. MOLINA, L.; HERNANDO, S.; DEL PALACIO, A. Peripheral thrombophlebitis in a patient undergoing abdominal-surgery. *Enferm. Infecc. Microbiol. Clin.*, v. 22, n. 5, p. 295-296, 2004.
7. RUEF, C. Peripheral intravenous catheters-to change or not to change? *Infection*, v. 32, n. 1, p. 1, 2004.
8. CROCE, M. A. Postoperative pneumonia. *Am. Surg.*, v. 66, n. 2, p. 133-137, 2000.
9. POLK JR., H. C.; HEINZELMANN, M.; MALANGONI, M. A. et al. Pneumonia in the surgical patient. *Curr. Probl. Surg.*, v. 34, n. 2, p. 128-200, 1997.
10. NAKATANI, J.; ROCHA, R. T. Pneumonia adquirida na comunidade (PAC) e no hospital (PAH). In: BORGES, D. R.; ROTHSCHILD, H.; CINTRA DO PRADO, F.; RAMOS, J.; RIBEIRO DO VALLE, J. *Atualização Terapêutica*. 21. ed. São Paulo: Artes Médicas, 2003. p. 1453-1461.
11. TROTMAN-DICKENSON, B. Radiology in the intensive care unit (Part I). *J. Int. Care Med.*, v. 18, n. 4, p. 198-210, 2003.
12. TROTMAN-DICKENSON, B. Radiology in the intensive care unit (Part II). *J. Int. Care Med.*, v. 18, p. 239-252, 2003.
13. HIYAMA, D. T.; ZINNER, M. J. Surgical complications. In: SCHWARTZ; SHIRES; SPENCER. *Principles of Surgery*. 6. edition. New York: McGraw-Hill, 1994. p. 455-487.
14. HOWARD, R. J. Surgical infections. In: SCHWARTZ; SHIRES; SPENCER. *Principles of Surgery*. 6. edition. New York: McGraw-Hill, 1994. p. 145-174.
15. HASHEMI, S.; KELLY, E.; ROGERS, S. O.; GATES, J. Urinary tract infection in surgical patients. *Am. J. Surg.*, v. 186, n. 1, p. 53-56, 2003.
16. PLATELL, C.; HALL, J. C. Atelectasis afster abdominal surgery. *J. Am. Coll. Surg.*, v. 185, n. 6, p. 584-592, 1997.
17. SABISTON, D. C.; LYERLY, H. K. Pulmonary embolism. In: SABISTON, D. E. C. *The Biological Basis of Modern Surgical Practice*. 16. ed. Philadelphia: WB Saunders, 2003.
18. SABISTON, D. C.; WOLFE, W. G. Experimental and clinical observations on the natural history of pulmonary embolism. *Ann. Surg.*, v. 168, p. 1, 1968.
19. DALEN, J. E.; ALPERT, J. S. Natural history of pulmonary embolism. *Prog. Cardiovasc. Dis.*, v. 17, p. 259, 1975.
20. GEERTS, W.; CODE, K. I.; JAY, R. M. et al. A prospective study of venous thromboembolism after major trauma. *N. Engl. J. Med.*, v. 331, p. 1601, 1994.
21. DURANCEAU, A.; JONES, R. H.; SABISTON, D. C. The diagnosis of pulmonary embolism. *Compr. Ther.*, v. 2, p. 6-14, 1976.
22. WESTMARK, N. On the roentgen diagnosis of lung embolism. *Acta Radiol.*, v. 19, p. 357-360, 1938.
23. SREERAM, N.; CHERIEX, E. C.; SMEETS, R. M. Value of 12-lead echocardiogram at hospital admission in the diagnosis of pulmonary embolism. *Am. J. Cardiol.*, v. 73, p. 298-303, 1994.
24. STEIN, P. D.; KAYALI, F.; OLSON, R. E. Trends in the use of diagnostic imaging in patients hospitalized with acute pulmonary embolism. *Am. J. Cardiol.*, v. 93, n. 10, p. 1316-1317, 2004.
25. HAGEN, P. J.; VAN STRIJEN, M. J.; KIEFT, G. J. et al. Availability of diagnostic facilities in the Netherlands for patients with suspected pulmonary embolism. ANTELOPE Study Group. Advances in New Technologies Evaluating the Localization of Pulmonary Embolism. *Neth J. Med.*, v. 57, p. 142-149, 2000.
26. YAGI, A.; ORIUCHI, N.; SATO, N. et al. Endo "Pulmonary Thromboembolism". *Circ. J.*, v. 68, p. 599-601, 2004.
27. LA VECCHIA, L.; OTTANI, F.; FAVERO, L. et al. Increased cardiac troponin I on admission predicts in-hospital mortality in acute pulmonary embolism. *Heart*, v. 90, n. 6, p. 633-637, 2004.
28. BELIVEAU, M. M.; MULTACH, M. Perioperative care for the elderly patient. *Med. Clin. N. Am.*, v. 87, p. 273-289, 2003.
29. CARMICHAEL, P.; CARMICHAEL, A. R. Acute renal failure in the surgical setting. *ANZ J. Surg.*, v. 73, p. 144-153, 2003.
30. KNAUS, W. A.; WAGNER, D. P.; DRAPER, E. A. et al. The APACHE III prognostic system. Risk prediction of hospital mortality for critically ill hospitalized adults. *Chest*, v. 100, p. 1619-1636, 1991.
31. NOVIS, B. K.; ROIZEN, M. F.; ARONSON, S. et al. Association of preoperative risk factors with postoperative acute renal failure. *Anesth. Analg.*, v. 78, p. 143-149, 1994.
32. LIANO, F.; PASCUAL, J. Epidemiology of acute renal failure: a prospective, multicenter, community-based study. Madrid Acute Renal Failure Study Group. *Kidney In*, v. 50, p. 811-818, 1996.
33. BHANDARI, S.; TURNEY, J. H. Survivors of acute renal failure who do not recover renal function. *QJM*, v. 89, p. 415-421, 1996.
34. CARMICHAEL, P.; CARMICHAEL, A. R. Atherosclerotic renal artery stenosis: from diagnosis to treatment. *Postgrad. Med. J.*, v. 75, p. 527-536, 1999.
35. HESDORFFER, C. S.; MILNE, J. F.; MEYERS, A. M. et al. The value of Swan-Ganz catheterization and volume loading in preventing renal function in patients undergoing abdominal aneurismectomy. *Clin. Nephrol.*, v. 28, p. 272-276, 1987.
36. SCHWILK, B.; WIEDECK, H.; STEIN, B. et al. Epidemiology of acute renal failure and outcome of haemodiafiltration in intensive care. *Intensive Care Med*, v. 23, p. 1204-1211, 1997.
37. HAMMERMAN, M. R. New treatment for acute renal failure. Growth factor and beyond. *Curr. Opin. Nephrol. Hypertens*, v. 6, p. 7-9, 1997.
38. FRANKLIN, S. C.; MOULTON, M.; SICARD, G. A. et al. Insulin-like growth factor I preserves renal function postoperatively. *Am. J. Physiol.*, v. 272, p. 257-259, 1997.
39. SEZAI, A.; SHIONO, M.; ORIME, Y. et al. Low-dose continuous infusion of human atrial natriuretic peptide during and after cardiac surgery. *Ann. Thorac. Surg.*, v. 71, p. 832-837, 2001.
40. JAKOB, S. M.; FREY, F. J.; UEHLINGER, D. E. et al. Does continuous renal replacement therapy favourably influence the outcome of the patient? *Nephrol. Dial. Transplant*, v. 11, p. 1250-1255, 1996.
41. LAU, H.; LEE, F. Seroma following endoscopic extraperitoneal inguinal hernioplasty. *Surg. Endosc.*, v. 17, n. 11, p. 1773-1777, 2003.
42. HALEY, R. W.; SCHABERG, D. R.; CROSSLEY, K. B. et al. Extra charges and prolongation of stay atributable to nosocomial infections: a prospective interhospital comparison. *Am. J. Med.*, v. 709, p. 51-58, 1981.
43. SAWYER, R. G.; PRUETT, T. L. Wound infections. *Surg. Clin. North Am.*, v. 74, p. 519-536, 1994.
44. CULVER, D. H.; HORAN, T. C.; GAYNES, R. P. et al. Surgical wound infection rates by wound class, operative procedure and patient risk index. National Nosocomial Infections Surveillance System. *Am. J. Med.*, v. 19, p. 125-157, 1991.
45. CRUSE, P. J.; FOORD, R. The epidemiology of wound infection: a 10-year prospective study of 62.939 wounds. *Surg. Clin. North Am.*, v. 60, p. 27-40, 1980.
46. HALEY, R. W.; CULVER, D. H.; MORGAN, W. M. et al. Identifying patients at high risk of surgical wound infection: a simple multivariate index of patients susceptibility and wound contamination. *Am. J. Epidemiol.*, v. 121, p. 206-215, 1985.
47. GARIBALDI, R. A.; CUSHING, D.; LERER, T. Risk factors for postoperative infection. *Am. J. Med.*, v. 91, p. 158-163, 1991.
48. OLSON, M. M.; LEE JR., J. T. Continuous, 10 year wound infection surveillance. Results, advantages and unanswered questions. *Arch. Surg.*, v. 125, p. 794-803, 1990.
49. MEN, S.; AKHAN, O.; KOROGLU, M. Percutaneous drainage of abdominal abcess. *Eur. J. Radiol.*, v. 43, p. 204-218, 2002.
50. WITTMANN, D. H.; WALKER, A. P.; CONDON, R. E. Peritonitis and intraabdominal infection. In: SCHWARTZ; SHIRES; SPENCER. *Principles of Surgery*. 6. edition. New York: McGraw-Hill, 1994. p. 1449-1483.
51. VAN SONNENBERG, E.; WITTICH, G. R.; GOODACRE, B. W. et al. Percutaneous abscess drainage: update. *World J. Surg.*, v. 25, p. 362-372, 2001.
52. BROOK, I.; FRAZIER, E. H. Microbiology of subphrenic abscesses: a 14-year experience. *Am. Surg.*, v. 65, p. 1049-1053, 1999.
53. EDMUNDS, L. H.; WILLIAMS, G. H.; WELCH, C. E. External fistulas arising from the gastrointestinal tract. *Ann. Surg.*, v. 152, p. 445-471, 1960.
54. DUDRICK, S. J.; MAHARAJ, A. R.; MCKELVEY, A. A. Artificial nutritional support in patients with gastrointestinal fistulas. *World J. Surg.*, v. 23, p. 570-576, 1999.
55. FALCONI, M.; PEDERZOLI, P. The relevance of gastrointestinal fistulae in clinical practice: a review. *Gut*, v. 49, p. 2-10, 2002.
56. BERRY, S. M.; FISCHER, J. E. Classification and pathophysiology of enterocutaneous fistulas. *Surg. Clin. North Am.*, v. 76, p. 1009-1018, 1996.
57. GONZALEZ-PINTO, I.; MORENO-GONZALEZ, E. Optimising the treatment of upper gastrointestinal fistulae. *Gut*, v. 49, p. 21-28, 2002.
58. YSEBAERT, D.; VAN HEE, R.; HUBENS, G. et al. Management of digestive fistulas. *Scand. J. Gastroenterol.*, v. 49, p. 42-44, 1994.
59. TORRES, A. J.; LANDA, J. I.; MORENO-AZCOITA, M. et al. Somatostatin in the management of gastrointestinal fistulas. A multicenter trial. *Arch. Surg.*, v. 127, p. 97-99, 1992.

BIBLIOGRAFIA COMPLEMENTAR

SCHEIN, M. Surgical management of intra-abdominal infection: is there any evidence? *Langenbeck's Arch. Surg.*, v. 387, p. 1-7, 2002.

Capítulo 32

Antibioticoterapia em Urgências Cirúrgicas

David Everson Uip ◆ Tânia Mara Varejão Strabelli ◆ Rogério Zeigler

Introdução	349
Sistema Tegumentar	349
Abscesso Cutâneo	349
Sistema Musculoesquelético	349
Fasciite Necrosante	349
Artrite Séptica	349
Sistema Nervoso Central	349
Empiema Subdural	349
Sistema Cardiovascular	350
Pericardite Purulenta	350
Sistema Digestivo	350
Apendicite Aguda	350
Colecistite Aguda	350
Peritonite Secundária à Perfuração Intestinal	350
Abscesso Perianal	350
Sistema Geniturinário	350
Aborto Séptico	350
Abscesso Perirrenal	350
Trauma	350
Trauma Abdominal	350
Trauma Torácico	350
Trauma de Crânio	350
Fratura Exposta	351

INTRODUÇÃO

O uso de antibióticos é prática bastante comum na condução dos pacientes cirúrgicos, tanto na profilaxia de infecções de ferida operatória, como no tratamento de infecções de diversos sítios que podem ocorrer durante o período pós-operatório. Além disso, alguns procedimentos cirúrgicos podem necessitar de tratamento antimicrobiano desde o período pré-operatório, por estarem associados a processo infeccioso ativo ou a condições de alto risco para a ocorrência de infecção. Muitos desses procedimentos se constituem em urgências cirúrgicas, sendo importante o reconhecimento dessas situações ainda na sala de emergência, para que seja adotada a conduta adequada.

Além do diagnóstico infeccioso ou do reconhecimento da situação de risco antes do procedimento cirúrgico, é necessário que o médico tenha conhecimento epidemiológico que lhe permita presumir os agentes etiológicos envolvidos, o que possibilitará a escolha de esquema antimicrobiano empírico adequado.

No presente capítulo, serão abordadas as principais urgências cirúrgicas observadas em pronto atendimento, com ênfase no uso de antibióticos profiláticos ou terapêuticos. As urgências cirúrgicas serão agrupadas por órgãos e sistemas, com exceção dos casos de trauma, que serão considerados separadamente.

SISTEMA TEGUMENTAR

Abscesso Cutâneo

Os quadros de abscesso cutâneo podem ser tratados com esquemas orais. Os agentes envolvidos são estafilococos e estreptococos, principalmente, sendo recomendado o emprego de cefalosporinas de primeira geração (por exemplo, cefalexina 500mg, VO, 6/6h). O tempo de tratamento dependerá da extensão da lesão, podendo variar de 7 dias para os casos de abscessos pequenos a 21 dias, para lesões extensas.

SISTEMA MUSCULOESQUELÉTICO

Fasciite Necrosante

Geralmente causada por estreptococos dos grupos A, C e G, por *Clostridium* sp ou por associação de bactérias aeróbias e anaeróbias. As ocorrências por estreptococos podem ser tratadas com penicilina cristalina 24 milhões UI/dia, divididas em seis doses. Os casos ocasionados por *Clostridium* sp. podem ser tratados com penicilina G cristalina 24 milhões UI/dia, IV, divididas em seis doses, associada a clindamicina 600mg, IV, 6/6h. Os casos polimicrobianos devem ser tratados com imipeném 500mg, IV, 6/6h ou meropeném 1g, IV, 8/8h. O tratamento cirúrgico deve ser precoce. A terapêutica antimicrobiana deve ser mantida por tempo prolongado, pelo menos 21 dias.

Artrite Séptica

Os quadros de artrite séptica monoarticular em adultos são provocados principalmente por *S. aureus* e estreptococos, podendo, entretanto, também ser originados de gram-negativos e, em pessoas sexualmente ativas, de *Neisseria gonorrhoeae*. O tratamento de escolha é o emprego de oxacilina 2g, IV, 4/4h associada a cefalosporina de terceira geração (por exemplo, ceftriaxona 2g, IV, uma vez ao dia). O esquema deve ser ajustado após o resultado de bacterioscopia e cultura do líquido articular. O tratamento deverá ser mantido por 14 a 28 dias, dependendo da evolução.

SISTEMA NERVOSO CENTRAL

Empiema Subdural

A drenagem do empiema subdural deve ter caráter de urgência. Em adultos, 60 a 90% das ocorrências derivam de complicação de sinusite ou otite média. Os principais agentes etiológicos implicados são estreptococos, bacteróides, enterobactérias e *S. aureus*. O tratamento recomendado deve incluir cefalosporina de terceira geração (ceftriaxona 2g, IV, 12/12h ou cefotaxima 2g, IV, 8/8h) associada a metronidazol 7,5mg/kg, 6/6h e oxacilina 2g, IV, 4/4h. O tratamento deve ser mantido por 21 dias.

SISTEMA CARDIOVASCULAR

Pericardite Purulenta

Os quadros de pericardite purulenta surgem geralmente por *Staphylococcus aureus*. Outros agentes envolvidos são *S. pneumoniae*, estreptococos do Grupo A e enterobactérias. O tratamento deve ser por associação de oxacilina 2g, IV, 4/4h a aminoglicosídeo (gentamicina 1mg/kg, IV, 8/8h), devendo-se manter a antibioticoterapia por 28 dias.

SISTEMA DIGESTIVO

Apendicite Aguda

Os agentes implicados em apendicite aguda são enterobactérias, bacteróides e enterococos. Como esquema antimicrobiano, pode-se utilizar cefoxitina 2g, IV, 8/8h ou ciprofloxacina 400mg, IV, 12/12h associada a metronidazol 500mg, IV, 8/8h. Alternativa eficaz é o uso de piperacilina/tazobactam 4,5g, IV, 8/8h.

Colecistite Aguda

Os quadros de colecistite aguda apresentam, como agentes etiológicos, enterobactérias, enterococos, bacteróides e *Clostridium* sp.. Como esquema antimicrobiano, pode-se utilizar a associação de cefalosporina de terceira geração (por exemplo, ceftriaxona 2g, IV, 1 vez/dia) e metronidazol 500mg, IV, 8/8h. Uma outra alternativa seria o uso de piperacilina/tazobactam 4,5g, IV, 8/8h. Em casos graves, sugere-se o uso de imipeném 500mg, IV, 6/6h ou meropeném 1g, IV, 8/8h.

Peritonite Secundária à Perfuração Intestinal

Existem vários esquemas antimicrobianos adequados para o tratamento da peritonite secundária à perfuração intestinal. O esquema deve ser efetivo contra bactérias gram-negativas aeróbias e anaeróbias. Assim, como esquemas eficazes em casos moderados, pode-se utilizar piperacilina/tazobactam 4,5g, IV, 8/8h ou ampicilina/sulbactam 3g, IV, 6/6h ou cefoxitina 2g, IV, 8/8h ou ciprofloxacina 400mg, IV, 12/12h associada a metronidazol 500mg, IV, 6/6h. Para casos graves, deve-se utilizar drogas de maior espectro, como imipeném 500mg, IV, 6/6h ou meropeném 1g, IV, 8/8h, ou a associação de metronidazol 500mg, IV, 6/6h a uma cefalosporina de terceira geração com ação anti-pseudomonas (ceftazidima 2g, IV, 8/8h) ou a uma cefalosporina de quarta geração (cefepima 2g, IV, 8/8h).

Abscesso Perianal

Os agentes são enterobactérias, enterococos, *P. aeruginosa* e *Bacteroides* sp.. Os casos de abscesso perianal geralmente permitem terapêutica oral e podem ser tratados pela associação de ciprofloxacina 500mg, VO, 12/12h a metronidazol 400mg, VO, 6/6h. Alternativa é o emprego de amoxacilina e ácido clavulânico 500mg, VO, 8/8h.

É necessário um seguimento rigoroso da evolução do paciente devido ao risco de progressão da infecção pelos tecidos subcutâneo e muscular, levando à síndrome de Fournier, que representa uma urgência cirúrgica.

SISTEMA GENITURINÁRIO

Aborto Séptico

Os agentes etiológicos envolvidos nos quadros de aborto séptico são: *Bacteroides* spp., *Prevotella bivius*, estreptococos dos grupos A e B, enterobactérias e *Chlamydia trachomatis*. Como esquema terapêutico, pode-se utilizar uma das drogas seguintes: cefoxitina 2g, IV, 8/8h ou imipeném 500mg, IV, 6/6h ou meropeném 1g, IV, 8/8h ou piperacilina/tazobactam, associada a doxiciclina 100mg, VO, 12/12h. Outra alternativa é a associação de clindamicina 600mg, IV, 6/6h a aminoglicosídeo (por exemplo, amicacina 500mg, IV, 12/12h) ou a cefalosporina de terceira geração (por exemplo, ceftriaxona 2g, IV, uma vez ao dia).

Abscesso Perirrenal

Os quadros de abscessos perirrenais ocorrem como complicação de infecções urinárias altas (pielonefrite). A antibioticoterapia deve ser orientada pelo resultado de urocultura, porém, se este ainda não estiver disponível no momento do diagnóstico, pode-se optar pela introdução de cefalosporinas de terceira geração (por exemplo, ceftriaxona 2g, IV, um vez ao dia) ou quinolonas de ação sistêmica (por exemplo, ciprofloxacina 400mg, IV, 12/12h). Nos casos mais graves em que seja necessário o início empírico de antibiótico, pode-se associar aminoglicosídeo (por exemplo, amicacina 15mg/kg/dia) aos esquemas citados, devendo-se considerar a inclusão de drogas com ação contra enterococos (por exemplo, ampicilina 2g, IV, 4/4h).

TRAUMA

Trauma Abdominal

Para trauma abdominal penetrante, deve-se iniciar esquema antimicrobiano com atividade contra bactérias gram-negativas e anaeróbias. Uma droga bastante utilizada é a cefoxitina, devendo-se aplicar 2g, IV na sala de admissão, seguidos por 1g, IV, 2/2h durante o ato cirúrgico. Após a cirurgia, deve-se manter a posologia de 1g, IV, 6/6h por, pelo menos, 24h. Para trauma abdominal fechado com indicação cirúrgica e trauma toracoabdominal penetrante, pode-se manter o mesmo esquema.

Trauma Torácico

Em casos de trauma torácico penetrante ou em trauma torácico fechado em que seja necessária a colocação de dreno, deve-se utilizar cefazolina na dose de 1g, IV, 8/8h por 24h, iniciada ainda na sala de admissão e repetindo uma dose a cada 4h durante o ato cirúrgico. Se acompanhados de lesão esofágica, recomenda-se a utilização de clindamicina associada a gentamicina para cobertura contra bactérias gram-negativas e anaeróbias. A clindamicina deverá ser na dose de 900mg, IV na indução anestésica, seguida por 600mg, IV, 6/6h por, pelo menos, 7 dias. A gentamicina deverá ser usada na dose de 3 a 5mg/kg em dose única diária, IV, devendo também ser iniciada na indução anestésica e mantida por, pelo menos, 7 dias.

Trauma de Crânio

Para trauma de crânio fechado com indicação cirúrgica, deve-se iniciar terapêutica antimicrobiana ainda na sala de admissão, sendo recomendadas cefalosporinas de primeira geração (por exemplo, cefazolina 2g, IV como dose inicial, sendo seguidos por 1g, IV, 8/8h) por 24h. Nos casos de trauma de crânio com fístula liquórica, recomenda-se cefalosporina de segunda geração (cefuroxima 1,5g, IV, 12/12h) por período de 5 dias.

Fratura Exposta

Para casos de fratura exposta tipo I, recomenda-se cefalosporina de primeira geração (por exemplo, cefazolina 1g, IV, 8/8h) por período de duas semanas. Para fratura exposta tipos II e III, recomenda-se a associação de clindamicina (600mg, IV, 6/6h) associada a gentamicina (3 a 5mg/kg, IV, em dose única diária) também por duas semanas. Em pacientes com mais de 60 anos ou na presença de choque ou mioglobinúria, recomenda-se a substituição da gentamicina por ceftriaxona (2g, IV, como dose inicial seguida por 1g, IV, 12/12h).

BIBLIOGRAFIA

DAVIES, H. D.; MCGEER, A.; SCHWARTZ, B.; GREEN, K.; CANN, D.; SIMOR, A. E.; LOW, D. E. Invasive group A streptococcal infections in Ontario, Canada. *N. Engl. J. Med.*, v. 335, n. 8, p. 547-554, Aug. 1996.

FERZOCO, L. B.; RAPTOPOULOS, V.; SILEN, W. Current concepts: acute diverticulites. *N. Engl. J. Med.*, v. 338, n. 21, p. 1521-1526, May 1998.

LEVISON, M. E.; BUSH, L. M. Peritonitis and others intra-abdominal infections. In: MANDELL; DOUGLAS; BENNETT. *Principles and Practice of Infectious Diseases*. 5. ed. New York: Churchill Livingstone, 2000. p. 821-856.

MOELLERING JR., R. C. Principles of anti-Infective therapy. In: MANDELL; DOUGLAS; BENNETT. *Principles and Practice of Infectious Diseases*. 5. ed. New York: Churchill Livingstone, 2000. p. 223- 235.

TIBBLES, P. M.; EDELSBERG, J. S. Medical progress: hyperbaric-oxygen therapy. *N. Engl. J. Med.*, v. 334, n. 25, p. 1642-1648, Jun. 1996.

Capítulo 33

Manutenção de Doadores de Órgãos no Pronto Atendimento

Flávio Jota de Paula

Introdução	353
Definições	354
Identificação de Um Potencial Doador	355
Doador Ideal	355
Doadores Marginais ou Limítrofes	355
Recomendações Quanto a Doenças Associadas	356
Etapas na Consolidação de Um Potencial Doador	357
Identificação	357
Notificação	358
Manutenção Clínica	358
Avaliações Clínico-laboratoriais e Manutenção	360
Acessos Vasculares	360
Abordagem Clínica e Circulatória Inicial	360
Diagnóstico de Morte Encefálica	359
Abordagem Familiar	363
Aspectos Legais do Transplante	364
Conclusão	364

INTRODUÇÃO

A baixa demanda de órgãos cadavéricos para transplante fez com que os critérios de seleção de doadores e de receptores, bem como os de distribuição de órgãos, fossem revistos. Ante a baixa oferta de órgãos cadavéricos, caminhou-se, na última década, para uma seleção mais rígida dos receptores, associada a critérios menos rígidos na seleção dos doadores. Dessa forma, avançou-se para a utilização de doadores cadavéricos denominados marginais ou limítrofes (anteriormente não utilizados) e para o aumento na utilização de doadores vivos, relacionados e não relacionados[1], observando os conceitos éticos e legais implicados.

É oportuno referir que a principal causa responsável pela reduzida oferta de doadores observada no nosso meio é a não-notificação de um potencial doador pelos profissionais médicos diretamente envolvidos com o paciente crítico e em suporte ventilatório às Centrais de Notificação, Captação e Distribuição de Órgãos (CNCDO). Alguns fatores contribuem para essa baixa taxa de notificação: a desinformação, a falta de treinamento específico, os receios éticos, as expectativas desfavoráveis quanto ao tempo que se irá despender e sua real validade, o desconhecimento dos aspectos legais e das instituições públicas envolvidas no controle de todo o processo, a falta de uma formação, no nível da graduação, sobre esse tema específico que transmita os novos conceitos e amplie a visão da responsabilidade médica para com a captação de órgãos, além de outros, pessoais e religiosos.

O avanço para uma condição de falência cardiocirculatória associada a condições de ordem clínica (doenças e fatores de co-morbidade preexistentes), laboratoriais ou sorológicas que impeçam a utilização do doador e a recusa familiar são outras duas importantes causas da baixa efetividade de doadores no nosso meio.

Atualmente, apenas um em cada oito potenciais doadores tem notificação. Se a taxa de notificação fosse dobrada para dois em cada oito, o número de doadores seria imediatamente duplicado e, com certeza, isso contribuiria para uma progressiva queda no número de pacientes e de óbitos em lista de espera. Por outro lado, essa maior demanda de doadores contribuiria para o aumento do *pool* de doadores não limítrofes, como conseqüência da possibilidade de se exercer uma seleção mais criteriosa. Essa atitude é estrategicamente muito mais econômica e de mais fácil abordagem do que as tentativas de se ampliar a taxa de doação por meio de campanhas nacionais de conscientização, que, por terem que alcançar toda a população e de forma continuada, impõem altos custos, além de obterem solução apenas a longo prazo. Acredita-se na importância das campanhas populacionais e da necessidade de manter continuamente o tema na mídia, mas, unicamente por intermédio dessa abordagem, o número de captações de órgãos a curto prazo não será ampliado.

Outra conseqüência diretamente ligada ao aumento das notificações seria uma previsível e progressiva queda no número de transplantes *inter vivos*, que vem crescendo em todo o mundo. Dados publicados no Registro Brasileiro de Transplantes (RBT) apontam para um progressivo aumento do transplante hepático *inter vivos*, que alcançou o percentual de 22,3% dos transplantes hepáticos realizados no Brasil, no ano de 2003, bem como para um crescente e progressivo aumento ndo transplante renal *inter vivos*, ano a ano, no período de 1995 a 2003 (Figs. 33.1 e 33.2), em decorrência da baixa oferta de órgãos cadavéricos[2].

A utilização de doadores não limítrofes, pela possibilidade de melhor seleção decorrente de maior oferta, acarretaria maior sobrevida, quer do enxerto, quer do receptor e, conseqüentemente, maior longevidade, tanto do enxerto como do paciente, seria observada, associada a menor tempo de internação, menor prevalência de complicações e transplante de menor custo. O aumento do número de transplantes também reduziria o tempo de espera em lista e, por conseguinte, possibilitaria melhor qualificação clínica do receptor, reduzindo, assim, as complicações de ordem clínica e cirúrgica no pós-transplante e, paralelamente, os custos terapêuticos.

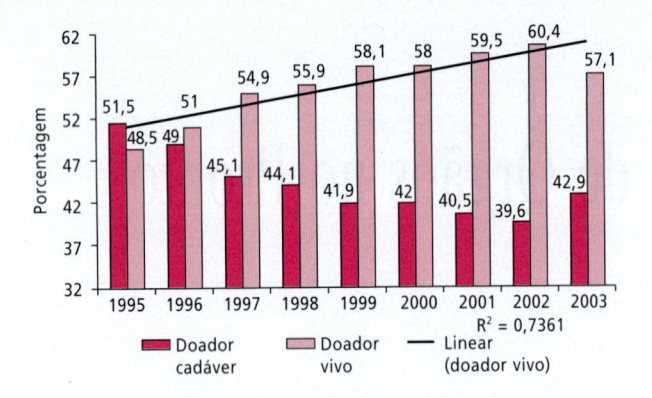

Figura 33.1 – Porcentagem anual de transplante renal por tipo de doador no Brasil (1995 – 2003).

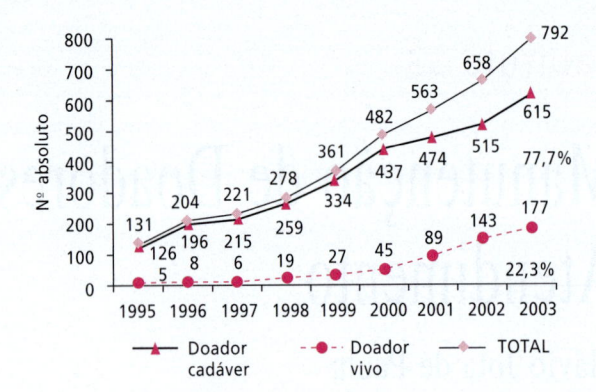

Figura 33.2 – Transplante hepático por ano e por tipo de doador no Brasil (1995 – 2003).

Diante do exposto, cabe aos profissionais diretamente ligados ao atendimento a pacientes críticos, quer em unidades de pronto atendimento, quer nas unidades de terapia intensiva e de suporte ventilatório, mudar esse cenário por meio de atitude positiva de notificação de um potencial doador. Os progressos da medicina ampliaram as responsabilidades dos profissionais da área da saúde, atingindo não só o paciente, mas toda a sociedade.

Hoje, cerca de 52.000 receptores de órgãos sólidos e tecidos aguardam um transplante no Brasil. Esse número nos lembra que a atividade transplantadora há muito deixou de ser um problema exclusivamente médico para ser um problema social grave e que merece toda a atenção dos profissionais médicos envolvidos, direta ou indiretamente, com essa atividade, bem como das instituições públicas e privadas pela responsabilidade da atividade que exercem na área da saúde.

Portanto, entre os muitos desafios a serem vencidos na área dos transplantes de órgãos sólidos, destacam-se: a progressiva conscientização dos profissionais médicos para a necessidade de notificação de um potencial doador de múltiplos órgãos sob os seus cuidados e a padronização da investigação, da manutenção e das diretrizes de recusa e aceitação de doadores cadavéricos.

A seguir, esses pontos serão abordados, sem, contudo, se esquecer dos aspectos legais ao longo de todo o processo de detecção, manutenção e notificação de um potencial doador.

DEFINIÇÕES

- *Potencial doador cadavérico de múltiplos órgãos em morte encefálica:* todo e qualquer paciente comatoso, com dano encefálico irreversível e de causa diagnóstica conhecida – traumático ou clínico – que pareça progredir para morte encefálica, antes de falência circulatória e/ou cardíaca-terminal, deve ser considerado como um potencial doador, independentemente da idade e de diagnósticos outros associados.
- *Potencial doador cadavérico com coração parado recentemente (menos de 30min) ou sem batimentos ou sem recuperação dos batimentos após manobras:* não empregado ainda no nosso meio, pela ausência de normatização legal. É utilizado em outros países, principalmente como doador de rins.
- *Potencial doador cadavérico com coração parado tardiamente:* trata-se de um cadáver com parada cardíaca não recente (com, no máximo, 6h), passível de ser um doador apenas de tecidos (córnea), cuja utilização está legalmente normatizada.
- *Morte encefálica:* definida como a parada total da atividade do tronco encefálico e hemisférios cerebrais, respeitando-se a resolução CFM nº 1.480/97 do Conselho Federal de Medicina, sendo necessários dois exames clínico-neurológicos e um exame gráfico complementar para sua confirmação. Nessa situação, a função cardiorrespiratória é mantida com auxílio de aparelhos e medicamentos. Deve-se considerar que ainda não há consenso sobre a aplicabilidade desses critérios em crianças menores de 7 dias e prematuros. Considera-se ainda que a parada total e irreversível das funções encefálicas equivale à morte, conforme critérios já bem estabelecidos pela comunidade científica mundial.
- *Manutenção do potencial doador:* com o diagnóstico de morte encefálica, uma série de condutas médicas são implementadas para identificar e corrigir as alterações dela decorrentes, reduzindo o risco de inviabilidade dos órgãos e tecidos transplantáveis. Essa etapa tem duração indeterminada, iniciando-se com a suspeição da condição clínica de morte encefálica e terminando somente com a conclusão da retirada cirúrgica dos órgãos e tecidos.
- *Central de Notificação, Captação e Distribuição de Órgãos (CNCDO):* são as unidades executivas do Sistema Nacional de Transplantes (SNT), com a incumbência de, entre outras:
  – Coordenar as atividades de transplantes no âmbito estadual.
  – Promover a inscrição de potenciais receptores, com todas as indicações necessárias à sua rápida localização e à verificação de compatibilidade do respectivo organismo para transplante ou enxerto de tecidos, órgãos e partes disponíveis de que necessitem.
  – Classificar os receptores e agrupá-los segundo as indicações do item anterior, em ordem estabelecida pela data de inscrição, fornecendo-lhes o necessário comprovante.
  – Receber notificações de morte encefálica ou outra que enseje a retirada de tecidos, órgãos e partes para transplante, ocorrida em sua área de atuação.
  – Determinar o encaminhamento e providenciar o transporte de tecidos, órgãos e partes retirados ao estabelecimento de saúde autorizado em que se encontrar o receptor ideal, observado o disposto no item sobre classificação dos receptores.
  – Notificar ao órgão central do SNT dos tecidos, órgãos e partes não aproveitáveis pelos receptores ins-

critos na CNCDO do local da doação, para utilização pelos relacionados na lista nacional.
- **Comissão Intra-Hospitalar de Transplantes:** comissão formada por médicos, enfermeiros, psicólogos, assistentes sociais e outros profissionais para:
  – Organizar, no âmbito do hospital, o processo de captação de órgãos.
  – Articular-se com as equipes médicas do hospital, especialmente as das Unidades de Tratamento Intensivo e dos Serviços de Urgência e Emergência, no sentido de identificar os potenciais doadores e estimular seu adequado suporte para fins de doação.
  – Articular-se com as equipes encarregadas da verificação de morte encefálica, visando assegurar que o processo seja ágil e eficiente, dentro de estritos parâmetros éticos e morais.
  – Coordenar o processo de abordagem dos familiares dos potenciais doadores identificados, assegurando que essa ação seja, igualmente, regida pelos mais estritos parâmetros éticos e morais.
  – Articular-se com os respectivos Institutos Médicos Legais para, quando for o caso, agilizar o processo de necropsia dos doadores, facilitando, quando possível, a realização do procedimento no próprio hospital, tão logo seja procedida a retirada dos órgãos.
  – Articular-se com a respectiva CNCDO, sob cuja coordenação esteja, possibilitando o adequado fluxo de informações.
- **Organização de Procura de Órgãos (OPO):** organização composta de médicos, enfermeiros, psicólogos, assistentes sociais e outros profissionais, responsáveis pelos procedimentos de identificação e manutenção de potenciais doadores de órgãos em determinada área. No território nacional, essas unidades funcionais são utilizadas apenas no Estado de São Paulo. Nos demais Estados da federação, essas tarefas são de responsabilidade da Comissão Intra-Hospitalar de Transplante.

IDENTIFICAÇÃO DE UM POTENCIAL DOADOR
Doador Ideal

O doador ideal de múltiplos órgãos é um indivíduo previamente saudável, com idade entre 10 e 55 anos de idade, com morte encefálica de origem traumática ou secundária à hemorragia intracraniana não hipertensiva ou por hipóxia, sem infecções e com boa função dos órgãos sólidos disponíveis para transplante. Entretanto, essa não é a população mais freqüentemente abordada e disponibilizada no nosso meio, que vem se caracterizando como indivíduos de idade avançada (mais de 60 anos), com morte encefálica não traumática, com história clínica prévia ao evento de hipertensão arterial e/ou outras afecções crônicas (*diabetes mellitus*); portanto, com um número de considerações que, anos atrás, contra-indicariam a doação. Esse grupo será chamado de doadores marginais ou limítrofes.

Doadores Marginais ou Limítrofes

A crescente utilização de doadores cadavéricos de menor qualificação clínica, categorizados como "doadores marginais ou limítrofes"[3], tem ampliado o número de doadores efetivos por milhão da população, ao preço de maiores morbidade e mortalidade pós-transplante. A sua utilização implica transplantes de maior custo[3,4], principalmente pelo período de internação pós-transplante mais prolongado observado com doadores e receptores de alto risco. Reavaliações futuras quanto à política de aceitação e de distribuição de órgãos cadavéricos marginais se fazem necessárias, sendo ainda um tema polêmico com necessidade de mais estudos, para que um consenso final de atitudes mais seguras seja estabelecido. No entanto, em trabalho recente [5] comparando a sobrevida de receptores transplantados com rim marginal com a dos pacientes em lista de espera, os autores concluem que o uso de rins marginais está associado a um significativo benefício para a sobrevida quando confrontado com aquela resultante da manutenção da diálise. O aumento médio da expectativa de vida para receptores de rins marginais comparados com a dos receptores em lista de espera, no estudo de coorte, foi de 5 anos, embora esse benefício tenha variado de 3 a 10 anos, dependendo das características do receptor.

No Quadro 33.1 estão enumeradas as diferentes condições que qualificam como marginais esse grupo de doadores cadavéricos.

Entre os doadores marginais destacam-se os idosos, pela sua alta prevalência. Dessa forma, os doadores que têm como causa da morte encefálica lesão cerebrovascular não traumática, ligada a fatores de co-morbidade prévios, como hipertensão arterial e/ou *diabetes mellitus*, estão crescendo paralelamente em número.

A mortalidade e a morbidade pós-transplante guardam nítida relação com a idade do doador. Maior prevalência de rins com disfunção primária do enxerto ou função renal tardia (FRT) é observada no grupo de doadores idosos, com as suas conseqüências: (1) maior tempo de internação; (2) maior incidência de rejeição celular aguda; (3) imunossupressão mais intensa, mais diferenciada e de maior custo; (4) pior evolução do órgão transplantado por nefropatia crônica do enxerto; (5) maiores morbidade e mortalidade e (6) um custo final muito maior do transplante.

Protocolos para emprego de ambos os rins, quando oriundos de doadores marginais, para um mesmo receptor têm sido propostos por alguns centros, mostrando uma evolução mais satisfatória do enxerto[6-8].

Essa recomendação é mais bem indicada a doadores com mais de 75 anos ou com porcentagem de glomérulos esclerosados superior a 15%[9], em biopsia pré-transplante. Para viabilizar essa prática em nosso meio, é necessário rever os critérios atuais vigentes para alocação de órgãos.

Biopsia do órgão a ser doado é proposta na literatura, para investigação histológica do percentual de glomérulos esclerosados[10,11] e de arterioloesclerose[12], a fim de auxiliar na decisão de utilizar ou não os rins de um potencial doador idoso ou hipertenso[13]. Porcentagem de esclerose superior a 20% dos glomérulos associa-se a pior evolução do enxerto, a maior incidência de função renal retardada e a significativo maior percentual de perda. Por sua vez, a porcentagem de glomérulos

---

QUADRO 33.1 – Categorias de doadores cadavéricos marginais ou limítrofes

- Idade < 5 anos e > 55 anos
- Doador diabético
- Doador com hipertensão arterial prévia
- Doador infectado ou séptico (com restrições)
- Doador sem batimento cardíaco ou com prolongada parada cardíaca (> 10min)
- Doador com disfunção renal prévia
- Doadores de risco para infecções virais ou de risco para vírus de imunodeficiência humana
- Doadores com malignidade presente ou com antecedente desta (com restrições)

esclerosados se correlaciona com a idade do doador e com óbitos por lesão encefálica não traumática. A análise histológica deveria ser realizada, segundo esses protocolos, independentemente dos valores de creatinina nos doadores com mais de 55 anos e com lesão encefálica não traumática (Tabela 33.1)[14].

Por outro lado, em vista da grande variabilidade individual na taxa de envelhecimento renal analisada pelo percentual de glomérulos esclerosados em material de biopsia, demonstrada em diferentes estudos[15,16], parece inadequada a decisão de rejeitar doadores com base unicamente na idade, sem outros critérios mais finos como a biopsia renal pré-transplante (Tabela 33.2).

Crianças, independentemente da faixa etária e do peso corporal, poderão ser utilizadas como doadores após cuidadosa avaliação clínico-cirúrgica, levando-se em conta a disponibilidade de receptores, de condições técnicas e de adaptações na prática diária para sua realização[15]. A experiência cirúrgica da equipe é fator importante na decisão de utilizar ou não tais doadores. Nesse caso, o transplante em bloco dos dois rins para o mesmo receptor, adulto ou criança, pode ser uma alternativa nos centros de maior experiência cirúrgica, pelos dados de melhor sobrevida do enxerto a curto e longo prazos[16-18]. Maior incidência de complicações vasculares[18-20] e de linfocele[21] tem sido descrita com esses doadores. O uso de rins de doadores pediátricos tem resultado em menor sobrevida do enxerto[22], uma vez que a necessidade de menor tempo de isquemia fria tem sido recomendada e enfatizada como fundamental para melhor sobrevida do enxerto[18,21-24]. A partir de dados do United Network of Organ Sharing (UNOS)[18], foram analisados os resultados apurados em receptores de rins pediátricos e adultos entre 1988 e 1995. A sobrevida do enxerto de doadores com menos de 18 anos (n = 12.838) no primeiro, segundo, terceiro, quarto e quinto anos foi de 81,5%, 76,3%, 71,3%, 66,4% e 61,7%, respectivamente. Os resultados correspondentes para doadores adultos, com idade entre 18 e 50 anos (n = 35.442), foi de 83,5%, 78,4%, 73,1%, 67,9% e 62,4%, respectivamente, p menor que 0,01. A análise dos resultados no grupo pediátrico, após ter sido subdividido em três subgrupos para análise (subgrupo I [0 a 5 anos], subgrupo II [6 a 11 anos] e subgrupo III [12 a 18 anos]), chegou aos seguintes resultados: (1) progressivo aumento na idade do doador foi associado à progressiva melhora na sobrevida do enxerto, quando os doadores tinham entre 6 e 11 anos de idade, enquanto progressivo aumento no peso do doador foi associado à melhora na sobrevida do enxerto para os doadores entre 0 e 5 anos de idade; (2) embora os receptores do subgrupo I tenham menor sobrevida do enxerto, os transplantes em bloco (n = 751) apontam para muito melhor sobrevida do enxerto no primeiro, terceiro e quinto anos (76,3%, 67,7% e 60,7%, respectivamente), quando comparados com transplante único (n = 1.447; 72,2%, 61,1% e 53,2%, $p = 0,02$); (3) trombose como causa de perda do enxerto foi de 10% no subgrupo I, 6% no subgrupo II e 5% no subgrupo III e (4) o risco relativo para perda do enxerto no primeiro ano foi menor nos transplantes em bloco (0,688, $p < 0,01$) e quando o peso do doador era superior a 15kg (0,547, $p < 0,01$) e maior em receptores com transplante prévio (1,556, $p < 0,01$) ou que receberam órgãos com tempo de isquemia prolongada (1,097, $p = 0,03$) ou ainda em receptores da raça negra (1,288, $p = 0,03$) e em receptores com índice de massa corporal maior ou igual a 25 (1,286, $p = 0,02$).

TABELA 33.2 – Esclerose glomerular e envelhecimento renal por faixa etária

FAIXA ETÁRIA (ANOS)	VARIABILIDADE NA % DE GLOMÉRULOS ESCLEROSADOS	ESTUDO
55	0,2 – 16,7	Kaplan[16]
75	1,5 – 23,0	
60 – 75	0 – 57	Randhawa[15]

Recomendações Quanto a Doenças Associadas

Diabetes Mellitus

Doadores portadores de *diabetes mellitus* que não apresentem insuficiência renal (caracterizada por creatinina > 1,5mg/dL na admissão) previamente à condição de morte encefálica poderão ser utilizados. Nesse caso, o tempo de evolução da doença deve ser considerado, juntamente com o exame físico (avaliação vascular periférica, fundo de olho e biopsia renal de congelação)[25,26].

Outras Doenças Renais

Rins de doador cadavérico com nefropatia lúpica diagnosticada cinco anos antes da doação foram utilizados com sucesso[27], bem como rim com grande cisto benigno[28]. Completa remissão da hipertensão arterial após doação em vida de rim com grande cisto benigno foi relatada[29].

Hipertensão Arterial Sistêmica

Doadores com história pregressa de hipertensão arterial sistêmica (HAS), que não apresentem insuficiência renal previamente à condição de morte encefálica, poderão ser utilizados, independentemente de a causa de morte ser diretamente relacionada, como acidente vascular cerebral isquêmico ou hemorrágico. Nesse caso, o tempo de evolução da doença deve ser considerado, recomen-

TABELA 33.1 – Esclerose glomerular e evolução pós-transplante renal

	CR > 2,5 OU NEFRECTOMIZADO ATÉ O 6º MÊS	BOA FUNÇÃO RENAL NO 6º MÊS		p
Porcentagem média de glomérulos esclerosados	20	2	–	0,05
Porcentagem de glomérulos esclerosados	0	Até 20	Acima de 20	
Porcentagem de pacientes com FRT	22	33	87	0,05
Porcentagem de perda do enxerto	7	7	38	0,04

Cr = creatinina; FRT = função renal tardia, com necessidade de diálise na 1ª semana.
Estudo retrospectivo com 65 biopsias pré-transplante[14].

dando-se a não aceitação de doadores com HAS há mais de 10 anos. Estudo com 25.039 transplantes renais com doadores cadavéricos realizado entre julho de 1994 e junho de 1997, com 15% de doadores com HAS prévia (dados do US Renal Data System), identificou a duração da HAS maior que 10 anos como fator de risco independente para a sobrevida do enxerto (sobrevida no terceiro ano do enxerto, 75% *versus* 65%; risco relativo de 1,36 para HAS maior que 10 anos; P < 0,001)[30]. Esse dado, juntamente com o exame físico (avaliação vascular periférica, fundo de olho e biopsia renal de congelação)[31-33], deve ser levado em consideração para a correta aceitação do doador.

Anormalidades ou Lesões Anatômicas

Doadores portadores de anormalidades anatômicas renais, vasculares ou urológicas congênitas, ou de lesões renais, vasculares ou urológicas adquiridas no ato da retirada de órgãos que, após análise clínica e cirúrgica, não impeçam a sua utilização, poderão ser empregados[34]. Rins com lesão vascular secundária à doença renovascular foram usados com bons resultados a curto, médio e longo prazos[35].

Infecção Sistêmica

O uso de rins de doadores portadores de infecção deve obedecer ao Decreto 2.266 com consentimento pós-informado.

Doadores com sorologia positiva para vírus de imunodeficiência adquirida (HIV, *human immunodeficiency virus*) serão recusados. Doadores pertencentes a grupos de risco, com sorologia negativa, poderão ser aceitos a critério do centro transplantador, após assinatura de consentimento pós-informado pelo receptor (ou responsável legal).

Infecção Bacteriana

Doadores portadores de processo séptico sistêmico não serão utilizados.

Outros processos infecciosos localizados e de origem primária não renal, incluindo-se infecção do sistema nervoso central, poderão ser utilizados.

Nesses casos, a OPO deverá coletar material de secreções para cultura ou para diagnóstico específico.

Infecção pelo Vírus B da Hepatite

Doadores portadores de sorologia positiva para o vírus B da hepatite (HBsAg positivo) poderão eventualmente ser utilizados para receptores sorologicamente semelhantes ou para receptores anti-HBsAg positivos, após discussão e assinatura de um consentimento pós-informado pelo receptor.

Considerar a possibilidade de emprego de lamivudina (Epivir®) no pós-transplante. Da mesma forma, tem sido proposta a utilização de doadores anti-HBsAg negativos e anti-HBc positivo para receptores vacinados[36-38].

Infecção pelo Vírus C da Hepatite

Doadores portadores do vírus C da hepatite (anti-HCV) poderão ser usados para receptores HCV positivos após discussão e assinatura de um consentimento pós-informação[39], sendo desencorajado o uso para receptores anti-HCV negativo[40].

Condição Hemodinâmica

Não devem ser utilizados doadores que se apresentem com choque persistente por mais de 12h, não responsivos às medidas terapêuticas clássicas. Em todos os demais estados de instabilidade hemodinâmica transitória, qualquer que seja o valor de creatinina - desde que com função renal prévia inicial adequada, após avaliação clínico-laboratorial, os doadores poderão ser utilizados.

Neoplasias Malignas

Doadores portadores de neoplasias de pele localizadas e de baixa morbidade e de tumores primários do sistema nervoso central, exceto meduloblastoma e glioblastoma, podem ser utilizados. Todos os demais tumores malignos serão recusados[41].

Precauções para prevenir a transmissão de neoplasias com o órgão doado incluem meticuloso exame do doador, cuidadoso exame dos órgãos no momento da retirada, biopsia de qualquer lesão suspeita e, se possível, autopsia de rotina do doador[42].

Tripanossomíase Sul-americana

Doadores portadores de sorologia positiva eventualmente poderão ser utilizados após discussão e assinatura de um consentimento pós-informado pelo receptor. É recomendável a profilaxia com benzonidazol (Rochagan®) na dose de 8mg/kg/dia[43,44].

ETAPAS DA CONSOLIDAÇÃO DE UM POTENCIAL DOADOR

Para que a captação de um doador de múltiplos órgãos seja efetiva, devem ser efetuadas medidas que visem a adequadas abordagens diagnóstica e terapêutica em todos os níveis de atendimento ao paciente. Como será visto, essas ações serão exercidas por diferentes profissionais (médicos e paramédicos) e nas mais diversas condições e localidades (intra e extra-hospitalares).

O processo de captação de um potencial doador abrange uma série de etapas (Quadro 33.2).

Identificação

O contato inicial com o potencial doador poderá ocorrer mesmo antes do diagnóstico de morte encefálica, ao se deparar com pacientes neurológicos ou não, de mau prognóstico, quer em suas clínicas de origem, quer em unidades de pronto atendimento ou de suporte ventilatório ou, ainda, mais precocemente, no momento do atendimento pelas equipes de resgate, em vias públicas ou na própria residência, de pacientes com grandes politraumas; com trauma craniano localizado; com doença vascular cerebral. A partir desse momento, deve ser mantido o contato com a equipe médica responsável pelo paciente, devendo-se iniciar as orientações, com o intuito de manter adequadas condições de hidratação e circulatórias, sem interferir na rotina do serviço ou do atendimento primário.

No entanto, esse primeiro contato se dá, com mais freqüência, após o diagnóstico clínico suspeito de morte encefálica, quando as fases iniciais do atendimento médico e paramédico já foram ultrapassadas.

QUADRO 33.2 – Etapas do processo de captação

- Identificação
- Notificação
- Avaliação clínico-laboratorial e manutenção
- Diagnóstico de morte encefálica
- Abordagem familiar

Independentemente de onde e de quando ocorra esse contato, os cuidados básicos devem ser iniciados de imediato: (1) estabelecimento de vias de acesso venoso; (2) avaliação das condições volêmica, circulatória e respiratória, com monitoração da pressão arterial, da pressão venosa central (quando disponível nessa primeira etapa), da freqüência cardíaca e do percentual de saturação; (3) reposição hidroeletrolítica e (4) coleta dos exames iniciais (quando internado).

Notificação

A notificação é o informe à CNCDO local de um potencial doador, pelo profissional médico que o atende ou por responsáveis locais dentro da instituição ou da unidade de atenção em que o paciente se encontra internado, sendo essa notificação compulsória. As grandes instituições médicas contam com a manutenção de uma equipe multiprofissional e interdisciplinar, vinculada à Comissão Intra-Hospitalar de Transplante de Órgãos, responsável pelo controle e pelo informe dessas ações intra-hospitalares à CNCDO local, por meio de relatórios mensais, obrigatórios.

A notificação corresponde ao primeiro e mais importante dos passos para se concretizar captação efetiva de um potencial doador, nunca devendo ser negligenciada pela instituição ou pelo médico atendente. Não cabe ao médico que estiver prestando assistência decidir se o paciente preenche os critérios de doador, e sim à CNCDO. O que se informa é a existência de um potencial doador de órgãos ante um quadro clínico-neurológico ainda merecedor de confirmação.

Atrasar o processo de notificação leva, na maioria das vezes, a retardo das etapas posteriores de manutenção, confirmação diagnóstica e doação familiar, quase invariavelmente culminando em falência cardiocirculatória, com inviabilidade dos órgãos passíveis de ser doados e utilizados.

É importante entender que, caso venha a ser efetuada a notificação, os profissionais da OPO estão aptos para acompanhar e orientar as ações e os cuidados no curso de todo o processo, responsabilizando-se por adequado encaminhamento ético e legal e pela abordagem dos familiares. Portanto, a notificação não apenas contempla uma medida de exercício obrigatório, como coloca em campo outros profissionais que atuarão em conjunto, reduzindo a carga de trabalho e conduzindo todo o encaminhamento de forma ética e legal.

Manutenção Clínica

Essa etapa, com intuito didático, pode ser subdividida em cinco fases distintas, levando-se em conta o local do primeiro contato com o potencial doador (Fig. 33.3). A primeira, ainda em âmbito extra-hospitalar, quando do socorro pelas unidades especializadas de resgate na residência ou na via pública (fase I); a segunda, já admitido em uma unidade hospitalar, iniciando as ações intra-hospitalares, que compreendem admissão na unidade de pronto atendimento, diagnóstico, coleta dos dados e parâmetros clínicos e primeiros atendimentos (fase II); a terceira abrange encaminhamento diagnóstico e introdução das medidas terapêuticas gerais e especializadas – cirúrgicas e/ou clínicas – (fase III); a quarta compreende o período de observação depois de instituídas as medidas terapêuticas iniciais, por vezes em unidades de cuidado especializado – unidades de terapia intensiva ou de suporte ventilatório – (fase IV) e, caso ocorra falência terapêutica e faça a suposição diagnóstica de morte encefálica, inicia-se a quinta fase, que se prolonga até a retirada dos órgãos (fase V).

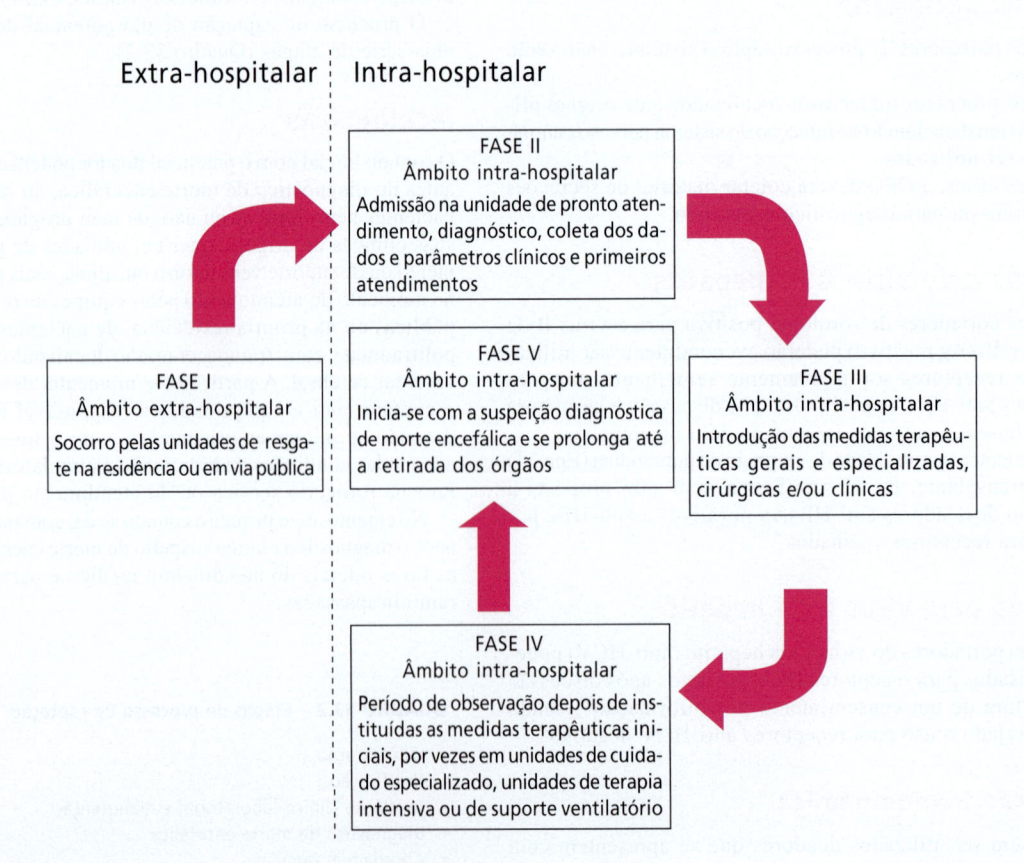

Figura 33.3 – Fases de manutenção clínica do potencial doador.

A fase de manutenção de um potencial doador vem se iniciando, mais freqüentemente, dentro da própria estrutura hospitalar, quando pacientes neurológicos ou acometidos de outras afecções evoluem com falência terapêutica e morte encefálica, tornando-se potenciais doadores, quer de múltiplos órgãos, quer unicamente de tecidos no caso de parada cardíaca irreversível. Há, portanto, exclusão das fases I, II e III. Um dos fatores que contribui para maior freqüência de identificação de potenciais doadores em unidades de internação, em detrimento dos pacientes politraumatizados ou vítimas de trauma craniano, como, por exemplo, o causado por arma de fogo, nas unidades de atendimento emergencial, é o maior tempo de internação dos pacientes vítimas de acidente vascular cerebral e/ou de afecções de alto risco. Essa observação aponta para um sistema de captação lento e ineficaz para identificar pacientes críticos e com poucas possibilidades, pela gravidade do evento, de sobreviver mais de 24h. Entre as conseqüências imediatas dessa ineficiência na detecção de potenciais doadores está uma captação crescente de doadores idosos e/ou portadores de co-morbidades prévias, como *diabetes mellitus* e/ou hipertensão arterial, criando crescente aumento no número de doadores marginais ou limítrofes. A notificação, por parte dos profissionais médicos envolvidos no atendimento emergencial, é a melhor e mais prática resposta para solução mais imediata desse problema.

Os cuidados, obrigatórios e essenciais, a serem aplicados ao paciente nas fases de I a IV são os mesmos para todos os pacientes, independentemente da sua eventual e futura condição de potencial doador, pelo simples fato de se tratar de um paciente crítico, que necessita ter as funções respiratória e circulatória e as condições hidroeletrolíticas mantidas sob controle e em níveis adequados.

Portanto, nas fases de I a IV, toda a atenção está voltada para a manutenção dos dados vitais, dos parâmetros respiratórios, hemodinâmicos, volêmicos, eletrolíticos e para o correto diagnóstico, buscando, de forma rápida, introduzir as terapêuticas gerais e especializadas que afastem o paciente de um estado de risco imediato, corrigindo e estabilizando as funções básicas. Todas as ações são obrigatoriamente voltadas para salvaguardar o paciente, independentemente da provável evolução para um quadro de irreversibilidade neurológica.

No entanto, em qualquer dessas fases, o paciente pode mostrar sinais clínicos que sugiram ao médico ou à equipe atendente uma provável evolução para quadro de morte encefálica, quando então se inicia a fase V. É nesse momento que, com ações voltadas para o diagnóstico de morte encefálica, se começa uma abordagem dirigida aos aspectos deste capítulo.

Na fase V, as atenções e a intensidade das medidas terapêuticas em nada devem diferir das executadas nas fases anteriores, mesmo porque não existe diagnóstico confirmado de morte encefálica e por ser essa fase a de maior instabilidade hemodinâmica e hidroeletrolítica. Desviar-se da intensidade necessária para manter esses parâmetros pode significar a precipitação de uma falência circulatória imediata e sem retorno.

Outras investigações laboratoriais devem ser iniciadas na fase V, objetivando agilizar o processo de captação. Enquanto a maioria dos exames visa direcionar adequada manutenção dos parâmetros clínicos, circulatório e eletrolítico, outros já avançam no diagnóstico de prováveis alterações secundárias ao estado de lesão encefálica irreversível.

Os objetivos, as ações e as metas são, portanto, em tudo semelhantes ao que necessariamente deveria estar sendo realizado em todo e qualquer paciente crítico, independentemente de sua condição de doador ou não, mesmo porque não há ainda a confirmação do diagnóstico de morte encefálica. O retardo nessa abordagem implicará rápida piora de todos os parâmetros, precipitando eventual condição de irreversibilidade com conseqüente sofrimento e morte encefálica.

Caso, no curso da fase V, venha a ser confirmado o diagnóstico de morte encefálica, as condutas, prévia e precocemente iniciadas, farão toda a diferença no sentido de se proceder à retirada dos órgãos em condições clínicas, laboratoriais e circulatórias mais adequadas. Essa melhor adequação do doador, como anteriormente referido, implicará mais ampla utilização dos órgãos, bem como melhor evolução do paciente e do enxerto, a curto, médio e longo prazos e, tudo isso, a um menor custo final.

Resumindo, quatro são os passos fundamentais a ser seguidos diante de um paciente criticamente enfermo e de mau prognóstico clínico e neurológico: (1) início imediato e constante manutenção das ações que buscam manter as melhores condições circulatória, ventilatória e hidroeletrolítica; (2) efetuar a notificação obrigatória de potencial doador à OPO; (3) definir, com a ajuda de um neurologista, o momento de se iniciar o processo de confirmação de morte encefálica e (4) solicitar exames específicos já visando ao processo de doação. Os exames específicos estão descritos no Quadro 33.3.

É importante entender que, caso venha a ser realizada a notificação, os profissionais da OPO estão aptos para acompanhar e orientar as ações e os cuidados no curso de todo o processo, se responsabilizando não só por um adequado encaminhamento ético e legal, mas também pela abordagem dos familiares. Portanto, a notificação não apenas contempla uma medida de exercício obrigatório, como coloca em campo outros profissionais que atuarão em conjunto, reduzindo a carga de trabalho e conduzindo todo o encaminhamento de forma ética e legal.

É importante lembrar que a não-notificação não é e não pode ser vista como um atalho para um desfecho mais rápido, mais correto ou mais adequado, e sim como uma negligência médica. A sua não realização causa, a curto, médio e longo prazos, uma progressiva desmotivação dos profissionais médicos e paramédicos dentro da instituição, de forma, muitas vezes, irreversível. Os progressos na área médica e as responsabilidades profissionais a eles vinculadas devem ser do conhecimento de todos os que atuam nos grandes centros médicos e não podem e não devem ser negligenciados.

QUADRO 33.3 – Exames específicos para um potencial doador

- Coagulograma
- Transaminases hepáticas
- Bilirrubina total e frações
- Desidrogenase láctica
- Creatina fosfoquinase
- Sorologias: Chagas, VDRL, citomegalovírus, toxoplasmose, mononucleose, hepatite B (anti-HBc, HBsAg, anti-HBsAg), anti-HCV, anti-HIV, HTLV-1/2
- Eletrocardiograma
- Ecodopplercardiograma
- Ultra-som de abdome
- Radiografia de tórax
- Urina tipo I
- Urocultura
- Cultura de secreções suspeitas
- Hemoculturas, se indicativo ou se houver suspeita de septicemia

HBc = hepatite B central (antígeno); HBsAg = antígeno de superfície da hepatite B; HCV = vírus da hepatite C; HIV = vírus da imunodeficiência humana; HTLV = vírus de leucemia/linfoma de células T humanos; VDRL = Venereal Disease Research Laboratories (teste para sífilis).

Uma estrutura jurídica e funcional foi criada e implementada para o sucesso na concretização da atividade transplantadora, bastando um telefonema para que profissionais adequadamente treinados e ligados à OPO da região sejam acionados e passem a se responsabilizar pelos aspectos éticos e legais vinculados à captação em andamento. Esses mesmos profissionais estão aptos para descartar ou aceitar um potencial doador, bem como para abordar os familiares a fim de que se concretize a doação, orientando, simultaneamente, os profissionais locais nas etapas para confirmação da morte encefálica. Nos Estados em que as OPO não constituem a base do sistema captador, a notificação deve ser direcionada à Comissão Intra-Hospitalar de Transplante.

A notificação não deve ser vista como um peso, e sim como uma atitude médica obrigatória, que mobilizará a ajuda de outros profissionais, integrantes da Comissão Intra-Hospitalar de Transplante, da OPO e da CNCDO.

Avaliações Clínico-laboratoriais e Manutenção

A manutenção, como já referido anteriormente, abrange ações contínuas ao longo de todas as fases, com objetivos claros não só de manter as condições hidroeletrolítica, hormonal, circulatória, respiratória mais próximas do fisiológico, mas também de atender à profilaxia de complicações infecciosas, tão freqüentes nos pacientes vítimas de politrauma ou com longos períodos de internação ou, ainda, com necessidade de suporte ventilatório mecânico. Na Tabela 33.3, estão apontados alguns dos parâmetros a ser alcançados no curso da manutenção do potencial doador.

Acessos Vasculares

O ideal seria manter pelo menos duas vias de acesso venoso para mais rápida resposta à necessidade circulatória, na maioria das vezes instável pela condição subjacente de morte encefálica (infusão de soluções e de drogas vasoativas). Pelo menos um acesso venoso deveria ser central, para medições regulares da pressão venosa central (PVC). É útil a cateterização da artéria radial para a coleta de gasometrias seriadas e para a monitoração da pressão arterial média (PAM), sempre que disponível. Como regra, uma excelente manutenção se dá com mais de uma via de acesso vascular.

Abordagem Clínica e Circulatória Inicial

Os primeiros dados objetivos da condição clínica e hemodinâmica do doador são obtidos pela medida da pressão arterial (PA), da freqüência cardíaca (FC), da pressão venosa central (PVC), da pressão arterial média (PAM), quando disponível e do débito urinário (DU). A reposição volêmica com soluções cristalóides e/ou hemoderivados e a infusão de drogas vasoativas deveriam começar o mais cedo possível, visando à manutenção dos parâmetros descritos na Tabela 33.3.

Podem ser utilizadas soluções cristalóides para reposição, sendo comumente empregadas a solução fisiológica a 0,9%, a solução glicosada a 5%, a solução de Ringer simples e a solução de Ringer lactato. Esta última deve ser usada com cautela pelo risco de acidose láctica por vezes já presente. As soluções coloidais deveriam ser empregadas com cautela, pelo risco de excessiva expansão volêmica, com sobrecarga circulatória e congestão pulmonar e hepática. Administração excessiva de solução glicosada pode produzir hiperglicemia e hiponatremia dilucional. Hemoconcentrado deve ser utilizado para manter hematócrito acima de 30%.

O uso de drogas vasoativas é indicado após a falência das medidas iniciais de correção volêmica, com persistência do quadro de choque. A dopamina é a droga de escolha e deveria ser iniciada na dose dopaminérgica de até 5µg/kg/min, com o cuidado de não ultrapassar 12µg/kg/min (dose beta-adrenérgica), evitando-se reduzir a perfusão dos órgãos. Sendo necessário outro agente vasoativo ou reduzir a dose administrada de dopamina, usar dobutamina. Esta deve ser empregada na dose de 5 a 15µg/kg/min. A noradrenalina é vista com reserva e deveria ser evitada, sendo, para alguns centros transplantadores, critério para recusa do doador. Porém, se necessária para evitar a falência circulatória, poderá ser utilizada.

O DU deve se manter em torno de 1mL/kg/h em pacientes adultos e em 2mL/kg/h em crianças; quando superior a 3mL/kg/h, o diagnóstico de *diabetes insipidus* central (DIC) passa a ser uma das possibilidades e deveria ser afastado, precisando de reposição volêmica rigorosa quando associado a hipotensão arterial, hipernatremia, hipocalemia, elevada osmolaridade sérica e baixas osmolaridade e densidade urinária. Diagnóstico diferencial entre outras condições, como excessiva reposição hídrica e/ou uso de diuréticos, deve ser considerado. Nos casos refratários, dDAVP (desmopressina) pode ser empregada, como será visto a seguir.

Havendo oligúria com PA e PVC normais, pode ser usada furosemida 20 a 60mg, IV ou manitol a 20%, na dose de 0,25

TABELA 33.3 – Parâmetros ideais no curso da manutenção

PARÂMETROS	OBJETIVOS
Circulatório	PAS: > 100mmHg
	PAM: 80 – 100mmHg
	PVC: > 10cm H_2O
Renal (diurese)	0,5 – 2mL/kg/h
Ventilatório	Sat O_2: > 90%
	$PaCO_2$: 30 – 40mmHg
	PaO_2/FiO_2: > 200
Metabólico e eletrolítico	Ácido láctico normal
	Sódio plasmático: < 160mEq/L
	Potássio plasmático: 4 – 5mEq/L
	Cálcio normal
	Fósforo normal
	Glicemia normal
Hematológico	Hemoglobina: > 10g%
Temperatura corporal	Acima de 34º C

FiO_2 = fração inspirada de oxigênio; $PaCO_2$ = pressão parcial de gás carbônico; PaO_2 = pressão parcial de oxigênio; PVC = pressão venosa central; PAM = pressão arterial média; PAS = pressão arterial sistólica; Sat O_2 = saturação de oxigênio.

QUADRO 33.4 – Exames iniciais paraa avaliação do potencial doador

- Tipagem sangüínea ABO-Rh
- Gasometria arterial
- Sódio
- Potássio
- Uréia e creatinina
- Osmolaridades sérica e urinária
- Hemograma e plaquetas
- Glicemia
- Cálcio
- Fósforo
- Magnésio

QUADRO 33.5 – Distúrbios comuns no curso de morte encefálica

- *Hidroeletrolítico*
  - Hiponatremia
  - Hipernatremia
  - Hipocalemia
  - Hipercalemia
- *Ácido-básico*
  - Alcalose respiratória
  - Acidose metabólica
  - Acidose láctica
- *Endócrino*
  - *Diabetes insipidus* central
  - *Sick euthyroid syndrome* (síndrome da eutireóide doente)
- *Vasomotor*
  - Choque central - lesão do centro vasomotor
- *Térmico*
  - Hipotermia - lesão do centro termorregulador

a 0,50g/kg. É importante a administração de manitol na dose de 1g/kg imediatamente antes da extração dos órgãos, como diurético e varredor de radicais livres.

Simultaneamente, exames iniciais devem ser realizados para melhor conduzir as necessidades de reposição hidroeletrolítica e de correção acido-básica (Quadro 33.4).

Com a morte encefálica, a perda das funções do tronco cerebral concorre para uma seqüência de freqüentes e simultâneos distúrbios hidroeletrolíticos, acido-básicos, endócrinos e de controle vasomotor e térmico, que contribuem para um estado de choque circulatório refratário e de difícil controle (Quadro 33.5).

Na Tabela 33.4, estão expostas as principais alterações observadas no curso de morte encefálica, suas conseqüências e fatores causais.

A correção dos distúrbios hidroeletrolíticos é imperiosa e deve ser iniciada o mais cedo possível. A não correção dos

TABELA 33.4 – Alterações observadas no curso de morte encefálica, fatores causais e conseqüências

ALTERAÇÃO	FATOR CAUSAL	CONSEQÜÊNCIA
Hipotermia	Lesão do centro termorregulador	Vasoconstrição Depressão miocárdica Arritmias cardíacas Hiperglicemia e cetose Distúrbio de coagulação Alterações eletrolíticas (hipocalemia) Desvio da curva de dissociação oxigênio-hemoglobina Hiperglicemia
Hipotensão arterial	Lesão do centro vasomotor Desidratação e hipovolemia Diurese osmótica Perda de água secundária a hipertermia, *diabetes insipidus* e/ou *mellitus* Hipotermia Depressão miocárdica	Má perfusão tecidual
Hipertensão arterial Ocorre nas primeiras horas da lesão cerebral	↑ da pressão intracraniana Isquemia cerebral Descarga de catecolaminas	
Arritmias Alteração nos seguimentos ST e T, graus variados de bloqueio atrioventricular, bradiarritmias e assistolia	↓ Estímulo simpático ao coração Lesão do centro vasomotor Abolição do tono vagal Distúrbios eletrolíticos Hipovolemia Isquemia miocárdica Hipóxia	Depressão miocárdica Hipotensão arterial Parada cardíaca
Hipocalemia	Perda exagerada Reposição inadequada *Diabetes insipidus* central Hipotermia	Arritmias
Hipercalemia	Administração excessiva Hemólise Destruição tissular Falência renal Acidose metabólica	Arritmias
Hiponatremia	Administração excessiva Diluicional Perda renal Secreção inapropriada do hormônio antidiurético	Arritmias
Hipernatremia	Administração exclusiva de soro fisiológico a 0,9% *Diabetes insipidus* central	Arritmias
Distúrbios da coagulação	Perda sangüínea Politransfusão de sangue estocado Hematomas Hipotermia Fibrinólise	Sangramentos Hipotensão arterial Choque volêmico
Hiperglicemia	Sobrecarga de solução glicosada Drogas vasoativas Aumento dos hormônios contra-reguladores Hipotermia	

distúrbios hidroeletrolíticos, em tempo hábil, acaba por precipitar parada cardíaca não responsível às manobras de cardioversão, secundária a alterações do ritmo cardíaco e à falência circulatória, decorrentes, principalmente, da hipocalemia (o mais freqüente distúrbio observado) e da hipercalemia. A hipocalemia pode ser corrigida com infusão IV de 30 a 60mEq/h de solução de cloreto de potássio a 19,1%.

Tanto a alcalose respiratória como a acidose metabólica e a acidose láctica contribuem para o choque e para a má resposta às drogas vasoativas, devendo a gasometria arterial ser monitorada e os distúrbios corrigidos precocemente, com atenção ao controle ventilatório e ao uso criterioso do Ringer lactato. De fundamental importância é a abordagem dos distúrbios hormonais, que contribuem de maneira significativa para a geração de outros distúrbios hidroeletrolíticos (hipocalemia, hipernatremia e hiperglicemia) e circulatórios (hipovolemia e choque) secundários. O tratamento da hiperglicemia deverá ser feito com infusão contínua de insulina na dose de 0,5 a 0,75UI/h, para manter a glicemia entre 140 e 180mg/dL.

Entre os distúrbios hormonais, o *diabetes insipidus* central (DIC), também referido com *diabetes insipidus* neurogênico ou craniano decorrente de uma deficiência na secreção de vasopressina, pela sua ocorrência em aproximadamente 70% dos pacientes com morte encefálica é o mais importante dos distúrbios hormonais a ser diagnosticado e corrigido. Cursa com diurese superior a 4mL/kg/h, com densidade urinária menor que 1005. Desidratação e hiperosmolalidade podem se desenvolver em horas. A poliúria costuma ser mascarada pela desidratação existente nesses pacientes. O quadro de poliúria é secundário à depleção do hormônio antidiurético (ADH, *antidiuretic hormone*), a qual, por sua vez, é secundária ao aumento da pressão intracraniana. O tratamento consiste na correção dos distúrbios secundários da poliúria decorrente da depleção do ADH, como: hipernatremia (sódio plasmático > 150mEq/L), hipocalemia (potássio plasmático < 3,5mEq/L), hiperosmolalidade sérica (Sosm > 290mOsm/L) e hiposmolalidade urinária (Uosm < 700mOsm/L), associada à correção da hipovolemia e da reposição hormonal com o análogo sintético da pitressina, a desmopressina ou 1-desamino-8-D-arginina-vasopressina (dDAVP).

Desmopressina é um análogo sintético do hormônio antidiurético natural 8-arginina-vasopressina. A vasopressina atua diretamente nos rins, regulando a absorção e a excreção de água. A atividade da vasopressina é exercida pela interação com dois tipos de receptores, o V_1, na musculatura lisa dos vasos sangüíneos, útero e intestino, com efeitos de vasoconstrição, contração uterina e aumento do peristaltismo intestinal e o V_2, nos rins, nas células da alça de Henle, dos túbulos distais e dos túbulos coletores, com efeitos de atividade antidiurética, pelo aumento da permeabilidade dessas células tubulares à água. A desmopressina não atua nos receptores V_1, mas tem ação muito mais potente que a vasopressina nos receptores V_2 renais, com aumento da atividade antidiurética e supressão do efeito pressor, pela ausência de um grupo amino na posição 1 e pela substituição da L-arginina por D-arginina na posição 8 da estrutura molecular da vasopressina.

A administração intravenosa de dDAVP na dose de 10 a 20μg, de 6/6h, costuma ser satisfatória, podendo ser aumentada ou reduzida conforme a necessidade para manter um DU entre 0,5 e 2mL/kg/h. A individualização da dosagem é um requisito para a otimização da resposta terapêutica à desmopressina ou dDAVP no DIC.

A dose intranasal requerida para o controle do DIC varia consideravelmente entre os pacientes, dando-se, portanto, preferência para a administração intravenosa.

Os distúrbios dos hormônios tireoidianos foram descritos na década de 1980, com base, principalmente, em dados experimentais de modelos de morte encefálica. Aparentemente, esses pacientes desenvolvem uma *sick euthyroid syndrome* (síndrome da eutireóide doente), caracterizada por níveis baixos de T3 e T4, com hormônio estimulador da tireóide (TSH, *thyroid-stimulating hormone*) normal, talvez por um desvio da conversão periférica de T4 para T3 reverso preferencialmente. Alguns protocolos de tratamento com T3 e T4 associados a cortisol e insulina são descritos na literatura. No entanto, seu valor clínico permanece ainda duvidoso.

Paralelamente, a monitoração da freqüência e do ritmo cardíaco, da oximetria, da pressão arterial não-invasiva, do débito urinário (manter sondagem vesical fechada) e da temperatura corporal (manter acima de 34°C com o auxílio de colchões ou mantas térmicas) deveria ser continuamente realizado. A PVC e a PAM deveriam ser monitoradas sempre que as condições locais permitissem, enquanto o uso de cateter de Swan-Ganz ficaria restrito aos casos em que o paciente já estivesse fazendo uso do método.

Na morte cerebral, ocorre destruição do centro termorregulador, resultando em hipotermia. A hipotermia deve ser tratada com aquecimento passivo, por meio de mantas ou colchões térmicos, com a administração de solutos e hemoderivados preaquecidos. Os efeitos deletérios da hipotermia sobre o paciente são descritos na Tabela 33.4.

Cuidados devem ser tomados com os olhos, de forma a evitar o ressecamento da córnea; o uso de colírios e a oclusão palpebral adequada devem ser precocemente instituídos, evitando o contato direto da gaze com a córnea.

Outros exames mais específicos, visando aos diagnósticos primários do paciente, deveriam ser realizados conforme suas necessidades ou quando, após o diagnóstico de morte encefálica, visassem a uma possível doação de órgãos (ver Quadro 33.3).

É importante que outros dados de ordem clínica sejam investigados e anotados antes da notificação, pois esses dados acessórios ajudarão as equipes transplantadoras na decisão de aceitar o doador ou de utilizar órgãos específicos, como no caso do pâncreas (Quadro 33.6).

Períodos prolongados de internação ou em suporte ventilatório, processo infeccioso bacteriano com septicemia não responsível ao tratamento, infecções fúngicas ou virais sistêmicas e a presença de fatores de co-morbidade (hipertensão arterial, *diabetes mellitus* etc.) prévios à doença atual interferem negativamente na evolução do receptor e do órgão doado, mas não são motivos, por si sós, para interromper as medidas de manutenção e a própria notificação. As decisões sobre o uso do doador e qual ou quais

---

QUADRO 33.6 – Dados clínicos acessórios no curso da investigação

- Causa da morte encefálica
- Tempo de internação
- Tempo sob ventilação mecânica
- Hábitos: alcoolismo, uso de drogas orais ou injetáveis, atividade sexual de risco, tabagismo
- História prévia de doença crônica: hipertensão arterial, *diabetes mellitus*, hepatopatia, doença pulmonar, doença renal, doença sistêmica, doença cardiovascular e neoplasia (investigar o uso crônico de medicações)
- História familiar de *diabetes mellitus*
- Presença de infecção atual, tempo de uso e classe de antimicrobianos, evidência de septicemia ou infecção intra-abdominal
- História de intoxicação exógena

órgãos serão aproveitados competirão às equipes transplantadoras, cabendo ao médico atendente disponibilizar essas informações. História prévia ou familiar de *diabetes mellitus* poderá invalidar a utilização do pâncreas, mas não dos demais órgãos.

Diagnóstico de Morte Encefálica

Pacientes em coma irreversível, com ausência da função cerebral, apesar da manutenção da respiração (por meio de sistemas de suporte respiratório) e dos batimentos cardíacos, excluídos hipotermia e coma induzido por droga, devem ser considerados como potenciais doadores, devendo ser feita notificação à OPO.

O paciente em coma profundo só será considerado potencial doador cadáver quando constatado o quadro de morte encefálica, segundo parâmetros definidos pelo Conselho Federal de Medicina na Resolução CFM nº 1.480/97 (http://www.abto.org.com).

Resolução CFM nº 1.480/97 para o Diagnóstico Clínico Neurológico de Morte Encefálica

1. Interessa, para o diagnóstico de morte encefálica, exclusivamente a reatividade supra-espinal. Conseqüentemente, não afasta este diagnóstico a presença de sinais de reatividade infra-espinal (atividade reflexa medular), tais como: reflexos osteotendinosos (reflexos profundos), cutâneo-abdominais, cutâneo-plantares em flexão ou extensão, cremastérico superficial ou profundo, ereção peniana reflexa, arrepio, reflexos flexores de retirada dos membros inferiores ou superiores, reflexo tônico cervical.
2. Prova calórica.
    2.1. Certificar-se de que não há obstrução do canal auditivo por cerúmen ou qualquer outra condição que dificulte ou impeça a correta realização do exame.
    2.2. Usar 50mL de líquido (soro fisiológico, água etc.) próximo de 0 grau Celsius em cada ouvido.
    2.3. Manter a cabeça elevada em 30 (trinta) graus durante a prova.
    2.4. Constatar a ausência de movimentos oculares.
3. Teste da apnéia.
    No doente em coma, o nível sensorial de estímulo para desencadear a respiração é alto, necessitando da pCO_2 até 55mmHg, fenômeno que pode determinar um tempo de vários minutos entre a desconexão do respirador e o aparecimento dos movimentos respiratórios, caso a região ponto-bulbar ainda esteja íntegra. A prova da apnéia é realizada de acordo com o seguinte protocolo:
    3.1. Ventilar o paciente com 0_2 de 100% por 10 minutos.
    3.2. Desconectar o ventilador.
    3.3. Instalar cateter traqueal de oxigênio com fluxo de 6 litros por minuto.
    3.4. Observar se aparecem movimentos respiratórios por 10 minutos ou até quando a pCO_2 atingir 55mmHg.
4. Exame complementar. Este exame clínico deve estar acompanhado de um exame complementar que demonstre inequivocadamente a ausência de circulação sangüínea intracraniana ou atividade elétrica cerebral, ou atividade metabólica cerebral. Observar o disposto abaixo (itens 5 e 6) com relação ao tipo de exame e faixa etária.
5. Em pacientes com dois anos ou mais – um exame complementar entre os abaixo mencionados:
    5.1. Atividade circulatória cerebral: angiografia, cintilografia radioisotópica, doppler transcraniano, monitoramento da pressão intracraniana, tomografia computadorizada com xenônio, SPECT.
    5.2. Atividade elétrica: eletroencefalograma.
    5.3. Atividade metabólica: PET, extração cerebral de oxigênio.
6. Para pacientes abaixo de 02 anos:
    6.1. De 1 ano a 2 anos incompletos: o tipo de exame é facultativo. No caso de eletroencefalograma, são necessários dois registros com intervalo mínimo de 12 horas.
    6.2. De 2 meses a 1 ano incompleto: dois eletroencefalogramas com intervalo de 24 horas.
    6.3. De 7 dias a 2 meses de idade (incompletos): dois eletroencefalogramas com intervalo de 4 horas.
7. Uma vez constatada a morte encefálica, cópia deste termo de declaração deve obrigatoriamente ser enviada ao órgão controlador estadual (Lei 9.434/97, Art. 13).

ABORDAGEM FAMILIAR

Corresponde a um conjunto de ações explicativas que visam, de forma detalhada e em linguagem compreensível ao leigo, expor o conceito de morte encefálica aos familiares que detêm a prerrogativa da doação. É importante enfocar para os familiares a precisão dos métodos clínicos e de registro gráfico confirmatórios da morte encefálica. Cada abordagem corresponde a uma diferente situação, tanto pelas múltiplas e distintas características e envolvimentos de cada caso e de cada grupo familiar, como pelas características intrínsecas da instituição e dos profissionais envolvidos. No entanto, algumas normas e cuidados básicos norteiam uma abordagem bem-sucedida e estão descritos nos Quadros 33.7 e 33.8[45].

Aponta-se para a necessidade de os familiares serem informados de todas as etapas, uma vez que serão eles que, ao final do processo, se decidirão à doação. Essa decisão, com absoluta certeza, basear-se-á na transparência das ações executadas desde a entrada no hospital até o diagnóstico da morte encefálica.

De forma semelhante ao que ocorre com todo e qualquer paciente, independentemente da afecção, a família deverá ser imediatamente informada sobre a gravidade do caso, bem como sobre as ações terapêuticas executadas, à medida que forem sendo decididas pelo médico ou pela equipe que atende o paciente. Essa ação salvaguarda o profissional, na medida em que mantém os familiares cientes do prognóstico e participantes das decisões e das medidas tomadas com o intuito de salvá-lo.

No momento adequado, quando abordados sobre o processo de doação, estarão conscientes de todos os esforços que foram empreendidos para impedir a evolução para uma condição de irreversibilidade neurológica e mais bem preparados para responderem afirmativamente a essa solicitação. Um doador

---

QUADRO 33.7 – Normas básicas para abordagem familiar

- Explicações claras, detalhadas e precisas
- Uso de linguagem de fácil assimilação e compreensão
- Tranqüilidade de quem aborda, permitindo aos familiares assimilarem e exporem as suas dúvidas
- Escolher um ambiente tranqüilo e com privacidade
- Possibilitar aos familiares a oportunidade de exercer o direito da doação, de forma livre e sem coerção
- Não utilizar qualquer promessa de retorno, argumentos religiosos ou da expectativa e do sofrimento daqueles que aguardam um transplante
- Saber aceitar o sim e o não como alternativas previstas por lei

QUADRO 33.8 – Cuidados básicos para a abordagem familiar
• Colocar-se com os familiares em um ambiente compatível: calmo, privado e em que possam estar confortáveis
• Sempre se identificar desde o início da abordagem: nome, cargo ou função que desempenha, mantendo o crachá à vista de todos
• Iniciar expondo os motivos, os objetivos e os aspectos legais que o conduziu à abordagem
• Ter em mente que cada caso será diferente dos demais, mais difícil ou mais fácil, quanto menor ou maior foi o preparo de quem aborda
• Deve haver um único solicitante, podendo ser quebrada essa regra apenas por um outro com mais experiência e após um pedido claro ao solicitante, de forma a reduzir toda sensação de pressão
• Não proceder à solicitação na ausência de testemunhas de ambas as partes e antes de todos terem verbalmente se identificado: nome, cargo, função e parentesco
• Todos os movimentos e olhares devem ser precisos e objetivos, sempre enfocando os familiares
• Ter em mente que os familiares estão mais preocupados com o desfecho da doença do familiar do que com os aspectos legais que envolvem a abordagem, com os critérios de morte cerebral e com transplante de órgãos, devendo essas informações ser fornecidas de forma gradual e objetiva, quando solicitadas
• Ser sempre calmo, objetivo e claro, independentemente de como a abordagem caminhe
• Responder a todas as dúvidas de forma objetiva e com frases, termos e expressões precisas
• Manter a tranquilidade durante toda a abordagem, podendo, no entanto, se envolver emocionalmente, mas com o cuidado de preservar a autoridade e nunca se afastando dos aspectos éticos e legais da atividade que representa e dos seus pessoais
• Saber ouvir e contra-argumentar, mas sempre com serenidade, impondo um ambiente de respeito e confiança mútua e apenas em bases técnico-científicas
• Nunca prometer o que não possa ou não deva fazer, pois, com certeza, isso será efetivamente cobrado de você e da instituição
• Lembrar-se que você, como profissional, é o responsável pelos seus atos, e não a instituição
• Não pressionar os familiares, simplesmente os convecer da importância da doação; você dispõe de conhecimentos para isso e está legalmente amparado para abordá-los

efetivo é fruto não da ineficiência do sistema de atendimento, mas da qualidade, eficiência e transparência com que esse atendimento foi realizado. Qualquer falha no atendimento inicial ao paciente e/ou familiares reduzirá as poucas possibilidades de uma doação efetiva. Não são apenas os profissionais diretamente envolvidos no atendimento ao paciente, médico e corpo de enfermagem, os responsáveis para qualificar o atendimento e a instituição, mas todo o corpo de funcionários, dos mais diversos setores da instituição: porteiros, seguranças, escriturários etc.

A abordagem dos familiares poderá ser feita pelo médico do paciente, pelos médicos que o atendem, pelos profissionais da OPO ou pelos profissionais treinados na instituição e vinculados à Comissão Intra-Hospitalar de Transplante. A presença do médico primário do paciente deverá sempre ser solicitada, mas o seu não comparecimento em tempo hábil para que não haja perda do doador está previsto em lei, devendo se dar a abordagem mesmo em sua ausência. À família, cabe recusar ou concordar.

ASPECTOS LEGAIS DO TRANSPLANTE

As bases legais da atividade transplantadora no Brasil foram implementadas no ano de 1992, com a Lei nº 8.489, de 18 de novembro de 1992 e com o Decreto nº 879, de 22 de julho de 1993.

Esses instrumentos legais foram revogados em 1997 pelo Decreto-Lei nº 9.434, de 4 de fevereiro de 1997, que dispôs sobre a remoção de órgãos, tecidos e partes do corpo humano para fins de transplante e tratamento, bem como sobre suas sanções penais e administrativas, atualmente em vigor (www.abto.org.br).

Em 30 de junho de 1997, foi promulgado o Decreto-Lei nº 2.268, publicado no Diário Oficial da União (DOU) de 01/07/1997, que regulamenta a Lei nº 9.434 e cria o Sistema Nacional de Transplantes (SNT), vinculado ao Ministério da Saúde, para o desenvolvimento do processo de captação e distribuição de tecidos, órgãos e partes retiradas do corpo humano para finalidades terapêuticas (www.abto.org.br).

Medida Provisória nº 1.959-27, de 24 de outubro de 2000, altera dispositivos da Lei nº 9.434, de 4 de fevereiro de 1997 e restabelece a necessidade de autorização familiar, após a morte, para o uso de órgãos cadavéricos, revogando os instrumentos de doação presumida, disciplinando a utilização de doador vivo, parente e não-parente, mantendo a disponibilidade da doação de cônjuge e ampliando a disponibilidade da doação de consangüíneos até o quarto grau, bem como de qualquer outro, não aparentado, após autorização judicial (www.abto.org.br).

A Portaria GM/MS nº 901, de 16 de agosto de 2000, criou, no âmbito do Sistema Único de Saúde, a Central Nacional de Notificação, Captação e Distribuição de Órgãos (CNNCDO). A Portaria nº 91, de 23 de janeiro de 2001, estabeleceu os mecanismos de relacionamento, os critérios de disponibilização de órgãos, o fluxo de informações e as obrigações das Centrais Estaduais/Regionais de Notificação, Captação e Distribuição de Órgãos em relação à Central Nacional, e criou, em seu Artigo 1º, a organização regional, para fins de distribuição de órgãos pela Central Nacional de Notificação, Captação e Distribuição de Órgãos (www.abto.org.br).

Considerando a necessidade de incentivar as atividades de busca de doadores, a realização de procedimentos destinados a sua identificação, manutenção, avaliação de morte encefálica, retirada de órgãos e tecidos, conservação dos órgãos retirados, recomposição do corpo do doador, realização de transplantes propriamente ditos e cuidados pós-transplante, a Portaria nº 92, de 23 de janeiro de 2001, inclui os procedimentos destinados a remunerar as atividades de busca ativa de doador de órgãos e tecidos, descritos acima.

A regulamentação para o diagnóstico de morte cerebral, para fins de transplante de órgãos, foi primeiro estabelecida em 1991 pela Resolução CFM nº 1.346/91 do Conselho Federal de Medicina. Posteriormente revogada pela Resolução CFM nº 1.480/97, estando esta última em vigor (www.abto.org.com).

A regulamentação da atividade transplantadora em muito favoreceu a ampliação do número de transplantes realizados no Brasil. A Tabela 33.5 mostra o número de transplantes renais acumulados no Brasil de 1965 até 31/12/2003 e, a Tabela 33.6, o número de transplantes de outros órgãos vascularizados acumulados no Brasil de 1968 até 31/12/2003.

CONCLUSÃO

De todos os pontos discutidos, a precocidade na identificação do potencial doador e o imediato início das medidas de suporte são as ações fundamentais para o sucesso na captação de órgãos viáveis para transplante[46]. Essa identificação, no entanto, só é possível em uma estrutura médica composta de profissionais cientes de sua responsabilidade e da importância da atividade captadora de múltiplos órgãos, apoiados por uma instituição hospitalar que lhes ofereça as condições necessárias para o desempenho de suas tarefas. Apenas uma organização em base profissional dessa atividade captadora

TABELA 33.5 – Número de transplantes renais no Brasil (1965 – 2003)

PERÍODO	DOADOR VIVO Nº	%	DOADOR CADÁVER Nº	%	TOTAL NO ANO Nº	PMP
1965 – 1978	934	79,9	235	20,1	1.169	
1979 – 1987	3.840	82,2	797	17,2	4.637	
1988	724	78,7	196	21,3	920	5,9
1989	759	70,9	312	29,1	1.071	6,9
1990	567	60,8	366	39,2	933	6,0
1991	790	58,5	561	41,5	1.351	8,7
1992	818	54,5	683	45,5	1.501	9,6
1993	988	57,4	734	42,6	1.722	11,0
1994	–	–	–	–	1.404	9,0
1995	879	48,5	932	51,5	1.811	10,7
1996	898	51,0	862	49,0	1.760	11,2
1997	960	54,9	790	45,1	1.750	11,2
1998	1.092	55,9	860	44,1	1.952	12,4
1999	1.388	58,1	1.000	41,9	2.388	15,2
2000	1.685	57,8	1.219	42,2	2.902	17,1
2001	1.843	59,5	1.256	40,5	3.099	18,3
2002	1.813	60,4	1.185	39,6	2.998	17,7
2003*	1.784	57,1	1.342	42,9	3.126	18,5
Total acumulado	21.762	63,5	13.330	36,5	36.494	

A partir de 1995, dados do Registro Brasileiro de Transplantes.
* Até 31/12/2003. PMP = por milhão da população.

de órgãos e não aleatória ou casual pode trazer resultados satisfatórios[47]. Outro ponto que merece ser implementado e exercido, de forma obrigatória, é a notificação do potencial doador de múltiplos órgãos ou de tecido à OPO local ou à Comissão Intra-Hospitalar de Transplante. A não-notificação é hoje um dos principais fatores, se não o mais importante, de perda e de não-efetivação de potenciais doadores. Exercer a notificação amplia as possibilidades de uma captação efetiva pela entrada de profissionais voltados para essa atividade. Por último, a abordagem familiar por profissionais despreparados ou desmotivados é outro importante fator para o insucesso de uma captação efetiva.

REFERÊNCIAS BIBLIOGRAFICAS

1. TERASAKI, P. I.; CECKA, J. M.; GJERTSON, D. W.; TAKEMOTO, S. High survival rates of kidney transplants from spousal and living unrelated donors. *N. Engl. J. Med.*, v. 333, n. 6, p. 333-336, Aug. 1995.
2. REGISTRO BRASILEIRO DE TRANSPLANTES (RBT). *Publicação oficial da Associação Brasileira de Transplante de Órgãos*. Ano IX. N. 2, edição anual, Jan.-Dez. 2003.
3. WHITING, J. F.; WOODWARD, R. S.; ZAVALA, E. Y.; COHEN, D. S.; MARTIN, J. E.; SINGER, G. G. et al. Economic cost of expanded criteria donors in cadaveric renal transplantation: analysis of Medicare payments. *Transplantation*, v. 70, n. 5, p. 755-760, Sep. 2000.
4. WHITING, J. F.; GOLCONDA, M.; SMITH, R.; O'BRIEN, S.; FIRST, M. R.; ALEXANDER, J. W. Economic costs of expanded criteria donors in renal transplantation. *Transplantation*, v. 65, n. 2, p. 204-207, Jan. 1998.
5. OJO, A. O.; HANSON, J. A.; MEIER-KRIESCHE, H.; OKECHUKWU, C. N.; WOLFE, R. A.; LEICHTMAN, A. B. et al. Survival in recipients of marginal cadaveric donor kidneys compared with other recipients and wait-listed transplant candidates. *J. Am. Soc. Nephrol.*, v. 12, n. 3, p. 589-597, Mar. 2001.
6. VIGNEAU, C.; FULGENCIO, J. P.; VINCENT, F.; TCHALA, K.; RONDEAU, E. Is there an age limit for organ donors? *Ann. Fr. Anesth. Reanim.*, v. 20, n. 8, p. 723-726, Oct. 2001.

TABELA 33.6 – Número de transplantes de outros órgãos sólidos no Brasil (1968 – 2003)

PERÍODO	CORAÇÃO Nº	PMP	FÍGADO CADÁVER	VIVO	PMP	PULMÃO Nº	PMP	PÂNCREAS + RIM	ISOLADO
1968 – 1972	3		5						
1984	1		0						
1985	13	0,1	3		< 0,1				
1986	26	0,2	7		< 0,1				
1987	24	0,2	9		< 0,1			1	
1988	28	0,2	4		< 0,1			0	
1989	37	0,2	7		< 0,1	1	< 0,1	2	
1990	45	0,3	11		< 0,1	9	< 0,1	2	
1991	94	0,6	17		0,1	11	< 0,1	1	
1992	114	0,8	28		0,2	9	< 0,1	1	
1993	91	0,6	72		0,5	18	0,1	2	
1994	89	0,6	76		0,5	11	< 0,1	0	
1995	82	0,5	126	5	0,8	10	< 0,1	0	
1996	89	0,6	196	8	1,3	6	< 0,1	5	
1997	77	0,5	215	6	1,4	2	< 0,1	7	1
1998	92	0,6	259	19	1,8	9	< 0,1	1	2
1999	110	0,7	334	27	2,3	17	0,11	8	0
2000	119	0,7	437	45	2,8	25**	0,2	37	9
2001	128	0,7	474	89	3,3	23**	0,1	92***	25
2002	147	0,9	516	147	3,9	33**	0,2	143***	42
2003*	175	1,0	615	177	4,7	38**	0,2	163***	50
Total acumulado	1.584		3.411	523		222		465	129
			3.934					594	

A partir de 1995, dados do Registro Brasileiro de Transplantes.
* Até 31/12/2003.
** 1 com doador vivo em 2000, 2 em 2001, 3 em 2002 e 3 em 2003.
*** 5 com doador vivo de rim em 2001, 6 em 2002 e 1 em 2003.
PMP = por milhão da população.

7. JOHNSON, L. B.; KUO, P. C.; SCHWEITZER, E. J.; RATNER, L. E.; KLASSEN, D. K.; HOEHN-SARIC, E. W. et al. Double renal allografts successfully increase utilization of kidneys from older donors within a single organ procurement organization. *Transplantation*, v. 62, n. 11, p. 1581-1583, Dec. 1996.
8. GRIDELLI, B.; PERICO, N.; REMUZZI, G. Strategies for a greater supply of organs for transplantation. *Recenti. Prog. Med.*, v. 92, n. 1, p. 9-15, Jan. 2001.
9. ANDRES, A.; MORALES, J. M.; HERRERO, J. C.; PRAGA, M.; MORALES, E.; HERNANDEZ, E. et al. Double versus single renal allografts from aged donors. *Transplantation*, v. 69, n. 10, p. 2060-2066, May 2000.
10. KARPINSKI, J.; LAJOIE, G.; CATTRAN, D.; FENTON, S.; ZALTZMAN, J.; CARDELLA, C.; COLE, E. Outcome of kidney transplantation from high-risk donors is determined by both structure and function. *Transplantation*, v. 67, n. 8, p. 1162-1167, Apr. 1999.
11. RANDHAWA, P. S.; MINERVINI, M. I.; LOMBARDERO, M.; DUQUESNOY, R.; FUNG, J.; SHAPIRO, R. et al. Biopsy of marginal donor kidneys: correlation of histologic findings with graft dysfunction. *Transplantation*, v. 69, n. 7, p. 1352-1357, Apr. 2000.
12. POKORNA, E.; VITKO, S.; CHADIMOVA, M.; SCHUCK, O. Adverse effect of donor arteriolosclerosis on graft outcome after renal transplantation. *Nephrol. Dial. Transplant*, v. 15, n. 5, p. 705-10, May 2000.
13. DI PAOLO, S.; STALLONE, G.; SCHENA, A.; INFANTE, B.; GESUALDO, L.; PAOLO SCHENA, F. Hypertension is an independent predictor of delayed graft function and worse renal function only in kidneys with chronic pathological lesions. *Transplantation*, v. 73, n. 4, p. 623-627, Feb. 2002.
14. "http://www.ncbi.nlm.nih.gov:80/entrez/query.fcgi?cmd=Retrieve&db= PubMed&list_uids=7652761&dopt=Abstract" GABER, L. W.; MOORE, L. W.; ALLOWAY, R. R.; AMIRI, M. H.; VERA, S. R.; GABER, A. O. Glomerulosclerosis as a determinant of posttransplant function of older donor renal allografts. *Transplantation*, v. 60, n. 4, p. 334-339, Aug. 1995.
15. RANDHAWA, P. Role of donor kidney biopsies in renal transplantation. *Transplantation*, v. 71, n. 10, p. 1361-1365, May 2001.
16. "http://www.ncbi.nlm.nih.gov:80/entrez/query.fcgi?cmd=Retrieve&db= PubMed&list_uids=51591&dopt=Abstract" KAPLAN, C.; PASTERNACK, B.; SHAH, H.; GALLO, G. Age-related incidence of sclerotic glomeruli in human kidneys. *Am. J. Pathol.*, v. 80, n. 2, p. 227-234, Aug. 1975.
17. SEIKALY, M.; HO, P. L.; EMMETT, L.; TEJANI, A. The 12th Annual Report of the North American Pediatric Renal Transplant Cooperative Study: renal transplantation from 1987 through 1998. *Pediatr. Transplant*, v. 5, n. 3, p. 215-231, Jun. 2001.
18. BRESNAHAN, B. A.; MCBRIDE, M. A.; CHERIKH, W. S.; HARIHARAN, S. Risk factors for renal allograft survival from pediatric cadaver donors: an analysis of united network for organ sharing data. *Transplantation*, v. 72, n. 2, p. 256-261, Jul. 2001.
19. SCHNEIDER, J. R.; SUTHERLAND, D. E.; SIMMONS, R. L.; FRYD, D. S.; NAJARIAN, J. S. Long-term success with double pediatric cadaver donor renal transplants. *Ann. Surg.*, v. 197, n. 4, p. 439-442, Apr. 1983.
20. RUFF, T.; REDDY, K. S.; JOHNSTON, T. D.; WAID, T.; MCKEOWN, W.; KHAN, T. et al. Transplantation of pediatric en bloc cadaver kidneys into adult recipients: a single-center experience. *Am. Surg.*, v. 68, n. 10, p. 857-859, Oct. 2002.
21. HARMON, W. E.; ALEXANDER, S. R.; TEJANI, A.; STABLEIN, D. The effect of donor age on graft survival in pediatric cadaver renal transplant recipients—a report of the North American Pediatric Renal Transplant Cooperative Study. *Transplantation*, v. 54, n. 2, p. 232-237, Aug. 1992.
22. GOURLAY, W.; STOTHERS, L.; MCLOUGHLIN, M. G.; MANSON, A. D.; KEOWN, P. Transplantation of pediatric cadaver kidneys into adult recipients. *J. Urol.*, v. 153, n. 2, p. 322-325, Feb. 1995.
23. CHEN, C. H.; SHU, K. H.; YANG, C. R.; CHENG, C. H.; WU, M. J.; LIAN, J. D. Long-term results with pediatric kidney transplants in adult recipients. *J. Formos. Med. Assoc.*, v. 98, n. 12, p. 807-813, Dec. 1999.
24. YUGE, J., CECKA, J.M. Pediatric recipients and donors. *Clin. Transpl*, 425-36, 1990.
25. BECKER, Y. T.; LEVERSON, G. E.; D'ALESSANDRO, A. M.; SOLLINGER, H. W.; BECKER, B. N. Diabetic kidneys can safely expand the donor pool. *Transplantation*, v. 74, n. 1, p. 141-145, Jul. 2002.
26. ORLOWSKI, J. P.; SPEES, E. K.; ABERLE, C. L.; FITTING, K. M. Successful use of kidneys from diabetic cadaver kidney donors: 67- and 44-month graft survival. *Transplantation*, v. 57, n. 7, p. 1133-1134, Apr. 1994.
27. LIPKOWITZ, G. S.; MADDEN, R. L.; KURBANOV, A.; MULHERN, J. G.; O'SHEA, M. H.; GERMAIN, M. J. et al. Transplantation and 2-year follow-up of kidneys procured from a cadaver donor with a history of lupus nephritis. *Transplantation*, v. 69, n. 6, p. 1221-1224, Mar. 2000.
28. SCHULAK, J. A.; MATTHEWS. L. A.; HRICIK, D. E. Renal transplantation using a kidney with a large benign cyst. *Transplantation*, v. 63, n. 5, p. 783-785, Mar. 1997.
29. VEROUX, P.; VEROUX, M. Complete remission of hypertension after successful living donation of a kidney with a large benign cyst. *Transplantation*, v. 74, n. 5, p. 744, Sep. 2002.
30. OJO, A. O.; LEICHTMAN, A. B.; PUNCH, J. D.; HANSON, J. A.; DICKINSON, D. M. et al. Impact of pre-existing donor hypertension and diabetes mellitus on cadaveric renal transplant outcomes. *Am. J. Kidney Dis.*, v. 36, n. 1, p. 153-159, Jul. 2000.
31. MANDAL, A. K.; KALLIGONIS, A. N.; RATNER, L. E. Expanded criteria donors: attempts to increase the renal transplant donor pool. *Adv. Ren. Replace Ther.*, v. 7, n. 2, p. 117-130, Apr. 2000.
32. RATNER, L. E.; JOSEPH, V.; ZIBARI, G.; PATEL, S.; MALEY, W. R.; KITTUR, D. et al. Transplantation of kidneys from hypertensive cadaveric donors. *Transplant Proc.*, v. 27, n. 1, p. 989-990, Feb. 1995.
33. MASCARETTI, L.; PAPPALETTERA, M.; GRAVAME, V.; CHIECCA, R.; SCALAMOGNA, M.; SIRCHIA, G. Cadaver kidney transplantation using donors with hypertension in the North Italy Transplant program. *Transplant Proc.*, v. 22, n. 2, p. 382, Apr. 1990.
34. NAHAS, W. C.; LUCON, A. M.; MAZZUCCHI, E.; SCAFURI, A. G.; NETO, E. D.; IANHEZ, L. E.; ARAP, S. Kidney transplantation: the use of living donors with renal artery lesions. *J. Urol.*, v. 160, n. 4, p. 1244-1247, Oct. 1998.
35. HIRAMOTO, J. S.; LABERGE, J. M.; NEYMARK, E.; HIROSE, R. Live donor renal transplants using kidneys with arteriographic evidence of mild renovascular disease. *Clin. Transplant*, v. 16, n. 1, p. 24-29, Feb. 2002.
36. FABRIZIO, F.; BUNNAPRADIST, S.; MARTIN, P. Transplanting kidneys from donors with prior hepatitis B infection: one response to the organ shortage. *J. Nephrol.*, v. 15, n. 6, p. 605-613, Nov.-Dec. 2002.
37. NATOV, S. N. Transmission of viral hepatitis by kidney transplantation: donor evaluation and transplant policies (Part 1: hepatitis B virus). *Transpl. Infect Dis.*, v. 4, n. 3, p. 124-131, Sep. 2002.
38. NATOV, S. N.; PEREIRA, B. J. Transmission of viral hepatitis by kidney transplantation: donor evaluation and transplant policies (Part 1: hepatitis B virus). *Transpl. Infect. Dis.*, v. 4, n. 3, p. 117-123, Sep. 2002.
39. MORALES, J. M.; CAMPISTOL, J. M.; CASTELLANO, G.; ANDRES, A.; COLINA, F.; FUERTES, A. et al.Transplantation of kidneys from donors with hepatitis C antibody into recipients with pre-transplantation anti-HCV. *Kidney Int.*, v. 47, n. 1, p. 236-240, Jan. 1995.
40. PEREIRA, B. J.; WRIGHT, T. L.; SCHMID, C. H.; LEVEY, A. S. A controlled study of hepatitis C transmission by organ transplantation. The New England Organ Bank Hepatitis C Study Group. *Lancet*, v. 345, n. 8948, p. 484-487, Feb. 1995.
41. PENN, I. Questions about the use of organ donors with tumors of the central nervous system. *Transplantation*, v. 70, n. 1, p. 249-250, Jul. 2000.
42. PENN, I. Transmission of cancer from organ donors. *Ann. Transplant*, v. 2, n. 4, p. 7-12, 1997.
43. CHOCAIR, P. R.; SABBAGA, E.; AMATO NETO, V.; SHIROMA, M.; DE GOES, G. M. Kidney transplantation: a new way of transmitting Chagas disease. *Rev. Inst. Med. Trop. Sao Paulo*, v. 23, n. 6, p. 280-282, Nov.-Dec. 1981.
44. LUDERS, C.; CAETANO, M. A.; IANHEZ, L. E.; FONSECA, J. A.; SABBAGA, E. Renal transplantation in patients with Chagas disease: a long-term follow-up. *Transplant Proc.*, v. 24, n. 5, p. 1878-1879, Oct. 1992.
45. PAULA, F. J.; CAVALCANTI, F. C. B. Abordagem de familiares na doação de órgãos de cadáveres In: CRUZ, J.; BARROS, R. T. *Atualidades em Nefrologia*. São Paulo: Sarvier, 1996. Cap. 36, p. 276-279.
46. PAULA, F. J.; CAVALCANTI, F. C. B. Captação e manutenção de doadores cadáveres In: CRUZ, J.; BARROS, R. T. *Atualidades em Nefrologia*. São Paulo: Sarvier, 1996. Cap. 37, p. 280-285.
47. PAULA, F. J.; CAVALCANTI, F. C.; KALIL, J. E.; SABBAGA, E.; ARAP, S. Organ harvesting program improves cadaver renal transplant at São Paulo University, Brazil. *Transplant Proc.*, v. 24, n. 5, p. 1807, 1992.

Capítulo 34

Assistência de Enfermagem em Urgências Cirúrgicas

Cristiane Oliveira A. Navas ♦ Cristina Hussne ♦ Fátima S. F. Gerolin ♦ Jeane A. G. Bronzatti ♦ Walquiria Noriller

Introdução	367
Avaliação Primária e Secundária do Paciente em Urgência Potencialmente Cirúrgica	367
Infra-estrutura da Sala de Emergência e Sala Cirúrgica	368
Sistematização da Assistência de Enfermagem	369
Considerações Finais	369

INTRODUÇÃO

O aumento da procura por atendimento de serviços de emergência hospitalar exige a competência técnica do enfermeiro para esta realidade. Paralelamente, o profissional deve ter comprometimento ético, capacidade de liderança e equilíbrio emocional.

O serviço de emergência é o local destinado à recepção e ao atendimento imediato aos pacientes externos em situação de sofrimento sem risco de morte (urgências) ou com risco de morte (emergência). Esse serviço recebe pacientes com os mais diversos diagnósticos, que podem variar desde alterações metabólicas, que requerem tratamento clínico até afecções que têm por conduta mediata ou imediata procedimentos invasivos de urgência ou emergência[1].

O serviço de emergência também é definido como todo cuidado dispensado ao paciente em função da gravidade, com necessidade de assistência imediata, emergência, ou mediata, urgência[2].

Emergência é uma propriedade que uma dada situação assume quando um conjunto de circunstâncias a modifica. Tomados de forma isolada, seus elementos não justificariam uma medida imediata, mas o conjunto e a interação entre seus constituintes, sim[3].

Entendem-se por urgência situações em que haja instalação de problemas de forma súbita, porém sem risco de morte, mas com necessidade de pronta assistência[4].

Em nosso meio, o aumento significativo de acidentes e o número crescente de doenças cardiovasculares com suas manifestações agudas são alguns dos fatores que determinam a maior procura por atendimento em serviços de emergência, cabendo ao enfermeiro atentar a situações que possam desencadear urgência ou emergência e acompanhar o atendimento desde a admissão até a alta do paciente[5].

Sabe-se que muitas são as causas que levam um paciente a necessitar de atendimento cirúrgico de urgência, como, por exemplo, complicações cirúrgicas, instalação de doenças de forma abrupta ou afecções anteriormente desconhecidas. Estatísticas apontam para o fato de que os indivíduos politraumatizados representam uma parcela considerável desse atendimento.

Os indivíduos politraumatizados são aqueles que sofrem agressão externa resultando em uma ou várias lesões que ponham em risco a sua vida, sendo necessário um amplo conhecimento dos diferentes quadros que podem surgir para que se possa prestar assistência adequada a esses pacientes[6].

Quando o paciente é admitido no serviço de emergência, o objetivo desse atendimento é identificar a extensão da gravidade ou do traumatismo e estabelecer as prioridades para início do tratamento[2].

Aqui, o enfermeiro tem papel fundamental no sentido de avaliar o paciente de forma holística, buscando informações precisas que contribuam para um diagnóstico mais rápido.

O conhecimento do nível da gravidade de um paciente traumatizado é fator decisivo para orientar de maneira adequada a conduta terapêutica. Além de auxiliar na adoção de medidas terapêuticas, a quantificação da gravidade do paciente traumatizado é reconhecidamente útil para orientar a triagem, estratificar os pacientes para estudos clínico-epidemiológicos e uniformizar a linguagem entre os especialistas[7].

No momento da admissão do paciente no serviço de emergência, o processo inicial de avaliação pelo enfermeiro auxilia a determinação da urgência com que ele deva ser atendido. De acordo com nossa prática diária, sabe-se que nem sempre é possível identificar a urgência cirúrgica de imediato; somente após a avaliação médica e a realização de exames diagnósticos complementares será determinado o diagnóstico e, portanto, se haverá ou não necessidade de intervenção cirúrgica imediata.

A cirurgia pode ser necessária para diagnosticar ou curar um processo patológico específico, corrigir uma deformidade estrutural, restaurar um processo funcional ou reduzir o nível de disfunção e dor. Apesar de os procedimentos cirúrgicos serem geralmente eletivos, condições que ameaçam a vida podem aparecer, precisando de uma intervenção de emergência[8]. Portanto, a enfermagem deve estar preparada para cuidados e procedimentos pré, intra e pós-operatórios.

AVALIAÇÃO PRIMÁRIA E SECUNDÁRIA DO PACIENTE EM URGÊNCIA POTENCIALMENTE CIRÚRGICA

A assistência ao paciente admitido em um serviço de emergência inicia-se no setor de recepção, local em que são coletados dados para seu cadastro em curto espaço de tempo, por funcionários que devem ser treinados e orientados. Em caso de urgência ou emergência, essa coleta é realizada por intermédio dos familiares e/ou acompanhantes, visto que o paciente é encaminhado rapidamente à sala de emergência.

A partir do momento em que é detectada a emergência ou seu risco potencial, o paciente deverá ser encaminhado para a sala de emergência e o enfermeiro deverá proceder a uma avaliação minuciosa, visando, nessa primeira etapa, detectar os distúrbios que ameaçam a vida do paciente, estabelecendo, assim, prioridades que norteiem o atendimento.

As condições físicas e psicológicas do paciente que chega ao serviço de emergência geralmente estão comprometidas. Cabe ao profissional que o atende proporcionar assistência individualizada, oferecer conforto e apoio, o que contribuirá para seu pronto restabelecimento.

As alterações hemodinâmicas (pressão arterial, freqüência cardíaca), respiratórias (dispnéia, cianose) e neurológicas (alteração do nível de consciência), causadas tanto por fatores externos, como o trauma, quanto por fatores internos, como uma doença são as que mais conduzem os pacientes à sala de emergência[5].

A avaliação primária é caracterizada pela seqüência ABCDE, ou seja:

- A: vias aéreas com proteção da coluna cervical.
- B: respiração e ventilação.
- C: circulação com controle da hemorragia.
- D: incapacidade (avaliação neurológica).
- E: exposição do paciente.

A avaliação secundária abrange a avaliação do pescoço, do tórax, do abdome e da pelve (inspeção, palpação, percussão e ausculta), bem como dos membros inferiores e superiores, em relação à presença de dor, limitação de movimentos, sensibilidade nervosa, presença de pulso, temperatura e coloração destes[9].

O exame físico deve ser simplificado, focalizando o problema clínico do paciente, ou seja, o que desencadeou a busca pelo atendimento.

Nenhum dado deixa de ter importância no momento da avaliação primária e secundária diante de uma emergência cirúrgica, uma vez que o diagnóstico correto está pautado em uma avaliação cuidadosa das probabilidades.

A equipe de enfermagem deve reunir todas as informações importantes, como queixa principal, tempo de evolução dos sinais e sintomas, doenças preexistentes, antecedentes alérgicos e medicamentos em uso diário, entre outros dados.

A avaliação primária do paciente e a evolução do seu estado de saúde no serviço de emergência podem indicar a necessidade de procedimentos ou de intervenções cirúrgicas em curto espaço de tempo. Cabe ao enfermeiro acompanhar de maneira contínua a evolução do quadro clínico do paciente, intensificando essa monitoração sempre que necessário e registrando no prontuário todas as ações realizadas, assim como a notificação à equipe médica sobre quaisquer alterações.

O enfermeiro deve lembrar que, sempre que houver suspeita médica de urgência cirúrgica, as providências quanto a exames laboratoriais e de imagem devem ocorrer o mais rápido possível, assim como a agilização dos resultados e a reserva de hemoderivados no banco de sangue.

Esclarecimentos e orientações ao paciente sobre todas as etapas do ato médico-cirúrgico ao qual será submetido poderão diminuir ansiedade e insegurança, o que facilitará sua cooperação, minimizando as complicações pós-operatórias que possam ocorrer por falta desse preparo. O enfermeiro deve, sempre que possível, assumir o papel de facilitador e de apoio à família e ao paciente[10].

Em relação ao transporte do paciente, este deverá ser transferido para o centro cirúrgico assim que a equipe anestésico-cirúrgica estiver disponível e, a sala operatória, preparada para recebê-lo. O transporte da sala de emergência para o centro cirúrgico deve ser feito com segurança pela equipe de enfermagem. Para isso, os equipamentos que se fizerem necessários devem ter não só manutenção preventiva como checagem do funcionamento no momento da transferência. Em caso de pacientes de alta complexidade, o médico do serviço de emergência deverá também estar presente no momento do transporte.

Ao atender um paciente em regime de urgência, não basta às equipes médica e de enfermagem ter senso apurado para diagnóstico e habilidade técnica para a realização de procedimentos propedêuticos e terapêuticos. É necessário ter habilidade, sensibilidade e conhecimento para lidar com os sentimentos do paciente e os de seus familiares, além de lidar com suas próprias emoções[11].

INFRA-ESTRUTURA DA SALA DE EMERGÊNCIA E SALA CIRÚRGICA

Para que seja viabilizado o atendimento do paciente na sala de emergência, esta deve estar situada em local de fácil acesso, ser planejada, equipada com cardioversor, monitor cardíaco, oxímetro, bomba de infusão, respirador, bem como com materiais e medicamentos para o atendimento de emergência. É necessária uma equipe capacitada e treinada para prestar cuidados imediatos, proporcionando assistência rápida e eficaz ao paciente.

No serviço de emergência, os procedimentos cirúrgicos são as intervenções rápidas, de pequeno porte, mas que necessitam de atuação imediata, como, por exemplo, sutura de ferimentos, punções pleurais, cardíacas, drenagem de abscessos e outras coleções, lavagem peritoneal diagnóstica, passagem de cateteres centrais e periféricos, entre outros.

Em relação à sala de cirurgia, é importante que todos os equipamentos estejam em perfeito funcionamento. Para isso, são precisos rotina diária de checagem e planejamento de manutenção preventiva. Assim como os equipamentos, os materiais e os insumos para pronto atendimento devem estar sempre disponíveis:

- Mesa cirúrgica.
- Carrinho de emergência equipado com cardioversor.
- Aspiradores portáteis e na rede de vácuo.
- Monitores cardíacos.
- Aparelho de bisturi elétrico.
- Mesas auxiliares (para instrumentais).
- Foco cirúrgico (fixo ou móvel).
- Materiais de drenagem (drenos, bisturi manual, agulhas diversas, coletores).
- Instrumentais cirúrgicos (kit de pinças para pequenas suturas, caixas para flebotomia, materiais para curativos simples ou delicados, pinças e porta-agulhas avulsos, caneta de bisturi elétrico, caixas de instrumentais para pequena cirurgia, materiais para punção abdominal).
- Fios cirúrgicos.
- Cateteres (sondas, cateteres centrais e periféricos).
- Medicamentos (anestésicos locais, sedativos, analgésicos, medicamentos de emergência).
- Materiais e produtos diversos: gazes, placa neutra para bisturi elétrico, luvas, compressas, campos cirúrgicos, aventais cirúrgicos, campos impermeáveis para mesa e para o paciente, soluções degermantes e anti-sépticas,

material para tricotomia e equipamentos de proteção individual (EPI).

Atenção quanto à manutenção da esterilidade dos materiais é imprescindível; estes devem ser armazenados de forma adequada para que as embalagens permaneçam íntegras e seguras para uso. O prazo de validade dos produtos deve ser respeitado, bem como o prazo de validade do processo de esterilização deve ser monitorado.

Para procedimentos invasivos, o paciente deve ser mantido em ambiente limpo e que contenha todos os recursos necessários para a execução de procedimentos cirúrgicos de urgência, contando ainda com toda infra-estrutura necessária ao atendimento a que se propõe.

Nos casos de urgência, em que o procedimento seja de grande porte ou necessite da assistência de um anestesiologista, o paciente deverá ser encaminhado ao centro cirúrgico. O enfermeiro responsável pelo atendimento no serviço de emergência deve entrar em contato com o enfermeiro do centro cirúrgico, fornecendo informações sobre as condições do paciente e qual o procedimento a ser realizado. A partir dessas informações, será disponibilizada e preparada uma sala cirúrgica para receber o paciente; instrumentos cirúrgicos, materiais de consumo e equipamentos básicos e específicos para o procedimento serão providenciados.

SISTEMATIZAÇÃO DA ASSISTÊNCIA DE ENFERMAGEM

A sistematização da assistência de enfermagem deve ser aplicada desde o pré-operatório, estendendo-se para o intra e pós-operatório, garantindo assim a excelência no atendimento. Dessa forma, é de fundamental importância que a equipe de enfermagem observe e valorize questões relacionadas a: tempo de jejum, remoção de pertences (roupas, sapatos, cintos, adornos, alianças, óculos, *piercings* e próteses dentárias), condições de higiene corporal, identificação do paciente (utilização de pulseira de identificação) e encaminhamento de resultados de exames.

A enfermagem deve registrar os parâmetros relacionados a pressão arterial, pulso, temperatura, freqüência respiratória, saturação de oxigênio, exame físico, avaliação neurológica (abertura ocular, respostas verbal e motora, característica das pupilas), condições dos aparelhos respiratório e cardiovascular, integridade cutaneomucosa e eliminações vesical e intestinal. As anotações de enfermagem devem integrar o prontuário do paciente, relacionando todas as drogas e soluções administradas, hemotransfusão, exames a que foi submetido e outras intervenções realizadas. O preenchimento do impresso contendo um breve relato da história atual, doenças preexistentes, alergias e medicações de uso diário, por de entrevista com o próprio paciente ou acompanhante, são dados que direcionam melhor assistência. O preenchimento de um impresso que condense as informações é de grande valia no momento do atendimento. As informações nessa fase do processo poderão seguir o conteúdo descrito no formulário sugerido (Fig. 34.1).

Na sala cirúrgica, atenção especial precisa ser dada ao posicionamento do paciente durante a intervenção cirúrgica. Princípios de anatomia, fisiologia e conhecimento de patologia, entre outros, devem ser respeitados. Cuidados adotados com arte e ciência durante o posicionamento cirúrgico refletem-se nos resultados assistenciais ligados a segurança e eficiência das intervenções cirúrgicas e à satisfação do paciente operado[12].

A posição do paciente deve oferecer exposição e acesso ao local operatório. É necessário manter o alinhamento do corpo, assegurando que as funções circulatória e respiratória sejam mantidas. Deve-se providenciar acesso venoso para administração de soluções e agentes anestésicos, não comprometendo as estruturas vasculares e a integridade da pele, promovendo segurança e bem-estar durante o procedimento.

A equipe médica e a de enfermagem possuem a responsabilidade de prestar atendimento de qualidade preservando o estado fisiológico do paciente, independentemente da posição cirúrgica.

O mesmo autor refere que o resultado de um bom plano de assistência é o pós-operatório de um paciente livre de traumas referentes ao procedimento cirúrgico, como alterações na integridade da pele, nas proeminências ósseas, nas áreas de pressão, queixas de tensão nos músculos ou nos ligamentos, amplitude de movimento alterada, compressão ou traumas aos nervos e sem alterações adversas na hemodinâmica relacionada ao posicionamento.

CONSIDERAÇÕES FINAIS

Para o profissional da área da saúde aprimorar seus conhecimentos técnico-científicos, é imprescindível um aprimoramento contínuo, conseguido por meio de atualização de técnicas e conceitos. Daí a necessidade da manutenção e capacitação dos profissionais que atuam nessa área.

Deve-se lembrar a importância do trabalho interdisciplinar; pois, independentemente dos profissionais envolvidos nesse tipo de atendimento, é preciso que os esforços tenham um objetivo único: a recuperação do paciente de forma eficaz e eficiente.

O estabelecimento de protocolos assistenciais, normas, rotinas e procedimentos que determinam a organização e a uniformização da prática profissional do serviço, é indispensável à prestação dessa assistência. Cabe ressaltar que as questões que abrangem as atividades de assistência, ensino e pesquisa em emergência podem ser mais claramente discutidas utilizando os princípios de beneficência, do respeito às pessoas, da justiça, como instrumentos didáticos. Esses princípios estão sempre presentes no dia-a-dia dos profissionais que atendem a esse tipo de intercorrência[3]. Portanto, os profissionais da área de saúde devem ter em mente as questões de respeito ao ser humano, atentando para a dignidade e os direitos do paciente e seus familiares.

A enfermagem é uma profissão cuja essência é o cuidar, tornando-se imprescindível que a atuação do enfermeiro esteja pautada no cuidado[13]. A mesma autora refere que, independentemente do avanço da tecnologia e da ciência, o que sempre se mantém presente na instituição hospitalar é o cuidado prestado ao paciente.

O preparo técnico do profissional é de grande importância para a assistência, visto que o paciente espera competência e segurança por parte deste. É importante salientar que é fundamental dispensar atenção ao paciente e a seus acompanhantes com foco no ser humano, principalmente quando o paciente está numa situação em que não haja conhecimento prévio de informações relevantes de seu histórico.

Visto que, habitualmente, a urgência cirúrgica surge de forma abrupta, a atenção aos familiares e/ou acompanhantes está embutida quando se fala da assistência prestada ao paciente. Um acompanhante e/ou familiar orientado pode fornecer informações de extrema importância para o atendimento prestado, assim como pode experimentar o sentimento de acolhimento pelos profissionais implicados na assistência. Uma assistência humanizada fará com que os familiares se sintam confortados diante de situações de estresse.

Enfermeiros, na posição de líderes de uma equipe, cuidam do paciente, da equipe de trabalho, do ambiente, dos vínculos

HOSPITAL ALEMÃO
OSWALDO CRUZ

Data: ____/____/____
Entrada: ____________
Saída: ____________
Destino: ____________

ASSISTÊNCIA DE ENFERMAGEM AO PACIENTE CRÍTICO
Pronto Atendimento

1. HISTÓRIA ATUAL
Admissão no PA:

Teve atendimento pré-hospitalar: ( ) não ( ) sim ____________
História Pregressa:

Doenças Pré-existentes:
Diabetes ( ) não ( ) sim   Cardiopatias ( ) não ( ) sim   Tabagismo ( ) não ( ) sim
Hipertensão Arterial ( ) não ( ) sim   Pneumopatias ( ) não ( ) sim
Outras: ____________
Alergias ( ) não ( ) desconhece ( ) sim ____________
Medicações de uso diário ( ) não ( ) sim

2. EXAME FÍSICO ADMISSIONAL
PA=________mmHg / P =________bpm / T =________ºC / FR =________rpm / satO2 = ________%

AVALIAÇÃO NEUROLÓGICA
Abertura Ocular
( ) espontânea
( ) ordem verbal
( ) estímulo doloroso
( ) não responde
Melhor resposta verbal
( ) orientado
( ) confuso
( ) verbaliza
( ) vocaliza
( ) não responde
Resposta Motora
( ) obedece ordem
( ) localiza ordem
( ) não reage a dor
Pupilas
( ) isocóricas ( ) Anisocóricas
PD________ PE________
( ) Midríase ( ) Miose
( ) Fotorreação ( ) presente ( ) ausente

ABDOME
( ) Plano
( ) Flácido
( ) Distendido
( ) Rígido
( ) Timpânico
( ) Doloroso à palpação

RHA
( ) presente ( ) ausente

RESPIRATÓRIA
( ) eupneico
( ) dispneico
( ) taquidispneico
( ) bradipneico
( ) entubado
Murmúrio Vesicular
( ) presente ( ) ausente
Obs.: ____________
Ruídos Adventícios
( ) Roncos
( ) Sibilos
( ) Estertores
Obs.: ____________

INTEGR. CUTÂNEO MUCOSA
( ) ictérico ( ) cianótico
( ) hidratado ( ) desidratado
( ) corado ( ) descorado
Lesões: ____________

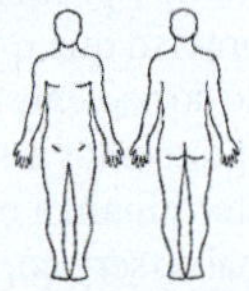

CARDIOVASCULAR
Pulsos
( ) rítmico ( ) arrítmico
*** Carotídeo**
( ) ausente ( ) presente
( ) cheio ( ) filiforme
*** Radial**
( ) ausente ( ) presente
( ) cheio ( ) filiforme
*** Femural**
( ) ausente ( ) presente
( ) cheio ( ) filiforme
Perfusão periférica
( ) normal ( ) vasoconstrição
ELIMINAÇÕES
Incontinência urinária ( ) sim ( ) não
Incontinência fecal ( ) sim ( ) não
Data última evacuação

SONDAS / DRENOS / DISPOSITIVOS
( ) SVD ( ) SNE
( ) SNG ( ) Marcapasso
( ) Catéter central ( ) Fralda
( ) Uripen
( ) Outros

Cód. 14.401 - Gráfica Lançamento

3. INTERVENÇÕES REALIZADAS

RESPIRATÓRIO
( ) Catéter O2 (______h) ______litros/min
( ) Máscara nebulização (______h) ______litros/min
( ) Máscara Venturi (______h) ______%
( ) Entubação (______h) cânula nº ______
( ) Aspiração orotraqueal (____vezes) Secreção ______
( ) Bird às ______

OUTRAS
( ) Sondagem Nasogástrica (______h) sonda nº ______
( ) Sondagem Vesical (______h) sonda nº ______
( ) Alívio ( ) Demora
( ) Drenagem Tórax (______h)
( ) Dextro ______mg / dl (______h) Local/nº dreno ______
( ) Curativo ______

CIRCULATÓRIO
( ) Acesso venoso (______h) ______
( ) Monitorização (______h)
( ) ECG (______h) (______h) (______h) (______h)
( ) Desfibrilação (______J) (______J) (______J) (______J) (_s______J)
( ) Marcapasso (______h) ______Amp ______FC

OBSERVAÇÕES

4. CONTROLES

Hora	PA	P	T	FR	SATO2			Hora	PA	P	T	FR	SATO2		

5. DROGAS E SOLUÇÕES

Hora	Medicação / Dose / Via	Hora	Medicação / Dose / Via

6. SOLICITADO SANGUE E/OU DERIVADOS? ( ) não ( ) sim ____________

7. EXAMES → Hora da coleta:

G	U	C	Na	K	Hmg	Coagul.	CK Mb	CK total	Tropon	Gaso A	Gaso V	Urina	Uroc.	Bili	Amil	TGP	TGO	Tipagem

OUTROS:

8. ANOTAÇÕES DE ENFERMAGEM:

9. INFORMAÇÕES ADICIONAIS
Entregue roupas e pertences a família ( ) não ( ) sim
Anexado exames anteriores ( ) não ( ) sim ____________
Encaminhado familiares à internação ( ) não ( ) sim
Faz acompanhamento médico ( ) não ( ) sim ____________
Transferência para outro Hospital ( ) não ( ) sim ____________

Médico plantonista: ____________
Enfermeira(o): ____________

Figura 54.1 – Formulário: Assistência de enfermagem ao paciente crítico.

e das situações que os envolvem. Portanto, devem estar sempre atentos à multiplicidade das ações que compreendem o cuidar.

REFERÊNCIAS BIBLIOGRÁFICAS

1. AGÊNCIA NACIONAL DE VIGILÂNCIA SANITÁRIA DO MINISTÉRIO DA SAÚDE. Resolução – RDC n. 50. 21 Fev. 2002. *Diário Oficial*, 20/Mar./2002.
2. BRUNNER/SUDDARTH. *Tratado de Enfermagem Médico-cirúrgica*. Rio de Janeiro: Guanabara Koogan, 1994. Vol. 4, Cap. 63.
3. GOLDIM, J. R. Aspectos éticos da assistência em situações de emergência e urgência. Bioética e emergência. *Net*, Porto Alegre, set. 2004. Disponível em: http://www.bioética.ufrgs.br/emergen.htm.
4. GOMES, A. M. *Emergência. Planejamento e organização da Unidade. Assistência de Enfermagem*. São Paulo: EPU, 1994.
5. WHITAKER, I. Y.; MADUREIRA, N. G. et al. A enfermagem no atendimento de emergência. In: FELIPPE JR, J. *Pronto Socorro*. Rio de Janeiro: Guanabara Koogan, 1990. p. 119-125.
6. RODRIGUÉZ, J. M. *Emergência – Guias Práticos de Enfermagem, Emergências*. Rio de Janeiro: McGrawHill, 1998.
7. FONTES, B. Índices de trauma. In: BIROLINI, D.; UTIYAMA, E.; STEINMAN, E. *Cirurgia de Emergência com Teste de Auto-avaliação*. São Paulo: Atheneu, 2001. Cap. 19, p. 142.
8. DOENGES, M. R. et al. *Plano de Cuidado de Enfermagem. Orientações para o Cuidado Individualizado do Paciente*. Rio de Janeiro: Guanabara Koogan, 2000. p.829, 830.
9. ADVANCED TRAUMA LIFE SUPPORT (ATLSN) *Course for Physicians by American College of Surgeons*. Chicago, 1993.
10. KNOBEL, E et al. *Condutas no Paciente Grave*. São Paulo: Atheneu, 1998.
11. LADEIRA, R. M. A relação médico-paciente no atendimento da urgência. In: PIRES, M. T. B.; STARLING, S. V. *Manual de Urgências em Pronto Socorro*. 7. ed. Rio de Janeiro: Medsi, 2002. Cap.67, p. 814-816.
12. PALAZZO, S. *Análise dos Procedimentos e Recursos de Proteção Utilizados nas Posições Cirúrgicas*. São Paulo, 2000. Dissertação (Mestrado) – Escola de Enfermagem da Universidade de São Paulo, 2000.
13. HUSSNE, C. *O Idoso e o Serviço de Emergência Hospitalar: investigação dos significados da velhice para a equipe de saúde*. São Paulo, 2005. Dissertação (Mestrado) – Pontifícia Universidade Católica de São Paulo, 2005.

85-7241-648-X

Capítulo 35

Prevenir Problemas de Responsabilidade Civil em Urgências e Emergências Cirúrgicas

Eduardo E. Farah ♦ Rodrigo Tubino Veloso

Introdução	371
O Que É Responsabilidade Civil	371
Erros Médicos	372
O Que Significa Prevenção	372
Os 10 Mandamentos da Prática Médica Segura	372
Capacitação e Atualização Constante do Profissional	372
Relação Médico-Paciente-Família Próxima	372
Anamnese e Exame Clínico Completos	372
Ficha Médica Completa	372
Existência de um Sistema de Investigação e Tratamento	373
Postura Profissional e Cautela	373
Comunicação Adequada	373
Escrituração Legível	373
Organização das Informações	373
Opinião de Outros Profissionais	373
Consentimento Esclarecido	373
Responsabilidade com Médicos Residentes	374
Considerações Finais	374

INTRODUÇÃO

As situações e os atendimentos de emergência e de urgência requerem sempre uma resposta rápida do médico e de sua equipe. Isso significa fazer um pronto diagnóstico dos problemas do paciente e decidir imediatamente o que fazer para resolver ou atenuar a situação. Nas urgências e emergências cirúrgicas, há pouco tempo para se avaliar, decidir e fazer o que precisa ser feito. Assim, além de uma grande concentração no momento do atendimento ao paciente, cuidados prévios e posteriores devem ser tomados para que haja maior qualidade na atenção médica e para que se evite a responsabilização do médico por eventuais danos ocorridos no e ao paciente.

O QUE É RESPONSABILIDADE CIVIL

A responsabilidade civil está constituída pela necessidade jurídica e social de que todo médico arque, perante as autoridades competentes e legalmente constituídas, com os ônus decorrentes de danos causados voluntaria ou involuntariamente no exercício de sua arte. O valor da indenização é o reflexo da extensão desses danos.

Não é nossa intenção, neste breve capítulo, discutir ou aprofundar os aspectos relacionados à responsabilidade civil médica. Nosso objetivo é apenas o de oferecer uma visão geral sobre o tema, particularmente a responsabilidade do profissional, e focar a prevenção dos riscos existentes.

Acreditamos, antes de tudo, que a melhor forma de se combater os erros médicos é por meio de boa formação técnica e atualização constante dos profissionais, forte atenção e comunicação com o paciente, um sistema de investigação e tratamento médico lógico, organizado e devidamente documentado, e uma rápida resposta para os imprevistos da vida. Além disso, entendemos que é necessário dar as devidas condições de trabalho e remuneração aos médicos.

A obrigação do médico é, de maneira geral, uma obrigação de meio com o paciente, ou seja, a de colocar todo o seu conhecimento a serviço do paciente. Entretanto, em alguns casos pode ser interpretada a existência de uma obrigação de resultado. Essa interpretação é mais freqüente em casos de cirurgias plásticas ditas meramente embelezadoras, principalmente quando há alguma promessa do médico em relação ao resultado.

Na obrigação de meio, para que exista o dever de reparar, há necessidade da existência de: (1) ação ou omissão do sujeito (médico ou equipe); (2) dolo ou culpa do sujeito; (3) nexo de causalidade entre a ação ou a omissão e o prejuízo causado e (4) ocorrência de dano sofrido pela vítima. Em outras palavras, a responsabilização civil acontece quando o médico ou alguém de sua responsabilidade faz algo, ou deixa de fazer, que direta ou indiretamente gera dano ao paciente, tendo ou não intenção de causá-lo. A inexistência de qualquer um desses elementos exclui a responsabilidade do profissional.

Independentemente do tipo de obrigação existente, não há responsabilização na ausência de dano. O dano pode ser conceituado como toda e qualquer lesão provocada ao paciente, seja à sua integridade física, aos seus bens materiais ou aos seus bens abstratos, inerentes à sua personalidade. A este último, dá-se o nome de dano moral.

A culpa, estabelecida nos artigos 186 e 951 do Código Civil, consiste na inobservância do cuidado necessário para a prática de um ato ou na ausência do cumprimento de um dever jurídico, que ocasiona dano a terceiro. Na culpa, não existe, por parte do agente, o propósito de lesar; é o que acontece na quase totalidade dos casos médicos. Atribui-se culpa à pessoa que age com imprudência, negligência ou imperícia.

A imprudência caracteriza-se por atuação intempestiva do agente, sem a preocupação de prever o resultado. Consiste na prática de um ato perigoso, sem evitar tudo o que for plausível ou previsível.

A negligência, por sua vez, exprime a falta de atenção e precaução. Apesar de estar o médico na posse de conhecimentos suficientes, age com negligência o profissional que executa seu trabalho com descuido, desatenção, falta de estudo do caso concreto, omissão de precauções, desinteresse, de tal modo que, mesmo sendo capaz, não aja como deveria agir.

A imperícia consiste na inexperiência, na inabilitação, na falta de qualificação técnica da pessoa para atuar. O médico pode ser imperito por origem (má-formação acadêmica) ou adquirir essa característica por esquecimento, pela falta da prática ou pela falta de aperfeiçoamento/atualização posterior à graduação.

Quem decide a responsabilidade ou não do médico e o eventual valor da indenização é o juiz. No processo, o juiz faz uma análise da gradação da culpa e do comportamento da vítima, conforme os artigos 944 e 945 do Código Civil Brasileiro, para determinar a extensão da reparação do dano, ou seja, da quantificação da indenização. Como aponta Miguel Kfouri Neto[1], essa gradação permite "maior justiça ao se fixar a extensão da reparação do dano – por meio da análise da gravidade da imperícia, negligência e imprudência com que se houve o profissional da medicina".

Além do Código Civil, o Código de Defesa do Consumidor também se aplica em boa parte à atuação do médico, gerando conseqüências relevantes, como o direito do paciente à informação e, dependendo do caso, a inversão do ônus da prova. Nesse caso, entendida a hipossuficiência do paciente (impossibilidade, em razão de sua posição, de provar), a critério do juiz, o médico é quem tem a obrigação de provar o inverso do que foi alegado pelo paciente. Esse aspecto demonstra a importância do médico em fornecer todas as informações ao paciente e ter todos os registros de sua relação com ele.

ERROS MÉDICOS

As causas mais comuns de erros médicos, segundo o médico Dr. Genival Veloso de França[2], dizem respeito a:

- Exame superficial do paciente e conseqüente diagnóstico falso.
- Operações prematuras.
- Omissão de tratamento ou retardamento na transferência para outro especialista.
- Descuidos nas transfusões de sangue e anestesias.
- Emprego de métodos e condutas inadequados e incorretos.
- Prescrições erradas.
- Abandono do paciente.
- Negligência pós-operatória.
- Omissão de instrução necessária aos doentes.
- Responsabilidade médica por suicídio em hospitais psiquiátricos.

Acrescentamos que problemas com materiais e equipamentos, por falta de qualidade, manutenção e vigilância, também podem gerar responsabilidade do profissional ou da instituição em que atua. Assim, o médico deve possuir os meios técnicos necessários e em bom estado para executar, de maneira adequada, a prestação de serviço a que se obrigou, exigindo isso do seu local de atuação.

O QUE SIGNIFICA PREVENÇÃO

Prevenção, em responsabilidade civil, é um conjunto de medidas ou preparação antecipada de cuidados que visa prevenir reclamações e processos de responsabilização.

Um exemplo de prevenção em situações de emergência e urgência é o que alguns hospitais fazem, tendo um *banner* ou cartaz com as ações que o médico ou a equipe devem ter no caso de um determinado ocorrido, como em uma parada cardíaca.

Prevenção é seguir todos os passos para evitar que o paciente sofra algum dano. É cuidar do antes, do durante e do depois.

OS 10 MANDAMENTOS DA PRÁTICA MÉDICA SEGURA

Toda atividade, e particularmente a médica, traz consigo uma inseparável relação com o risco. Não é possível eliminar o risco de uma ação (ou omissão), mas se pode reduzi-lo significativamente. Nesse sentido, e com o intuito de ajudar na reflexão, na melhora da qualidade da atenção e na prevenção de erros e processos de responsabilidade civil, apontamos, a seguir, o que Farah e Ferraro[3] chamam de "Os 10 Mandamentos da Prática Médica Segura". São cuidados básicos que diminuem riscos e melhoram o atendimento. Como pode ser percebido, a maioria deles faz parte do bom senso. Esses mandamentos servem para qualquer procedimento médico, bem como para as urgências e emergências cirúrgicas.

Capacitação e Atualização Constante do Profissional

Ter uma boa formação acadêmica na graduação, com participação em estágios e atualização constante, tanto na sua área principal de atuação quanto em relação a outros aspectos da saúde, são elementos fundamentais para uma boa atuação do médico. Acompanhar outros profissionais experientes, em situações de urgências e emergências cirúrgicas, é um importante passo preparatório e que ajuda a promover a capacitação necessária.

Relação Médico-Paciente-Família Próxima

É fundamental criar e cultivar uma relação de empatia e confiança entre o médico e o paciente e sua família, atuando-se sempre de forma coerente e transparente em cada ação.

A real vontade e prontidão para atender, que é demonstrada pela disponibilidade, são os elementos básicos para a construção de uma relação de confiança e devem ser cultivados a cada oportunidade.

Anamnese e Exame Clínico Completos

Antes de um diagnóstico, todo médico deve realizar, no paciente, exame clínico e anamnese completos e detalhados. A anamnese deverá versar sobre a história atual do paciente, sobre suas doenças pregressas, sua história familiar, social e profissional. A anamnese deve conter todas as perguntas que geram as informações importantes no atendimento daquele paciente e que podem, de alguma forma, influenciar o diagnóstico ou prognóstico.

Um instrumento auxiliar e preventivo é o uso de uma anamnese no formato de questionário, com o preenchimento direto pelo paciente. Esse questionário deverá abordar várias questões relacionadas à saúde do paciente (história, manifestações atuais etc.), devendo ser datado e por ele (paciente) assinado.

No exame clínico, além de observar a queixa do paciente, deve-se atentar a todos os eventuais problemas relatados ou observáveis no paciente.

No caso de urgência cirúrgica, todos os dados não obtidos previamente à cirurgia devem ser coletados o mais rápido possível, com o próprio paciente ou com sua família.

Ficha Médica Completa

Todo profissional deve ter uma ficha para cada paciente, registrando nela todas as informações, como as obtidas na anamnese e no exame clínico. Para abranger as informações necessárias, uma ficha médica deve conter:

- Toda a história da relação profissional-paciente-família, com as datas e os fatos relevantes ocorridos a cada consulta, procedimento ou conversa.
- Todos os exames pedidos e seus resultados.
- Todos os medicamentos prescritos indicados e cuidados pedidos.
- Todos os procedimentos indicados, as opções e os efetivamente realizados.
- Todos os materiais e explicações fornecidos ao paciente e à família.
- Todas as queixas, os comentários e as reações do paciente e da família.

Todos os fatos que ocorreram antes, durante e após a urgência cirúrgica, como o quadro constatado, os motivos da tomada de decisão de operar, os riscos observados e todas as informações importantes devem ser anotados na ficha pelo médico.

Existência de um Sistema de Investigação e Tratamento

Utilizar um sistema de investigação para o diagnóstico e para o tratamento médico adequado, segundo uma rotina muito bem planejada, passo a passo, significa respeitar o paciente e a si mesmo. Em outras palavras, é planejar a melhor forma de atender ao paciente e seguir sempre esse planejamento. Com esse sistema prévio, o médico já tem uma série de decisões tomadas antes mesmo de iniciar o atendimento, o que diminui consideravelmente o risco de erros e descuidos por falha humana, principalmente em momentos e situações de grande pressão, como nos atendimentos (e cirurgias) de urgência.

Postura Profissional e Cautela

Quando um paciente busca um médico, antes de tudo ele está requerendo auxílio dentro da área de capacitação desse prestador de serviços. Dessa forma, ter uma postura profissional é um pré-requisito para a atuação.

Um exemplo é que, antes de executar qualquer procedimento, o médico deve se certificar pessoalmente de que todos os cuidados (pessoais e materiais) foram tomados. Outro aspecto importante é que, quando existe mais de uma alternativa de tratamento possível e adequada ao caso, o profissional deve esclarecê-las ao paciente e deixá-lo decidir. Se o profissional tiver uma preferência, é importante colocá-la, mas a decisão deverá ser sempre do paciente. O uso de termo de consentimento esclarecido é uma postura profissional recomendada. Em urgências e emergências cirúrgicas, isso deve ser feito assim que o paciente e sua família tiverem condições de receber as informações necessárias e decidir.

Comunicação Adequada

O médico deve se comunicar claramente com seu paciente e família, explicando detalhadamente cada procedimento, exame ou medicamento proposto. Além disso, é importante manter controle próximo quanto às expectativas sobre o resultado, evitando que uma diferença entre o esperado e o ocorrido gere frustração e outros sentimentos negativos. Na dúvida, o profissional deve ser conservador ao falar sobre as chances de sucesso/resultado de um tratamento.

Em uma urgência cirúrgica, o médico deve informar todos os fatos e esclarecer todas as dúvidas assim que for possível, como logo após a cirurgia, estando próximo e acompanhando o entendimento de todos.

Escrituração Legível

É importante que a grafia do profissional seja sempre legível e de fácil interpretação, pois a forma como as informações são registradas/escrituradas é de grande relevância para a análise dos documentos. Anotar tudo de maneira compreensível e sem duplo sentido, bem como de forma a garantir que o conteúdo não possa ser alterado sem que se saiba, podem ser precaução decisiva em um processo.

Outro item a ser observado é a transparência dos documentos para sua posterior apreciação. Uma ficha cheia de riscos e correções pode deixar dúvidas quanto à sua precisão em retratar o ocorrido. Assim, devem-se evitar rasuras nos documentos dos pacientes.

Organização das Informações

Para que os documentos e as informações dos pacientes possam ser usados quando necessário, o profissional precisa ser organizado, mantendo todas as informações sobre seus pacientes adequadamente arquivadas e acessíveis. Como o prazo para que um paciente ingresse com uma ação termina somente três anos depois que o dano se torna conhecido, é importante guardar os dados de forma a garantir sua conservação. Esse prazo é de cinco anos, caso a ação seja contra a União, Estados e Municípios.

Com o uso de sistemas informatizados, a preocupação com os computadores (alimentação elétrica, *no-break*, atualização do *hardware* e do *software* e *back-ups*) é muito importante.

Opinião de Outros Profissionais

O médico deve sempre pedir a opinião de colegas e especialistas em caso de dúvida e/ou em casos de diagnósticos mais complexos ou de interpretações diversas. Mesmo em uma urgência, na qual o tempo é escasso, a opinião de um colega poder ser crucial. Uma rede preestabelecida de colegas, e com os telefones deles "à mão", pode ajudar nessas situações.

Todo médico deve estar atento e treinar sua equipe sobre o que deve e o que não deve ser feito em relação às obrigações que o consultório, a clínica e o hospital possuem enquanto prestadores de serviço.

Outro aspecto básico é que todo paciente deve autorizar cada tratamento, além de sempre assinar um termo de compromisso/contrato, deixando claro quais são as regras nessa relação. Esse documento também serve para cobrança do paciente via judiciário, caso seja necessário.

Em qualquer situação em que haja um acordo com o paciente (seja para a retirada dos seus exames ou para interromper o tratamento antes do término etc.), deve-se registrar, por escrito, esse fato.

Por último, deve-se sempre ter em mente que a sentença de um Juiz depende do seu convencimento, tendo este a liberdade de decidir. Toda a lógica deve privilegiar esse convencimento.

CONSENTIMENTO ESCLARECIDO

O consentimento do paciente, antes do início de qualquer procedimento realizado por um médico ou profissional de saúde, é uma condição a ser respeitada, observando-se o princípio da autonomia, em que toda pessoa tem o direito de ser autor de seu próprio destino e de decidir o que deseja e o que não almeja para a sua vida. Para que o paciente possa decidir, dando o consentimento, ele precisa estar municiado da informação adequada. A ausência desse consentimento significa que o profissional se colocou acima de um direito básico do paciente, respondendo por esse ato.

O Código de Ética Médica, no seu artigo 46, aponta que: "É vedado ao médico: Efetuar qualquer procedimento médico sem o esclarecimento e o consentimento prévios do paciente ou de seu responsável legal, salvo em iminente perigo de vida".

Assim, se o profissional executar um procedimento não autorizado, ele poderá ser processado. Entretanto, para que o princípio da autonomia seja pleno, é fundamental que o paciente esteja em condições de avaliar as causas e as conseqüências do procedimento a ser realizado. Assim, o consentimento simples não é suficiente, sendo necessário um consentimento esclarecido. Entende-se como consentimento esclarecido aquele obtido de um indivíduo capaz e apto para entender e considerar razoavelmente o que está sendo proposto (o procedimento médico), isento de qualquer tipo de coação, influência ou indução. Isso significa que o paciente precisa receber toda a informação necessária e de forma compreensível, com tempo para esclarecer eventuais dúvidas. Não basta apenas obter a assinatura do paciente, após uma leitura apressada de um texto incompreensível, cinco minutos antes dele entrar na sala de cirurgia. Obviamente que, se o caso for de risco iminente de vida, a própria lei desobriga a obtenção desse consentimento, até o limite de retirar o paciente dessa situação de risco. Como nos mostra a jurisprudência, "A gravidade do estado de saúde do paciente, verificada na sala de operações, libera o médico do consentimento dos interessados para a realização de uma segunda intervenção cirúrgica"[4].

A maioria dos procedimentos cirúrgicos realizados nos pacientes ocorre em situações muito diferentes das de risco iminente de morte, tendo ainda a possibilidade de previsão de riscos e eventuais conseqüências, o que indica o uso do termo de consentimento.

O consentimento esclarecido deve ser feito com linguagem acessível, evitando-se os termos técnicos, que, além de muitas vezes incompreensíveis, podem gerar interpretações duvidosas. Quanto mais simples o esclarecimento, mais adequado será à maioria dos pacientes.

Se o paciente não for capaz de entender e decidir pelo procedimento, como no caso das crianças e portadores de deficiência mental, o médico é obrigado a obter o consentimento de seus responsáveis legais (pais ou outra pessoa que esteja investida legalmente desse papel).

Outro aspecto importante do consentimento é que ele deve se dar a cada procedimento e conforme cada situação/momento. O fato de um paciente dar um primeiro consentimento não exclui a necessidade de outros consentimentos, mesmo que eles pareçam ser conseqüência natural do primeiro (exceto se eles já estiverem previstos no primeiro). Um exemplo disso é quando um paciente permite sua internação em um hospital. Esse consentimento não se estende para tratamento ou cirurgia, sendo necessário um consentimento para cada procedimento. Além disso, mudanças significativas no quadro do paciente ou nos procedimentos exigem novos esclarecimentos e a obtenção de novo consentimento. O paciente tem direito de, a qualquer momento, deixar de consentir com determinado procedimento, ainda que anteriormente o tenha dado por escrito (termo de consentimento), revogando-o a partir do momento que manifestar a sua vontade. O consentimento não é um ato irretratável e permanente. Entretanto, mesmo sendo necessária, a autorização não elimina o risco de responsabilização por outros motivos, como erro médico.

É muito importante apontar que o uso de termos de consentimento esclarecido não substitui a explicação verbal do profissional ao paciente, apoiada por outros materiais, como modelos, livros, fotos etc., do procedimento que será realizado. Acreditamos que o profissional deva se utilizar todas as formas disponíveis para esclarecer o paciente.

Os motivos centrais para a utilização de um termo de consentimento esclarecido são: (1) defesa do direito do paciente; (2) prova do médico e (3) parte de um sistema de investigação médica.

O termo de consentimento esclarecido ajuda a defender o direito do paciente de receber a informação necessária e de decidir o seu destino, pois garante o conhecimento dos riscos e das conseqüências do tratamento e a clara opção por realizá-lo. Ele respeita o princípio da autonomia, que aponta para uma decisão da própria pessoa quanto aos riscos que ela deseja ou não passar.

O termo serve de prova de que o médico forneceu as informações necessárias ao paciente, cumprindo com essa obrigação, e obteve o seu consentimento. Por último, a utilização do termo deve fazer parte de um procedimento padrão de conduta, que diminui riscos para todos.

Vários hospitais e sociedades médicas de especialidade já desenvolveram termos de consentimento esclarecido, o que serve de referência para os profissionais.

Em determinadas situações, a aplicação do termo pode gerar no profissional uma sensação de que "ao ler todos os riscos o paciente não vai querer realizar o procedimento". Nossa experiência mostra que isso não é verdadeiro. Em uma pesquisa com 400 pacientes de um importante hospital da cidade de São Paulo, apenas um deixou de realizar o procedimento em razão da necessidade de leitura, concordância e assinatura do termo. Ou seja, menos de 1% dos casos.

RESPONSABILIDADE COM MÉDICOS RESIDENTES

Os médicos preceptores ou orientadores de médicos residentes têm a responsabilidade de acompanhar passo a passo as atividades inerentes e relativas ao aprendizado. Isso se aplica também aos casos de cirurgias, devendo estar presentes durante essas ocasiões, com o papel de fazer, orientar e supervisionar, evitando eventuais erros que possam ser cometidos pelos residentes.

CONSIDERAÇÕES FINAIS

Como apontado, a prevenção em urgências e emergências cirúrgicas envolve um comportamento semelhante ao de qualquer outro procedimento médico, cuidando do antes, do durante e do depois da intervenção.

Algumas dicas extras para um médico que atua em urgências e emergências cirúrgicas são:

- Ter todas as informações registradas no prontuário do paciente, inclusive o registro adequado de tudo o que ocorreu, antes, durante e depois da cirurgia.
- Ter uma rotina para checagem da sala cirúrgica e equipamentos (feita pelo médico ou por alguém de sua equipe).
- Direcionar as expectativas do paciente, com material escrito sobre os procedimentos cirúrgicos e via termo de consentimento esclarecido.
- Desenhar, passo a passo, como ocorre todo contato, do médico e da equipe, com o paciente, o que é feito, solicitado, informado e registrado.
- Após a definição desse desenho, criar um manual próprio, por escrito, solicitando à sua equipe ler, questionar e entender cada passo.
- Manter contato constante e próximo com o paciente, tomando atitudes (como solicitar à secretária que tele-

fone) caso ele não respeite rigorosamente os retornos após a cirurgia.
- Jamais interromper o diálogo com o paciente, mesmo que ele tome atitudes agressivas. Lembrar-se que o paciente pode estar desequilibrado emocionalmente, necessitando de sua compreensão. A maior parte dos processos inicia-se quando o paciente se sente desrespeitado. Isso normalmente ocorre pela interpretação de que houve um erro e que o médico não assumiu a sua responsabilidade. Evitar esse sentimento exige humildade, transparência e disposição permanente de atender bem o paciente, inclusive quando ele acredita estar sendo destratado.
- No caso de alguma ameaça, é importante receber orientação de um profissional especializado.

REFERÊNCIAS BIBLIOGRÁFICAS

1. KFOURI NETO, M. Responsabilidade civil do médico: quinta edição revista e atualizada à luz do novo Código Civil, com acréscimo doutrinário e jurisprudencial. *Revista dos Tribunais*, São Paulo, 2003. p. 77.
2. FRANÇA, G. V. *Direito Médico*. 6. ed. São Paulo: Fundo Editorial BYK-Procienx, 1994.
3. FARAH, E. E.; FERRARO, L. *Como Prevenir Problemas com os Pacientes: responsabilidade civil*. 3. ed. São Paulo: Quest, 2000. 167p.
4. KFOURI NETO, M. Responsabilidade civil do médico: quinta edição revista e atualizada à luz do novo Código Civil, com acréscimo doutrinário e jurisprudencial. *Revista dos Tribunais*, São Paulo, 2003. p. 386.

Índice Remissivo

A

Abdome
  agudo, 317
    investigação laboratorial, 210
    obstrutivo, 196, 286
      avalição laboratorial, 197
      diagnóstico clínico, 197
       por imagem, 198
      particularidades, 200
      tratamento, 199
    perfurativo, 203
    vascular, 205
  em tábua, 103
Abortamento, 268
Aborto séptico, 350
Abscesso, 344
  anorretal, 276
  cutâneo, 349
  hepático, 321
  perianal, 350
  perirrenal, 350
  peritonsilar, 229
  pulmonar, 34
Acalasia, 140
Acesso venoso, 39
Acidente
  de trabalho, 77
  por animal aquático, 71
  vascular cerebral, 224
Actinomicose, 228
Adenite bacteriana, 228
Aderência, 200
Afecções
  anorretais, 273
  dermatológicas, 69
Alanina aminotransferase, 6
Albendazol, 69
Albumina, 14
Amilase, 45
Anamnese, 1
  dirigida, 2
Anemia
  falciforme, 222
  ferropriva, 160

Anestesia
  local, 61
  tipos, 302
Aneurisma aórtico, 325
Angina de Ludwig, 230
Angiodisplasias, 145, 153
Angiografia, 311
Ângulo de Treitz, 49, 143
Anomalias genitais congênitas, 261
Anoscopia, 275
Anquilose condilar, 135
Antibióticos, 67
Aorta
  dissecção, 324
  hematoma intramural, 325
  rotura traumática, 112
  urgências cirúrgicas não traumáticas, 324
Apêndice, 285
  vermiforme, 183
Apendicite aguda, 183, 295, 301, 304, 318, 319, 350
  diagnóstico, 184
    diferencial, 186
  tratamento cirúrgico, 187
Apendicolito, 318
Artéria inominada, 34
Arteriografia, 162
Artrite séptica, 255, 349
Áscaris, bolo, 200
Aspartato aminotransferase, 6
Atelectasia, 338
Atriotomia, 114
Avaliação pré-cirúrgica, 5

B

Balonamento esofágico, 152
Bicho geográfico, 69
Bile, 45
  litogênica, 171
Blow-in, 128
Bridas, 200
Broncoscopia, em cirurgia, 59
Bupivacaína, 61

C

Câmara hiperbárica, 222, 278

As letras f, t e q que se seguem aos números de páginas correspondem, respectivamente, a *figuras*, *tabelas* e *quadros*.

Cancróide, 280
Cânulas, 21
Carbono, dióxido, 20
Cateter vesical, 44
Cateterismo
　cardíaco, coronarioplastia e cardioversão, 313
　vesical, 40
　　de alívio, 41
　　de demora, 42
　　recomendações gerais, 44
Cavidade pleural, fisiologia, 35
Cério, nitrato, 63
Choque
　hemorrágico, 11, 12
　hipovolêmico, 90
Cianoacrilato, 51
Cineangiocoronariografia, 7
Cintilografia
　com hemácias marcadas, 162
　de esforço, 7
Cirurgia craniomaxilofacial
　urgências, 120
Cistos
　branquiais, 229
　ovarianos, rotura, 262
Citomegalovírus, 167
Coagulação intravascular disseminada, 270
Coagulograma, 6
Coagulopatia, 99
Colangiopancreatografia retrógrada endoscópica, 53
Colangite aguda, 321
Colar de Schanz, 250
Colecistite, 167
　aguda, 167, 300, 319, 350
　　manifestações clínicas, 168
　　tratamento, 168
　alitiásica, 167
　crônica calculosa, 170
　　complicações, 172
　　　pós-operatórias, 174
　　fatores predisponentes, 171
　　sintomatologia, 171
　　tratamento, 173
Coleperitônio, 205
Colesterol, 170
Cólica biliar, 171
Colite isquêmica, 160
Colóides, 13
Cólon
　doença diverticular, 158, 189
　ectasias vasculares, 158
　neoplasia, 200
Colonoscopia, 162, 313
Colostomia, 194
Coluna vertebral, 258
Coma
　escala de Glasgow, 92, 99t, 117t
　vígil, 117
Condiloma acuminado, 281
Consentimento esclarecido, 373
Contusões, 234
Convulsões, 61
Cordas vocais, 20
Corpos estranhos, 51, 55
Corpúsculos de Donovan, 280
Creatinina, 6
Cricotireoidostomia, 27, 29
　complicações, 32q
　incisional, técnica cirúrgica, 32
　por punção, técnica cirúrgica, 32
Curativos, 62

D

Delírio, 339
Demência, 339
Depressão, 339
Desnutrição, 300
Diabetes mellitus, 7, 356
　tipo 1, 8
　tipo 2, 8
Diafragma, 20
　rotura traumática, 112
Diagrama de Lund-Browder, 63
Diálise, 341
Diplopia, 126
Disfagia, 139
Distrofia de Sudeck, 254
Diverticulite, 190, 303
　aguda, 301, 319
Divertículo, 189
　de Meckel, 160, 296
Diverticulose, 190
Doador
　cadavérico, 354
　　marginal, 355
　identificação, 355
　potencial, 355
　　abordagem familiar, 364t
　　notificação, 358
Doença
　de Behçet, 224
　de Crohn, 159, 285
　de Pott, 230
　de von Willebrand, 14
　hemorroidária, 273
　inflamatória pélvica aguda, 262
　sexualmente transmissível, 279

Donovanose, 280
Dor, 309
  pélvica aguda, 261
  visceral, 171
Drenagem
  torácica, 36
    fechada
      contra-indicações, 36
      indicações, 35
      tubos, inserção, 36
    tubos
      complicações, 38
      remoção, 37
      sistemas, 38
Duto tireoglosso, cisto, 228

E

Eclâmpsia, 271
Ectasia vascular antral, 146
Edema traumático, 98
Eletrocardiograma, 6
  de repouso, 7
Eletrocautério, 31
Embolia
  arterial, 206
  pulmonar, 223
Emergência, 367
  cirúrgica, broncoscopia, 55
  em radioterapia, 307
Empiema, 113
  pleural, 35
  subdural, 349
Endoscopia, 49
  digestiva alta, 313
Energia cinética, 86
Enfaixamento, 250
Enfermagem, sistematização da assistência, 369
Enfisema subcutâneo, 34
Enoftalmo, 126
Enterite actínica, 196
Enterorragia, 157
Entorses, 234
Epiglote, 20
Erros médicos, 372
Escarotomia, 64
Escleroterapia, 50, 152, 275
Escroto agudo, 218, 324
Esofagite de refluxo, 140
Esôfago de Barrett, 294
Esofagogastroduodenoscopia, 49
Espaço
  cervical, infecção, 227
  de Morison, 318

Esparadrapagem, 254
Espermatogênese, 220
Estenose, 34
Estomia, 286
Exame físico, rotina, 3
Extricação, 93

F

Fasciite necrosante, 349
Fasciotomias, 65
Fecaloma, 200
Ferida operatória, infecção, 342
Fibrotórax, 113
Fissura anal, 278, 296
Fístula
  aortoentérica, 146, 160
  gastrointestinal, 345
  hemorrágica, 34
  traqueocutânea, 35
  traqueoesofágica, 34
Flegmasia, 225
Flictenas, 63
Fratura, 240
  da coluna vertebral, 258
  da mandíbula, 132
  da maxila, 130
  da órbita, 126, 316
  de Chance, 94
  do osso
    frontal, 126
    temporal, 317
  do zigoma, 131
  expostas, 244, 351
  facial, 317
  nasal, 128
  nasoetmoidal, 128
  panfacial, 126
  tipo *blow-out*, 127

G

Gangrena de Fournier, 276
Gasometria
  arterial, 6
  venosa, 6
Gastroenterite viral, 294
Gelatinas, 14
Glândula salivar, infecção, 229
Glicemia, 6
  capilar, 8
Gonorréia, 279
Goteira, 251
Granuloma, 34
  de corpo estranho, 73

H

Haloperidol, 340
Hematoma, 33, 342
  epidural, 315
  subdural agudo, 316
Hematoquezia, 157
Hemobilia, 146, 153
Hemograma, 5
Hemorragia, 33, 97, 308
  digestiva
    alta, 49, 143
    baixa, 157
    diagnóstico, 146, 161
    quadro clínico, 146
    tratamento, 147
  genital de causa neoplásica, 263
  uterina disfuncional, 263
  varicosa
    profilaxia, 152
    tratamento
      cirúrgico, 152
      clínico, 152
      endoscópico, 152
      radiológico, 152
Hemotórax
  hipertensivo, 90
  maciço, 111
Heparina, normograma de Raschke, 225t
Hérnia, 200, 201
  diafragmática, 107
  encarcerada, 301, 303
Hidátide de Morgagni, 219
Hidronefrose, 297
Hidroxietilamido, 14, 15f
Hioscina, 215
Hipernatremia, 14
Hiperosmolaridade, 14
Hipertensão arterial, 271
  sistêmica, 356
Hipotensão, 12
  arterial, 61
Hipotermia, 63, 99

I

Icterícia, 172, 175
  obstrutiva, 304
Ileíte, 285
Íleo, 197
  biliar, 168, 172, 200
  metabólico, 200
  por bezoar, 200
Imobilização em traumato-ortopedia, técnicas, 249

Incisão traqueal, 31
Infusão, bomba, 8
Insalivação, 45
Insuficiência renal, 340
Insulina, 8, 45
Insulinoterapia intravenosa perioperatória, 9
Intervalo lúcido, 116
Intestino delgado, hemorragia, 160
Intubação
  de seqüência rápida, 290
  endotraqueal, 22
  nasotraqueal, 23
  orotraqueal, 23
    face a face, 24
  retrógrada, 24
Intussuscepção, 200, 295
Isquemia
  intestinal, 205
  mesentérica
    etiologia, 206
    não oclusiva, 206
  miocárdica silenciosa, 7
Ivermectina, 69

L

Larva currens, 69
Lavagem peritoneal diagnóstica, 105
Lecitina, 170
Lei
  da conservação de energia, 85
  de Newton, 85
  de Starling, 224
Lesão
  de Dieulafoy, 50, 146
  inalatória, 63
Lidocaína, 61
Ligadura elástica, 50
Ligamentos, 234
Linfogranuloma venéreo, 280
Litíase
  biliar, etiopatogênese, 170
  ureteral, 213
  vesicular, 167
Litotripsia extracorpórea, 215
Luxações traumáticas, 247
Luxatio erecta, 247

M

Mandíbula, técnica manual de tração, 21f
Manobra
  de Heimlich, 27
  de Kocher, 150, 247
  de Valsalva, 275

Máscara laríngea, 25
Mastigação, 45
Mediastinite, 34, 53
Megacólon tóxico, 286
Melena, 157
Mento, técnica manual de elevação, 22f
Migração placentária, 270
Miíase, 69
Mioma
    parido, 263
    uterino, 263
Miosite ossificante, 247
Mordidas de animais, 62, 67
Morte encefálica, 354, 361
    diagnóstico, 363

N

Néfrons, 40
Neoplasia
    colorretal, 303
    de esôfago, 304
Neuroblastoma, 297

O

Obstrução
    intestinal recidivante, 200
    traqueobrônquica aguda, 308
Olhos de guaxinim, 116
Oliva pilórica, 294
Operação
    de Hartmann, 194
    de Warren, 153
Órgãos, doadores, 353
Orofaringe, 20
Osteomielite, 34, 246
    aguda, 254
Osteoporose, 241
Oxigênio, 20

P

Paciente diabético, controle perioperatório, 7
Pancreatite aguda, 320
    classificação de Atlanta, 176
    grave, algoritmo, 180
Parada cardiorrespiratória, 91q
Pele, ferimentos, 61
Perfuração
    duodeno, 204
    esôfago, 204
    estômago, 204
    gástrica, 204
    intestino
        delgado, 205

Perfuração
    intestino (*cont.*)
        grosso, 205
        peritonite, 350
    vesícula biliar, 205
Pericardite purulenta, 350
Peritiflite, 183
Peritonite fecalóide, 203
Pigmentos biliares, 170
Piloro, estenose hipertrófica, 294
Placenta
    descolamento prematuro, 270
    prévia, 269
Plasma fresco congelado, 14
Pneumatoceles, 329
Pneumomediastino, 34, 329
Pneumonia, 34, 35, 336
Pneumotórax, 34
    aberto, 111
    hipertensivo, 90, 97
Polipectomia, 160
Pólipos intestinais, 297
Politraumatismo, 83
Politraumatizado, atendimento pré-hospitalar, 84
Ponto de McBurney, 184
Pós-operatório, complicações agudas, 335
Posição
    de Trendelenburg, 40
    do cheirador, 21
Potássio, 6
Prática médica segura, os 10 mandamentos, 372
Pré-eclâmpsia, 271
Pregas vocais, paralisia, 33
Prenhez ectópica, 265
Pressão intracraniana, 34
Priapismo, 220
Procedimentos
    broncoscópicos de emergência
        broncoscopia em trauma, 56
        colocação de próteses, 56
        dilatação de estenose, 56
        hemoptise, 56
        remoção de corpos estranhos, 55
    cirúrgicos de urgência, 19
    diagnósticos e terapêuticos
        anestesia e sedação, 311
    em cirurgia
        bloqueadores brônquicos, 59
        intubação, 59
        sondas endotraqueais de dupla luz, 59
    em emergência, lesões por inalação, 58

Pseudo-
    artrose, 131, 246
    divertículos, 190
    obstrução intestinal, 200
Psicoses funcionais, 339
Punções venosas periféricas, 39

Q

Queimaduras, 63
    área corporal, 63
    controle da dor, 64
    reposição volêmica, 64
Queixa principal, 2

R

Reação leucemóide, 210
Reanimação hipotensiva, 13
Reflexo vagal, 33
Refluxo gastroesofágico, 294
Regra dos nove, 63f
Reposição volêmica, 13, 92
Responsabilidade civil, 371
Ressonância magnética, 312
Reto, necrose por fecaloma, 304
Retocolite ulcerativa, 159, 286
Rim displásico multicístico, 297
Ringer lactato, 13
Risco cirúrgico, fatores, 5t

S

Sabões degermantes, 61
Sala de emergência, infra-estrutura, 368
Sarcoma de Kaposi, 286
Saturnismo, 200
Sedação, 313
Seroma, 341
Sífilis, 280
Sigmóide, volvo, 304
Sinal
    de Babcock, 225
    de Battle, 116
    de Blumberg, 302
    de Giordano, 214
    de Godet, 225
    de Homans, 225
    de Jobert, 203
    de Kussmaul, 294
    de Lapinsky, 302
    de Lennander, 302
    de Löwenberg, 225
    de Rovsing, 184
    de Westermark, 339

Sinal (cont.)
    do barbante, 294
    do bico, 294
    do ombro, 294
    do psoas, 184
Síndrome
    compartimental, 254
    da angústia respiratória do adulto, 112
    da embolia gordurosa, 328
    da pedrada, 225
    da veia cava superior, 307
    de Boerhaave, 153, 204
    de Bouveret, 168
    de compressão medular, 308
    de Fitz-Hugh e Curtis, 262
    de Fournier, 350
    de Löeffler, 69
    de Mallory-Weiss, 50, 145, 153
    de Mirizzi, 167
    de Ogilvie, 200
    de resposta inflamatória sistêmica, 12
    de Volkmann, 241
    do coágulo retido, 114
    HELLP, 271
    pós-concussional, 117
    pós-trombótica, 223
Sinograma, 344
Sistema
    digestório, anatomia e fisiologia, 45
    nervoso central, afecções traumáticas, 315
    respiratório, 20
    urinário, anatomia e fisiologia, 40
Sódio, 6
Soluções
    cristalóides isotônicas, 13
    hipertônicas, 13
Sondagem gástrica, 45, 46
Sorovacinação, 62
Subluxação, 247
Substâncias corrosivas, ingestão, 53
Sulfadiazina de prata, 63
Sutura primária, intervalo, 62

T

Tala gessada, 251
    confecção, 252
Tamponamento cardíaco, 112
Teste de Ito-Reenstierna, 280
Tétano, profilaxia, 62
Tetanogama, 62
Tiabendazol, 69
Tiflite, 183

Tomografia, 312
  classificação de Balthazar, 179
Toracocentese, 36
Tórax instável, 111
Torção
  anexial, 262
  badalo de sino, 218
  testicular, 218, 324
Tração, 251
Transplante, aspectos legais, 364
Traqueíte, 34
Traqueomalacia, 34
Traqueostoma, 32
Traqueostomia, 27, 28
  complicações, 32q
  convencional, técnica cirúrgica, 30
  e cricotireoidostomia
    complicações
      imediatas, 32
      pós-operatórias
        precoces, 33
        tardias, 34
  por punção, técnica cirúrgica, 31
Trato urinário, infecção, 44
Trauma, 11, 350
  abdominal, 101
  anorretal, 281
  avaliação clínica do paciente, 88
  cinemática, 85
  cranioencefálico, lesões secundárias, 117
  da coluna cervical, 317
  exame secundário, 93
  genital, 261
  imobilização de fraturas em membros, 94
  pélvico, 108
  penetrante, 102
  segurança da cena, 87
  torácico, 109
    lesões
      com prioridade de atendimento, 111
      potencialmente fatais, 112
      manifestações secundárias, 113
      situações especiais, 114
  transferência para o recurso hospitalar, 94
Traumatismo
  cranioencefálico, 115
    lesões primárias, 115
  de face, 120
    avaliação
      especializada, 122
      radiológica, 122

Traumatizado
  assistência hospitalar, 96
  atendimento
    inicial, 95
    pré-hospitalar, 96
  avaliação secundária, 99
Tríade
  de Beck, 112
  de Charcot, 321
  de Virchow, 224
Triângulo de Calot, 174
Tromboembolia pulmonar, 338
Trombofilia, 224
Tromboflebite, 336
Trombose
  arterial, 206
  mesentérica, 304
  venosa, 207
    profunda, 223, 338
Tuberculose cervical, 228
Tumor de Wilms, 297
Tunguíase, 69

U

Úlcera
  aterosclerótica penetrante, 325
  de Curling, 145
  de estresse, 145, 153
  duodenal, 304
  gastroduodenal
    embolização angiográfica, 149
    tratamento
      cirúrgico, 149
      clínico, 147
      endoscópico, 148
  péptica, 144
Uréia, 6
Uretra
  anatomia, 216
  pendular, 216
Uretrorragia, 216
Urgência, 367
  algoritmo básico, 2
  aplicações endoscópicas, 49
  cirúrgica
    antibioticoterapia, 349
    diagnóstico por imagem, 315
    em doenças inflamatórias intestinais, 285
    em geriatria, 299
    em ginecologia, 261
    em pediatria, 289

Urgência
　cirúrgica (*cont.*)
　　enfermagem, 367
　　propedêutica no atendimento, 1
　e emergências cirúrgicas, responsailidade civil, 371
　em urologia, 213
Urografia excretora, 323
Urolitíase, 322

V

Vacina duplo adulto, 62
Varizes gástricas, 50, 145

Veias
　dissecção, 39
　profundas, cateterização, 40
Vesícula em porcelana, 173, 319
Via aérea
　avaliação e conduta, 20
　fluxograma de abordagem, 26f
　manobras manuais, 21
Volvo de sigmóide, 200

W

Watermellon stomach, 146